U0236202

古法今观——中国
古代科技名著新编

黄帝内经

上册

素问

庄辰鑫 编译

R 江苏凤凰科学技术出版社

图书在版编目（CIP）数据

黄帝内经 ：全 2 册 / 庄展鑫编译 . —— 南京 ：江苏
凤凰科学技术出版社，2017.4
（古法今观 / 魏文彪主编 . 中国古代科技名著新编
）
ISBN 978-7-5537-8067-2

Ⅰ . ①黄… Ⅱ . ①庄… Ⅲ . ①《内经》 Ⅳ .
① R221

中国版本图书馆 CIP 数据核字 (2017) 第 059114 号

古法今观——中国古代科技名著新编

黄帝内经（上、下）

编　　译	庄展鑫
项 目 策 划	凤凰空间 / 翟永梅
责 任 编 辑	刘玉锋
特 约 编 辑	翟永梅

出 版 发 行	凤凰出版传媒股份有限公司 江苏凤凰科学技术出版社
出版社地址	南京市湖南路 1 号 A 楼，邮编：210009
出版社网址	http://www.pspress.cn
总 经 销	天津凤凰空间文化传媒有限公司
总经销网址	http://www.ifengspace.cn
经　　销	全国新华书店
印　　刷	北京市十月印刷有限公司

开　　本	710 mm×1 000 mm　　1/16
印　　张	47.25
字　　数	845 千字
版　　次	2017 年 4 月第 1 版
印　　次	2023 年 3 月第 2 次印刷

标 准 书 号	ISBN 978-7-5537-8067-2
定　　价	168.00 元（上、下册）

　　览古思今，我们为祖先的智慧而骄傲，伟大的科学技术推动着时代的车轮滚滚前行。历史虽已远逝，但宝贵的知识财富却历久弥珍。传统文化的博大精深，令今人神往不已。但这种国学古书，读起来却颇为艰涩。本书编译者为引领今天的读者走进一个源远流长、光辉灿烂的文化天地，让读者感受到国学经典中的力量与理趣，因而将原著译成了现代汉语并加以注释，进一步拉近了传统文化与现代人的距离。

　　关于《黄帝内经》的成书年代，相传为黄帝所作，因以为名。但后世较为公认此书最终成型于西汉，且作者并非黄帝，属后人伪托，之所以冠以"黄帝"之名，意在溯源崇本，借以说明中国医药文化发祥之早。

　　《黄帝内经》分为"素问""灵枢"两分册，是我国现存最早的一部医学理论典籍，是中国人养心、养性、养生的千年圣典，也是一本蕴含中国生命哲学源头的大百科全书。其在理论上建立了中医学上的"阴阳五行学说""藏

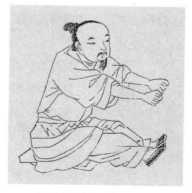

根据《黄帝内经》复原的
养生操

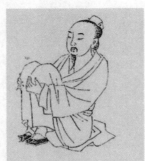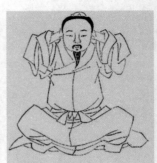

根据《黄帝内经》复原的养生操

象学说""病因学说""养生学说""药物治疗学说""经络治疗学说"等学说体系，从整体上论述医学，呈现了自然——生物——心理——社会的"整体医学模式"，是中国历史上具有重大影响的一部医学著作，被称为医之始祖。

《黄帝内经》作为我国现存最早的医学典籍，不仅全面阐述了中医学理论体系的基本内容，而且通过对人体生命规律的深刻认识，确立了"不治已病治未病"的传统养生原则，同时全面论述了四时环境、饮食起居、运动锻炼、精神情志、劳逸房事等对身体健康的重大影响，奠定了后世中医养生思想的理论基础。

本书不但将原文译成了白话文，而且结合生命科学、道家养生理论和中国传统文化，对其中或隐或显的思想采用深入浅出的方法进行全方位解读。力求为读者扫清阅读障碍，并从中发现对自己有用的养生方法。

由于编译者水平有限，书中难免会有不足和欠妥之处，还望广大读者批评指正。

编译者
2017 年 3 月

目录

303 303 348 348 378 378 380 384 387 389 389 392 395 399 399 412

卷 一

上古天真论篇第一

原典

昔在黄帝，生而神灵，弱而能言，幼而徇齐，长而敦敏，成而登天。

乃问于天师曰：余闻上古之人，春秋皆度百岁，而动作不衰；今时之人，年半百而动作皆衰，时世异耶？人将失之耶？

岐伯对曰：上古之人，其知道者，法于阴阳，和于术数①，食饮有节，起居有常，不妄作劳，故能形与神俱，而尽终其天年，度百岁乃去。今时之人不然也，以酒为浆，以妄为常，醉以入房，以欲竭其精，以耗散其真。不知持满，不时御神，务快其心，逆于生乐，起居无节，故半百而衰也。

夫上古圣人之教②也，下皆为之。虚邪贼风，避之有时，恬惔虚无，真气从之，精神内守，病安从来？是以志闲而少欲，心安而不惧，形劳而不倦。气从以顺，各从其欲，皆得所愿。故美其食，任其服，乐其俗，高下不相慕，其民故自朴。是以嗜欲不能劳其目，淫邪不能惑其心。愚智贤不肖，不惧于物，故合于道。所以能年皆度百岁而动作不衰者，以其德全不危故也。

注释

① 和于术数：指用合适的养生方法来调和身体。

② 教：教导，教诲。

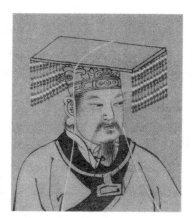

黄 帝

译文

黄帝小时候十分聪明且善谈，对周围事物领会很快，长大后，因为他既敦厚又勤勉的性格，于是他在成年时就登上了天子之位。

他向岐伯问道：我听说上古之人，年龄都超过百岁但动作不显衰老；现在的人，年龄刚到半百，动作就衰弱无力了。这是因为时代的不同，还是人们违背了养生之道的缘故呢？

岐伯回答说：上古之人，大都懂得养生之道，能够在天地阴阳的变化规律中调和养生的方法，使之达到正确的标准。饮食节制，作息规律，不过分劳作，所以能够形神俱旺，活到自然年龄，超过百岁才离世。现在的人就不同了，他们把酒当水，滥饮无度，把任意妄为当作生活常态，醉酒行房，恣情纵欲而使阴精竭绝，真气耗散。不懂得保持精气的充足，不善于统驭精神，一味追求感官快乐，违逆人生乐趣，起居作息没有规律，所以到年岁半百就衰老了。

古代的圣人深懂养生之道的教诲，人们都能遵守。圣人总要讲到应及时避开虚邪贼风等致病因素，心情要清静安闲，排除杂念妄想，以使真气顺畅，精神守持于内，这样疾病怎么可能发生呢？所以他们心志安闲，少有欲望，情绪安定而不焦虑，形体劳作而不疲倦，真气因而调顺，各人都能随其所欲且满足自己的愿望。人们无论吃、穿都觉得心满意足，且对自己所处的风俗也很喜欢，互相之间也不羡慕地位的高低，所以这些人是朴实无华的。因而任何嗜欲都不会干扰他们的视听，淫乱邪说也不能惑乱他们的心志。无论愚笨、聪明、能力大小，都不追求酒色等身外之物，这才符合养生之道。所以他们能够超过百岁而动作不衰弱，是因为他们的养生之道完备而无偏颇的缘故。

原典

帝曰：人年老而无子者，材力尽邪？将天数然也？

岐伯曰：女子七岁，肾气盛，齿更发长。二七，而天癸[①]至，任脉通，太冲脉盛，月事以时下，故有子。三七，肾气平均，故真牙生而长极。四七，筋骨坚，发长极，身体盛壮。五七，阳明脉衰，面始焦，发始堕。六七，三阳脉衰于上，面皆焦，发始白。七七，任脉虚，太冲脉衰少，天癸竭，地道不通，故形坏而无子也。

丈夫八岁，肾气实，发长齿更。二八，肾气盛，天癸至，精气溢泻，阴阳和，故能有子。三八，肾气平均，筋骨劲强，故真牙生而长极。四八，筋骨隆盛，肌肉满壮。五八，肾气衰，发堕齿槁。六八，阳气衰竭于上，面焦，发鬓颁白。七八，肝气衰，筋不能动。八八，天癸竭，精少，肾脏衰，则齿发去，形体皆极。肾者主水，受五脏六腑之精而藏之，故脏腑盛，乃能泻。今五脏皆衰，筋骨解堕[②]，天癸尽矣，故发鬓白，身体重，行步不正，而无子耳。

注释

①天癸：促进人体生长发育和生殖机能所必需的物质。

②解堕：同"懈惰"，指筋骨软弱无力。

译文

黄帝说：人老而不能生育子女，是因为精力衰竭了，还是自然生理变化规律就是这样的呢？

岐伯说：女子到七岁，肾气盛旺，

乳齿更换，头发生长。十四岁，天癸产生，任脉通畅，冲脉旺盛，月经在这时来潮，因而具备生育子女的能力。二十一岁，肾气平和，智齿生长，身高长到最高点。二十八岁，筋骨强健有力，毛发生长达到极点，此时身体最为强壮。三十五岁时，阳明经脉逐渐衰弱，面部开始憔悴，头发也开始脱落。四十二岁，三阳经脉从头部开始都衰退，面部枯槁，头发变白。四十九岁，任脉虚弱，太冲脉也逐渐衰弱，天癸枯竭，月经断绝，所以形体衰老而丧失生育能力。

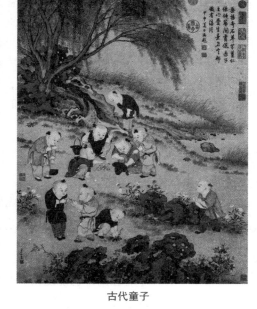

古代童子

　　男子到八岁，肾气充实，头发生长，乳齿更换。十六岁，肾气旺盛，天癸产生，精气满溢而能外泄，两性交合，就能生育子女。二十四岁，肾气充满，筋骨强健有力，智齿生长，身高也长到最高点。三十二岁，筋骨粗壮，肌肉也丰满健壮。四十岁时，肾气衰退，头发脱落，牙齿枯槁。四十八岁，上部阳气逐渐衰竭，面部憔悴，两鬓花白。五十六岁时，肝气衰弱，手足运动不灵活了。六十四岁，天癸枯竭，精气少，肾脏衰，牙齿头发脱落，形体衰疲。肾是接受其他各脏腑的精气而加以贮藏，所以五脏功能旺盛，肾脏才能外溢精气。现在年老，五脏功能都已衰退，筋骨懈惰无力，天癸已竭。所以发鬓变白，身体沉重，步伐不稳，也不能生育子女了。

原典

　　帝曰：有其年已老，而有子者，何也？

　　岐伯曰：此其天寿过度，气脉常通，而肾气有余也。此虽有子，男不过尽八八，女不过尽七七，而天地之精气皆竭矣。

　　帝曰：夫道者年皆百岁，能有子乎？

　　岐伯曰：夫道者能却^①老而全形，身年虽寿，能生子也。

　　帝曰：余闻上古有真人者，提挈天地^②，把握阴阳，呼吸精气，独立守神，肌肉若一，故能寿敝天地，无有终时，此其道生。

　　中古之时，有至人者，淳德全道，和于阴阳，调于四时，去世离俗，积精全神，游行天地之间，视听八达之外，此盖益其寿命而强者也，亦归于真人。

其次有圣人者，处天地之和，从八风之理，适嗜欲于世俗之间，无恚嗔之心。行不欲离于世，举不欲观于俗，外不劳形于事，内无思想之患，以恬愉为务，以自得为功，形体不敝，精神不散，亦可以百数。

其次有贤人者，法则天地，象似日月，辨列星辰，逆从阴阳，分别四时，将从上古。合同于道，亦可使益寿而有极时。

注释

① 却：推迟、推却、延迟。

② 提挈天地：指能够掌握自然变化的规律。

译文

黄帝说：有人年纪已高却仍能生育，是什么道理呢？

岐伯说：这是他天赋的精力超过常人，气血经脉还畅通，而肾气有余的缘故。这种人虽有生育能力，但男子一般不超过六十四岁，女子一般不超过四十九岁，精气便枯竭了。

黄帝说：养生有成的人，年纪都达百岁，还能生育吗？

岐伯说：善于养生的人，能延迟衰老而保全形体，即使年高，也能生育子女。

黄帝说：我听说上古有真人，掌握天地阴阳变化的规律，能够调节呼吸，吸收精纯清气，超然独处，令精神守持于内，锻炼身体，使筋骨肌肉与整个身体达到高度的协调，所以他的寿命同于天地而没有终了之时，这是他修道养生的结果。

中古时有至人，道德淳厚，符合天地阴阳的变化，调于四时气候的变迁，离开世俗干扰，积蓄精气，集中精神，远驰于广阔天地自然中，让视觉和听觉的注意力守持于八方之外，这是他延长寿命和强健身体的方法，这种人也可归真人行列。

其次有圣人，能够安于平和的天地之间，顺从八风的活动规律，使自己的爱好适合世俗习惯，从不恼怒生气。行为不离开世俗，举动也没有炫耀于世俗的地方，在外不使形体过度劳累，在内没有任何思想负担，以安静、愉快为目的。所以他的形体不易衰惫，精神不易耗散，寿命也可达到百岁左右。

其次有贤人，能够依据天地变化、日月升降、星辰位置，以顺从阴阳的消长和适应四时的变迁，追随上古真人，使生活符合养生之道，这样的人也能增益寿命而接近自然天寿。

广西巴马：中国第一长寿村

　　巴马村，地处桂西北山区的巴马瑶族自治县，它不仅是一个风景优美的地方，还因为自古以来就有寿命超过百岁的老人存在而被人称长寿之乡。在最近的一次统计中，全村 515 人，百岁老人多达 7 人，在五个被世界自然医学会认定的长寿之乡中，是百岁老人占人口比例最高的。

　　在巴马流传着这样的民谣：火麻茶油将菜炒，素食为主锌锰高；地下河水元素多，空气清新人不老；晚婚晚育勤劳动，常享桃李野葡萄；知足常乐心清净……在巴马为何有这么多的长寿老人，巴马的长寿秘诀是什么呢？

　　巴马长寿的原因与地理、气候、环境有密切的关系，更与和谐的社会环境、长寿老人良好的生活方式、合理的膳食结构有关。长寿老人的膳食结构基本上是"四低一高"：低盐、低糖、低脂肪、低动物蛋白、高纤维。他们吃的是自己种的无污染蔬菜和粗粮，主食是玉米、大米，并配以野菜、红薯等，只吃少量肉。

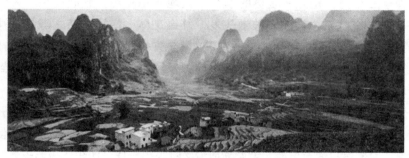

广西巴马村

四气调神大论篇第二

原典

　　春三月，此谓发陈。天地俱生，万物以荣。夜卧早起，广步于庭。被发缓形，以使志生。生而勿杀，予而勿夺，赏而勿罚，此春气之应，养生之道也。逆之则伤肝，夏为寒变，奉长者少。

　　夏三月，此谓蕃秀[①]。天地气交，万物华实，夜卧早起，无厌于日，使志无怒，使华英成秀。使气得泄，若所爱在外。此夏气之应，养长之道也。逆之则伤心，秋为痎疟，奉收者少。

　　秋三月，此谓容平。天气以急，地气以明，早卧早起，与鸡俱兴。使志安宁，以缓秋刑。收敛神气，使秋气平，无外其志，使肺气清，此秋气之应，养收之道也。逆之则伤肺，冬为飧泄②，奉藏者少。

冬三月，此谓闭藏。水冰地坼，无扰乎阳。早卧晚起，必待日光，使志若伏若匿，若有私意，若已有得，去寒就温，无泄皮肤，使气亟夺③。此冬气之应，养藏之道也。逆之则伤肾，春为痿厥，奉生者少。

注释

① 蕃秀：即繁茂秀丽的意思。

② 飧泄：是消化不良而导致泄泻的一种疾病。

③ 亟夺：屡次夺去。

译文

春季三个月，是万物复苏的季节。天地万物复苏，欣欣向荣。人们应夜卧早起，在庭院中散步。披散头发，舒缓身体，使神志随之舒畅。神志活动要顺应春生之气，而不要违逆它。这就与春生之气相应，是养生的方法。如果违逆春生之气，便会损伤肝脏，使提供给夏长之气的条件不足，到时就会发生寒性病变。

夏季三个月，是自然界万物繁茂秀美之时。天地之气上下相交，植物开花结果，长势旺盛，人们应夜卧早起，不要觉得白天太长，心中没有郁怒，使容色秀美。并使气机通泄自如，就像被所爱之物吸引一样，使阳气疏泄于外。这是适应夏季气候，保护长养之气的方法。如果违逆这个道理，就会损伤心脏，使提供给秋收之气的条件不足，容易发生疟疾，冬天再次发生疾病。

秋季三个月，是草木自然成熟的季节。天高风急，地气清肃，人们应早睡早起，和鸡的活动时间相仿。保持神志安宁，减缓秋季肃杀之气对人体的影响。以适应秋季容平的特征，不使神思外驰，以保持肺气的清肃功能，这就是适应秋令的特点而保养人体收敛之气的方法。如果违逆秋收之气，就会伤及肺脏，使提供给冬藏之气的条件不足，冬天就要发生飧泄病。

冬天三个月，是生机潜伏、万物蛰藏的时令。水寒成冰，大地开裂，人应早睡晚起，待到日光照耀时再起床，使神志深藏于内，安静自若，既像秘密似的严守而不外泄，又像得到渴望的东西而密藏起来一样。要躲避寒冷，求取温暖，不要使皮肤开泄而令阳气不断损失。这是适应冬季的气候而保养人体闭藏机能的方法。若违逆冬令的闭藏之气，就要损伤肾脏，使提供给春生之气的条件不足，春天就会发生痿厥之疾。

原典

天气，清净光明者也，藏德不止，故不下也。天明则日月不明，邪害空窍。阳气者闭塞，地气者冒明，云雾不精，则上应白露不下。交通不表，万物命故不施，不施则名木多死。

恶气不发，风雨不节，白露不下，则菀槁^①不荣。贼风数至，暴雨数起，天地四时不相保，与道相失，则未央绝灭。唯圣人从之，故身无奇病，万物不失，生气不竭。

逆春气则少阳不生，肝气内变。逆夏气则太阳不长，心气内洞。逆秋气则太阴不收，肺气焦满。逆冬气则少阴不藏，肾气独沉。

夫四时阴阳者，万物之根本也。所以圣人春夏养阳，秋冬养阴，以从其根。逆其根则伐其本，坏其真矣。

故阴阳四时者，万物之终始也，死生之本也。逆之则灾害生，从之则苛疾^②不起，是谓得道。道者，圣人行之，愚者背之。从阴阳则生，逆之则死，从之则治，逆之则乱。反顺为逆，是谓内格。

是故圣人不治已病治未病。不治已乱治未乱，此之谓也。夫病已成而后药之，乱已成而后治之，譬犹渴而穿井，斗而铸兵^③，不亦晚乎？

注释

①菀槁：枯木蕴积之意。菀，郁结，积滞。

②苛疾：疾病灾害。

③铸兵：铸造兵器。

译文

天气是清净光明的，不暴露自己的光明德泽而运行不止，所以永远保持内蕴的力量而不会下泄。如果天气阴霾晦暗，就会出现日月昏暗，阴霾邪气侵害山川，阳气闭塞不通，大地昏蒙不明，云雾弥漫，日色无光，相应的雨露不能下降。天地之气不交，万物的生命就不能绵延，进而自然界高大的树木也会死亡。

恶劣气候发作，风雨无时，雨露当降不降，草木不得滋润，生机郁塞，茂盛的禾苗也会枯竭不荣。贼风频频，暴雨不时而降，天地四时的变化失去了秩序，违背了正常的规律，致使万物的生命未及一半就夭折了。只有圣人能适应自然变化，注重养生之道，所以身无大病，不背离自然万物的发展规律，生机不竭。

违逆春生之气，少阳就不生发，以致肝气内郁而发生病变。违逆夏长之气，太阳就不能盛长，以致心气内虚。违逆秋收之气，太阴就不能收敛，以致肺热叶焦而胀满。违逆冬藏之气，少阴就不能潜藏，以致肾气不蓄，出现泄泻等疾病。

四时阴阳的变化，是万物生命的根本。所以圣人在春夏时保养阳气，在秋冬时保养阴气，顺从了生命发展的根本规律，所以与万物一样，在生命过程中运动发展。如果违逆这个规律，就会戕伐生命力，破坏真元之气。

因此，阴阳四时是万物终结、盛衰存亡的根本。违逆它，就生灾害，顺从它，则没有重病，这样才是懂得养生之道。养生之道，圣人能实行，愚人则常有违背。顺从阴阳的就能生存，违逆就会死亡。顺从它，就正常，违逆它，就乖乱。相反，如果背道而行，就会使机体与自然环境相格拒。

所以圣人不是等到病已发生再去治疗，而是在疾病发生前就治疗。如同不等到乱事已发生再去治理，而是在它发生之前治理。如果疾病已发生，再去治疗，就如同临渴掘井、战乱发生了再去制造兵器，那不就太晚了吗？

生气通天论篇第三

原典

黄帝曰：夫自古通天者，生之本，本于阴阳。天地之间，六合之内①，其气九州、九窍②、五藏、十二节，皆通乎天气。其生五，其气三。数犯此者，则邪气伤人，此寿命之本也。

苍天之气，清静则志意治，顺之则阳气固。虽有贼邪，弗能害也。故圣人传精神，服天气而通神明。失之则内闭九窍，外壅肌肉，卫气解散，此谓自伤，气之削也。

阳气者，若天与日，失其所，则折寿而不彰，故天运当以日光明。是故阳因而上，卫外者也。

因于寒，欲如运枢，起居如惊，神气乃浮。因于暑，汗，烦则喘喝，静则多言，体若燔炭，汗出而散。因于湿，首如裹，湿热不攘，大筋緛短，小筋弛长。緛短为拘，弛长为痿。因于气，为肿，四维相代，阳气乃竭。

阳气者，烦劳则张，精绝，辟积③于夏，使人煎厥。目盲不可以视，耳闭不可以听，溃溃乎若坏都，汩汩乎不可止。

注释

① 六合之内：六合，即东西南北四方及上下；六合之内，代指天地之间。

② 九窍：指眼、耳、口、鼻及二阴。

③ 辟积：指衣裙上的褶子，这里是累积的意思。

译文

黄帝说：自古以来，都以通于天气为生命的根本，而这就是天之阴阳。天地之间，六合之内，大如九州，小如人的九窍、五脏、十二节，都与天气相通。天气生五行，阴阳又依盛衰消长而各分为三。如果经常违背阴阳五行的变化规律，那么邪气就会伤害人体，这个规律就是寿命得以延续的根本。

苍天之气清净，人的精神就相应地顺畅平和，顺应天气变化，就会阳气充实，虽有贼风邪气，也不能加害于人。所以圣人能够专心致志，顺应天气，而通达阴阳变化之理。如果违逆不适天气的原则，就会九窍不通，肌肉壅塞，卫气涣散不固，这是人们不能适应自然变化所致，因而阳气也会削弱。

阳气，就像天上的太阳一样，如果阳气失了正常的位次而不能发挥作用，人就会减损寿命或夭折，生命机能亦暗弱不足，所以天体的正常运行，是因太阳光的普照而显现出来。因而人的阳气也应在上在外，起到保护身体、抵御外邪的作用。

若寒邪伤人，阳气就如门轴在门臼中运转一样活动于体内，起居猝急，扰动阳气，神气外越。如果暑邪伤人，则汗多烦躁，喝喝而喘，安静时多语，身体像被炭火烧灼一样，汗出热邪就散了。若湿邪伤人，头就像被蒙裹一样重，湿热相兼而不得排除，则伤害大小诸筋，出现短缩或弛纵。短缩造成拘挛，弛纵造成痿弱。若风邪伤人，可致浮肿，以上四种邪气维系缠绵不离，相互交替伤人，就会使阳气倾竭。

阳气，在人体烦劳过度时就会亢盛外张，使阴精耗竭，如此多次重复，到夏季暑热之时，就会使人发生煎厥病，发作时眼睛昏蒙看不见东西，耳朵闭塞听不到声音，昏乱之势就像都城池崩毁、急流奔泻一样不可收拾。

现代阴阳新观念

在哲学和逻辑学中，与阴阳概念联系比较密切且最为接近的就是"对立统一或矛盾关系"。这两种概念就是阴和阳。

阴阳是互不相容又紧密联系的两个对立面的一对性态或属性。阴阳的内涵互相否定，一个概念"阴"肯定对象阴的属性，另一个概念"阳"则以否定阴概念所肯定的属性，作为阳对象的属性；"阴阳"的外延互相排斥又相互补充，其总和等于它们最邻近的属概念的外延，即两个种概念外延的"和或并"。

"阴阳"是"对立统一或矛盾关系"中两个不同性态、属性的一对哲学或逻辑学范畴的概括。就是两事物或一事物既相互依赖、相互联系又相互对立、相互排斥、相互否定，相反相承的一对并列的种概念。

阴阳是属性、是性态、是事物特性相对或相反性态的对立又统一的两个方面，是一对事物或同一事物两个方面、两种性态的表现。

原典

阳气者，大怒则形气绝，而血菀于上，使人薄厥①。有伤于筋，纵，其若不容。汗出偏沮，使人偏枯。汗出见湿，乃生痤痱②。高粱之变，足生大疔，受如持虚。劳汗当风，寒薄为皶，郁乃痤。

阳气者，精则养神，柔则养筋。开阖不得，寒气从之，乃生大偻。营气不从，逆于肉理，乃生痈肿。陷脉为瘘，留连肉腠。腧气化薄，传为善畏，及为惊骇。魄汗未尽，形弱而气烁，穴腧以闭，发为风疟。

故风者，百病之始也，清静则肉腠闭，阳气拒，虽有大风苛毒，弗之能害。此因时之序也。故病久则传化，上下不并，良医弗为。故阳畜积病死，而阳气当隔，隔者当泻，不亟正治，粗乃败亡。

故阳气者，一日而主外。平旦③阳气生，日中而阳气隆，日西而阳气已虚，气门乃闭。是故暮而收拒，无扰筋骨，无见雾露。反此三时，形乃困薄。

注释

① 薄厥：一种因情绪激动、阳气亢奋，使气血上逆郁积于头部而突然发生昏厥的疾病。

② 痤痱：痤，是一种小疖，皮肤病的一种；痱，即汗疹。

③ 平旦：即太阳刚刚升起的时候。

译文

阳气，在大怒时就会上逆，血随气升而瘀积于上，使人发生薄厥。如果伤及诸筋，筋弛不收，而且不能随意运动。经常半身出汗，可演变为半身不遂。出汗时，遇到湿邪阻遏就易发生疮疖和痱子。常吃肥肉精米美味，足以导致疔疮，就像空的容器接受东西一样容易。在劳动出汗时遇到风寒，迫聚于皮腠形成粉刺，郁积化热而成疮疖。

阳气，不仅精神慧爽能养神，且诸筋柔韧还能养筋。汗孔开闭失常，寒气就随之侵入，损伤阳气，以致筋失所养，造成身体俯曲不伸。由于寒气稽留，营气不能顺利运行，阻逆于肌肉之间，就会发生痈肿。寒气深陷脉中，流连肉腠之间，气血不通而瘀积，久而成疮瘘。从腧穴侵入的寒气内传而迫及五脏，损伤神志，就会出现恐惧和惊骇的征象。汗出未止时，形体与阳气都受到一定的削弱，若风寒内侵，腧穴闭阻，就会发生风疟。

风是引起各种疾病的起始原因，而只要人体保持精神安定和劳逸适度等原则，肌肉腠理就会密闭而有抗拒外邪的能力，虽有大风苛毒，也不能伤害，这正是循着时序变化的规律来保养生气的结果。病久不愈，邪留体内，则内传并演变到上下不通、阴阳阻隔时，虽有良医，也无能为力了。所以阳气蓄积，瘀阻不通时，也会致死，对于这种阳气蓄积，阻隔不通者，应采用通泻的方法治疗，如不迅速正确施治，而被庸医所误，就会导致死亡。

所以阳气，白天主司体表。清晨阳气开始活跃，并趋向于外，中午阳气达到最旺盛的阶段，傍晚时体表的阳气逐渐虚少，汗孔也开始闭合。所以到了晚上，阳气收敛，拒守于内，这时不要扰动筋骨，也不要接近雾露。若违反了一天之内这三个时间的阳气活动规律，形体就会被邪气侵扰而困乏衰薄。

原典

岐伯曰：阴者，藏精而起亟也；阳者，卫外而为固也。阴不胜其阳，则脉流薄疾，并乃狂；阳不胜其阴，则五脏气争，九窍不通。是以圣人陈阴阳，筋脉和同，骨髓坚固，气血皆从。如是则内外调和，邪不能害，耳目聪明，气立如故。

风客淫气，精乃亡，邪伤肝也。因而饱食，筋脉横解，肠澼为痔。因而大饮，则气逆。因而强力，肾气乃伤，高骨①乃坏。

凡阴阳之要，阳密乃固。两者不和，若春无秋，若冬无夏。因而和之，是谓圣度。故阳强不能密，阴气乃绝；阴平阳秘，精神乃治；阴阳离决，精气乃绝。

因于露风，乃生寒热。是以春伤于风，邪气留连，乃为洞泄②；夏伤于暑，秋为痎疟；秋伤于湿，冬逆而咳，发为痿厥；冬伤于寒，春必温病。四时之气，更伤五脏。

阴之所生，本在五味，阴之五宫，伤在五味③。是故味过于酸，肝气以津，脾气乃绝；味过于咸，大骨气劳，短肌，心气抑；味过于甘，心气喘满，色黑肾气不衡；味过于苦，脾气不濡，胃气乃厚；味过于辛，筋脉沮弛，精神乃央。是故谨和五味，骨正筋柔，气血以流，腠理以密，如是则骨气以精。谨道如法，长有天命。

注释

① 高骨：指腰部脊骨。

② 洞泄：指泄泻非常剧烈，如空洞无底。

③ 阴之五宫，伤在五味：阴之五宫，指五脏，是阴精所藏之处，五味本能养五脏，但如果五味太过反而会损伤五脏。

译文

岐伯说：阴是藏精于内，不断扶持阳气的，阳是卫护于外，使体表固密的。若阴不胜阳，阳气亢盛，就使血脉流动急促，再受热邪，阳气更盛就会发为狂症；若阳不胜阴，阴气亢盛，就会使五脏之气不调，以致九窍不通。所以圣人使阴阳平衡，无所偏胜，从而达到筋脉调和，骨髓坚固，血气畅顺。这样，则会内外调和，邪气不能侵害，耳聪目明，气机正常运行。

风邪侵犯人体，伤及阳气，阴精也会日渐消亡，这是由于邪气伤肝所致。若饮食过饱，会发生筋脉弛纵、肠澼及痔疮等疾病。若饮酒过量，会造成气机上逆。若过度用力，会损伤肾气，腰部脊骨也会受到损伤。

阴阳的关键，以阳气的致密最为重要。阴阳二者不协调，就像一年中只有春天而没有秋天、只有冬天而没有夏天一样。因此，阴阳的协调配合、相互作用，是维持正常生理状态的最高标准。所以阳气亢盛但不能固密，阴气就会竭绝。阴气和平，阳气固密，人的精神才会正常。如果阴阳分离决绝，人的精气就会随之竭绝。

雾露风寒的侵犯，会使人发生寒热。若春天伤于风邪，留而不去，会发生急骤的泄泻。夏天伤于暑邪，到秋天会发生疟疾病。秋天伤于湿邪，会发生咳嗽，并且可能发展为痿厥病。冬天伤于寒气，到来年春天，就要发生温病。四时的邪气，交替伤害人的五脏。

阴精的产生，来源于饮食五味。储藏阴精的五脏，也会因五味而受伤。过食酸味，会使肝气淫溢而亢盛，从而导致脾气的衰竭；过食咸味，会使骨骼损伤，肌肉短缩，心气抑郁；过食甜味，会使心气满闷，气逆作喘，颜面发黑，肾气失于平衡；过食苦味，会使脾气濡滞，胃气也就薄弱了；过食辛味，会使筋脉败坏，发生弛纵，精神受损。因此谨慎地调和五味，会使骨骼强健，筋脉柔和，气血通畅，腠理致密，这样，骨气就精强有力。所以重视养生之道，并且依照正确的方法加以实行，就能长期保有天赋的生命力。

白色食物养肺

白色在五行中属金，入肺，利于益气。大多数白色食物，如牛奶、大米和鸡鱼肉类等，蛋白质成分都较丰富，经常食用既能消除身体的疲劳，又可促进疾病的康复。此外，白色食物还是一种安全性相对较高的营养食物。因其脂肪含量比红色食物低得多，高血压、心脏病等患者食用白色食物会更好。

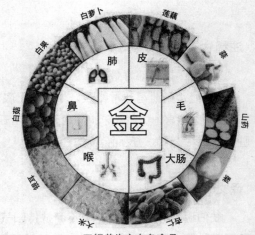

五行养生之白色食品

金匮真言论篇第四

原典

黄帝问曰：天有八风^①，经有五风，何谓？

岐伯对曰：八风发邪以为经风，触五脏，邪气发病。所谓得四时之胜者，春胜长夏，长夏胜冬，冬胜夏，夏胜秋，秋胜春，所谓四时之胜也。

东风生于春，病在肝，俞在颈项。南风生于夏，病在心，俞在胸胁。西风生于秋，病在肺，俞在肩背。北风生于冬，病在肾，俞在腰股。中央为土，病在脾，俞在脊。

故春气者，病在头；夏气者，病在脏；秋气者，病在肩背；冬气者，病在四肢。

故春善病鼽衄^②，仲夏善病胸胁，长夏善病洞泄寒中，秋善病风疟，冬善病痹厥^③。

故冬不按跷，春不鼽衄，春不病颈项，仲夏不病胸胁，长夏不病洞泄寒中，秋不病风疟，冬不病痹厥、飧泄而汗出也。

夫精者，身之本也。故藏于精者，春不病温。夏暑汗不出者，秋成风疟。

故曰：阴中有阴，阳中有阳。平旦至日中，天之阳，阳中之阳也；日中至黄昏，天之阳，阳中之阴也；合夜至鸡鸣，天之阴，阴中之阴也；鸡鸣至平旦，天之阴，阴中之阳也。故人亦应之。

注释

①天有八风：八风，指来自东、西、南、北、东南、西南、东北、西北八方之风；天有八风，指自然界中来自八方不正之邪气。

②鼽衄：医学病理名称，指鼻流清涕或鼻腔出血的病证。

③痹厥：肢体疼痛麻木之病。

译文

黄帝问道：自然界有八风，人的经脉病变又有五风的说法，这是怎么回事呢？

岐伯答说：自然界的八风是外部的致病邪气，它们侵犯经脉产生风病，风邪侵害五脏，使五脏发病。一年四个季节，有相克的关系，如春胜长夏，长夏胜冬，冬胜夏，夏胜秋，秋胜春，某个季节出现了克制它的季节气候，这就是所谓的四时相胜。

东风生于春，病多在肝，肝的经气输注于颈项。南风生于夏，病多在心，心的经气输注于胸胁。西风生于秋，病多在肺，肺的经气输注于肩背。北风生于冬，病多在肾，肾的经气输注于腰股。中央的方位属于土，病多在脾，脾的经气输注于脊。

所以春季邪气伤人，多病在头部；夏季邪气伤人，多病在心；秋季邪气伤人，多病在肩背；冬季邪气伤人，多病在四肢。

春天多鼽衄，夏天多胸胁方面的疾患，长夏多腹泻等里寒证，秋天多风疟，冬天多痹厥。

如果冬天不按摩，来年春天就不会发生鼽衄和颈项部位的疾病，夏天就不会发生胸胁的疾患，长夏季节就不会发生腹泻一类的里寒病，秋天就不会发生风疟病，冬天也不会发生痹厥、飧泄、汗出过多等症状。

精，是人体的根本。所以阴精内藏而不妄泄，春天就不会得温热病。夏暑阳盛，如果不能排汗散热，秋天就会酿成风疟病。

所以说：阴阳之中，各有阴阳。白昼属阳，平旦到中午，为阳中之阳。中午到黄昏，则属阳中之阴。黑夜属阴，合夜到鸡鸣，为阴中之阴。鸡鸣到平旦，则属阴中之阳。所以人的阴阳之气也是如此。

关于岐伯

5月5日（农历三月十七日），是中华中医药理论奠基人、中医始祖岐伯的生日，也是中华民族传统的"中医节"。

岐伯是与炎黄二帝同时代的历史人物，曾与黄帝共论人的养生之道，他对黄帝提出的1088个医药题目，作了系统、科学的解答。

岐伯乃古"岐舌国"人，相传瘟疫流行时抬着岐伯神像在乡间走一圈，便可消除瘟病，故岐伯故里的人民尊他为"药神"。

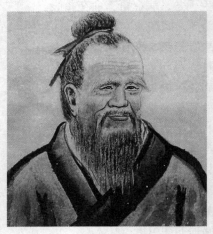

岐伯画像

原典

夫言人之阴阳，则外为阳，内为阴。言人身之阴阳，则背为阳，腹为阴。言人身之脏腑中阴阳，则脏者为阴，腑者为阳。肝、心、脾、肺、肾五脏皆为阴，胆、胃、大肠、小肠、膀胱、三焦六腑皆为阳。

所以欲知阴中之阴，阳中之阳者，何也？为冬病在阴①，夏病在阳②；春病在阴③，秋病在阳④。皆视其所在，为施针石也。故背为阳，阳中之阳，心也；背为阳，阳中之阴，肺也；腹为阴，阴中之阴，肾也腹为阴，阴中之阳，肝也；腹为阴，阴中之至阴，脾也。

此皆阴阳表里，内外雌雄，相输应也。故以应天之阴阳也。

帝曰：五脏应四时，各有攸受乎？

岐伯曰：有。东方青色，入通于肝，开窍于目，藏精于肝，故病在头。其味酸，其类草木，其畜鸡，其谷麦。其应四时，上为岁星⑤，是以知病之在筋也，其音角，其数八，其臭臊。

南方赤色，入通于心，开窍于耳，藏精于心，故病在五脏。其味苦，其类火，其畜羊，其谷黍。其应四时，上为荧惑星⑥，是以知病之在脉也。其音徵，其数七，其臭焦。

中央黄色，入通于脾，开窍于口，藏精于脾，故病在脊。其味甘，其类土，其畜牛，其谷稷。其应四时，上为镇星⑦，是以知病之在肉也。其音宫，其数五，其臭香。

西方白色，入通于肺，开窍于鼻，藏精于肺，故病在背。其味辛，其类金，其畜马，其谷稻。其应四时，上为太白星⑧，是以知病之在皮毛也。其音商，其数九，其臭腥。

北方黑色，入通于肾，开窍于二阴，藏精于肾，故病在谿。其味咸，其类水，其畜彘，其谷豆。其应四时，上为辰星⑨，是以知病之在骨也。其音羽，其数六，其臭腐。

故善为脉者，谨察五脏六腑，逆从，阴阳表里，雌雄之纪，藏之心意，合心于精。非其人勿教，非其真勿授，是谓得道。

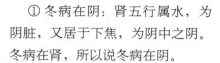

注释

①冬病在阴：肾五行属水，为阴脏，又居于下焦，为阴中之阴。冬病在肾，所以说冬病在阴。

②夏病在阳：心五行属火，为阳脏，又居于上焦，为阳中之阳。夏病多在心，所以说夏病在阳。

③春病在阴：肝五行属木，为阴脏，体阴而用阳，又居于下焦，为阴中之阳。春病多在肝，所以说春病在阴。

④秋病在阳：肺五行属金，为阴脏，又居于上焦，为阳中之阴。秋病多在肺，所以说秋病在阳。

⑤岁星：即木星，五行属木。

⑥荧惑星：即火星，五行属火。

⑦镇星：即土星，五行属土。

⑧太白星：即金星，五行属金。

⑨辰星：即水星，五行属水。

译文

人也与此相应，就人体阴阳而论，外部属阳，内部属阴。就身体部位来分，则背为阳，腹为阴。从脏腑划分来说，则脏属阴，腑属阳，肝、心、脾、肺、肾五脏都属阴，胆、胃、大肠、小肠、膀胱、三焦六腑都属阳。

了解阴阳中复有阴阳的道理是为了什么呢？这是要分析四时疾病的在阴在阳，以作为治疗的依据，如冬病在阴，夏病在阳，春病在阴，秋病在阳，都要根据疾病的部位来施针和砭石。此外，背为阳，阳中之阳为心，阳中之阴为肺。腹为阴，阴中之阴为肾，阴中之阳为肝，阴中的至阴为脾。

以上这些都是人体阴阳表里、内外雌雄相互联系又相互对应的例证，所以人与自然界的阴阳是相应的。

黄帝说：五脏除与四时相应外，它们各自还有相类的事物可以归纳起来吗？

岐伯说：有。比如东方青色，与肝相通，开窍于目，精气内藏，所以发病多在头部。在五味为酸，与草木同类，在五畜为鸡，在五谷为麦，与四时中的夏季相应，在天为岁星，所以疾病多发生在筋，在五音为角，其成数为八，此外，在五味为臊。

南方赤色，与心相通，开窍于耳，精气内藏于心，所以发病多在五脏。在五味为苦，与火同类，在五畜为羊，在五谷为黍，与四时中的夏季相应，在天为荧惑星，所以疾病多在脉。在五音为徵，其成数为七，此外，在五味为焦。

中央黄色，与脾相通，开窍于口，精气内藏于脾，所以发病多在脊部。在五味为甘，与土同类，在五畜为牛，在五谷为稷，与四时中的长夏相应，在天为镇星，疾病多在肌肉。在五音为宫，其成数为五。此外，在五味为香。

西方白色，与肺相通，开窍于鼻，精气内藏于肺，所以发病多在背部。在五味为辛，与金同类，在五畜为马，在五谷为稻，与四时中的秋季相应，在天体为太白星，疾病多发生在皮毛，在五音为商，其成数为九。此外，在五味为腥。

北方黑色，与肾相通，开窍于前后二阴，精气内藏于肾，所以发病多在谿部。在五味为咸，与水同类，在五畜为彘，在五谷为豆，与四时中的冬季相应，在天为辰星，疾病多发生在骨。在五音为羽，其成数为六，此外，其味为腐。

所以善于诊脉的医生，能够谨慎细心地审察病人五脏六腑的变化，了解其顺逆情况，把阴阳、表里、雌雄的对应和联系，纲目分明地加以归纳，并把这些精深道理，深深记在心中。这些理论，至为宝贵，对于那些不是真心实意地学习而又不具备一定条件的人，切勿轻易传授，这才是爱护和珍视这门学问的正确态度。

绿色食物养肝

绿色入肝，绿色食品具有舒肝强肝的功能，是人体"排毒剂"，多食能起到调节脾

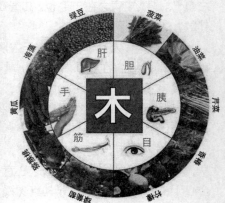

五行养生之绿色食品

胃消化吸收的作用。绿色蔬菜里丰富的叶酸成分，是人体新陈代谢过程中重要的营养素之一，可有效地消除血液中过多的同型半胱氨酸，保护心脏健康。绿色食物还是钙元素的最佳来源，对于一些处在生长发育期或患有骨质疏松症的人，绿色蔬菜无疑是补钙佳品。

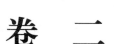

卷　二

阴阳应象大论篇第五

原典

黄帝曰：阴阳者，天地之道也，万物之纲纪，变化之父母，生杀之本始^①，神明之府^②也。治病必求于本，故积阳为天，积阴为地。阴静阳躁，阳生阴长，阳杀阴藏。阳化气，阴成形。寒极生热，热极生寒。寒气生浊，热气生清。清气在下，则生飧泄。浊气在上，则生䐜胀。此阴阳反作，病之逆从也。

故清阳为天，浊阴为地。地气上为云，天气下为雨，雨出地气，云出天气。故清阳出上窍，浊阴出下窍；清阳发腠理，浊阴走五脏；清阳实四支，浊阴归六腑。

水为阴，火为阳。阳为气，阴为味。味归形，形归气，气归精，精归化。精食气，形食味，化生精，气生形。味伤形，气伤精，精化为气，气伤于味。

阴味^③出下窍，阳气出上窍。味厚者为阴，薄为阴之阳。气厚者为阳，薄为阳之阴。味厚则泄，薄则通。气薄则发泄，厚则发热。壮火之气衰，少火之气壮。壮火食气，气食少火。壮火散气，少火生气。气味，辛甘发散为阳，酸苦涌泄为阴。

注释

① 生杀之本始：自然界万物生长和消亡的根本动力。

② 神明之府：是说宇宙万物变化极其玄妙，有的显而易见，有的隐匿莫测，都源于阴阳。

③ 阴味：指属阴的五味。

译文

黄帝说：阴阳是宇宙中的规律，是一切事物的本源，是万物发展变化的起源，是生长、毁灭的根本，对人体来说，它是精神活动的根基。治病必须以阴阳为本去考查，阳气积聚上升就为天，阴气凝聚下降就为地。阴性为静，阳则为动，阳主萌动，阴主成长，阳主杀伐，阴主收藏。阳主万物气化，阴主万物形体。寒极生热，热极生寒。寒气产浊阴，热气产清阳。清阳之气下陷，如不能上升，就会发生飧泄。浊阴在上壅，如不得下降，就会发生胀满之病。这就是违背阴阳运行规律，导致疾病的道理。

清阳之气变为天，浊阴之气变为地。地气上升成云，天气下降成雨，雨出于地气，云出于天气。人体变化也是这样，清阳出于上窍，浊阴出于下窍。清阳从腠理发泄，浊阴内注于五脏。清阳使四肢得以充实，浊阴则内走于六腑。

水主阴，火主阳。阳是无形的气，而阴则是有形的味。饮食五味滋养形体，而形体生长发育又依赖于气化活动。脏腑功能由精产生。精是依赖于真气而产生的，形体是依赖于五味而成的。生化的一切基于精，生精之气得之于形。味能伤害形体，气又能摧残精，精转化为气，气又伤于味。

属阴的五味从下窍排出，属阳的真气从上窍发泄。五味中，味厚的属于纯阴，味薄的属于阴中之阳。阳气中，气厚的属于纯阳，气薄的属于阳中之阴。五味中，味厚使人泄泻，味薄使肠胃通利。作为阳气，气薄渗泄邪气，气厚助阳发热。亢阳促使元气衰弱，而微阳能使元气旺盛。亢阳侵蚀元气，元气赖于微阳的煦养。亢阳耗散元气，微阳却使元气增强。气味中，辛甘而有发散作用的属于阳，酸苦而有涌泄作用的属于阴。

黑色食物养肾

黑色食物是指颜色呈黑色或紫色、深褐色的各种天然动植物。五行中黑色主水，入肾，因此，常食黑色食物可补肾。黑芝麻、黑木耳、紫菜等的营养保健和药用价值都很高，它们可明显减少动脉硬化、冠心病、脑中风等疾病的发生率，对流感、慢性肝炎、肾病、贫血、脱发等均有很好的疗效。

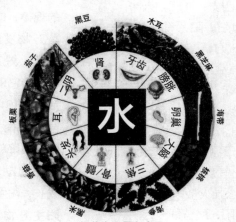

五行养生之黑色食品

原典

阴胜则阳病，阳胜则阴病。阳胜则热，阴胜则寒，重寒则热，重热则寒。寒伤形，热伤气。气伤痛，形伤肿。故先痛而后肿者，气伤形也；先肿而后痛者，形伤气也。

风胜则动①，热胜则肿，燥胜则干，寒胜则浮，湿胜则濡泻。天有四时五行，以生长收藏，以生寒暑燥湿风。人有五脏化五气，以生喜怒悲忧恐。故喜怒伤气，寒暑伤形；暴怒伤阴，暴喜伤阳。厥气上行，满脉去形。喜怒不节，寒暑过度，生乃不固。故重阴必阳，重阳必阴。

故曰：冬伤于寒，春必温病。春伤于风，夏生飧泄。夏伤于暑，秋必痎疟。秋伤于湿，冬生咳嗽。

帝曰：余闻上古圣人，论理人形，列别脏腑，端络经脉，会通六合②，各从其经；气穴所发，各有处名，谿谷属骨，皆有所起，分部逆从，各有条理，四时阴阳，尽有经纪，外内之应，皆有表里，其信然乎？

岐伯对曰：东方生风，风生木，木生酸，酸生肝，肝生筋，筋生心，肝主目。其在天为风，在地为木，在体为筋，在脏为肝，在色为苍，在音为角，在声为呼，在变动为握，在窍③为目，在味为酸，在志为怒。怒伤肝，悲胜怒，风伤筋，燥胜风，酸伤筋，辛胜酸。

注释

①风胜则动：动，这里指痉挛、抽搐及眩晕一类的症状。风胜则动是说风邪偏胜就会出现痉挛、抽搐及眩晕一类的症状。

②会通六合：会通，即交会贯通；六合，这里指十二经脉相互配合成六对。

③窍：指人的七窍。

译文

阴阳在人体内，是相对平衡的。若阴气偏胜，阳气必然受损。同样，阳气偏胜，阴气也必定受损。阳气偏胜就产生热，阴气偏胜就产生寒。寒到极点，又会出现热象，热到极点，又会出现寒象。寒邪能操作人的形体，热邪能操作人的真气。真气受伤，就会因气脉阻滞使人感觉疼痛；形体受伤，就会因为肌肉壅滞而肿胀起来。所以先痛后肿，是真气伤及形体，如果是先肿后痛，则是形伤累及真气。

风邪太过，形体就会颤抖，手足痉挛。邪热太过，肌肉就会发生红肿。燥气太过，津液就会枯涸。湿气太过，就会生发泄泻。天有春夏秋冬四时，对应五行而形成春、夏、长夏、秋、冬，以产生寒、暑、燥、湿、风的五候变化。人有五脏，五脏化生出五气，表现为喜、怒、悲、忧、恐五种不同的情绪，过喜过怒，都会伤气；寒暑外侵，则会损伤形体；大怒会伤阴气，大喜会伤阳气；逆气上冲，血脉阻塞，会导致形色突变。喜怒如不节制，寒暑如不调适，就有伤害生命的危险。因此，阴气过盛就要走向它的反面，同样阳气过盛也要走向它的反面。

所以说冬季感受的寒气太多，到春季就易发生热性病。春季感受的风气太多，到夏季就易发生飧泄的病。夏季感受的暑气太多，到秋季就易发生疟疾。秋季感受的湿气太多，到冬季就易发生咳嗽。

黄帝说：我听说古代圣人，讲到人体形态，辨别脏腑的阴阳，审察经脉的联系，使得六合会通，各按其经络循行起止。气穴所发的部位，各有它的名称。肌肉及骨骼相连结的部位，都有它们的起点。各部浮络的阴阳、顺逆各有条理。四时阴阳的变化，都有它的规律。外在环境与人体内部的对应关系，也都有表有里，是否真的是这样呢？

岐伯答：东方生风，风滋养木，木生酸，酸能养肝，肝血能养筋，筋又能养心，肝气上通于目。它的变化在天为风，在地为木，在人体则为筋，在五脏则为肝，在五色则为苍，在五音则为角，在五声则为呼，在人体变动则为握，在七窍则为目，在五味则为酸，在情志则为怒。怒伤肝，但悲伤能够抑制怒，风气伤筋，但燥能够抑制风，过食酸味伤筋，但辛味能够抑制酸味。

原典

南方生热，热生火，火生苦，苦生心，心生血，血生脾，心主舌。其在天为热，在地为火，在体为脉，在脏为心，在色为赤，在音为徵，在声为笑，在变动为忧，在窍为舌，在味为苦，在志为喜。喜伤心，恐胜喜，热伤气，寒胜热，苦伤气，咸胜苦。

中央生湿，湿生土，土生甘，甘生脾，脾生肉，肉生肺，脾主口。其在天为湿，在地为土，在体为肉，在脏为脾，在色为黄，在音为宫，在声为歌，在变动为哕[①]，

译文

南方生热，热能生火，火气生苦味，苦味养心，心生血，血养脾，心气与舌相关联。它的变化在天为热，在地为火，在人体为血脉，在五脏为心，在五色为赤，在五音为徵，在五声为笑，在人体情志的变动上为忧，在七窍为舌，在五味为苦，在情志为喜。过喜伤心气，但恐能抑制喜。热伤气，但寒能抑制热。苦味伤气，但咸味能抑制苦味。

中央生湿，湿使土气生长，土生甘，甘养脾气，脾滋养肌肉，肌肉强壮使肺气充实，脾气与口相关联。它的变化在天为湿，在地为土，在人体为肌肉，在五脏为脾，在五色为黄，在五音为宫，在五声为歌，在人体的变动为干呕，在七窍为口，在五味为

在窍为口，在味为甘，在志为思。思伤脾，怒胜思，湿伤肉，风胜湿，甘伤肉，酸胜甘。

西方生燥，燥生金，金生辛，辛生肺，肺生皮毛，皮毛生肾，肺主鼻。其在天为燥，在地为金，在体为皮毛，在脏为肺，在色为白，在音为商，在声为哭，在变动为咳，在窍为鼻，在味为辛，在志为忧。忧伤肺，喜胜忧，热伤皮毛，寒胜热，辛伤皮毛，苦胜辛。

北方生寒，寒生水，水生咸，咸生肾，肾生骨髓，髓生肝，肾主耳。其在天为寒，在地为水，在体为骨，在脏为肾，在色为黑，在音为羽，在声为呻，在变动为栗，在窍为耳，在味为咸，在志为恐。恐伤肾，思胜恐，寒伤血，燥胜寒，咸伤血，甘胜咸。

故曰：天地者，万物之上下也；阴阳者，血气之男女也；左右者，阴阳之道路也②；水火者，阴阳之征兆也；阴阳者，万物之能始也。故曰：阴在内，阳之守也，阳在外，阴之使也。

甘，在情志变动上为思。思虑伤脾，但怒气能抑制思虑。湿气伤肌肉，但风气能抑制湿气。过食甘味伤肌肉，但酸味能抑制甘味。

西方生燥，燥使金气旺盛，金生辛味，辛养肺，肺气滋养皮毛，皮毛润泽又滋生肾水，肺气与鼻相关联。它的变化在天为燥，在地为金，在人体为皮毛，在五脏为肺，在五色为白，在五音为商，在五声为哭，在人体的变动为咳，在七窍为鼻，在五味为辛，在情志变动上为忧。忧伤肺，但喜能抑制忧。热伤皮毛，但寒能抑制热。辛味伤皮毛，但苦味能抑制辛味。

北方生寒，寒生水气，水气生咸味，咸味养肾气，肾气长骨髓，骨髓又养肝，肾气与耳相关联。它的变化在天为寒，在地为水，在人体为骨髓，在五脏为肾，在五色为黑，在五音为羽，在五声为呻吟，在人体的变动上为战栗，在七窍为耳，在五味为咸，在情志变动上为恐。恐伤肾，但思能抑制恐。寒伤血，但燥能抑制寒。咸伤血，但甘味能抑制咸味。

因此说，天地万物有上下之分，阴阳血气有男女之别；左右是阴阳循行的道路，而水火则是阴阳的表现；阴阳变化，是一切事物生成的原始。所以说，阴在内，有阳作为它的守卫；阳在外，有阴作为它的辅佐。

注释

① 哕：呕吐，气逆。

② 左右者，阴阳之道路也：阴右行，阳左行，阳从左升，阴从右降，所以说左右是阴阳的道路。

红色食物养心

红色食物包括胡萝卜、番茄、红薯等。按照中医五行学说，红色为火，故红色食物进入人体后可入心、入血，具有益气补血和促进血液、淋巴液生成的作用。而且红色食物具有极强的抗氧化性，它们富含番茄红素、丹宁酸等，可以保护细胞，具有抗炎作用，还能为人体提供蛋白质、无机盐、维生素以及微量元素，增强心脏和气血功能。

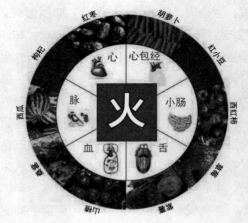

五行养生之红色食品

原典

帝曰：法阴阳奈何？

岐伯曰：阳胜则身热。腠理闭，喘粗为之俯仰[①]，汗不出而热，齿干以烦冤，腹满死，能冬不能夏。阴胜则身寒，汗出，身常清，数栗而寒，寒则厥，厥则腹满死，能夏不能冬。此阴阳更胜之变，病之形能也。

帝曰：调此二者奈何？

岐伯曰：能知七损八益[②]，则二者可调。不知用此，则早衰之节也。年四十而阴气自半也，起居衰矣。年五十，体重，耳目不聪明矣。年六十，阴痿，气大衰，九窍不利，下虚上实，涕泣俱出矣。故曰：知之则强，不知则老，故同出而名异耳。智者察同，愚者察异，愚者不足，智者有余，有余则耳目聪明，身体轻强，老者复壮，壮者益治。是以圣人为无为之事，乐恬憺之能[③]，从欲快志于虚无之守，故寿命无穷，与天地终，此圣人之治身也。

天不足西北，故西北方阴也，而人右耳目不如左明也。地不满东南，故东南方阳也，而人左手足不如右强也。

注释

① 喘粗为之俯仰：喘粗即呼吸困难的意思；喘粗为之俯仰，是指因呼吸困难而前俯后仰。

② 七损八益：七损，指房事中损伤人体精气的七种情况；八益，指房事对人体精气有益的八种情况。

③ 乐恬憺之能：以恬静为快乐。

译文

黄帝问：人该怎样取法于阴阳呢？

岐伯答：阳气太过，身体发热，腠理紧闭，喘息急迫，俯仰反侧汗不出，热不散，牙齿干燥，心里烦闷，若再有腹部胀满的感觉，就是死症，经得起冬天，而经不起夏天。阴气太过，身体就会恶寒，出汗，身上常觉冷，屡屡寒战，夹杂作冷，最后出现手足厥冷，再感腹部胀满，就是死症，经得起夏天，而经不起冬天。这就是阴阳偏胜，失去平衡所引起的疾病的症状啊！

黄帝问：那么，怎样才能使阴阳得以调和呢？

岐伯答：能够知晓七损八益的道理，就可以做到阴阳调和。不借用七损八益，就会早早衰弱。就一般人来说，年到四十，阴气已减一半，起居动作，就显衰退。到五十岁，身体笨重，耳不聪，目不明。到六十岁，阴痿，气大衰，九窍功能减退，阴虚于下，阳浮于上，流鼻涕、淌眼泪都出现了。所以说，懂的人，就强健，不懂的人，就衰老。同样都活在世上，结果却不相同。聪明的人洞察一般规律，愚蠢的人，仅看到个别，他们常感到体力不足，聪明的人，却感到精力有余。精力有余，就会耳聪目明，身轻体壮。即使身体本已衰老，也可焕发青春；本来就强壮的人，就更强壮了。所以圣人为无为之事，以恬静为快乐，在清虚的环境中寻求最大的幸福。因此，他的寿命就无穷尽，与天地同寿，这就是圣人的养生方法啊！

天气在西北方是不充分的，所以西北方属阴，而人右边的耳目也就不如左边的耳目聪明。地气在东南方是不充盈的，所以东南方属阳，而人左边的手足也就不如右边的灵活。

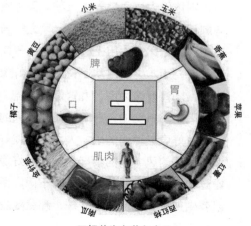

五行养生之黄色食品

黄色食物养脾

五行中黄色为土，因此，黄色食物摄入后，其营养物质主要集中在脾胃区域。如南瓜、玉米等，常食可对脾胃大有裨益。黄色食物中维生素 A、D 的含量均比较丰富。维生素 A 能保护肠道、呼吸道黏膜，减少胃炎等疾患发生；维生素 D 有促进钙、磷元素吸收的作用，能壮骨强筋。

原典

帝曰：何以然？

岐伯曰：东方阳也，阳者其精并于上，并于上则上盛而下虚，故使耳目聪明而手足不便也。西方阴也，阴者其精并于下，并于下则下盛而上虚，故其耳目不聪明而手足便也。故俱感于邪，其在上则右甚，在下则左甚，此天地阴阳所不能全①也，故邪居之。

故天有精，地有形，天有八纪②，地有五里，故能为万物之父母。清阳上天，浊阴归地，是故天地之动静，神明为之纲纪，故能以生长收藏，终而复始。惟贤人上配天以养头，下象地以养足，中傍人事以养五脏。天气通于肺，地气通于嗌，风气通于肝，雷气通于心，谷气通于脾，雨气通于肾。六经为川，肠胃为海，九窍为水注之气，以天地为之阴阳，人之汗，以天地之雨名之。人之气，以天地之疾风名之。暴气象雷，逆气象阳，故治不法天之纪，不用地之理，则灾害至矣。

注释

① 全：均衡，不偏失。

② 八纪：春分、秋分、夏至、冬至、立春、立夏、立秋、立冬八个节气合称八纪。

译文

黄帝问道：这是什么道理？

岐伯回答说：东方属阳，阳气的精华聚合在上部，上部旺盛了，下部就必然虚弱，就会出现耳聪目明，手足却有不便利的情况。西方属阴，阴气的精华聚合在下部，下部旺盛了，上部就必然虚弱，就会出现耳不聪目不明，而手足却灵活有力的情况。所以同样是感受了外邪，若在上部，那么身体右侧就较重，若在下部，那么身体左侧就较重。这就是天地阴阳之气不能不有所偏胜，而在人身也有阴阳左右的不足，身体哪里虚弱了，邪气就会乘虚停滞在哪里。

所以天有精气，地有形质，天有八纪，地有五方，因此才能成为万物生长的根本。阳气轻清而升于天，阴气重浊而降于地，所以天地的运动和静止，是由神妙的变化来把握的，因而能使万物的生、长、收、藏，循环往复，永无休止。只有贤明之人，对上，顺应天气来养护头颅，对下，顺应地气来养护双脚，居中，则依傍人事，来养护五脏。天之气与肺相通，地之气与咽相通，风之气与肝相应，雷之气作用于心，五谷之气感应于脾，雨水之气滋润于肾。六经好像大河，肠胃好像大海，九窍好像河流。以天地阴阳来比喻人身阴阳，那么人的汗，就好像天地间的雨。人之气，就好像天地间的风。人的暴怒之气，就好像雷霆。人的逆气，就好像久晴不雨。所以养生如果不符合天地之理，那就要发生疾病了。

原典

故邪风之至，疾如风雨。故善治者治皮毛，其次治肌肤，其次治筋脉，其次治六腑，其次治五脏。治五脏者，半死半生也。故天之邪气，感则害人五脏；水谷之寒热，感则害于六腑；地之湿气，感则害皮肉筋脉。

故善用针者，从阴引阳，从阳引阴。以右治左，以左治右。以我知彼，以表知里，以观过与不及之理，见微得过^①，用之不殆。

善诊者察色按脉，先别阴阳。审清浊，而知部分；视喘息，听音声，而知所苦；观权衡规矩^②，而知病所主；按尺寸，观浮沉滑涩，而知病所生。以治无过，以诊则不失矣。

故曰：病之始起也，可刺而已，其盛，可待衰而已。故因其轻而扬之，因其重而减之，因其衰而彰之。形不足者，温之以气；精不足者，补之以味。其高者，因而越之；其下者，引而竭之；中满者，泻之于内；其有邪者，渍形以为汗；其在皮者，汗而发之；其慓悍者，按而收之；其实者，散而泻之。审其阴阳，以别柔刚，阳病治阴，阴病治阳，定其血气，各守其乡。血实宜决之，气虚宜掣引之。

注释

① 见微得过：能及早正确认识疾病的轻重程度。

② 权衡规矩：权，古代的秤砣，有下沉的意象；衡，古代的秤杆，有平衡的意象；规，圆润的器物，有圆润的意象；矩，为方形的器物，有平盛的意象；权衡规矩又来借代四时的四种脉象。

译文

所以邪风的到来，有如暴风骤雨。善治病的医生，在病邪刚侵入皮毛时，就给以治疗。医术较差的，在病邪侵入到肌肤时才治疗。更差的，在病邪侵入筋脉时才治疗。再差的，在病邪侵入六腑时才治疗。最差的，在病邪侵入五脏时才治疗。若病邪已侵入五脏，那么治愈的希望与死亡的可能性同样大。所以感受了天的邪气，就会使五脏受到伤害；若感受了饮食或寒或热，就会使六腑受到伤害；若感受地的湿气，就会使皮肉筋脉受到伤害。

所以善于运用针法的人，观察经脉虚实，有时要从阴引阳，有时要从阳引阴。取右边以治左边的病，取左边以治右边的病。用自己的正常状态来比较病人的异常状态，从表证去了解内在病变，这是为了观察病得太过和不及的原因，若真看清了哪些病轻微，哪些病严重，再给人治疗疾病，就不会失败了。

善于治病的医生，看病人的色泽，按病人的脉搏，首先要辨明病属阴还是属阳。审察浮络的五色清浊，从而知道何经发病。

看病人喘息的情况，并听其声音，从而知道病人的痛苦所在。看四时不同的脉象，因而知道疾病生于哪一脏腑。诊察尺肤的滑涩和寸口脉的浮沉，从而知道疾病所在的部位。这样，在治疗上就可没有过失，最主要还是在诊断上没有错误。

所以说：病在初起时，用刺法就可治愈，若在邪气盛时，就需等邪气稍退再治疗。病轻时，要加以排出，病重时，要加以攻泻，在它将愈时，则要巩固，防其复发。形体羸弱的，应设法温暖其气；精气不足的，应补以其有形的味。如果病在膈上，可用吐法；病在下焦，可用疏导之法；病胸腹胀满的，可用泻下之法；如冒风邪的，可用辛凉发汗法；如邪在皮毛的，可用辛温发汗法；病情发展太重的，可用抑收法；病实证，可用散法或泻法。观察病的阴阳，来决定用剂的柔刚，病在阳，也可治其阴，病在阴，也可治其阳。辨明气分和血分，血实的就用泻血法，气虚的就用升补法。

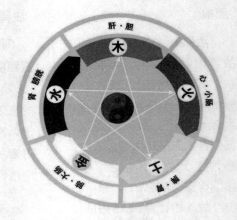

五行与五脏

阴阳离合论篇第六

原典

黄帝问曰：余闻天为阳，地为阴，日为阳，月为阴，大小月三百六十日成一岁，人亦应之。今三阴三阳，不应①阴阳，其故何也？

岐伯对曰：阴阳者，数之可十，推之可百；数之可千，推之可万；万之大，不可胜数，然其要一也。天覆地载，万物方生，未出地者，命曰阴处，名曰阴中之阴；则出地者，命曰阴中之阳。阳予之正，阴为之主；故生因春，长因夏，收因秋，藏因冬。失常则天地四塞②。阴阳之变，其在人者，亦数之可数③。

帝曰：愿闻三阴三阳之离合也。

译文

黄帝问道：我听说天属阳，地属阴，日属阳，月属阴，大月和小月合起来三百六十天而成为一年，人体也与此相应。如今听说人体的三阴三阳，和天地阴阳之数不相符合，这是什么道理？

岐伯回答说：天地

古法今观——中国古代科技名著新编

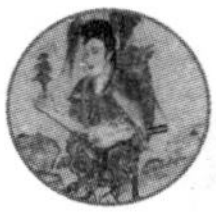

岐伯曰：圣人南面而立，前曰广明，后曰太冲[4]，太冲之地，名曰少阴，少阴之上，名曰太阳，太阳根起于至阴，结于命门，名曰阴中之阳。中身而上，名曰广明，广明之下，名曰太阴，太阴之前，名曰阳明，阳明根起于厉兑[5]，名曰阴中之阳。厥阴之表，名曰少阳，少阳根起于窍阴，名曰阴中之少阳。是故三阳之离合也，太阳为开，阳明为阖，少阳为枢。三经者，不得相失也，搏而勿浮，命曰一阳。

帝曰：愿闻三阴。

岐伯曰：外者为阳，内者为阴。然则中为阴，其冲在下，名曰太阴。太阴根起于隐白，名曰阴中之阴。太阴之后，名曰少阴。少阴根起于涌泉，名曰阴中之少阴。少阴之前，名曰厥阴。厥阴根起于大敦，阴之绝阳，名曰阴之绝阴。是故三阴之离合也，太阴为开，厥阴为阖，少阴为枢。三经者，不得相失也，搏而勿沉，名曰一阴。阴阳𩅦𩅦[6]，积传为一周，气里形表而为相成也。

注释

① 应：符合。

② 失常则天地四塞：生长收藏的变化规律一旦失常，万物就不能发生成长。

③ 亦数之可数：也是有一定规律并且可以推测而知的。

④ 太冲：即太冲穴，为人体足厥阴肝经上的重要穴道之一，位于足背侧，第一、二跖骨结合部之前凹陷处。

⑤ 厉兑：穴位名，即足阳明胃经的井穴。在足第二趾末节外侧，距趾甲角 0.1 寸，主治齿痛、咽喉肿痛、鼻衄、癫狂、热病、足背肿痛等症状。

⑥ 𩅦𩅦：气的运行往来。

阴阳的范围极其广泛，在具体运用时，经过进一步推演，则可以由十到百，由百到千，由千到万，再演绎下去，甚至是数不尽的，然而其总的原则仍不外乎对立统一的阴阳道理。天地之间，万物初生，未长出地面的时候，叫作居于阴处，称之为阴中之阴；若已长出地面的，就叫作阴中之阳。有阳气，万物才能生长，有阴气，万物才能成形。所以万物的发生，因于春气的温暖；万物的盛长，因于夏气的炎热；万物的收成，因于秋气的清凉；万物的闭藏，因于冬气的寒冷。如果四时阴阳失序，气候无常，天地间的生长收藏的变化就要失去正常。这种阴阳变化的道理，对人来说，也是有一定的规律，并且可以推测而知的。

黄帝说：我愿意听你讲讲三阴三阳的离合情况。

岐伯说：圣人面向南方站立，前方名叫广明，后方名叫太冲，行于太冲部位的经脉，叫作少阴。在少阴经上面的经脉，名叫太阳，太阳经的下端起于足小趾外侧的至阴穴，其上端结于睛明穴，因太阳为少阴之表，故

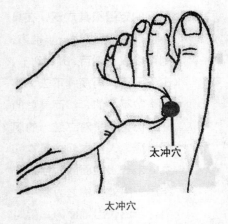

太冲穴

称为阴中之阳。再以人身上下而言，上半身属于阳，称为广明，广明之下称为太阴，太阴前面的经脉，名叫阳明，阳明经的下端起于足大趾侧次趾之端的历兑穴，因阳明是太阴之表，故称为阴中之阳。厥阴为里，少阳为表，故厥阴之表，为少阳经，少阳经下端起于窍阴穴，因少阳居厥阴之表，故称为阴中之少阳。因此，三阳经的离合，分开来说，太阳主表为开，阴明主里为阖，少阳介于表里之间为枢。但三者之间，不是各自为政，而是相互紧密联系着的，所以合起来称为一阳。

黄帝说：愿意再听你讲讲三阴的离合情况。

岐伯说：在外的为阳，在内的为阴，所以在里的经脉称为阴经，行于少阴前面的称为太阴，太阴经的根起于足大趾之端的隐白穴，称为阴中之阴。太阴的后面，称为少阴，少阴经的根起于足心的涌泉穴，称为阴中之少阴。少阴的前面，称为厥阴，厥阴隐经的根起于足大趾之端的大敦穴，由于两阴相合而无阳，厥阴又位于最里，所以称之为阴之绝阴。因此，三阴经之离合，分开来说，太阴为三阴之表为开，厥阴为主阴之里为阖，少阴位于太、厥表里之间为枢。但三者之间，不能各自为政，而是相互协调紧密联系着的，所以合起来称为一阴。阴阳之气，运行不息，次第传注于全身，气运于里，形立于表，这就是阴阳离合、表里相成的缘故。

阴阳别论篇第七

原典

黄帝问曰：人有四经十二从^①，何谓？

岐伯对曰：四经应四时，十二从应十二月，十二月应十二脉。脉有阴阳，知阳者知阴，知阴者知阳。

译文

黄帝问道：人有四经十二从，这是什么意思？

岐伯回答说：四经，指与四时相应的正常脉象，十二从，指与十二个月相应的十二经脉。脉有阴阳之分，知道什么是阳脉，就能知道什么是阴脉，能了解什么是

黄帝为经

古法今观——中国古代科技名著新编

黄帝问曰：人有四经十二从[1]，何谓？

凡阳有五，五五二十五阳。所谓阴者，真脏也。见则为败，败必死也。所谓阳者，胃脘^②之阳也。别于阳者，知病处也，别于阴者，知生死之期。三阳在头，三阴在手，所谓一也。别于阳者，知病忌时，别于阴者，知死生之期。谨熟^③阴阳，无与众谋。

所谓阴阳者，去者为阴，至者为阳；静者为阴，动者为阳；迟者为阴，数者为阳。凡持真脉之藏脉者，肝主悬绝急，十八日死；心至悬绝，九日死；肺至悬绝，十二日死；肾至悬绝，七日死；脾至悬绝，四日死。

曰：二阳之病发心脾，有不得隐曲，女子不月^④；其传为风消，其传为息贲^⑤者，死不治。

曰：三阳为病发寒热，下为痈肿，及为痿厥腨痟；其传为索泽，其传为颓疝。

曰：一阳发病，少气，善咳，善泄；其传为心掣，其传为隔。

二阳一阴发病，主惊骇、背痛、善噫^⑥、善欠，名曰风厥。二阴一阳发病，善胀心满善气。三阴三阳发病，为偏枯^⑦痿易，四肢不举。

注释

① 十二从：十二经脉的顺序、走向。

② 胃脘：器官名，泛指胃腔。

③ 谨熟：谨慎而熟练。

④ 不月：指经闭，或月经不按月来潮。

⑤ 息贲：指呼吸急促，气逆上奔的候，即肺积。

⑥ 噫：表示感慨、悲痛、叹息。

⑦ 偏枯：中医指半身不遂的病。

阴脉，就能了解什么是阳脉。阳脉有五种，五时各有五脏的阳脉，所以五时配合五脏，则为二十五种阳脉。所谓阴脉，就是没有胃气的真脏脉。真脏脉出现是胃气败坏的象征，败象已见，必死。所谓阳脉，就是有胃气之脉。辨别阳脉的情况，就可知道病变的所在；辨别真脏脉的情况，就可知道死亡时期。三阳经脉的诊察部位，在结喉两旁的人迎穴，三阴经脉的诊察部位，在手鱼际之后的寸口。健康状态下，人迎与寸口的脉象是一致的。辨别属阳的胃脉，能知道时令气候和疾病的宜忌；辨别属阴的真脏脉，能知道病人的死生时期。临证时应谨慎而熟练地辨别阴脉与阳脉，这样就不致疑惑不绝而众议纷纭了。

所谓阴阳脉象，脉去为阴，脉来为阳；脉静为阴，脉动为阳；脉迟为阴，脉数为阳。凡诊得无胃气的真藏脉，如肝脉来势如一线孤悬，似断似绝，或来得弦急而硬，十八日当死；心脉来时如孤悬断绝，九日当死；肺脉来时，孤悬断绝，十二日当死；肾脉来时，孤悬断绝，七日当死；脾脉来时，孤悬断绝，四日当死。

一般来说：胃肠有病，则可影响心脾，病人往往有难以告人的隐情，若是女子就会月经不调，甚至经闭。若病久传变，或形体逐渐消瘦，成为"风消"，或呼吸短促，气息上逆，成为"息贲"，就不可治疗了。

一般来说：太阳经发病，多有寒热的症状，或者下部发生痈肿，或者两足痿弱无力而逆冷，腿肚酸痛。若病久传化，或为皮肤干燥而不润泽，或变为颓疝。

一般来说：少阳经发病，生发之气即减少，或易患咳嗽，或易患泄泻。若病久传变，或为心虚掣痛，或为饮食不下，阻塞不通。

阳明与厥阴发病，主病惊骇、背痛，常常嗳气、呵欠，名为风厥。少阴和少阳发病，腹部作胀，心下满闷，时欲叹气。太阳和太阴发病，则为半身不遂，或者导致体内变化而萎弱无力，或者四肢不能举动。

原典

鼓一阳曰钩，鼓一阴曰毛，鼓阳胜急曰弦，鼓阳至而绝曰石，阴阳相过曰溜。

阴争于内，阳扰于外，魄汗未藏，四逆而起，起则熏肺，使人喘鸣。阴之所生，和本曰和。是故刚与刚，阳气破散，阴气乃消亡。淖①则刚柔不和，经气乃绝。

死阴之属，不过三日而死，生阳之属，不过四日而死。所谓生阳死阴者，肝之心谓之生阳，心之肺谓之死阴，肺之肾谓之重阴，肾之脾谓之辟阴，死不治。

结阳者，肿四支。结阴者，便血一升，再结二升，三结三升。阴阳结斜，多阴少阳，曰石水②，少腹肿。二阳结，谓之消。三阳结，谓之隔。三阴结，谓之水。一阴一阳结，谓之喉痹。

阴搏阳别，谓之有子。阴阳虚，肠澼死。阳加于阴，谓之汗。阴虚阳搏，谓之崩。三阴俱搏，二十日夜半死；二阴俱搏，十三日夕时死；一阴俱搏，十日死；三阳俱搏且鼓，三日死；三阴三阳俱搏，心腹满，发尽，不得隐曲，五日死；二阳俱搏，其病温，死不治，不过十日死。

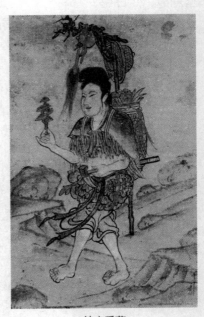

神农采药

注释

① 淖：用作动词时意为湿润。

② 石水：病名，为水肿病之一。

译文

脉搏鼓动于指下，来时有力，去时力衰，叫作钩脉；稍无力，来势轻虚而浮，叫作毛脉；有力而紧张，如按琴瑟的弦，叫作弦脉；有力而必须重按，轻按不足，叫作石脉；既非无力，又不过于有力，一来一去，脉象和缓，流通平顺，叫作滑脉。

阴阳失去平衡，以致阴气争胜于内，阳气扰乱于外，汗出不止，四肢厥冷，下厥上逆，浮阳熏肺，发生喘鸣。阴之所以不能生化，由于阴阳的平衡，是谓正常。如果以刚与刚，则阳气破散，阴气亦必随之消亡；倘若阴气独盛，则寒湿偏胜，亦为刚柔不和，经脉气血亦致败绝。

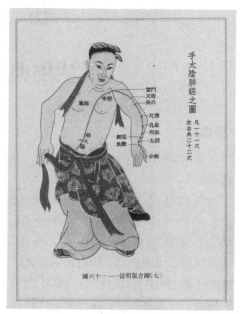

手太阴肺经古图

属于死阴的病，不过三日就要死；属于生阳的病，不过四天就会痊愈。所谓生阳、死阴：例如肝病传心，为木生火，得其生气，叫作生阳；心病传肺，为火克金，金被火消亡，叫作死阴；肺病传肾，以饮传阴，无阳之候，叫作重阴；肾病传脾，水反侮土，叫作辟阴，是不治的死症。

邪气郁结于阳经，则四肢浮肿。郁结于阴经，则大便下血，初结一升，再结二升，三结三升。阴经阳经都有邪气郁结，而偏重于阴经方面的，就会发生"石水"之病，少腹肿胀。邪气郁结于足阳明胃、手阳明大肠经，则肠胃俱热，多为消渴之症。郁结于足太阳膀胱、手太阳小肠经，则多为上下不通的膈症。邪气郁结于足太阴脾、手太阴肺经，多为水肿膨胀的病。邪气郁结于厥阴和少阳经，多为喉痹之病。

阴脉搏动有力，与阳脉有明显的区别，这是怀孕的现象。阴阳脉具虚而患痢疾的，是为死症。阳脉加倍于阴脉，当有汗出，阴脉虚而阳脉搏击，火迫血行，在妇人为血崩。肺脾三阴之脉俱搏击于指下，大约到二十天半夜时死亡。心肾二阴之脉俱搏击于指下，大约到十三天傍晚时死亡。心包肝一阴之脉俱搏击于指下，而鼓动过甚的，三天就要死亡。三阴三阳之脉俱搏，心腹胀满，阴阳之气发泄已尽，大小便不通，则五天就要死亡。三阳之脉俱搏击于指下，患有温病的，无法治疗，不过十日就要死了。

卷 三

灵兰秘典论篇第八

原典

黄帝问曰：愿闻十二脏之相使，贵贱何如？

岐伯对曰：悉乎哉问也。请遂言之！心者，君主之官也，神明出焉。肺者，相傅之官，治节出焉。肝者，将军之官，谋虑出焉。胆者，中正之官，决断出焉。膻中者，臣使之官，喜乐出焉。脾胃者，仓廪之官，五味出焉。大肠者，传道之官，变化出焉。小肠者，受盛之官，化物出焉。肾者，作强之官，伎巧出焉。三焦者，决渎之官，水道出焉。膀胱者，州都①之官，津液藏焉，气化则能出矣。凡此十二官者，不得相失也。

故主明则下安，以此养生则寿，殁世不殆②，以为天下则大昌。主不明则十二官危，使道闭塞而不通，形乃大伤，以此养生则殃，以为天下者，其宗大危，戒之戒之。

至道在微，变化无穷，孰知其原。窘乎哉，消者瞿瞿③，孰知其要。闵闵之当④，孰者为良。恍惚之数，生于毫氂，毫氂之数，起于度量，千之万之，可以益大，推之大之，其形乃制。

黄帝曰：善哉，余闻精光之道，大圣之业，而宣明大道，非斋戒择吉日不敢受也。

黄帝乃择吉日良兆，而藏灵兰之室，以传保焉。

注释

① 州都：州指水中的陆地；都，指水所汇集之处；州都，即水陆汇集之处。

② 殁世不殆：终生不懈怠。此处指终生不会有严重的疾病。

③ 消者瞿瞿：有学问的人勤勤恳恳地探讨研究。

④ 闵闵之当：闵闵，深远的意思；当，事理妥当、合适的意思；闵闵之当，就是指道理深奥的意思。

译文

黄帝问道：我想听你谈一下，人体六脏六腑这十二个器官的职责分工、高低贵贱是怎样的呢？

岐伯回答说：你问得真详细呀！请让我谈谈这个问题。心，主宰全身，是君主之官，人的精神意识思维活动都由此而出。肺，是相傅之官，犹如相傅辅佐着君主，因主一身之气而调节全身的活动。肝，像将军一样勇武，称为将军之官，谋略由此而出。胆，中正之官，决断皆由此出。膻中，围护着心而接受其命令，是臣使之官，心志的喜乐，靠它传达出来。脾和胃，是仓廪之官，五味的营养靠它们的作用而得以消化、吸收和运输。大肠是传导之官，它能传送食物的糟粕，使其变为粪便排出体外。小肠是受盛之官，它承受胃中下行的食物而进一步分化清浊。肾，是做强之官，它能够使人发挥强力而产生各种技巧。三焦，是决渎之官，它能够通行水道。膀胱，是州都之官，蓄藏津液，通过气化作用，方能排出尿液。以上这十二官，虽有分工，但其作用应协调而不能相互脱节。

所以君主若明智顺达，则下属也会安定正常，用这样的道理来养生，就可使人长寿，终生不会发生重病；用来治理天下，就会使国家昌盛繁荣。君主如果不能明智顺达，那么包括其本身在内的十二官就会发生危险，各器官发挥正常作用的途径闭塞不通，形体就要受到严重伤害。在这种情况下，谈养生续命是不可能的，只会招致灾殃，缩短寿命。同样，以君主之昏聩不明来治理天下，那政权就危险难保了，千万要警惕再警惕呀！

至深的道理是微妙、变化无穷的，谁能清楚地知道它的本源？实在是困难呀！有学问的人勤勤恳恳地探讨研究，可谁能知道它的奥妙之处！那些道理暗昧难明，就像被遮蔽着，怎能了解到它的精华是什么！那似有若无的数量，是产生于毫厘的微小数目，而毫厘也起于更小的度量，只不过把它们千万倍地积累扩大，推衍增益，才演变成了形形色色的世界。

黄帝说：好啊！我听到了精纯明彻的道理，这真是大圣人建立事业的基础，对于这宣畅明白的宏大理论，若不专心修省而选择吉祥的日子，实在不敢接受它。

于是，黄帝就选择有良好预兆的吉日，把这些著作珍藏在灵台兰室保存起来，以便流传后世。

六节藏象论篇第九

原典

黄帝问曰：余闻天以六六之节①，以成一岁，地以九九制会②，计人亦有三百六十五节，以为天地，久矣，不知其所谓也？

岐伯对曰：昭乎哉问也！请遂言之。夫六六之节、九九制会者，所以正天之度、气之数也。天度者，所以制日月之行也；气数者，所以纪化生之用也。天为阳，地为阴，日为阳，月为阴，行有分纪，周有道理③，日行一度，月行十三度而有奇焉，故大小月三百六十五日而成岁，积气余而盈闰矣。立端于始，表正于中，推余于终，而天度毕矣。

帝曰：余已闻天度矣，愿闻气数，何以合之？

岐伯曰：天以六六为节，地以九九制会。天有十日，日六竟④而周甲，甲六复而终岁，三百六十日法也。夫自古通天者，生之本，本于阴阳。其气九州、九窍，皆通乎天气。故其生五，其气三，三而成天，三而成地，三而成人，三而三之，合则为九，九分为九野，九野为九脏，故形脏四，神脏五，合为九脏以应之也。

帝曰：余已闻六六九九之会也，夫子言积气盈闰，愿闻何谓气？请夫子发蒙解惑⑤焉。

岐伯曰：此上帝所秘，先师传之也。

帝曰：请遂闻之。

岐伯曰：五日谓之候，三候谓之气，六气谓之时，四时谓之岁，而各从其主治焉。五运相袭，而皆治之；终期之日，周而复始。时立气布，如环无端，候亦同法。故曰：不知年之所加，气之盛衰，虚实之所起，不可以为工⑥矣。

注释

① 六六之节：天有十干，代表十日，十干循环六次而成一个周甲，周甲重复六次而一年终了，这是三百六十日的计算方法。

② 九九制会：天衍生五行，而阴阳又依盛衰消长而各分为三。三气合成天，三气合成地，三气合成人，三三而合成九气，在地分为九野，在人体分为九脏，以应天气。

③ 道理：即事物的规律。

④ 竟：从头到尾，此处为循环之意。

⑤ 发蒙：启发蒙昧。解惑：解除疑惑。指启发开导，脱离蒙昧，解除疑惑。

⑥ 工：此处指医生。

译文

黄帝问道：我听说天体的运行是以六个甲子构成一年，人则以九九极数的变化来配合天道的准度，而人又有三百六十五穴，与天地相应，这些说法已听到很久了，不知是什么道理呢？

岐伯答道：你提的问题很高明啊！我就谈谈看法吧。六六之节和九九制会，是确定天度和气数的。天度，是计算日月行程的。气数，标志万物化生的循环周期。天属阳，地属阴，日属阳，月属阴。它们的运行有一定部位和秩序，万物化生循环也有一定规律。每昼夜日行一度，月行十三度有余，所以大月、小月合起来三百六十五天成一年，由于月份的不足，节气有盈余，于是产生了闰月。确定了岁首冬至并以此为开始，用圭表测量日影长短变化，校正一年里的时令节气，再推算节气的盈余，直到岁尾，整个天度就可以完全计算出来了。

黄帝说：我已经明白了天度，还想知道气数是怎样与天度配合的？

岐伯说：天以六六为节制，地以九九之法与天相会通。天有十干，代表十日，十干循环六次而成一个周甲，周甲重复六次成为一年，这是三百六十日的计算方法。自古以来，懂得天道的都认为天是生命的本源，生命是本于阴阳的。地的九州，人的九窍，都与天气相通；天衍生五行，而阴阳又依盛衰消长而各分为三。三气合而成天，三气合而成地，三气合而成人，三三而合成九气，在地分为九野，在人体分为九脏，形脏四，神脏五，合成九脏，以应天气。

黄帝说：我已经明白了六六九九配合的道理，先生说气的盈余积累成闰月，我想听您讲一下什么是气？请您来启发我的蒙昧，解除我的疑惑！

岐伯说：这是上帝秘而不宣的理论，先师传授给我的。

黄帝说：就请全部讲给我听。

岐伯说：五日称为候，三候称为气，六气称为时，四时称为岁，一年四时，各随其五行的配合而分别当旺。木、火、土、金、水五行随时间的变化而递相承袭，各有当旺之时，到一年终结时，再从头开始循环。一年分四时，四时分布节气，逐步推移，周而复始，节气中再分候，也是这样地推移下去。所以说，不知当年客气加临、节气的盛衰、虚实的起因等，就不能做个好医生。

原典

帝曰：五运终始，如环无端，其太过不及何如？

岐伯曰：五气更立①，各有所胜，盛虚之变，此其常也。

帝曰：平气何如？

岐伯曰：无过者也。

帝曰：太过不及奈何？

岐伯曰：在经有也。

帝曰：何谓所胜？

岐伯曰：春胜长夏，长夏胜冬，冬胜夏，夏胜秋，秋胜春，所谓得五行时之胜，各以气命②其脏。

译文

黄帝说：五行的推移，周而复始，如环无端，它的太过与不及是怎样的呢？

岐伯说：五行之气更选主时，互有胜克，从而有盛衰的变化，这是正常的现象。

黄帝说：平气是怎样的呢？

岐伯说：这是没有太过和不及。

黄帝说：太过和不及的情况怎样呢？

岐伯说：这些情况在经书中已有记载。

黄帝说：什么叫作所胜？

岐伯说：春胜长夏，长夏胜冬，冬胜夏，夏胜秋，秋胜春，这就是时令根帝曰：何以知其胜？

岐伯曰：求其至也，皆归始春[3]。未至而至[4]，此谓太过。则薄所不胜，而乘所胜也，命曰气淫。至而不至，此谓不及，则所胜妄行，而所生受病，所不胜薄之也，命曰气迫。所谓求其至者，气至之时也。谨候其时，气可与期。失时反候，五治不分，邪僻内生，工不能禁也。

注释

① 更立：更迭变化。

② 命：此处有影响之意。

③ 始春：即立春。

④ 未至而至：第一个"至"指时令，第二个"至"指相应的脏气。

据五行规律而互相胜负的情况。同时，时令又依其五行之气的属性来分别影响各脏。

黄帝说：怎样知道它们之间的相胜情况呢？

岐伯说：推求脏气到来的时间，一般从立春开始。如果时令未到而气候先到，称为太过。太过就侵侮所不胜之气，欺凌其所胜之气，这就叫"气淫"。时令已到而气候未到，称为不及，不及则其所胜之气因缺乏制约而妄行，所生之气因缺乏资助而困弱，所不胜则更会加以侵迫，这就叫"气迫"。所谓求其至，就是根据时令推求气候到来的早晚，谨慎地等候时令的变化，气候的到来是可以预期的。若脏气与时令不合，且与五行之间的对应关系无从分辨，那就表明内里邪僻之气已生成，这样连医生也无能为力了。

原典

帝曰：有不袭乎？

岐伯曰：苍天之气，不得无常也。气之不袭，是谓非常[1]，非常则变矣。

帝曰：非常而变奈何？

岐伯曰：变至则病，所胜则微，所不胜则甚，因而重感于邪则死矣。故非其时则微，当其时则甚也。

帝曰：善。余闻气合而有形，因变以正名。天地之运，阴阳之化，其于万物，孰少孰多，可得闻乎？

岐伯曰：悉乎哉问也！天至广不可度，地至大不可量，大神[2]灵问，请陈其方。草生五色，五色之变，不可胜视；草生五味，五味之美，不可胜极。嗜欲不同，各有所通。天食人以五气，地食人以五味。五气入鼻，藏于心肺，上使五色修明，音声能彰；五味入口，藏于肠胃，味有所藏，以养五气，气和而生，津液相成，神[3]乃自生。

注释

① 非常：即反常。

② 大神：指黄帝。

③ 神：此处的"神"指人的精气，即神气。

译文

黄帝说：五行之气有不相承袭的吗？

岐伯说：自然界的气运不能没有规律。气运失其承袭，就是反常，反常就会变而为害。

黄帝说：反常变而为害又会怎样？

岐伯说：会使人发生疾病。若属所胜，患病就轻，若属所不胜，患病就重。假若这时再感受邪气，就会死亡。因而五行气运的反常，在不当克我时病比较轻，而在正值克我时病就重了。

黄帝说：说得好。我听说天地之气化合而成形体，又根据不同形态变化来确定万物名称，那么天地气运和阴阳变化，对万物所起的作用，哪个大哪个小，可以说来听听吗？

岐伯说：你问得很详细啊。天极其广阔，不可测度，地极其博大，也很难计量，像您这样伟大神灵的圣主既然发问，就请让我陈述一下其中的道理吧。草木显现五色，而五色的变化，是看也看不尽的；草木产生五味，而五味的醇美，是尝也尝不完的。人们对色味是分别与五脏相通的。天供给人们以五气，地供给人们以五味。五味由鼻吸入，贮藏于心肺，其气上升，使面部五色明润，声音洪亮。五味入于口中，贮藏于肠胃，经消化吸收，五味精微内注五脏以养五脏之气，脏气和谐而保有生化机能，津液随之生成，神气也就在此基础上自然产生了。

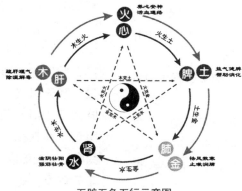

五脏五色五行示意图

原典

帝曰：脏象何如？

岐伯曰：心者，生之本，神之处也；其华在面，其充在血脉，为阳中之太阳，通于夏气。肺者，气之本，魄之处也；其华在毛，其充在皮，为阳中之太阴，通于秋气。肾者，主蛰，封藏之本，精之处也；其华在发，其充在骨，为阴中之太阴，通于冬气。肝者，罢极①之本，魂之居也；其华在爪，其充在筋，以生血气，其味酸，其色苍，此为阴中之少阳，通于春气。脾者，仓廪之本，营之居也；其华在唇四白，其充在肌，此至阴之类，通于土气。胃、大肠、小肠、三焦、膀胱，名曰器，能化糟粕，转味而出入者也。凡十一脏取决于胆也。

故人迎一盛，病在少阳，二盛病在太阳，三盛病在阳明，四盛已上为格阳②。寸口一盛，病在厥阴，二盛病在少阴，三盛病在太阴，四盛以上为关阴。人迎与寸口俱盛四倍已上为关格③，关格之脉赢，不能极于天地之精气，则死矣。

注释

①罢极："罢"的本义是"遣散"，"极"为"疲乏"。"罢极"则指肝为耐受疲困的主要脏器。

②格阳：病因病理学术语，指阳气格拒。

③关格：指由于脾肾阴阳衰惫，气化不利，湿浊毒邪犯胃而致的以小便不通与呕吐并见为临床特征的一种危重病证。

译文

黄帝说：脏象是怎样的呢？

岐伯说：心是生命的根本，智慧的所在；其荣华表现于面部，其功用是充实血脉，为阳中的太阳，与夏气相通。肺是气的根本，为魄所居之处；其荣华表现在毫毛，其功用是充实皮肤，是阳中的太阴，与秋气相通。肾主蛰伏，是封藏经气的根本，为精所居之处；其荣华表现在头发，其功用是充实骨髓，为阴中之太阴，与冬气相通。肝是四肢的根本，为魂所居之处；其荣华表现在爪甲，其功用是充实筋力，可以生养血气，其味酸，其色苍青，为阴中之少阳，与春气相通。脾是水谷所藏之本，为营气所居之处；其荣华在口唇四旁，其功用是充实肌肉，属于至阴之类，与长夏土气相通。胃、大肠、小肠、三焦、膀胱，称为器，能排泄水谷的糟粕，管理饮食五味的转化、吸收和排泄。以上十一脏功能的发挥，都取决于胆气的升发。

人迎脉大于平时一倍，病在少阳；大两倍，病在太阳；大三倍，病在阳明；大四倍以上为阳气太过，阴无以通，称为格阳。寸口脉大于平时一倍，病在厥阴；大两倍，病在少阴；大三倍，病在太阴；大四倍以上，为阴气太过，阳无以交，是为关阴。如果人迎脉与寸口脉俱大于常时四倍以上，为阴阳气俱盛，不得相荣，称为关格。关格之脉盈盛太过，标志着阴阳极亢，不再能够达于天地阴阳经气平调的胜利状态，会很快死去。

按摩人迎穴的功效

人迎穴位于颈部，喉结旁，在胸锁乳突肌的前缘，颈总动脉搏动处。长期按摩人迎穴，对咽喉肿痛、气喘、瘰疬、瘿气、高血压具有良好的疗效；且经常用手指按压人迎穴，还有利于增进面部的血液循环，能够使面部皮肤紧缩。

五脏生成篇第十

原典

心之合脉也，其荣色也，其主肾也。肺之合皮也，其荣毛也，其主心也。肝之合筋也，其荣爪也，其主肺也。脾之合肉也，其荣唇也，其主肝也。肾之合骨也，其荣发也，其主脾也。

是故多食咸，则脉凝泣[①]而变色；多食苦，则皮槁而毛拔；多食辛，则筋急而爪枯；多食酸，则肉胝䐢而唇揭[②]；多食甘，则骨痛而发落，此五味之所伤也。故心欲苦，肺欲辛，肝欲酸，脾欲甘，肾欲咸，此五味之所合也。

五脏之气，故色见青如[③]草兹者死。黄如枳实者死。黑如炲者死。赤如衃血者死，白如枯骨者死。此五色之见死也。

译文

心与脉络合润相融，从面色上就能知道肾的情况。肺与皮肤合润相生，从毛发上就可推知心脏的情况。肝与筋脉合润，从爪甲就能知道肺的情况。脾与肌肉合润相融，从口唇就能知道肝的情况。肾与骨骼相融，从发毛就能知道脾的情况。

所以过食咸味，就会使血脉凝涩不畅而颜面色泽发生变化；过食苦味，就会使皮肤枯槁而毫毛脱落；过食辛味，就会使筋脉劲急而爪甲枯干；过食酸味，就会使肌肉粗厚皱缩而口唇掀揭；过食甘味，就会使骨骼疼痛而头发脱落。这是偏食五味所造成的损害。所以心欲得苦味，肺欲得辛味，肝欲得酸味，脾欲得甘味，肾欲得咸味，这是五味分别与五脏之气相合的对应关系。

面色出现青如死草、枯暗无华的，

青如翠羽者生，赤如鸡冠者生，黄如蟹腹者生，白如豕膏者生，黑如乌羽者生，此五色之见生也。生于心，如以缟裹朱。生于肺，如以缟裹红。生于肝，如以缟裹绀。生于脾，如以缟裹栝楼实。生于肾，如以缟裹紫。此五脏所生之外荣也。

色味当五脏，白当肺辛，赤当辛苦，青当肝酸，黄当脾甘，黑当肾咸。故白当皮，赤当脉，青当筋，黄当肉，黑当骨。

注释

① "泣"：音 "涩"。

② 肉胭䐃而唇揭：胭，音同 "之"，皮厚的意思；䐃，即皱，皱缩的意思；揭，即掀起的意思；肉胭䐃而唇揭，就是皮肉坚厚皱缩、口唇干裂、表皮掀起的意思。

③ 青如：指死草的颜色，即青中带有枯黑的颜色。

为死症。出现黄如枳实的，为死症。出现黑如烟灰的，为死症。出现红如凝血的，为死症。出现白如枯骨的，为死症。这是五色中表现为死症的情况。面色青如翠鸟的羽毛，主生；红如鸡冠的，主生；黄如蟹腹的，主生；白如猪脂的，主生；黑如乌鸦毛的，主生。这是五色中表现有生机而预后良好的情况。心有生机，其面色就像细白的薄绢裹着朱砂。肺有生机，面色就像细白的薄绢裹着粉红色的丝绸。肝有生机，面色就像细白的薄绢裹着天青色的丝绸。脾有生机，面色就像细白的薄绢裹着一样苍白。肾有生机，面色就像细白的薄绢裹着紫色的丝绸。这些都是五脏的生机显露于外的荣华。

色、味与五脏相应，白色和辛味应于肺，赤色和苦味应于心，青色和酸味应于肝，黄色和甘味应于脾，黑色和咸味应于肾。因五脏外合五体，所以白色应于皮，赤色应于脉，青色应于筋，黄色应于肉，黑色应于骨。

原典

诸脉者，皆属于目；诸髓者，皆属于脑；诸筋者，皆属于节；诸血者，皆属于心；诸气者，皆属于肺，此四肢八谿之朝夕①也。故人卧血归于肝，目受血而能视，足受血而能步，掌受血而能握，指受血而能摄。卧出而风吹之，血凝于肤者为痹，凝于脉者为泣，凝于足者为厥。此三者，血行而不得反其空②，故为痹厥也。人有大谷十二分，小谿三百五十四名，少十二腧。此皆卫气之所留止，邪气之所客也，针石缘而去之。

诊病之始，五决为纪。欲知其始，先建其母。所谓五决者，五脉也。

是以头痛巅疾，下虚上实，过在足少阴、巨阳，甚则入肾。徇蒙招尤③，目冥耳聋，下实上虚，过在足少阳、厥阴，甚则入肝。腹满膜胀，支鬲胠胁、下厥上冒^④，过在足太阴、阳明。咳嗽上气，厥在胸中，过在手阳明、太阴，甚则入肺。心烦头痛，病在鬲中，过在手巨阳少阴，甚则入心。

注释

①八谿：两臂的肘、腕关节和双下肢的膝、踝关节共计八处，合称为八谿。朝夕：即潮汐，指人身气血的运行如潮汐一样时消时涨。

②空：通"孔"，即孔穴，为气血出入之门户。

③徇蒙招尤：徇通"眩"；蒙通"矇"，视物不清之义；招，即摇晃的意思；尤，即摇；徇蒙招尤，就是头晕眼花、摇摆不定的意思。

④下厥上冒：上、下分别指足太阴、阳明两经。胃以下为顺，足阳明胃经病变，则经气不下行而为厥逆。脾气以升清为顺，足太阴脾经病变则清气不升而变为浊气上冒。

译文

各条脉络，都属于目，而诸髓都属于脑，诸筋都属于骨节，诸血都属于心，诸气都属于肺。同时，气血的运行则像潮汐来往，不离于四肢八谿的部位。所以当人睡眠时，血归藏于肝，肝得血而濡养于目，就能视物。足得血之濡养，就能行走。手掌得血之濡，就能握物。手指得血之濡养，就能拿取。如果刚刚睡醒就外出受风，血液的循行就要凝滞，凝于肌肤的，发生痹证。凝于经脉的，发生气血运行的滞涩。凝于足部的，该部发生厥冷。这三种情况，都是由于气血的运行不能返回组织间隙的孔穴之处，所造成的痹厥等症状。人的全身有大谷十二处，小谿三百五十四处，这里面减除了十二脏腑各自的腧穴数目。这些都是卫气留止的地方，也是邪气客居之处。治病时，可循着这些部位施以针石，以祛除邪气。

诊病的根本，要以五决为纲纪。想要了解疾病的重要关键，必先确定病变的原因。所谓五决，就是五脏之脉，以此诊病，即可决断病本的所在。

比如头痛等巅顶部位的疾患，属于下虚上实的，病变在足少阴和足太阳经，病重的，可内传于肾。头晕眼花，身体摇动，目暗耳聋，属下实上虚的，病变在足少阳和足厥阴经，病重的，可内传于肝。腹满䐜胀，支撑胸膈胁肋，属于下部逆气上犯的，病变在足太阴和足阳明经，病重的，可内传于肺脏。咳嗽气喘，气机逆乱于胸中，病变在手阳明和手太阳经。心烦头痛、胸膈不适的，病变在手太阳和手少阴经，病重的，可内传于心脏。

原典

夫脉之小大，滑涩浮沉，可以指别①。五脏之象，可以类推。五脏相音，可以意识②。五色微诊，可以目察。能合脉色，可以万全。赤，脉之至也，喘而坚。诊曰有积气在中，时害于食，名曰心痹。得之外疾，思虑而心虚，故邪从之。白，脉之至也，喘而浮。上虚下实，惊，有积气在胸中，喘而虚，名曰肺痹。寒热，得之醉而使内也。青，脉之至也，长而左右弹。有积气在心下肢胠，名曰肝痹。得之寒湿，与疝同法。腰痛足清③头痛。黄，脉之至也，大而虚。有积气在腹中，有厥气，名曰厥疝④。女子同法，得之疾使四肢，汗出当风。黑，脉之至也，下坚而大。有积气在小腹与阴，名曰肾痹。得之沐浴清水而卧。

凡相五色，面黄目青，面黄目赤，面黄目白，面黄目黑者，皆不死也。面青目赤，面赤目白，面青目黑，面黑目白，面赤目青，皆死也。

注释

① 指别：用手指区别。

② 意识：意会识别。

③ 清：即冷。

④ 厥疝：指厥气上逆的疝证。症见脐周绞痛，胁痛、恶心、吐冷涎、手足厥冷、脉大而虚等，多因寒气积于腹中上逆所致。

译文

脉象的小大、滑涩、浮沉等，可通过医生的手指加以鉴别。五脏功能表现于外，可通过相类事物的比象，加以推测。五脏各自的声音，可凭意会而识别。五色的微小变化，可用眼睛来观察。诊病时，如果能将色、脉两者结合在一起进行分析，就可万无一失了。外现赤色，脉来急疾而坚实的，可诊为邪气积聚于中脘，常表现为妨害饮食，病名叫作心痹。这种病得于外邪侵袭，是思虑过度以致心气虚弱，邪气才随之而入。外现白色，脉来急疾而浮，这是上虚下实，故常出现惊骇，病邪积聚于胸中，迫肺而作喘，但肺气本身是虚弱的，这种病叫作肺痹，它有时发寒热，常因醉后行房而诱发。青色外现，脉来长而左右搏击手指，这是病邪积聚于心下，支撑胁肋，这种病叫作肝痹，多因受寒湿而得，与疝的病理相同，它的症状有腰痛、足冷、头痛等。外现黄色而脉来虚大的，这是病邪积聚在腹中，有逆气产生，病名叫作厥疝，女子也有这种情况，多由四肢剧烈活动，汗出遇风所诱发。外现黑色，脉象尺下坚实而大，这是病邪积聚在小腹与前阴，病名叫作肾痹，多因冷水沐浴后睡卧受凉所起。

大凡观察五色，面黄目青、面黄目赤、面黄目白、面黄目黑的，皆为不死，因面带黄色，是尚有土气。如见面青目赤、面赤目白、面青目黑、面黑目白、面赤目青的，皆为死亡之征象，因面无黄色，是土气已败。

五脏别论篇第十一

原典

黄帝问曰：余闻方士，或以脑髓为脏，或以肠胃为脏，或以为腑。敢问更相反，皆自谓是，不知其道，愿闻其说。

岐伯对曰：脑、髓、骨、脉、胆、女子胞①，此六者，地气之所生也。皆藏于阴而象于地，故藏而不泻，名曰奇恒之府②。夫胃、大肠、小肠、三焦、膀胱，此五者天气之所生也，其气象天，故泻而不藏。此受五脏浊气，名曰传化之府③，此不能久留，输泻者也。魄门亦为六腑，使水谷不得久藏。所谓五脏者，藏精气而不泻也，故满而不能实。六腑者，传化物而不藏，故实而不能满也。水谷入口，则胃实而肠虚，食下，则肠实而胃虚。故曰实而不满，满而不实也。

帝曰：气口④何以独为五脏之主？

岐伯说：胃者水谷之海，六腑之大源也。五味入口，藏于胃以养五脏气，气口亦太阴也，是以五脏六腑之气味，皆出于胃，变见于气口。故五气入鼻，藏于肺，肺有病，而鼻为之不利也。凡治病，必察其下，适其脉，观其志意，与其病也。

拘于鬼神者，不可与言至德；恶于针石⑤者，不可与言至巧。病不许治者，病必不治，治之无功矣。

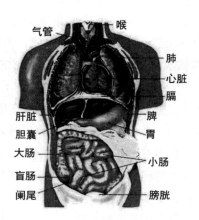

五 脏

注释

① 女子胞：又称胞宫、子宫、子脏、胞脏、子处、血脏，位于小腹正中部，

是女性的内生殖器官，有主持月经和孕育胎儿的作用。

②奇恒之府：奇，即不同的意思；恒，即平常的意思。奇恒之府，即异于平常之脏腑。

③传化之府：人体器官名。

④气口：指手腕横纹外侧桡动脉搏动处，是诊脉的常用部位。

⑤针石：此处指砭石，形如玉，可以制针灸用的石针。

译文

黄帝问道：我听说方士中，有人以脑髓为脏，有人以肠胃为脏，也有的把这些都称为腑，如果向他们提出相反的意见，却又都坚持自己的看法，不知哪种理论是对的，希望你谈谈这个问题。

岐伯回答说：脑、髓、骨、脉、胆、女子胞，这六者是秉承地气而生的，都能贮藏阴质，就像大地包藏万物一样，所以它们的作用是藏而不泄，叫作奇恒之腑。胃、大肠、小肠、三焦、膀胱，这五者是秉承天气所生的，它们像天一样地健运周转，所以是泄而不藏的。它们受纳五脏的浊气，所以称为传化之腑。这是因为浊气不能久停其间，而必须及时转输和排泄的缘故。此外，肛门也为五脏行使疏泄浊气，这样，水谷的糟粕就不会久留于体内了。所谓五脏，它的功能是贮藏精气而不向外发泄，所以它是经常保持精气饱满，而不是一时得到充实。六腑，它的功能是将水谷加以传化，而不是加以贮藏，所以它有时显得充实，但却不能永远保持盛满。所以出现这种情况，是因水谷入口下行，胃充实了，但肠中还是空虚的，食物再下行，肠充实了，而胃中就空虚了，这样依次传递。所以说六腑是一时的充实，而不是持续的盛满。

黄帝问道：为什么气口脉可以单独反映五脏的病变呢？

岐伯说：胃是水谷之海，为六腑的泉源。饮食五味入口，留在胃中，经足太阴脾的运化输转，而能充养五脏之气。脾为太阴经，主输布津液，气口为手太阴肺经所过之处，也属太阴经脉，所以五脏六腑的水谷精微，都是出自胃，反映于气口的。五气入鼻，藏留于心肺，所以心肺有了病变，则鼻为之不利。凡治病必观察其上下的变化，审视其脉候的虚实，察看其情志精神的状态以及病情的表现。

对那些拘守鬼神迷信观念的人，是不能与其谈论至深的医学理论的；对那些讨厌针石治疗的人，也不可能和他们讲什么医疗技巧。对于有病不许治疗的人，他的病是治不好的，勉强治疗也收不到应有的功效。

卷 四

异法方宜论篇第十二

原典

黄帝问曰：医之治病也，一病而治①各不同，皆愈，何也？

岐伯对曰：地势使然也。故东方之域，天地之所始生也。鱼盐之地，海滨傍水，其民食鱼而嗜咸，皆安其处，美其食。鱼者使人热中，盐者胜血，故其民皆黑色疏理，其病皆为痈疡，其治宜砭石。故砭石者，亦从东方来。

西方者，金玉之域，沙石之处，天地之所收引也。其民陵居而多风，水土刚强，其民不衣而褐荐②，华食而脂肥，故邪不能伤其形体，其病生于内，其治宜毒药。故毒药者亦从西方来。

北方者，天地所闭藏之域也。其地高陵居，风寒冰冽，其民乐野处而乳食，脏寒生满病，其治宜灸焫③。故灸焫者，亦从北方来。

南方者，天地之所长养，阳之所盛处也。其地下，水土弱，雾露之所聚也。其民嗜酸而食胕，故其民皆致理而赤色，其病挛痹④，其治宜微针。故九针⑤者，亦从南方来。

中央者，其地平以湿，天地所以生万物也众。其民食杂而不劳，故其病多痿厥寒热。其治宜导引按蹻⑥，故导引按蹻者，亦从中央出也。

故圣人杂合以治，各得其所宜，故治所以异而病皆愈者，得病之情，知治之大体也。

注释

① 一病而治：同一种病的治疗方法。

② 褐：粗毛或粗麻制成的衣服。荐：细草编成的席。

③ 焫：中医指用火烧针以刺激体表穴位。

④ 挛痹：筋脉拘急为"挛"，肌肤疼痛麻木为"痹"，多由湿热淫盛筋骨所致。

⑤ 九针：为古代针具分类名，为九种针具的总称。即镵针、员针、锝针、锋针、铍针、员利针、毫针、长针和大针。

⑥ 按蹻：按摩的别称。"按"与"蹻"是按摩的两种方法。

译文

黄帝问：医生们治病，同样的病而治疗方式各不相同，但都可治愈，是为什么呢？

岐伯答：这是地理因素造成的。例如华东地区，气候像生发的春季，气候温和，是出产鱼和盐的地方。由于地处海滨而接近于水，所以当地居民多吃鱼类而喜欢咸味，他们安居在这个地方，以鱼盐为美食。但由于多吃鱼类，鱼性属火会使人热积于中，过多地吃盐，因为咸能走血，又会耗伤血液，所以该地的人们，大都皮肤色黑，肌理疏松，易发痈疡之类的疾病。又特产砭石，发明了用砭石的锋芒来破皮引流，还常用砭石来刮痧治疗。所以砭石治疗方式，是发源于华东地区的。

西北地区，盛产金玉，遍地沙石，这里的气候像收获的秋季。该地的人们，依山而住，因多风且水土性质刚强，所以他们不穿丝绵，多用毛布和草席，喜欢吃鲜美酥酪骨肉之类，因此体肥，外邪不容易侵犯他们的形体，他们的疾病大都是由饮食、情志内因造成的，易生内脏疾病。对其治疗，需要用药物，因此药物外用治病方式，来自西北地区。

华北地区，气候如同闭藏的冬天。地势高，人们依山陵而居，经常处在风寒冰冽的环境中。该地居民，喜好游牧生活，四野临时住宿，吃牛羊乳汁，因此内脏受寒，易生胀满疾病。对其治疗，发明了用艾火炙灼、局部按摩。所以火炙灼的治疗方式与按摩治疗方式，均来自华北地区。

华南地区及西南地区，地势低下，水土薄弱，因此雾露经常聚集。该地居民喜欢吃酸类和腐熟的食品，所以当地人皮肤致密色红，易发生筋脉拘急、麻木不仁等疾病。对其治疗，应使用微针针刺。所以九针的治病方式，来自华南地区。

华中地区，地形平坦而多潮湿，物产丰富，所以人们的食物种类很多，生活比较安逸，多发生痿弱、厥逆、寒热等病，对其治疗，发明了导引按跷的方法。所以导引按跷的治疗方式，来自华中地区。

所以高明的医生综合各种疗法，针对病情，采取恰当治疗，所以疗法尽管不同，疾病却都能痊愈，这是因为对病情了解，掌握了治病大法的缘故。

移精变气论篇第十三

原典

黄帝问曰：余闻古之治病，惟其移精变气，可祝由①而已。今世治病，毒药治其内，针石治其外，或愈或不愈，何也？

岐伯对曰：往古人居禽兽之间，动作以避寒，阴居以避暑。内无眷暮之累，外无伸宦②之形，此恬淡之世，邪不能深入也。故毒药不能治其内，针石不能治其外，故可移精变气，祝由而已。

当今之世不然，忧患缘其内，苦形伤其外，又失四时之从，逆寒暑之宜。

贼风数至，虚邪朝夕，内至五脏骨髓，外伤空窍肌肤，所以小病必甚，大病必死。故祝由不能已也。

帝曰：善。余欲临病人，观死生，决嫌疑，欲知其要，如日月光，可得闻乎？

岐伯曰：色脉③者，上帝之所贵也，先师之所传也。上古使僦贷季④理色脉而通神明，合之金木水火土，四时八风六合，不离其常，变化相移，以观其妙，以知其要，欲知其要，则色脉是矣。色以应日，脉以应月，常求其要，则其要也。夫色之变化以应四时之脉，此上帝之所贵，以合于神明也。所以远死而近生，生道以长，命曰圣王。

中古之治病，至而治之，汤液十日，以去八风五痹之病。十日不已，治以草苏草荄之枝。本末为助，标本已得，邪气乃服。暮世⑤之治病也则不然。治不本四时，不知日月，不审逆从，病形已成，乃欲微针治其外，汤液治其内，粗工兇兇⑥，以为可攻，故病未已，新病复起。

帝曰：愿闻要道。

岐伯曰：治之要极，无失色脉，用之不惑，治之大则。逆从倒行，标本不得，亡神失身。去故就新，乃得真人。

帝曰：余闻其要于夫子矣，夫子言不离色脉，此余之所知也。

岐伯曰：治之极于一。

帝曰：何谓一？

岐伯曰：一者因问而得之。

帝曰：奈何？

岐伯曰：闭户塞牖⑦，系之病者，数问其情，以从其意，得神者昌，失神者亡。

帝曰：善。

译文

黄帝问道：我听说古时治病，只要转变病人的思想精神，用祝由的方法就可治愈。现在医病，用药物治其内，针石治其外，结果还是有好有不好的，这是什么缘故呢？

岐伯回答说：古时，人们于巢穴居处，在禽兽间追逐生存，利用活动驱除寒冷，住到阴凉地方来避暑，在内没有眷恋羡慕的情志牵挂，在外没有奔走求官的劳累形役，这是一个恬淡的时代，外邪是不易侵犯人体的。所以既不需要药物治其内，也不需要针石治其外，只要改变病人的精神状态，断绝病根就够了。

现在却不一样，内则为忧患所牵累，外则为劳苦所形役，又不能顺从四时气候的变化，常常遭受"虚邪贼风"的侵袭，正气先衰弱了，外邪就乘虚进入体内，内伤五脏和骨髓，外伤孔窍肌肤，这样轻病必重，重病必死，所以用祝由的方法就不能医好疾病了。

黄帝道：很好！我想要临诊病人，能够察其死生，决断疑惑，掌握要领时，能如同日月之光一样的心中明了，这种诊法可以讲给我听吗？

岐伯说：在诊法上，色和脉的诊察方法，是上帝所珍重，先师所传授的。上古有位名医叫僦贷季，他研究色和脉的道理，通达神明，能够联系到金木水火土以及四时、八风、六合，从正常的规律和异常的变化来综合分析，观察它的奥妙，从而知道其中的要领。如果要能懂得这些要领，就只有研究色脉。气色就像太阳有阴晴，脉息就像月亮有盈亏，从色脉中得其要领，正是诊病的关键。而气色的变化，与四时的脉象是相应的，这是上古帝王所十分珍重的，因为它合于神明。掌握了这样的诊法，就可避免死亡而延长生命，这样的人被人们称颂为圣王。

中古时的医生治病，多在疾病一发生就能及时治疗，先用汤液十天，以祛除"八风""五痹"的病邪。若十天不愈，再用草药治疗。另外，医生和病人还要相互配合，这样病邪才会被驱除。后世医生治病就不是这样了。治病不根据四时的变化，不知道阴阳色脉的关系，也不能够辨别病情的顺逆，等到疾病已经形成了，才用微针治其外，汤液治其内。医术浅薄、工作粗枝大叶的医生，还大肆吹嘘，自以为能治愈，结果不但病没治好，还添上了新病。

黄帝道：我愿听听有关治疗的重要道理。

岐伯说：诊治疾病最重要的在于不要搞错色脉，能够运用色脉而没有丝毫疑惑，这是诊治的最大原则。若对病情的顺逆搞错了，处理疾病时又不能得到病人的配合，这样会使病人神气消亡，身体受损。因此现在的医生，只要赶快去掉旧习的简陋知识，钻研新的色脉学问，努力进取，就能达到上古真人的地步。

黄帝道：我已听到你讲的这些重要道理，你说的主要精神是不离色脉，这是我已知道的。

岐伯说：诊治疾病的主要关键，还有一个。

黄帝道：是什么？

岐伯说：这个关键就是问诊。

黄帝道：怎样问法？

岐伯说：选择一个安静的环境，关好门窗，向病人耐心细致地询问病情，务使病人毫无顾虑，尽情倾诉，从而得知其中的真情，并观察病人的神色。有神气的，预后良好；没有神气的，预后不良。

黄帝说：讲得很好。

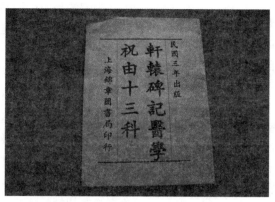

民国时期出版的《轩辕碑记医学祝由十三科》

汤液醪醴论篇第十四

原典

黄帝问曰：为五谷汤液及醪醴①奈何？

岐伯对曰：必以稻米，炊之稻薪，稻米者完，稻薪者坚。

帝曰：何以然？

岐伯曰：此得天地之和，高下之宜，故能至完，伐取得时，故能至坚也。

帝曰：上古圣人作汤液醪醴，为而不用何也？

岐伯曰：自古圣人之作汤液醪醴者，以为备耳②！夫上古作汤液，故为而弗服也。中古之世，道德稍衰，邪气时至，服之万全。

译文

黄帝问道：应该怎样用五谷来做成汤液及醪醴？

岐伯回答说：必须要用稻米作原料，以稻秆作燃料，因为稻米之气完备，稻秆又很坚劲。

黄帝问道：何以见得？

岐伯说：稻禀天地之和气，生长于高下适宜的地方，所以得气最完；收割在秋时，所以其秆坚实。

黄帝道：上古时有学问的医生，制成汤液和醪醴，但虽然制好，却备在那里不用，这是什么道理？

岐伯说：古代有学问的医生，

059

帝曰：今之世不必已，何也。

岐伯曰：当今之世，必齐毒药攻其中，镵石针艾治其外也。

帝曰：形弊血尽而功不立者何？

岐伯曰：神不使也。

帝曰：何谓神不使？

岐伯曰：针石，道也。精神不进，志意不治，故病不可愈。今精坏神去，荣卫[③]不可复收。何者？嗜欲无穷，而忧患不止，精气弛坏，荣泣卫除，故神去之而病不愈也。

帝曰：夫病之始生也，极微极精，必先入结于皮肤。今良工皆称曰，病成名曰逆，则针石不能治，良药不能及也。今良工皆得其法，守其数，亲戚兄弟远近，音声日闻于耳，五色日见于目，而病不愈者，亦何暇不早乎？

岐伯曰：病为本，工为标，标本不得，邪气不服，此之谓也。

帝曰：其有不从毫毛而生，五脏阳以竭也。津液充郭[④]，其魄独居，孤精于内，气耗于外，形不可与衣相保，此四极急而动中，是气拒于内而形施于外，治之奈何？

岐伯曰：平治于权衡，去宛陈莝[⑤]，微动四极，温衣，缪刺[⑥]其处，以复其形。开鬼门，洁净府，精以时服；五阳已布，疏涤五脏，故精自生，形自盛，骨肉相保，巨气乃平。

帝曰：善。

他做好的汤液和醪醴，是以备万一的，因为上古太和之世，人们身心康泰，很少得疾病，所以虽制成了汤液，还是放在那里不用。到了中古代，养生之道稍衰，人们的身心比较虚弱，因此外界邪气时常能乘虚伤人，但只要服些汤液醪醴，病就可以好了。

黄帝道：现在的人，虽然服了汤液醪醴，而病不一定好，这是什么缘故呢？

岐伯说：现在的人和中古时代又不同了，一有病，必定要用药物内服，砭石、针灸外治，其病才能痊愈。

黄帝道：病人形体弊坏、气血竭尽，治疗没有功效，这是什么原因？

岐伯说：这是因为病人的神气已经不能发挥它应有作用的关系。

黄帝道：什么叫作神气不能发挥它的应有作用？

岐伯说：针石治病，这不过是一种方法而已。现在病人的神气已经散越，意志已经散乱，纵然有好的方法，神气不起作用，而病不能好。况且病人的情况严重，已经达到精神败坏，神气离去，荣卫不可再恢复的地步了。为什么病情会发展到这个地步呢？由于不懂养生之道，嗜好欲望没有穷尽，忧愁患难又没有止境，以致一个人的经气败坏，荣血枯涩，卫气作用消失，所以神气失去应有的作用，对治疗上的方法已失去反应，他的病当然就不会好。

黄帝道：凡病初起，固然是精微难测，但大致情况是病邪只潜留在皮肤里。现在经过医生一看，都说是病已形成，且发展和预后很不好，用针石不能治愈，吃汤药也不能达到病所。现在医生都懂得法度、操守、术数、与病人像亲戚兄弟一样亲近，声音的变化每日都能听到，五色的变化每日都能看到，然而病却医不好，这是不是治疗得不早呢？

岐伯说：这是因为病人为本，医生为标，病人与医生不能很好合作，病邪就不能制服，道理就在这里。

黄帝道：有的病不是从外表毫毛而生的，而是五脏的阳气衰竭，以致水气充满于皮肤，而阴气独盛，独居于内，则阳气更耗于外，形体浮肿，不能穿原来的衣服，四肢肿急而影响到内脏，这是阴气格拒于内，水气弛张于外。对这种病该怎么治疗呢？

岐伯说：要平复水气，应当根据病情衡量轻重，驱除积水，并叫病人四肢做些轻微运动，令阳气渐次宣行，穿衣服温暖一些，助其肌表之阳，使阴凝易散。用缪刺方法，针刺肿处，去水以恢复原来的形态。用发汗和利小便的方法，开汗孔，泻膀胱，使阴精归于平复，五脏阳气输布，以疏通五脏的郁积。这样，经气自会生成，形体也强盛，骨骼与肌肉保持着常态，正气也就恢复正常了。

黄帝道：讲得很好。

注释

①醪醴：甘浊的酒，亦泛指酒类，古代用以治病。

②耳：语气助词，在句末强调语气，不译。

③荣卫：荣指血的循环，卫指气的周流。

④充郭：充满皮肤。

⑤去宛陈莝：指驱除郁于体内的水液废物。宛，通郁，即郁结。陈莝，是陈旧的铡碎的草，指人体水液废物。

⑥缪刺：古代刺法名词，在身体一侧有病时，针刺对侧穴位的一种方法。

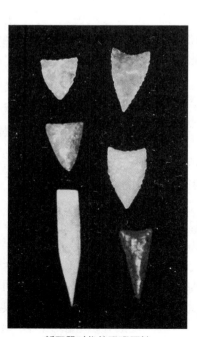

新石器时代的玛瑙石针

玉版论要篇第十五

原典

黄帝问曰：余闻揆度①奇恒，所指不同，用之奈何？

岐伯对曰：揆度者，度病之浅深也；奇恒者，言奇病也。请言道之至数，五色脉变，揆度奇恒，道在于一。神转不回，回则不转，乃失其机。至数之要，迫近以微，著之玉版，命曰合《玉机》。

容色见上下左右，各在其要。其色见浅者，汤液主治，十日已。其见深者，必齐主治，二十一日已。其见大深者，醪酒主治，百日已。色夭②面脱不治，百日尽已。脉短气，绝死；病温虚甚，死。

色见上下左右，各在其要。上为逆，下为从；女子右为逆，左为从；男子左为逆，右为从。易，重阳死，重阴死。阴阳反他，治在权衡相夺，奇恒事也，揆度事也。

搏脉，痹躄③，寒热之交。脉孤为消气，虚泄为夺血。孤为逆，虚为从。行奇恒之法，以太阴始。行所不胜曰逆胜，逆则死。行所胜曰从，从则活。八风四时之胜，终而复始，逆行一过，不可复数，论要毕矣。

注释

① 揆度：揣度，估量。

② 色夭：病状名，皮肤色泽枯槁无华。

③ 痹：中医指由风、寒、湿等引起的肢体疼痛或麻木的病。躄：跛脚，腿瘸。

译文

黄帝问道：我听说揆度、奇恒的诊法，运用的地方很多，而所指是不同的，究竟怎样运用呢？

岐伯回答说：一般来说，揆度是用以衡量疾病的深浅。奇恒是辨别异于正常的疾病。请允许我从诊病的主要理数说起，五色、脉变、揆度、奇恒等，虽然所指不同，但道理只有一个，就是色脉之间有无神气。人体的气血随着四时的递迁，永远向前运转而不回折。如若回折了，就不能运转，就失去生机了！这个道理很重要，诊色脉是浅近的事，而微妙之处却在于观察神机。把它记录在玉版上，是可以与《玉机真脏论》合参的。

面容的五色变化，呈现在上下左右不同的部位，应辨别其深浅顺逆的要领。如色见浅的，其病轻，可用五谷汤液调理，约十天就可以了；其色见深的，病重，就必须服用药剂治疗，必大约二十一天才可恢复；如果其色过深，则其病更为严重，必定要用药酒治疗，必须经过一百天左右，才可痊愈；假如神色枯槁，面容瘦削，就不能治愈，到一百天就要死了。除此以外，如脉气短促而阳气虚脱的，必死；温热病而正气虚极的，也必死。

面色见于上下左右，必须辨别观察其要领。病色向上移的为逆，向下移的为顺；女子病色在右侧的为逆，在左侧的为顺；男子病色在左的为逆，在右的为顺。如果病色变更，倒顺为逆，那就是重阳、重阴了，重阳、重阴的预后不好就会死。假如到了阴阳相反之际，应尽快衡量其病情，果断地采用适当的方法，使阴阳平衡，这就在于揆度、奇恒的运用了。

脉象搏击于指下，或为痹证，或为蹙证，或为寒热之气交合为病。如果脉见孤绝，是阳气损耗；脉见虚弱，又兼下泄，为阴血损伤。凡脉见孤绝，预后不良；脉见虚弱，预后当好。在诊脉时运用奇恒之法，从手太阴的寸口脉来研究。如果出现四时、五行所克制的脉象，为逆，预后不良；如果出现克制四时、五行的脉象，为从，预后良好。至于八风、四时之间的相互胜复，则循环无端，终而复始；如果四时气候失常，就不能用常理来推断了。至此，揆度、奇恒的要点都论述完了。

诊要经终论篇第十六

原典

黄帝问曰：诊要何如？

岐伯对曰：正月二月，天气始方，地气始发，人气在肝。三月四月天气正方，地气定发，人气在脾。五月六月天气盛，地气高，人气在头。七月八月阴气始杀，人气在肺。九月十月阴气始冰，地气始闭，人气在心。十一月十二月冰复，地气合，人气在肾。

故春刺散腧，及与分理[①]，血出而止。甚者传气，间者环也。夏刺络腧，见血而止。尽气闭环，痛病必下。秋刺皮肤循理[②]，上

译文

黄帝问道：诊病的要领是什么？

岐伯回答说：正月、二月，天气开始升发，地气开始萌动，这时人气在肝。三月、四月，天气正当明盛，地气也正是华茂而欲结实，这时人气在脾。五月、六月，天气盛极，地气上升，这时人气在头部。七月、八月，阴气开始肃杀，这时人气在肺。九月、十月，阴气渐盛，开始冰冻，地气开始闭藏，这时人气在心。十一月、十二月，冰冻增厚，地气闭密，这时人气在肾。

所以春天的刺法，应刺经脉腧穴，刺及分肉腠理，使之出血而止，病重的

下同法，神变而止。冬刺腧窍于分理，甚者直下，间者散下。

春夏秋冬，各有所刺，法其所在。春刺夏分，脉乱气微，入淫骨髓，病不能愈，令人不嗜食，又且少气。春刺秋分，筋挛逆气，环为咳嗽，病不愈，令人时惊，又且哭。春刺冬分，邪气著脏，令人胀，病不愈，又且欲言语。

夏刺春分，病不愈，令人解堕。夏刺秋分，病不愈，令人心中欲无言，惕惕③如人将捕之。夏刺冬分，病不愈，令人少气，时欲怒。

秋刺春分，病不已，令人惕然欲有所为，起而忘之。秋刺夏分，病不已，令人益嗜卧，又且善梦。秋刺冬分，病不已，令人洒洒时寒④。

冬刺春分，病不已，令人欲卧不能眠，眠而有见。冬刺夏分，病不愈，气上，发为诸痹⑤。冬刺秋分，病不已，令人善渴。

注释

① 分理：指外连皮肤的腠理，泛指肌肉的纹理。

② 循理：顺着皮肤纹理。

③ 惕惕：指惊恐不安、心绪不宁的情状。

④ 洒洒时寒：时时发冷。

⑤ 诸痹：各种痹证。

针刺后，其气传布后才痊愈，较轻的，待经气循环一周，就可出针。夏天的刺法，应刺孙络的腧穴，使其出血而止，邪气尽去，用手指按闭针孔，痛病必消除。秋天的刺法应刺皮肤，顺着肌肉之分理而刺，不论上下，用同样的方法，观察其神色转变而止。冬天的刺法应深取腧窍于分理之间，病重的可直刺深入，较轻的可上下左右分散而刺。

春夏秋冬，各有所宜的刺法，须根据气之所在，而确定刺的部位。如果春天刺了夏天的部位，可使脉乱而气微弱，邪气深入，浸淫于骨髓之间，病就很难治愈，使人不思饮食，而且少气。春天刺了秋天的部位，发为筋挛，邪气因误刺而环周于肺，又发为咳嗽，病不能愈，使人时惊，欲哭。春天刺了冬天的部位，邪气深着于内脏，使人胀满，病不愈，且使人多欲言语。

夏天刺了春天的部位，病不能愈，反而使人精力倦怠。夏天刺了秋天的部位，病不能愈，使人心中不欲言，惕惕然好像被逮捕的样子。夏天刺了冬天的部位，病不能愈，反使人气虚，时常发怒。

秋天刺了春天的部位，病不能愈，反使人惕然不宁且善忘。秋天刺了夏天的部位，病不能愈，反使人嗜睡且多梦。秋天刺了冬天的部位，病不能愈，反使人血气内散时时发冷。

冬天刺了春天的部位，病不能愈，反使人困倦又不得安眠，即便得眠，又梦境纷纭。冬天刺了夏天的部位，病不能愈，反使人脉气发泄，邪气闭痹于脉，发为各种痹证。冬天刺了秋天的部位，病不能愈，反使人常常感到口渴。

原典

凡刺胸腹者，必避五脏。中心者，环死①；中脾者，五日死；中肾者，七日死；中肺者，五日死；中膈者，皆为伤中，其病虽愈，不过一岁必死。刺避五脏者，知逆从也。所谓从者，膈与脾肾之处，不知者反之。刺胸腹者，必以布㣺②著之，乃从单布上刺，刺之不愈复刺。刺针必肃，刺肿摇针，经刺勿摇，此刺之道也。

帝曰：愿闻十二经脉之终奈何？

岐伯曰：太阳之脉，其终也，戴眼、反折、瘛疭③，其色白，绝汗乃出，出则死矣。少阳终者，耳聋，百节皆纵，目睘绝系，绝系一日半，死。其死也，色先青白乃死矣。阳明终者，口目动作，善惊、妄言、色黄，其上下经盛，不仁则终矣。少阴终者，面黑齿长而垢，腹胀闭，上下不通而终矣。太阴终者，腹胀闭，不得息，善噫善呕，呕则逆，逆则面赤，不逆则上下不通，不通则面黑，皮毛焦而终矣。厥阴终者，中热溢干，善溺④心烦，甚则舌卷，卵上缩而终矣。此十二经之所败也。

注释

①环：指经气环身。

②㣺：快速。

③戴眼、反折、瘛疭：戴眼，证名，指病人眼睛上视，不能转动。为太阳经的经气衰竭，是病在危重阶段所出现的一种脑神经症状。反折，为症状名，背反张之意。瘛疭，指痉挛的症状。

④溺：指小便。

译文

凡胸腹之间用针刺，必须避开五脏。若误中心脏，经气环身一周便死；若误中脾脏，五日便死；若误中肾脏，七日便死；若误中肺脏，五日便死；误中膈膜的，皆为伤中，虽然当时病似乎痊愈，但不过一年其人必死。刺胸腹避开五脏的关键，是要知道下针的逆从。从，就是要明白膈和脾肾等的具体部位，若不知其部位且不能避开，就会刺伤五脏，就为逆。凡刺胸腹部位，应先用布巾像裹腿一样快速缠绕胸腹，然后从单布上进刺。如果刺之不愈，可再刺。在用针刺治病时，必须注意安静严肃，如刺脓肿病，可用摇针手法以出脓血，如刺经脉病，就不要摇针。这是刺法的一般准则。

黄帝问道：请你告诉我十二经气绝的情况是怎样的？

岐伯回答说：太阳经脉气绝的时候，病人两目上视，身背反张，手足抽搐，面色发白，出绝汗，绝汗一出，便要死亡了。少阳经脉气绝的时候，病人耳聋，遍体骨节松懈，两目直视如惊，到了眼珠不转的时候，一日半便要死了；临死的时候，面色先见青色，然后再由青色变为白色，就死亡了。阳明经脉气绝的时候，病人口眼歪斜而困动，时发惊惕，言语胡乱失常，面色发黄，其经脉上下所过的部分都表现出盛燥的症状，由盛燥而渐至肌肉麻木不仁，便死亡了。少阴经脉气绝的时候，病人面色发黑，牙龈收削而牙齿似乎变长，并积满污垢，腹部胀闭，上下不相通，便死亡了。太阴经脉气绝的时候，病人腹胀闭塞，呼吸不利，常欲嗳气，并且呕吐，呕则气上逆，气上逆则面赤，假如气不上逆，又变为上下不通，不通则面色发黑，皮毛枯焦而死了。厥阴经脉气绝的时候，病人胸中发热，咽喉干燥，时时小便，心胸烦躁，渐至舌卷，睾丸上缩，便要死了。以上就是十二经脉气绝败坏的症状。

卷　五

脉要精微论篇第十七

原典

黄帝问曰：诊法何如？

岐伯对曰：诊法常以平旦，阳气未动，阴气未散，饮食未进，经脉未盛，络脉调匀，气血未乱，故乃可诊有过之脉。切脉动静而视精明，察五色，观五脏有余不足，六腑强弱，形之盛衰，以此参伍①，决死生之分。

夫脉者，血之府也。长则气治，短则气病，数则烦心，大则病进。上盛则气急，下盛则气胀。代则气衰，细则气少，涩则心痛。浑浑革至如涌泉，病进而危弊；绵绵其去如弦绝，死。

夫精明五色者，气之华也。赤欲如白裹朱，不欲如赭；白欲如鹅羽，不欲如盐；青欲如苍璧之泽，不欲如蓝；黄欲如罗裹雄黄，不欲如黄土；黑欲如重漆色，不欲如地苍。五色②精微象见矣，其寿不久也。

夫精明者，所以视万物，别白黑，审短长，以长为短，以白为黑。如是则精衰矣。

注释

① 参伍：参合比较。

② 五色：五脏的真色。

译文

黄帝问道：诊脉的方法是怎样的呢？

岐伯回答说：诊脉通常是以清晨的时间为最好，此时人还没有劳于事，阳气未被扰动，阴气尚未耗散，饮食也未进过，经脉之气尚未充盛，络脉之气也很匀静，气血未受到扰乱，因而可以诊察出有病的脉象。在诊察脉搏动静变化的同时，还应观察目之精明，以候神气，诊察五色的变化，以审脏腑之强弱虚实及形体的盛衰，相互参合比较，以判断疾病的吉凶转归。

脉是血液汇聚的所在。长脉为气血流畅和平，故为气治。短脉为气不足，故为气病。数脉为热，热则心烦。大脉为邪气方张，病势正在向前发展。上部脉盛，为邪壅于上，可见呼吸急促，喘满的症状。下部脉盛，是邪滞于下，可见胀满之病。代脉，为元气衰弱。细脉，为正气衰少。涩脉为血少气滞，主心痛的症状。脉来大而急速如泉水上涌者，为病势正在进展，且有危险；脉来隐约不现，微细无力，或如弓弦猝然断绝而去，为气血已绝，生机已断，故主死。

精明现于目，五色现于面，这都是内脏的精气所表现出来的光华。赤色应像帛裹朱砂一样，红润而不显露，不应像赭石那样，色赤带紫，没有光泽；白色应该像鹅的羽毛，白而光泽，不应像盐那样白而带灰暗色；青色应青而明润如碧玉，不应像蓝色那样青而带沉暗色；黄色应像丝包着雄黄一样，黄而明润，不应像黄土那样，枯暗无华；黑色应像重漆之色，光彩而润，不应像地苍那样，枯暗如尘。如果五脏真色暴露于外，这是真气外脱的现象，人的寿命也就不长了。

目之精明是观察万物、分别黑白、审察长短的，如果长短不明，黑白不清，这是精气衰竭的现象。

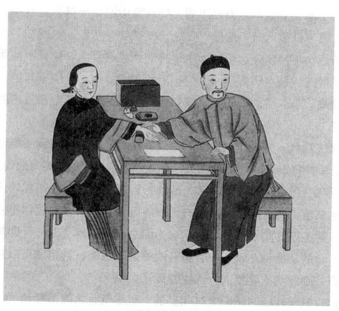

清代医生诊脉

原典

五脏者中之守也。中盛脏满[①]，声如从室中言，是中气之湿也。言而微，终日乃复言者，此夺气也。衣被不敛，言语善恶，不避亲疏者，此神明之乱也。仓廪不藏者，是门户不要也，水泉不止者，是膀胱不藏也。得守者生，失守者死。

夫五脏者身之强也。头者精明之府，头倾视深，精神将夺矣。背者胸中之府，背曲肩随，府将坏矣。腰者肾之府，转摇不能，肾将惫矣。膝者筋之府，屈伸不能，行则偻附，筋将惫矣。骨者髓之府，不能久立，行则振掉，骨将惫矣。得强则生，失强则死。

岐伯曰：反四时者，有余为精[②]，不足为消。应太过，不足为精，应不足，有余为消。阴阳不相应，病名曰关格。

帝曰：脉其四时动奈何？知病之所在奈何？知病之所变奈何？知病乍在内奈何？知病乍在外奈何？请问此五者，可得闻乎。

注释

① 中盛脏满：中盛，中指腹部，中盛指腹中邪气壅盛；藏满，指脏气壅满。

② 有余为精：是指邪气有余而损耗精气。

译文

五脏主藏精神在内，在体内各有其职守。若邪盛于腹中，脏气壅满，气胜而喘，善伤于恐，讲话声音重浊不清，如在室中说话一样，这是中气失权而有湿邪所致。语声低微而气不接续，这是正气被劫夺所致。衣服被子不知敛盖，言语不知善恶，不辨亲疏远近的，这是神明错乱的现象。脾胃不能藏纳水谷精气而泄利不禁的，是中气失守、肛门不能约束的缘故。小便不禁的，是膀胱不能闭藏的缘故。若五脏功能正常，得其职守者则生；若五脏精气不能固藏，失其职守则死。

五脏精气充足，为身体强健之本。头为精明之府，若见到头部低垂，目陷无光的，是精神将要衰败。背悬五脏，为胸中之府，若见到背弯曲而肩下垂的，是胸中脏气将要败坏。肾位居于腰，故腰为肾之府，若见到不能转侧摇动的，是肾气将要衰惫。膝是筋会聚的地方，所以膝为筋之府，若屈伸不能，行路要曲身附物，这是筋的功能将要衰惫。骨为髓之府，不能久立，行则震颤摇摆，这是髓虚，骨的功能将要衰惫。若脏气能够恢复强健，则虽病可以复生；若脏气不能复强，则病情不能挽回，人也就死了。

岐伯说：脉气与四时阴阳之气相反的，是邪气有余而损耗精气，相反的形象为不足，为血气先已消损。脉气应有余，却反见不足的，这是邪气胜于正气；

脉气应不足，却反见有余的，这是正不胜邪。这种阴阳不相适应而发生的疾病名叫关格。

黄帝问道：脉象是怎样应四时的变化而变动的呢？怎样从脉诊上知道病变的所在呢？怎样从脉诊上知道疾病的变化呢？怎样从脉诊上知道病忽然发生在内部呢？怎样从脉诊上知道病忽然发生在外部呢？请问这五个问题，可以讲给我听吗？

原典

岐伯曰：请言其与天运转也。万物之外，六合之内，天地之变，阴阳之应。彼春之暖，为夏之暑，彼秋之忿，为冬之怒，四变之动，脉与之上下。以春应中规，夏应中矩，秋应中衡①，冬应中权②。

是故冬至四十五日，阳气微上，阴气微下；夏至四十五日，阴气微上，阳气微下。阴阳有时，与脉为期，期而相失，知脉所分。分之有期，故知死时。微妙在脉，不可不察，察之有纪，从阴阳始，始之有经，从五行生，生之有度，四时为宜。补泻勿失，与天地如一，得一之情，以知死生。是故声合五音，色合五行，脉合阴阳。

是知阴盛则梦涉大水恐惧，阳盛则梦大火燔灼。阴阳俱盛，则梦相杀毁伤。上盛则梦飞，下盛则梦堕。甚饱则梦予，甚饥则梦取。肝气盛则梦怒，肺气盛则梦哭。短虫多③则梦聚众，长虫多则梦相击毁伤。

是故持脉有道，虚静为保。春日浮，如鱼之游在波；夏日在肤，泛泛乎万物有余；秋日下肤，蛰虫将去；冬日在骨，蛰虫周密，君子居室。故曰：知内者按而纪之，知外者终而始之，此六者持脉之大法也。

注释

① 衡：秤衡。

② 权：秤权。

③ 短虫多：指腹内短虫数量多。

译文

岐伯说：让我讲一讲人体的阴阳升降与天运之环转相适应的情况。万物之外，六合之内，天地间的变化，阴阳四时与之相应。如春天气候温暖，发展为夏天的气候暑热，秋天的劲急之气，发展为冬天的寒杀之气，这种四时气候的变化，人体的脉象也随着变化而升降浮沉。春脉如规之象，夏脉如矩之象，秋脉如秤衡之象，冬脉如秤权之象。

所以冬至到立春的四十五天，阳气微升，阴气微降；夏至到立秋的四十五天，阴气微升，阳气微降。四时阴阳的升降是有一定的时间和规律的，人体脉象的变化，亦与之相应，脉象变化与四时阴阳不相适应，是病态，根据脉象的异常变化就可以知道病属何脏，再根据脏气的盛衰和四时衰旺的时期，就可以判断出疾病和死亡的时间。四时阴阳变化之微妙，都在脉上有所反映，因此，不可不察。诊察脉象，有一定的纲领，就是从辨别阴阳开始，结合人体十二经脉进行分析研究，而十二经脉应五行而有生生之机；观测生生之机的尺度，则是以四时阴阳为准则；遵循四时阴阳的变化规律，不使有失，则人体就能保持相对平衡，并与天地之阴阳相互统一；知道了天人统一的道理，就可以预决死生。所以五声是和五音相契合的，五色是和五行相契合的，脉象是和阴阳相契合的。

阴气盛则梦见渡大水而恐惧，阳气盛则梦见大火烧灼。阴阳俱盛则梦见相互残杀毁伤。上部盛则梦飞腾，下部盛则梦下坠。吃得过饱的时候，就会梦见送食物给人，饥饿时就会梦见去取食物。肝气盛，则做梦好发怒气，肺气盛则做梦悲哀啼哭。腹内短虫多，则梦众人集聚，腹内长虫多，则梦打架损伤。

所以诊脉是有方法和要求的，必须虚心静气，才能保证诊断的正确。春天的脉应浮而在外，好像鱼浮游于水波之中；夏天的脉在肤，洪大而浮，泛泛然充满于指下，就像夏天万物生长的茂盛状态；秋天的脉处于皮肤之下，就像蛰虫将要伏藏；冬天的脉沉在骨，就像冬眠之虫闭藏不出，人们也都深居简出一样。因此说：要知道内脏的情况，可以从脉象上区别出来；要知道外部经气的情况，可从经脉循行的经络上诊察而知其终始。春、夏、秋、冬、内、外这六个方面，乃是诊脉的大法。

原典

心脉搏坚而长，当病舌卷不能言；其耎软[①]而散者，当消环自已。肺脉搏坚而长，当病唾血；其耎而散者，当病灌汗，至今不复散发也。肝脉搏坚而长，色不青，当病坠若搏，因血在胁下，令人喘逆；其耎而散色泽者，当病溢饮，溢饮者，渴暴多饮，而易入肌皮肠胃之外也。胃脉搏坚而长，其色赤，当病折髀，其耎而散者，当病食痹。脾脉搏坚而长，其色黄，

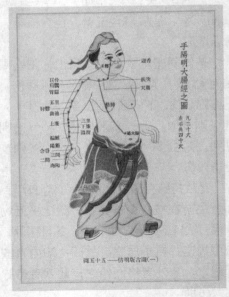

手阳明大肠经古图

当病少气；其瞍而散色不泽者，当病足胻肿，若水状也。肾脉搏坚而长，其色黄而赤者，当病折腰；其瞍而散者，当病少血，至今不复也。

帝曰：诊得心脉而急，此为何病，病形何如？

岐伯曰：病名心疝②，少腹当有形也。

帝曰：何以言之？

岐伯曰：心为牡脏，小肠为之使，故曰少腹当有形也。

帝曰：诊得胃脉，病形何如？

岐伯曰：胃脉实则胀，虚则泄。

帝曰：病成而变，何谓？

岐伯曰：风成为寒热，瘅成为消中，厥成为巅疾，久风为飧泄，脉风成为疠。病之变化，不可胜数。

帝曰：诸痛肿筋挛骨痛③，此皆安生？

岐伯曰：此寒气之钟，八风之变也。

帝曰：治之奈何？

岐伯曰：比四时之病，以其胜治之，愈也。

注释

① 瞍软：指脉软。

② 心疝：病名，是因寒邪侵犯心经，心与小肠相表里，心经不受邪传至小肠而引起的以腹痛、下腹部有肿块突起为主要症状的一种疾病。

③ 痛肿筋挛骨痛：痛肿，指疮疡之类的疾病；筋挛，即筋脉拘挛；骨痛，指骨节疼痛。

译文

心脉坚而长，当病人的舌头卷曲而不能言语；其脉软而散的，当病人消渴，等待胃气再来时，病自痊愈。肺脉坚而长，当病痰中带血；其脉软而散的，为肺脉不足，当病汗出不止，在这种情况下，不可再用发散的方法治疗。肝脉坚而长，其面色当青，而今面色不是青色，知其病非由内生，当为跌坠或搏击所伤，因血瘀积于胁下，所以使人喘逆；如其脉软而散，加之面目颜色鲜泽的，当发溢饮病，溢饮病口渴暴饮，因水不化气，而水气容易流入肌肉皮肤之间、肠胃之外所引起。胃脉坚而长，面色赤，当病髀痛如折，如其脉软而散的，则胃气不足，当病食痹。脾脉坚而长，面部色黄，原因是脾气血运行不足，就会生病，气息偏弱；如其脉软而散，面色不泽，为脾虚，不能运化水湿，当病足胫浮肿如水状。肾脉坚长，面部黄而带赤，是心脾之邪盛侵犯于肾，肾受邪伤，当病腰痛如折；如其脉软而散，当病精血虚少，使身体不能恢复健康。

黄帝说：诊脉时，其心脉劲急，这是什么病？病的症状是怎样的呢？

岐伯说：这种病名叫心疝，少腹部位一定有征象出现。

黄帝说：这是什么道理呢？

岐伯说：心为阳脏，心与小肠为表里，现在病气到达腑脏，表现在小肠部位，为疝而痛，小肠居于少腹，所以少腹当有病形。

黄帝说：诊察到胃脉有病，会出现什么病变呢？

岐伯说：胃脉实则邪气有余，将出现腹胀满病；胃脉虚则胃气不足，将出现泄泻病。

黄帝说：疾病的形成及其发展变化又是怎样的呢？

岐伯说：因于风邪，可变为寒热病；瘅热既久，可成为消中病；气逆上而不已，可成为癫痫病；风气通于肝，风邪经久不愈，本身反受己所克而出现反常，可成为飧泄病；风邪客于脉，留而不去则成为疠风病。疾病的发展变化是不能够数清的。

黄帝说：各种痈肿、筋挛、骨痛的病变，是怎样产生的呢？

岐伯说：这都是因为寒气聚集和八风邪气侵犯人体后而发生的变化。

黄帝说：怎样进行治疗呢？

岐伯说：由于四时偏胜之邪气所引起的病变，根据五行相胜的规律去治疗就会痊愈。

原典

帝曰：有故病，五脏发动，因伤脉色，各何以知其久暴之病乎？

岐伯曰：悉乎哉问也，征其脉小色不夺者，新病也；征其脉不夺，其色夺者，此久病也；征其脉与五色俱夺者，此久病也；征其脉与五色俱不夺者，新病也。肝与肾脉并至，其色苍赤，当病毁伤不见血，已见血，湿若中水①也。

尺内两傍则季胁也，尺外以候肾，尺里以候腹。中附上，左外以候肝，内以候鬲，右外以候胃，内以候脾。上附上，右外以候肺，内以候胸中，左外以候心，内以候膻中。前以候前，后以候后。上竟上者，胸喉中事也。下竟下者，少腹、腰、股、膝、胫、足中事也。

粗大者，阴不足阳有余，为热中也。来疾去徐，上实下虚，为厥巅疾②。来徐去疾，上虚下实，为恶风也。故中恶风者，阳气受也。

注释

① 中水：即水气中伤。

② 巅疾：癫仆病。

译文

黄帝说：有旧病从五脏发动，都会影响到脉色而发生变化，怎样区别它是久病还是新病呢？

岐伯说：你问得很详细啊！若脉虽小而气色不失于正常的，是为新病；若脉不失于正常而色已失于正常的，乃是久病；若脉象与气色均失于正常状态的，也是久病；若脉象与面色都不失于正常的，乃是新病。脉见沉弦，是肝脉与肾脉并至，若面现苍赤色的，是因为有毁伤瘀血所致，而外部没有见血，或外部已见血，其经脉必滞，血气必凝，血凝经滞，形体必肿，有似乎因湿邪或水气中伤的现象，成为一种瘀血肿胀。

尺脉两旁的内侧候于季胁部，外侧候于肾脏，中间候于腹部。尺肤部的中段、左臂的外侧候于肝脏，内侧候于膈部；右臂的外侧候于胃腑，内侧候于脾脏。尺肤部的上段，右臂外侧候于肺脏，内侧候于胸中；左臂外侧候于心脏，内侧候于膻中。尺肤部的前面，候身前即胸腹部；后面，候身后即背部。从尺肤上段直达鱼际处，主胸部与喉中的疾病；从尺肤部的下段直达肘横纹处，主少腹、腰、股、膝、胫、足等处的疾病。

脉象洪大的，是由于阴精不足而阳有余，故发为热中之病。脉象来时急疾而去时徐缓，这是由于上部实而下部虚，气逆于上，多好发为癫仆一类的疾病。脉象来时徐缓而去时急疾，这是由于上部虚而下部实，多好发为疠风之病。患这种病的原因，是因为阳气虚而失去捍卫的功能，所以才感受邪气而发病。

原典

有脉俱沉细数者，少阴厥也；沉细数散者，寒热也；浮而散者为眴仆[1]。诸浮不躁者，皆在阳，则为热；其有躁者在手。诸细而沉者，皆在阴，则为骨痛；其有静者在足。数动一代者，病在阳之脉也。泄及便脓血。

诸过者切之，涩者阳气有余也；滑者阴气有余也。阳气有余为身热无汗，阴气有余为多汗身寒，阴阳有余则无汗而寒。

推而外之，内而不外，有心腹积也。推而内之，外而不内，身有热也。推而上之，上而不下，腰足清也。推而下之，下而不上，头项痛也。按之至骨，脉气少者，腰脊痛而身有痹也。

注释

①眴仆：眩晕仆倒之病。

译文

若有两手脉均见沉细数的，多发为少阴之阳厥；若见脉沉细数散的，多发为阴虚阳亢之虚劳寒热病；脉浮而散，好发为眩晕仆倒之病。凡见浮脉而不躁急，其病在足三阳经，则出现发热的症状；如浮而躁急的，则病在手三阳经。凡见细脉而沉，其病在手三阴经，发为骨节疼痛；若脉细沉而静，其病在足三阴经。发现数动而见一次歇止的脉象，病在阳分，为阳热郁滞的脉象，可出现泻痢或大便带脓血的疾病。

诊察到各种有病的脉象而切按时，如见涩脉是阳气有余；滑脉，为阴气有余。阳热有余则身热无汗，阴寒有余则多汗身寒，阴阳之气均有余，则无汗而身寒。

按脉浮取不见，沉取则脉沉迟不浮，是病在体内而不是在体外，所以就知道病人的心腹有积聚病。按脉沉取不显，浮取则脉浮数不沉，是病在外而不在内，当有身发热的症状。凡诊脉推求于上部，只见于上部，下部脉弱的，这是上实下虚，多出现腰足清冷的症状。凡诊脉推求于下部，只见于下部，而上部脉弱的，是上虚下实，多出现头项疼痛的症状。若重按至骨，而脉气少的，是生阳之气不足，多出现腰脊疼痛及身体麻痹的症状。

平人气象论篇第十八

原典

黄帝问曰：平人何如？

岐伯对曰：人一呼脉再动，一吸脉亦再动，呼吸定息①脉五动，闰以太息，命曰平人，平人者不病也。常以不病调病人，医不病，故为病人平息以调之为法。

人一呼脉一动，一吸脉一动，曰少气。人一呼脉三动，一吸脉三动而躁，尺热曰病温②，尺不热脉滑曰病风。人一呼脉四动以上曰死，脉绝不至曰死，乍疏乍数曰死。

平人之常气禀于胃，胃者，平人之常气也，人无胃气曰逆，逆者死。

春胃微弦曰平③，弦多胃少曰肝病，但弦无胃曰死，胃而有毛曰秋病，毛甚曰今病，脏真散于肝，肝藏筋膜之气也。

夏胃微钩④曰平，钩多胃少曰心病，但钩无胃曰死，胃而有石曰冬病，石甚曰今病，脏真通于心，心藏血脉之气也。长夏胃微软弱曰平，弱多胃少曰脾病，但弱⑤无胃曰死，软弱有石曰冬病，石甚曰今病，脏真濡于脾，脾藏肌肉之气也。

秋胃微毛曰平，毛多胃少曰肺病，但毛无胃曰死，毛而有弦曰春病，弦甚曰今病，脏真高于肺，肺藏皮毛之气也。

注释

①呼吸定息：指人呼吸一呼一吸结束，而没开始换气的瞬间到下一个呼吸周期开始的间隙。

②病温：病，作"患……病"讲，病温即患了温病的意思。

③春胃微弦曰平：即春季脉有胃气略带弦，就是平常人的脉象。

④钩：形容脉来洪大，来盛去衰之义。如钩端微曲之象。

⑤弱：指软弱之极而无胃气之脉。

黄帝内经 古法今观——中国古代科技名著新编

冬胃微石曰平，石多胃少曰肾病，但石无胃曰死，石而有钩曰夏病，钩甚曰今病，脏真下于肾，肾藏骨髓之气也。

译文

黄帝问道：无病之人的脉象是怎样的呢？

岐伯答说：无病之人一呼一吸，叫作一息。吸终到一呼开始的交换时间共有五次搏动，叫闰以太息，这种人称为平人，即无病之人。通常用无病之人的呼吸情况，来调候病人的脉息，医生无病，所以可以调匀自己的呼吸以候病人的脉搏次数，这是脉诊的法则。

有病之人一呼，若脉只跳动一次，一吸，脉也只跳动一次，这是气虚的现象。若无病的人一呼，脉就有三次跳动，一吸，脉也有三次跳动并且躁急，尺部皮肤发热，这是患了温病。尺肤不热，脉搏往来流利的，这是患了风病。若人一呼，脉的跳动在四次以上的必死，脉搏中断不复至的必死，脉搏忽慢忽快的也是死脉。

人的正常脉气，是来源于胃的，胃气就是平人脉息的正常之气，人的脉息若无胃气，称为逆象，逆象是能致死的。

春脉有胃气略带弦为平常人的脉象，弦多胃气少，为肝病；但见弦脉而无胃气，就会死亡；若虽有胃气，而兼见毛脉，等到秋天就要生病；倘若脉太甚，就会立即生病。春天是脏气散发于肝，而肝脏是藏筋膜之气的。

夏脉，钩中带有冲和的胃气，叫平脉，若钩多而胃气少，为心脏有病；若但见钩脉胃气，就要死亡；若虽有胃气，而兼见石脉，预测冬天就要生病；倘若石脉太甚，就会立即生病，夏天是脏真之气通于心，心是藏血脉之气的。长夏脉微软弱而有胃气，叫作平脉，若弱多而冲和的胃气少，就是脾脏有病；若但见弱脉而无冲和的胃气，就要死亡；若软弱脉中，兼见石脉，预测冬天就要生病；倘若石脉太甚，就会立即生病。长夏的脏气濡润于脾，脾是藏主肌肉之气的。

秋脉，微毛而有冲和之象的，叫平脉，若毛多胃气少，主肺脏有病；若但见毛脉而无胃气，就会死亡；若毛脉中兼见弦脉，预测等到春至就会生病；倘若弦脉太甚了，就会立即生病。秋时脏真之气高藏于肺，肺脏是主藏皮毛之气的。

冬脉，沉石而有冲和之象的，叫平脉，若石多而冲和的胃气少，就主肾脏有病；若但见石脉而无胃气，就要死亡；若沉石脉中兼见钩象，预测延至夏天就要生病；倘若钩脉太甚了，就会立即生病。冬时脏真之气下藏于肾，肾脏是主藏骨髓之气的。

原典

胃之大络，名曰虚里，贯鬲络肺，出于左乳下，其动应手，脉宗气[1]也。盛喘数绝者，则病在中；结而横，有积矣；绝不至曰死。乳之下，其动应衣，宗气泄也。

欲知寸口[2]太过与不及，寸口之脉中手短者，曰头痛。寸口脉中手长者，曰足胫痛。寸口脉中手促上击者，曰肩背痛。寸口脉沉而坚者，曰病在中。寸口脉浮而盛者，曰病在外。寸口脉沉而弱，曰寒热及疝瘕少腹痛。寸口脉沉而横，曰胁下有积，腹中有横积痛。寸口脉沉而喘，曰寒热。脉盛滑坚者，曰病在外，脉小实而坚者，曰病在内。脉小弱以涩，谓之久病。脉滑浮而疾者，谓之新病。脉急者，曰疝瘕少腹痛。脉滑曰风，脉涩曰痹。缓而滑曰热中。盛而紧曰胀。脉从阴阳，病易已；脉逆阴阳，病难已。脉得四时之顺，曰病无他；脉反四时及不间藏[3]，曰难已。

注释

① 宗气：水谷所化之精气，加上肺吸入之清气积于胸中，为脉气之宗，故称为宗气。

② 寸口：寸、关、尺，这里指三部脉。

③ 不间藏：间藏，指疾病以相生的方式传变。不间藏指疾病以相克的方式传变。

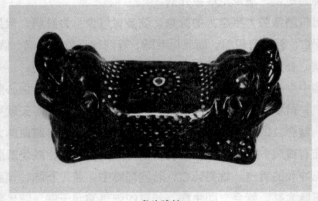

虎头脉枕

译文

胃经的大络，叫作虚里。出于左乳下，贯隔而上络于肺，其脉搏动应手，这是脉的宗气。倘若跳动急剧，且极快，这是病在膻中的征象；若见跳动时止、位置横移的，主病有积块；倘若脉绝不至，就要死亡。若乳下虚里处脉搏跳动剧烈振衣，是宗气外泄的现象。

如何诊断寸口的太过与不及呢？寸口脉应指而短，则头痛。应指而长，则足胫痛。寸口脉应指短促迫疾，有上无下，主肩背痛。寸口脉应指沉坚，在病中。寸口脉应指浮盛，病在表。寸口脉应指沉弱，主寒热及疝瘕积聚小腹痛。寸口脉应指沉紧并有横斜的形状，主胁下、腹中有横积作痛。寸口脉应指沉喘，病发寒热。脉象盛滑而紧，是六腑有病；脉象小实而坚，是五脏有病。脉来小弱而涩，主久病，脉来浮滑而疾的，主新病。脉来绷急，主病疝瘕小腹作痛。脉来滑利，主病风。脉来涩滞，主病痹。脉来缓滑，其病热中。脉来盛紧的，主病腹胀。脉顺阴阳，病易痊愈；否则，病就不易好。脉与四时相应为顺，即使患病，亦无其他危险；如脉与四时相反，病就难以痊愈了。

原典

臂多青脉，曰脱血。尺脉缓涩，谓之解㑊安卧。尺热脉盛，谓之脱血。尺涩脉滑，谓之多汗。尺寒脉细，谓之后泄。脉尺粗常热者，谓之热中。

肝见庚辛死，心见壬癸死，脾见甲乙死，肺见丙丁死，肾见戊己死，是谓真脏见皆死。

颈脉动喘疾咳，曰水。目裹微肿，如卧蚕起之状[1]，曰水。溺黄赤安卧者，黄疸。已食如饥者，胃疸。面肿曰风，足胫肿曰水，目黄者曰黄疸。妇人手少阴脉动甚者，妊子也。

脉有逆从，四时未有脏形[2]，春夏而脉瘦，秋冬而脉浮大，命曰逆四时也。风热而脉静，泄而脱血脉实，病在中，脉虚，病在外，脉涩坚者。皆难治，命曰反四时也。

人以水谷为本，故人绝水谷则死，脉无胃气亦死。所谓无胃气者，但得真脏脉不得胃气也。所谓脉不得胃气者，肝不弦肾不石也。

少阳脉至，乍数乍疏，乍短乍长；阳明脉至，浮大而短；太阳脉至，洪大以长。

注释

① 卧蚕起之状：指蚕蜕皮后的润泽光亮的样子。

② 形：指脉形。

译文

臂多见弦脉，是失血所致。尺肤缓，脉来涩，主倦怠无力，喜卧。尺肤热而脉来盛，主大脱血。尺肤涩，脉来滑，主多汗。尺肤寒，脉来细，主大便泄泻。尺肤粗，脉常显热，主热在里。

肝之真脏脉出现，至庚辛日死；心之真脏脉出现，至壬癸日死；脾之真脏脉出现，至甲乙日死；肺之真脏脉出现，至丙丁日死；肾之真脏脉出现，至戊己日死。这就是真脏脉出现死亡的日期。

颈脉非正常搏动，并见喘咳症状，主水病。眼泡浮肿如蚕眠后之状，也是水病。小便颜色黄赤，喜卧，是黄疸病；食后仍觉得饥饿，是胃疸病。面部浮肿为风，足胫肿为水。

眼珠发黄的，是黄疸。妇人两手少阴脉波动很厉害的，是怀孕的表征。

脉有逆四时的，即真脏脉形当出现时不出现，却反见其他脏的脉，如春夏的脉反见瘦小，秋冬的脉反见浮大，这就叫逆四时。风热的脉应躁，反见沉静；泄泻脱血的病，脉应虚，反见实；病在内，脉应实而反见虚；病在外，脉应浮滑，反见涩坚。这样，病全难治，是因为违反了四时。

人的生命以水谷为根本，所以断绝了水谷，就会死亡。脉没有胃气，也要死亡。无胃气，就是仅见真脏脉，而没有冲和胃气，脉无冲和胃气，指的就是肝脉不见弦象，肾脉不见石象。

少阳主正月二月，这时的脉，乍密乍疏，乍短乍长；阳明主三、四月，这时的脉，浮大而短；太阳主五、六月，这时的脉，洪大而长。

原典

夫平心脉来，累累如连珠，如循琅玕①，曰心平，夏以胃气为本。病心脉来，喘喘连属，其中微曲，曰心病。死心脉来，前曲后居，如操带钩，曰心死。

平肺脉来，厌厌聂聂②，如落榆荚，曰肺平，秋以胃气为本。病肺脉来，不上不下，如循鸡羽，曰肺病。死肺脉来，如物之浮，如风吹毛，曰肺死。

平肝脉来，软弱招招③，如揭长竿末梢，曰肝平，春以胃气为本。病肝脉来，盈实而滑，如循长竿，曰肝病。死肝脉来，急益劲，如新张弓弦，曰肝死。

平脾脉来，和柔相离，如鸡践地，曰脾平，长夏以胃气为本。病脾脉来，实而盈数，如鸡举足，曰脾病。死脾脉来，锐坚如鸟之喙，如鸟之距，如屋之漏，如水之流，曰脾死。

平肾脉来，喘喘累累如钩，按之而坚，曰肾平，冬以胃气为本。病肾脉来，形如引葛，按之益坚，曰肾病。死肾脉来，发如夺索，辟辟如弹石，曰肾死。

注释

① 琅玕：汉族神话传说中的仙树，其实似珠。

② 厌厌聂聂：轻虚平和。

③ 软弱招招：像举着的竿子的末端似的柔软。

译文

正常心脉来时，像一颗颗珠子，连续不断地流转，这叫平脉。若心脏有病，脉就显出非常急数，带有微曲之象，这叫病脉。若脉来前曲后居，如执带钩一样，全无和缓之意，这是死脉。

正常肺脉来时，轻虚平和，像吹榆叶一样，这是平脉，秋季以胃气为本。若脉来上下，像抚摩鸡和羽毛一样，毛中含有坚劲之意，这是病脉。若脉来如草浮在水上，像风吹毛动，像这样的轻浮，就是死脉。

正常肝脉来时，像举着的竿子的末端似的柔软，这是平脉，春季以胃气为本。若脉来满指滑实，像抚摩长竿一样，这是病脉。若脉来急而有劲，像新张弓似的，这是死脉。

正常脾脉来时，和柔相附有神，像鸡爪落地一样缓缓的，这是平脉，长夏季节以胃气为本。若脉来充实而数，像鸡的往来急走，就是病脉；若脉来如雀啄，如鸟跃跳之数，如屋漏水一样的点滴无伦，如水溜之速，这是死脉。

正常肾脉来时，连绵小坚圆滑，按之其坚如石，这是平脉，冬时以胃气为本。若脉来形如牵引葛藤，按之更坚，这是病脉。若脉来像解索一般，数而散乱，又像弹石一样，促而坚硬，这是死脉。

脉象的影响因素

人体大致有 28 种脉象，每一种脉象都是对人体机能的反映，都有所对应的病证范围。脉象是一种生物信息传递现象，是从外部测量到的关于循环系统的一个信号。其不足之处是，不精确，缺乏量化，如号脉可发现高血压，但测不出血压值。

此外，脉象与内外环境的关系十分密切。由于气候、年龄、性别、体质、劳逸及精神状态等因素的影响，脉象也会发生某些生理变化。例如一年四季，脉象有春弦、夏洪、秋浮、冬沉的变化；年龄越小，脉搏越快。婴儿脉急数，青壮年脉多有力，老人脉稍弦，妇女脉象较男性脉象弱而略快；胖人脉稍沉，瘦人脉稍浮；劳力之后，饮酒、饱食或情绪激动时，脉多快而有力，饥饿时脉来较弱；脑力劳动者脉多弱于体力劳动者等。这些均应与病脉相鉴别。

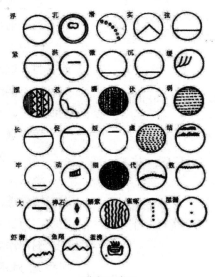

脉象示意图

卷 六

玉机真脏论篇第十九

原典

黄帝问曰：春脉如弦，何如而弦？

岐伯对曰：春脉者，肝也，东方木也，万物之所以始生也，故其气来，软弱轻虚而滑，端直以长，故曰弦，反此者病。

帝曰：何如而反？

岐伯曰：其气来实而强，此谓太过，病在外。其气来不实而微，此谓不及，病在中。

帝曰：春脉太过与不及，其病皆何如？

岐伯曰：太过则令人善忘，忽忽①眩冒而巅疾；其不及，则令人胸痛引背，下则两胁胠②满。

帝曰：善。夏脉如钩，何如而钩？

岐伯曰：夏脉者心也，南方火也，万物之所以盛长也。故其气来盛去衰，故曰钩，反此者病。

帝曰：何如而反？

岐伯曰：其气来盛去亦盛，此谓太过，病在外，其气来不盛去反盛，此谓不及，病在中。

帝曰：夏脉太过与不及，其病皆何如？

岐伯曰：太过则令人身热而骨痛，为浸淫③；其不及则令人烦心，上见咳唾，下为气泄。

帝曰：善。

注释

① 忽忽：精神恍惚。

② 胠：指腋下。

③ 浸淫：指火势邪气所致的皮肤痈疮。

译文

黄帝问道：春时的脉象如弦，怎样才算弦？

岐伯回答说：春脉主应肝脏，属东方之木。在这时，万物生长，因此脉气来时，软弱轻虚而滑，端直而长，所以叫弦，若违反这种现象，就是病脉。

黄帝道：怎样才是反呢？

岐伯说：其脉气来，应指实而有力，这叫太过，主病在外；如脉来不实而微弱，这叫不及，主病在里。

黄帝道：春脉太过与不及，发生的病变怎样？

岐伯说：太过会使人记忆衰退、精神恍惚、头昏且两目视物迷眩，而发生癫仆疾病；不及会使人胸部作痛，牵连背部，往下则两侧胁和腋下部位胀满。

黄帝道：讲得对！夏时的脉象如钩，怎样才算钩？

岐伯说：夏脉就是心脏，属南方之火，具有万物盛长的气象。因此脉气来时充盛，去时轻微，犹如钩之形象，所以叫钩脉。与此相反就是病脉。

黄帝道：怎样才是反呢？

岐伯说：其脉气来盛去亦盛，这叫太过，主病在外；脉气来时不盛去时反充盛有余，这叫不及，主病在里。

黄帝道：夏脉太过与不及，发生的病变怎样？

岐伯说：太过会使人身体发热、骨痛，热邪浸淫成疮；不及会使人心烦，上部出现咳唾涎沫，下部出现失气下泄。

黄帝道：说得好。

原典

帝曰：秋脉如浮，何如而浮？

岐伯曰：秋脉者肺也，西方金也，万物之所以收成也。故其气来轻虚以浮，来急去散，故曰浮。反此者病。

帝曰：何如而反？

岐伯曰：其气来，毛而中央坚，两傍①虚，此谓太过，病在外；其气来，毛而微，此谓不及，病在中。

帝曰：秋脉太过与不及，其病皆何如？

岐伯曰：太过则令人逆气而背痛，愠愠然②；其不及则令人喘，呼吸少气而咳，上气见血，下闻病音。

帝曰：善。冬脉如营③，何如而营？

岐伯曰：冬脉者，肾也。北方水也，万物之所以合脏

译文

黄帝道：秋天的脉象如浮，怎样才算浮？

岐伯说：秋脉是肺脉，属西方之金，具有万物收成的气象。因此脉气来时轻虚以浮，来急去散，所以叫浮脉。与此相反就是病脉。

黄帝道：怎样才是反呢？

岐伯说：其脉气来浮软而中坚，两旁虚，这叫太过，主病在外；其脉气来浮软而微，这叫不及，主病在里。

黄帝道：秋脉太过与不及，发生的病变怎样？

岐伯说：太过会使人气逆，背部作痛，郁闷而不舒畅；其不及会使人呼吸短气，咳嗽气喘，气上逆而出血，喉间有喘息的声音。

黄帝道：讲得对！冬时的脉象如营，怎样才算营？

岐伯说：冬脉主应肾脏，属北方之水，这时万物闭脏，因此脉气来时沉而搏手，所以叫营；若违反这种现象，就是病脉。

黄帝道：怎样才是反呢？

岐伯说：其脉来如弹石一般坚硬，这叫

也。故其气来沉以搏，故曰营，反此者病。

帝曰：何如而反？

岐伯曰：其气来如弹石者，此谓太过，病在外；其去如数^④者，此谓不及，病在中。

帝曰：冬脉太过与不及，其病皆何如？

岐伯曰：太过则令人解㑊，脊脉痛而少气，不欲言；其不及则令人心悬，如病饥，胁中清^⑤，脊中痛，少腹满，小便变。

帝曰：善。

太过，主病在外；其脉去如数脉，这叫不及，主病在里。

黄帝道：冬脉太过与不及，发生的病变怎样？

岐伯说：太过会使人精神不振，身体懈怠，脊骨疼痛，气短，懒于说话；不及则使人心如悬，如同腹中饥饿之状，胁下空软部位清冷，脊骨作痛，少腹胀满，小便变色。

黄帝道：讲得对！

注释

① 傍："傍"通"旁"。
② 愠愠然：郁闷而不舒畅的样子。
③ 冬脉如营：是指冬时脉气营居于内，即脉象沉实。
④ 数：即数脉，"数脉一息常六至"，每分钟 90 次以上。
⑤ 胁中清：胁，音同"秒"，指胁下空软之处。胁中清，意思就是胁下空软之处清冷。

原典

帝曰：四时之序，逆从之变异也，然脾脉独何主^①。

岐伯曰：脾脉者，土也，孤脏，以灌四傍者也。

帝曰：然而脾善恶可得见之乎？

岐伯曰：善者不可得见，恶者可见。

帝曰：恶者何如可见？

岐伯曰：其来如水之流者，此谓太过，病在外。如鸟之喙者，

译文

黄帝道：春夏秋冬四时的脉象，有逆有从，变化各异，但唯独没有论及脾脉应主何时令。

岐伯说：脾脉属土，位居中央为孤脏，以灌溉四旁。

黄帝道：那么脾脉的正常与异常可以得见吗？

岐伯说：正常的脾脉不可能见到，有病的脾脉是可以见到的。

黄帝道：有病的脾脉是怎样的呢？

此谓不及，病在中。

帝曰：夫子言脾为孤脏，中央土以灌四傍，其太过与不及，其病皆何如？

岐伯曰：太过则令人四支[2]不举，其不及则令人九窍不通，名曰重强。

帝瞿然[3]而起，再拜而稽首曰：善。吾得脉之大要，天下至数，五色脉变，揆度奇恒，道在于一，神转不迴，迴则不转，乃失其机。至数之要，迫近以微，著之玉版，藏之藏府，每旦读之，名曰《玉机》。

岐伯说：其来如水之流散，这叫太过，主病在外；其来坚锐如鸟之喙，这叫不及，主病在中。

黄帝道：先生说脾为孤脏，位居中央属土，滋润四旁之脏，那它的太过和不及会发生什么病变？

岐伯说：太过使人四肢不能举动，不及则使人九窍不通，身重而不自如。

黄帝惊异地站了起来，跪拜后说：很好！我懂得诊脉的要领了，这是天下极其重要的道理。考察五色和四时脉象的变化，诊察脉的正常与异常，它的精要，归结于一个"神"字。神的功用运转不息，向前不回，倘若回而不转，就失掉了生机。这是极重要的道理，是非常切近微妙的，把它记录在玉版上，藏在脏腑里，每天早上诵读，就称它为《玉机》吧。

注释

① 脾脉独何主：脾脉应主何时令。

② 支："支"通"肢"。

③ 瞿然：惊惧四顾的样子。

原典

五脏受气于其所生，传之于其所胜，气舍于其所生，死于其所不胜。病之且死，必先传行，至其所不胜，病乃死。此言气之逆行也。肝受气于心，传之于脾，气舍于肾，至肺而死。心受气于脾，传之于肺，气舍于肝，至肾而死。脾受气于肺，传之于肾，气舍于心，至肝而死。肺受气于肾，传之于肝，气舍于脾，至心而死。肾受气于肝，传之于心，气舍于肺，至脾而死。此皆逆死也，一日一夜五分之[1]，此所以占死生之早暮也。

黄帝曰：五脏相通，移皆有次。五脏有病，则各传其所胜。不治[2]，法三月若六月，若三日若六日，传五脏而当死，是顺传其所胜之次。故曰：别于阳者，知病从来；别于阴者，知死生之期，言知至其所困而死。

注释

① 一日一夜五分之：一日一夜划分为五个阶段，以配合五脏。

② 不治：不能掌握治病的时机。

译文

五脏所受病气来于其所生之脏，传于其所克之脏，留止在生己之脏，死于克己之脏。当病到要死时，必先传到克己之脏，病人才死，这就是病气逆行的情况。肝受病气于心，传行到脾，病气留止于肾，传到肺就死了。心受病气于脾，传行到肺，病气留止于肝，传到肾就死了。脾受病气于肺，传行到肾，病气留止于心，传到肝就死了。肺受病气于肾脏，传行到肝，病气留止于脾，传到心就死了。肾受病气于肝，传行到内脏，病气留止于肺，传到脾就死了。这都是病气逆行的情况，以一昼夜来划分五脏，就可推测死亡的大体时间。

黄帝道：五脏是相通的，病气的转移，都有一定的次序。若五脏有病，就会传给各自所克之脏。若不及时治疗，那么多则三个月或六个月，少则三天或六天，只要传遍五脏就必死。这是指所克次序的传变。所以说：能辨别外证，就可知病在何经；能辨别里证，就可知病在何日，这就是说某脏到了它受困的时候就死了。

原典

是故风者百病之长也。今风寒①客于人，使人毫毛毕直，皮肤闭而为热。当是之时，可汗而发也。或痹不仁肿病，当是之时，可汤熨及火灸刺而去之。弗治，病入舍于肺，名曰肺痹，发咳上气，弗治，肺传之肝，病名曰肝痹，一名曰厥，胁痛出食。当是之时，可按若刺耳。弗治，肝传之脾，病名曰脾风，发瘅，腹中热，烦心出黄。当此之时，可按、可药、

译文

风为六淫之首，所以说它是百病之长。风寒侵入人体，使人毫毛直竖，皮肤闭而发热。这时，可用发汗的方法治疗。有的会发生麻痹不仁、肿痛等症状，此时可用汤熨及火罐、艾灸、针刺等方法来祛散。若不及时治疗，病气就会传行并留止于肺部，这就是肺痹，发为咳嗽上气。若还不及时治疗，就会传行于肝，叫肝痹，又叫肝厥，发生胁痛、吐食的症状，这时，可用按摩或针刺等方法治疗。如仍不及时治疗，就会传行于脾，叫脾风，发生黄疸、

可浴。弗治，脾传之肾，病名曰疝瘕，少腹冤热而痛，出白，一名曰蛊。当此之时，可按、可药。弗治，肾传之心，病筋脉相引而急，病名曰瘛[2]。当此之时，可灸、可药。弗治，满十日，法当死。肾因传之心，心即复反传而行之肺，发寒热，法当三日死，此病之次也。

然其卒发者，不必治于传，或其传化有不以次，不以次入者，忧、恐、悲、喜、怒，令不得以其次，故令人有卒病矣。因而喜则肾气乘矣，怒则肺气乘矣，思则肝气乘矣，恐则脾气乘矣，忧则心气乘矣，此其道也。故病有五，五五二十五变，反其传化。传，乘之名也。

注释

① 风寒：指风和寒相结合的病邪。

② 瘛：中医指手脚痉挛、口歪眼斜的症状。

腹中热、烦心、小便黄色等症状，这时，可用按摩、药物或汤浴等方法治疗。如再不治，就会传行于肾，叫疝瘕，出现少腹烦热疼痛，小便色白而浑浊，又叫蛊病，这时，可用按摩、药物等方法治疗。如继续耽误下去，病即由肾传心，发生筋脉牵引拘挛的症状，叫瘛病，这时，可用灸法、药物来治疗。如再不治，十日后，当会死亡。倘若病邪由肾传心，心又反传于肺脏，发为寒热，三日即死，这是疾病传递的次序。

若为骤然暴发的病，就不必根据这个相传的次序来治。有些病不依这个次序传变，如忧、恐、悲、喜、怒这五种情志就会使病气不按着这个次序相传，而突发疾病。如过喜伤心，心虚则肾气相乘。过怒伤肝，克它的肺气就因而乘之。过思伤脾，克它的肝气就因而乘之。过恐伤肾，克它的脾气就因而乘之。过忧伤肺，克它的心气就因而乘之。这是五志激动，使病邪不依次序传变的道理。所以病虽有五变，但能够发为五五二十五变，这和正常的传化是相反的。传，是"乘"的别名。

原典

大骨枯槁，大肉陷下，胸中气满，喘息不便，其气动形，期六月死，真脏脉见，乃予之期日[1]。

大骨枯槁，大肉陷下，胸中气满，喘息不便，内痛引肩项，期一月死，真脏见，乃予之期日。

大骨枯槁，大肉陷下，胸中气满，喘息不便，内痛引肩项，身热，脱肉破䐃[2]，真脏见，十月之内死。

大骨枯槁，大肉陷下，肩髓内消，动作益衰，真脏未见，期一岁死，见其真脏，乃予之期日。

大骨枯槁，大肉陷下，胸中气满，腹内痛，心中不便，肩项身热，破䐃脱肉，目匡陷，真脏见，目不见人，立死；其见人者，至其所不胜之时则死。

急虚身中卒至，五脏绝闭，脉道不通，气不往来，譬于堕溺③，不可为期。其脉绝不来，若人一息五六至，其形肉不脱，真脏虽不见，犹死也。

注释

① 予之期日：即预知死日。

② 䐃：指人体肌肉厚实突起处。

③ 堕溺：坠落、溺水。

译文

四肢等坚硬的骨头软弱，四肢和臀部等肥厚、坚实的肌肉瘦削，胸中气满，呼吸困难，呼吸时身体振动，死期在六个月内，见了真脏脉，就可预知死日。

四肢等坚硬的骨头软弱，四肢和臀部等肥厚、坚实的肌肉瘦削，胸中气满，呼吸困难，胸中疼痛，牵引肩项，死期在一个月内，见了真脏脉，就可预知死日。

四肢等坚硬的骨头软弱，四肢和臀部等肥厚、坚实的肌肉瘦削，胸中气满，呼吸困难，胸中疼痛，牵引肩项，全身发热，脱肉破䐃，见到真脏脉，死期在十日之内。

四肢等坚硬的骨头软弱，四肢和臀部等肥厚、坚实的肌肉瘦削，两肩下垂，骨髓内消，动作衰颓，真脏脉未出现，预期一年死亡，若见到真脏脉，就可预知死日。

四肢等坚硬的骨头软弱，四肢和臀部等肥厚、坚实的肌肉瘦削，胸中气满，腹中痛，心中气郁不舒，肩项周身俱热，破䐃脱肉，目眶下陷，真脏脉出现，目不见人，立即死亡；如尚能见人，是精气未全脱，到了它所不胜之时，就会死亡。

若正气暴虚，外邪陡然入侵，五脏隔塞，脉道不通，气不往来，就好像跌坠或溺水似的，猝然地病变，就无法预测死期了。其脉息绝而不至，或一息五六至，形肉不脱，真脏不见，也要死亡。

原典

真肝脉至，中外急，如循刀刃责责然①，如新张弓玄，色青白不泽，毛折，乃死。真心脉至，坚而搏，如循薏苡子累累然②，色赤黑不泽，毛折，乃死。真肺脉至，大而虚，如以毛羽中人肤，色白赤不泽，毛折，乃死。真肾脉至，搏而绝，如指弹石辟辟然，色黑黄不泽，毛折，乃死，真脾脉至，弱而乍数乍疏，色黄青不泽，毛折，乃死。诸真脏脉者，皆死不治也。

黄帝曰：见真脏曰死，何也？

岐伯曰：五脏者，皆禀气于胃③，胃者五脏之本也；脏气者，不能自致于手太阴，必因于胃气，乃至于手太阴也。故五脏各以其时，自为而至于手太阴也。故邪气胜者，精气衰也。故病甚者，胃气不能与之俱至于手太阴，故真脏之气独见，独见者病胜脏也，故曰死。

帝曰：善。

卷　六

注释

① 责责然：指循刀刃震震作响的声音。

② 循薏苡子累累然：指像薏苡仁那样短而重叠圆实的样子。

③ 五脏者，皆禀气于胃：这是因为五脏都需要脾胃之气化生的水谷精微来充养。

译文

真脏脉出现，中外劲急，像按在刀口上一样震震作响，或如新张开的弓弦，面部显青白而不润泽，毫毛枯焦，就要死亡。心脏的真脏脉出现，坚硬而搏手，如薏苡那样短而重叠圆实，面部显赤黑而不润泽，毫毛枯焦，就要死亡。肺脏的真脏脉出现，大而空虚，像羽毛着人皮肤一般轻虚，面部显白赤而不润泽，毫毛枯焦，就要死亡。肾脏的真脏脉出现，既坚而沉，像用指弹石一样坚实，面部显黑黄而不润泽，毫毛枯焦，就要死亡。脾脏的真脏脉出现，软弱无力，快慢不匀，面部显黄青而不润泽，毫毛枯焦，就要死亡。凡是见到五脏真脏脉，皆为不治的死症。

黄帝道：见到真脏脉象，就要死亡，是什么道理？

岐伯说：五脏之气，都赖于胃腑水谷之精微，因此胃是五脏的根本。五脏之气，不能直接到达手太阴寸口，必须借助于胃气才能达于手太阴。所以五脏之气才能各自在一定时候，出现于手太阴寸口。若邪气胜，必定使精气衰，所以病气严重时，胃气就不能与五脏之气一齐到达手太阴，那真脏脉就单独出现了。真脏独见，是邪气胜而脏气伤，所以说是要死的。

黄帝道：讲得对！

原典

黄帝曰：凡治病，察其形气色泽，脉之盛衰，病之新故，乃治之，无后其时。形气相得，谓之可治；色泽以浮，谓之易已；脉从四时，谓之可治。脉弱以滑，是有胃气，命曰易治。取之以时。形气相失，谓之难治；色夭不泽，谓之难已；脉实以坚，谓之益甚；脉逆四时，为不可治。必察四难①而明告之。

所谓逆四时者，春得肺脉，夏得肾脉，秋得心脉，冬得脾脉，其至皆悬绝沉涩②者，命曰逆。四时未有脏形，于春夏而脉沉涩，秋冬而脉浮大，名曰逆四时也。

病热脉静，泄而脉大，脱血而脉实，病在中脉实坚，病在外脉不实坚者，皆难治。

帝曰：余闻虚实以决死生，愿闻其情？

岐伯曰：五实死，五虚死。

帝曰：愿闻五实五虚？

岐伯曰：脉盛、皮热、腹胀、前后不通、闷瞀③，此谓五实。脉细，皮寒，气少，泄利前后，饮食不入，此谓五虚。

帝曰：其时有生者何也？

岐伯曰：浆粥入胃，泄注止，则虚者活；身汗得后利④，则实者活。此其候也。

注释

① 必察四难：指形气相失、色夭不泽、脉实以坚、脉逆四时四种难治之症。

② 悬绝：中医指脉象虚悬若无。沉涩：指脉象往来涩滞而无滑润感。

③ 闷瞀：眼目昏花，视物不明，同时又觉心里烦乱不安的一种症状。

④ 利：指大小便通畅。

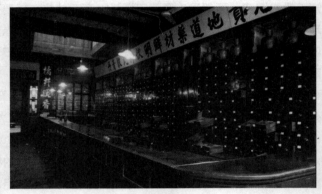

中药铺

译文

黄帝道：治病一般先诊察形体盛衰、气之强弱、色泽如何，及脉的虚实、病的新旧，然后再治疗，且不能错过时机。病人形气相称，是可治的症状；气色浮润，病易痊愈；脉搏与四时相适应，亦为可治。脉来弱而流利，是有胃气之象，病亦易治。以上都是可治、易治的症状，但要及时治疗才行。形气不相称，此谓难治；面色枯槁无光泽，病亦难愈；脉实而坚，病必加重；脉与四时相逆，为不可治。必须审察这四种难治之证，清楚地告诉病人。

所谓脉与四时相逆，是春得肺脉，夏得肾脉，秋得心脉，冬得脾脉，且脉来时都是虚悬若无、涩滞而无润滑感，这就叫逆。若五脏脉气不能随四时

黄帝内经

古法今观——中国古代科技名著新编

表现于外，在春夏时令，反见沉涩脉象，秋冬时令，反见浮大脉象，这也叫逆四时。

热病脉宜洪大而反静，泄泻脉应小而反大，脱血脉应虚而反实，病在里而脉不实坚，病在外而脉反实坚，这些都是病脉相反，不易治愈。

黄帝道：我听说根据虚实的病情可预决死生，希望您告诉我其中道理！

岐伯说：五实死，五虚亦死。

黄帝道：请问什么叫作五实、五虚？

岐伯说：脉来势盛，皮肤发热，肚腹胀满，二便不通，心里烦乱，这叫五实。脉象极细，皮肤发冷，气短不足，二便泄泻，不欲饮食，这叫五虚。

黄帝道：五实、五虚，有时也有痊愈的，又是什么道理？

岐伯说：若病人能吃些粥浆，胃气慢慢恢复，泄泻停止，那么得五虚之证的人可痊愈。若患五实之证的人能汗出，大小便又通畅，表里和了，也可痊愈。这就是根据虚实而决断死生的道理。

三部九候论篇第二十

原典

黄帝问曰：余闻九针于夫子，众多博大，不可胜数。余愿闻要道，以属①子孙，传之后世。著之骨髓，藏之肝肺，歃血②而受，不敢妄泄。令合天道，必有终始，上应天光星辰历纪，下副③四时五行。贵贱更立，冬阴夏阳，以人应之奈何？愿闻其方。

岐伯对曰：妙乎哉问也！此天地之至数。

帝曰：愿闻天地之至数，合于人形血气，通决死生，为之奈何？

岐伯曰：天地之至数，始于一，终于九焉。一者天，二者地，三者人，因而三之，三三者九，以应九野。故人有三部，部有三候，以决

译文

黄帝问道：我听先生讲了九针道理后，觉得丰富广博，不可尽述。我想了解其中的主要道理，以嘱咐子孙，传于后世。我一定会把那些话铭刻在心，藏于肺腑。我发誓接受所学，不敢随便泄露，使它合于天道，有始有终，上应于日月星辰节气之数，下合四时五行之变。五行有盛衰，四时有冬阴夏阳，那么人是怎样适应这些自然规律的呢？希望你讲解这方面的道理。

岐伯回答说：问得多好啊！这是天地间的至理啊。

黄帝道：我想知道天地间的至理，使之与人的形体气血相通，以决断死

死生，以处百病，以调虚实，而除邪疾。

帝曰：何谓三部？

岐伯曰：有下部，有中部，有上部，部各有三候，三候者，有天有地有人也，必指而导之④，乃以为真。故下部之天以候肝，地以候肾，人以候脾胃之气。

帝曰：中部之候奈何？

岐伯曰：亦有天，亦有地，亦有人，天以候肺，地以候胸中之气，人以候心。

注释

① 属：通"嘱"，为嘱咐、叮咛之意。

② 歃血：古代会盟，把牲畜的血涂在嘴唇上，表示诚意。

③ 副：通"符"，即符合。

④ 指而导之：即指导。

生。怎样才能做到呢？

岐伯说：天地的至数，开始于一，终止于九。一为阳，代表天，二为阴，代表地，人生天地之间，故以三代表人。天地人合而为三，三三为九，以应九野之数。所以人有三部，每部各有三候，可以用它来决断死生，诊断百病，调和虚实，祛除病邪。

黄帝道：什么叫作三部呢？

岐伯说：有下部，有中部，有上部，每部各有三候，三候是以天、地、人来代表的，必须有人指导，才能得到真传。下部的天可以用来诊察肝脏之气，下部的地可用来诊察肾脏之气，下部的人可用来诊察脾胃之气。

黄帝道：中部之候怎样？

岐伯说：中部也有天、地、人三部。中部之天可诊察肺脏之气，中部之地可用来诊察胸中之气，中部之人可用来诊察心脏之气。

原典

帝曰：上部以何候之？

岐伯曰：亦有天，亦有地，亦有人。天以候头角之气，地以候口齿之气，人以候耳目之气。三部者，各有天，各有地，各有人。三而成天，三而成地，三而成人。三而三之，合则为九，九分为九野，九野为九脏。故神脏五，形脏四，合为九脏。五脏已败，其色必夭，夭必死矣。

帝曰：以候奈何？

岐伯曰：必先度其形之肥瘦，以调其气之虚实，实则泻之，虚则补之。必先去其血脉而后调之，无问①其病，以平为期②。

帝曰：决死生奈何？

岐伯曰：形盛脉细，少气不足以息者危。形瘦脉大，胸中多气者死。形气相得者生。参伍不调者病，三部九候皆相失者死。上下左右之脉相应如参舂③

者病甚，上下左右相失不可数者死。中部之候虽独调，与众脏相失者死。中部之候相减者死，目内陷者死。

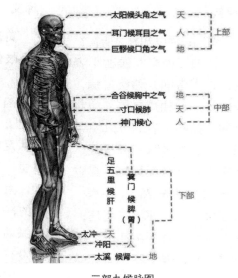
三部九候脉图

注释

①无问：无论，不管。

②以平为期：平，指五脏的平和。期，最终目标。

③参舂：本指三个人舂谷，此处指病人的脉象如同三个人配合交替舂谷似的快速跳动。

译文

黄帝道：上部之候又怎样？

岐伯说：上部也有天、地、人三部。上部之天可诊察头角之病变，上部之地可诊察口齿之病变，上部之人可诊察耳目之病变。三部之中，各有天、地、人。三候为天，三候为地，三候为人，三三相乘，合为九候。脉有九候，以应地之九野；地之九野，以应人之九脏。肝、肺、心、脾、肾五神脏和膀胱、胃、大肠、小肠四形脏，合为九脏。若五脏败坏，必见神色枯槁，而气色枯槁必然死亡。

黄帝道：诊察的方法怎样？

岐伯说：要先度量病人的身形肥瘦，调和它的正气虚实，气实就泻其有余，气虚就补其不足。但必先去除血脉中的凝滞，而后调补气血的不足，不论治疗什么病，达到五脏平和为最终准则。

黄帝道：怎样决断死生？

岐伯说：形体盛，脉反细，气短，呼吸不连续，主危。形体瘦，脉反大，胸中多气胀满，也主死。形体与脉一致的主生。脉象错杂不调的主病，三部九候都失其常度的主死。上下左右之脉相应，一上一下像舂杵一样，大数而鼓，病必严重；上下左右之脉相差甚大，而又息数错乱不可计数的，是死症；中部之脉虽然独自调和，而与其他众脏不相协调的，也是死侯；中部之脉较上下两部偏少的，也是死症。目内陷的，是精气衰竭的现象，也会死亡。

原典

帝曰：何以知病之所在？

岐伯曰：察九候独小者病，独大者病，独疾者病，独迟者病，独热者病，独寒者病，独陷下者病。以左手足上，上去①踝五寸按之，庶右手足当踝而弹之，其应过五寸以上蠕蠕然者，不病；其应疾，中手浑浑然者病；中手徐徐然者病。其应上不能至五寸，弹之不应者死。是以脱肉身不去者死。中部乍疏乍数②者死。其脉代而钩者，病在络脉。九候之相应也，上下若一，不得相失。一候后则病，二候后则病甚，三候后则病危。所谓后者，应不俱也。察其腑脏，以知死生之期，必先知经脉，然后知病脉。真脏脉见者，胜死。足太阳气绝者，其足不可屈伸，死必戴眼。

译文

黄帝道：怎样知道病的部位呢？

岐伯说：九候之中，有一部独小，或独大，或独疾，或独迟，或独热，或独寒，或独陷下的，都会发病。以左手在病人的左足上，距离内踝五寸处按着，以右手在病人足内踝上弹之，医者左手即有振动的感觉，若振动范围超过五寸以上，蠕蠕而动，为正常；若振动急剧而大，快速而混乱的，为病态；若振动微弱迟缓，为病态；若振动不能上及五寸，用较大力量弹之，仍没有反应，为死症。若身体极度消瘦，体弱不能行动，是死亡的征象。中部之脉或快或慢，也是死症。如脉代而钩，病在络脉。九候之脉，应相互适应，上下如一，不应有参差。若九候之中有一候落后，则病；二候落后，则病重；三候落后，则病必危。所谓落后，就是九候之间，脉动得不一致。诊察病邪所在之脏腑，可知死生时间。临证诊察，必先知道正常之脉，然后才能知道有病之脉。若见到真脏脉象，到胜己的时间，就会死。足太阳经脉气绝，则两足不能屈伸，死亡之时，必两目上视。

注释

① 去：通"距"。

② 乍疏乍数：指脉搏节律不匀、散乱无序或时慢时快的"怪脉"脉形。

原典

帝曰：冬阴夏阳奈何？

岐伯曰：九候之脉，皆沉细悬绝者为阴，主冬，故以夜半死。盛躁喘数者为阳，主夏，故以日中死。是故寒热病者，以平旦死。热中及热病者，以日中死。病风者，以日夕死。病水者，以夜半死。其脉乍疏乍数、乍迟乍疾者，日乘四季死。形肉已脱，九候虽调犹死。七诊虽见，九候皆从者不死。所言不死者，风气之病，及经月之病^①，似七诊之病而非也，故言不死。若有七诊之病，其脉候亦败者死矣。必发哕噫^②。必审问其所始病，与今之所方病，而后各切循其脉，视其经络浮沉，以上下逆从循之。其脉疾者不病，其脉迟者病，脉不往来者死。皮肤著^③者死。

帝曰：其可治者奈何？

岐伯曰：经病者治其经，孙络病者治其孙络血；血病身有痛者治其经络。其病者在奇邪，奇邪之脉则缪刺之。留瘦^④不移，节而刺之。上实下虚切而从之，索其结络脉，刺出其血以见通之。瞳子高者，太阳不足，戴眼者，太阳已绝，此决死生之要，不可不察也。

注释

① 经月之病：即月经之病。

② 哕噫：打呃；打嗝儿。

③ 著：通"着"，指附着之意。

④ 留瘦：久病而体瘦，即邪气久留体内。

译文

黄帝道：冬为阴，夏为阳，是什么意思？

岐伯说：九候的脉象，都是沉细悬绝的，为阴，冬令死于阴气极盛之夜半。脉盛大躁动喘而急数的，为阳，主夏令，所以死于阳气旺盛之日中。寒热交作之病，死于阴阳交会的清晨之时。热中及热病，死于日中阳极之时。风病死于傍晚阳衰之时。水病死于夜半阴极之时。其脉象忽疏忽数、忽迟忽急，是脾气内绝，死于平旦、日中、日夕、夜半、日乘四季之时。若形坏肉脱，虽九候协调，仍是死症。若七诊之脉虽出现，而九候都顺于四时，就不一定是死症。所说不死的病，指风病，或月经之病，虽见类似七诊之病脉，而实不相同，所以说不是死症。若七诊出现，其脉候有败坏现象的，是死症。死时，必发打呃等症状。所以治病时，必须详细询问病情和症状，然后分别切其脉搏，观察其经络的浮沉，并根据上下逆顺来诊脉。若其脉来流利的，不病；脉来迟缓的，有病；脉不往来的，是死症。久病肉脱、皮肤干枯附着于筋骨的，也是死症。

黄帝道：那些可治的病，应怎样治疗？

岐伯说：病在经的，刺其经；病在孙络的，刺其孙络使它出血；血病而有身痛症状的，则治其经与络。若病邪留在大络，则用缪刺法治之。若邪气久留不移，应斟酌刺之。上实下虚，当切按气脉，而探索气脉郁结的所在，刺出其血，以通其气。如目上视，是太阳经气不足。目上视而又定直不动的，是太阳经气已绝。这是判断死生的要领，不可不认真研究。

卷 七

经脉别论篇第二十一

原典

黄帝问曰：人之居处、动静、勇怯①，脉亦为之变乎？

岐伯对曰：凡人之惊恐恚②劳动静，皆为变也。是以夜行则喘出于肾，淫气病肺。有所堕恐，喘出于肝，淫气害脾。有所惊恐，喘出于肺，淫气伤心。度水跌仆，喘出于肾与骨。当是之时，勇者气行则已，怯者则着而为病也。故曰：诊病之道，观人勇怯骨肉皮肤，能知其情，以为诊法也。

故饮食饱甚，汗出于胃；惊而夺精，汗出于心；持重远行，汗出于肾；疾走恐惧，汗出于肝；摇体劳苦③，汗出于脾。故春秋冬夏，四时阴阳，生病起于过用，此为常也。

食气入胃，散精于肝，淫气于筋。食气入胃，浊气归心，淫精于脉。脉气流经，经气归于肺，肺朝百脉，输精于皮毛。脉合精，行气于腑，腑精神明，留于四脏。气归于权衡，权衡以平，气口成寸，以决死生。

饮入于胃，游溢④精气，上输于脾，脾气散精，上归于肺，通调水道，下输膀胱。水精四布，五经并行，合于四时五脏阴阳，揆度以为常也。

注释

① 勇怯：性格的勇敢怯弱。

② 恚：怨、恨、忿。

③ 摇体劳苦：辛勤用力劳作、劳累过度的意思。

④ 游溢：浮现、洋溢。

译文

黄帝问道：人们的居住环境、活动、安静、勇敢、怯懦有所不同，其经脉血气也随着变化吗？

岐伯回答说：人在惊恐、愤怒、劳累、活动或安静的情况下，经脉血气都要受到影响而发生变化。所以夜间远行，则恐惧之气出于肾脏，气逆妄行，就会侵犯肺脏。若因坠堕而受到惊恐，则气逆出于肝，气逆妄行，就会侵犯脾脏。或由于惊恐，则逆气出于肺，气逆妄行，就会侵犯心脏。因渡水跌仆，则逆气出于肾和骨。在这种情况下，勇敢的人，气血畅行，病就自愈。怯弱的人，气血留滞，就会发生病变。所以说，诊察疾病，观察病人的勇怯及骨骼、肌肉、皮肤的变化，从而了解病情，这是诊断的好方法。

所以饮食过饱时，则食气蒸发而汗出于胃。受惊而影响精神时，则心气受伤而汗出于心。负重远行时，骨劳气越而汗出于肾。疾走而恐惧时，肝气受伤而汗出于肝。劳累过度时，脾气受伤而汗出于脾。所以春、夏、秋、冬四季阴阳的变化都有其常度，生病的原因，就是因为体力、饮食、劳累、精神等过度而来，这是一定的。

卷 七

五谷入胃，其所化生的一部分精微之气输散到肝脏，再由肝将此精微之气滋养于筋。五谷入胃，其所化生的另一部分精微之气，注入于心，再由心将此精气滋养于血脉。血气流行在经脉之中，上达于肺，肺又将血气送到全身百脉，直至皮毛。脉与精气汇合，运行到六腑，六腑精气化生神明，输入留于四脏。这些正常的生理活动，取决于阴阳气血的平衡，其平衡的变化，能从气口的脉搏变化上表现出来，气口的脉搏，可以判断疾病的死生。

水液入胃后分离出精气，上行输送到脾，脾布散精华，向上输送到肺，肺气通调水道，向下输于膀胱。这样则水精四布，布散于周身皮毛，灌输于五脏经脉里，并能合于四时五脏阴阳动静的变化，这是可测度的经脉正常现象。

●●

原典

太阳脏独至，厥喘虚气逆，是阴不足阳有余也，表里当俱泻，取之下腧。阳明脏独至，是阳气重并也。当泻阳补阴，取之下腧。少阳脏独至，是厥气也。跻[①]前卒大，取之下腧。少阳独至者，一阳之过也。太阴脏搏者，用心省真，五脉气少，胃气不平，三阴也，宜治其下腧，补阳泻阴。一阳独啸，少阳厥也，阳并于上，四脉争张[②]，气归于肾，宜治其经络，泻阳补阴。一阴至，厥阴之治也，真虚痛心，厥气留薄，发为白汗，调食和药，治在下腧。

帝曰：太阳脏何象？

岐伯曰：象三阳而浮也。

帝曰：少阳脏何象？

岐伯曰：象一阳也，一阳脏者，滑而不实也。

帝曰：阳明脏何象？

岐伯曰：象大浮也。太阴脏搏，言伏鼓[③]也。二阴搏至，肾沉不浮也。

注释

①跻：此处指阳跻脉，是奇经八脉之一，为足太阳和足少阴经的分支，起于跟中，行于下肢的阳侧，向上交会于眼部，联系的脏腑器官主要有咽喉、眼目和脑。

②争张：相互竞争影响。

③伏鼓：脉学名词，指脉来深伏而搏指鼓动。

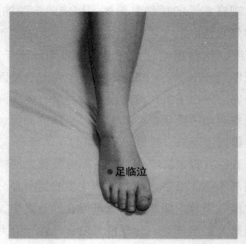

足临泣

译文

太阳经脉偏盛，则发生厥逆、喘息、虚气上逆等症状，这是阴不足而阳有余，表里两经俱用泻法，取足太阳经的束骨穴和足少阴经的太溪穴。阳明经脉偏盛，是太阳、少阳之气重于阳明，用泻阳补阴的陷谷穴，补太阴经的太白穴。少阳经脉偏盛，是厥气上逆，所以阳跻脉前的少阳脉猝然而大，当取足少阳经的临泣穴。少阳经脉偏盛，就是少阳太过。太阴经脉鼓搏有力，应细心审查真脏脉，若五脏之脉均气少，胃气又不平和，这是太阴太过的缘故，应用补阳泻阴法，补足阳明之陷谷穴，泻足太阴之太白穴。仅仅二阴经脉强盛，是少阴病证。而阳气并越于上，心、肝、脾、肺四脏受其影响，病根源于肾，应治其经络，泻足太阳经的经穴昆仑、络穴飞扬，补足少阴的经穴复溜、络穴大钟。一阴经脉偏盛，是厥阴所主，真气虚弱，心中酸痛不适，厥气留于经脉与正气相搏而大汗出，应注意饮食调养和药物治疗，并针刺厥阴的太冲穴。

黄帝说：太阳经的脉象是怎样的？

岐伯说：其脉象似三阳之气浮盛于外，所以脉浮。

黄帝说：少阳经的脉象是怎样的？

岐伯说：其脉象似一阳经脉，滑而不实。

黄帝说：阳明经的脉象是怎样的？

岐伯说：其脉象大而浮。太阴经脉搏动，虽沉伏而指下仍搏击有力；二阴经脉搏动，是肾脉沉而不浮。

脏气法时论篇第二十二

原典

黄帝问曰：合人形以法四时五行而治，何如而从，何如而逆？得失之意，愿闻其事。

岐伯对曰：五行者，金木水火土也。更贵更贱①，以知死生，以决成败，而定五脏之气，间甚之时，死生之期也。

帝曰：愿卒闻之。

岐伯曰：肝主春，足厥阴少阳主治，其日甲乙②。肝苦急，急食甘以缓之。心主夏，手少阴太阳主治，其日丙丁。心苦缓，急食酸以收之。脾主长夏，足太阴阳明主治，其日戊己。脾苦湿，急食苦以燥之。肺主秋，手太阴阳明主治，其日庚辛。肺苦气上逆，急食苦以泄之。肾主冬，足少阴太阳主治，其日壬癸。肾苦燥，急食辛以润之。开腠理，致津液，通气也。

注释

① 更贵更贱：指五行的盛衰变化，盛的时候为贵，衰的时候为贱。

② 甲乙：用于天干纪日，甲乙即指甲日与乙日。甲乙属木，木分阴阳。甲为阳木，内应足少阳胆经，故胆旺于甲日；乙为阴木，内属足厥阴肝经，故肝旺于乙日。

译文

黄帝问道：结合人的形体，取法四时五行的规律而进行治疗，怎样是从，怎样是逆？我想了解逆从和得失是怎么一回事。

岐伯回答说：五行就是金、木、水、火、土配合时令气候、衰旺的变化，由此判断病人的生死，分析医疗的成败，从而确定五脏之气的盛衰、疾病轻重的时间以及死生日期。

黄帝说：我想听你详尽地讲一讲。

岐伯说：肝属木，旺于春，是足厥阴和足少阳主治的时间，肝胆旺日为甲乙；肝苦拘急，急食甜以缓之。心属火，旺于夏，是手少阴心和手太阳小肠主治的时间，心与小肠旺日为丙丁；心苦弛缓，宜急食酸以收之。脾属土，旺于长夏，是足太阴脾和足阳明胃主治的时间，脾与胃旺日为戊己；脾苦湿，宜急食苦以燥湿。肺属金，旺于秋，是手太阴肺和手阳明大肠主治的时间，肺与大肠旺日为庚辛；肺苦于气上逆，宜急食苦以泄之。肾属水，旺于冬，是足少阴肾与足太阳膀胱主治的时间，肾与膀胱旺日为壬癸。肾苦干燥，宜急食辛以润之。如此可开发腠理，运行津液，通畅五脏之气。

原典

病在肝，愈于夏，夏不愈，甚于秋。秋不死，持于冬，起于春，禁当风。肝病者，愈在丙丁，丙丁不愈，加于庚辛。庚辛不死，持于壬癸，起于甲乙。肝病者，平旦慧，下晡①甚，夜半静。肝欲散，急食辛以散之，用辛补之，酸泻之。

病在心，愈在长夏，长夏不愈，甚于冬；冬不死，持于春，起于夏，禁温食热衣。心病者，愈在戊己，戊己不愈，加于壬癸；壬癸不死，持于甲乙，起于丙丁。心病者，日中慧，夜半甚，平旦静。心欲奭，急食咸以软之，用咸补之，甘泻之。

病在脾，愈在秋，秋不愈，甚于春，春不死，持于夏，起于长夏；禁温食饱食，湿地濡衣。脾病者，愈在庚辛；庚辛不愈，加于甲乙；甲乙不死，持于丙丁，起于戊己。脾病者，日昳②慧，日出甚，下晡静。脾欲缓，急食甘以缓之，用苦泻之，甘补之。

注释

① 下晡：午后申酉两个时辰为晡；下晡，指这两个时辰末。

② 日昳：午后。

译文

肝有病，在夏季当愈，若至夏季不愈，到秋季病情就要加重。若秋季不死，至冬季病情就会维持稳定不变状态，到来年春季，病即好转，但肝病最禁忌受风。有肝病的人，愈于丙丁日，若丙丁日不愈，到庚辛日病情就加重。若庚辛日不死，到壬癸日病情就会维持稳定不变状态，到了甲乙日病即好转。患肝病的人，在早晨时精神清爽，傍晚时病就加重，半夜时便安静下来。心情舒畅而不抑郁，肝脏功能才可旺盛，故肝病急用辛味以散之，若需补，以辛味补之，若需泻，以酸味泻之。

心脏有病，愈于长夏；若至长夏不愈，到冬季病情就会加重；若冬季不死，到来年春季病情就会维持稳定不变状态，夏季就会好转，禁忌食用热食和穿得太多。有心病的人，愈于戊己日；若戊己日不愈，到壬癸日病就加重；若壬癸日不死，到甲乙日病情就会维持稳定不变状态，丙丁日病即好转。心脏有病的人，在午时神情爽慧，半夜时病就加重，早晨时便安静了。心病欲软，适宜及时食用咸味以软之，需要补就食用咸味补心，食用甘味泻心。

脾脏有病，愈于秋季；若至秋季不愈，到春季病就加重；若在春季不死，到夏季病情就会维持稳定不变状态，到长夏时病即好转。脾病应禁忌吃温热性食物及饮食过饱、居湿地、穿湿衣等。脾有病的人，愈于庚辛日；若在庚辛不愈，到甲乙日加重；若在甲乙日不死，到丙丁日病情就会维持稳定不变状态，到了戊己日病即好转。脾有病的人，在午后时精神清爽，日出时病就加重，傍晚时便安静了。脾脏病需要缓和，甘能缓中，所以适宜及时食用甘味缓解，需要泻就食用苦味药泻脾，食用甘味补脾。

原典

病在肺，愈于冬。冬不愈，甚于夏，夏不死，持于长夏，起于秋。禁寒饮食，寒衣。肺病者，愈在壬癸，壬癸不愈，加于丙丁，丙丁不死，持于戊己，起于庚辛。肺病者，下晡慧，日中甚，夜半静。肺欲收，急食酸以收之，用酸补之，辛①泻之。

病在肾，愈在春，春不愈，甚于长夏，长夏不死，持于秋，起于冬，禁犯焠焫热食②温炙衣。肾病者，愈在甲乙，甲乙不愈，甚于戊己，戊己不死，持于庚辛，起于壬癸。肾病者，夜半慧，四季甚，下晡静。肾欲坚，急食苦以坚之，用苦补之，咸泻之。

夫邪气之客③于身也。以胜相加，至其所生而愈，至其所不胜而甚，至于所生而持，自得其位而起；必先定五脏之脉，乃可言间甚之时，死生之期也。

肝病者，两胁下痛引少腹，令人善怒。虚则目䀮䀮④无所见，耳无所闻，善恐，如人将捕之。取其经，厥阴与少阳。气逆则头痛。耳聋不聪，颊肿，取血者。

- -

注释

① 辛：辛味的食物。

② 焠焫热食：焠，烧的意思；焫，热极；焫热食，指炙爛过热的食物。

③ 客：侵入，侵袭。

④ 䀮䀮：眼睛昏暗，视物不清。

译文

肺脏有病，愈于冬季；若至冬季不愈，到夏季病就加重；若在夏季不死，至长夏时病情就会维持稳定不变状态，到了秋季病即好转。肺有病应禁忌寒冷饮食及穿得太单薄。肺有病的人，愈于壬癸日；若壬癸日不愈，到丙丁日病就加重；若丙丁日不死，到戊己日病情就会维持稳定不变状态，到了庚辛日，病即好转。肺有病的人，傍晚时精神爽慧，到中午时病就加重，到半夜时便安静。肺气欲收敛，适宜及时食用酸味收敛，需要补的用酸味补，需要泻的用辛味泻。

肾脏有病，愈于春季；若至春季不愈，到长夏病就加重；若长夏不死，到秋季病情就会相对稳定，到冬季病才能好转。肾病禁食过热的食物和穿烘烤过的衣服。肾有病的人，愈于甲乙日；若甲乙日不愈，到戊己日病就加重；若戊己日不死，到庚辛日就会相对稳定，到壬癸日病才好转。肾有病的人，在半夜时精神爽慧，辰、戌、丑、未四个时辰病情就加重，在傍晚时便安静了。肾需要坚，适宜及时食用苦味坚肾，食用苦味补肾，咸味泻肾。

凡是邪气侵袭人体，都以强凌弱，病在人体气血旺盛的时候有所好转，在人体气血虚弱时加重，至其所生之时而病情稳定不变，至其自旺之时病情好转。但必须先明确五脏之平脉，然后才能推测疾病的轻重时间及死生日期。

肝脏有病，则两胁下疼痛牵引少腹，使人易怒。若肝虚，则出现两眼昏花而视物不清，两耳也听不清声音，易恐惧，像有人要抓他一样。治疗时，取厥阴和少阳两经的穴位。肝气上逆，则头痛、耳聋而听觉失灵、颊肿，应在其经血盛处放血。

原典

心病者，胸中痛，胁支满，胁下痛，膺背肩甲间痛，两臂内痛。虚则胸腹大，胁下与腰相引而痛。取其经，少阴太阳，舌下血者。其变病，刺郄中①血者。

脾病者，身重善饥，肉痿，足不收，行善瘛②，脚下痛。虚则腹满肠鸣，飧泄③食不化。取其经，太阴阳明、少阴血者。

肺病者，喘咳逆气，肩背痛，汗出，尻、阴、股、膝、髀、腨、胻、足④皆痛；虚则少气，不能报息，耳聋嗌干。取其经，太阴足太阳之外，厥阴内血者。

肾病者，腹大胫肿，喘咳身重，寝汗出，憎风。虚则胸中痛，大腹小腹痛，清厥，意不乐。取其经，少阴太阳血者。

肝色青，宜食甘。粳米、牛肉、枣、葵皆甘。心色赤，宜食酸。小豆、犬肉、李⑤、韭皆酸。肺色白，宜食苦。麦、羊肉、杏、薤皆苦。脾色黄，宜食咸。大豆、豕肉、栗、藿皆咸。肾色黑，宜食辛。黄黍、鸡肉、桃、葱皆辛。辛散，酸收，甘缓，苦坚，咸软。

毒药攻邪，五谷⑥为养，五果⑦为助，五畜为益，五菜为充，气味合而服之，以补精益气。此五者，有辛酸甘苦咸，各有所利，或散或收，或缓或急，或坚或软，四时五脏，病随五味所宜也。

注释

① 郄中：经穴别名，即委中穴。

② 瘛：中医指手脚痉挛、口歪眼斜的症状。亦称"抽风"。

③ 飧泄：指大便泄泻清稀，并有不消化的食物残渣。

④ 尻：脊骨的末端。髀：大腿，亦指大腿骨。腨：小腿肚子。胻：小腿。

⑤ 李：即李子，味酸，能促进胃酸和胃消化酶的分泌，并促进胃肠蠕动，有改善食欲、促进消化的作用。

⑥ 五谷：指粳米、大豆、小豆、麦、玉米。

⑦ 五果：指桃、李、杏、栗、枣。

译文

心有病，则出现胸中痛，胁部支撑胀满，胁下痛，膺背肩胛间疼痛，两臂内侧疼痛。心虚，则出现胸腹部胀大，胁下和腰部牵引作痛。治疗时，取少阴和太阳两经的穴位，并刺舌下之脉以出其血，若病情有变化，则刺委中穴出血。

脾有病，则身体沉重，易饥，肌肉痿软无力，两足不能举步，行走时易抽搐，脚下疼痛。脾虚则腹部胀满肠鸣，排出而食物不化。治疗时，取太阴、阳明和少阴经穴，刺出其血。

肺有病，则咳喘气逆，肩背疼痛，出汗，尻、阴、股、膝、髀骨、小腿肚子、小腿、足等部皆疼痛。若肺虚，就出现少气，呼吸不连接，耳聋，咽干。治疗时，取太阴、足太阳经的外侧及足厥阴内侧，刺出其血。

肾脏有病，则腹大胫肿，气喘，咳嗽，身体沉重，睡后出汗，恶风。若肾虚，就出现胸中疼痛，大腹和小腹疼痛，四肢厥冷，心中不乐。治疗时，取足少阴和足太阳经的经穴，刺出其血。

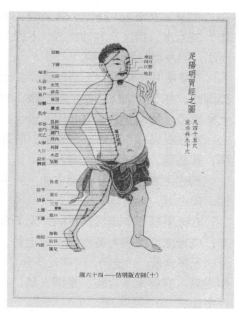

图六十四——仿明版古图（十）

足阳明胃经古图

肝合青色，宜食甜味。粳米、牛肉、枣、葵菜都属于甜味食品。心合赤色，宜食酸味。小豆、犬肉、李子、韭菜都是酸味食品。肺合白色，宜食苦味。小麦、羊肉、杏、薤都是苦味食品。脾合黄色，宜食咸味。大豆、猪肉、栗、藿都是咸味食品。肾合黑色，宜食辛味食品。黄黍、鸡肉、桃、葱都是辛味食品。辛能发散，酸能收敛，甘能缓急，苦能坚燥，咸能软坚。

凡药物用来攻邪，五谷用来充养五脏，五果作为辅助，五畜用来补益，五菜用来充养脏腑，气味配合而服食，可补益精气。这五类食物，各有辛、酸、甘、苦、咸的味道，各有利于某一脏器，或散，或收，或缓，或急，或坚，或软等作用，配合四时五脏，治病要根据五味所宜。

宣明五气篇第二十三

原典

五味所入：酸入肝、辛入肺、苦入心、咸入肾、甘入脾，是谓五入。

五气所病：心为噫，肺为咳，肝为语，脾为吞①，肾为欠、为嚏，胃为气逆、为哕、为恐，大肠、小肠为泄，下焦②溢为水，膀胱不利为癃③、不约为遗溺，胆为怒。是谓五病。

五精所并：精气并于心则喜，并于肺则悲，并于肝则忧，并于脾则畏，并于肾则恐。是谓五并，虚而相并者也。

五脏所恶：心恶热，肺恶寒，肝恶风，脾恶湿，肾恶燥。是谓五恶。

五脏化液：心主汗，肺主涕，肝主泪，脾主涎，肾主唾。是谓五液。

五味所禁：辛走气，气病，无多食辛；咸走血，血病无多食咸；苦走骨，骨病无多食苦；甘走肉，肉病无多食甘；酸走筋，筋病无多食酸。是谓五禁，无令多食。

五病所发：阴病发于骨，阳病发于血，阴病发于肉，阳病发于冬，阴病发于夏。是谓五发。

五邪所乱：邪入于阳则狂，邪入于阴则痹，搏阳则为巅疾，搏阴则为瘖④，阳入之阴则静，阴出之阳则怒。是谓五乱。

五邪所见：春得秋脉，夏得冬脉，长夏得春脉，秋得夏脉，冬得长夏脉，名曰阴出之阳，病善怒不治。是谓五邪，皆同命⑤，死不治。

五脏所藏：心藏神，肺藏魄，肝藏魂，脾藏意，肾藏志。是谓五脏所藏。

五脏所主：心主脉，肺主皮，肝主筋，脾主肉，肾主骨。是谓五脏所主。

五劳所伤：久视伤血，久卧伤气，久坐伤肉，久立伤骨，久行伤筋。是谓五劳所伤。

五脉应象：肝脉弦，心脉钩，脾脉代，肺脉毛⑥，肾脉石。是谓五脏之脉。

注释

①脾为吞：脾病时出现的吞咽症，如吞酸等。

②下焦：主要功能是排泄糟粕和尿液，即是指小肠、大肠、肾和膀胱的功能而言。

③癃：指小便不通或淋沥点滴而出。

④瘖：通"喑"，为哑，哑巴之意。

⑤同命：指治愈后病情相同。

⑥毛：指毛脉，即浮而无力之脉。其中弦、钩、代、石等都是对脉象的描述。

译文

五味酸、辛、苦、咸、甘所入的分别是肝、肺、心、肾、脾。

五脏之气发生的病变：心气失调则噫气；肺气失调则咳嗽；肝气失调则多言；脾气失调则吞酸；肾气失调则为呵欠、喷嚏；胃气失调则为哕逆、恐惧，大肠、小肠病为泄泻，下焦水液泛溢于皮肤而为水肿，膀胱不通为癃闭，不能约制为遗尿；胆气失调则易发怒。这就是五病。

五脏精气相并的症状：精气并于心，则使心气充实而表现为大喜；并于肺，则使肺气充实而表现为悲哀；并于肝，则使肝气充实而表现为忧虑；并于脾，则使脾气充实而表现为畏惧；并于肾，则使肾气充实而表现为惊恐。这就是所说的五并，因虚而气乱相并。

五脏所恶：心怕热，肺怕寒，肝怕风，脾怕湿，肾怕燥，这就是五恶。

五脏化生的液体：心主汗液，肺主涕液，肝主泪液，脾主涎液，肾主唾液。这是五脏化生的五液。

五味所禁：辛味走气，气病不可多食辛味；咸味走血，血病不可多食咸味；苦味走骨，骨病不可多食苦味；甜味走肉，肉病不可多食甜味；酸味走筋，筋病不可多食酸味。这就是五味的禁忌，不可多食。

五种病的发生：肾为阴脏而主骨，发病多在骨骼；心为阳脏而主血脉，发病多在血脉；饮食五味伤脾，发病多为肌肉痿弱不用；阳虚而病，多发于冬季；阴虚而病，往往发于夏季。这叫五发。

五邪所乱：邪入阳分，则为狂；邪入阴分，血脉凝涩，发生痹证；邪入于阳，邪气搏结于上，发生头部疾患；五脏阴经通于喉舌之间，邪入于阴，搏结不去，伤阴而喑哑。邪由阳入阴，病多平静；邪由阴出阳，病多怒。这叫五乱。

五邪所见的脉象：春天见到秋天的毛脉；夏天见到冬天的石脉；长夏见到春天的弦脉；秋天见到夏天的钩脉；冬天见到长夏的濡脉。这就是五邪脉，预后相同，都属死症。

五脏所藏：心藏神，肺藏魄，肝藏魂，脾藏意，肾藏精。这就是五脏所藏。

五脏所主：心主血脉，肺主皮毛，肝主筋膜，脾主肌肉，肾主骨骼。这就叫五主。

五种疲劳过度所致的损伤：久视伤心血，久卧伤肺气，久坐伤肌肉，久立则伤骨，久行则伤筋。这就是五劳所伤。

五脏与外界事物相应的物象：肝脉如弓弦；心脉如带钩；脾脉如代止；肺脉如秋毛；肾脉如沉石。这就是五脏的脉象。

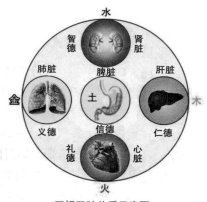

五行五脏关系示意图

血气形志篇第二十四

原典

夫人之常数，太阳常多血少气，少阳常少血多气，阳明常多气多血，少阴常少血多气，厥阴常多血少气，太阴常多气少血，此天之常数。

足太阳与少阴为表里，少阳与厥阴为表里，阳明与太阴为表里，是为足阴阳也。手太阳与少阴为表里，少阳与心主为表里，阳明与太阴为表里，是为手之阴阳也。今知手足阴阳所苦。凡治病必先去其血，乃去其所苦，伺之所欲，然后泄有余，补不足。

欲知背腧①，先度其两乳间，中折之，更以他草度去半已，即以两隅相拄也，乃举以度其背，令其一隅②居上，齐脊大椎，两隅在下，当其下隅者，肺之腧也。复下一度，心之腧也。复下一度，左角肝之腧也。右角脾之腧也，复下一度，肾之腧也，是为五脏之腧，灸刺之度也。

形乐志苦③，病生于脉，治之以灸刺。形乐志乐，病生于肉，治之以针石。形苦志乐，病生于筋，治之以熨引④。形苦志苦，病生于咽嗌，治之以百药。形数惊恐，经络不通，病生于不仁，治之以按摩醪药⑤。是谓五形志也。

刺阳明出血气，刺太阳出血恶气，刺少阳出气恶血，刺太阴出气恶血，刺少阴出气恶血，刺厥阴出血恶气也。

注释

① 腧：通"腧"，指人体上的穴道。

② 隅：角落。

③ 形乐志苦：形，指形体；乐，这里指身体安逸；志，指精神；苦，这里指精神苦闷。形乐志苦，指形体安逸而情志郁苦的人。

④ 熨引：古代治病的一种方法，主要是温熨法。

⑤ 醪药：即药酒。

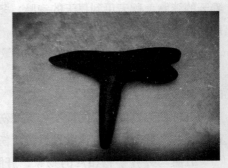

按摩用砭石

译文

人身各经气血多少有一定常数，如太阳经多血少气，少阳经少血多气，阳明经多气多血，少阴经少血多气，厥阴经多血少气，太阴经多气少血，这是先天禀赋之常数。

足太阳膀胱经与足少阴肾经为表里，足少阳胆经与足厥阴肝经为表里，足阳明胃经与足太阴脾经为表里，这是足三阳经和足三阴经之间的关系。手太阳小肠经和手少阴心经为表里，手少阳三焦经与手厥阴心包经为表里，手阳明大肠经与手太阴肺经为表里，这是手三阳经和手三阴经之间的关系。现已知道，疾病发生在手足阴阳十二经脉的，其治疗方法，血脉充盛的，必须先刺出其血，以减轻病苦，再诊察病人的意愿，根据病情虚实，然后泻其有余，补其不足。

要确定背部五腧穴的位置，先用一根草度量两乳之间的距离，再从正中对折，另以一草与前草同样长度，折掉一半之后，拿来支撑第一根草的两头，就成了一个三角形，然后用它量病人的背部，使其一个角朝上，和脊背部大椎穴相平，另外两个角在下，其下边左右两个角所指的部位，就是肺腧穴所在。再把上角移下一度，放在两肺腧连线的中点，则其下左右两角的位置是心腧的部位。再移下一度，左角是肝腧，右角是脾腧。再移下一度，左右两角是肾腧。这就是五腧穴的部位，为刺灸取穴的法度。

形体安逸但精神苦闷的人，病多发在经脉，治疗时宜用针灸。形体安逸而精神愉快的人，病多发在肌肉，用针刺或砭石治疗。形体劳苦但精神愉快的人，病多发在筋，用热熨或导引法治疗。形体劳苦而精神苦闷的人，病多发生在咽喉部，治疗时宜用药物。屡受惊恐的人，经络紊乱而不通畅，病多为肢体不仁，治疗时宜用按摩和药酒。这就是五种形志病。

刺阳明经，可出血出气；刺太阳经，可出血，而不宜伤气；刺少阳经，只宜出气，不宜出血；刺太阴经，只宜出气，不宜出血；刺少阴经，只宜出气，不宜出血；刺厥阴经，只宜出血，不宜伤气。

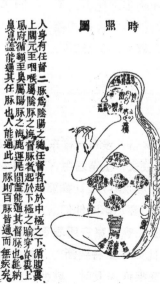

古版时照图

卷 八

宝命全形论篇第二十五

原典

黄帝问曰：天覆地载，万物悉备，莫贵于人。人以天地之气生，四时之法成。君王众庶，尽欲全形①，形之疾病，莫知其情，留淫日深，著于骨髓。心私虑之，余欲针除其疾病，为之奈何？

岐伯对曰：夫盐之味咸者，其气令器津泄；弦绝者，其音嘶败；木敷②者，其叶发；病深者，其声哕。人有此三者，是谓坏腑，毒药无治，短针无取，此皆绝皮伤肉，血气争矣。

帝曰：余念其痛，心为之乱惑，反甚其病，不可更代。百姓闻之，以为残贼，为之奈何？

岐伯曰：夫人生于地，悬命③于天，天地合气，命之曰人。人能应四时者，天地为之父母；知万物者，谓之天子。天有阴阳，人有十二节④；天有寒暑，人有虚实。能经天地阴阳之化者，不失四时；知十二节之理者，圣智不能欺也；能存八动之变，五胜更立；能达虚实之数者，独出独入，哕吟⑤至微，秋毫在目。

注释

① 尽欲全形：都想保持形体的健康。尽，都，全。全形，指形体健康完整无损。

② 敷：勉强维持，此处指树木内部腐坏。

③ 悬命：维系生命。

④ 十二节：指人体四肢的十二个骨节。

⑤ 哕吟：病状名，指痛苦呻吟的声音。哕为开口呼喊，吟为闭口低哼。

译文

黄帝问道：天地之间，万物具备，没有一样东西比人更宝贵。人依靠天地之气而生存，并随着四时规律而成长，上至君主，下至平民，都想保全形体的健康，但往往有了病，却因病轻而难以察知，让病邪滞留，逐渐发展，日益深沉，乃至深入骨髓。我为此甚感忧虑，要想解除他们的痛苦，应该怎样办才好？

岐伯回答说：诊断疾病，应注意观察它所表现的症状。比如盐贮藏在器具中，能够使器具渗出水来；比如琴弦将要断时，就会发出嘶破的声音；树木弊坏，叶子就要落下来；人在疾病深重时，就会产生呃逆。人有了这样三种现象，说明内脏已有严重破坏，药物和针灸都失去了治疗作用，因为皮肤肌肉受伤败坏，血气枯槁，就很难挽回了。

黄帝道：我很同情病人的痛苦，心里惶惑不安，因治疗不当反使病势加重，又没有更好的方法来替代，人们看起来，都会认为我残忍粗暴，怎么办才好呢？

岐伯说：一个人的生活，和自然界是密切相关的。人能适应四时变迁，则自然界的一切，都会成为他生命的泉源。能够知道万物生长之道的人，就有能力承受和运用万物。天有阴阳，人有十二经脉；天有寒暑，人有虚实。能够顺应天地阴阳的变化，不违背四时规律，了解十二经脉的道理，就能明达事理，不会被疾病现象弄糊涂。掌握八风演变、五行衰旺，通达病人虚实的变化，就一定能有独到的见解，哪怕病人的呵欠呻吟等极微小的动态，也能够明察秋毫，洞明底细。

原典

帝曰：人生有形，不离阴阳；天地合气，别为九野，分为四时。月有小大，日有短长，万物并至，不可胜量，虚实呿吟，敢问其方？

岐伯曰：木得金而伐①，火得水而灭，土得木而达，金得火而缺，水得土而绝。万物尽然，不可胜竭。故针有悬布天下者五，黔首共余食，莫知之也。一曰治神，二曰知养身，三曰知毒药为真，四曰制砭石小大，五曰知腑脏血气之诊。五法俱立，各有所先。今末世之刺也，虚者实之，满者泄之，此皆众工所共知也。若夫法天则地，随应而动，和之者若响，随之者若影。道无鬼神②，独来独往。

帝曰：愿闻其道。

译文

黄帝道：人生而有形体，离不开阴阳；天地二气相合，从地理上可分为九野，从气候上可分为四时。月份有大小，日影有长短，这都是阴阳消长变化的体现。天地万物的生长变化更是不可胜数，我只希望解除病人的痛苦，请问该用什么办法呢？

岐伯说：可根据五行变化的道理来分析。木遇金，就能折伐；火遇水，就能熄灭；土遇木，就能疏松；金遇火，就能熔化；水遇土，就能遏止。这种变化，万物都一样，不胜枚举。所以用针刺来治疗疾病，能够嘉惠天下人民的，有五大关键，但人们都弃之不顾，不懂得这些道理。所谓五大关键：一要精神专一，二要修养身形，三要熟悉药物真正的性能，四要知道制取砭石的大小，五要懂得脏腑血气的诊断方法。懂得了这五项要道，就可掌握缓急先后。现在运用针刺，一般用补法治虚，用泻治实，这是普通医生都知道的。若能按照天地阴阳的道理，随机应变，那疗效就能更好，如响应声，如影随岐伯曰：凡刺之真，必先治神，五脏已定，九候已备，后乃存针。众脉不见，众凶弗闻。外内相得，无以形先，可玩往来，乃施于人。人有虚实，五虚勿近，五实勿远，至其当发，间不容瞚③。手动若务，针耀而匀。静意视息，观适之变，是谓冥冥④，莫知其形，见其乌乌，见其稷稷，徒见其飞，不知其谁，伏如横弩，起如发机。

帝曰：何如而虚？何如而实？

岐伯曰：刺虚者须其实，刺实者须其虚。经气已至，慎守勿失。深浅在志，远近若一。如临深渊，手如握虎，神无营⑤于众物。

注释

①伐：砍，此处为被砍断之意。

②鬼神：秘密，此处指治疗方法没有什么秘密。

③瞚：古同"瞬"，指眨眼的瞬间。

④冥冥：高远，渺茫。

⑤无营：无所谋求，即全神贯注之意。

形。这没有什么秘诀，只要功力积久，就有这样的高超技术。

黄帝道：希望听你讲讲用针刺的道理。

岐伯说：凡用针的关键，必先集中思想，了解五脏虚实，三部九候脉象的变化，然后下针。还要注意有没有真脏脉出现，五脏有无败绝现象，外形与内脏是否协调，不能单独以外形为依据，更要熟悉经脉血气往来的情况，才可施针于病人。病人有虚实之分，见到五虚，不可草率下针，见到五实，不可轻易放弃针刺，应掌握针刺时机，不然瞬息之间就会错过机会。针刺时动作要专一协调，针要洁净而均匀，平心静气，看适当的时间，好像群鸟一样集合，气盛之时，好像稷一样繁茂。气之往来，正如见鸟之飞翔，而无从捉摸它形迹的起落。所以用针之法，当气未至时，应该留针候气，正如横弩之待发；气应时，则当迅速起针，正如弩箭之疾出。

黄帝道：怎样治疗虚证？怎样治疗实证？

岐伯说：刺虚证，须用补法，刺实证，须用泻法；当针下感到经气至，则应慎重掌握，不失时机地运用补泻方法。针刺无论深浅，全在灵活掌握，取穴无论远近，候针取气是一致的，针刺时都必须精神专一，像面临万丈深渊似的谨慎，又像手中捉老虎那样坚定有力，全神贯注，不为其他事物所分心。

针刺治疗时应注意的事项

（1）小儿囟门未闭合时，头项部腧穴一般不宜用针刺。此外，因小儿不能合作，针刺时宜采用速针法，不宜留针。

（2）孕妇3个月以内者，小腹及腰骶部穴位禁针；3个月以上者，上腹部及某些针感强烈的穴位如合谷、三阴交等也应禁针。有习惯性流产史者慎用针刺。月经期间如不是为了调经，也不宜用针。

（3）皮肤感染、溃疡、瘢痕部位，不宜针刺；进针时有触电感，疼痛明显或针尖触及坚硬组织时，应退针而不宜继续进针；体质虚弱的患者，刺激不宜过强，并尽量采用卧位。

（4）过度劳累、饥饿、精神紧张的患者，不宜立即针刺，需待其恢复后再治疗；避开血管针刺，以防出血。有自发性出血倾向或因损伤后出血不止的患者，不宜针刺；眼区、项部、胸背部、胁肋部等部位穴位，应掌握好针刺的角度、方向和深度。

八正神明论篇第二十六

原典

黄帝问曰：用针之服，必有法则焉，今何法何则？

岐伯对曰：法天则地，合以天光。

帝曰：愿卒闻之。

岐伯曰：凡刺之法，必候日月星辰四时八正之气，气定乃刺之。是故天温日明，则人血淖①液而卫气浮；天寒日阴，则人血凝泣而卫气沉。月始生，则血气始精，卫气始行；月郭②满，则血气实，肌肉坚；月郭空，则肌肉减，经络虚，卫气③去，形独居，是以因天时而调血气也。是以天寒无刺，天温无疑。月生无泻，月满无补，月郭空无治，是谓得时而调之。因天之序，盛虚之时，移光定位④，正立而待之。

译文

黄帝问道：用针的技术，必然有一定法则，那么究竟取法于什么呢？

岐伯回答说：要在一切自然现象的演变中去体会。

黄帝道：愿详细听听。

岐伯说：凡针刺之法，必须观察日月星辰盈亏消长及四时八正之气候变化，方可运用针刺方法。若气候温和，日色晴朗，则人的血液流行濡润而卫气上浮；若气候寒冷，天气阴霾，则人的血行也滞涩不畅而卫气沉伏。月亮初生时，血气开始流利而卫气开始畅行；月正圆时，则人体血气充实，肌肉坚实；月黑无光时，肌肉减弱，经络空虚，卫气衰减，形体独居。所以要顺着天时而调血气。因此天气寒冷，不要针刺；天气温和，不要迟疑；月亮初生时，不可用泻法；月亮正圆时，不可用补法；月黑无光时，不要针刺。这叫顺应天时而调养血气。因天体运行有一定顺序，所以月亮有盈亏盛虚，观察日影的长短，可以定四时八正之气。所以故曰月生而泻，是谓重虚；月满而补，血气盈溢，络有留血，命曰重实；月郭空而治，是谓乱经。阴阳相错，真邪不别，沉以留止，外虚内乱，淫邪乃起。

帝曰：星辰八正四时何候？

岐伯曰：星辰者，所以制日月之行也。八正者，所以候八风之虚邪，以时至者也。四时者，所以分春秋冬夏之气所在，以时调之也。八正之虚邪，而遇之勿犯也。以身之虚，而逢天之虚，两虚相感，其气至骨，入则伤五脏，工候救之，弗能伤也。故曰：天忌⑤不可不知也。

说，月初生时而泻，就会使内脏虚弱；月正圆时而补，使血气充溢于表，以致络脉中血液留滞，这叫作重实；月黑无光时用针刺，就会扰乱经气，叫作乱经。这样的治法必然引起阴阳相错，正气与邪气不分，使病变反而深入，致卫外的阳气虚竭，内守的阴气紊乱，病邪就要发生了。

黄帝道：星辰、八正、四时怎么观察呢？

岐伯说：星辰的方位，可定出日月循行的度数。八节常气的交替，可测出异常八方之风是什么时候来的，是怎样为害于人的。四时，可分别依照春夏秋冬正常气候之所在，以时序来调养，避免八方不正之气候的侵犯。假如体质虚弱，再遭受自然界虚邪贼风的侵袭，两虚相感，邪气就会侵犯筋骨，进而深入五脏。懂得根据气候变化治病的医生，就能及时挽救病人，使其不至于受到严重伤害。所以说天时的宜忌，不可不知。

注释

① 淖：湿润，润泽。

② 月郭：即月廓。月亮的轮廓、形状。

③ 卫气：指防卫免疫体系及消除外来的机体内生的各种异物的功能，包括机体屏障、吞噬细胞系统、体液免疫、细胞免疫等。

④ 移光定位：据日光迁移、变化，确定经气运行的所在部位。

⑤ 天忌：天时的宜忌。

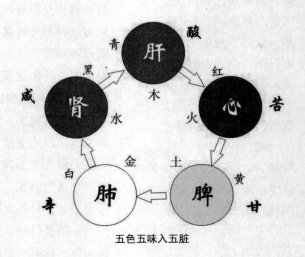

五色五味入五脏

原典

帝曰：善。其法星辰者，余闻之矣，愿闻法往古者。

岐伯曰：法往古者，先知《针经》也。验于来今者，先知日之寒温、月之虚盛，以候气之浮沉，而调之于身，观其立有验也。观其冥冥者，言形气荣卫之不形于外，而工独知之。以日之寒温，月之虚盛，四时气之浮沉，参伍①相合而调之，工常先见之，然而不形于外，故曰观于冥冥焉。通于无穷者，可以传于后世也，是故工之所以异也。然而不形见于外，故俱不能见也。视之无形，尝之无味，故谓冥冥，若神仿佛。虚邪者，八正之虚邪气也。正邪者，身形若用力，汗出，腠理开，逢虚风，其中人②也微，故莫知其情，莫见其形。上工救其萌芽，必先见三部九候之气，尽调不败而救之，故曰上工。下工救其已成，救其已败。救其已成者，言不知三部九候之相失，因病而败之也，知其所在者，知诊三部九候之病脉处而治之，故曰守其门户焉，莫知其情而见邪形也。

注释

① 参伍：相互参照，指在诊断和治疗时应全面考虑，明确诊断并制定治疗方针。

② 中人：即伤人。

译文

黄帝道：讲得好！取法星辰的道理，我已经知道了，希望你讲讲怎样效法于前人。

岐伯说：要取法和运用前人的学术，先要懂得《针经》。要想把古人的针术在现在加以验证，必先要知道日之寒温、月之盈亏、四时气候的浮沉，而用以调治于病人，就可看到这种方法是确实有效的。所谓"观于冥冥"，是说荣卫气血的变化虽不显露于外，而医生却能懂得。这就是把太阳的寒温、月亮的盈亏、四时气候的浮沉等情况，综合起来以调整病人。因此医生就常能预见病情，然而疾病并未显露于外，所以是"观于冥冥"。所谓"通于无穷"，是说医生的高超技术可以流传于后世，这就是医生不同于一般人的地方。然而病情是不显露在表面的，所以一般人都不容易发现，看不到形迹，尝不出味道，所以叫"冥冥"，好像神灵一般。虚邪，就是四时八节的虚邪贼风。正邪，就是人在劳累时汗出腠理开，偶尔遭受虚风。正邪伤人轻微，没有明显感觉，也无明显病状表现，所以一般医生观察不出病情。技术高明的医生，在疾病初起，三部九候之脉气都调和而未败坏之时，就给予早期救治，所以称为高明的医生。庸俗的医生是要等疾病已经形成，甚或至于恶化阶段，才进行治疗。等到病成阶段才治疗，就是不懂得三部九候的相得相失导致的。要明了疾病之所在，必须从三部九候的脉象中详细诊察，知道疾病的变化，才能进行早期治疗。所以说掌握三部九候，好像看守门户一样重要，虽然外表尚未见到病情，而医者已经知道疾病的形迹了。

原典

帝曰：余闻补泻，未得其意。

岐伯曰：泻必用方，方者，以气方盛也，以月方满也，以日方温也，以身方定也，以息方吸而内针，乃复候其方吸而转针，乃复候其方呼而徐引针，故曰泻必用方，其气而行焉。补必用员[1]，员者行也，行者移也，刺必中其荣，复以吸排针也。故员与方，排针也。故养神者，必知形之肥瘦，荣卫血气之盛衰。血气者，人之神，不可不谨养。

帝曰：妙乎哉论也。合人形于阴阳四时，虚实之应，冥冥之期，其非夫子孰能通之？然夫子数言形与神，何谓形？何谓神？愿卒闻之。

岐伯曰：请言形，形乎形，目冥冥。问其所病，索之于经，慧然[2]在前，按之不得，不知其情，故曰形。

帝曰：何谓神？

岐伯曰：请言神。神乎神，耳不闻，目明心开而志先，慧然独悟，口弗能言，俱视独见，适若昏，昭然[3]独明，若风吹云，故曰神。三部九候为之原，九针之论不必存也。

注释

① 员：即圆。

② 慧然：清晰的样子。

③ 昭然：显著、明显的样子。

译文

黄帝道：我听说针法有补泻二法，但不懂它的意义。

岐伯说：泻法必须掌握一个"方"字。所谓"方"，就是正气方盛，月亮方满，天气正温和，身心尚安稳的时候，并且要在病人吸气时进针，再等到他吸气时转针，还要等他呼气时慢慢拔出针来。所以说"泻必用方"，才能发挥泻的作用，使邪气泻去而正气运行。补法必须掌握一个"圆"字。所谓"圆"，就是行气。行气就是导移其气以至病所，针刺时须达到荣分，还要在病人吸气时拔针。所谓圆与方的行针，都要用排针之法。所以一个技术高超有修养的医生，必须明了病人形体的肥瘦，荣卫血气的盛衰。因为血气是人之神的物质基础，不可不谨慎地保养。

黄帝道：讲得好极了！把人的形体和阴阳四时结合起来，感应无形的病况之虚实，要不是先生，谁能明白呢？然而先生多次说到形和神，究竟什么叫形？什么叫神？请你详尽地讲讲。

岐伯说：请让我先讲形。所谓形，就是反映于外的体征，体表只能察之概况，但只要问明发病的原因，再仔细诊察经脉变化，则病情就清楚地摆在面前，要是按寻之仍不可得，那么便不容易知道它的病情了，因外部有形迹可察，所以叫作形。

黄帝道：什么叫神？

岐伯说：请让我再讲神。

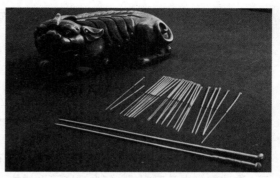

针 具

所谓神，就是耳不闻杂声，目不见异物，心志开朗，非常清醒地领悟其中的道理，但这不是用言语所能表达的。有如观察一种东西，大家都在看，但只是自己看得真，刚才还好像很模糊的东西，突然明显起来，好像风吹云散，这就叫作神。对神的领会，是以三部九候脉法为本源的，真能达到这种地步，九针之论，就不必太拘泥了。

离合真邪论篇第二十七

原典

黄帝问曰：余闻九针九篇，夫子乃因而九之，九九八十一篇，余尽通其意矣。经言气之盛衰，左右倾移，以上调下，以左调右，有余不足，补泻于荥输^①，余知之矣。此皆荥卫之倾移，虚实之所生，非邪气从外入于经也。余愿闻邪气之在经也，其病人何如？取之奈何？

岐伯对曰：夫圣人之起度数，必应于天地，故天有宿度^②，地有经水，人有经脉。天地温和，则经水安静；天寒地冻，则经水凝泣^③；天暑地热，则经水沸溢；卒风暴起，则经水波涌而陇起。夫邪之入于脉也，寒则血凝泣，暑则气淖泽，虚邪因而入客，亦如经水之得风也，经之动脉，其至也亦时陇起，其行于脉中循循然^④，其至寸口中手也，时大时小，大则邪至，小则平，其行无常处，在阴与阳，不可为度，从而察之，

注释

① 荥：指小水成流。输：指水流渐大可输送、灌注。此处指荥穴和输穴，是人体五腧穴中的两个穴位。

② 宿度：解释天空中标志星宿位置的度数。

③ 凝泣："凝泣"当作"凝涩"。

④ 循循然：有顺序、规则的样子。

三部九候，卒然逢之，早遏其路，吸则内针，无令气忤；静以久留，无令邪布；吸则转针，以得气为故；候呼引针，呼尽乃去；大气皆出，故命曰泻。

译文

黄帝问道：我听说九针有九篇，而先生又从九篇上加以发挥，演绎成九九八十一篇，我已经完全领会它的精神了。《针经》上说的气之盛衰，左右偏盛，取上以调下，取左以调右，有余不足，在荥输之间进行补泻，我也懂得了。这些都是由荣卫偏盛、气血虚实而形成的，并不是邪气侵入经脉而发生的。我希望知道邪气侵入经脉时，病人的症状怎样？又怎样治疗？

岐伯回答说：一个有修养的医生，制定治疗法则时，必定体察于自然的变化。如天有宿度，地有江河，人有经脉。天地之气温和，则江河之水安静平稳；天气寒冷，则水冰地冻，江河之水凝涩不流；天气酷热，则江河之水沸腾洋溢；暴风骤起，则使江河之水波涛汹涌。同样，病邪侵入经脉，寒则使血行滞涩，热则使血气滑润流利，要是虚邪贼风侵入，也像江河之水遇到暴风一样，经脉的搏动也会出现波涌隆起的现象。虽然血气在经脉中有规律地流动，但在寸口处，指下则感觉时大时小，大即表示病邪盛，小即表示病邪退，邪气运行，没有一定规律，或在阴经或在阳经，应进一步用三部九候的方法检查，一旦察知邪气所在，应及早治疗，阻止它进一步发展。在吸气时进针，勿使气逆，且要留针静候其气，不让病邪扩散；吸气时转捻其针，以得气为目的；然后等病人呼气时，慢慢起针，呼气尽时，将针取出。这样，大邪之气尽随针外泄，所以叫作泻。

原典

帝曰：不足者补之，奈何？

岐伯曰：必先扪而循之，切而散之，推而按之，弹而怒之，抓而下之，通而取之，外引其门，以闭其神。呼尽内针，静以久留，以气至为故。如待所贵，不知日暮，其气以至，适而自护，候吸引针，气不得出。各在其处，推阖①其门，令神气存，大气留止，故命曰补。

帝曰：候气奈何？

岐伯曰：夫邪去络入于经也，舍于血脉之中，其寒温未相得，如涌波之起也，时来时去，故不常在。故曰方其来也，必按而止之，止而取之，无逢其冲而泻之。真气者，经气也，经气太虚，故曰其来不可逢，此之谓也。故曰候邪不审，大气已过，泻之则真气脱，脱则不复，邪气复至，而病益蓄，故曰其往不可追，此之谓也。不可挂以发②者，待邪之至时而发针泻矣，若先若后者，血气已尽，其病不可下，故曰知其可取如发机，不知其取如扣椎③。故曰知机道者不可挂以发，不知机者扣之不发，此之谓也。

卷　八

注释

① 推阖：按压封闭，针刺时按压所刺穴孔，不使经气外泄的手法。

② 挂以发：即挂之以发。挂，挂在墙上，毫无准备。

③ 扣椎：敲打木椎。

译文

黄帝问：不足之虚证怎样用补法？

岐伯说：首先用手抚摸穴位，然后以指按压穴位，再用手指揉按周围肌肤，进而用手指弹其穴位，使脉络怒张，左手按闭孔穴，不让正气排出。在病人呼气将尽时进针，静候其气，稍久留针，以得气为目的。就像等待贵客一样，忘记早晚，当得气时，要好好保护，等病人吸气时，拔出其针，那么正气就不会排出了；出针以后，应在其孔穴上揉按，使针孔关闭，真气存内，大经之气留于营卫而不排出，这便叫作补。

黄帝问：对邪气怎样诊候呢？

岐伯说：当邪气从络脉进入经脉，留舍于血脉中，或寒或温，真邪尚未相合，所以脉气波动，忽起忽伏，时来时去，无有定处。所以说邪气方来，必须按而止之，阻止它的发展，用针排出，但不要在邪气冲盛时用针排出。正当邪气冲突，遂用泻法，反使经气大虚，所以说气虚的时候不可用泻法，就是指此而言。因此，诊候邪气不能审慎，当大邪之气已经过去，再用泻法，则反使真气虚脱，真气虚脱则不能恢复，而邪气益甚，那病更加重了。所以说，邪气已经离去，不可再用泻法，说的就是这个意思。阻止邪气，使用泻法，是间不容发的事，须待邪气初至时，随即下针排出，在邪至之前或在邪去之后用泻法，都是不适时的，非但不能去邪，反使血气受伤，病也不易消退。所以说，懂得用针的，像拨动弩机一样机智灵活，不善于用针的，就像敲击木椎，顽钝不灵。所以说，识得机微之道的，毫不迟疑，不知机微之道的，纵然时机已到，也不会下针，就是这个意思。

原典

帝曰：补泻奈何？

岐伯曰：此攻邪也，疾出以去盛血，而复其真气。此邪新客，溶溶①未有定处也，推之则前，引之则止，逆而刺之，温血也，刺出其血，其病立已。

帝曰：善。然真邪以合，波陇不起，候之奈何？

岐伯曰：审扪循②三部九候之盛虚而调之，察其左右上下相失及相减者，审其病脏以期之。不知三部者，阴阳不别，天地不分，地以候地，天以候天，人以候人，调之中府，以定三部。故曰刺不知三部九候病脉之处，虽有大过且至，工不能禁也。诛罚③无过，命曰大惑，反乱大经，真不可复。用实为虚，以邪为真，用针无义，反为气贼，夺人正气，以从为逆，荣卫散乱，真气已失，邪独内著，绝人长命，予人夭殃。不知三部九候，故不能久长。因不知合之四时五行，因加相胜，释邪攻正，绝人长命。邪之新客来也，未有定处，推之则前，引之则止，逢而泻之，其病立已。

注释

① 溶溶：指宽广的样子或河水流动的样子。

② 扪循：即扪按循摸。扪，按，摸。循，依照沿袭。

③ 诛罚：责罚，惩治。

译文

黄帝问：怎样进行补泻呢？

岐伯说：应以攻邪为主。应该及时刺出盛血，以恢复正气，因为病邪刚刚侵入，流动未有定处，推之则前进，引之则留止，迎其气而泻之，以出其毒血，血出之后，病就立即会好。

黄帝道：讲得好！假如到了病邪和真气并合以后，脉气不见波动，那么怎样诊察呢？

岐伯说：仔细审察三部九候的盛衰虚实而调治。检查的方法，在它左右上下各部分，观察有无不相称或特别减弱的地方，就可知道病在哪一脏腑，等病气发作了就刺这里。假如不懂得三部九候，则阴阳不能辨别，上下不能分清，更不知从下部脉以诊下，从上部脉以诊上，从中部脉以诊中，结合胃气多

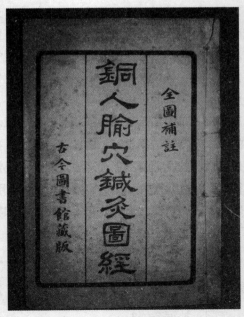

《铜人腧穴针灸图经》

少有无来确定疾病在哪一部。所以说，针刺而不知三部九候以了解病脉之处，则虽然有大邪为害，但医生也没有办法来事先防止。如果诛罚无过，不当泻而泻之，这就叫作"大惑"，反而扰乱脏腑经脉，使真气不能恢复，把实证当作虚证，把邪气当作真气，用针毫无道理，反助邪气为害，剥夺病人正气，使顺证变成逆证，使病人荣卫散乱，真气散失，邪气独存于内，断送病人的性命，给人带来莫大的祸殃。这种不知三部九候的医生，是不能够久长的，因为不知配合四时五行因加相胜的道理，会放过邪气，伤害正气，以致断绝病人性命。病邪侵入人体，在没有定着一处之前，推它就向前，引它就阻止，迎其气而泻之，其病是可以立刻好的。

通评虚实论篇第二十八

原典

黄帝问曰：何谓虚实？

岐伯对曰：邪气盛则实[①]，精气夺则虚[②]。

帝曰：虚实何如？

岐伯曰：气虚者，肺虚也，气逆者，足寒也，非其时则生，当其时则死。余脏皆如此。

帝曰：何谓重实？

岐伯曰：所谓重实者，言大热病，气热脉满，是谓重实。

帝曰：经络俱实何如？何以治之？

岐伯曰：经络皆实，是寸脉急而尺[③]缓也，皆当治之，故曰：滑则从，涩则逆也。夫虚实者，皆从其物类始，故五脏骨肉滑利，可以长久也。

帝曰：络气不足，经气有余，何如？

岐伯曰：络气不足，经气有余者，脉口热而尺寒[④]也，秋冬为逆，春夏为从，治主病者。

帝曰：经虚络满，何如？

岐伯曰：经虚络满者，尺热满脉口寒涩也，此春夏死，秋冬生也。

帝曰：治此者奈何？

岐伯曰：络满经虚，灸阴刺阳；经满络虚，刺阴灸阳。

注释

①邪气盛则实：邪气，指风寒暑湿之邪，邪盛则为实证。

②精气夺则虚：精气，指人体的正气；夺，是虚损的意思。即正气被伤，就是虚证。

③尺：尺肤的简称，是人体部位名，指两手肘关节，即尺泽穴下至寸口处的皮肤。

④脉口热而尺寒：用热来代表热象的脉，寒代表寒涩的脉。即寸口脉滑而尺脉涩滞。

译文

黄帝问道：什么叫作虚实呢？

岐伯答说：邪气盛，就是实证，正气被伤，就是虚证。

黄帝问：那么虚实的情况各是什么样的呢？

岐伯说：肺主气，气虚，实质上是肺虚，必定发生气逆足寒的症状。如果不是在肺相克的时令，则病好治；如遇相克的时令，病人就会死。其余各脏的虚实，也是同样。

黄帝问：怎样叫作重实？

岐伯说：所谓重实，是说大热病人，邪气甚热，脉象又极盛满，这就叫作重实。

黄帝道：经络俱实情况是怎样的？用什么方法治疗？

岐伯说：所谓经络俱实，是指寸脉急而尺脉缓，经与络都应该治疗。所以说脉滑象征着气血畅盛，叫作顺；脉涩象征着气血虚滞，叫作逆。大凡人体虚实的情况和生物是一样的，就是说呈现圆润现象的都为生，呈现枯涩现象的都为死。若一个人五脏骨肉滑利，生命是可以长久的。

黄帝道：络气不足、经气有余的情况怎样？

岐伯说：所谓络气不足、经气有余，是指寸口脉热而尺脉寒的情况。秋冬之时见到这种现象的，为逆；而在春夏之时，就为顺了。需要治疗的是主病的逆象。

黄帝问：经虚络实的情况怎样？

岐伯说：所谓经虚络实，是指尺脉热满而脉口寒涩，这种现象，若在春夏则死，若在秋冬则生。

黄帝问：怎样治疗这种病呢？

岐伯说：络实经虚的，灸阴刺阳；经实络虚的，刺阴灸阳。

原典

帝曰：何谓重虚？

岐伯曰：脉虚、气虚、尺虚，是谓重虚。

帝曰：何以治之？

岐伯曰：所谓气虚者，言无常也。尺虚者，行步恇然①。脉虚者，不象阴也。如此者，滑则生，涩则死也。

帝曰：寒气暴上，脉满而实，何如？

岐伯曰：实而滑则生，实而逆则死。

帝曰：脉实满，手足寒，头热，何如？

岐伯曰：春秋则生，冬夏则死。脉浮而涩，涩而身有热者死。

帝曰：其形尽满何如？

岐伯曰：其形尽满者，脉急大坚，尺涩而不应也。如是者，故从则生，逆则死。

帝曰：何谓从则生，逆则死？

岐伯曰：所谓从者，手足温也；所谓逆者，手足寒也。

帝曰：乳子而病热，脉悬小者何如？

岐伯曰：手足温则生，寒则死[2]。

帝曰：乳子中风热，喘鸣肩息者，脉何如？

岐伯曰：喘鸣肩息者，脉实大也，缓则生，急则死。

卷 八

注释

① 恇然：怯弱无力的样子。

② 手足温则生，寒则死：四肢皆禀气于胃，所以阳受气于四末，如果手足温暖，说明胃气犹存，有生的希望；如果手足冰凉，说明胃气已绝，病重难治。

译文

黄帝问：什么叫作重虚？

岐伯说：脉虚、气虚、尺虚，这就叫作重虚。

黄帝问：怎样辨别呢？

岐伯说：所谓气虚，是由于膻中之气不足，表现为语言不能连续；所谓尺虚，是尺脉脆弱，表现为行步怯弱无力；所谓脉虚，是气血都弱，阴阳不能应象。所有表现出上面这些现象的病人，脉象滑利的，可以生；如果脉象涩滞，就会死。

黄帝问：寒气上攻，脉气盛满而实，情况怎样？

岐伯说：脉实而有滑利之象的主生，脉实而有逆涩之象的主死。

黄帝问：脉象实满，手足皆寒，头部热，情况如何？

岐伯说：在春秋可生，在冬夏就会死。有一种脉象浮而涩，脉涩而身又发热的也会死。

黄帝问：身形虚浮肿胀的情况怎样？

岐伯说：所谓身形虚浮肿胀，是指脉口急大而坚，尺脉却反涩滞，像这样，顺就可生，逆就会死。

黄帝问：怎样叫顺则生、逆则死？

岐伯说：所谓顺，就是手足温和；所谓逆，就是手足寒冷。

黄帝问：新产后的孩子而患热病，脉象悬小，它的变化怎样？

岐伯说：手足温暖的可生，如手足寒冷，就会死。

黄帝问：孩子中风热，出现喘息有声、张口抬肩的症状，脉象怎样？

岐伯说：脉象浮缓，尚有胃气的，可生；如果脉现小急，是真脏脉现，就会死。

原典

帝曰：肠澼①便血，何如？

岐伯曰：身热则死，寒则生。

帝曰：肠澼下白沫，何如？

岐伯曰：脉沉则生，脉浮则死。

帝曰：肠澼下脓血，何如？

岐伯曰：脉悬绝则死，滑大则生。

帝曰：肠澼之属，身不热，脉不悬绝，何如？

岐伯曰：滑大者曰生，悬涩者曰死，以脏期之②。

帝曰：癫疾何如？

岐伯曰：脉搏大滑，久自已；脉小坚急，死不治。

帝曰：癫疾之脉，虚实何如？

岐伯曰：虚则可治，实则死。

帝曰：消瘅③虚实何如？

岐伯曰：脉实大，病久可治；脉悬小坚，病久不可治。

注释

① 肠澼：中医古病证名，痢疾的一种，大便脓血之病证，可见于痢疾、溃疡性结肠炎、痔漏等肠道疾病，现在辨证为寒痢。

② 以脏期之：指以五脏相克之日来定死期。

③ 消瘅：即消渴病。消，消耗；瘅，内热。

译文

黄帝问：肠中赤痢的变化怎样？

岐伯说：痢兼发热的，则死；身体寒冷不发热的，则生。

黄帝问：肠澼而下白沫的，其变化怎样？

岐伯说：脉象沉稳的则可生，脉象轻浮的，则不可治，是死症。

黄帝问：肠澼而脓血俱下的，其变化又如何呢？

岐伯说：脉象小涩的会死；滑大的则生。

黄帝问：如果身不热，脉不小涩，又如何呢？

岐伯说：脉象滑大的可生；脉象涩小的，则死。至于死在什么时候，那要根据五脏克胜之日来确定。

黄帝问：癫疾的情况怎样？

岐伯说：脉象搏击，但大而且滑的，经过一段时间可以治好；如果脉象小而且坚急的，那是实结不通，就将死而不可以治了。

黄帝问：癫疾之脉，虚实情况怎样？

岐伯说：脉象虚缓的可治，而坚实的就会死。

黄帝问：消瘅病的虚实情况怎样？

岐伯说：脉象实大的，病虽长久，但可以治愈；假如脉象悬小而坚，病的时间又较长，那就不能治了。

原典

帝曰：形度、骨度、脉度、筋度，何以知其度也？

帝曰：春亟治经络；夏亟治经腧；秋亟治六腑；冬则闭塞，闭塞者，用药而少针石也。所谓少针石者，非痈疽之谓也，痈疽不得顷时回，痈不知所，按之不应手，乍来乍已，刺手太阴傍三痏与缨脉各二[①]。掖痈大热，刺足少阳五；刺而热不止，刺手心主三，刺手太阴经络者，大骨之会各三。暴痈[②]筋缓，随分而痛，魄汗不尽，胞气不足，治在经腧。

腹暴满，按之不下，取手太阳经络者，胃之募[③]也，少阴腧去脊椎三寸傍五，用员利针。霍乱，刺腧傍五，足阳明及上傍三。刺痫惊脉五，针手太阴各五，刺经太阳五，刺于少阴经络傍者一，足阳明一，上踝五寸刺三针。

凡治消瘅仆击，偏枯痿厥，气满发逆[④]，肥贵人，则高粱之疾也。隔塞闭绝，上下不通，则暴忧之疾也。暴厥而聋，偏塞闭不通，内气暴薄也。不从内，外中风之病，故瘦留著也。蹠跛[⑤]，寒风湿之病也。

黄帝曰：黄疸，暴痛，癫疾厥狂，久逆之所生也。五脏不平，六腑闭塞之所生也。头痛耳鸣，九窍不利，肠胃之所生也。

注释

①痏：针灸后留下的伤痕。

缨脉：人体部位名，指足阳明脉近颔下系冠带之处。

②痈：一种皮肤和皮下组织的化脓性炎症。

③募：通"膜"，指胸腹部经气结聚的地方。

④气满发逆：气满，指气急而粗；发逆，即上逆。

⑤蹠跛：蹠，指脚；跛，行不正；蹠跛，即跛行的意思。

译文

黄帝说：形度、骨度、脉度、筋度，怎样才测量得出来呢？

黄帝说：春季治病取用络穴，夏季治病用各经的腧穴，秋季治病用六腑的合穴；冬季是闭塞的季节，既已闭塞就要多用药品，少用针石。但少用针石，不是指痈疽等病说的，痈疽等病，是顷刻也不许迟疑的。痈毒初起，不知它发在何处，按之也找不到，痛的地方又不在一个地方，在这种情况下，可在手太阴之旁三刺，颈部左右各两刺。腋痛的病人，全身大热，应刺足少阴五次，针刺以后，如热仍不退，可刺手心主三次，刺手太阴经的络穴和肩贞穴各三次。急性痛疽，筋缩，随着痛疽的分肉而痛，痛得汗出不止，这是由于膀胱经气不足，应该针刺其经的腧穴。

腹部突然胀痛，按之不减的，应取手太阳经的络穴，即胃的募穴和少阴肾腧穴五次，用圆利针。霍乱，刺肾腧两旁的志室穴五次和足阳明胃腧及肾腧两旁胃仓穴各三次。癫痫惊风，针手太阴经的经渠穴五次；刺手太阳小肠经的阳谷穴五次；刺手少阴经络旁的支正穴一次；刺足阳明经解溪穴一次；刺足踝上五寸的筑宾穴三次。

凡诊治消瘅、突然跌倒、半身不遂、气逆、气满等病，如果是肥丰的贵人，是吃肉类精米太多所造成的。隔噎就气闭不行，上下不通，那是暴怒或忧虑所引起的病。突然厥逆，不知人事，耳聋，大小便不通，那是内气上迫引起的病。有的病，不从内起，外中风寒，因为风邪留滞，久之化热，肌肉消瘦，是极其明显的。有的人行走偏跛，那是因为着寒或是风湿而形成的病。

黄帝道：黄疸，突然发生剧痛、癫狂、气逆等病，是由于经脉之气久逆于上所造成的。五脏不和，是由于六腑闭塞所造成的。头痛、耳鸣、九窍不利，是由于肠胃病变所造成的。

何为四象

中国古代将天空分成东、北、西、南、中区域，称东方为苍龙象，北方为玄武象，西方为白虎象，南方为朱雀象，是为"四象"。这种"四象"是古人把每一个方位的七宿联系起来加以想象而成的四种动物的形象。如东方苍龙，角宿像龙角，氐、房宿像龙身，尾宿像龙尾。南方朱雀则以井宿到轸宿像鸟，柳宿为鸟嘴，星宿为鸟颈，张宿为嗉，翼宿为羽翮。

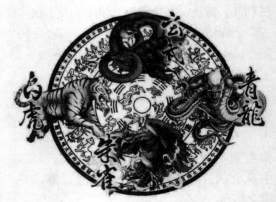

四象图

后来古人又将其与阴阳、五行、五方、五色相配，故有东方青龙、西方白虎、南方朱雀、北方玄武之说。

太阳明论篇第二十九

原典

黄帝问曰：太阴阳明为表里，脾胃脉也，生病而异者何也？

岐伯对曰：阴阳异位，更①虚更实，更逆更从，或从内，或从外，所从不同，故病异名也。

帝曰：愿闻其异状也。

岐伯曰：阳者，天气也，主外；阴者，地气也，主内。故阳道实，阴道虚。故犯贼风虚邪者，阳受之；食饮不节，起居不时者，阴受之。阳受之则入六府，阴受之则入五脏。入六腑则身热不时卧，上为喘呼；入五脏则腫②满闭塞，下为飧泄，久为肠澼。故喉主天气，咽主地气。故阳受风气，阴受湿气。故阴气从足上行至头，而下行循臂至指端；阳气从手上行至头，而下行至足。故曰阳病者上行极而下，阴病者下行极而上。故伤于风者，上先受之；伤于湿者，下先受之。

译文

黄帝问道：太阴、阳明两经，互为表里，是脾胃所属的经脉，而所生的疾病不同，是什么道理？

岐伯回答说：太阴属阴经，阳明属阳经，两经循行的部位不同，四时的虚实顺逆不同，病或从内生，或从外入，发病原因也有差异，所以病名也就不同。

黄帝道：我想知道它们不同的情况。

岐伯说：人身的阳气，犹如天气，主卫护于外；阴气，犹如地气，主营养于内。所以阳气性刚多实，阴气性柔易虚。所以凡是贼风虚邪伤人，外表阳气先受侵害；饮食起居失调，内在阴气先受损伤。阳分受邪，往往传入六腑；阴气受病，每多累及五脏。邪入六腑，可见发热不得安卧，气上逆而喘促；邪入五脏，则见脘腹胀满，闭塞不通，在下为大便泄泻，病久而产生痢疾。喉主呼吸而通天气，咽吞饮食而连地气。因此阳经易受风邪，阴经易感湿邪。手足三阴经脉之气，从足上行至头，再向下沿臂膊到达指端；手足三阳静脉之气，从手上行至头，再向下行到足。所以说，阳经的病邪，先上行至极点，再向下行；阴经的病邪，先下行至极点，再向上行。因此风邪为病，上部先感受；湿邪成疾，下部先侵害。

注释

① 更：此处为"或"的意思。

② 腫：肿胀。

原典

帝曰：脾病而四支不用①，何也？

岐伯曰：四支皆禀气于胃，而不得至经，必因于脾，乃得禀也。今脾病不能为胃行其津液，四支不得禀水谷气，气日以衰，脉道不利，筋骨肌肉，皆无气以生，故不用焉。

帝曰：脾不主时何也？

岐伯曰：脾者土也，治中央，常以四时长四脏，各十八日寄治，不得独主于时也。脾脏者常著胃土之精也，土者生万物而法天地，故上下至头足，不得主时也。

帝曰：脾与胃以膜相连耳，而能为之行其津液何也？

岐伯曰：足太阴者三阴也。其脉贯胃属脾络嗌②，故太阴为之行气于三阴。阳明者表也，五脏六府之海也，亦为之行气于三阳。脏腑各因其经而受气于阳明，故为胃行其津液。四支不得禀水谷气，日以益衰，阴③道不利，筋骨肌肉无气以生，故不用焉。

注释

① 用：本指使人或物发挥其功能。此处为使四肢发挥功能。

② 嗌：指咽喉。

③ 阴：阴经。

译文

黄帝道：脾病会引起四肢功能丧失，这是什么道理？

岐伯说：四肢都要承受胃中水谷精气以濡养，但胃中精气不能直接到达四肢经脉，必须依赖脾气的传输，才能营养四肢。如今脾有病不能为四肢输送水谷精气，四肢失去营养，则经气日渐衰减，经脉不能畅通，筋骨肌肉都得不到濡养，因此便丧失正常的功能。

黄帝道：脾脏不能主旺一个时季，是什么道理？

岐伯说：脾在五行中属土，主管中央之位，分旺于四时以长养四脏，在四季之末各旺十八日，故脾不单独主旺于一个时季。由于脾脏经常为胃传输水谷精气，譬如天地养育万物一样。所以它能从上到下，从头到足，输送水谷之精于全身各部分，而不专主旺于一个时季。

黄帝道：脾与胃仅以一膜相连，而脾能为胃转输津液，这是什么道理？

岐伯说：足太阴脾经，属三阴，它的经脉贯通到胃，连属于脾，环绕咽喉，所以脾能把胃中水谷之精气输送到手足三阴经。足阳明胃经，为脾经之表，是供给五脏六腑营养之处，所以胃也能将太阴之气输送到手足三阳经。五脏六腑各通过脾经以接受胃中的精气，所以说脾能为胃运行津液。如四肢得不到水谷经气的滋养，经气便日趋衰减，脉道不通，筋骨肌肉都失去营养，因而也就丧失正常的功用了。

阳明脉解篇第三十

原典

黄帝问曰：足阳明之脉病，恶人与火，闻木音则惕然而惊，钟鼓不为动。闻木音而惊，何也？愿闻其故。

岐伯对曰：阳明者胃脉也，胃者，土也，故闻木音而惊者，土恶木也。

帝曰：善。其恶火何也？

岐伯曰：阳明主肉，其脉血气盛，邪客之则热，热甚则恶火。

帝曰：其恶人何也？

岐伯曰：阳明厥则喘而惋①，惋则恶人。

帝曰：或喘而死者，或喘而生者，何也？

岐伯曰：厥逆连脏则死，连经则生。

帝曰：善。病甚则弃衣而走，登高而歌，或至不食数日，逾垣上屋，所上之处，皆非其素②所能也，病反能者何也？

岐伯曰：四支者，诸阳之本也，阳盛则四支实，实则能登高也。

帝曰：其弃衣而走者，何也？

岐伯曰：热盛于身，故弃衣欲走也。

帝曰：其妄言骂詈，不避亲疏而歌者，何也？

岐伯曰：阳盛则使人妄言骂詈，不避亲疏，而不欲食，不欲食，故妄走也。

注释

① 惋：叹惜，憾恨，此处意为心中郁闷。

② 素：平时，平素。

译文

黄帝问道：足阳明的经脉发生病变，厌恶人声与火光，听到木器响动的声音就受惊，却不为钟鼓的声音所惊动。为什么听到木音就惊惕？我希望听听其中道理。

岐伯回答说：足阳明是胃的经脉，属土。所以听到木音而惊惕，是因为土恶木克的缘故。

黄帝道：好！那么恶火是为什么呢？

岐伯说：足阳明经主肌肉，其经脉多血多气，外邪侵袭则发热，热重所以恶火。

黄帝道：他厌恶见人是什么道理？

岐伯说：足阳明经气上逆，则呼吸喘促，心中郁闷，所以不喜欢见人。

黄帝道：有的阳明厥逆喘促而死，有的虽喘促而不死，这是为什么呢？

岐伯说：经气厥逆若累及于内脏，则病深重而死；若仅连及外在经脉，则病轻浅可生。

黄帝道：好！有的阳明病重之时，病人把衣服脱掉乱跑乱跳，登上高处狂叫唱歌，或者数日不进饮食，并能够越墙上屋，而所登上之处，都是其平素所不能的，有了病反而能够上去，这是什么原因？

岐伯说：四肢是阳气的根本。阳气盛则四肢充实，所以能够登高。

黄帝道：那么不穿衣服而到处乱跑是为什么？

岐伯说：身热过于亢盛，所以不穿衣服而到处乱跑。

黄帝道：胡言乱语骂人，不避亲疏而随便唱歌，是什么道理？

岐伯说：阳热亢盛而扰动心神，故使其神智失常，胡言乱语，斥骂别人，不避亲疏，并且不知道吃饭，所以便到处乱跑。

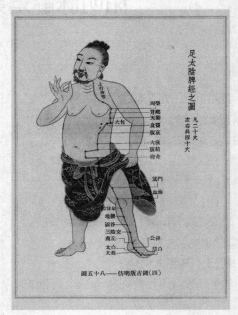

足太阴脾经古图

卷　九

热论篇第三十一

原典

黄帝问曰：今夫热病者，皆伤寒①之类也，或愈或死，其死皆以六七日之间，其愈皆以十日以上者，何也？不知其解，愿闻其故。

岐伯对曰：巨阳者，诸阳之属也。其脉连于风府，故为诸阳主气也。人之伤于寒也，则为病热，热虽甚不死，其两感②于寒而病者，必不免于死。

注释

①伤寒：是外感性热病的总称，有广义和狭义两种。广义的伤寒，是由于感受四时邪气引起的外感性热病；狭义的伤寒是指由于感受邪气引起的外感性热病。

帝曰：愿闻其状。

岐伯曰：伤寒一日，巨阳受之，故头项痛，腰脊强。二日，阳明受之。阳明主肉，其脉挟鼻络于目，故身热，目痛而鼻干，不得卧③也。三日，少阳受之，少阳主胆，其脉循胁络于耳，故胸胁痛而耳聋。三阳经络皆受其病，而未入于脏④者，故可汗而已。四日，太阴受之，太阴脉布胃中，络于嗌，故腹满而嗌干。五日，少阴受之，少阴脉贯肾，络于肺，系舌本，故口燥舌干而渴。六日，厥阴受之。厥阴脉循阴器而络于肝，故烦满而囊缩⑤。三阴三阳，五脏六腑皆受病，荣卫不行，五脏不通，则死矣。其不两感于寒者，七日，巨阳病衰，头痛少愈。八日，阳明病衰，身热少愈。九日，少阳病衰，耳聋微闻。十日，太阴病衰，腹减如故，则思饮食。十一日，少阴病衰，渴止不满，舌干已而嚏。十二日，厥阴病衰，囊纵，少腹微下，大气皆去，病日已矣。

② 两感：指表里两经同时感受邪气发病，如太阳和少阴两经同时感邪。

③ 不得卧：阳明受邪，经气壅滞，影响到腑，使胃不安和，所以不得卧。

④ 未入于脏：人体的经脉，阳经属腑，阴经连于脏。未入于脏，说明邪气还在肌表，未及三阴。

⑤ 烦满而囊缩：指烦闷、阴囊抽缩。足厥阴经经脉环绕阴器、络于肝，所以厥阴受病就会感到烦满而囊缩。

译文

黄帝问道：现在所说的外感发热的疾病，都属于伤寒一类，其中有的痊愈，有的死亡，死亡的往往在六七日之间，痊愈的都在十日以上，这是什么道理呢？我不知是何缘故，想听听其中的道理。

岐伯回答说：太阳经为六经之长，统摄阳分，故诸阳皆隶属于太阳。太阳经连于风府，所以为诸阳主气，主一身之表。人感受寒邪以后，就要发热，发热虽重，却一般不会死亡；如果阴阳二经表里同时感受寒邪而发病，就不免于死亡了。

黄帝说：我想知道伤寒的症状。

岐伯说：伤寒病一日，为太阳经感受寒邪，足太阳经脉从头下项，沿脊抵腰中，所以头项痛，腰脊强直僵硬。二日，阳明经受病，阳明主肌肉，足阳明经脉挟鼻络于目，下行入腹，所以身热目痛而鼻干，不能安卧。三日，少阳经受病，少阳主骨，足少阳经脉循胁肋而上络于耳，所以胸胁痛而耳聋。如果三阳经络都受病，尚未入里入阴的，都可以发汗而愈。四日，太阴经受病，足太阴经脉散布于胃中，上络于咽，所以腹中胀满而咽干。五日，少阴经受病，足少阴经脉贯肾，络肺，上系舌本，所以口燥舌干而渴。六日，厥阴经受病，足厥阴经脉环阴器而络于肝，所以烦闷而阴囊收缩。如果三阴三阳经脉和五脏六腑均受病，以致荣卫不能运行，五脏之气不通，人就要死亡了。如果病不是阴阳表里两感于寒邪的，则第七日，太阳经的病证衰减，头痛稍愈；八日，阳明经病证衰减，身热稍退；九日，少阳经的病证衰减，耳朵将逐渐能听到声音；十日，太阴经的病证衰减，腹满已消，恢复正常，而欲饮食；十一日，少阴经的病证衰减，口不渴，不胀满，舌不干，能打喷嚏；十二日，厥阴经的病证衰减，阴囊松弛，渐从少腹下垂。至此，大邪之气已去，病也逐渐痊愈。

原典

帝曰：治之奈何？

岐伯曰：治之各通其脏脉，病日衰已矣。其未满三日者，可汗而已；其满三日者，可泄而已。

帝曰：热病可愈，时有所遗者，何也？

岐伯曰：诸遗者，热甚而强食之，故有所遗也。若此者，皆病已衰而热有所藏，因其谷气相薄，两热相合，故有所遗也。

帝曰：善。治遗奈何？

岐伯曰：视其虚实，调其逆从，可使必已矣。

帝曰：病热当何治之？

岐伯曰：病热少愈，食肉则复，多食则遗①，此其禁也。

帝曰：其病两感于寒者，其脉应与其病形何如？

岐伯曰：两感于寒者，病一日，则巨阳与少阴俱病，则头痛口干而烦满；二日，则阳明与太阴俱病，则腹满身热，不欲食、谵言②；三日，则少阳与厥阴俱病，则耳聋，囊缩而厥。水浆不入，不知人，六日死。

帝曰：五脏已伤，六腑不通，荣卫不行，如是之后，三日乃死，何也？

岐伯曰：阳明者，十二经脉之长也，其血气盛，故不知人，三日，其气乃尽，故死矣。凡病伤寒而成温者，先夏至日者，为病温，后夏至日者，为病暑。暑当与汗皆出，勿止③。

注释

① 食肉则复，多食则遗：复，病愈而复发的意思。热病之后，脾胃气虚，运化无力，吃肉则不能消化，多吃则消化不完，食物与热相搏结，容易复发。

② 谵言：病中神志不清，胡言乱语。

③ 暑当与汗皆出，勿止：因为出汗，暑邪就能随汗出而解，如果此时止汗只能让暑邪郁于体内，所以不应当止汗。

译文

黄帝说：怎么治疗呢？

岐伯说：治疗时，应根据病在何脏何经，分别予以施治，病将日渐衰退而愈。对这类病的治疗原则，一般病未满三日，而邪犹在表的，可发汗而愈；病已满三日，邪已入里的，可用泻法治愈。

黄帝说：热病已经痊愈，常有余邪不尽，是什么原因呢？

岐伯说：凡是余邪不尽的，都是因为在发热较重时强进饮食，所以有余热遗留。像这样的病，都是病势虽已衰退，可是有余热蕴藏于内，如勉强病人进食，则必因饮食不化而生热，与残存的余热相搏，则两热相合，又重新发热，所以有余热不尽的情况出现。

黄帝说：好，那么怎样治疗余热不尽呢？

岐伯说：应诊察病的虚实，或补或泻，予以适当的治疗，可使其病痊愈。

黄帝说：发热的病人在护理上有什么禁忌呢？

岐伯说：当病人热势稍衰时，吃了肉食，病即复发；如果饮食过多，则出现余热不尽，这都是热病应当禁忌的。

黄帝说：表里同伤于寒邪的两感证，其脉和症状是怎样的呢？

岐伯说：阴阳两经表里同时感受寒邪的两感证，第一日为太阳与少阴两经同时受病，其症状既有太阳的头痛，又有少阴的口干和烦闷；二日，为阳明与太阴两经同时受病，其症状既有阳明的身热谵言妄语，又有太阴的腹满不欲食；三日，为少阳与厥阴两经同时受病，其症状既有少阳之耳聋，又有厥阴的阴囊收缩和四肢发冷。如果病势发展至水浆不入、神昏不知人事的程度，到第六天便死亡了。

黄帝说：病情发展至五脏已伤，六腑不通，荣卫不行，像这样的病，要三天以后死亡，是什么道理呢？

岐伯说：阳明为十二经之长，此经脉的气血最盛，所以病人容易神志昏迷。三天以后，阳明的气血已经竭尽，所以就要死亡。大凡伤于寒邪而成为温热病的，病发于夏至日以前的就称为温病，病发于夏至日以后的就称为暑病。暑病汗出，可使暑热随汗排出，所以暑病汗出，不要制止。

刺热篇第三十二

原典

肝热病者，小便先黄，腹痛多卧，身热。热争，则狂言及惊，胁满痛，手足躁，不得安卧；庚辛甚，甲乙大汗，气逆则庚辛死。刺足厥阴少阳。其逆则头痛员员①，脉引冲头也。

心热病者，先不乐，数日乃热。热争，则卒心痛，烦闷善呕，头痛面赤无汗；壬癸甚，丙丁大汗，气逆则壬癸死。刺手少阴太阳。

脾热病者，先头重，颊痛，烦心颜青，欲呕，身热。热争，则腰痛不可用俯仰，腹满泄，两颔痛；甲乙甚，戊己大汗，气逆则甲乙死。刺足太阴阳明。

肺热病者，先淅然厥，起毫毛，恶风寒，舌上黄，身热。热争，则喘欬，痛走胸膺背，不得大息，头痛不堪，汗出而寒；丙丁甚，庚辛大汗，气逆则丙丁死。刺手太阴阳明，出血如大豆，立已。

肾热病者，先腰痛骺痠②，苦喝数饮，身热，热争，则项痛而强，骺寒且痠，足下热，不欲言，其逆则项痛员员澹澹然③；戊己甚，壬癸大汗，气逆则戊己死。刺足少阴太阳。诸汗者，至其所胜日汗出也。

肝热病者，左颊先赤；心热病者，颜先赤；脾热病者，鼻先赤；肺热病者，右颊先赤；肾热病者，颐④先赤。病虽未发，见赤色者刺之，名曰治未病。热病从部所起者，至期而已；其刺之反者，三周而已，重逆则死。诸当汗者，至其所胜日，汗大出也。

注释

① 员员：语气助词，加强语气，无实际意思。

② 骺痠：小腿发痠。

③ 澹澹然：心神忐忑不安的样子。

④ 颐：面颊，腮。

译文

肝脏发生热病，先出现小便黄，腹痛，多卧，身发热。当气邪入脏，与正气相争时，则狂言惊骇，胁部胀满疼痛，手足躁扰不得安卧；逢到庚辛日，则因木受金克而病重，若逢甲乙日木旺时，便大汗出而热退，若邪气上逆，庚辛日将死。治疗时，应刺足厥阴和足少阳两经。若肝气上逆，则头痛眩晕，这是因热邪循肝脉上冲于头所致。

心脏发热病，先觉心中不愉快，数天后才发热，当热邪入脏与正气相争时，则突然心痛，烦闷，时呕，头痛，面赤，无汗；逢壬癸日，则因火受水克而病重，若逢丙丁日火旺时，便大汗出而热退，若邪气胜脏，病更严重，邪气上逆，壬癸日将死。治疗时，应刺手少阴心和手太阳小肠经。

脾脏发生热病，先觉头重，面颊痛，心烦，额发青，欲呕，身热。当热邪入脏，与正气相争时，则腰痛不可俯仰，腹部胀满而泄泻，两颌疼痛，逢甲乙日木旺时，则因土受木克而病重，若逢戊己日土旺时，便大汗出而热退，若邪气胜脏，甲乙日将死。治疗时，刺足太阴脾经和足阳明胃经。

肺脏发生热病，先感到体表寒冷，毫毛竖立，畏恶风寒，舌苔发黄，全身发热。当热邪入脏，与正气相争时，则气喘咳嗽，疼痛走窜于胸膺背部，不能长呼吸，头痛难以忍受，汗出而恶寒，逢丙丁日火旺时，则因金受火克而病重，若逢庚辛日金旺时，便大汗出而热退，若邪气胜脏，丙丁日将死。治疗时，刺手太阴肺经和手阳明大肠经，使其出血如黄豆大，则病可立愈。

肾脏发生热病，先觉腰痛和小腿发酸，口渴多饮，全身发热。当邪热入脏，与正气相争时，则项痛而僵直，小腿寒冷酸痛，足心发热，不欲言语。若肾气上逆，则项痛头晕而摇动不定，逢戊己日土旺时，则因水受土克而病重，若逢壬癸日水旺时，便大汗出而热退，若邪气胜脏，戊己日将死。治疗时，刺足少阴肾和足太阳膀胱经。以上所说的诸脏之大汗出，都是到了各脏器当旺之日，正胜邪退，故可汗出而愈。

肝脏发生热病，左颊先见赤色；心脏发生热病，额先见赤色；脾脏发生热病，鼻先见赤色；肺脏发生热病，右颊先见赤色；肾脏发生热病，颐先见赤色。病虽还没有发作，但面部已有赤色出现，就应针刺治疗，这叫"治未病"。热病刚开始，只表现在五脏，疾病尚轻浅，及时治疗，到所胜之日，即可痊愈；若治疗不当，就会延长病程，以致过"三周"才能病愈；若一再误治，就会死亡。诸脏热病应当汗出的，都是至其当旺之日，大汗出而病愈。

原典

诸治热病，以饮之寒水，乃刺之，必寒衣之，居止寒处，身寒而止也。

热病先胸胁痛，手足躁，刺足少阳，补足太阴，病甚者为五十九刺①。热病始手臂痛者，刺手阳明太阴而汗出止。热病始于头首者，刺项太阳而汗出止。热病始于足胫者，刺足阳明而汗出止。热病先身重骨痛，耳聋好瞑②，刺足少阴，病甚为五十九刺。热病先眩冒而热，胸胁满，刺足少阴少阳。

太阳之脉，色荣颧骨③，热病也，荣未交，曰今且得汗，待时而已。与厥阴脉争见者，死期不过三日。其热病内连肾，少阳之脉色也。少阳之脉，色荣颊前，热病也，荣未交，曰今且得汗，待时而已，与少阴脉争见者，死期不过三日。

热病气穴：三椎下间主胸中热，四椎下间主鬲中热④，五椎下间主肝热，六椎下间主脾热，七椎下间主肾热，荣在骶⑤也，项上三椎陷者中也。颊下逆颧为大瘕⑥，下牙车为腹满，颧后为胁痛。颊上者，鬲上也。

译文

凡治疗热病，应让病人喝些凉饮后再进行针刺，并且要病人衣服穿得单薄些，居住住于凉爽的地方，以解除表热，如此使热退身凉而病愈。

热病先出现胸胁痛，手足躁扰不安的，是邪在足少阳经，应刺足少阳经以泻阳分之邪，补足太阴经以培补脾土，病重的就用"五十九刺"的方法。热病先手臂痛的，刺手阳明、手太阴二经之穴，汗出则热止。热病开始于足胫的，刺足阳明经的部位，汗出则热止。热病开始发于头部的，刺足太阳颈项部的穴位，汗出则热止。热病先出现身体重、骨节痛、耳聋、昏倦嗜睡的，是发于足少阴的热病，刺足少阴经之穴，病重的用"五十九刺"的方法。热病先出现头眩晕昏冒而后发热，胸胁满的，是病发于足少阳，并将传入足少阴，使阴阳枢机失常，刺足少阴和足少阳二经，使邪从枢转而外出。

太阳经脉之病，红色出现于颧骨部，是热病，若色泽尚未暗晦，病尚轻浅，至其当旺之时，可以得汗出而病愈。若同时又见厥阴经的脉象，死期不过三日，这是因为热病已连于肾，脏兼见少阳脉色。少阳经脉之病，红色出现于面颊前方，这是热病的症状，若色泽尚未暗晦，是病邪尚浅，至其当旺之时，可以得汗出而病愈。若同时又见少阴脉色现于颊部，其死期不过三日。

治疗热病的气穴：第三脊椎下主治胸中的热病，第四脊椎下主治膈中的热病，第五脊椎下主治肝热病，第六脊椎下主治脾热病，第七脊椎下主治肾热病。治疗热病，即取气穴于上，以泻阳邪，当再取气穴于下，以补阴气，在下气取穴在尾骶骨处。项部第三椎以下凹陷处的中央部位是大椎穴。若面颊红色由下上逆到颧骨，为大瘕泄；红色自颊下行至颊车，为腹部胀满；红色见于颧骨后侧，为胁痛；红色见于颊上，为病在膈上。

评热病论篇第三十三

原典

黄帝问曰：有病温者，汗出辄复热而脉躁疾①，不为汗衰，狂言不能食，病名为何？

岐伯对曰：病名阴阳交②，交者，死也。

帝曰：愿闻其说。

岐伯曰：人所以汗出者，皆生于谷，谷生于精。今邪气交争于骨肉而得汗者，是邪却而精胜也。精胜，则当能食而不复热，复热者，邪气也，汗者，精气也；今汗出而辄复热者，是邪胜也，不能食者，精无裨③也，病而留者，其寿可立而倾也。且夫《热论》曰：汗出而脉尚躁盛者死。今脉不与汗相应，此不胜其病也，其死明矣。狂言者是失志，失志者死。今见三死④，不见一生，虽愈必死也。

注释

① 脉躁疾：指脉象躁动急速。

② 阴阳交：阳，指阳热邪气；阴，指阴精正气。

③ 裨：补助、补充的意思。

④ 三死：指汗出复热而不能食、脉躁盛、狂言三种症状。

译文

黄帝问道：得温病的人，出汗以后身体即发热，脉躁动，病情也不因汗出而稍减，并且言语狂乱，不吃东西，这是什么病呢？

岐伯答道：病名叫阴阳交，是一种死症。

黄帝道：希望能听到其中的道理。

岐伯说：人之所以出汗，是由于水谷入胃，化生精微。现在邪气在骨肉之间交争而出汗，这是由于邪气退而精气胜的原因，精气胜就能吃东西，而不再发热；发热是邪气引起的，汗是精气的反映。现在出汗而又发热，说明邪气已经胜于正气了。不吃东西，精气就得不到补充，而精气缺乏，会使热邪更盛。汗出而热留不退，病人的寿命就危在旦夕了。而且《热论》说过：汗出而脉尚躁动旺盛的，则死。现在脉象与出汗不相应，这是精气不能胜于病邪，死亡的征象是明显的。至于言语狂乱，是神志失常的缘故，而神志失常的也会死亡。现在死亡的征象有了三种，而不见一点生机，那么即使病情有好转的迹象，也是必定要死亡的。

....

原典

帝曰：有病身热，汗出烦满，烦满不为汗解，此为何病？

岐伯曰：汗出而身热者，风也；汗出而烦满不解者，厥也，病名曰风厥[1]。

帝曰：愿卒闻之。

岐伯曰：巨阳主气，故先受邪；少阴与其为表里也，得热则上从之[2]，从之则厥也。

帝曰：治之奈何？

岐伯曰：表里刺之，饮之服汤。

帝曰：劳风[3]为病何如？

岐伯曰：劳风法在肺下，其为病也，使人强上，冥视，唾出若涕，恶风而振寒，此为劳风之病。

帝曰：治之奈何？

岐伯曰：以救俯仰。巨阳引[4]。精者三日，中年者五日，不精者七日，咳出青黄涕，其状如脓，大如弹丸，从口中若鼻中出，不出则伤肺，伤肺则死也。

注释

① 风厥：指太阳经受风，精亏不足，少阴虚火上逆而发热汗出，烦闷不解的疾病。

② 上从之：指少阴经虚热随太阳之气上逆。

③ 劳风：指因劳成虚，因虚受风引起的恶风阵寒、颈项僵硬、咳嗽吐浓痰的一种病。

④ 巨阳引：指在太阳经上取穴，进行针刺以引动经气的一种治疗方法。

....

译文

黄帝道：有人身体发热，汗出烦闷，烦闷不因汗出而解，这又是什么病？

岐伯说：汗出而身体发热，是由风邪引起的；汗出而烦闷不解的，是由于气机上逆，这个病名叫作风厥。

黄帝道：希望知晓其中的道理。

岐伯说：太阳经主宰诸阳之气，是一身之表，所以容易先受病邪，而少阴经和太阳经互为表里，如果少阴经受太阳发热的影响，从而随之上逆，便成为厥。

黄帝说：怎样治疗呢？

岐伯说：刺太阳和少阴两经的穴，同时内服汤药。

黄帝道：劳风这种病是怎样的？

岐伯说：劳风发病是在肺下，它的症状是头项僵直，目视不明，吐黏痰，恶风易发寒颤。

黄帝说：怎样治疗呢？

岐伯说：首先要节制动作，注意休息；其次是依靠服药引太阳经的阳气，以解郁闭之邪。通过这样的治疗，青壮年三日可以愈，中年人精气稍衰的，五日可愈，老年或精气不足的，七日可愈。这种病人，会咳出青黄色的痰，样子像稠脓，大小像弹丸。这种稠痰应从鼻中排除才好，如果不能咳出，就要伤肺，伤了肺就会死亡。

原典

帝曰：有病肾风①者，面胕痝然②壅害于言，可刺不？

岐伯曰：虚不当刺，不当刺而刺，后五日其气必至。

帝曰：其至何如？

岐伯曰：至必少气时热，时热从胸背上至头，汗出，手热、口干、苦渴，小便黄，目下肿，腹中鸣，身重难以行，月事不来，烦而不能食，不能正偃③，正偃则咳，病名曰风水，论在《刺法》中。

帝曰：愿闻其说。

岐伯曰：邪之所凑，其气必虚，阴虚者，阳必凑之，故少气时热而汗出也。小便黄者，少腹中有热也。不能正偃者，胃中不和也。正偃则咳甚，上迫肺也。诸有水气者，微肿先见于目下也。

帝曰：何以言？

岐伯曰：水者，阴也，目下，亦阴也；腹者，至阴之所

译文

黄帝道：有患肾风的病人，面部浮肿、目下壅起像卧蚕一般，言语也感到不便，像这样的病人，可以针刺吗？

岐伯说：肾已重虚，不应当用刺法，如已用了刺法，五天后病气必然会来。

黄帝道：病气来了会怎样？

岐伯说：若病气来了，一定会感到气短，时时发热，从胸背上至头部，汗出、手热、多渴、小便色黄、眼睑浮肿、腹中鸣响、身体沉重、行动困难。若病在妇女，月经就会停止，胸闷，不能吃东西，不能仰卧，仰卧就咳嗽得非常厉害，这病叫风水，在《刺法》篇里有详细的论述。

黄帝道：希望你说说这其中的缘由。

岐伯说：邪气的聚集，因为正气的不足。肾阴不足时，阳邪就乘虚聚合在一起，所以短气，时时发热、汗出。小便色黄，这是因为有了内热。不能仰卧，是胃中不和。仰卧就咳嗽加重，是水气向上迫肺。凡是有水气的病人，微肿的预兆可在目下看出。

黄帝说：为什么？

岐伯说：水属阴，目下也属阴，腹部为至阴之处，所以腹中有水，目下必然出

居，故水在腹者，必使目下肿也。真气上逆，故口苦舌干，卧不得正偃，正偃则咳出清水也。诸水病者，故不得卧，卧则惊，惊则咳甚也。腹中鸣者，病本于胃也。薄脾则烦不能食，食不下者，胃脘隔也。身重难以行者，胃脉在足也。月事不来者，胞脉④闭也，胞脉者属心，而络于胞中，今气上迫肺，心气不得下通，故月事不来也。

帝曰：善。

现微肿。真气上逆，所以口苦舌干，不能仰卧。仰卧就会咳出清水。凡是水气病人，都不能仰卧，因为卧后会感到惊恐不安，而惊恐就会使咳嗽加重。腹中鸣响，是由于胃水随经下排。水气波及到脾就会烦闷而不想吃东西。食物不能下咽，是胃中有阻隔。身体沉重，难以行动，是胃的经脉下行于足的缘故。妇女月经不来，是因为胞脉闭塞。胞脉属于心脏，而下络于胞中，现在水气上道迫肺，心气不能下通，所以月经就不来了。

黄帝说：很好。

注释

① 肾风：风热伤肾，肾不能主水，水邪泛滥而出现水肿的一种病。

② 瘾然：肿起的样子。

③ 正偃：偃，仰面倒下。正偃，即仰卧。

④ 胞脉：胞，子宫。胞脉，即子宫的络脉。

逆调论篇第三十四

原典

黄帝问曰：人身非常温也，非常热也，为之热而烦满①者何也？

岐伯对曰：阴气少而阳气胜也，故热而烦满也。

帝曰：人身非衣寒也，中非有寒气也，寒从中生者何？

岐伯曰：是人多痹气也，阳气少阴气多，故身寒如从水中出。

帝曰：人有四肢热，逢风寒如炙如火者何也？

岐伯曰：是人者，阴气虚，阳气盛，四肢者阳也。两阳相得而阴气虚少，少水不能灭盛火，而阳独治。独治者不能生长也，独胜而止耳。逢风而如炙如火者，是人当肉烁②也。

帝曰：人有身寒，汤火③不能热，厚衣不能温，然不冻栗，是为何病？

岐伯曰：是人者，素肾气胜，以水为事④，太阳气衰，肾脂枯不长，一水不能胜两火。肾者水也，而生于骨，肾不生则髓不能满，故寒甚至骨也。所以不能冻栗者，肝一阳也，心二阳也，肾孤脏也，一水不能胜二火，故不能冻栗，病名曰骨痹，是人当挛节也⑤。

帝曰：人之肉苛⑥者，虽近亦絮，犹尚苛也，是谓何疾？

岐伯曰：荣气虚则不仁，卫气虚则不用，荣卫俱虚，则不仁且不用，肉如故也。人身与志不相有，曰死。

卷 九

注释

① 满："满"通"懑"，烦闷。

② 肉烁：证名，阳热亢盛，煎熬津液，久而肌肉瘦削的病证。

③ 汤火：滚水与烈火。

④ 以水为事：即从事水中作业。

⑤ 挛节：证名，骨节拘挛之，为骨痹的外证。

⑥ 肉苛：病名，主要临床表现就是麻木。

译文

黄帝道：人不因衣服穿得过多而温热，却出现发热、烦闷，是为什么？

岐伯回答说：这是由于阴气少而阳气胜，所以发热而烦闷。

黄帝说：有的人穿的衣服并不单薄，也没有为寒邪所中，却总觉得寒气从内而生，这是什么原因呢？

岐伯说：这种人多痹气，阳气少而阴气多，所以经常感觉身体发冷，像从冷水中出来一样。

黄帝说：有的人四肢发热，遇到风寒，便觉得身如热火熏炙一样，这是什么原因呢？

岐伯说：这种人阴虚阳胜。四肢属阳，风邪也属阳，属阳的四肢感受属阳的风邪，两阳相并，则阳气更加亢盛，阳气益盛则阴气日益虚少，衰少的阴气不能熄灭旺盛的阳火，形成了阳气独旺的局面。阳气独旺便不能生长，因阳气独胜而生机停止。所以这种四肢逢风而热的人，肌肉会逐渐瘦削。

黄帝说：有的人身体寒凉，喝了热汤也不会发热，多穿衣服也不能使之温，但却不恶寒战栗，这是什么病呢？

岐伯说：这种人平素肾水之气盛，又经常接近水湿，致水寒之气偏盛，而太阳经之阳气偏衰，肾脂枯竭不长。肾是水脏，主生长骨髓，肾脂不生则骨髓不能充满，故寒冷至骨。其所以不能战栗，是因为肝是一阳，心是二阳，一个独阴的肾水，胜不过心肝二阳之火，所以虽寒冷，但不战栗，这种病叫"骨痹"，病人必骨节拘挛。

黄帝说：有的人皮肉麻木沉重，虽穿上棉衣，仍然如故，这是什么病呢？

岐伯说：这是由于营气虚而卫气实所致。营气虚弱则皮肉麻木不仁，卫气虚弱，则肢体不能举动，营气和卫气俱虚，则既麻木不仁，又不能举动，所以皮肉更加麻木沉重。若人的形体与内脏的神志不能相互为用，就要死亡。

原典

帝曰：人有逆气不得卧而息有音者；有不得卧而息无音者；有起居如故而息有音者；有得卧行而喘者；有不得卧不能行而喘者；有不得卧，卧而喘者。皆何脏使然？愿闻其故。

岐伯曰：不得卧而息有音者，是阳明之逆也，足三阳者下行，今逆而上行，故息有音也。阳明者，胃脉也，胃者六腑之海①，其气亦下行。阳明逆，不得从其道，故不得卧也。《下经》曰："胃不和，则卧不安。"此之谓也。夫起居如故而息有音者，此肺之络脉逆也，络脉不得随经上下，故留经而不行。络脉之病人也微，故起居如故而息有音也。夫不得卧，卧而喘者，是水气之客也。夫水者，循津液而流也，肾者水脏主津液，主卧与喘也。

帝曰：善。

注释

① 六腑之海：指胃。

译文

黄帝说：患气逆的人，有的不能平卧且呼吸有声；有的不能平卧但呼吸无声；有的起居如常而呼吸有声；有的能够平卧，行动则气喘；有的不能平卧，也不能行动却气喘；有的不能平卧，卧则气喘。是哪些脏腑发病使这些发生的呢？我想知道其中的缘故。

岐伯说：不能平卧而呼吸有声的，是阳明经脉之气上逆。足三阳的经脉，从头到足都是下行的，现在逆而上行，所以呼吸不利而有声。阳明是胃脉，胃是六腑之海，胃气也下行。若阳明经脉之气逆，胃气便不得循常道而下行，所以不能平卧。《下经》曾说："胃不和，则卧不安。"就是这个意思。若起居如常而呼吸有声的，是由于肺之脉络不顺，络脉不能随着经脉之气上下，故其气留置于经脉而不行于络脉。但络脉生病是比较轻微的，所以起居如常，可闻喘息声。若不能平卧，卧则气喘的，是水气侵犯所致。水气是循着津液运行的道路而流动的。肾是水脏，主津液，若肾病不能主水，水气上逆而犯肺，则人即不能平卧而气喘。

黄帝说：好。

卷 十

疟论篇第三十五

原典

黄帝问曰：夫痎疟^①皆生于风，其蓄作有时者何也?

岐伯对曰：疟之始发也，先起于毫毛，伸欠^②乃作，寒栗鼓颔，腰脊俱痛，寒去则内外皆热，头疼如破，渴欲冷饮。

帝曰：何气使然? 愿闻其道。

岐伯曰：阴阳上下交争，虚实更作，阴阳相移也。阳并于阴则阴实而阳虚，阳明虚则寒栗鼓颔也；巨阳虚则腰背头项疼；三阳俱虚则阴气胜，阴气胜则骨寒而痛；寒生于内，故中外皆寒；阳盛则外热，阴虚则内热，外内皆热则喘而渴，故欲冷饮也。此皆得之夏伤于暑，热气盛，藏于皮肤之内，肠胃之外，皆荣气之所舍也。此令人汗空^③疏，腠理开，因得秋气，汗出遇风，及得之以浴，水气舍^④于皮肤之内，与卫气并居。卫气者昼日行于阳，夜行于阴，此气得阳而外出，得阴而内薄，内外相薄，是以日作。

注释

① 痎疟：疟疾的通称，亦指经年不愈的老疟。

② 伸欠：病状名，又称欠伸、呵欠。

③ 空：通"孔"，即为汗孔。

④ 舍：本指居住的房子，此处为舍不得，停留。

译文

黄帝问道：疟疾都是受了风邪而引起的，它的休作有一定时间，这是什么道理。

岐伯回答说：疟疾开始发作时，先是毫毛竖立，继而四体不舒，欲得引伸，呵欠连连，乃至寒冷发抖，下颌鼓动，腰脊疼痛，及至寒冷过去，便是全身内外发热，头痛欲裂，口渴喜冷饮。

黄帝道：这是什么原因引起的? 请说明它的道理。

岐伯说：这是阴阳上下相争，虚实交替而作，阴阳虚实相互移易转化所致。阳气并入阴分，使阴气实而阳气虚，阳明经气虚，就寒冷发抖乃至两颌鼓动；太阳经气虚，就腰背头项疼痛；三阳经气虚，阴气胜，则骨节寒冷而疼痛；寒从内生，所以内外都觉寒冷。阳主外，阳盛就发生外热；阴主内，阴虚就发生内热，因此内外都发热，就气喘口渴，喜食冷饮。这都是由于夏天伤于暑气，热气过盛，留藏于皮肤之内，肠胃之外，也是荣气居留的处所。由于暑热内伏，使人汗孔疏松，腠理开泄，一遇秋凉，汗出而感受风邪，或者由于洗澡时感受水气，风邪水气停留于皮肤之内，与卫气相合并居于卫气流行的所在；而卫气白天行于阳分，夜里行于阴分，邪气也随之循行于阳分时则外出，循行于阴分时则内搏，阴阳内外相搏，所以每日发作。

疟疾

疟疾是经按蚊叮咬而感染疟原虫所引起的虫媒传染病。临床以周期性寒战、发热、头痛、出汗和贫血、脾肿大为特征。儿童发病率高，大多于夏秋季节流行。热带及亚热带地区一年四季都可以发病，并且容易流行。防止疟疾最重的是防止蚊虫叮咬。得了疟疾后，要进行休止期治疗，达到标本兼治的目的。

原典

帝曰：其间日而作者何也？

岐伯曰：其气之舍深，内薄于阴，阳气独发，阴邪内著，阴与阳争不得出，是以间日而作也。

帝曰：善。其作日晏①与其日早者，何气使然？

岐伯曰：邪气客于风府，循脊②而下，卫气一日一夜大会于风府，其明日日下一节，故其作也晏，此先客于脊背也。每至于风府，则腠理开，腠理开则邪气入，邪气入则病作，以此日作稍益晏也。其出于风府，日下一节，二十五日下至骶骨，二十六日入于脊内，注于伏膂之脉。

译文

黄帝道：疟疾有隔日发作的，为什么？

岐伯说：因为邪气舍留较深，向内迫近于阴分，致使阳气独行于外，而阴分之邪留滞于里，阴阳相争而不能即出，所以隔一天才发作一次。

黄帝道：讲得好。疟疾发作的时间，有逐日推迟，或逐日提前的，是什么缘故？

岐伯说：邪气从风府侵入后，循脊骨逐日逐节下移，卫气是一昼夜会于风府，而邪气却每日向下移行一节，所以其发作时间也就一天迟一天，这是由于邪气先侵袭于脊骨的关系。当卫气会于风府时，腠理开发，则邪气侵入与卫气交争，病就发作，因邪气日下一节，所以发病时间就日益推迟了。邪气从侵袭风府，逐日下移一节，约经二十五日，邪气下行至骶骨，二十六日入于脊内，流注于伏冲脉；再沿冲脉上其气上行，九日出于缺盆之中，其气日高，故作日益早也。其间日发者，由邪气内薄于五脏，横连募原③也。其道远，其气深，其行迟，不能与卫气俱行，不得皆出，故间日乃作也。

帝曰：夫子言卫气每至于风府，腠理乃发，发则邪气入，入则病作。今卫气日下一节，其气之发也，不当风府，其日作者奈何？

岐伯曰：此邪气客于头项，循膂②而下者也，故虚实不同，邪中异所④，则不得当其风府也。故邪中于头项者，气至头项而病；中于背者，气至背而病；中于腰脊者，气至腰脊而病；中于手足者，气至手足而病。卫气之所在与邪气相合，则病作。故风无常府，卫气之所应，必开其腠理，邪气之所合，则其府也。

注释

① 日晏：天色已晚，日暮。

② 膂：脊梁骨。

③ 募原：通"膜原"，指胸腹部脏腑之间的系膜。

④ 异所：指不同部位。

行，至九日上至于天突穴。因邪气日渐上升，所以发病时间也一天比一天早。隔日发病的，是因邪气内迫五脏，横连膜原。它所行走的道路较远，邪气深藏，循行迟缓，不能和卫气并行，且与卫气不得同时排出，所以隔一天才能发作一次。

黄帝道：您说卫气每运行至风府时，腠理开发，邪气乘机袭入，病就发作。现在又说卫气与邪气相遇的部位每日下行一节，那么发病时，邪气就不一定正好在风府，而能每日发作一次，是何道理？

岐伯说：以上是指邪气侵入头项，循着脊骨而下者说的，但人体虚实不同，邪气侵犯部位也不一样，所以邪气不一定都在风府穴处。邪中头项的，卫气行至头顶而病发；邪中背部的，卫气行至背部而病发；邪中腰脊的，卫气行至腰脊而病发；邪中手足的，卫气行至手足而病发。凡卫气所行之处，和邪气相合，那病就发作。所以风邪侵袭人体没有固定部位，只要卫气与之相应，腠理开发，邪气得以相合，这就是邪气侵入的地方，也就是风府。

原典

帝曰：善。夫风之与疟也，相似同类，而风独常在，疟得有时而休者，何也？

岐伯曰：风气留其处，故常在，疟气随经络，沉以内薄，故卫气应乃作。

帝曰：疟先寒而后热者何也？

岐伯曰：夏伤于大暑，其汗大出，腠理开发，因遇夏气凄沧①之水寒，藏于腠理皮肤之中，秋伤于风，则病成矣。夫寒者，阴气也，风者，阳气也。先伤于寒而后伤于风，故先寒而后热也，病以时作，名曰寒疟②。

帝曰：先热而后寒者何也？

岐伯曰：此先伤于风，而后伤于寒，故先热而后寒也。亦以时作，名曰温疟。其但热而不寒者，阴气先绝，阳气独发，则少气烦冤，手足热而欲呕，名曰瘅疟③。

帝曰：夫经言有余者泻之，不足者补之，今热为有余，寒为不足。夫疟者之寒，汤火不能温也，及其热，冰水不能寒也，此皆有余不足之类。当此之时，良工不能止，必须其自衰，乃刺之，其故何也？愿闻其说。

注释

① 凄沧：严寒、凄冷。

② 寒疟：即因寒气内伏，再感风邪而诱发的一种疟疾。

③ 瘅疟：是疟疾由于感邪后里热炽盛而发。表现为发作时只发热不寒战、烦躁气粗、胸闷欲呕等症。

译文

黄帝道：讲得好！风病和疟疾相似而同属一类，为什么风病的症状持续常在，而疟疾发作却有休止呢？

岐伯说：风邪为病是滞留于所中之处，所以症状持续存在；疟邪则是随着经络循行，深入体内，必须与卫气相遇，病才发作。

黄帝道：疟疾发作有先寒而后热的，为什么？

岐伯说：夏天感受了暑气而汗大出，腠理开泄，再遇到寒凉水湿之气，便留藏在腠理皮肤中，到秋天又伤了风邪，就成为疟疾了。所以水寒是一种阴气，风邪是一种阳气。先伤于水寒之气，后伤于风邪，所以先寒而后热，名叫寒疟。

黄帝道：有一种先热而后寒的，为什么？

岐伯说：这是先伤于风邪，后伤于水寒之气，所以先热而后寒，发作也有时间，名叫温疟。还有一种只发热而不恶寒的，是由于病人的阴气先亏损，因此阳气独旺，病发作时，少气烦闷，手足发热，想要呕吐，这叫瘅疟。

黄帝道：医经上说有余的应当泻，不足的应当补。今发热是有余，发冷是不足。而疟疾的寒冷，虽用热水或烤火，也不能温暖，及至发热，即使用冰水，也不能使之凉爽。这些寒热都是有余不足之类。但当其发冷、发热的时候，良医也无法制止，必须待其病势自行衰退之后，才可施用刺法治疗，这是什么缘故？请你告诉我。

原典

岐伯曰：经言无刺熇熇^①之热，无刺浑浑^②之脉，无刺漉漉^③之汗，故为其病逆，未可治也。夫疟之始发也，阳气并于阴，当是之时，阳虚而阴盛，外无气，故先寒栗也。阴气逆极，则复出之阳，阳与阴复并于外，则阴虚而阳实，故先热而渴。夫疟气者，并于阳则阳胜，并于阴则阴胜，阴胜则寒，阳胜则热。疟者，风寒之气不常也，病极则复。至病之发也，如火之热，如风雨不可当也。故经言曰：方其盛时必毁，因其衰也，事必大昌^④，此之谓也。夫疟之未发也，阴未并阳，阳未并阴，因而调之，真气得安，邪气乃亡。故工不能治其已发为其气逆也。

帝曰：善。攻之奈何？早晏何如？

岐伯曰：疟之且发也，阴阳之且移也，必从四末始也。阳已伤，阴从之，故先其时坚束^⑤其处，令邪气不得入，阴气不得出。审候见之，在孙络^⑥盛坚而血者皆取之，此真往而未得并者也。

帝曰：疟不发其应何如？

岐伯曰：疟气者，必更盛更虚，当气之所在也。病在阳，则热而脉躁；在阴，则寒而脉静；极则阴阳俱衰，卫气相离，故病得休，卫气集则复病也。

帝曰：时有间二日或至数日发，或渴或不渴，其故何也？

岐伯曰：其间日者，邪气与卫气客于六腑，而有时相失不能相得^⑦，故休数日乃作也。疟者阴阳更胜也，或甚或不甚，故或渴或不渴。

注释

① 熇熇：火热炽盛。

② 浑浑：浑浊，纷乱。

③ 漉漉：潮湿，此处为流汗不止。

④ 事必大昌：指必然获得成功。

⑤ 坚：牢固，紧固。束：用绳捆住，系。

⑥ 孙络：人体中络脉的分支，即络脉中的细小部分。

⑦ 相失：不能相遇。相得：同出，皆出。

译文

岐伯说：医经上说过，高热时不能刺针，脉搏纷乱时不能刺针，汗出不止时不能刺针，因为这时邪气正盛，不可立即治疗。疟疾刚发作，阳气并于阴分，此时阳虚阴盛，外表阳气虚，所以先寒冷发抖；至阴气逆乱已极，势必复出于阳分，于是阳气与阴气相并于外，此时阴分虚而阳分实，所以先热而口渴。因为疟疾并于阳分，则阳气胜，并于阴分，则阴气胜；阴气胜则发寒，阳气胜则发热。疟疾感受的风寒之气变化无常，热到极点，则阴寒之气至；寒到极点，则阳热之气至，发作时，其热如烈火，其寒如狂风暴雨不可阻挡。所以医经上说：当邪气盛极时，不可攻邪，攻之则正气也必然受伤，应乘邪气衰退时而攻之，必然获得成功，说的就是这个意思。因此治疗疟疾，应在未发时，阴气尚未并于阳分，阳气尚未并于阴分，便进行适当的治疗，则正气不至于受伤，而邪气可消灭。所以医生不能在疟疾发病时治疗，就是因为此时正是正邪交争逆乱的缘故。

黄帝道：讲得好！疟疾究竟怎样治疗？时间的早晚应如何掌握？

岐伯说：疟疾将发，正是阴阳将要相移之时，它必从四肢开始。若阳气已被邪伤，则阴分也必将受到邪气影响，所以只有在发病之前，以索牢缚其四肢末端，使邪气不得入，阴气不得出，两者不能相移。牢缚以后，审察络脉，见其孙络充实而郁血的部分，都要刺出其血，这是当真气尚未与邪气相并之前的治法。

黄帝道：疟疾在不发作时，情况怎样？

岐伯说：疟气留舍于人体，必然使阴阳虚实更替而作。当邪气在阳分时，则发热而脉搏躁急；邪气在阴分时，则发冷而脉搏较静；病到极期，则阴阳二气都已衰惫，卫气和邪气互相分离，病就暂时休止，若卫气和邪气再相遇，则病情发作。

黄帝道：有些疟疾隔二日，或隔数日才发作一次，发作时有人口渴，有人不渴，是什么缘故？

岐伯说：其所以隔几天再发作，是因为邪气与卫气相会于风府的时间不一致，有时不能相遇，不得皆出，所以停几天才发作。疟疾发病，是阴阳更替相胜，阳胜于阴则热甚，阴胜于阳则寒甚，所以有的人渴，有的人不渴。

原典

帝曰：论言[①]"夏伤于暑，秋必病疟。"今疟不必应者何也？

岐伯曰：此应四时者也。其病异形者，反四时也。其以秋病者寒甚，以冬病者寒不甚，以春病者恶风，以夏病者多汗。

帝曰：夫病温疟与寒疟而皆安舍，舍于何脏？

岐伯曰：温疟者，得之冬中于风，寒气藏于骨髓之中，

译文

黄帝道：医经上说："夏伤于暑，秋必病疟。"而有些疟疾并不是这样，是什么道理？

岐伯说："夏伤于暑，秋必病疟"，这是指和四时发病规律相应而言的。有些疟疾征象不同，与四时发病规律相反。如发于秋天的，寒冷较重；发于冬天的，寒冷较轻；发于春天的，多恶风；发于夏天的，汗出得很多。

黄帝道：患温疟和寒疟，邪气如何侵

至春则阳气大发，邪气不能自出，因遇大暑，脑髓烁[2]，肌肉消，腠理发泄，或有所用力，邪气与汗皆出，此病藏于肾，其气先从内出之于外也。如是者，阴虚而阳盛，阳盛则热矣。衰则气复反入，入则阳虚，阳虚则寒矣，故先热而后寒，名曰温疟。

帝曰：瘅疟何如？

岐伯曰：瘅疟者肺素有热，气盛于身，厥逆上冲，中气实而不外泄，因有所用力，腠理开，风寒舍于皮肤之内，分肉[3]之间而发，发则阳气盛，阳气盛而不衰则病矣。其气不及于阴，故但热而不寒[4]。气内藏于心而外舍于分肉之间，令人消烁脱肉，故命曰瘅疟。

帝曰：善。

注释

① 论言：此处指医经。

② 烁：消烁。

③ 分肉：为人体部位名，即肌肉。

④ 但热而不寒：指病人只感发热，不觉怕冷的症状，多见于里热证。

入？逗留在哪一脏？

岐伯说：温疟是冬天感受风寒，邪气留藏在骨髓之中，到春天阳气生发之时，邪气仍不能自行外出，因到夏天暑热炽盛，使人精神倦怠，脑髓消烁，肌肉消瘦，腠理发泄，皮肤空疏，或劳力过甚，邪气与汗一齐外出。这种病邪原是伏藏于肾，所以邪气从内而于外。这种病，阴气先虚，而阳气偏盛，阳盛就发热，热极之时，则邪气又回入于阴，邪入于阴则阳气又虚，阳气虚便出现寒冷，所以这种病是先热而后寒，名叫温疟。

黄帝道：瘅疟的情况怎样？

岐伯说：瘅疟是由于肺脏素来有热，肺气壅盛，气逆而上冲，以导致胸中气实，不能排出，适当劳力之后，腠理开泄，风寒之邪便乘机侵袭于皮肤之内、肌肉之间而发病，发病则阳气偏盛，阳气盛而不见衰减，于是病就只热不寒了。为什么不寒？因邪气不入于阴分，所以只热而不恶寒，这种病邪内伏于心脏，而外出则流连于肌肉之间，能使人肌肉瘦削，所以名叫瘅疟。

黄帝说：讲得好！

刺疟篇第三十六

原典

足太阳之疟，令人腰痛头重，寒从背起，先寒后热，熇熇暍暍然[1]，热止汗出，难已，刺郄中出血。

足少阳之疟，令人身体解㑊[2]，寒不甚，热不甚，恶见人，见人心惕惕然，热多汗出甚，刺足少阳。

足阳明之疟，令人先寒，洒淅洒淅③，寒甚久乃热，热去汗出，喜见日月光火气，乃快然④，刺足阳明跗上。

足太阴之疟，令人不乐，好太息，不嗜食，多寒热汗出，病至则善呕，呕已乃衰，即取之。

足太阴之疟，令人呕吐甚，多寒热，热多寒少，欲闭户牖而处，其病难已。

足厥阴之疟，令人腰痛，少腹满、小便不利，如癃状，非癃也。数便，意恐惧，气不足，腹中悒悒，刺足厥阴。

注释

① 熇熇暍暍然：熇熇、暍暍都是形容很热的词，此处指热势很盛的样子。

② 解㑊：病名，解，通"懈"。解㑊是一种肢体困乏、筋骨懈怠、肌肉涣散无力的病证，或兼有脊痛、少言等症状。

③ 洒淅洒淅：寒颤的样子。

④ 乃快然：感到快乐。

译文

足太阳经的疟疾，使人腰痛头重，寒冷从脊背而起，先寒后热，热势很盛，热止则汗出，这种疟疾，不易痊愈，治疗方法，刺委中穴出血。

足少阳经的疟疾，使人身倦无力，寒热都不厉害，怕见人，看见人就感到恐惧，发热的时间比较长，汗出亦很多，治疗方法，刺足少阳经。

足阳明经的疟疾，使人先觉怕冷，逐渐恶寒加剧，很久才发热，退热时便汗出，这种病人，喜欢亮光，喜欢向火取暖，见到亮光以及火气，就感到快乐，治疗方法，刺足阳明经足背上的冲阳穴。

足太阴经的疟疾，使人闷闷不乐，时常要叹息，不想吃东西，多发寒热，汗出亦多，病发作时容易呕吐，吐后病势减轻，治疗方法，取足太阴经的孔穴。

足少阴经的疟疾，使人剧烈呕吐，多发寒热，热多寒少，常常喜欢紧闭门窗而居，这种病不易痊愈。

足厥阴经的疟疾，使人腰痛，少腹胀满，小便不利，似乎癃病，而非癃病，只是小便频数不爽，病人心中恐惧，内气不足，腹中郁滞不畅，治疗方法，刺足厥阴经。

原典

肺疟者，令人心寒，寒甚热，热间善惊①，如有所见者，刺手太阴阳明。

心疟者，令人烦心甚，欲得清水，反寒多，不甚热，刺手少阴。

肝疟者，令人色苍苍然②，太息，其状若死者，刺足厥阴见血。

脾疟者，令人寒，腹中痛。热则肠中鸣，鸣已汗出，刺足太阴。

肾疟者，令人洒洒然，腰脊痛，不能宛转，大便难，目眴眴然③，手足寒。刺足太阳少阴。

胃疟者，令人且病也，善饥而不能食，食而支满腹大。刺足阳明太阴横脉出血。

疟发，身方热，刺跗上动脉，开其空，出其血，立寒；疟方欲寒，刺手阳明太阴，足阳明太阴。

疟脉满大急，刺背腧，用中针，傍五胠腧④各一，适肥瘦，出其血也。

疟脉小实急，灸胫少阴，刺指井⑤。

疟脉满大急，刺背腧，用五胠腧、背腧各一，适行至于血也。

注释

① 热间善惊：热时容易惊惧。

② 色苍苍然：面色苍青的样子。

③ 目眴眴然：眼花，眩动不明。

④ 五胠腧：经血别名，即魄户、神堂、魂门、意舍、志室。

⑤ 指井：此处指手指端的井穴。

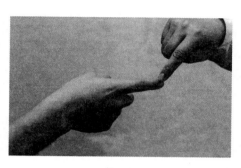

井 穴

卷 十

译文

肺疟，使人心里感到发冷，冷极则发热，热时容易惊惧，好像见到了可怕的事物，治疗方法，刺手太阴、手阳明两经。

心疟，使人心中烦热得很厉害，想喝冷水，但身上反觉寒多而不太热，治疗方法，刺手少阴经。

肝疟，使人面色苍青，时常叹息，厉害的时候，形状如死，治疗方法，刺足厥阴经至出血。

脾疟，使人发冷，腹中痛，待到发热时，则脾气行而肠中鸣响，肠鸣后阳气外达而汗出，治疗方法，刺足太阴经。

肾疟，使人洒渐寒冷，腰脊疼痛，难以转侧，大便困难，目视眩动不明，手足冷，治疗方法，刺足太阳、足少阴两经。

胃疟，发病时使人易觉饥饿，但又不能进食，进食就感到腕腹胀满膨大，治疗方法，取足阳明、足太阴两经横行的络脉，刺出其血。

治疗疟疾，在刚要发热时，刺足背上的动脉，开其孔穴，刺出其血，可立即热退身凉；如疟疾刚要发冷时，可刺手阳明、太阴和足阳明、太阴的腧穴。

如疟疾病人的脉搏满大而急，刺背部的腧穴，用中等针按五胠腧各取一穴，并根据病人形体的胖瘦，刺之出血。

如疟疾病人的脉搏小实而急，灸足胫部的少阴经穴，并刺足趾端的井穴。

如疟疾病人的脉搏满大而急，刺背部腧穴，取五胠腧、背腧各一穴，并根据病人体质，确定针刺出血的多少。

原典

疟脉缓大虚，便宜用药，不宜用针。凡治疟，先发如食顷[1]，乃可以治，过之则失时也。诸疟而脉不见，刺十指间出血，血去必已。先视身之赤如小豆者，尽取之。十二疟者，其发各不同时，察其病形，以知其何脉之病也。先其发时如食顷而刺之，一刺则衰，二刺则知，三刺则已；不已，刺舌下两脉出血，不已，刺郄中盛经出血，又刺项已下挟脊者，必已。舌下两脉者，廉泉[2]也。

刺疟者，必先问其病之所先发者，先刺之。先头痛及重者，先刺头上及两额两眉间出血；先项背痛者，先刺之。先腰脊痛者，先刺郄中出血。先手臂痛者，先刺手少阴阳明十指间；先足胫痠痛者，先刺足阳明十指间出血。风疟，疟发则汗出恶风，刺三阳经背腧之血者。腨痠痛甚，按之不可，名曰胕髓病。以镵针针绝骨出血[3]，立已。身体小痛，刺至阴。诸阴之井无出血，间日一刺。疟不渴，间日而作，刺足太阳。渴而间日作，刺足少阳。温疟汗不出，为五十九刺。

注释

① 先发如食顷：应在病发前约一顿饭的时间。

② 廉泉：别称本池、舌本，属任脉，位于结喉上方。

③ 针绝骨出血：刺绝骨穴使之出血。

译文

如疟疾病人的脉搏缓大而虚的，就应用药治疗，不宜用针刺。凡治疗疟疾，应在病没发作前约一顿饭时予以治疗，过了这个时间，就会失去时机。凡疟疾病人脉沉伏不见的，急刺十指间至出血，血出病必愈；若先见皮肤上长出像赤小豆的红点，应用针刺去。十二种疟疾，其发作各有不同时间，应观察病人症状，从而了解病属于哪一经脉。如在没有发作前约一顿饭时就予以针刺，刺一次病势衰减，刺两次病就显著好转，刺三次病即痊愈；如不愈，可刺舌下两脉出血；如再不愈，可取委中血盛的经络，刺出其血，并刺项部以下挟脊两旁的经穴，这样，病一定痊愈。上面所说的舌下两脉，就是指的廉泉穴。

凡刺疟疾，必先问明病人发作时最先感觉症状的部位，给以先刺。如先发头痛头重的，就先刺头上及两额、两眉间出血。先发颈项背痛的，就先刺颈项和背部。先发腰脊痛的，就先刺委中出血。先发手臂痛的，就先刺手少阴、手阳明的十指间的孔穴。先发足胫疫痛的，就先刺足阳明十趾间出血。风疟，发作时是汗出怕风，可刺三阳经背部的腧穴出血。小腿疼痛剧烈而拒按的，名叫胕髓病，可用镵针刺绝骨穴出血，其痛可以立止。如身体稍感疼痛，刺至阴穴。但应注意，凡刺诸阴经的井穴，皆不可出血，并应隔日刺一次。疟疾口不渴而间日发作的，刺足太阳经；如口渴而间日发作的，刺足少阳经；温疟而汗不出的，用"五十九刺"的方法。

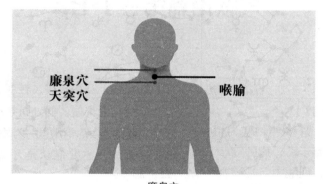

廉泉穴
天突穴
喉腧

廉泉穴

疟疾——临床症状

前驱期

如乏力、倦怠、打呵欠；头痛，四肢酸痛；食欲不振，腹部不适或腹泻；不规则低热。一般持续2～3天，长者一周。随后转为典型发作。分为三期。

发冷期

骤感畏寒，先为四肢末端发凉，迅觉背部、全身发冷。皮肤起鸡皮疙瘩，口唇、指甲发绀，颜面苍白，全身肌肉关节酸痛。进而全身发抖，牙齿打颤，有的人盖几床被子都不能制止，持续约10分钟，乃至一小时，寒战自然停止，体温上升。此期患者常有重病感。

发热期

冷感消失以后，面色转红，紫绀消失，体温迅速上升，通常发冷越显著，则体温就越高，可达40℃以上。高热患者痛苦难忍。有的辗转不安，呻吟不止；有的谵妄、撮空，甚至抽搐或不省人事；有的剧烈头痛、顽固呕吐。患者面赤、气促；结膜充血；

皮肤灼热而干燥；脉洪而速；尿短而色深，多诉说心悸、口渴、欲冷饮。持续2~6小时，个别达10余小时。发作数次后唇鼻常见疱疹。

出汗期

高热后期，颜面手心微汗，随后遍及全身，大汗淋漓，衣服湿透，约2～3小时体温降低，常至35.5℃。患者感觉舒适，但十分困倦，常安然入睡。一觉醒来，精神轻快，食欲恢复，又可照常工作。此刻进入间歇期。

整个发作过程约6～12小时，典型者间歇48小时又重复上述过程。一般发作5～10次，因体内产生免疫力而自然终止。

气厥论篇第三十七

原典

黄帝问曰：五脏六腑，寒热相移①者，何？

岐伯曰：肾移寒于脾，痈肿少气。脾移寒于肝，痈肿筋挛。肝移寒于心，狂隔中。心移寒于肺，肺消，肺消者饮一溲②二，死不治。肺移寒于肾，为涌水，涌水者，按腹不坚，水气客于大肠，疾行则鸣濯濯，如囊裹浆，水之病也。脾移热于肝，则为惊衄。肝移热于心，则死。心移热于肺，传为鬲消③。肺移热于肾，传为柔痓④。肾移热于脾，传为肠澼，死不可治。胞移热于膀胱，则癃溺血。膀胱移热于小肠，鬲肠不便，上为口糜。小肠移热于大肠，为虑瘕，为沉。大肠移热于胃，善食而瘦，谓之食亦⑤。胃移热于胆，亦曰食亦。胆移热于脑，则辛頞鼻渊⑥，鼻渊者，浊涕不下止也，传为衄衊⑦瞑目，故得之气厥也。

注释

① 相移：互相转移、转变。

② 溲：大小便，此处特指小便。

③ 鬲消：指热消膈间，久为消渴病变。

④ 柔痓：主要症状是牙关紧闭，角弓反张。

⑤ 食亦：症状为多食但无力消瘦。

⑥ 辛頞：证名，指尖指鼻之頞部内有辛酸感。鼻渊：病证名，俗称脑漏。指以鼻流脓涕、鼻塞及嗅觉减退为主要症状的病证。多由肺火风热蕴郁及胆热上移所致。

⑦ 衄衊：指鼻中出血。

译文

黄帝问道：五脏六腑的寒热互相转移的情况是怎样的？

岐伯说：肾移寒于脾，则病痈肿和少气。脾移寒于肝，则痈肿和筋挛。肝移寒于心，则病发狂和胸中隔塞。心移寒于肺，则为肺消，肺消病的症状是饮水一份，小便要排两份，属无法治疗的死症。肺移寒于肾，则为涌水，涌水病的症状是腹部按之不太坚硬，但因水气留居于大肠，故快走时肠中濯濯鸣响，如皮囊装水一样，这是水气之病。脾移热于肝，则病惊骇和鼻衄。肝移热于心，则引起死亡。心移热于肺，日久则为膈消。肺移热于肾，日久则为柔痓。肾移热于脾，日久渐成虚损；若再患肠澼，便易成为无法治疗的死症。胞移热于膀胱，则小便不利和尿血。膀胱移热于小肠，使肠道隔塞，大便不通，热气上行，导致口舌糜烂。小肠移热于大肠，则热结不散，成为伏瘕，或为痔疮。大肠移热于胃，则使人饮食增加而体瘦无力，病称为食亦。胃移热于胆，也叫作食亦。胆移热于脑，则鼻梁内感觉辛辣而成为鼻渊，鼻渊症状，是指鼻流浊涕不止，日久可致鼻中流血，两目不明。以上各种病证，皆由于寒热之气厥逆，在脏腑中互相移传而引起。

食亦病的主要原因

食亦主要表现为吃得多，容易饥饿，形体消瘦，倦怠乏力，大便干燥。产生食亦的主要病因有以下三点：

(1) 饮食不节或过食肥甘，或饮酒无度，蕴热化燥；

(2) 情志失调，恼怒忧愁，精神刺激，化火伤津；

(3) 劳欲过度，房事不节，损耗阴津。

由此可见，食亦的主要病机是由胆胃燥热所致。治疗上应以养胃阴、清燥热为主。

咳论篇第三十八

原典

黄帝问曰：肺之令人咳，何也？

岐伯对曰：五脏六腑皆令人咳，非独肺也。

帝曰：愿闻其状。

岐伯曰：皮毛者，肺之合也。皮毛先受邪气，邪气以从其合也。其寒饮食入胃，从肺脉上至于肺，则肺寒，肺寒则外内合邪，因而客之，则为肺咳。五脏各以其时受病，非其时各传以与之。人与天地相参，故五脏各以治时[①]，感于寒则受病，微则为咳，甚者为泄为痛。乘秋则肺先受邪，乘春则肝先受之，乘夏则心先受之，乘至阴则脾先受之，乘冬则肾先受之。

帝曰：何以异之？

岐伯曰：肺咳之状，咳而喘息有音，甚则唾血。心咳之状，咳则心痛，喉中介介②如梗状，甚则咽肿、喉痹。肝咳之状，咳则两胁下痛，甚则不可以转，转则两胠下满③。脾咳之状，咳则右胁下痛，阴阴引肩背，甚则不可以动，动则咳剧。肾咳之状，咳则腰背相引而痛，甚则咳涎。

帝曰：六腑之咳奈何？安所受病？

岐伯曰：五脏之久咳，乃移于六腑。脾咳不已，则胃受之。胃咳之状，咳而呕，呕甚则长虫④出。肝咳不已，则胆受之，胆咳之状，咳呕胆汁。肺咳不已，则大肠受之，大肠咳状，咳而遗矢⑤。心咳不已，则小肠受之，小肠咳状，咳而失气，气与咳俱失。肾咳不已，则膀胱受之，膀胱咳状，咳而遗溺。久咳不已，则三焦⑥受之，三焦咳状，咳而腹满，不欲食饮。此皆聚于胃，关于肺⑦，使人多涕唾而面浮肿气逆也。

帝曰：治之奈何？

岐伯曰：治脏者，治其腧，治腑者，治其合，浮肿者，治其经。

帝曰：善。

注释

① 治时：五脏分别主旺的时令。肝主春，心主夏，脾主长夏，肺主秋，肾主冬。

② 介介：象声词，不译。

③ 两胠：指左右腋下胁肋部。满：胀满。

④ 长虫：即蛔虫。

⑤ 遗矢：因失禁而排泄，此处指大便失禁。

⑥ 三焦：六腑之一，是上、中、下三焦的合称。

⑦ 此皆聚于胃，关于肺：无论是哪一脏腑的病变所致，其寒邪都聚积于胃，联属于肺。说明虽然五脏六腑皆令人咳，但与肺胃两者关系最为密切。

译文

黄帝问道：肺脏有病，都能使人咳嗽，这是什么道理？

岐伯回答说：五脏六腑有病，都能使人咳嗽，不单是肺病如此。

黄帝说：请告诉我各种咳嗽的症状。

岐伯说：皮毛与肺是相配合的，皮毛先感受了外邪，邪气就会影响到肺脏。再由于吃了寒冷的饮食，寒气循着肺脉上行于肺，引起肺寒，这样就使内外寒邪相合，停留于肺脏，从而成为肺咳。这是肺咳的情况。至于五脏六腑之咳，是五脏各在其所主的时令受病，并非在肺的主时受病，而是各脏之病传给肺的。人和自然界是相应的，故五脏在其所主的时令受了寒邪，便能得病，若轻微的，则发生咳嗽，严重的，寒气入里就成为腹泻、腹痛。所以当秋天的时候，肺先受邪；当春天的时候，肝先受邪；当夏天的时候，心先受邪；当长夏太阴主时，脾先受邪；当冬天的时候，肾先受邪。

黄帝道：这些咳嗽怎样鉴别呢？

岐伯说：肺咳的症状，咳而气喘，呼吸有声，甚至唾血。心咳的症状，咳则心痛，喉中好像有东西梗塞一样，甚至咽喉肿痛闭塞。肝咳的症状，咳则两侧胁肋下疼痛，甚至痛得不能转侧，转侧则两胁下胀满。脾咳的症状，咳则右胁下疼痛，并隐隐然疼痛牵引肩背，甚至不可以动，一动就会使咳嗽加剧。肾咳的症状，咳则腰背互相牵引作痛，甚至咳吐痰涎。

黄帝道：六腑咳嗽的症状如何？是怎样受病的？

岐伯说：五脏咳嗽日久不愈，就要转移于六腑。若脾咳不愈，则胃就受病；胃咳的症状，咳而呕吐，甚至呕出蛔虫。肝咳不愈，则胆就受病，胆咳的症状是咳而呕吐胆汁。肺咳不愈，则大肠受病，大肠咳的症状，咳而大便失禁。心咳不愈，则小肠受病，小肠咳的症状是咳而放屁，而且往往是咳嗽与放屁同时出现。肾咳不愈，则膀胱受病；膀胱咳的症状，咳而遗尿。以上各种咳嗽，如经久不愈，则使三焦受病，三焦咳的症状，咳而腹满，不想饮食。凡此咳嗽，不论由于哪一脏腑的病变，其邪必聚于胃，并循着肺的经脉而影响及肺，才能使人多痰涕，面部浮肿，咳嗽气逆。

黄帝道：治疗的方法怎样？

岐伯说：治五脏的咳，取其腧穴；治六腑的咳，取其合穴；凡咳而浮肿的，可取有关脏腑的经穴而分治之。

黄帝道：讲得好！

卷十一

举痛论篇第三十九

原典

黄帝问曰：余闻善言天者，必有验①于人；善言古者，必有合于今；善言人者，必有厌于己。如此，则道不惑而要数极②，所谓明也。今余问于夫子，令言而可知，视而可见，扪而可得，令验于己而发蒙解惑，可得而闻乎？

岐伯再拜稽首对曰：何道之问也？

帝曰：愿闻人之五脏卒痛，何气使然？

岐伯对曰：经脉流行不止，环周不休，寒气入经而稽迟③，泣而不行，客于脉外则血少，客于脉中则气不通，故卒然而痛。

帝曰：其痛或卒然而止者，或痛甚不休者，或痛甚不可按者，或按之而痛止者，或按之无益者，或喘动应手④者，或心与背相引而痛者，或胁肋与少腹相引而痛者，或腹痛引阴股者，或痛宿昔⑤而成积者，或卒然痛死不知人，有少间复生者，或痛而呕者，或腹痛而后泄者，或痛而闭不通者，凡此诸痛，各不同形，别之奈何？

岐伯曰：寒气客于脉外则脉寒，脉寒则缩踡，缩踡则脉绌急，绌急⑥则外引小络，故卒然而痛，得炅则痛立止；因重中于寒，则痛久矣。

注释

①验：检验、验证的意思。

②要数极：是说重要道理的本源。

③稽迟：指血脉运行阻塞无力。

④喘动应手：指血脉搏动急促。

⑤宿昔：宿，止的意思；昔，久远的意思；宿昔，指羁留日久。

⑥绌急：屈曲挛急。

译文

黄帝问道：我听说善于谈论天道的，必能把天道验证于人事；善于谈论古今的，必能把过去与现在联系起来；善于谈论别人的，必能与自己相结合。这样，对于医学道理，才可无所疑惑，而得其至理，也才算是透彻地明白了，现在我要问你的是那言而可知、视而可见、扪而可得的诊法，使我有所体验，启发蒙昧，解除疑惑，能够听听你的见解吗？

岐伯再拜叩头问道：你要问哪些道理？

黄帝说：我希望听听五脏突然作痛，是什么邪气致使的？

岐伯回答说：人身经脉中的气血，周流全身，循环不息，寒气侵入经脉，经血就会留滞，凝涩而不畅通。如果寒邪侵袭在经脉之外，血液必然会减少；若侵入脉中，则脉气不通，就会突然作痛。

黄帝道：有的痛忽然自止；有的剧痛却不能止；有的痛得很厉害，甚至不能揉按；有的当揉按后痛就可止住；有的虽加揉按，亦无效果；有的血脉搏动急促；有的在痛时心与背相牵引作痛；有的胁肋和少腹牵引作痛；有的腹痛牵引大腿内侧，有疼痛日久不愈而成小肠气积的；有突然剧痛，就像死人一样，不省人事，少停片刻，才能苏醒的；有又痛又呕吐的；有腹痛而又泄泻的；有痛而胸闷不顺畅的。所有这些疼痛，表现各不相同，如何加以区别呢？

岐伯说：寒气侵犯到脉外，则脉便会受寒，脉受寒则会收缩，收缩则脉屈曲弯急不舒，因而牵引在外的细小脉络，就会突然发生疼痛，但只要受热，疼痛就会立刻停止；假如再受寒气侵袭，则痛就不易消解了。

原典

寒气客于经脉之中，与炅气^①相薄则脉满，满则痛而不可按也。寒气稽留，炅气从上，则脉充大而血气乱，故痛甚不可按也。

寒气客于肠胃之间，膜原之下，而不得散，小络急引故痛，按之则血气散，故接之痛止。

寒气客于侠脊之脉^②则深，按之不能及，故按之无益也。

寒气客于冲脉，冲脉起于关元，随腹直上，寒气客则脉不通，脉不通则气因之，故喘动应手矣。

寒气客于背腧之脉^③则脉泣，脉泣则血虚，血虚则痛。其腧注于心，故相引而痛，按之则热气至，热气至则痛止矣。

寒气客于厥阴之脉，厥阴之脉者，络阴器系于肝。寒气客于脉中，则血泣脉急，故胁肋与少腹相引痛矣。

厥气^④客于阴股，寒气上及少腹，血泣在下相引，故腹痛引阴股。

寒气客于小肠膜原之间，络血之中，血泣不得注于大经，血气稽留不得行，故宿昔而成积矣。

寒气客于五脏，厥逆上泄，阴气竭^⑤，阳气未入，故卒然痛死不知人，气复反则生矣。

寒气客于肠胃，厥逆上出，故痛而呕也。

寒气客于小肠，小肠不得成聚，故后泄腹痛矣。

热气留于小肠，肠中痛，瘅热^⑥焦渴，则坚干不得出，故痛而闭不通矣。

注释

① 炅气：即热气

② 侠脊之脉：指脊柱两旁深部的经脉。

③ 背腧之脉：指足太阳膀胱经。

④ 厥气：指寒气。

⑤ 竭：遏制的意思。

⑥ 瘅热：古病名，泛指热性病。

译文

寒气侵犯到经脉中，与经脉里的热气相互交迫，就会满盛，满盛则实，所以会痛得不能按。寒气停留，热气便跟随而来，冷热相遇，则经脉充溢满大，气血混乱，就会痛得厉害不能触按。

寒气侵入肠胃间，膜原下，不能散行，细小的脉络因之绷急牵引而痛，以手揉按，则血气可散行，所以按摩后痛就可停止。

寒气侵入督脉，因病位较深，即使重按也不能达到病所处的地方，所以按了也无益。

寒气侵入到冲脉，冲脉从

155

关元穴起，循腹上行，所以冲脉的血气不能流通，那么邪气也就因而不通畅，所以试探腹部就会应手而痛。

寒气侵入到背腧脉，则血脉流行凝涩，血脉凝涩则血虚，血虚则疼痛。因为背腧与心相连，所以互相牵引作痛，用手按之则手热，热气到达病所，痛就可止。

寒气侵入到厥阴脉，厥阴脉环络阴器，并系于肝。寒气侵入脉中，血液不得流畅，脉道紧急，所以胁肋与少腹互相牵引而作痛。

寒气逆行侵入到阴股，气血不和累及少腹，阴股之血凝涩，在下相牵，所以腹痛连于阴股。

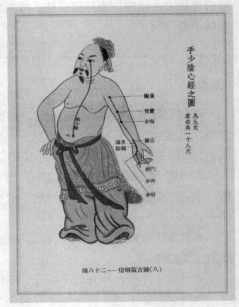

手少阴心经古图

寒气侵入到小肠膜原间，络血中，血脉凝涩，不能贯注到大经脉里去，因而血气停住，不得畅通，这样日久就成小肠气了。

寒气侵入到五脏，则厥逆之气上泄，阴气衰竭，阳气郁遏不通，所以会忽然痛死，不省人事；若阳气恢复，仍然是能够苏醒的。

寒气侵入肠胃，厥逆之气上行，因此发生腹痛并且呕吐。

寒气侵入到小肠，小肠失其受盛作用，水谷不得停留，所以就会得后泄病而腹痛了。

热气蓄留于小肠，肠中要发生疼痛，并且发热干渴，大便坚硬不能排出，所以就会疼痛而大便闭结不通。

原典

帝曰：所谓言而可知者也。视而可见奈何？

岐伯曰：五脏六腑固尽有部，视其五色，黄赤为热，白为寒，青黑为痛，此所谓视而可见者也。

译文

黄帝问：以上病情，是通过问诊可以了解的，那么通过望诊又可以了解什么呢？

岐伯说：五脏六腑，在面部各有所属的部位，观察面部的五色，黄色和赤色为热，白色为寒，青色和黑色为痛，这就是视而能见的道理。

黄帝问：通过触诊又可了解什么呢？

帝曰：扪而可得，奈何？

岐伯曰：视其主病之脉，坚而血及陷下者①，皆可扪而得也。

帝曰：善。余知百病生于气也。怒则气上，喜则气缓②，悲则气消③，恐则气下，寒则气收，炅则气泄，惊则气乱，劳则气耗，思则气结，九气不同，何病之生？

岐伯曰：怒则气逆，甚则呕血及飧泄，故气上矣。喜则气和志达，荣卫通利，故气缓矣。悲则心系急，肺布叶举而上焦不通，荣卫不散，热气在中，故气消矣。恐则精却④，却则上焦闭，闭则气还，还则下焦胀，故气不行矣。寒则腠理闭，气不行，故气收矣。炅则腠理开，荣卫通，汗大泄，故气泄。惊则心无所倚，神无所归，虑无所定，故气乱矣。劳则喘息汗出，外内皆越，故气耗矣。思则心有所存，神有所归，正气留而不行，故气结矣。

岐伯说：这要看主病的脉象。坚实的，是邪盛；陷下的，是不足，这些是可用手扪切而得知的。

黄帝说：讲得非常有道理！我听说许多疾病都是受气的影响而发生的。如暴怒则气上逆，大喜则气涣散，悲哀则气消散，恐惧则气下陷，遇寒则气收聚，受热则气外泄，过惊则气混乱，过劳则气耗损，思虑则气郁结，这九样气的变化，各不相同，各又导致什么病呢？

岐伯说：大怒则气上逆，严重的，可以引起呕血和飧泄，所以说是"气逆"。高兴气就和顺，营卫之气通利，所以说是"气缓"。悲哀过甚则心系急，肺叶胀起，上焦不通，营卫之气不散，热气郁结在内，所以说是"气消"。恐惧就会使精气衰退，精气衰退就要使上焦闭塞，上焦不通，还于下焦，气郁下焦，就会胀满，所以说是"气下"。寒冷之气，能使腠理闭塞，营卫之气不得流行，所以说是"气收"。热则腠理开发，营卫之气过于疏泄，汗大出，所以说是"气泄"。过惊则心悸，神气无所归宿，心中疑虑不定，所以说是"气乱"。过劳则喘息汗出，里外都越发消耗，因此说是"气耗"。思虑太多心就要受伤，精神呆滞，气就会凝滞而不能运行，因此说是"气结"。

注释

① 坚而血及陷下者：这里指局部触诊。坚，坚实的，是邪盛；陷，陷下的，是不足。

② 气缓：指气涣散不收。

③ 气消：悲伤则心系急，营卫之气阻遏于上焦化热，热邪耗伤胸中气血，所以叫气消。

④ 却：退却，衰退。

区别对待肺、胃的气逆

气逆不降，病就涉及多个脏器，且有虚实之别。气的升降，虽与诸脏腑皆有关系，但从脏腑功能而言，则以肺、胃、肝关系尤为密切。若肺气上逆，就用苏子降气汤、药用苏子、莱菔子、前胡等；胃气上逆，则用橘皮竹茹汤或旋复代赭石汤、药用橘皮、半夏、竹茹、旋复花、代赭石、沉香等。

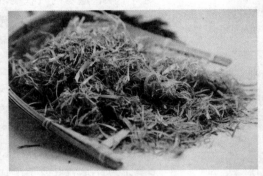

竹 茹

腹中论篇第四十

原典

黄帝问曰：有病心腹满，且食则不能暮食，此为何病？

岐伯对曰：名为鼓胀①。

帝曰：治之奈何？

岐伯曰：治之以鸡矢醴②，一剂知，二剂已。

帝曰：其时有复发者，何也？

岐伯曰：此饮食不节，故时有病也。虽然其病且已，时故当病，气聚于腹也。

帝曰：有病胸胁支满者，妨于食，病至则先闻腥臊臭，出清液，先唾血，四支清③，目眩，

译文

黄帝问道：有一种心腹胀满的病，早晨吃了饭晚上就不能再吃，这是什么病呢？

岐伯回答说：这叫鼓胀病。

黄帝说：如何治疗呢？

岐伯说：可用鸡矢醴来治疗，一剂就能见效，两剂病就好了。

黄帝说：这种病有时还会复发是什么原因呢？

岐伯说：这是因为饮食不注意，所以病有时会复发。这种情况多是正当疾病将要痊愈时，而又复伤于饮食，使邪气复聚于腹中，因此鼓胀就会再发。

时时前后血，病名为何，何以得之？

岐伯曰：病名血枯，此得之年少时，有所大脱血。若醉入房中，气竭肝伤，故月事衰少不来也。

帝曰：治之奈何？复以何术？

岐伯曰：以四乌鲗骨一蘆茹④，二物并合之，丸以雀卵⑤，大小如豆。以五丸为后饭⑥，饮以鲍鱼汁，利肠中及伤肝也。

黄帝说：有一种胸胁胀满的病，妨碍饮食，发病时先闻到腥臊气味，口流清水，先唾血，四肢寒冷，头目眩晕，时常大小便出血，这是什么病？怎么得的？

岐伯说：这种病名叫血枯，是由于年轻时曾大出血，或醉后肆行房事，使精气耗竭，肝脏损伤，所以月经闭止而不来。

黄帝说：怎样治疗呢？要用什么方法使其恢复？

岐伯说：用四份乌贼骨、一份茜草，两药混合，用麻雀卵合制成如小豆般的丸药，每次服五丸，饭前服药，饮以鲍鱼汁。这个方法可通利肠道，补益损伤的肝脏。

注释

① 鼓胀：是一种以腹部胀大如鼓，皮色萎黄、脉络显露为特征的疾病。现在把肝硬化腹水后期归为这类疾病。

② 鸡矢醴：矢，即鸡屎白。鸡矢醴，古人用来治疗鼓胀的一种药酒名。

③ 清：此处为寒冷之意。

④ 乌鲗骨：即乌贼骨，又叫海螵蛸。茹：即茜草，其根可作绛红色染料。

⑤ 雀卵：麻雀卵。

⑥ 后饭：即饭前服药的意思。

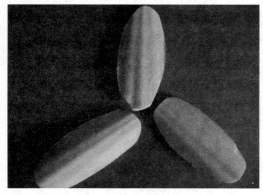

乌贼骨

乌贼骨

乌贼骨为乌鲗科动物无针乌鲗或金乌鲗的内壳，中医用作止血药。具有制酸止痛、止血、接骨、骨缺损修复、抗辐射、抗肿瘤、抗溃疡等作用。用于溃疡病，胃酸过多，吐血衄血，崩漏便血，遗精滑精，赤白带下，胃痛吞酸；外治损伤出血，疮多脓汁。

原典

帝曰：病有少腹盛，上下左右皆有根，此为何病？可治不？

岐伯曰：病名曰伏梁①。

帝曰：伏梁何因而得之？

岐伯曰：裹大脓血，居肠胃之外，不可治；治之，每切按之，致死。

帝曰：何以然？

岐伯曰：此下则因阴，必下脓血，上则迫胃脘②，生膈，侠胃脘内痈，此久病也，难治。居齐上为逆，居齐下为从，勿动亟夺，论在《刺法》中。

帝曰：人有身体髀股胻皆肿，环齐而痛，是为何病？

岐伯曰：病名伏梁，此风根也。其气溢于大肠而著于肓，肓之原在齐下③，故环齐而痛也。不可动之，动之为水溺涩之病。

帝曰：夫子数言热中、消中④，不可服高梁芳草石药。石药发瘨，芳草发狂。夫热中、消中者，皆富贵人也，今禁高梁，是不合其心。禁芳草石药，是病不愈，愿闻其说。

岐伯曰：夫芳草之气美，石药之气悍，二者其气急疾坚劲，故非缓心和人，不可以服此二者。

帝曰：不可以服此二者，何以然？

岐伯曰：夫热气慓悍⑤，药气亦然，二者相遇，恐内伤脾。脾者土也，而恶木，服此药者，至甲乙日更论。

注释

① 伏梁：指脘腹痞满肿块的一类疾病。

② 胃脘：器官名，泛指胃腔。

③ 肓之原：原，即原穴，这里指任脉的气海穴。

④ 热中、消中：即后世所谓的三消病。

⑤ 慓悍：勇猛，强健。

译文

黄帝说：有一种病少腹坚硬盛满，上下左右都有根蒂，这是什么病呢？可以治疗吗？

岐伯说：病名叫伏梁。

黄帝说：伏梁病是什么原因引起的？

岐伯说：小腹部里藏着大量脓血，居于肠胃之外，不可能治愈的。在诊治时，不宜重按，重按可致死。

黄帝说：为什么会这样呢？

岐伯说：若生在下腹部，则靠近阴部，重按必使脓血从下部穿溃排出，向上则靠近胃脘，会使脓血穿出横隔，使胃脘生内痈。这是根深蒂固的久病，难以治愈。病位在脐上的为逆证，在脐下的为顺证，切不可急切按摩以求疾病立除。具体的论述记载在《刺法》中。

黄帝说：有人髀、股、胻等部位都肿，且环绕脐部疼痛，这是什么病呢？

岐伯说：病名叫伏梁，是由于平时受风寒所致。邪气充溢大肠而留着于肓膜，气海穴在脐下，所以绕脐而痛。这种病不可用攻下法，若误用会发生小便涩滞不利。

黄帝说：先生屡次说患热中、消中病的，不能吃肥甘厚味，也不能吃芳香药草和金石药，因为金石药物能使人发癫，芳草药物能使人发狂。患热中、消中病的，多是富贵之人，现在如禁止他们吃肥甘厚味，则不合他们的心理。不使用芳香和金石药物，又治不好这病，希望您能讲讲这其中的道理。

岐伯说：芳草之气多辛窜，金石之气多猛悍，这两类药物的性能都急猛、刚劲，若非性情和缓的人，不可服用这两类药物。

黄帝说：为什么不可服用这两类药物？

岐伯说：因为这种人平素嗜食肥甘而生内热，热气本身是剽悍的，药物的性能也是这样，两者遇在一起，恐怕会损伤人的脾气，脾属土而恶木，所以服用这类药物，在甲日和乙日肝木主令时，病情就会更加严重。

原典

帝曰：善。有病膺肿^①、颈痛、胸满、腹胀，此为何病？何以得之？

岐伯曰：名厥逆^②。

帝曰：治之奈何？

岐伯曰：灸之则瘖，石之则狂。须其气并，乃可治也。

帝曰：何以然？

岐伯曰：阳气重上，有余于上，灸之则阳气入阴，入则瘖。石之则阳气虚，虚则狂，须其气并而治之，可使全也。

帝曰：善。何以知怀子之且生也？

岐伯曰：身有病而无邪脉也。

帝曰：病热而有所痛者何也？

岐伯曰：病热者阳脉也，以三阳之动^③也。人迎^④一盛少阳，二盛太阳，三盛阳明，入阴也。夫阳入于阴，故病在头与腹，乃膜胀而头痛也。

帝曰：善。

注释

①膺肿：膺，即胸。膺肿，胸部肿痛。

②厥逆：指阴气并于阳上逆的意思。

③三阳之动：三阳，即少阳、阳明、太阳，意思是三阳之脉盛大。

④人迎：人体部位名，指喉结两旁颈动脉搏动的部位，亦称人迎脉。

译文

黄帝说：好。有人患膺肿、颈痛、胸满、腹胀，这是什么病？怎么引起的？

岐伯说：病名叫厥逆。

黄帝说：怎样治疗呢？

岐伯说：若用灸法会失音，用针刺就会发狂。必须等到阴阳之气交合，才能治疗。

黄帝说：为什么？

岐伯说：阳气逆于上，上部阳有

余，再用灸法，是以火济火，阳盛入阴则失音；若用针刺，阳气随刺排出则虚，故发生神志失常的狂症。必在阴阳之气交合之后治疗，才可痊愈。

黄帝说：好。妇女怀孕且要生产是如何知道的呢？

岐伯说：其身体似有某些病，但不见病脉，就可诊为妊娠。

黄帝说：有病发热兼有疼痛是什么原因？

岐伯说：阳脉主热证，因而三阳脉盛大而搏动较甚。人迎脉比寸口脉大一倍是病在少阳；大两倍是病在太阳；大三倍是病在阳明，三阳既毕，则传入三阴。病邪由阳入阴，则病在头与腹，会出现腹胀而头痛。

黄帝说：好。

刺腰痛篇第四十一

原典

足太阳脉令人腰痛，引项脊尻背如重状，刺其郄中①。太阳正经出血，春无见血。

少阳，令人腰痛，如以针刺其皮中，循循然不可以俯仰，刺少阳成骨之端出血，成骨在膝外廉之骨独起者，夏无见血。

阳明，令人腰痛，不可以顾，顾如有见者，善悲，刺阳明于骭前三痏②，上下和之出血，秋无见血。

足少阴，令人腰痛，痛引脊内廉，刺少阴于内踝上二痏，春无见血，出血太多，不可复也。

译文

足太阳经脉发病使人腰痛，痛时牵引后背，像担负着重物一样，在委中穴处刺出其恶血。若在春季不要刺出其血。

足少阳经脉发病使人腰痛，痛如用针刺于皮肤中，逐渐加重不能前后俯仰，并且不能左右回顾。治疗时应刺足少阳经在成骨的起点出血，成骨即膝外侧高骨突起处，若在夏季则不要刺出其血。

阳明经脉发病使人腰痛，颈项不能转动回顾，如果回顾则神乱目花犹如妄见怪异，并且容易悲伤，治疗时应刺足阳明经在胫骨前的足三里穴三次，并配合上、下巨虚穴刺出其血，秋季则不要刺出其血。

足少阴脉发病使人腰痛，痛时牵引到脊骨的内侧，治疗时应刺足少阴经在内踝上的复溜穴两次，若在春季则不要刺出其血。如果出血太多，就会导致肾气损伤而不易恢复。

厥阴经脉发病使人腰痛，腰部强急如新

黄帝内经

古法今观——中国古代科技名著新编

厥阴之脉令人腰痛，腰中如张弓弩弦，刺厥阴之脉，在腨踵③鱼腹之外，循之累累然，乃刺之，其病令人善言默默然，不慧，刺之三痏。

解脉，令人腰痛，痛引肩，目䀮䀮然，时遗溲，刺解脉，在膝筋肉分间郄外廉之横脉出血，血变而止。

解脉，令人腰痛如引带，常如折腰状，善恐，刺解脉，在郄中结络如黍米，刺之血射以黑，见赤血而已。

同阴之脉，令人腰痛，痛如小锤居其中，怫然④肿，刺同阴之脉，在外踝上绝骨⑤之端，为三痏。

张的弓弩弦一样，治疗时应刺足厥阴的经脉，其部位在腿肚和足跟之间鱼腹之外的蠡沟穴处，摸之有串珠样硬结，就用针刺之，如果病人多言语或沉默抑郁不爽，可以针刺三次。

解脉发病使人腰痛，痛时会牵引到肩部，眼睛视物不清，时常遗尿，治疗时应取解脉在膝后大筋分肉间，即委中穴外侧的委阳穴处，有血络横见，紫黑盛满，要刺出其血直到血色由紫黑变红才停止。

解脉发病使人腰痛，好像有带子牵引一样，常像腰部被折断一样，并且时常有恐惧的感觉，治疗时应刺解脉，在委中穴有络脉结滞如黍米者，刺之则有黑色血液射出，等到血色变红时即停止。

同阴之脉发病使人腰痛，痛时胀闷沉重，好像有小锤在里面敲击，病处突然肿胀，治疗时应刺同阴之脉，在外踝上绝骨之端的阳辅穴处，针三次。

注释

① 郄中：即委中，经穴别名。

② 三痏：即夹脊穴，指背部脊椎两旁的穴位。

③ 腨：小腿肚子。踵：脚后跟。

④ 怫然：指愤怒的样子，此处指经脉怒张。

⑤ 绝骨：又名悬钟，是针灸的常用穴位，位于外踝高点上3寸，当腓骨后缘。

原典

阳维①之脉令人腰痛，痛上怫然肿，刺阳维之脉，脉与太阳合腨下间，去地一尺所②。

衡络之脉令人腰痛，不可以俯仰，仰则恐仆，得之举重伤腰，衡络绝，恶血归之，刺之在郄阳筋之间，上郄数寸，衡居为二痏出血。

卷十一

163

会阴之脉令人腰痛，痛上漯漯然[3]汗出，汗干令人欲饮，饮已欲溲，刺直阳之脉上三痏，在跷上郄下五寸横居，视其盛者出血。

飞阳之脉令人腰痛，痛上拂拂然，甚则悲以恐，刺飞阳之脉，在内踝上五寸，少阴之前，与阴维[4]之会。

昌阳之脉令人腰痛，痛引膺，目𥄥𥄥然，甚则反折，舌卷不能言，刺内筋为二痏，在内踝上大筋前太阴后，上踝二寸所。

散脉令人腰痛而热，热甚生烦，腰下如有横木居其中，甚则遗溲，刺散脉，在膝前骨肉分间，络外廉束脉[5]为三痏。

肉里之脉令人腰痛，不可以咳，咳则筋缩急，刺肉里之脉为二痏，在太阳之外，少阳绝骨之后。

腰痛侠脊[6]而痛至头，几几然，目𥄥𥄥欲僵仆[7]，刺足太阳郄中出血。腰痛上寒，刺足太阳阳明；上热，刺足厥阴；不可以俛仰[8]，刺足少阳；中热而喘，刺足少阴，刺郄中出血。

腰痛上寒不可顾，刺足阳明；上热，刺足太阴；中热而喘，刺足少阴。大便难，刺足少阴。少腹满，刺足厥阴。如折不可以俯仰，不可举，刺足太阳。引脊内廉[9]，刺足少阴。

腰痛引少腹控䏚[10]，不可仰。刺腰尻交者，两髁胂[11]上，以月生死为痏数，发针立已，左取右，右取左。

注释

① 阳维：阳维脉为奇经八脉之一。

② 地去一尺所：这个位置历代医家说法不一，有人说是承光穴，有人说是承山穴，有人说是阳交穴的，还有人说是阳辅穴的；阳交穴更合去地一尺所的这种说法。

③ 漯漯然：汗出不断的样子。

④ 阴维：即阴维脉，奇经八脉之一。"维"者系也，阴维脉与六阴脉相联系，维系诸阴经。阴维脉起于小腿内侧筑宾穴，沿腿股内侧并足太阴、厥阴上行，至咽喉与任脉会合。

⑤ 束脉：相当于地机穴，属足太阴脾经之郄穴。位于膝内侧下5寸，辅骨之下陷中。

⑥ 侠脊：即侠脊脉，指位于脊柱正中的督脉和脊柱两旁的足太阳膀胱经。

⑦ 僵仆：身体不自主地直挺倒地。

⑧ 俛仰："俛"通"俯"，即俯视和仰望。

⑨ 内廉：引申为内侧，内缘。

⑩ 䏚：两肋下方空软的部分。

⑪ 髁胂：人体部位名，指髁骨下的竖起肉。

译文

阳维脉所引起的腰痛，痛处经脉会突然肿起，治疗时当刺阳维脉，取阳维与太阳经在腿肚下端会和处离地一尺左右的阳交穴。

衡络之脉发病使人腰痛，不可以前俯和后仰，后仰则恐怕跌倒，这种病大多因为用力举重伤及腰部，使横络阻绝不通，瘀血滞在里。治疗时应刺委阳大筋间上行数寸处的殷门穴，视其血络横居满者针刺两次，令其出血。

会阴之脉发病使人腰痛，痛则汗出不断，汗止则欲饮水，并表现行动不安的状态，治疗时应刺直阳之脉上三次，其部位在阳跻申脉穴上，足太阳郄中穴下五寸的承筋穴处，视其左右有络脉横居、血络盛满的，刺出其血。

飞阳之脉发病令人腰痛，同时伴有精神症状；临床取穴，不仅仅取这个筑宾穴，有时候还取它的肾腧穴等。

昌阳之脉发病使人腰痛，疼痛牵引胸部，眼睛视物昏花，严重时腰背向后反折，舌卷短不能言语，治疗时应取筋内侧的复溜穴刺两次，其穴在内踝上大筋的前面，足太阴经的后面，内踝上二寸处。

散脉发病使人腰痛而发热，热甚则生心烦，腰下好像有一块横木梗阻其中，甚至会发生遗尿，治疗时应刺散脉下腧之巨虚上廉和巨虚下廉，其穴在膝前外侧骨肉分间，看到有青筋缠束的脉络，即用针刺三次。

肉里之脉发病使人腰痛，痛得不能咳嗽，咳嗽则筋脉拘急挛缩，治疗时应刺肉里之脉两次，其穴在足太阳的外前方，足少阳绝骨之端的后面。

腰痛沿脊柱两侧，上连头部拘急不舒，眼睛昏花，好像要跌倒，治疗时应刺足太阳经的委中穴出血。腰痛时有寒冷感觉的，应刺足太阳经和阳明经；有热感觉的，应刺足厥阴经；腰痛不能俯仰的，应刺足少阳经；若内热而喘促的，应刺足少阴经，并刺委中的血络出血。

腰痛时痛处寒冷，不能转侧顾盼的，刺足阳明经；痛处发热的，刺足太阴经；肺内有热而喘促的，刺足少阴经。兼有大便困难的，刺足少阴经。少腹胀满的，刺足厥阴经。腰痛如折的，不可前后俯仰，不能举动的，刺足太阳经。腰痛牵引脊骨内侧的，刺足少阴经。

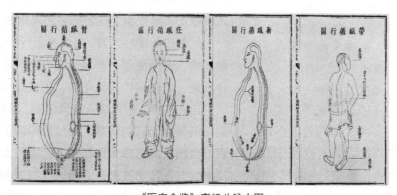

《医宗金鉴》奇经八脉古图

腰痛时牵引小腹和肋下，不能后仰，刺腰尻交处的下髎穴，其部位在两踝骨下挟脊两旁的竖肉处，针刺时以月亮的盈亏计算针刺的次数，针后会立即见效，并采用左痛刺右侧、右痛刺左侧的方法。

卷十二

风论篇第四十二

原典

黄帝问曰：风之伤人也，或为寒热，或为热中，或为寒中，或为疠风[①]，或为偏枯[②]，或为风也，其病各异，其名不同。或内至五脏六腑，不知其解，愿闻其说。

岐伯对曰：风气藏在皮肤之间，内不得通，外不得泄。风者，善行而数变，腠理开则洒然寒，闭则热而闷。其寒也，则衰食饮；其热也，则消肌肉。故使人怢慄[③]而不能食，名曰寒热。

风气与阳明入胃，循脉而上至目内眦[④]。其人肥，则风气不得外泄，则为热中而目黄；人瘦则外泄而寒，则为寒中而泣出。

风气与太阳俱入，

译文

黄帝问道：风邪侵犯人体，或引起寒热病，或为热中病，或为寒中病，或引起疠风病，或引起偏枯病，或为其他风病。由于病变表现不同，所以病名也不一样。甚至侵入到五脏六腑，我不知如何解释，愿听你谈谈其中的道理。

岐伯回答说：风邪侵犯人体常常留滞于皮肤中，使腠理开合失常，经脉不能通调于内，卫气不能发泄于外；然而风邪来去迅速，变化多端，若使腠理开张则阳气外泄而身体恶寒，若使腠理闭塞则阳气内郁而身热烦闷，恶寒则引起饮食减少，发热则会使肌肉消瘦，所以使人振寒而不能饮食，这种病名叫寒热病。

风邪由阳明经入胃，循经脉上行到内眼角，假如病人身体肥胖，腠理致密，则风邪不能向外发泄，滞留体内郁而化热，形成热中病，症状见目珠发黄；假如病人身体瘦弱，腠理疏松，则阳气外泄而感到畏寒，形成寒中病，症状见眼泪自出。风邪由太阳经侵入，遍行太阳经脉及其腧穴，散布在分肉之间，与卫气相搏结，使卫气运行的道路不通利，所以肌肉肿胀高起行诸脉腧，散于分肉之间，与卫气相干。其道不利，故使肌肉愤䐜⑤而有疡。卫气有所凝而不行，故其肉有不仁也。疠者，有荣气热胕，其气不清，故使其鼻柱坏而色败，皮肤疡溃。风寒客于脉而不去，名曰疠风，或名曰寒热。

以春甲乙伤于风者为肝风，以夏丙丁伤于风者为心风，以季夏戊己伤于邪者为脾风，以秋庚辛中于邪者为肺风，以冬壬癸中于邪⑥者为肾风。

风中五脏六腑之腧，亦为脏腑之风，各入其门户，所中则为偏风。风气循风府而上，则为脑风，风入系头，则为目风，眼寒。饮酒中风，则为漏风。入房汗出中风，则为内风。新沐⑦中风，则为首风。久风入中，则为肠风，飧泄。外在腠理，则为泄风。故风者，百病之长也，至其变化，乃为他病也，无常方，然致有风气也。

注释

①疠风：病证名，俗名大麻风，乃湿热填塞于脏腑之窍，故为病中最难治之证。

②偏枯：即偏瘫，见于中风后遗症。

③怢慄：病状名，指振寒战栗。

④目内眦：与外眦相对，即内眼角。

⑤愤䐜：即肿胀、气胀。

⑥邪：这里的邪特指风邪。

⑦新沐：刚洗完头发。

而产生疮疡；若卫气凝涩而不能运行，则肌肤麻木不知痛痒。

风邪由太阳经侵入，遍行太阳经脉及其腧穴，散布在分肉之间，与卫气相搏结，使卫气运行的道路不通，所以肌肉胀肿高起而产生疱疮；若卫气凝涩而不能运行，则肌肤麻木不知痛痒。疠风病是营气因热而腐坏，血气污浊不清所致，所以使鼻柱蚀坏而皮色衰败，皮肤生疡溃烂。病因是风寒侵入经脉滞留不去，病名叫疠风，或叫寒热。

在春季甲日、乙日感受风邪的，形成肝风；在夏季丙日、丁日感受风邪的，形成心风；在长夏戊日、己日感受风邪的，形成脾风；在秋季庚日、辛日感受风邪的，形成肺风；在冬季壬日、癸日感受风邪的，形成肾风。

风邪侵入五脏六腑的腧穴，沿经内传，也可成为五脏六腑的风病。腧穴是机体与外界相通的门户，若风邪从其血气衰弱场所入侵，或左或右；偏着于一处，则成为偏风病。风邪由风府穴上行入脑，就成为脑风病；风邪侵入头部累及目系，就成为目风病，睡觉着凉，且饮酒后受风邪，成为漏风病；行房汗出时受风邪，成为内风病；刚洗过头时受风邪，成为首风病；风邪久留不去，内犯肠胃，则形成肠风或飧泄病；风邪停留于腠理，则成为泄风病。所以，风邪是引起多种疾病的首要因素。至于它侵入人体后产生变化，能引起其他各种疾病，就没有一定常规了，但其病因都是风邪入侵。

风邪的性质和致病特点

　　风因具有开泄、升发、向上、向外的特点，故被称为阳邪。且极易侵犯人体的上部（如头、面）和肌表，能使皮毛、汗孔开泄，而出现汗出、恶风等病态。由于风性轻扬、无处不到，故其症状可表现在身体的任何部位。风邪善行数变使风邪致病具有发病速度快、变化快且病位游走不定的特点。如风痹的关节疼痛，多呈游走性，部位不定。

原典

　　帝曰：五脏风之形状不同者何？愿闻其诊及其病能①。

　　岐伯曰：肺风之状，多汗恶风，色胼②然白，时咳短气，昼日则差，暮则甚，诊在眉上③，其色白。

　　心风之状，多汗恶风，焦绝④善怒嚇，赤色，病甚则言不可快，诊在口，其色赤。

　　肝风之状，多汗恶风，善悲，色微苍，嗌干善怒，时憎女子，诊在目下，其色青。

　　脾风之状，多汗恶风，身体怠惰，四支不欲动，色薄微黄，不嗜食，诊在鼻上，其色黄。

　　肾风之状，多汗恶风，面痝然浮肿，脊痛不能正立，其色炲，隐曲不利，诊在肌上⑤，其色黑。

　　胃风之状，颈多汗，恶风，食饮不下，鬲塞不通，腹善满，失衣则䐜胀，食寒则泄，诊形瘦而腹大。

　　首风之状，头面多汗恶风，当先风一日，则病甚，头痛不可以出内，至其风日，则病少愈。

　　漏风之状，或多汗，常不可单衣，食则汗出，甚则身汗，喘息恶风，衣常濡，口干善渴，不能劳事。

　　泄风之状，多汗，汗出泄衣上，口中干，上渍⑥其风，不能劳事，身体尽痛，则寒。

　　帝曰：善。

注释

　　①病能：能，即态；病能，即病态。

　　②色胼：胼，浅白色。

　　③眉上：指两眉之间，又叫阙中，是肺在面部望诊的部位。

　　④焦绝：因津液消耗而唇舌焦躁的意思。

　　⑤肌上：怀疑为颐上之误。

　　⑥上渍：腰以上多汗如水渍的意思。

译文

　　黄帝问道：五脏受风临床表现有何不同？希望你讲讲诊断要点和病态表现。

　　岐伯回答道：肺风的症状，是多汗恶风，面色淡白，不时咳嗽气短，白天较轻，傍晚加重，诊察时要注意眉上部位，往往眉间可出现白色。

心风的症状，是多汗恶风，唇舌焦燥，容易发怒，面色发红，病重则言语謇涩，诊察时要注意舌部，往往舌质可呈现红色。

肝风的症状，是多汗恶风，常悲伤，面色微青，咽喉干燥，易发怒，有时厌恶女性，诊察时要注意目下，往往眼圈可发青色。

脾风的症状，是多汗恶风，身体疲倦，四肢懒于活动，面色微微发黄，食欲不振，诊察时要注意鼻尖部,往往鼻尖可出现黄色。

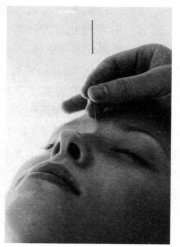

针刺

肾风的症状，是多汗恶风，颜面浮肿，腰脊痛不能直立，面色黑如煤烟灰，小便不利，诊察时要注意面颊部，往往面颊部可出现黑色。

胃风的症状，是颈部多汗，恶风，吞咽饮食困难，隔塞不通，腹部易胀满，如少穿衣，腹即膜胀，如吃了寒凉的食物，就发生泄泻，诊察时可见形体瘦削而腹部胀大。

头风的症状，是面部多汗，恶风，每当起风的前一日病情就加重，以至于头痛得不敢离开室内，待到起风的当日，则痛热稍轻。

漏风的症状，是汗多，不能少穿衣服，进食即汗出，甚至是全身汗出，喘息恶风，衣服常被汗浸湿，口干易渴，不耐劳动。

泄风的症状，是多汗，汗出湿衣，口中干燥，上半身汗出如水渍一样，不耐劳动，周身疼痛发冷。

黄帝道：讲得好！

痹论篇第四十三

原典

黄帝问曰：痹之安生？

岐伯对曰：风寒湿三气杂至，合而为痹也。其风气胜者为行痹，寒气胜者为痛痹 [1]，湿气胜者为著痹 [2] 也。

帝曰：其有五者何也？

岐伯曰：以冬遇此者为骨痹，以春遇此者为筋痹；以夏遇此者为脉痹；以至阴遇此者为肌痹；以秋遇此者为皮痹。

帝曰：内舍③五脏六腑，何气使然？

岐伯曰：五脏皆有合，病久而不去者，内舍于其合也。故骨痹不已，复感于邪，内舍于肾；筋痹不已，复感于邪，内舍于肝；脉痹不已，复感于邪，内舍于心；肌痹不已，复感于邪，内舍于脾；皮痹不已，复感于邪，内舍于肺；所谓痹者，各以其时重感于风寒湿之气也。

注释

①痛痹：病名，指以关节疼痛为主的痹证。

②著痹：病名，风、寒、湿三气合而致病，以湿邪为主，表现肢体疼、生酸困、病处不移的一类痹证。

③舍：羁留的意思。

译文

黄帝问道：痹病是怎样产生的？

岐伯回答说：由风、寒、湿三种邪气杂合伤人而形成痹病。其中风邪偏胜的叫行痹，寒邪偏胜的叫痛痹，湿邪偏胜的叫著痹。

黄帝问道：痹病又可分为五种，为什么？

岐伯说：在冬天得病的称为骨痹，在春天得病的称为筋痹，在夏天得病的称为脉痹，在长夏得病的称为肌痹，在秋天得病的称为皮痹。

黄帝问道：痹病的病邪又有内侵而累及五脏六腑的，是什么道理？

岐伯说：五脏都有与其相合的组织器官，若病邪久留不除，就会内犯于相合的内脏。所以，骨痹不愈，再感受邪气，就会内舍于肾；筋痹不愈，再感受邪气，就会内舍于肝；脉痹不愈，再感受邪气，就会内舍于心；肌痹不愈，再感受邪气，就会内舍于脾；皮痹不愈，再感受邪气，就会内舍于肺。总之，这些痹证是各脏在所主季节里重复感受了风、寒、湿气所造成的。

原典

凡痹之客五脏者，肺痹者，烦满喘而呕。心痹者，脉不通，烦则心下鼓①，暴上气而喘，嗌干善噫②，厥气上则恐。肝痹者，夜卧则惊，多饮，数小便，上为引如怀。肾痹者，善胀，尻以代踵③，脊以代头。脾痹者，四支解堕，发咳呕汁，上为大塞。肠痹者，数饮而出不得，中气喘争，时发飧泄。胞痹者，少腹膀胱按之内痛，若沃以汤④，涩于小便，上为清涕。

阴气⑤者，静则神藏，躁则消亡。饮食自倍，肠胃乃伤。淫气⑥喘息，痹聚在肺；淫气忧思，痹聚在心；淫气遗溺，痹聚在肾；淫气乏竭⑦，痹聚在肝；淫气肌绝，痹聚在脾。诸痹不已，亦益内⑧也。其风气胜者，其人易已也。

注释

①心下鼓：指心悸。

②善噫：因心痹、气机不畅，发出叹气。

③尻以代踵：尻，骶尾部；踵，脚跟；尻以代踵，指只能坐不能站，更不能行走的意思。

④若沃以汤：汤，热水；若沃以汤，形容热甚，如热水灌之。

⑤阴气：指五脏的精气。

⑥淫气：指五脏内逆乱失和的气。

⑦乏竭：疲乏口渴的意思。

⑧益内："益"通"溢"，蔓延的意思；益内，指病重向内发展。

译文

凡痹病侵入到五脏，症状各有不同：肺痹的症状是烦闷胀满，喘逆呕吐。心痹的症状是血脉不通畅，烦躁则心悸，突然气逆上壅而喘息，咽干，易嗳气，厥逆气上则引起恐惧。肝痹的症状是夜眠多惊，饮水多而小便频，疼痛循肝经由上而下牵引少腹如怀孕之状。肾痹的症状是腹部易作胀，骨萎而足不能行，行步时臀部着地，脊柱曲屈畸形，高耸过头。脾痹的症状是四肢倦怠无力，咳嗽，呕吐清水，上腹部阻塞不通。肠痹的症状是频频饮水而小便困难，腹中肠鸣，时而发生食谷不化的泄泻。膀胱痹的症状是少腹膀胱部位按之疼痛，如同灌了热水似的，小便涩滞不爽，上部鼻流清涕。

五脏精气，安静则精神内守，躁动则易于耗散。若饮食过量，肠胃就要受损。致痹之邪引起呼吸喘促，是痹发生在肺；致痹之邪引起忧伤思虑，是痹发生在心；致痹之邪引起遗尿，是痹发生在肾；致痹之邪引起疲乏衰竭，是痹发生在肝；致痹之邪引起肌肉瘦削，是痹发生在脾。总之，各种痹病日久不愈，病变就会进一步向内深入。其中属于风气较盛的病人就容易痊愈。

原典

帝曰：痹，其时有死者，或疼久者，或易已者，其何故也？

岐伯曰：其入脏者死，其留连筋骨者疼久，其留皮肤间者易已。

帝曰：其客于六腑者何也？

译文

黄帝问道：患了痹病后，有的死亡，有的疼痛经久不愈，有的容易痊愈，这是什么缘故？

岐伯说：痹邪内犯到五脏则死，痹邪滞留在筋骨间的则疼久难愈，痹邪停留在皮肤间的容易痊愈。

黄帝问道：痹邪侵犯六腑是何原因？

岐伯说：这也是由饮食不节、起居失度而导致腑痹的根本原因。六腑也各有腧穴，风寒湿邪岐伯曰：此亦其食饮居处，为其病本也。六腑亦各有腧，风寒湿气中其腧，而食饮应之，循腧而入，各舍其腑也。

帝曰：以针治之奈何？

岐伯曰：五脏有腧，六腑有合，循脉之分，各有所发[1]，各随其过，则病瘳也[2]。

帝曰：荣卫之气，亦令人痹乎？

岐伯曰：荣者水谷之精气也，和调于五脏，洒陈于六腑，乃能入于脉也。故循脉上下，贯五脏，络六腑也。卫者水谷之悍气也。其气慓疾[3]滑利，不能入于脉也。故循皮肤之中，分肉之间，熏于肓膜，散于胸腹，逆其气则病，从其气则愈，不与风寒湿气合，故不为痹。

注释

① 各有所发：各经受邪，均在经脉循行的部位发生病变而出现症状。

② 各随其过，则病瘳也：各随病变部位而治疗则病能痊愈；瘳，病痊愈的意思。

③ 慓疾：急疾。

在外侵袭它的腧穴，而内有饮食所伤的病理基础与之相应，于是病邪就循着腧穴入里，留滞在相应的腑。

黄帝问道：怎样用针刺治疗呢？

岐伯说：五脏各有腧穴可取，六腑各有合穴可取，循着经脉所行的部位，各有发病的征兆可察，根据病邪所在的部位，取相应的腧穴或合穴进行针刺，病就可以痊愈了。

黄帝问道：营卫之气也能使人发生痹病吗？

岐伯说：营气是水谷所化生的精气，它平和协调地运行于五脏，散布于六腑，然后汇入脉中，所以营气循着经脉上下运行，起到连贯五脏，联络六腑的作用。卫气是水谷所化生的悍气，它流动急疾而滑利，不能进入脉中，所以循行于皮肤肌肉之间，熏蒸于肓膜之间，敷布于胸腹之内。若营卫之气的循行逆乱，就会生病，只要营卫之气顺从调和了，病就会痊愈。总的来说，营卫之气若不与风寒湿邪相合，则不会引起痹病。

原典

帝曰：善。痹或痛，或不仁，或寒，或热，或燥，或湿，其故何也？

岐伯曰：痛者，寒气多也，有寒故痛也。其不痛不仁者，病久入深，荣卫之行涩，经络时疏，故不痛；皮肤不营，故为不仁。其寒者，阳气少，阴气多，与病相益，故寒也。其热者，阳气多，阴气少，病气胜，阳遭阴，故为痹热。其多汗而濡者，此其逢湿甚也。阳气少，阴气盛，两气相感[1]，故汗出而濡也。

帝曰：夫痹之为病，不痛何也？

岐伯曰：痹在于骨则重，在于脉则血凝而不流，在于筋则屈不伸，在于肉则不仁，在于皮则寒。故具此五者，则不痛也。凡痹之类，逢寒则急②，逢热则纵。

帝曰：善。

注释

① 两气相感：指人体偏盛的阴气与以温邪为主的风寒相互作用。

② 急：历代解释不一，《甲乙经》《太素》都作"急"，本文从之。

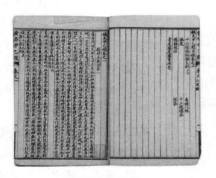

古版《甲乙经》

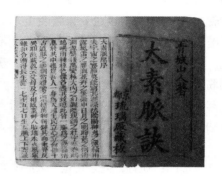

古版《太素脉诀》

译文

黄帝说：讲得好！痹病，有的疼痛，有的不痛，有的麻木不仁，有的表现为寒，有的表现为热，有的皮肤干燥，有的皮肤湿润，这是什么缘故？

岐伯说：痛是寒气偏多，有寒所以才痛。不痛而麻木不仁的，系患病日久，病邪深入，营卫之气运行涩滞，致使经络中气血空虚，所以不痛；皮肤得不到营养，所以麻木不仁。表现为寒象的，是由于机体阳气不足，阴气偏盛，阴气助长寒邪之势，所以表现为寒象。表现为热象的，是由于机体阳气偏盛，阴气不足，偏胜的阳气与偏胜的风邪相合而成阴分，所以出现热象。多汗而皮肤湿润的，是由于感受湿邪太甚，加之机体阳气不足，阴气偏盛，湿邪与偏盛的阴气相互作用，所以汗出而皮肤湿润。

黄帝问道：痹病有不疼痛的是什么缘故？

岐伯说：痹发生在骨则身重；发生在脉则血凝涩而不畅；发生在筋则屈曲不能伸；发生在肌肉则麻木不仁；发生在皮肤则寒冷。如果有这五种情况，就不疼痛。凡痹病一类疾患，遇寒则筋脉拘急，遇热则筋脉弛缓。

黄帝道：讲得好！

痿论篇第四十四

原典

黄帝问曰：五脏使人痿，何也？

岐伯对曰：肺主身之皮毛，心主身之血脉，肝主身之筋膜，脾主身之肌肉，肾主身之骨髓。故肺热叶焦①，则皮毛虚弱急薄，着则生痿躄②也。心气热，则下脉厥而上，上则下脉虚，虚则生脉痿，枢折挈③，胫纵而不任地也。肝气热，则胆泄口苦，筋膜干，筋膜干则筋急而挛，发为筋痿。脾气热，则胃干而渴，肌肉不仁，发为肉痿。肾气热，则腰脊不举，骨枯而髓减，发为骨痿④。

帝曰：何以得之？

岐伯曰：肺者，脏之长也，为心之盖也。有所失亡，所求不得，则发肺鸣，鸣则肺热叶焦。故曰：五脏因肺热叶焦，发为痿躄⑤，此之谓也。

悲哀太甚，则胞络绝，胞络绝则阳气内动，发则心下崩，数溲血也。故《本病》曰：大经空虚，发为肌痹，传为脉痿⑥。思想无穷，所愿不得，意淫于外，入房太甚，宗筋弛纵，发为筋痿，及为白淫⑦。故《下经》曰：筋痿者生于肝，使内也。有渐于湿，以水为事，若有所留，居处相湿，肌肉濡渍⑧，痹而不仁，发为肉痿。故《下经》曰：肉痿者，得之湿地也。有所远行劳倦，逢大热而渴，渴则阳气内伐，内伐则热合于肾。肾者水脏也，今水不胜火，则骨枯而髓虚。故足不任身，发为骨痿。故《下经》曰：骨痿者，生于大热也。

注释

① 肺热叶焦：形容肺叶受热灼伤，津液损伤的一种病理状态。

② 痿躄：指四肢萎废，不能行走，包括下文的各种痿病。

③ 枢折挈：枢，指关节；折，指断；挈，提举的意思；枢折挈，形容关节迟缓，不能做提举活动，像是枢轴折断不能活动的样子。

④ 骨痿：病名，亦称肾痿。由于肾热内盛，或邪热伤肾，阴精耗损，骨枯髓虚所致。

⑤ 痿躄：病名，痿之又名。主要指四肢痿弱、足不能行。

⑥ 脉痿：病名，亦称心痿。由心热血气上逆，下部血脉空虚；或悲哀太甚，阳气内动，颇发尿血，脉失濡养所致。

⑦ 白淫：指男子滑精，女子带下的一类疾病。

⑧ 濡渍：浸泡。

译文

黄帝问道：五脏都能使人发生痿病，是什么道理呢？

岐伯回答说：肺主全身皮毛，心主全身血脉，肝主全身筋膜，脾主全身肌肉，肾主全身骨髓。所以肺脏有热，灼伤津液，则枯焦，皮毛也呈虚弱、干枯不润的状态，热邪不去，则变生痿躄。心脏有热，可使气血上逆，气血上逆就会引起在下的血脉空虚，血脉空虚就会变生脉痿，使关节如折而不能提举，足胫弛缓而不能着地行路。肝脏有热，可使胆汁外溢而口苦，筋膜失养而干枯，以至于筋脉挛缩拘急，变生筋痿。脾有邪热，则灼耗胃津而口渴，肌肉失养而麻木不仁，变生不知痛痒的肉痿。肾有邪热，热灼精枯，致使髓减骨枯，腰脊不能举动，变生骨痿。

黄帝问道：痿症是怎样引起的？

岐伯说：肺是五脏之长，又是心脏的华盖。遇有失意的事，或个人要求得不到满足，则使肺气郁而不畅，于是出现喘息有声，进而则气郁化热，使肺叶枯焦，精气因此而不能敷布于周身，五脏都是因肺热叶焦得不到营养而发生痿躄的，说的就是这个道理。

悲哀过度，就会损伤心包络，心包络受阻导致阳气在内妄动，逼迫心血下崩，常常尿血。所以《本病》说："大经脉空虚，发生脉痹，最后变为脉痿。"思虑无穷而欲望又不能达到，或意念受外界影响而惑乱，或房事不节制，这些都可致使众筋弛缓，形成筋痿导致遗精、白带等疾。所以《下经》说："筋痿发生于肝，是由房事太过所致。"有的人感受湿邪，在水中劳作，水湿滞留体内，或居处潮湿，肌肉受湿邪浸渍，导致麻木不仁，成为肉痿。所以《下经》说："肉痿是久居湿地引起的。"若长途跋涉，劳累太甚，又逢炎热天气而口渴，于是阳气化热内扰，内扰的邪热侵入肾脏，肾为水脏，如水不胜火，灼耗阴精，就会骨枯髓空，致使两足不能支持身体，形成骨痿。所以《下经》中说："骨痿是由于大热所致。"

原典

帝曰：何以别之？

岐伯曰：肺热者色白而毛败[①]；心热者色赤而络脉溢[①]；肝热者色苍而爪枯；脾热者色黄而肉蠕动[②]；肾热者色黑而齿槁。

帝曰：如夫子言可矣。论言治痿者，独取阳明，何也？

岐伯曰：阳明者，五脏六腑之海，主润宗筋[③]，宗筋主束骨而利机关也。冲脉者，经脉之海也，主渗灌谿谷，与阳明合于宗筋。阴阳揔[④]宗筋之会，会于气街，而阳明为之长，皆属于带脉，而络于督脉。故阳明虚，则宗筋纵，带脉不引，故足痿不用也。

帝曰：治之奈何？

岐伯曰：各补其荥而通其腧，调其虚实，和其逆顺，筋脉骨肉，各以其时受月⑤，则病已矣。

帝曰：善。

注释

①络脉溢：指表浅部位的脉络出血。

②肉蠕动：肌肉萎软无力的意思。

③宗筋：指全身众多筋会聚地。泛指全身的筋膜。

④摠：通"总"。

⑤各以其时受月：都各在其当旺的月份进行治疗。按张志聪说法，正月、二月，人气在肝；三月、四月，人气在脾；五月、六月，人气在头；七月、八月，人气在肺；九月、十月，人气在心；十一月、十二月，人气在肾。

译文

黄帝问道：用什么办法鉴别五种痿症呢？

岐伯说：肺有痿症，面色白而毛发衰败；心有痿症，面色红而浅表血络充盈显现；肝有痿症，面色青而爪甲枯槁；脾有痿症，面色黄而肌肉蠕动；肾有痿症，面色黑而牙齿枯槁。

黄帝道：先生以上所说是合宜的。医书中说：治痿应独取阳明，这是什么道理呢？

岐伯说：阳明是五脏六腑营养的源泉，能濡养宗筋，宗筋主管约束骨节，使关节运动灵活。冲脉为十二经气血会聚之处，输送气血以渗透灌溉分肉肌腠，与足阳明经会合于宗筋，阴经阳经都总会于宗筋，再会合于足阳明经的气衡穴，故阳明经是它们的统领，诸经又都连属于带脉，系络于督脉。所以阳明经气血不足则宗筋失养而弛缓，带脉也不能收引诸脉，就使两足痿弱了。

黄帝问道：怎样治疗呢？

岐伯说：调补各经的荥穴，疏通各经的腧穴，以调机体之虚实和气血之逆顺；无论筋脉骨肉的病变，只要在其所合之脏当旺的月份进行治疗，病就会痊愈。

黄帝道：很对！

痿症患者应注意的事项

痿症患者在生活上应节慎房事，避免损耗肾精，保持精神乐观，避免七情过极，尽量做到以下几点：

（1）起居有常，按时睡眠、起床，不熬夜，劳逸结合；饮食要有节制，忌食生、冷、辛、辣性食物以及烟

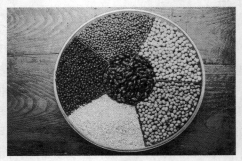

五谷杂粮

酒等刺激物，不过饥或过饱，同时各种营养要调配恰当，不能偏食。

（2）避风寒、防感冒，肌无力患者抵抗力较差，伤风感冒不仅会引起疾病复发或加重，还会进一步降低机体对疾病的抵抗力。

（3）注意适量运动，锻炼身体增强体质，病情较重的病人或长期卧床不起的病人，应给予适当的按摩，防止产生褥疮。

厥论篇第四十五

原典

黄帝问曰：厥之寒热者何也！

岐伯对曰：阳气衰于下，则为寒厥①；阴气衰于下，则为热厥②。

帝曰：热厥之为热也，必起于足下者何也？

岐伯曰：阳气起于足五指之表③，阴脉者集于足下，而聚于足心，故阳气胜则足下热也。

帝曰：寒厥之为寒也，必从五指而上于膝者，何也？

岐伯曰：阴气起于五指之里，集于膝下而聚于膝上，故阴气胜，则从五指至膝上寒，其寒也，不从外，皆从内也④。

帝曰：寒厥何如而然也？

岐伯曰：前阴者，宗筋之所聚，太阴阳明之所合也⑤。春夏则阳气多而阴气少，秋冬则阴气盛而阳气衰。此人者质壮⑥，以秋冬夺于所用⑦，下气上争不能复，精气溢下⑧，邪气因从之而上也⑨；气因于中⑩，阳气衰，不能渗营⑪其经络，阳气日损，阴气独在，故手足为之寒也。

注释

① 阳气衰于下，则为寒厥：下，足部；足部阳气虚弱，阴寒之气乘机侵入，足冷，称为寒厥。

② 阴气衰于下，则为热厥：足部阴气逐渐衰弱，阳热邪气乘机侵入，足热，称热厥。

③ 阳气起于足五指之表：足三阳经下行，沿下肢外侧止于足趾外端，所以说五指之表。下文足三阴经都起于足趾内侧端，沿下肢内侧上行，叫五指之里。

④ 其寒也，不从外，皆从内也：不从外，指不是受外邪所导致；皆从内，指寒从中生，阳虚不制阴则寒。

⑤ 太阴阳明之所合也：脾胃二经行于腹部，都近前阴。前阴周围有九脉循行，这里独指脾胃两脉，是因为脾胃为气血生化之源，五脏六腑之海，主润宗筋。

⑥ 此人者质壮：指患寒厥的人自恃形体壮实而不知道修养身心。

⑦ 秋冬夺于所用：指在秋冬阳气已衰的季节，房事不节制，损伤在下的阳气，损及肾阳。

⑧ 精气溢下：指因为下元虚寒不能内藏，精气漏泄而滑精。

⑨ 邪气因从之而上也：阴寒之气得以上逆。

⑩ 气因于中：气，指阳虚所致的阴寒之气。这里指阴寒之气不是外感，而是内生，应上文"不从外"的意思。

⑪ 渗营：这里是温煦的意思。

译文

黄帝问：厥病有寒有热，是为什么呢？

岐伯回答说：阳气从足部渐衰，就是寒厥；阴气从足部渐衰，就是热厥。

黄帝问：热厥必定先从足下发生，这是什么道理？

岐伯说：阳气行于脚小拇趾的外侧，集中在脚下，而聚结在脚心，所以阳气胜了，脚下就会发热。

黄帝问：寒厥必定先从足的小拇指发生，然后上行到膝下，这又是什么道理？

岐伯说：阴气起于足小拇趾的里侧，集中在膝下，而聚集在膝上。所以阴气胜，逆冷就先起于足小拇趾，上行到膝上；这种逆冷，不是从外面侵入人体的寒气，而是由于内部阳虚所致的寒冷。

黄帝问：寒厥是怎样形成的？

岐伯答道：前阴是众筋聚集的地方，也是太阴脾经和足阳明胃经的会合场所。一般来说，春夏季阳气多而阴气少，秋冬季阴气盛而阳气衰。患寒厥的人，往往是自恃形体壮实，在秋冬阳气已衰的季节，房事不节制，使在下的阴气向上浮越，与阳相争，而阳气不能内藏，精气漏泄，阴寒之气得以从而上逆，成为寒厥。寒邪之气，潜居在体内，阳气就逐渐衰退，不能温煦于经络之中。这样，阳气天天受损害，只有阴气存在，所以手足就会发冷。

原典

帝曰：热厥何如而然也？

岐伯曰：酒入于胃，则络脉满而经脉虚①；脾主为胃行其津液者也，阴气虚则阳气入，阳气入则胃不和，胃不和则精气竭②，精气竭则不营其四肢也。此人必

注释

① 酒入于胃，则络脉满而经脉虚：酒为水谷之精，熟谷之液，其气彪悍，所以入胃以后，即先从卫气行于皮肤而充盈于络脉，经脉和络脉不能同时充盈，所以说酒入于胃，则络脉满而经脉虚。

② 精气竭：指水谷精气无以化生而

数醉，若饱以入房，气聚于脾中不得散③，酒气与谷气相薄，热盛于中，故热遍于身，内热而溺赤也。夫酒气盛而慓悍，肾气有衰，阳气独胜，故手足为之热也。

帝曰：厥或令人腹满，或令人暴不知人④，或至半日远至一日乃知人者，何也？

岐伯曰：阴气盛于上则下虚，下虚则腹胀满；阳气盛于上，则下气重上，而邪气逆⑤，逆则阳气乱，阳气乱则不知人也。

帝曰：善。愿闻六经脉之厥状病能也。

岐伯曰：巨阳之厥，则肿首头重，足不能行，发为眴仆⑥。阳明之厥，则癫疾欲走呼，腹满不得卧，面赤而热，妄见而妄言。少阳之厥，则暴聋颊肿而热，胁痛，胻不可以运。太阴之厥，则腹满䐜胀，后不利不欲食，食则呕，不得卧。少阴之厥，则口干溺赤，腹满心痛。厥阴之厥，则少腹肿痛，腹胀，泾溲不利⑦，好卧屈膝，阴缩，胻内热。盛则泻之，虚则补之，不盛不虚，以经取之。

衰竭。

③ 气聚于脾中不得散：醉饱入房，脾肾两伤，脾伤不能运化，肾虚不能资助脾胃运化，所以气聚于脾中不得散。

④ 暴不知人：指突然昏厥，不省人事。

⑤ 下气重上，而邪气逆：重，并、聚的意思；邪气，指气机失常，即逆乱之气。这句话是说在下的肾气虚衰，阴不能制阳，失于制约的肾中阳气上扰。

⑥ 眴仆：眴，通“眩”；下虚上实，气机上逆，所以见眩晕或晕倒的症状。

⑦ 泾溲不利：即小便不利，也被用来形容大小便不通利。

译文

黄帝问：热厥是怎样形成的？

岐伯答道：酒入胃里，能使络脉中充满血液，而经脉反见空虚。脾的功能，是帮助胃来输送津液的。如饮酒过度，脾就无所输送而致阴气虚，阴气虚则阳气实，阳气实则胃气不和，胃气不和则水谷的精气衰减，精气一旦衰减，就难以营养四肢了。这种病人，一定是经常酒醉，饱食后行房，肾气太虚，气聚而不宣散，酒气与谷气两相搏结，酝酿成热，热从里面起来，所以全身发热。因为有内热，所以小便色赤。酒气盛而性烈，肾气日益衰减，而阳气独胜于内，足就发热。

黄帝说：厥病使人腹胀，或使人突然不知人事，或半天，甚至一天才能认识人，这是什么道理？

岐伯说：阴气偏盛于上，那么下部就虚，下部虚，则腹部就容易胀满。阳气偏盛于上，阴气也会并行于上，而邪气是逆行的，邪气上逆则阳气就会紊乱，阳气一旦紊乱，就会使人突然不省人事了。

黄帝说：讲得好！我希望听听六经厥病的症状。

岐伯说：太阳经患厥病，令人感觉头脚都沉重，足不能行，眼花昏乱。阳明经患厥病，就会发为癫疾，令人狂走叫呼，腹胀，不能卧下，卧下就面红发热，看到稀奇古怪的东西，胡言乱语。少阳经患厥病，令人突然耳聋，颊部肿，胸部发热，两胁疼痛，大腿不能行动。太阴经患厥病，令人肚腹胀满，大便不爽，不思饮食，吃了就呕吐，不能安卧。少阴经患厥病，令人舌干，小便赤，腹满，心痛。厥阴经患厥病，令人小腹肿痛，腹胀，小便不利，睡眠喜欢蜷腿，前阴萎缩，足胫内侧发热。治疗以上厥病，身体强壮的就用泻法，虚弱的就用补法，如既不强壮又不虚弱的，就刺所患病的本经主穴。

原典

太阴厥逆 [①] ，骱急挛，心痛引腹，治主病者。少阴厥逆，虚满、呕变、下泄清，治主病者。厥阴厥逆，挛、腰痛，虚满、前闭，谵言 [②] ，治主病者。三阴俱逆，不得前后，使人手足寒，三日死。太阳厥逆，僵仆，呕血善衄 [③] ，治主病者；少阳厥逆，机关不利 [④] ，机关不利者，腰不可以行，项不可以顾，发肠痈不可治，惊者死；阳明厥逆，喘咳身热，善惊，衄呕血。

手太阴厥逆，虚满而咳，善呕沫，治主病者，手心主少阴厥逆，心痛引喉，身热死，不可治；手太阳厥逆，耳聋泣出，项不可以顾，腰不可以俯仰，治主病者；手阳明、少阳厥逆，发喉痹、嗌肿，治主病者。

注释

① 太阴厥逆：作"足太阴脉厥逆"。下面的少阴、厥阴、太阳、少阳、阳明也均加足字。

② 谵言：证名，即谵语。指神昏妄言，胡言乱语。

③ 衄：此处指鼻出血。

④ 机关不利：指关节活动不灵便。

译文

足太阴经厥逆，则小腿拘挛，心痛连及腹部，要治它主病之经。足少阴经厥逆，则腹部虚满、呕逆、下泄清水，要治它主病之经。足厥阴经厥逆，则筋挛、腰痛，小便不通，胡言乱语，要治它主病之经。如太阴、少阴、厥阴同时厥逆，人会大小便不通，且手足逆冷，上至肘膝，三天后人就会死亡。足太阳经厥逆，则昏倒、经常鼻出血，要治它主病之经。足少阳经厥逆，则筋骨关节不灵活，腰部难以动弹，脖项拘禁，如若兼发肠痈，就难以治疗，如再受惊，人就会死亡。足阳明经厥逆，则喘促咳嗽，身发热，容易惊恐，鼻出血，呕血。

手太阴经厥逆，则胸腹虚满，咳嗽，常常呕出痰水，要治它主病之经。手心包络和手少阴心经厥逆，则心痛连及咽喉，如果身体发热，人就会死，不能治。手太阳经厥逆，则耳聋，眼睛流泪，头颈不能回顾，腰不能俯仰，要治它主病之经。手阳明经和少阳经厥逆，则发为喉痹，咽肿，颈项强直，要治它主病之经。

卷十三

病能论篇第四十六

原典

黄帝问曰：人病胃脉^①痈者，诊当何如？

岐伯对曰：诊此者当候胃脉，其脉当沉细，沉细者气逆，逆者人迎甚盛，甚盛则热。人迎者胃脉也，逆而盛，则热聚于胃口而不行，故胃脘为痈也。

帝曰：善。人有卧而有所不安者何也？

岐伯曰：脏有所伤，及精有所之寄则安^②，故人不能悬^③其病也。

帝曰：人之不得偃卧^④者何也？

岐伯曰：肺者脏之盖也。肺气盛则脉大，脉大则不得偃卧。论在《奇恒阴阳》中。

译文

黄帝问道：有人患了胃脘痈这种病，应当如何诊断呢？

岐伯回答说：诊断这个病，应当切诊胃脉，胃脉应当沉而细，沉而细表明胃气上逆，胃气上逆时人迎脉尤其旺盛，则表明有热邪，人迎是胃脉。气机上逆，人迎脉盛，为邪热聚集于胃口而不散，所以出现胃脘痈这个病。

黄帝问道：好。有的人睡卧不安宁，这是为什么呢？

岐伯回答说：这是由于人体五脏有所损伤，或是人思念着某个事情。如果不消除这两方面的因素，是睡不安宁的。

黄帝问道：有人不能仰卧，这是为什么呢？

岐伯回答说：肺位最高，就如同脏腑的盖，肺气壅盛，那么络脉就胀大，络脉胀大，于是便不能仰卧。在《奇恒阴阳》这篇古医书中，论述得比较清楚。

帝曰：有病厥者，诊右脉沉而紧，左脉浮而迟，不然，病主安在？

岐伯曰：冬诊之，右脉固当沉紧，此应四时。左脉浮而迟，此逆四时。在左当主病在肾，颇关在肺，当腰痛也。

帝曰：何以言之？

岐伯曰：少阴脉贯肾络肺，今得肺脉，肾为之病，故肾为腰痛之病也。

帝曰：善。有病颈痛者，或石治之，或针灸治之，而皆已，其真⑤安在？

岐伯曰：此同名异等者也。夫痛气之息者，宜以针开除去之，夫气盛血聚者，宜石而泻之，此所谓同病异治也。

注释

① 胃脉：指人迎脉和趺阳脉。

② 及精有所之寄则安：此八字作"及精有所倚，则卧不安"，倚，偏也。

③ 悬：杜绝。

④ 偃卧：即仰卧。

⑤ 真：真理，道理。

黄帝问道：有患气逆的，诊察右手脉象沉而紧，左手脉浮而迟，不知病在哪里？

岐伯回答说：冬天诊脉时，右手脉搏本来应当沉而紧，这表明脉搏的变化与四时阴阳变化相应合。如果左手的脉搏浮而迟，这表明脉象的变化与四时阴阳变化相违背。浮而迟的脉象出现在左手，因此病变的部位应当在肾，如果出现了肺脉，腰部就会出现疼痛。

黄帝问道：为什么说是这样呢？

岐伯回答说：足少阴经脉下贯肾脏，上络于肺中，现在诊得肺脉，说明肾脏发生了病变，腰为肾腑，因而就出现腰痛病了。

黄帝说：讲得好。有患颈痛病的，有的医生用砭石治疗，有的医生用针灸治疗，却都能治愈，这种治法的道理在哪里呢？

岐伯回答说：这些虽然病名相同，但类型却不一样。如果颈痛以气滞为主，适宜于用针灸治疗清除病邪；如果颈痛以气滞血瘀为主，适宜于用砭石治疗，以泻除邪气。这就是平常人们所说的同病异治。

原典

帝曰：有病怒狂者，此病安生？

岐伯曰：生于阳也。

帝曰：阳何以使人狂？

岐伯曰：阳气者，因暴折而难决①，故善怒也，

注释

① 暴折而难决：精神突然受到挫折。难决，难以疏通。

② 食人于阴，长

病名曰阳厥。

帝曰：何以知之？

岐伯曰：阳明者常动，巨阳少阳不动，不动而动大疾，此其候也。

帝曰：治之奈何？

岐伯曰：夺其食即已。夫食入于阴，长气于阳②，故夺其食即已。使之服以生铁洛③为饮，夫生铁洛者，下气疾也。

帝曰：善。有病身热解堕④，汗出如浴，恶风少气。此为何病？

岐伯曰：病名曰酒风。

帝曰：治之奈何？

岐伯曰：以泽泻、术⑤各十分，麋衔⑥五分，合以三指撮为后饭。所谓深之细者，其中手如针也，摩之切也，聚者坚也，博者大也。《上经》者，言气之通天也。《下经》者，言病之变化也。《金匮》者，决死生也。《揆度》者，切度之也。《奇恒》者，言奇病也。所谓奇者，使奇病不得以四时死也。恒者，得以四时死也。所谓揆者，方切求之也，言切求其脉理也。度者，得其病处，以四时度之也。

气于阳：张介宾注："五味入口而化于脾，食入于阴也；食入于胃以养五脏气，长气于阳也。"

③ 生铁洛：为生铁煅至红赤，外层氧化时被锤落的铁屑。主治癫狂、热病谵妄、心悸、易惊善怒、疮疡肿毒。

④ 解堕：指四肢软弱无力。"解堕"通"懈惰"。

⑤ 泽泻：草本植物，主小便不利、热淋涩痛、水肿胀满、泄泻、痰饮眩晕等病。术：即白术，以根茎入药。主治燥湿健脾，脾虚食少，消化不良，慢性腹泻，水肿，止汗，安胎。

⑥ 麋衔：即鹿衔草，能祛风湿，强筋骨，止血。用于风湿痹痛，腰膝无力，月经过多，久咳劳嗽。

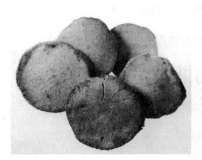

泽　泻

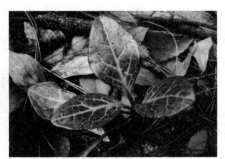

鹿衔草

译文

黄帝问道：有一种狂怒病，这个病是从哪里产生的呢？

岐伯回答说：是阳气过盛所造成的。

黄帝问道：阳气过盛为什么会使人狂怒？

岐伯回答说：阳气突然受到抑制而不能排出，所以容易发怒，病名叫阳厥。

黄帝问道：怎样才能知道要发生怒狂病呢？

岐伯回答说：在平时，阳明经上某些部位是经常跳动的，而太阳、少阳经上很少有跳动的地方，如果平时不跳动的地方，突然跳动得大而快速，这就是狂怒病即将暴发的征兆。

黄帝进一步问道：这种病如何治疗呢？

岐伯回答说：减少病人的饮食，狂怒就会停止发作，因为饮食进入胃后，就会助长阳气，所以减少饮食，狂怒就会停止发作；另外令病人服用生铁落饮，因为生铁落具有降气逆的作用。

黄帝说：很好，还有一种患身体发热的病人，表现为四肢怠惰，汗出如用水浴洗一样，怕风，少气，这是一种什么病？

岐伯回答说：病名叫酒风。

黄帝问道：如何治疗呢？

岐伯回答说：用泽泻、白术各十分，麋衔草五分，共研细末，每次服三指撮，饭前服下。所说的沉细而小的脉象，脉搏应手如针细，推它、按它，脉气聚集不散，这叫坚脉；阴阳相搏结的为大脉。《上经》这部书是论述人与自然界关系的，《下经》这部书是论述病理变化的，《金匮》这部书是论述疾病诊断，判断死生的，《揆度》这部书是论述脉诊，推断病情的，《奇恒》这部书是论述特殊疾病的，所说的奇病，是指不依照四时变化决定死生，恒病，是指依照四时变化决定死生。所说的"揆"，是指切按脉搏，来推求病变；所说的"度"，是从脉象来推测病位，结合四时气候来判断病情。

奇病论篇第四十七

原典

黄帝问曰：人有重身，九月而瘖，此为何也？

岐伯对曰：胞之络脉绝也。

帝曰：何以言之？

岐伯曰：胞络者系于肾，少阴之脉，贯肾系舌本，故不能言。

帝曰：治之奈何？

岐伯曰：无治也，当十月复。《刺法》曰：无损不足，益有余，以成其疹。

所谓无损不足者，身羸瘦^①，无用镵石也；无益其有余者，腹中有形而泄之，泄之则精出而病独擅中，故曰疹成也。

帝曰：病胁下满气逆，二三岁不已，是为何病？

岐伯曰：病名曰息积^②，此不妨于食，不可灸刺，积为导引服药，药不能独治也。

帝曰：人有身体髀股骺皆肿，环脐而痛，是为何病？

岐伯曰：病名曰伏梁^③，此风根也。其气溢于大肠而著于肓，肓之原在脐下，故环脐而痛也。不可动之，动之为水溺涩之病也。

帝曰：人有尺脉数甚，筋急而见，此为何病？

岐伯曰：此所谓疹筋^④，是人腹必急，白色黑色见则病甚。

帝曰：人有病头痛，以数岁不已，此安得之，名为何病？

岐伯曰：当有所犯大寒，内至骨髓，髓者以脑为主，脑逆故令头痛，齿亦痛，病名曰厥逆^⑤。

帝曰：善。

卷十三

注释

① 羸瘦：即瘦弱。

② 息积：病名，胁下胀满，气逆息难，或有形块的病证。

③ 伏梁：因秽浊之邪结伏肠道，阻滞气血运行，秽浊与气血搏结日久而成。以腹痛、腹泻、右下腹包块为主要表现的积聚类疾病。

④ 疹筋：病证名，亦作"狐筋"。见腹痛，两臂筋脉拘急，脉数。

⑤ 厥逆：由于寒邪上逆于脑引起的一种顽固性头痛。

译文

黄帝问道：有的妇女怀孕九个月而不能说话的，这是什么缘故呢？

岐伯回答说：这是因为胞中的络脉被胎儿压迫，阻绝不通所致。

黄帝说：为什么这样说呢？

岐伯说：胞宫的络脉系于肾脏，而足少阴肾脉贯肾上系于舌根，今胞宫的络脉受阻，肾脉亦不能上通于舌，舌根失养，故不能言语。

黄帝说：如何治疗？

岐伯说：不需治疗，待至十月分娩后，胞络通，声音自然恢复。《刺法》上说：正气不足的不可用泻法，邪气有余的不可用补法，以免因误治而造成疾病。所谓"无损不足"，就是怀孕九月而身体瘦弱的，不可再用针石治疗以伤其正气。所谓"无益有余"，就是说腹中已经怀孕而又妄用泻法，用泻法则精气耗伤，使病邪独居于中，正虚邪实，所以说疾病形成了。

黄帝说：有病胁下胀满，气逆喘促，两三年不好的，是什么疾病呢？

岐伯说：病名叫息积。这种病在胁下而不在胃，所以不妨碍饮食，治疗时切不可用艾灸和针刺，必须逐步地用导引法疏通气血，并结合药物慢慢调治，若单靠药物也是不能治愈的。

黄帝说：人有身体髀部、大腿、小腿都肿胀，并且环绕肚脐周围疼痛，这是什么疾病呢？

岐伯说：病名叫伏梁，这是由于风邪久留于体内所致。邪气流溢于大肠而留着于肓膜，因为肓膜的起源在肚脐下部，所以环绕脐部作痛。这种病不可用按摩方法治疗，否则就会造成小便涩滞不利的疾病。

黄帝说：人有尺部脉搏跳动数疾，筋脉拘急外现的，这是什么病呢？

岐伯说：这就是所谓的疹筋病，此人腹部必然拘急，如果面部见到或白或黑的颜色，病情则更加严重。

黄帝说：有人患头痛已经多年不愈，这是怎么得的？叫什么病？

岐伯说：此人应受过严重的寒邪侵犯，寒气向内侵入骨髓，脑为髓海，寒气由骨髓上逆于脑，所以使人头痛，齿为骨之余，故牙齿也痛，病由寒邪上逆所致，所以病名叫作"厥逆"。

黄帝说：好。

伏梁患者应吃什么

伏梁患者在饮食上应注意以下两点：

（1）主食应以精制米面为主，禁用粗杂粮和干豆类，如玉米面、小米、高粱米、红小豆、绿豆等。可用红小豆或绿豆煮熟去皮制成豆沙，以免增加胃肠道负担和损害。

（2）副食可选用瘦肉、鱼、鸡、肝、蛋、豆制品等优质蛋白质食物，作为提供蛋白质的主要来源，少用肥肉等油腻肥厚食品。在急性发作期，不用或少用牛奶；禁用蔬菜和水果，若食用，可将蔬菜、水果制成菜水、菜泥、果汁、果泥及水果羹等；或少量食用根块类粗纤维少的蔬菜，如胡萝卜、冬瓜等。缓解期则根据病情及个人耐受情况酌量食用。

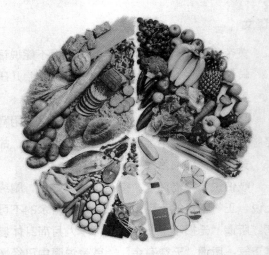

合理膳食

原典

帝曰：有病口甘者，病名为何？何以得之？

岐伯曰：此五气之溢也，名曰脾瘅①。夫五味入口，藏于胃，脾为之行其精气，津液在脾，故令人口甘也，此肥美之所发也，此人必数食甘美而多肥也。肥者令人内热，甘者令人中满，故其气上溢，转为消渴。治之以兰，除陈气也。

帝曰：有病口苦，取阳陵泉②。口苦者，病名为何？何以得之？

岐伯曰：病名曰胆瘅。夫肝者，中之将也，取决于胆，咽为之使。此人者数谋而不决，故胆虚，气上溢而口为之苦。治之以胆募、腧③，治在《阴阳十二官相使》中。

帝曰：有癃④者，一日数十溲，此不足也。身热如炭，颈膺如格，人迎躁盛，喘息气逆，此有余也。太阴脉微细如发者，此不足也。其病安在？名为何病？

岐伯曰：病在太阴，其盛在胃，颇在肺，病名曰厥，死不治。此所谓得五有余，二不足也。

帝曰：何谓五有余，二不足？

岐伯曰：所谓五有余者，五病之气有余也，二不足者，亦病气之不足也。今外得五有余，内得二不足，此其身不表不里，亦正死明矣！

帝曰：人生而有病癫疾⑤者，病名曰何？安所得之？

岐伯曰：病名为胎病。此得之在母腹中时，其母有所大惊，气上而不下，精气并居，故令子发为癫疾也。

帝曰：有病痝然⑥如有水状，切其脉大紧，身无痛者，形不瘦，不能食，食少，名为何病？

岐伯曰：病生在肾，名为肾风，肾风而不能食，善惊，惊已，心气痿者死。

帝曰：善。

注释

① 脾瘅：指脾热而谷气上蒸所导致的口中甜腻的疾病。

② 阳陵泉：阳，阴之对，外为阳。陵，丘陵。泉，水泉。膝外侧腓骨小头隆起如陵，穴在其下陷中，犹如水泉，故名。

③ 胆募、腧：即胆募穴和胆腧穴。

④ 癃：中医指小便不通或淋漓点滴而出。

⑤ 癫疾：这里指癫痫。

⑥ 痝然：肿起的样子。

译文

黄帝说：有患者口中发甜，病名叫什么？是怎样得的？

岐伯说：这是由于五味的精气向上泛溢所致，病名叫脾瘅。五味入于口，藏于胃，其精气上输于脾，脾为胃输送食物的精华，因病津液停留在脾，致使脾气向上泛滥，就会使人口中发甜，这是由于肥甘美味所引起的疾病。患这种病的人，必然经常吃甘美而肥腻的食物，肥腻能使人生内热，甘味能使人中满，所以脾运失常，脾热上溢，就会转成消渴病。本病可用兰草治疗，以排除蓄积郁热之气。

黄帝说：有患者口中发苦，取足少阳胆经的阳陵泉治疗仍然不愈，这是什么病？是怎样得的？

岐伯说：病名叫胆瘅。肝为将军之官，主谋虑，胆为中正之官，主决断，诸谋略取决于胆，咽部为之外使。患者因经常忧虑而不能决断，情绪苦闷，遂使胆失去正常的功能，胆汁循经上泛，所以口中发苦。治疗时应取胆募日月穴和背部的背腧穴，这种治法，记载于《阴阳十二官相使》中。

黄帝说：有患癃病的，一天要解数十次小便，这是正气不足的现象。同时又有身热如炭火，咽喉与胸膺之间有格塞不通的感觉，人迎脉躁动急数，呼吸喘促，肺气上逆，这又是邪气有余的现象。寸口脉微细如头发，这也是正气不足的表现。这种病的原因究竟在哪里？叫作什么病？

岐伯说：此病是太阴脾脏不足，热邪炽盛在胃，症状却偏重在肺，病的名字叫作厥，属不能治的死症。这就是所谓"五有余、二不足"的症状。

黄帝说：什么叫"五有余、二不足"？

岐伯说：所谓"五有余"，就是身热如炭、喘息、气逆等五种病气有余的症状。所谓"二不足"，就是两种正气不足的症状。现在患者外见五有余，内见二不足，这种病既不能依有余而攻其表，又不能从不足而补其里，所以说是必死无疑了。

黄帝说：人出生后就患有癫痫病的，病名叫什么？是怎样得的？

岐伯说：病名叫胎病，这种病是胎儿在母腹中得的，由于其母曾受到很大的惊恐，气逆于上而不下，精也随而上逆，精气并聚不散，影响胎儿，故其子生下来就患癫痫病。

黄帝说：面目浮肿，像有水状，切按脉搏大而且紧，身体没有痛处，形体也不消瘦，但不能吃饭，或者吃得很少，这种病叫什么呢？

岐伯说：这种病发生在肾脏，名叫肾风。肾风病人到了不能吃饭、常常惊恐的阶段，若惊后心气不能恢复，心肾俱败，神气消亡，则为死症。

黄帝说：对。

大奇论篇第四十八

原典

肝满肾满①肺满皆实，即为肿。肺之雍，喘而两胠满。肝雍，两胠满，卧则惊，不得小便。肾雍，脚下至少腹满，胫有大小②，髀胻大跛，易偏枯。

心脉满大，痫瘛筋挛。肝脉小急，痫瘛筋挛。肝脉骛暴[3]，有所惊骇，脉不至若瘖，不治自已。肾脉小急，肝脉小急，心脉小急，不鼓皆为瘕。

肾肝并沉为石水，并浮为风水，并虚为死，并小弦欲惊。肾脉大急沉，肝脉大急沉，皆为疝。心脉搏滑急为心疝，肺脉沉搏为肺疝。三阳[4]急为瘕，三阴[5]急为疝，二阴[6]急为痫厥，二阳[7]急为惊。

脾脉外鼓，沉为肠澼，久自已。肝脉小缓为肠澼，易治。肾脉小搏沉，为肠澼下血，血温[7]身热者死。心肝澼亦下血，二脏同病者可治，其脉小沉涩为肠澼，其身热者死，热见七日死。

胃脉沉鼓涩，胃外鼓大，心脉小坚急，皆鬲偏枯。男子发左，女子发右，不瘖舌转，可治，三十日起。其从者瘖，三岁起；年不满二十者，三岁死。脉至而搏，血衄身热者死，脉来悬钩浮为常脉。脉至如喘，名曰暴厥[8]，暴厥者不知与人言。脉至如数，使人暴惊，三四日自已。

注释

① 满：此处指脉气满实。

② 胫有大小：两小腿大小不一样。

③ 骛暴：谓脉象突然躁急散乱。

④ 三阳：指太阳经。故下文三阴即为太阴经。

⑤ 二阴：指少阴经。

⑥ 二阳：指阳明经。

⑦ 温：当作"溢"字。

⑧ 暴厥：病名，厥证之一，症见卒然昏厥，不省人事。

译文

肝、肾、肺脉气均满实的，即为痈肿病。肺痈表现为喘息，两腋下胀满；肝痈表现为两腋下胀满，躺卧则易惊，不能小便；肾痈表现为从脚下至小腹部胀满，两胫肿胀不同，大小不一，髀部和胫部肿大，跛行，易发生半身不遂。

心脉满大，易产生癫痫、抽搐、筋脉拘急的病变；肝脉小而急，也易产生癫痫、抽搐、筋脉拘急的病变；肝脉急疾而乱，是突然受到惊骇所至，肝脉一时摸不到，像失音一样，这是受惊气逆的现象，不治会痊愈。肾脉小而紧，肝脉小而紧，心脉小而紧，不能鼓击于指下，是气血凝聚，能发为瘕病。

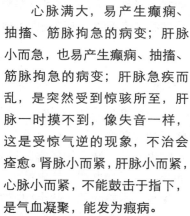

肝脉、肾脉都沉，会产生石水症；都浮，会产生风水症；均出现虚象，这是死症；均小而若弓弦，会发生惊病。肾脉大急而沉，或肝脉大急而沉，会产生疝气病。心脉搏动滑且急，是心疝；肺脉搏动而沉，是肺疝。膀胱脉、小肠脉搏动紧急，会产生瘕症；脾脉、肺脉搏动紧急，会产生疝气；心脉、肾脉搏动紧急，会产生痫厥证；胃脉、大肠脉搏动紧急，会产生惊病。

脾脉外浮但又沉象的是痢

疾病，日久能自愈。肝脉小而缓的，也是痢疾病，易治。肾脉小而沉，是痢疾便血。若血液大量外溢，且身体发热，为死症。心脉、肝脉小而沉涩的，为痢疾病便血，若二脏同时发病，就可治愈。心肝脉小而沉涩，为痢疾便血。若身热不退的为死症，高热七天就会死亡。

胃脉沉涩，或外浮而大，心脉小而紧急，均为血气隔塞不通、半身不遂的征象。若男子偏瘫在左侧，女子偏瘫在右侧，而声音不哑，舌转动灵活，就可治疗，约三十天就有起色。若男子偏瘫在右侧，女子偏瘫在左侧，兼说话发不出声音，三年才有起色。若年龄不满二十岁，三年即会死亡。脉来搏击有力，出血，身热的，是死症。若脉来见浮如悬钩之象，为出血病应有的脉象。脉来如水流湍急，病名叫暴厥，暴厥即是指不省人事，不能言语。脉来似有数象，是突然受惊所致，三四天即可自愈。

原典

脉至浮合，浮合如数，一息十至以上，是经气予不足也，微见九十日死。脉至如火薪然，是心精之予夺也，草干而死。脉至如散叶，是肝气予虚也，木叶落而死。脉至如省客，省客者脉塞而鼓，是肾气予不足也，悬去枣华①而死。脉至如丸泥，是胃精予不足也，榆荚落而死。脉至如横格，是胆气予不足也，禾熟而死。脉至如弦缕，是胞精予不足也，病善言，下霜而死；不言，可治。脉至如交漆②，交漆者左右傍至也，微见三十日死。脉至如涌泉，浮鼓肌中，太阳气予不足也，少气，味韭英而死。

脉至如颓土之状，按之不得，是肌气予不足也，五色先见黑，白垒③发死。脉至如悬雍，悬雍者，浮揣切之益大，是十二腧之气予不足也，水凝而死。脉至如偃刀④，偃刀者浮之小急，按之坚大急，五藏菀⑤熟，寒热独并于肾也，如此其人不得坐，立春而死。脉至如丸，滑不著手，不著手者，按之不可得也，是大肠气予不足也，枣叶生而死。脉至如华者，令人善恐，不欲坐卧，行立常听，是小肠气予不足也，季秋而死。

注释

① 枣华："华"通"花"，枣华即枣花。

② 交漆：即交漆脉，脉象名。形容脉来如沥漆相交，左右相缠相傍。

③ 白垒：即白藤。

④ 偃刀：即仰起之刀。形容脉象弦细而劲急，如用手摸在刀刃上的感觉。

⑤ 菀：通"蕴"，郁结，积滞。

译文

脉来如水波，浮波相合，即脉搏频数，人一呼一吸脉搏跳动十次以上，这是人体十二经气不足的象征，从开始出现这种脉象算起，大约九十天就会死亡。脉来如烈火燃烧一样或明或暗，这是心脏精气将脱的象征，到深秋草枯时就要死亡。脉来如散落的树叶，轻浮不定，是肝脏精气虚极的象征，到树叶飘落时就要死亡。脉来去不定，如省亲的客人一样往返不居，省客脉，时而闭塞不至，时而应指有力，是肾气衰败的征象，到初夏枣花开落时就要死亡。脉来如泥丸，虽有圆像，但不弱软，是胃腑精气不足

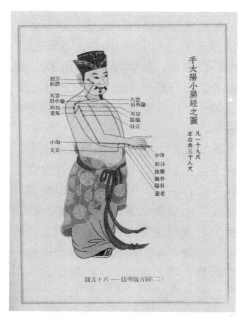

手太阳小肠经古图

的象征，到榆钱枯落的暮春就要死亡。脉来如木横横于指下，长而坚硬，是胆气不足的象征，到谷类成熟的秋季就要死亡。脉来如弦线，是胞络精气不足的象征，病人胡言乱语，到下霜时就要死亡；若病人安静无言，尚可治疗。脉来如交漆，交漆即脉象左右旁至如荆棘交叉，缠绵不清，从开始出现算起，三十天就会死亡。脉来如泉水上涌，浮而鼓动于肌肉之中，是太阳经经气不足的象征，到韭菜开花时就要死亡。

脉来如颓败的土一样虚软无力，按不到脉搏，是肌肉精气不足的象征，从面部五色来看，若先出现黑白两色，到春天白藤发芽时就会死亡。脉来如悬瓶，浮取虚大，表明十二腧穴的经气不足，到冬季水结冰时就要死亡。脉来如仰卧的刀口，浮取脉小而急，重按脉大而坚，表明五脏有郁热，寒热交于肾，这样的病人不能坐，到立春时就要死亡。脉来如弹丸，滑不着手，不容易按到，表明大肠的精气不足，到枣树生叶时就要死亡。脉来如草木之花，轻浮而弱，病人易恐惧，坐卧不宁，行走、站立常听见异常声音，表明小肠精气不足，到深秋季节就要死亡。

脉解篇第四十九

原典

太阳所谓肿腰脽^①痛者，正月太阳寅，寅太阳也。正月阳气出在上而阴气盛，阳未得自次也，故肿腰脽痛也。病偏虚为跛者，正月阳气冻解，地气而出也。所谓偏虚者，冬寒颇有不足者，故偏虚为跛也。

所谓彊上^②引背者，阳气大上而争，故强上也。所谓耳鸣者，阳气万物盛上而跃，故耳鸣也。所谓甚则狂癫疾者，阳尽在上而阴气从下，下虚上实，故狂癫疾也。所谓浮为聋者，皆在气也。所谓入中为喑者，阳盛已衰，故为喑也。内夺而厥，则为喑俳^③，此肾虚也，少阴不至者，厥也。

少阳所谓心胁痛者，言少阳戌也，戌者心之所表也，九月阳气尽而阴气盛，故心胁痛也。

所谓不可反侧者，阴气藏物也，物藏则不动，故不可反侧也。所谓甚则跃^④者，九月万物尽衰，草木毕落而堕，则气去阳而之阴，气盛而阳之下长，故谓跃。

注释

① 腰脽：人体部位名。指腰部及臀部。

② 彊上：病证名，指颈项肌肉拘急而呈上仰状。

③ 喑俳：指喑哑不能说话，四肢瘫痪不能活动的病变。多由肾精亏虚、肾气厥逆所致。

④ 跃：活跃、跳跃。

译文

太阳经有所谓腰肿和臀部疼痛的，是因为正月属太阳，而月建在寅，正月阳气升发在上，但阴寒之气尚盛，阳气未能依正常规律逐渐旺盛，当旺不旺，病及于经，故发生腰肿和臀部疼痛。病有阳气不足而为跛足的，是因为正月阳气使冰冻解散，地气随之而出。由于寒冬的影响，阳气颇感不足，若阳气偏虚于足太阳经一侧，则发生跛足症状。

所谓颈项强急而牵引背部的，是因阳气剧烈上升而争引，影响足太阳经脉，所以发生颈项强急。所谓耳鸣，是因阳气过盛使万物向上生长而活跃，盛阳循经上逆，故出现耳鸣。所谓阳邪亢盛发生狂病癫痫的，是因阳气尽在上部，阴气却在下面，下虚而上实，所以发生狂病和癫痫病。所谓逆气上浮而致耳聋的，是因气分失调。阳气进入内部不能言语的，是因阳气盛极而衰，故不能言语。若房事不节内夺肾精，精气耗散而厥逆，就会发生喑俳病，这是肾虚，少阴经气不能布散而发生厥逆。

少阳所发生心胁痛的症状，是因少阳属九月，月建在戌，少阳脉散络心包，为心之表，九月阳气将尽，阴气方盛，邪气循经而病，所以心胁部发生疼痛。

所谓不能侧身转动，是因为九月阴气盛，万物皆潜藏而不动，少阳经气应之，所以不能转侧。所谓跳跃得厉害，是因为九月万物衰败，草木尽落而坠地，人身体的阳气也由表入里，阴气旺盛在上部，阳气向下而生长，活动于两足，所以容易发生跳跃的状态。

原典

阳明所谓洒洒振寒者，阳明者午也，五月盛阳之阴也，阳盛而阴气加之，故洒洒振寒也。所谓胫肿而股不收者，是五月盛阳之阴也，阳者衰于五月，而一阴气上，与阳始争，故胫肿而股不收也。

所谓上喘而为水者，阴气下而复上，上则邪客于脏腑间，故为水也。所谓胸痛少气[①]者，水气在脏腑也，水者阴气也，阴气在中，故胸痛少气也。所谓甚则厥，恶人与火，闻木音则惕然而惊者，阳气与阴气相薄，水火相恶，故惕然而惊。所谓欲独闭户牖[②]而处者，阴阳相薄也，阳尽而阴盛，故欲独闭户牖而居。所谓病至则欲乘高而歌，弃衣而走者，阴阳复争而外并于阳，故使之弃衣而走也。所谓客孙脉则头痛鼻鼽[③]腹肿者，阳明并于上，上者则其孙络太阴也，故头痛鼻鼽腹肿也。

太阴所谓病胀者，太阴者子也，十一月万物气皆藏于中，故曰病胀。所谓上走心为噫者，阴盛而上走阳明，阳明络属心，故曰上走心为噫也。所谓食则呕者，物盛满而上溢，故呕也。所谓得后与气则快然[④]如衰者，十一月阴气下衰而阳气且出，故曰：得后与气则快然如衰也。

注释

① 少气：指呼吸不畅。

② 户牖：门和窗。

③ 鼻鼽：鼻塞不通。

④ 快然：喜悦的样子。

译文

阳明经有所谓恶寒战栗的症状，是因阳明旺于五月，月建在午，五月是阳极而阴生之时，人体也一样，阴气加于盛阳之上，故令人恶寒战栗。所谓足胫浮肿而腿弛缓不收，是因为五月阳盛极而阴生，阳气始衰，初生的阳气上升，向上与阳气相争，致使阳明经脉不和，故发生足胫浮肿而两腿弛缓不收的症状。

所谓因水肿而致喘息的，是因土不制水，阴气自下而上，居于脏腑之间，水气不化，故为水肿之病，水气向上犯肺脏，所以出现喘息的症状。所谓胸部疼痛呼吸不畅的，也是由于水气停留脏腑间，水液属于阴气，停留于脏腑，上逆于心肺，所以出现胸痛少气的症状。所以病得严重的人会晕倒，不省人事，厌恶见人与火光，听到木击的声音则惊惕不已，这是由于阳气与阴气相争，水火不相协调，所以发生惊惕一类的症状。所谓想关闭门窗而独居的，是由于阴气与阳气相争，阳气衰而阴气盛，阴主静，所以病人喜欢关闭门窗而独居。所谓发病则登高处而歌唱，抛弃衣服而奔走的，是由于阴阳之气反复相争，而外并于阳经使阳气盛，阳主热主动，热盛于上，所以病人喜欢登高而歌，热盛于外，所以弃衣而走。所谓客孙脉则头痛、鼻塞和腹部肿胀的，是由于阳明经的邪气上逆，若逆于本经的细小络脉，就出现头痛、鼻塞的症状，若逆于太阴脾经，就出现腹部肿胀的症状。

太阴经脉有所谓病腹胀的，是因为太阴为阴中之至阴，应于十一月，月建在子，此时阴气最盛，万物皆闭藏于中，人气亦然，阴邪循经入腹，所以发生腹胀的症状。所谓上走于心而为嗳气的，是因为阴邪盛，阴邪循脾经向上走于阳明胃经，足阳明经向上通于心，心主嗳气，所以说上走于心就会发生嗳气。所谓食入则呕吐的，是因为脾病，食物不能消化，胃中盛满而上溢，所以发生呕吐症状。所以排便和排气后就觉得爽快而病情减轻的，是因为十二月阴气盛极下衰，阳气初生，人体也是一样，腹中阴邪得以下行，所以腹胀嗳气的病人排便、排气后，就觉得爽快，就像病减轻了似的。

原典

少阴所谓腰痛者，少阴者申也，七月万物阳气皆伤，故腰痛也。所谓呕咳上气喘者，阴气在下，阳气在上，诸阳气浮，无所依从，故呕咳上气喘也。所谓邑邑^①不能久立久坐，起则目䀮䀮无所见者，万物阴阳不定未有主也。秋气始至，微霜始下，而方杀万物，阴阳内夺，故目䀮䀮无所见也。所谓少气善怒者，阳气不治，阳气不治则阳气不得出，肝

译文

少阴有所谓腰痛的，是因足少阴经应在七月，月建在申，七月阴气初生，万物肃杀，阳气被抑制，腰为肾之府，故出现腰痛的症状。所谓呕吐、咳嗽、上气喘息的，是因为阴气盛于下，阳气浮越于上而无所依附，少阴脉从肾上贯肝膈入肺中，故出现呕吐、咳嗽、上气喘息的症状。所谓身体衰弱不能久立久坐，起则眼花缭乱、视物不清的，是因为七月秋气始至，微霜始降，阴阳交替尚无定局，万物因受肃杀之气而衰退，人体阴阳之气衰夺，故乍起则两目视物不清。所谓少气善怒的，是因为秋天阳气下降失去调气作用，少阳经阳气不得外出，阳气郁滞在内，肝气郁结不得疏泄，不能约束其所管，故容易发怒，怒

气当治而未得，故善怒，善怒者，名曰煎厥[2]。所谓恐如人将捕之者，秋气万物未有毕去，阴气少，阳气入，阴阳相薄，故恐也。所谓恶闻食臭者，胃无气，故恶闻食臭也。所谓面黑如地色者，秋气内夺，故变于色也。所谓咳则有血者，阳脉伤也，阳气未盛于上而脉满，满则咳，故血见于鼻也。

厥阴所谓癞疝[3]，妇人少腹肿者，厥阴者辰也，三月阳中之阴，邪在中，故曰癞疝少腹肿也。所谓腰脊痛不可以俯仰者，三月一振，荣华万物一俯而不仰也。所谓癞癃疝肤胀者，曰阴亦盛而脉胀不通，故曰癞癃疝也。所谓甚则嗌干[4]热中者，阴阳相薄而热，故嗌干也。

则气逆而厥，叫作"煎厥"。所谓恐惧不安好像被人捉捕一样，是因为秋天阴气始生，万物尚未尽衰，人体应之，阴气少，阳气入，阴阳交争，循经入肾，故恐惧如人将捕之。所谓厌恶食物气味的，是因为肾火不足，不能温养化源，致使胃气虚弱，消化功能已失，故不欲进食而厌恶食物的气味。所谓面色发黑如地色的，是因秋天肃杀之气耗散内脏精华，精气内夺而肾虚，故面色变黑。所谓咳嗽则出血的，是上焦阳脉损伤，阳气未盛于上，血液充斥脉管，上部脉满则肺气不利，故咳嗽，络脉伤则血见于鼻。

厥阴经脉生病有所癞疝。妇女腹部浮肿的，是因为厥阴应于三月，月建在辰，三月阳气方长，阴气尚存，阴邪积聚于腹中，循厥阴肝经发病，故发生阴囊肿大疼痛及妇女腹肿的症状。所谓腰脊痛不能俯仰的，是因为三月阳气振发，万物荣华繁茂，然尚有余寒，人体应之，故出现腰脊疼痛而不能俯仰的症状。所谓有癃疝、肤皮肿胀的，也是因为阴邪旺盛，导致厥阴经脉胀闭不通，故发生前阴肿痛、小便不利以及肤胀等病。所谓病甚则咽干热中的，是因为三月阴阳相争而阳气胜，阳胜产生内热，热邪循厥阴肝经上逆入喉，故出现咽喉干燥的症状。

注释

① 邑邑：指身体微弱，不适的样子。

② 煎厥：是阳气亢盛，煎熬津液，使阴精耗竭而导致的气逆昏厥的病证。

③ 癞疝：指妇女少腹肿或阴户突出的病症。

④ 嗌干：指咽干的病证。

卷十四

刺要论篇第五十

原典

黄帝问曰：愿闻刺要。

岐伯对曰：病有浮沉[1]，刺有浅深，各至其理，无过其道。过之则内伤，不及则生外壅，壅则邪从之。浅深不得，反为大贼，内动五脏，后生大病。故曰：病有在毫毛腠理者，有在皮肤者，有在肌肉者，有在脉者，有在筋者，有在骨者，有在髓者。

是故刺毫毛腠理无伤皮，皮伤则内动肺，肺动则秋病温疟，泝泝然[2]寒栗。刺皮无伤肉，肉伤则内动脾，脾动则七十二日四季之月，病腹胀烦不嗜食。刺肉无伤脉，脉伤则内动心，心动则夏病心痛。刺脉无伤筋，筋伤则内动肝，肝动则春病热而筋弛。刺筋无伤骨，骨伤则内动肾，肾动则冬病胀，腰痛。刺骨无伤髓，髓伤则销铄[3]胻酸，体解㑊然不去矣。

注释

① 浮沉：这里指病位的深浅。

② 泝泝然：逆流而上，这里形容怕冷的样子。

③ 销铄：指病久枯瘦。胻：脚胫。

译文

黄帝问道：我想了解针刺方面的要领。

岐伯回答说：疾病有在表在里，刺法有浅刺深刺的不同。病在表应当浅刺，病在里应当深刺，各应到达一定的部位，而不能违背这一法度。刺得太深，就会损伤内脏；刺得太浅，不仅达不到病处，而且反使在表的气血壅滞，给病邪以可乘之机。因此，针刺深浅不当，反会给人体带来很大的危害，使五脏功能紊乱，继而发生严重的疾病。所以说：疾病的部位有在毫毛腠理的，有在皮肤的，有在肌肉的，有在脉的，有在筋的，有在骨的，有在髓的。

因此，该刺毫毛腠理的，不要伤及皮肤。若皮肤受伤，就会影响肺脏的正常功能，肺脏功能扰乱后，以至于到秋天时，易患温疟病，发生恶寒战栗的症状。该刺皮肤的，不要伤及肌肉，若肌肉受伤，就会影响脾脏的正常功能，以至于在每一个季节的最后十八天中，发生腹胀烦满、不思饮食的症状。该刺肌肉的，不要伤及血脉，若血脉受伤，就会影响心脏的正常功能，以至于到夏天时，易患心痛的症状。该刺血脉的，不要伤及筋脉，若筋脉受伤，就会影响肝脏的正常功能，以至于到秋天时，易患热性病，发生筋脉弛缓的症状。该刺筋的，不要伤及骨，若骨受伤，就会影响肾脏的正常功能，以至于到冬天时，易患腹胀、腰痛的症状。该刺骨的，不要伤及骨髓，若骨髓被损伤而髓便日渐消减，不能充养骨骼，就会导致身体枯瘦，足胫发酸，肢体懈怠，无力举动的症状。

刺齐①论篇第五十一

原典

黄帝问曰：愿闻刺浅深之分。

岐伯对曰：刺骨者无伤筋，刺筋者无伤肉，刺肉者无伤脉，刺脉者无伤皮，刺皮者无伤肉，刺肉者无伤筋，刺筋者无伤骨。

帝曰：余未知其所谓，愿闻其解。

岐伯曰：刺骨无伤筋者，针至筋而去②，不及骨也。刺筋无伤肉者，至肉而去，不及筋也。刺肉无伤脉者，至脉而去，不及肉也。刺脉无伤皮者，至皮而去，不及脉也。所谓刺皮无伤肉者，病在皮中，针入皮中，无伤肉也。刺肉无伤筋者，过肉中筋也。刺筋无伤骨者，过筋中骨也。此之谓反也③。

注释

① 齐：辨别。

② 而去：此处指停止针刺。

③ 此之谓反也：这些就称为违反正常针刺原则。

译文

黄帝问道：我想听您讲一讲该如何掌握针刺的深浅程度？

岐伯回答说：针刺骨的，不要伤害了筋；针刺筋的，不要伤害了肉；针刺肉的，不要伤害了脉；针刺脉的，不要伤害了皮；针刺皮的，不要伤害了肉；针刺肉的，不要伤害了筋；针刺筋的，不要伤害了骨。

黄帝说：我还是不明白，希望听您详细地解说一下。

岐伯回答说：所谓针刺骨就不要伤筋的，是说病在骨应当针刺到骨，不要只针刺到筋就停针或出针。所谓刺筋不要伤肉的，是说病在筋应当针刺到筋，不要只针刺到肉就停针或出针。所谓针刺肉不要伤脉的，是说病在肉应当针刺到肉，不要只针刺到脉就停针或出针。所谓针刺脉不要伤皮的，是说病在脉应针刺到脉，不要只针刺到皮就停针或出针。所谓针刺皮肤就不要伤肉的，是说病在皮肤之中，就不要再深刺伤肉。针刺肉不要伤筋的，是说刺肉太过，就要

伤损及筋。针刺筋不要伤骨的，是说刺筋太过，就要伤损及骨。这些都称之为
违反正常的针刺原则。

刺禁论篇第五十二

原典

黄帝问曰：愿闻禁数①。

岐伯对曰：脏有要害，不可不察，肝生于左，肺藏于右②，心部于表③，肾治于里④，脾为之使⑤，胃为之市⑥，鬲肓之上，中有父母⑦，七节之傍，中有小心⑧。从之有福，逆之有咎。

刺中心，一日死，其动为噫。刺中肝，五日死，其动为语。刺中肾，六日死，其动为嚏。刺中肺，三日死，其动为咳。刺中脾，十日死，其动为吞。刺中胆，一日半死，其动为呕。

刺跗上，中大脉，血出不止死。刺面，中溜脉⑨，不幸为盲。刺头，中脑户⑩，入脑立死。刺舌下，中脉太过，血出不止为瘖。刺足下布络中脉，血不出为肿。刺郄中大脉，令人仆脱色。刺气街，中脉，血不出为肿、鼠仆⑪。刺脊间，中髓，为伛。刺乳上，中乳房，为肿，根蚀⑫。刺缺盆中、内陷，气泄，令人喘咳逆。刺手鱼腹、内陷，为肿。

注释

① 禁数：禁，禁忌；数，几；禁数，指禁止针刺的地方有多少。

② 肝生于左，肺藏于右：肝主春生之气，应于东方，东方为左，所以肝生于左；同理，肺主秋收之气，应于西方，西方为右，所以肺藏于右。

③ 心部于表：部，安排、布置，引申为调节。心在五行属火，心部于表，指心调节在表的阳气。

④ 肾治于里：肾在五行中属水，调节在里的阴气。

⑤ 脾为之使：使，指脾的传输功能。脾主运化，输送水谷精微营养至全身，所以脾为之使。

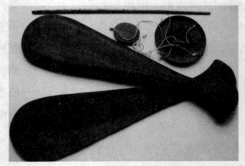

古代称药工具——戥子

⑥ 胃为之市：市，即市场。形容胃受纳水谷犹如货物集中于市场。

⑦ 父母：指心肺两脏。

⑧ 小心：这里指肾脏。

⑨ 溜脉：指与眼睛相流通的经脉。

⑩ 脑户：穴位名，位于枕骨上，强间穴后一寸五分处。

⑪ 鼠仆：指腹股沟。

⑫ 根蚀：根，乳根，指乳房内部；蚀，腐蚀的意思。

译文

黄帝问：请你讲讲禁刺之处有哪些。

岐伯说：五脏都有其要害的地方，不可不注意。肝长在左边；肺长在右边；心脏主管着外表；肾脏治理着体内；脾脏输送水谷精华给各脏器，像个差役；胃腑容纳水谷，像个集市；膈盲上有维持生命的气海，第七椎旁里有肾的微精。在针刺这些重要的部位时，遵循着法则就有疗效，违反了法则，就有误刺的过失。

如误刺心脏，大约一日就会死，其变化是表现出嗳气的症状。如误刺肝脏，大约五日就死，其变化是出现打哈欠的症状。如误刺肾脏，大约六日就死，其变化是出现打喷嚏的症状。如误刺肺脏，大约三日就死，其变化是出现咳嗽的症状。如误刺脾脏，大约十日就死，其变化是出现吞咽的症状。如果误刺胆，大约一日半死，其变化是出现呕吐的症状。

刺足面上，如误伤高骨间的动脉，就会流血不止而死。刺面部，如误中溜脉，会使人遭受眼瞎的不幸。刺头部，如误伤脑户穴，不久就会死亡。刺舌下廉泉穴，如中经脉太深，就会血流不止，导致失音不能说话。误刺伤了足下散布的络脉，血流不出来，就会发肿。刺郄中太深，误伤大脉，会使人晕倒，面色变白。刺气街穴，误伤血脉，血流不出来，就瘀结而发肿，扯得腹股沟也痛。刺脊骨间隙，误伤脊髓，会发生背曲的病变。刺乳中穴，伤及乳房，就会肿起来，生成蚀疮。刺缺盆穴太深，气外泄，会使人喘逆。刺手鱼腹太深，会使人体局部发肿。

原典

无刺大醉，令人气乱。无刺大怒，令人气逆。无刺大劳人，无刺新饱人，无刺大饥人，无刺大渴人，无刺大惊人。

刺阴股中大脉，血出不止死。刺客主人①，内陷中脉，为内漏②、为聋。刺膝髌出液，为跛。刺臂太阴脉，出血多立死。刺足少阴脉，重虚③出血，为舌难以言。刺膺，中陷，中肺，为喘逆仰息。刺肘中内陷，气归之④，为不屈伸。刺阴股下三寸内陷，令人遗溺。刺掖下胁间，内陷，令人咳。刺少腹，中膀胱，溺出，令人少腹满。刺腨肠，内陷为肿。刺匡上，陷骨中脉，为漏、为盲。刺关节，中液出，不得屈伸。

注释

① 客主人：穴位名。属足少阳胆经，又叫上关。

② 内漏：指耳内化脓流出。

③ 重虚：指肾气原本已经很虚弱，误刺后使肾气更虚。

④ 气归之：气归聚于局部。这里是指因为针刺不当，使气血凝聚不散。

译文

不可针刺大醉的病人，如刺了，会使人脉气乱。不可针刺正在大怒时的病人，如刺了，会使人气逆。不可针刺过于疲劳的人，不可针刺过饱的人，不可针刺过于饥饿的人，不可针刺极度口渴的人，不可针刺受了极大惊吓的人。

针刺大腿内侧的穴位时，如果误伤大脉，就会流血不停而死。刺客主人穴，如误伤络脉，会耳底生脓，使人耳聋。刺膝盖骨，如流出液体，会使人跛足。刺天府穴，如出血则多数会很快死亡。刺足少阴经脉，出血，会使肾气更虚，出现舌不灵活，难以说话的疾病。刺胸膺太深，伤了肺脉，会发为气喘上咳、仰面呼吸的疾病。刺尺泽、曲泽两穴太深，气便结聚于局部，会使臂部不能屈伸。刺大腿内侧下三寸的部位太深，会使人小便失控。刺胁肋之间太深，会使人咳嗽。刺少腹部太深，伤了膀胱，小便就流入腹腔，使人少腹胀满。刺小腿肚太深，会导致局部发肿。刺眼眶骨上，伤了脉络，就会流泪不止，甚至失明。刺腰脊或四肢的关节时，如有体液流出，会使人失去伸屈活动的能力。

刺志论篇第五十三

原典

黄帝问曰：愿闻虚实之要。

岐伯对曰：气实形实，气虚形虚，此其常也，反此者病。谷盛①气盛，谷虚气虚，此其常也，反此者病。脉实血实，脉虚血虚，此其常也，反此者病。

帝曰：如何而反？

岐伯曰：气盛身寒，此谓反也；气虚身热，此谓反也。谷入多而气少，此谓反也。谷不入而气多，此谓反也。脉盛血少，此谓反也。脉少血多，此谓反也。

气盛身寒，得之伤寒。气虚身热，身之伤暑。谷入多而气少者，得之有所脱血，湿居下也。谷入少而气多者，邪在胃及与肺也。脉小血多者，饮中热②也。脉大血少者，脉有风气③，水浆不入。夫实者④，气入也。虚者⑤，气出也。气实者，热也。气虚者，寒也。入实者，左手开针空也。入虚者，左手闭针空也。

注释

① 谷盛：即纳谷多。

② 饮中热：饮酒过多，中焦郁热。

③ 脉有风气：张介宾注："风为阳邪，居于脉中，故脉大；水浆不入，则中焦无以生化，故血少。"

④ 实者：指邪气盛实。

⑤ 虚者：指正气虚弱。

译文

黄帝问道：我希望听您谈一谈虚实的要点。

岐伯回答说：气充实的，形体也壮实；气虚弱的，形体也虚弱，这是正常现象，与此相反的就是病态。纳谷多的血气旺盛，纳谷少的血气衰弱，这是正常现象，与此相反的，就是病态。脉充实的，血也充实，脉虚弱的，血也衰虚，这是正常现象，与此相反的，就是病态。

黄帝问道：什么样的情况是反常的呢？

岐伯回答说：气盛而身体反觉寒冷的，这是反常现象；正气虚弱而身体发热，这叫反常。吃得多但血气不足，这叫反常。吃得少但血气多，这叫反常。脉搏盛实但血少，这为反常。脉搏衰弱但血多，这为反常。

气旺盛，但身上怕冷，这是受了风寒邪气。气虚弱，但身上发热，这是受了暑热邪气。吃的食物多，但血气不足，这是由于失血过多，或湿邪停留于下部。吃的食物少，但血气充盛，这是因为邪气停留于胃并上及于肺。脉小而血多，是饮酒过多，中焦郁热。脉大而血少，是风邪入于脉中，水汤不进所造成的。实证是邪气的入侵，虚证是正气的外泄。邪气实，身体发热，正气虚，身体寒冷。针刺实证时，应左手开大针孔以泄邪，针刺虚证时，应左手闭合针孔以存正。

针解篇第五十四

原典

黄帝问曰：愿闻九针之解，虚实之道。

岐伯对曰：刺虚则实之者，针下热也。气实乃热也。满而泄之者，针下寒也，气虚乃寒也。菀陈①则除之者，出恶血也。邪盛②则虚之者，出针勿按。徐而疾则实者，徐出针而疾按之；疾而徐则虚者，疾出针而徐按之。言实与虚者，寒温气多少也。若无若有者，疾不可知也。察后与先者，知病先后也。为虚与实者，工勿失其法。若得若失者，离其法也。虚实之要，九针最妙者，为其各有所宜也。补泻之时者，与气开阖相合也。九针之名，各不同形者，针穷其所当补泻也。

刺实须其虚者，留针，阴气隆至③，针下寒，乃去针也；刺虚须其实者，阳气隆至，针下热，乃去针也。经气已至，慎守勿失者，勿变更也。深浅在志者，知病之内外也。近远如一④者，深浅其候等也。如临深渊者，不敢堕也。手如握虎者，欲其壮也。神无营于众物者，静志观病人，无左右视也。义无邪下者，欲端以正也。必正其神⑤者，欲瞻病人目，制其神，令气易行也。所谓三里者，下膝三寸也。所谓跗之者，举膝分易见也。巨虚者，跷足胻独陷者。下廉者，陷下者也。

注释

① 菀陈：指血液瘀积。

② 邪盛：指邪气充盈。

③ 隆至：深厚至极，此处指阴气大来。

④ 近远如一：近远，指针刺的深浅；如一，指掌握的法则一样。

⑤ 正其神：正，端正，引申为控制，即控制病人的精神活动。

译文

黄帝问道：希望听你讲讲对九针的解释，以及虚实补泻的道理。

岐伯回答说：针治虚证用补法，针下应有热感，因为正气充实了，针下才会发热；邪气盛满用泻法，针下应有凉感，因为邪气衰退了，针下才会发凉。血液瘀积日久，要用放出恶血的方法来消除。邪气充盈用泻法治疗，就是出针后不要按闭针孔。所谓徐而疾则实，就是慢慢出针，并在出针后迅速按闭针孔；所谓疾而徐则虚，就是快速出针，而在出针后不要立即按闭针孔。实与虚的根据，是指气至之时针下凉感与热感的多少。若有若无，是说下针后经气到来迅速而不易察觉。审察先后，是指辨别疾病变化的先后。

辨别疾病为虚为实，虚证用补法，实证用泻法，医生治病不可离开这个原则。若医生不能准确地把握，那么就会背离正确的治疗法则。虚实补泻的关键，在于巧妙地运用九针，因为九针各有不同的特点，适宜于不同的病证。针刺补泻的时间，应该与气的来去开阖相配合：气来时为开，可以泻之，气去时为阖，可以补之。九针的名称不同，形状也各有所异，根据治疗需要，充分发挥各自的补泻作用。

针刺实证须用泻法，下针后应留针，待针下出现明显的寒凉之感时，即可出针；针刺虚证要达到补气的目的，待针下出现明显的温热之感时，即可出针。经气已经到来，应谨慎守候不要离去，不要变更手法。决定针刺的深浅，就要先察明疾病部位的内外，针刺虽有深浅之分，但候气之法都是相同的。行针时，应似面临深渊、不敢跌落那样谨慎小心。持针时，就像握虎之势那样坚定有力。思想不要分散于其他事情，应该专心致志地观察病人，不可左顾右盼。针刺手法要正确，端正直下，不可歪斜。下针后，务必注视病人的双目来控制其精神活动，使经气运行通畅。三里穴，在膝下外侧三寸之处。跗上穴，在足背上，举膝易见之处。巨虚穴，在跷足时小腿外侧肌肉凹陷之处。下廉穴，在小腿外侧肌肉凹陷处的下方。

五行	木	火	土	金	水
五脏	肝	心	脾	肺	肾
五腑	胆	小肠	胃	大肠	膀胱
五窍	目	舌	口	鼻	耳
五气	魂	神	志	魄	精
五音	角	徵	宫	商	羽
五声	呼	笑	歌	哭	呻
五常	忧	怒	喜	丧	哀
五色	青	赤	黄	白	黑
五味	酸	苦	甘	辛	咸
五嗅	膻	焦	香	腥	腐
五质	静	燥	力	坚	敬

五行表

原典

帝曰：余闻九针，上应天地四时阴阳，愿闻其方，令可传于后世，以为常也。

岐伯曰：夫一天、二地、三人、四时、五音、六律、七星、八风、九野①，身形亦应之，针各有所宜，故曰九针。人皮应天，人肉应地，人脉应人，人筋应时，人声应音，人阴阳合气应律，人齿面目应星，人出入气应风，人九窍三百六十五络应野。故一针皮，二针肉，三针脉，四针筋，五针骨，六针调阴阳，七针益精，八针除风，九针通九窍，应三百六十五节气。此之谓各有所主也。人心意应八风，人气应天，人发齿耳目五声应五音六律，人阴阳脉血气应地，人肝目应之九。

注释

① 五音：也称为"五声"，是古代中国五音声的宫、商、角、徵、羽。八风：指八方之风。

译文

黄帝说：我听说九针与天地四时阴阳相应合，请你讲讲其中的道理，以使其能流传于后世，作为治病的常法。

岐伯说：一天、二地、三人、四时、五音、六律、七星、八风、九野，人的形体也与自然界相应，针的式样也是根据其所适应的不同病证制成的，所以有九针之名。人的皮肤在外，庇护全身，与天相应，肌肉柔软安静，如土地厚载万物一样，脉与人体本身相应，筋约束周身、各部功能不同，犹如一年四季气候各异，人的声音与五音相应。人的脏腑阴阳之气配合犹如六律的高低有节；人的牙齿和五官的排列犹如天上的星辰一样；人的呼吸之气犹如自然界的风一样；人的九窍三百六十五络分布全身，犹如地上的百川万水，纵横灌注于九野一样。所以九针之中，一针刺皮，二针刺肉，三针刺脉，四针刺筋，五针刺骨，六针调和阴阳，七针补益精气，八针驱除风邪，九针通利九窍，祛除周身三百六十五节间的邪气。这就叫作不同的针有不同的功用和适应证。人的心愿意与八风相应，人体之气运行与天气运行相应，人的发齿耳目五声与五音六律相应，人体阴阳经脉运行气血与大地江河百川相应，肝脏精气通于两目，目又属于九窍，所以肝目与九数相应。

长刺节论篇第五十五

原典

刺家不诊，听病者言。在头，头疾痛，为针之，刺至骨，病已止。无伤骨肉及皮，皮者道①也。

阳刺②，入一傍四处，治寒热。深专③者，刺大脏，迫脏刺背，背腧也。

刺之迫脏，脏会④，腹中寒热去而止。与刺之要，发针而浅出血。

治病肿者刺痈上，视痈小大深浅刺，刺大者多血，小者深之，必端内针为故止。

病在少腹有积，刺皮𩩲⑤以下，至少腹而止。刺侠脊两傍四椎间，刺两髂髎⑥季胁肋间，导腹中气热下已。

病在少腹，腹痛不得大小便，病名曰疝，得之寒。刺少腹两股间，刺腰髁骨间，刺而多之，尽炅病已⑦。

病在筋，筋挛节痛，不可以行，名曰筋痹。刺筋上为故，刺分肉间，不可中骨也，病起筋炅，病已止。

病在肌肤，肌肤尽痛，名曰肌痹，伤于寒湿。刺大分小分，多发针而深之，以热为故，无伤筋骨，伤筋骨，痈发若变，诸分尽热，病已止。

病在骨，骨重不可举，骨髓酸痛，寒气至，名曰骨痹。深者刺，无伤脉肉为故，其道大分小分，骨热，病已止。

病在诸阳脉，且寒且热，诸分且寒且热，名曰狂。刺之虚脉，视分尽热，病已止。病初发，岁一发，不治⑧，月一发，不治，月四五发，名曰癫病。刺诸分诸脉，其无寒者以针调之，病已止。

病风且寒且热，炅汗出，一日数过，先刺诸分理络脉；汗出且寒且热，三日一刺，百日而已。

病大风，骨节重，须眉堕⑨，名曰大风。刺肌肉为故，汗出百日，刺骨髓，汗出百日，凡二百日，须眉生而止针。

注释

① 道：道路。皮肤为针刺出入的道路。

② 阴刺：此阴刺疑是阳刺也。

③ 专：通"传"。

④ 脏会：背部腧穴，是脏气聚会之处。

⑤ 皮𩩲：指脐下皮肉肥厚处。

⑥ 髂髎：髂，腰部下面腹部两侧的骨，左右各一，下缘与耻骨、坐骨联成髋骨，亦称"肠骨"。髎，髋的别称，或尻骨，也叫"八髎"。即骨节空隙处，多用于命名骨骼孔隙上的穴位。

⑦ 尽炅病已：到少腹部有热感，病就痊愈了。炅：本意为火光，此处指热感。

⑧ 不治：不及时治疗。

⑨ 须眉堕：胡须眉毛脱落。

译文

高明的针灸医生，在诊断疾病时，听病人诉说病在头部，头痛得非常厉害，于是便进行针刺，当针刺到骨时，头痛就停止了，而且并没有伤损骨肉皮肤，皮肤是针刺出入的道路。

阳刺的方法是中间直刺一针，然后在其上下、左右四周各刺一针，以治疗寒热病。若寒热邪气向里深入转变，就应针刺五脏，邪气内传接近五脏时，就应针刺背部五脏的腧穴，邪近五脏针刺脏腧穴的理由，是因为这些地方是脏气汇聚之处。待腹中寒热邪气清除后再停针。针刺的要点，是出针时，针孔稍稍地出点血为好。

治疗痈肿，直接在痈肿上进行针刺，根据痈肿的深浅大小而刺，刺大的痈肿，宜多出血，小的痈肿，要深刺，但应以正直而刺为准则。

病人少腹有积块，可针刺齐腹以下至少腹部的穴位，再刺第四椎侠脊两旁的穴位和髂骨两侧的居髎穴，以及季胁间的京门穴，引导腹中热气向下行，病就会痊愈。

病在小腹，表现为腹痛，大小便不通利，病名叫疝气，是感受寒邪所致。治疗时可在腰及踝骨之间取穴针刺，针刺穴位要多，到小腹有热感病就痊愈了。

病在筋，表现为筋脉挛急，关节疼痛，不能行走，名叫筋痹。应针刺在患病的筋上，从分肉间刺入，注意不能刺中骨。待筋脉出现热感，病已痊愈，可停针。

病在肌肤，肌肉、皮肤都出现疼痛，名叫肌痹，这是被寒湿邪气所伤。应针刺大小分肉间，多刺几针且应刺深一点，以针处发热为准则，但不要伤到筋骨。若伤到筋骨，寒邪发作，将出现其他病变。待分肉发热时，病将痊愈，即停止针刺。

病在骨，表现为骨重不能举动，病人感觉骨髓中酸痛，寒冷深达到骨，名叫骨痹。治疗时应深刺，以不伤脉肉为准则，待大小分肉及骨发热时，病将痊愈，即停止针刺。

病在阳经，大小肌肉出现时寒时热，病名叫狂病。治疗时可用泻法泻其实邪，留意观察，大小肌肉发热时，病将痊愈，可以停针。这种病，起初每年发作一次，若不及时治疗，将发展为每月发作一次；若仍不及时治疗，则每月发作四五次，于是转变成癫病。治疗时可针刺大小分肉，若不发冷，用针刺调治，病愈停针。

因风患病，表现为时寒时热，发热时汗出，一日发作数次。治疗时先针刺分肉的络脉，若仍然汗出且时寒时热，可以三日针刺一次，针刺一百天，病将痊愈。

病因大风侵袭，骨节沉重，胡子、眉毛脱落，病名叫麻风。治疗时先针刺肌肉使病人汗出，连续治疗一百天后，再针刺骨髓使病人汗出，连续治疗一百天。如此一共治疗二百天，胡子、眉毛重新生长时，停止针刺。

卷十五

皮部论篇第五十六

原典

黄帝问曰：余闻皮有分部，脉有经纪，筋有结络①，骨有度量②，其所生病各异，别其分部，左右上下，阴阳所在，病之始终，愿闻其道。

岐伯对曰：欲知皮部以经脉为纪者，诸经皆然。阳明之阳，名曰害蜚③，上下同法。视其部中有浮络者，皆阳明之络也。其色多青则痛，多黑则痹，黄赤则热，多白则寒，五色皆见，则寒热也。络盛则入客于经，阳主外，阴主内。

少阳之阳，名曰枢持④，上下同法，视其部中有浮络者，皆少阳之络也，络盛则入客于经。故在阳者主内，在阴者主出，以渗于内，诸经皆然。

太阳之阳，名曰关枢⑤，上下同法，视其部中有浮络者，皆太阳之络也，络盛则入客于经。

少阴之阴，名曰枢儒⑥，上下同法，视其部中有浮络者，皆少阴之络也，络盛则入客于经。其入经也，从阳部注于经，其出者，从阴内注于骨。

注释

①结络：结，聚结；络，络属。

②度量：此处指事物的长短、大小等特征。

③害蜚：六经皮部之一，为阳明皮部名。

④枢持：六经皮部之一，为少阳皮部名。指少阳经脉络具有主持转枢出入之机的作用。

⑤关枢：六经皮部之一，指太阳皮部。关枢，是关键、转枢之意。

⑥枢儒：六经皮部之一，为少阴皮部名。

译文

黄帝问：我听说皮肤上有十二经脉分属的部位，脉有经脉与络脉，筋有聚结与络属，骨有长短大小。它们所产生的疾病各不相同，这就要根据经脉所分属的部位来判断疾病上下左右病位、阴阳属性以及疾病起始与终结的各种情况。希望听您谈一谈其中的道理。

岐伯回答说：要知道皮肤的分属部位，应以经脉为纲领，所有的经脉都是这样的。阳明经的阳络叫害蜚，手足阳明经的诊视方法相同，即观察它们所属的分部有浮络浮现，都属阳明经的络脉。若络脉颜色青色居多，为痛证；黑色居多，为痹证；黄红色多，为热证；白色居多，为寒证；假若五色并现，为寒热错杂之证。络脉中的邪气盛满了就进入到经脉，因为络脉在外属阳，经脉在里属阴。

少阳经的阳络叫枢持，手足少阳经的诊视方法相同，即观察它们所属的分部有浮络浮现，都属少阳经的络脉。络脉的邪气盛，就会向内传于经，所以邪在阳分主内传入经，邪在阴分主外出或涌入于内，各经的内外出入都是如此。

太阳经的阳络名叫关枢，手、足太阳经的诊法是一样的，诊察它上下分属部位所浮现的络脉，都是属于太阳的络，在络脉的邪气盛，就会向内传入于经。

少阴经的阴络叫枢儒，手足少阴经的诊视方法相同，即观察它们所属的分部有浮络浮现，都属少阴经的络脉，络脉中的邪气盛满了，就进入经脉。进入经脉则是从阳部注入经的，其外出则是从阴注入骨。

原典

心主之阴，名曰害肩^①，上下同法，视其部中有浮络者，皆心主之络也，络盛则入客于经。

太阴之阴，名曰关蛰^②，上下同法，视其部中有浮络者，皆太阴之络也，络盛则入客于经。

凡十二经络脉者，皮之部也。是故百病之始生也，必先于皮毛。邪中之则腠理开，开则入客于络脉，留而不去，传入于经，留而不去，传入于腑，廪^③于肠胃。邪之始入于皮也，泝然^④起毫毛，开腠理。其入于络也，则络脉盛、色变。其入客于经也，则感虚乃陷下。其留于筋骨之间，寒多则筋挛骨痛，热多则筋弛骨消，肉烁䐃^⑤破，毛直而败。

帝曰：夫子言皮之十二部，其生病皆何如？

岐伯曰：皮者脉之部也，邪客于皮则腠理开，开则邪入客于络脉，络脉满则注于经脉，经脉满则入舍于腑脏也。故皮者有分部，不与^⑥而生大病也。

帝曰：善。

注释

① 害肩：六经皮部之一，为厥阴皮部名。

② 关蛰：六经皮部之一，指太阴皮部。关蛰，是关键、潜藏之意。

③ 廪：积、聚。

④ 泝然：寒栗的样子。

⑤ 䐃：人体部位名，指肌肉的突起部分。

⑥ 不与：即不愈。

译文

厥阴经的阴络叫害肩，手足厥阴经的诊视方法相同，即观察它们所属的分部有浮络浮现，都属厥阴经的络脉，络脉中的邪气盛满了，就进入经脉。

太阴经的阴络叫关蛰，手足太阴经的诊视方法相同，即观察它们所属的分部有浮络浮现，都属太阴经的络脉，络脉中的邪气盛满了，就进入经脉。

十二经脉都分属于皮肤的各个部分。正因为这样，所以说，许多疾病的产生，必然是先从皮毛开始。外邪伤了皮毛，肌肤腠理张开，邪气就进入到络脉内留而不去，于是进入经脉，仍滞留而不去，则传入六腑，积留于肠胃。邪气刚伤及皮肤时，病人寒冷战栗，毫毛竖起，腠理开泄。邪气进入络脉，则络脉盛满而颜色改变。邪气进入经脉，则经脉气虚，邪气内陷。若邪气停留于筋骨之间，寒盛则筋脉挛急，骨骼疼痛；若热盛则筋脉弛缓纵，骨软无力，肌肉消瘦败坏，皮毛枯槁。

黄帝问道：先生所说的皮肤上的十二分部，它们发生病变后各是什么样子呢？

岐伯回答说：皮肤是脉分属的部位，邪气侵袭皮肤时，肌肤腠理开泄，邪气侵入络脉，络脉邪气盛满了，就内注于经脉，经脉邪气盛满了，就内藏于脏腑。所以说，皮肤分属于十二经脉，邪在皮肤时治疗不愈，就内传而成大病。

黄帝说：讲得好。

经络论篇第五十七

原典

黄帝问曰：夫络脉之见也，其五色各异，青黄赤白黑不同，其故何也？

岐伯对曰：经有常色，而络无常变也。

帝曰：经之常色何如？

岐伯曰：心赤、肺白、肝青、脾黄、肾黑，皆亦应其经脉之色也。

帝曰：络之阴阳，亦应其经乎？

岐伯曰：阴络之色应其经，阳络之色变无常，随四时而行也。寒多则凝泣，凝泣则青黑；热多则淖泽，淖泽①则黄赤。此皆常色，谓之无病。五色具见者，谓之寒热。

帝曰：善。

注释

① 淖泽：湿润。淖，湿。泽，润液。

译文

黄帝问道：显露在外面的络脉，五色各不相同，有青、黄、赤、白、黑的不同，这是什么缘故呢？

岐伯回答说：经脉的颜色不变，而络脉则不同，常随四时之气的变化而变。

黄帝说：经脉的常色是怎样的呢？

岐伯说：心主赤，肺主白，肝主青，脾主黄，肾主黑，这些都是与其所属经脉的常色相应的。

黄帝说：阴络与阳络，也与其经脉的主色相应吗？

岐伯说：阴络的颜色与其经脉相应，阳络的颜色则变化无常，它是随着四时的变化而变化的。寒气多时则气血运行迟滞，因而多出现青黑之色；热气多时则气血运行顺利，因而多出现黄赤的颜色。这都是正常的，是无病的表现。如果是五色全部显露，那就是过寒或过热所引起的变化，是疾病的表现。

黄帝说：好。

经络可指导临床治疗

临床各科的治疗早已广泛使用经络学说，特别是针灸、按摩和中药处方。如针灸中的"循经取穴法"，就是经络学说的具体应用。如胃病，常循经远取足三里穴；胁痛则取太冲等穴。中药治疗亦是通过经络这一渠道，使药达病所，以发挥其治疗作用。如麻黄入肺、膀胱经，故能发汗、平喘和利尿。金元四大家中的张从正、李杲还根据经络学说创立了"引经报使药"理论。如治头痛，属太阳经的用羌活，属少阳经的用柴胡。

气穴论篇第五十八

原典

黄帝问曰：余闻气穴三百六十五，以应一岁，未知其所，愿卒闻之。

岐伯稽首再拜对曰：窘乎哉问也！其非圣帝，孰能穷其道焉！因请溢①意尽言其处。

帝捧手②逡巡而却曰：夫子之开余道也，目未见其处，耳未闻其数，而目以明，耳以聪矣。

岐伯曰：此所谓圣人易语，良马易御也。

帝曰：余非圣人之易语也。世言真数开人意，今余所访问者真数，发蒙解惑，未足以论也。然余愿闻夫子溢志，尽言其处，令解其意，请藏之金匮，不敢复出。

岐伯再拜而起曰：臣请言之。背与心相控而痛，所治天突③与十椎及上纪。上纪者，胃脘也，下纪者，关元④也。背胸邪系阴阳左右，如此其病，前后痛涩，胸胁痛，而不得息，不得卧，上气、短气、偏痛，脉满起，斜出尻脉，络胸胁、支心、贯鬲，上肩加天突，斜下肩，交十椎下。

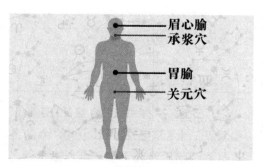

关元穴

注释

① 溢：充满而流出来，此处指详、仔细。

② 捧手：拱手，表示敬意。

③ 天突：经穴名，穴位所在相当于气管上端，颇似肺气通天的灶突，故名。

④ 关元：经穴名，属任脉，在下腹部，前正中线上，当脐中下3寸。

译文

黄帝问道：我听说人体上的气穴有三百六十五个，以应一年之日数，但不知其所在的部位，我想听你详尽地讲讲。

岐伯稽首拜了两拜回答说：你所提出的这个问题太重要了，若不是圣明的君主，谁能深究这些深奥的道理，因此请允许我将气穴的部位都一一讲出来。

黄帝拱手谦逊而退让地说：先生对我讲的道理，使我很受启发，虽然我尚未看到其具体部位，未听到其具体的数字，然而已经使我耳聪目明地领会了。

岐伯说：你领会得如此深刻，这真是所谓"圣人易语，良马易御"啊！

黄帝说道：我并不是易语的圣人，世人说气穴之数理可以开阔人的意识，现在我向你所询问的是气穴的数理，主要是开发蒙昧和解除疑惑，还谈不到什么深奥的理论。然而我希望听先生将气穴的部位尽情地全都讲出来，使我能了解它的意义，并藏于金匮中，不敢轻易传授于人。

岐伯拜了两拜站起来说：我现在就谈吧！背部与心胸互相牵引而痛，其治疗方法应取任脉的天突穴和督脉的中枢穴，以及上纪、下纪。上纪就是胃脘部的中脘穴，下纪就是关元穴。由于背在后为阳，胸在前为阴，经脉斜系于阴阳左右，因此前胸和背相引而痹涩，胸胁痛得不敢呼吸，不能仰卧，上气喘息，呼吸短促，或一侧偏痛，若经脉的邪气盛满则溢于络，此络从尻脉开始斜出，络胸胁部、支心贯穿横膈，上肩而至天突，再斜下肩交于背部第十椎节之下，所以取此处穴位治疗。

原典

　　脏腧五十六穴，腑腧七十二穴，热腧五十九穴，水腧五十七穴，头上五行行五，五五二十五穴，中脂两傍各五，凡十穴，大椎上两傍各一，凡二穴，目瞳子①浮白二穴，两髀厌分中二穴，犊鼻②二穴，耳中多所闻二穴，眉本③二穴，完骨④二穴，项中央一穴，枕骨⑤二穴，上关二穴，大迎二穴，下关二穴，天柱二穴，巨虚上下廉四穴，曲牙二穴，天突一穴，天府二穴，天牖二穴，扶突二穴，天窗二穴，肩解二穴，关元一穴，委阳二穴，肩贞二穴，瘖门一穴，齐一穴，胸腧十二穴，背腧二穴，膺腧十二穴，分肉二穴，踝上横二穴，阴阳跷四穴。水腧在诸分，热腧在气穴，寒热腧在两骸厌中二穴，大禁二十五，在天府下五寸。凡三百六十五穴，针之所由行也。

注释

　　① 目瞳子：即瞳子髎穴，是足少阳胆经的常用腧穴之一，位于面部，目外眦外侧0.5寸凹陷中。浮白，经穴名，属足少阳胆经。

　　② 犊鼻：经穴名，在髌韧带之侧，韧带形似小牛之鼻，故名。

　　③ 眉本：即攒竹穴，在眉头，眉如竹叶簇聚，故名。

　　④ 完骨：即颞骨乳突，穴在耳后颞骨乳突下缘，故名。

　　⑤ 枕骨：经穴别名，穴在头部耳后，善治耳目诸病，故名。

译文

　　五脏各有井荥腧经和五腧，五五二十五，左右共五十穴；六腑各有井荥腧原经和六腧，六六三十六，左右共七十二穴；治热病的有五十九穴，治诸水病的有五十七穴。在头部有五行，每行五穴，五五二十五穴。五脏在背部脊椎两旁各有五穴，二五共十穴。环跳二穴，犊鼻二穴，听宫二穴，攒竹二穴，完骨二穴，风府一穴，枕骨二穴，上关二穴，大迎二穴，下关二穴，天柱二穴，上巨虚、下巨虚左右共四穴，颊车二穴，天突一穴，天府二穴，天牖二穴，扶突二穴，天窗二穴，肩井二穴，关元一穴，委阳二穴，肩贞二穴，瘖门一穴，神阙一穴，胸腧左右共十二穴，大杼二穴，膺腧左右共十二穴，分肉二穴，交信、跗阳左右共四穴，照海、申脉左右共四穴。治诸水病的五十七穴，皆在诸经的分肉之间；治热病的五十九穴，皆在精气聚会之处；治寒热之腧穴，在两膝关节的外侧，为足少阳胆经的阳关左右共两穴。大禁之穴是天府下 5 寸处的五里穴。以上共计三百六十五穴都是针刺的部位。

原典

帝曰：余已知气穴之处，游针之居，愿闻孙络溪谷①，亦有所应乎？

岐伯曰：孙络三百六十五穴会，亦以应一岁，以溢奇邪，以通荣卫，荣卫稽留，卫散荣溢，气竭血著，外为发热，内为少气。疾泻无怠，以通荣卫，见而泻之，无问所会。

帝曰：善。愿闻谿谷之会也。

岐伯曰：肉之大会为谷，肉之小会为谿。肉分之间，谿谷之会，以行荣卫，以会大气。邪溢气壅，脉热肉败，荣卫不行，必将为脓，内销骨髓，外破大腘，留于节凑，必将为败。积寒留舍，荣卫不居，卷肉缩筋，肋肘不得伸，内为骨痹②，外为不仁，命曰不足。大寒留于谿谷也。谿谷三百六十五穴会，亦应一岁。其小痹③淫溢，循脉往来，微针所及，与法相同。

帝乃辟④左右而起，再拜曰：今日发蒙解惑，藏之金匮，不敢复出。乃藏之金兰之宝，署曰《气穴所在》。

岐伯曰：孙络之脉别经者，其血盛而当泻者，亦三百六十五脉，并注于络，传注十二络脉，非独十四络脉也，内解泻于中者十脉。

注释

① 溪谷：泛指经络穴位。谷，相当于十二经脉循行的部位；溪，相当于三百六十五个经穴的部位。

② 骨痹：多因骨髓空虚，致邪气乘隙侵袭。

③ 小痹：病名，痹证邪在孙络，随脉往来者。因邪入未深，故称小痹。

④ 辟：即摒退，支开。

译文

黄帝说道：我已知道气穴的部位即是行针的部位，还想听听孙络与溪谷是否也与之相应呢？

岐伯说：孙络与三百六十五穴相会以应一岁，若邪气客于孙络，溢注于络脉而不入于经就会产生奇病，孙络是外通于皮毛，内通于经脉以通行营卫，若邪客之则营卫稽留，卫气外散，荣血满溢，若卫气散尽，营血留滞，外则发热，内则少气，因此治疗时应迅速针刺用泻法，以通畅营卫，凡是见到有营卫稽留之处，即泻之，不必问其是否是穴会之处。

黄帝说：好。我想听听溪谷之会合是怎样的。

岐伯说：较大的肌肉与肌肉会合的部位叫谷，较小的肌肉与肌肉会合的部位叫溪。分肉之间，溪谷会合的部位，能通行营卫，会合宗气。若邪气溢满，正气壅滞，则脉发热，肌肉败坏，营卫不能畅行，必将郁热腐肉成脓，内则销烁骨髓，外则可溃大肉，若邪六连于关节肌腠，必使髓液皆溃为脓，而使筋骨败坏。若寒邪积留而不去，则营卫不能正常运行，以致筋脉肌肉蜷缩，肋肘不得伸展，内则发生骨痹，外则肌肤麻木不仁。这是不足的症状，由寒邪流连溪骨所致。溪谷与三百六十五穴相会合，以应于一岁。若是邪在皮毛孙络的小痹，则邪气随脉往来无定，用微针即可治疗，方法与刺孙络是一样的。

黄帝于是摒退身边的人，起身拜了两拜说道：今天承你启发，解除了我的疑惑，应把它藏于金匮之中，不敢轻易拿出传人。于是将它藏于金兰之室，题名叫作"气穴所在"。

岐伯说：孙络之脉是属于经脉支别的，其血盛而当泻的，也是与三百六十五脉相同，若邪气侵入孙络，同样是传注于络脉，复注于十二脉络，那就不是单独十四络脉的范围了。若骨解中经络受邪，也随时能够向内注泻于五脏之脉。

气府论篇第五十九

原典

足太阳脉气所发者，七十八穴：两眉头各一，入发至顶三寸半，傍五，相去三寸。其浮气在皮中者，凡五行，行五，五五二十五，项①中大筋两傍各一，风府两傍各一，侠背以下至尻尾二十一节，十五间各一，五脏之腧各五，六腑之腧各六，委中以下至足小指傍各六腧。

足少阳脉气所发者六十二穴：两角上各二，直目上发际内各五，耳前角上各一，耳前角下各一，锐发②下各一，客主人各一，耳后陷中各一，下关各一，耳下牙车③之后各一，缺盆④各一，掖下三寸，胁下至胠，八间各一，髀枢中傍各一，膝以下至足小指次指各六腧。

足阳明脉气所发者六十八穴：额颅发际傍各三，面䪼[5]骨空各一，大迎之骨空各一，人迎各一，缺盆外骨空各一，膺中骨间各一，侠鸠尾[6]之外，当乳下三寸，侠胃脘各五，侠脐广三寸各三，下脐二寸侠之各三，气街动脉各一，伏菟[7]上各一，三里以下至足中指各八腧，分之所在穴空。

手太阳脉气所发者三十六穴：目内眦各一，目外各一，䪼骨下各一，耳郭[8]上各一，耳中各一，巨骨穴各一，曲掖上骨穴各一，柱骨上陷者各一，上天窗四寸各一，肩解[9]各一，肩解下三寸各一，肘以下至手小指本各六腧。

注释

① 项：指颈项。

② 锐发：指耳前曲周部下的头发。禾髎穴在此发尖处。

③ 牙车：又名牙床，即口腔内载牙之骨，分上、下两部分，即今之牙槽骨。

④ 缺盆：经穴名，在锁骨上窝，形如破缺之盆。

⑤ 䪼：指面颊、颧骨处。

⑥ 鸠尾：别名尾翳，属任脉，在上腹部，前正中线上，当胸剑结合部下一寸。

⑦ 伏菟：经穴名，别名外勾。属足阳明胃经。位于大腿前外侧，髌底外侧端上六寸处。

⑧ 耳郭：外耳的一部分，主要由软骨构成，有收集声波的作用。

⑨ 肩解：即肩井，为经穴别名，指肩关节。

译文

足太阳膀胱经脉气所发的有七十八个腧穴；在眉头的陷中左右各有一穴，自眉头直上入发际，当发际正中至前顶穴，有神庭、上星、卤会三穴，其浮于头部的脉气，运行在头皮中的有五行，即中行、次两行和外两行，每行五穴，共行五行，五五二十五穴；下行至项中的大筋两旁左右各有一穴；侠脊自上而下至骶尾骨有二十一节，其中十五个椎间左右各有一穴；五脏肺、心、肝、脾、肾的腧穴，左右各有一穴；自委中以下至足中趾旁左右各有井、荥、腧、原、经、合六个腧穴。

足少阳胆经脉气所发的有六十二穴：头两角上各有两穴；两目瞳孔直上的发际内各有五穴；两耳前角上各有一穴；耳前角下左右各有一穴；上关左右各有一穴；两耳后的陷凹中各有一穴；下关左右各有一穴；两耳下牙车之后各有一穴；缺盆左右各有一穴；腋下3寸，从胁下至胁，八肋之间左右各有一穴；

髀枢中左右各一穴；膝以下至足第四趾的小趾侧各有井、荥、腧、原、经、合六穴。

足阳明胃经脉气所发的有六十八穴：额颅发际旁各有三穴；颧骨骨空中间各有一穴；大迎穴在颌角前至骨空陷中，左右各有一穴；在喉结之旁的人迎左右各有一穴；缺盆外的空陷中左右各有一穴；膺中的骨空间陷中左右各有一穴；侠鸠尾之外，乳下3寸，侠胃脘左右各有五穴；侠脐横开3寸左右各有三穴；气冲在动脉跳动处左右各有一穴；在伏菟上左右各有一穴；足三里以下到足中趾内间，左右各有八个腧穴。以上每个穴都有它一定的空穴。

手太阳小肠经脉气所发的有三十六穴：目内眦各有一穴；目外侧各有一穴；颧骨下各有一穴；耳郭上各有一穴；耳中珠子旁各有一穴；巨骨穴左右各一；曲腋上各有一穴；柱骨上陷中各有一穴；两天窗穴之上四寸各有一穴；肩颈部各有一穴；肩解部之下三寸处各有一穴；肘部以下至小指端的爪甲根部各有井、荥、腧、原、经、合六穴。

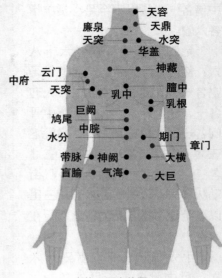

人体正面穴位图

原典

手阳明脉气所发者二十二穴：鼻空外廉，项上各二，大迎骨空各一，柱骨之会各一，髃骨①之会各一，肘以下至手大指、次指本各六腧。

手少阳脉气所发者三十二穴：鼽骨下各一，眉后各一，角上各一，下完骨后各一，项中足太阳之前各一，侠扶突②各一，肩贞各一，肩贞下三寸分间各一，肘以下至手小指次指③本各六腧。

督脉气所发者二十八穴：项中央二，发际后中八，面中三，大椎以下至尻尾及傍十五穴，至骶下凡二十一节，脊椎法也。

任脉之气所发者二十八穴：喉中央二，膺中骨陷中各一，鸠尾下三寸，胃脘五寸，胃脘以下至横骨六寸半一，腹脉法也。下阴别一，目下各一，下唇一，龂交④一。

冲脉气所发者二十二穴：侠鸠尾外各半寸至脐寸一，侠脐下傍各五分至横骨寸一，腹脉法也。

足少阴舌下，厥阴毛中急脉各一，手少阴各一，阴阳跷各一。手足诸鱼际脉气所发者，凡三百六十五穴也。

注释

① 髃骨：即肩髃，指肩和臂。

② 扶突：经穴名，在喉结旁。

③ 小指次指：人体部位名，即手第四指。又称无名指、次小指。

④ 齗交：即龈交，在上齿龈中缝，为督脉和任脉的交会处。

译文

手阳明大肠经脉气所发的有二十二穴；鼻孔的外侧各有一穴；项部左右各有两穴；大迎穴在下颌骨空间左右各有一穴；柱骨之会左右各有一穴；髃骨之会左右各有一穴；肘部以下至十指端的爪甲根部左右各有井、荥、腧、原、经、合六穴。

手少阳三焦经脉气所发的有三十二穴：颧骨下各有一穴；眉后各有一穴；耳前角上各有一穴；耳后完骨后下各有一穴；项中足太阳经之前各有一穴；侠扶突之外侧各有一穴；肩贞穴左右各有一穴；在肩贞穴之下三寸分肉之间各有三穴；肘部以下至手无名指之端爪甲根部各有井、荥、腧、原、经、合六穴。

督脉之经气所发的有二十八穴：项中央有两穴；前发际向后中行有八穴；面部的中央从鼻至唇有三穴；自大椎以下至尻尾旁有十五穴。自大椎至尾骨共二十一节，这是脊椎穴位的计算方法。

任脉之经气所发的有二十八穴：喉部中行有两穴；胸膺中行之骨陷中有六穴；自蔽骨之上脘是三寸，上脘至脐中是五寸，脐中至横骨是六寸半，计十四寸半，每寸一穴，计十四穴，这是腹部取穴的方法。自曲骨向下至前后阴之间有会阴穴；两目之下各有一穴；下唇下有一穴；上齿缝有一穴。

冲脉之经气所发的有二十二穴：侠鸠尾旁开五分向下至脐一寸一穴，左右共十二穴；自脐旁开五分向下至横骨一寸一穴，左右共十穴。这也是腹脉取穴的方法。

足少阴肾经脉气所发的舌下有两穴；肝足厥阴在毛际中左右各有一穴；阴跷、阳跷左右各有一穴；四肢手足赤白肉分，鱼际之处，是脉气所发的部位。以上共计三百六十五穴。

卷十六

骨空论篇第六十

原典

黄帝问曰：余闻风者百病之始也，以针治之奈何？

岐伯对曰：风从外入，令人振寒，汗出头痛，身重恶寒，治在风府，调其阴阳。不足则补，有余则泻。

大风颈项痛，刺风府，风府在上椎。大风汗出，灸谚语①，谚语在背下侠脊傍三寸所，厌之，令病者呼谚语，谚语应手。

从风憎风，刺眉头。失枕，在肩上横骨间。折使揄臂，齐肘正，灸脊中。䏚络季胁引少腹而痛胀，刺谚语。腰痛不可以转摇，急引阴卵，刺八髎②与痛上，八髎在腰尻分间。鼠瘘③寒热还，刺寒府，寒府在附膝外解营。取膝上外者使之拜，取足心者使之跪。

任脉者，起于中极之下，以上毛际，循腹里，上关元，至咽喉，上颐④循面入目。冲脉者，起于气街，并少阴之经，侠脐上行，至胸中而散。任脉为病，男子内结七疝，女子带下⑤瘕聚。冲脉为病，逆气里急。

注释

①谚语：经穴名。

②八髎：中医学名词，即尻骨两旁的四孔。

③鼠瘘：病名，即瘰疬，淋巴腺结核症。

④颐：面颊，腮。

⑤带下：古代称妇科疾病。

译文

黄帝问道：我听说风邪是许多疾病的起始原因，怎样用针法来治疗？

岐伯回答说：风邪从外侵入，使人寒战、出汗、头痛、身体发重、怕冷。治疗位置在府穴外，以调和其阴阳。正气不足就用补法，邪气有余就用泻法。

若感受风邪较重而颈项疼痛，刺风府穴。风府穴在椎骨第一节的上面。若感受风邪较重而汗出，灸噫嘻穴。噫嘻穴在背部第六椎下两旁距脊各三寸之处，用手指按压，使病人感觉疼痛而呼出"噫嘻"之声，噫嘻穴即在此处。

怕见风的病人，刺眉头攒竹穴。失枕而肩上和横骨之间的肌肉强痛，应当使病人曲臂，两肘相合在一处，然后在肩胛骨上端引一直线，在脊部中央的部位给予灸治。从络季胁牵引到少腹而痛胀的，刺噫嘻穴。腰痛而不可以转侧动摇，痛而筋脉挛急，下引睾丸，刺八髎穴。八髎穴在腰尻骨间空隙中。噫嘻穴发寒热，刺寒府穴。寒府穴在膝上外侧骨与骨之间的孔穴中。凡取膝上外侧的孔穴，使患者弯腰，成一种拜的体位；取足心涌泉穴时，使患者呈坐跪的体位。

　　任脉经起源于中极穴的下面，上行经过毛际再到腹部，再上行通过关元穴到咽喉，又上行至颐，循行于面部而入于目中。冲脉经起源于气街穴，与足少阴经相并，肚脐左右上行，到胸中而散。任脉经发生病变，在男子则腹内结为七疝，在女子则有带下和瘕聚之类疾病。冲脉经发生病变，则气逆上冲，腹中拘急疼痛。

原典

　　督脉为病，脊强反折。督脉者，起于少腹以下骨中央，女子入系廷孔[①]，其孔，溺孔之端也。其络循阴器，合篡间，绕篡后，别绕臀至少阴，与巨阳中络者合。少阴上股内后廉，贯脊属肾，与太阳起于目内眦，上额交巅上入络脑，还出别下项，循肩髆[②]内，侠脊抵腰中，入循膂络肾。其男子循茎下至篡，与女子等。其少腹直上者，贯脐中央，上贯心入喉，上颐环唇，上系两目之下中央。此生病，从少腹上冲心而痛，不得前后，为冲疝；其女子怀孕，癃痔，遗溺，嗌干。督脉生病治督脉，治在骨上，甚者在脐下营。

　　其上气有音者，治其喉中央，在缺盆中者，其病上冲喉者治其渐，渐者上侠颐也。

　　蹇[③]，膝伸不屈，治其楗。坐而膝痛，治其机。立而暑解，治其骸关。膝痛，痛及拇指，治其

译文

　　督脉发生病变，会引起脊柱僵硬反折的症状。督脉起于小腹下的横骨中央，女子入内系于廷孔。廷孔就是尿道的外端。从这里分出的络脉，循着阴户会合于阴部，再分绕于肛门的后面，再分别行绕臀部，到足少阴经与足太阳经中的络脉，与足少阴经相结合上行经骨内后面，贯穿脊柱，连属于肾脏；与足太阳经共起于目内眦，上行至额部，左右交会于巅顶，内入联络于脑，复返还出脑，分别左右颈项下行，循行于脊髆内，侠脊抵达腰中，入内循膂络于肾。男子则循阴茎，下至会阴，与女子相同。督脉从少腹直上的，穿过脐中央，再上贯心脏，入于喉，上行到颐并环绕口唇，再上行系于两目中央之下。督脉发生病变，症状是气从少腹上冲心而痛，大小便不通，称为冲疝，女子则不能怀孕，或为小便不利、痔疾、遗尿、咽喉干燥等症状。总之，督脉生病治督脉，

腘④。坐而膝痛如物隐者，治其关。膝痛不可屈伸，治其背内。连骺若折，治阳明中腧髎，若别，治巨阳少阴荥。淫泺胫痠⑤，不能久立，治少阳之维，在外踝上五寸。

辅骨上，横骨下为楗，侠髋为机，膝解为骸关，侠膝之骨为连骸，骸下为辅，辅上为腘，腘上为关，头横骨为枕。

注释

① 廷孔：即阴户。

② 肩髆：为人体部位名，指两肩及肩之偏后部位。

③ 蹇：跛，行走困难。

④ 腘：膝部后面，腿弯曲时形成窝儿的地方。

⑤ 淫泺：酸痛无力。痠：通"酸"。

轻者治横骨上的曲骨穴，重者则治在脐下的阴交穴。

病人气逆上而呼吸有声的，治疗取其喉部中央的天突穴，此穴在两缺盆的中间。病人气逆上充于咽喉的，治疗大迎穴，大迎穴在面部两旁的夹颐之处。

膝关节能伸不能屈，治疗取其股部的经穴。坐下而膝痛，治疗取其环跳穴。站立时膝关节热痛，治疗经穴。膝痛，疼痛牵引到拇指，治疗膝弯处的委中穴。坐时膝痛如有东西隐伏其中的，治疗承扶穴。膝痛而不能屈伸活动，治疗背部足太阳经的腧穴。如疼痛连及尻骨像折断似的，治疗阳明经中的腧髎三里穴；或者治疗太阳经的荥穴、少阴经的然谷穴。湿渍水湿之邪日久而胫骨酸痛无力，不能久立，治疗少阳经的别络光明穴，穴在外踝上五寸。

辅骨之上、腰横骨之下叫"楗"。髋骨两侧环跳穴处叫"机"。膝部的骨缝叫"骸关"。侠膝两旁的高骨叫"连骸"。连骸下面叫"辅骨"。辅骨上面的膝弯叫"腘"。腘之上就是"骸关"。头后项部的横骨叫"枕骨"。

原典

水腧五十七穴者：尻上五行，行五；伏菟上两行，行五；左右各一行，行五；踝上各一行，行六穴。髓空在脑后三分，在颅际锐骨之下，一在龂基下，一在项后中复骨下，一在脊骨上空在风府上。脊骨下空，在尻骨下。数髓空在面侠鼻，或骨空在口下当两肩。两髆骨空，在髆中之阳。臂骨空在臂阳，去踝四寸，两骨空之间。股骨上空在股阳，出上膝四寸。骺骨空在辅骨之上端。股际骨空在毛中动脉下。尻骨空在髀骨①之后相去四寸。扁骨有渗理凑，无髓孔，易髓无空。

灸寒热之法，先灸项大椎，以年为壮数，次灸橛骨②，以年为壮数。视背腧陷者灸之，举臂肩上陷者灸之，两季胁之间灸之，外踝上绝骨之端灸之，足小指次指间灸之，腨下陷脉灸之，外踝后灸之，缺盆骨上切之坚痛如筋者灸之，膺中陷骨间灸之，掌束骨[3]下灸之，脐下关元三寸灸之，毛际动脉灸之，膝下三寸分间灸之，足阳明跗上动脉灸之，巅上一灸之。犬所啮之处灸之三壮，即以犬伤病法灸之。凡当灸二十九处。伤食灸之，不已者，必视其经之过于阳者，数刺其腧而药之。

注释

① 髀骨：大腿骨。

② 橛骨：即尾脊骨。

③ 束骨：相当于第五趾跖关节部分。

译文

　　治疗水病的腧穴有五十七个：尻骨上有五行，每行各五穴；伏兔上方有两行，每行各有五穴；其左右又各有一行，每行各五穴；足内踝上各一行，每行各六穴。髓空在脑后分为三处，都在颅骨边际锐骨的下面，一处在龈基的下面，一处在项后正中的复骨下面，一处在脊骨上空的风府穴的上面，脊骨下空在尻骨下面孔穴中。又有几个髓空在面部侠鼻两旁，或有骨空在口唇下方与两肩相平的部位。两肩膊骨空在肩膊中的外侧。臂骨的骨空在臂骨的外侧，距离手腕四寸，在尺、

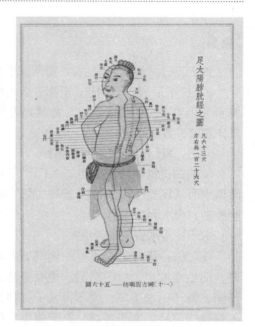

足太阳膀胱经古图

桡两骨的空隙之间。股骨上面的骨空在股骨外侧膝上四寸的地方。骱骨的骨空在辅骨的上端。骨际的骨空在阴毛中的动脉下面。尻骨的骨空在髀骨的后面距离四寸的地方。扁骨有血脉尻灌的纹理聚合，没有直通骨髓的孔穴，骨髓有血脉渗灌的纹理，所以没有骨孔。

　　灸寒热证的方法是先针灸项后的大椎穴，根据病人年龄决定针灸的次数；其次灸尾骨的尾闾穴，也是以年龄确定艾灸的次数。观察背部有凹陷的地方用灸法，上举手臂在肩上有凹陷的地方用灸法，两侧的季胁之间用灸法，足外踝上正取绝骨穴处用灸法，足小趾与次趾之间用灸法，凹陷处的经脉用灸法，外踝后方用灸法，缺盆骨上方按之坚硬如筋而疼痛的地方用灸法，胸膺中的骨间凹陷处用灸法，手腕部的横骨之下用灸法，脐下三寸的关元穴用灸法，阴毛边缘的动脉跳动处用

灸法，膝下三寸的两筋间用灸法，足阳明经所行足跗上的动脉处用灸法，头巅顶上亦用灸法。被犬咬伤的，先在被咬处灸三次，再按常规的治伤病法灸治。以上针灸治寒热证的部位共二十九处。因伤食而久灸不愈的，必须仔细观察，因为阳邪过盛，所以经脉移行到络脉的地方，多刺腧穴，同时再用药物调治。

水热穴论篇第六十一

原典

黄帝问曰：少阴何以主肾？肾何以主水？

岐伯对曰：肾者至阴也；至阴者盛水也。肺者太阴也，少阴者冬脉也。故其本在肾，其末在肺，皆积水也。

帝曰：肾何以能聚水而生病？

岐伯曰：肾者胃之关也，关门①不利，故聚水而从其类也。上下溢于皮肤，故为胕肿。胕肿者，聚水而生病也。

帝曰：诸水皆生于肾乎？

岐伯曰：肾者牝脏②也。地气上者属于肾，而生水液也，故曰至阴。勇而劳甚则肾汗出，肾汗出逢于风，内不得入于脏腑，外不得越于皮肤，客于玄府，行于皮里，传为胕肿。本之于肾，名曰风水。所谓玄府者，汗空也。

帝曰：水腧五十七处者，是何主也？

岐伯曰：肾腧五十七穴，积阴之所聚也，水所从出入也。尻③上五行、行五者，此肾腧。故水病下为胕肿大腹，上为喘呼、不得卧者，标本俱病。故肺为喘呼，肾为水肿，肺为逆不得卧，分为相输。俱受者，水气之所留也。伏兔上各二行行五者，此肾之街也。三阴之所交结于脚也。踝上各一行行六者，此肾脉之下行也，名曰太冲。凡五十七穴者，皆藏之阴络，水之所客也。

黄帝为经

古法今观——中国古代科技名著新编

注释

① 关门：特指人体的器官，肾。

② 牝脏：五脏中之属于阴者为牝脏，乃指脾、肺、肾三脏而言。

③ 尻：此处为屁股，即脊骨的末端。

译文

黄帝问道：少阴为什么主肾？肾又为什么主水？

岐伯回答说：肾属于至阴之脏，至阴属水，所以肾是主水的脏器。肺属于太阴。肾脉属于少阴，是旺于冬令的经脉。所以水之根本在肾，水之标末在肺，肺肾两脏都积聚水液而为病。

黄帝又问道：肾为什么能积聚水液而生病？

岐伯说：肾是胃的关门，关门不通畅，水液就要停聚而生病了。其水液在人体上下泛溢，所以形成浮肿。浮肿，就是水液积聚而生的病。

黄帝又问道：各种水病都是由于肾而生成的吗？

岐伯说：肾脏在下属阴。凡是由下而上蒸腾的地方都属于肾，因气化而生成的水液叫作"至阴"。逞勇力而劳动（或房劳）太过，则汗出于肾；出汗时遇到风邪，风邪从开泄之腠理侵入，汗孔骤闭，汗出不尽，向内不能入于脏腑，向外也不得排出于皮肤，于是逗留在玄府中、皮肤内，最后形成浮肿病。此病之本在于肾，病名叫"风水"。所谓玄府，就是汗孔。

黄帝问道：治疗水病的腧穴有五十七个，它们属哪脏所主？

岐伯说：肾腧五十七个穴位，是阴气所积聚的地方，也是水液从此出入的地方。尻骨之上有五行，每行五个穴位，这些是肾的腧穴。所以水病表现在下部则为浮肿、腹部胀大，表现在上部为呼吸喘急、不能平卧，这是肺与肾标本同病。所以肺病表现为呼吸喘急，肾病表现为水肿，肺病还表现为气逆，不得平卧；肺病与肾病的表现各不相同，但二者之间相互输应、相互影响着。之所以肺肾都发生了病变，是因为水气停留于两脏的缘故。伏兔上方各有两行，每行五个穴位，这里是肾气循行的重要道路和肝脾经交结在脚上。足内踝上方各有一行，每行六个穴位，这是肾的经脉下行于脚的部分，名叫太冲。以上共五十七个穴位，都隐藏在人体下部或较深部的脉络之中，也是水液容易停聚的地方。

原典

帝曰：春取络脉分肉①，何也？

岐伯曰：春者木始治，肝气始生；肝气急，其风疾，经脉常深，其气少，不能深入，故取络脉分肉间。

帝曰：夏取盛经分腠②，何也？

岐伯曰：夏者火始治，心气始长，脉瘦气弱，阳气留溢，热熏分腠，内至于经，故取盛经分腠。绝肤而病去者，邪居浅也。所谓盛经者，阳脉也。

帝曰：秋取经腧，何也？

岐伯曰：秋者金始治，肺将收

译文

黄帝问道：春天针刺，取络脉分肉之间，是什么道理？

岐伯说：春天木气开始当令，在人体，肝气开始发生；肝气的特性是急躁，如变动的风一样很迅疾，但是肝的经脉往往藏于深部，而风刚刚发生，尚不太剧烈，不能深入经脉，所以只要浅刺络脉分肉之间就行了。

黄帝问道：夏天针刺，取盛经分腠之间，是什么道理？

岐伯说：夏天火气开始当令，心气开始生长壮大；如果脉形瘦小而搏动气势较弱，则阳气充裕流溢于体表，杀，金将胜火，阳气在合，阴气初胜，湿气及体，阴气未盛，未能深入，故取腧以泻阴邪，取合以虚阳邪，阳气始衰，故取于合。

帝曰：冬取井荥③，何也？

岐伯曰：冬者水始治，肾方闭，阳气衰少，阴气坚盛，巨阳伏沉，阳脉乃去，故取井以下阴逆，取荥以实阳气。故曰"冬取井荥，春不鼽衄"。此之谓也。

帝曰：夫子言治热病五十九腧，余论其意，未能领别其处，愿闻其处，因闻其意。

岐伯曰：头上五行行五者，以越诸阳之热逆也。大杼、膺腧、缺盆、背腧④，此八者，以泻胸中之热也。气街⑤、三里、巨虚上下廉，此八者，以泻胃中之热也。云门⑥、髃骨、委中、髓空，此八者，以泻四肢之热也；五脏腧傍五，此十者，以泻五脏之热也。凡此五十九穴者，皆热之左右也。

帝曰：人伤于寒而传为热，何也？

岐伯曰：夫寒盛则生热也。

注释

①分肉：为人体部位名，即肌肉。古时称脂肪（肌肉外层）为白肉，肌肉（肌肉内层）为赤肉，赤白相分之处为分肉，或谓肌肉间界限分明之处。

②分腠：即指分肉和腠理所处部位，合称分腠。分，指分肉；腠，指腠理。

③井荥：中医专用名称，即"五腧穴"。

④大杼：身体穴位，足太阳膀胱经穴。膺腧：亦称膺中腧，指中府穴别名。缺盆：足阳明胃经的常用腧穴之一，别名天盖。位于锁骨上窝中央，胸正中线旁开四寸处。背腧：位于背部脊柱两侧体表和五脏六腑生理、病理反应有密切关系的一些反应点。

⑤气街：是经气聚集运行的通路。

⑥云门：手太阴肺经穴，位于胸前壁外上方，肩胛骨喙突上方，锁骨下窝（胸大肌与三角肌之间）凹陷处。

热气熏蒸于分肉腠理，向内影响于经脉，所以针刺应当取盛经分腠。针刺不要过深，只要透过皮肤病就可痊愈，这是因为邪气居于浅表部位的缘故。所谓盛经，是指丰满充足的阳脉。

黄帝问道：秋天针刺，要取经穴和腧穴，是什么道理？

岐伯说：秋天金气开始当令，肺气开始收敛肃杀，金气渐旺逐步盛过衰退的火气，阳气在经脉的合穴，阴气初生，遇湿邪侵犯人体，但由于阴气未至太盛，不能助湿邪深入，所以针刺取经的"腧"穴以泻阴湿之邪，取阳经的"合"穴以泻阳热之邪。由于阳气开始衰退而阴气未至太盛，所以不取"经"穴而取"合"穴。

黄帝说：冬天针刺，要取"井"穴和"荥"穴，是什么道理？

岐伯说：冬天水气开始当令，肾气开始闭藏，阳气已经衰少，阴气更加坚盛，太阳之气浮沉于下，阳脉也相随沉伏，所以针刺要取阳经的"井"穴以抑降其阴逆之气，取阴经的"腧"穴以充实不足之阳气。因此说"冬取井荥，春不衄"，就是这个道理。

黄帝道：先生说过治疗热病的五十九个腧穴，我已经知道大概，但还不知道这些腧穴的部位，请告诉我它们的部位，并说明这些腧穴在治疗上的作用。

岐伯说：头上有五行，每行五个穴位，能泻越诸阳经上逆的热邪。大杼、膺腧、缺盆、背腧这四个穴位，可以泻胸中的热邪。气街、三里、上巨虚和下巨虚，左右八个穴位，可以泻胃中的热邪。云门、肩髃、委中、髓空，左右八个穴位，可以泻四肢的热邪。魄户、神堂、魂门、意舍、志室，左右十个穴位，可以泻五脏的热邪。以上共五十九个穴位，都在治疗热病的腧穴。

黄帝说：人感受了寒邪反而会转变为热病，这是什么原因？

岐伯说：寒气盛极，就会郁而发热。

卷十七

调经论篇第六十二

原典

黄帝问曰：余闻《刺法》言，有余泻之，不足补之。何谓有余，何谓不足？

岐伯对曰：有余有五，不足亦有五，帝欲何问？

帝曰：愿尽闻之。

岐伯曰：神有余有不足，气有余有不足，血有余有不足，形有余有不足，志有余有不足。凡此十者，其气不等①也。

帝曰：人有精气津液，四支九窍，五脏十六部，三百六十五节，乃生百病；百病之生，皆有虚实。今夫子乃言有余有五，不足亦有五，何以生之乎？

岐伯曰：皆生于五脏也。夫心藏神，肺藏气，肝藏血，脾藏肉，肾藏志，而此成形；志意通，内连骨髓，而成身形五脏。五脏之道，皆出于经遂，以行血气，血气不和，百病乃变化而生，是故守经隧焉②。

注释

① 其气不等：随气流变，变化无穷。

② 是故守经隧焉：所以诊断治疗，要以经脉作为根据。

译文

黄帝问道：我听《刺法》上说，病属有余的用泻法，不足的用补法。但怎样是有余，怎样是不足？

岐伯回答说：病属有余的有五种，不

足的也有五种，你要问的是哪一种？

黄帝说：我希望你能全部讲给我听。

岐伯说：神有有余和不足；气有有余和不足；血有有余和不足；形有有余和不足；志有有余和不足。这些共计十种，它们各不相同。

黄帝说：人有精、气、津液、四肢、九窍、五脏、十六部、三百六十五节，可发生百病。但百病的发生，都有虚实的不同。现在先生说病属有余的有五种，病属不足的也有五种，是怎样发生的？

岐伯说：五种有余和不足，都是生于五脏。心藏神，肺藏气，肝藏血，脾藏肉，肾藏志，由五脏所藏之神、气、血、肉、志组成了人的形体。但必须保持意志通达，内与骨髓联系，始能使身形与五脏成为一个整体。五脏相互联系的道路都是经脉，通过经脉以运行血气，人若血气不和，就会发生各种疾病。所以诊断和治疗均以经脉为依据。

原典

帝曰：神有余不足何如？

岐伯曰：神有余则笑不休①，神不足则悲。血气未并②，五脏安定，邪客于形，洒淅起于毫毛，未入于经络也，故命曰神之微③。

帝曰：补泻奈何？

岐伯曰：神有余则泻其小络之血，出血勿之深斥④，无中其大经，神气乃平；神不足者，视其虚络，按而致之，刺而利之，无出其血，无泄其气，以通其经，神气乃平。

帝曰：刺微奈何？

岐伯曰：按摩勿释，著针勿斥⑤，移气于不足，神气乃得复。

帝曰：善。气有余不足奈何？

译文

黄帝说：神有余和神不足会是什么症状呢？

岐伯说：神有余则嬉笑不止，神不足则悲哀。若病邪尚未与气血相混杂，未见或笑或悲的现象，那么此时邪气仅在形体之肤表，病人只觉得毫毛寒凉。病邪尚未侵入经络，乃属神病微邪，所以叫作"神之微"。

黄帝说：怎样进行补泻呢？

岐伯说：神有余应刺小络使之出血，但不要向里深推其针，不要刺中大经，神气自会平复。神不足的其络必虚，先用手按摩虚络处，使气血实于虚络，再以针刺之，以疏利气血，但不要使之出血，也不要使气外露，只疏通经络，神气就可以平复。

黄帝说：怎样刺微邪呢？

岐伯说：按摩的时间要久一些，针刺时不要向里深推，使气移于不足之处，神气就可以平复。

岐伯曰：气有余则喘咳上气，不足则息不利少气。血气未并，五脏安定，皮肤微病，命曰白气微泄⑥。

帝曰：补泻奈何？

岐伯曰：气有余则泻其经隧，无伤其经，无出其血，无泄其气；不足则补其经隧，无出其气。

帝曰：刺微奈何？

岐伯曰：按摩勿释，出针视之，曰故将深之。适入必革⑦，精气自伏，邪气散乱，无所休息，气泄腠理，真气乃相得。

注释

① 笑不休：大笑不止。

② 血气未并：病邪还未与血气混杂。

③ 神之微：心经的微邪。

④ 出血勿之深斥：使其出血但不要推针深刺。

⑤ 按摩勿释，著针勿斥：按摩病处不要停止，针刺时不向深推针。

⑥ 白气微泄：肺气微虚。

⑦ 适入必革：刚进针还是要改为浅刺。

黄帝说：好。气有余和气不足会出现什么症状呢？

岐伯说：气有余则喘咳气上逆，气不足则呼吸虽然通利，但气息短少。若邪气尚未与气血相并，那么在五脏安定之时，邪气仅在皮肤，而使皮肤微病，使肺气微微排出，但病情尚轻，所以叫作"白气微泄"。

黄帝说：怎样进行补泻？

岐伯说：气有余应当泻经髓，但不要伤经脉、刺出血，不要使其气排出。气不足则应补经髓，不要使其出气。

黄帝说：怎样刺微邪？

岐伯说：先按摩久一些，然后拿出针来给病人看，并说："我要深刺"，但在刺时要在病处即止，这样可使其精气深注于内，邪气散乱于外，而无所留，邪气从腠理排出，则真气通达，恢复正常。

原典

帝曰：善。血有余不足奈何？

岐伯曰：血有余则怒，不足则恐。血气未并，五脏安定，孙络外溢，则络有留血。

帝曰：补泻奈何？

岐伯曰：血有余，则泻其盛经出其血；不足，则视其虚经，内针其脉中①，久留而视，脉大，疾出其针，无令血泄。

帝曰：刺留血奈何？

岐伯曰：视其血络，刺出其血，无令恶血得入于经②，以成其疾。

帝曰：善。形有余不足奈何？

岐伯曰：形有余则腹胀，泾溲不利，不足则四支不用。血气未并，五脏安定，肌肉蠕动，命曰微风。

帝曰：补泻奈何？

岐伯曰：形有余则泻其阳经；不足则补其阳络。

帝曰：刺微奈何？

岐伯曰：取分肉间，无中其经，无伤其络，卫气得复，邪气乃索③。

帝曰：善。志有余不足奈何？

岐伯曰：志有余则腹胀飧泄，不足则厥。血气未并，五脏安定，骨节有动。

帝曰：补泻奈何？

岐伯曰：志有余则泻然筋血者，不足则补其复溜④。

帝曰：刺未并奈何？

岐伯曰：即取之，无中其经，邪所乃能立虚⑤。

注释

① 内针其脉中：把针扎在经脉上。

② 得入于经：回流入于经脉。

③ 邪气乃索：邪气就消散了。

④ 复溜：经穴名，别名昌阳、伏白、外命，属足少阴肾经。在小腿内侧，太溪直上二寸，跟腱的前方。

⑤ 邪所乃能立虚：只刺邪气所留止之处，病邪马上就能好。

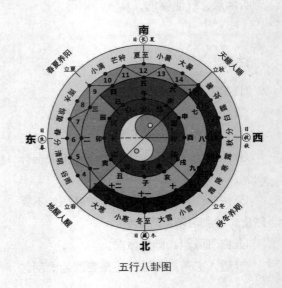

五行八卦图

译文

黄帝说：好。血有余和不足会出现什么症状呢？

岐伯说：血有余则发怒，血不足则恐惧。若邪气尚未与气血相混杂，那么在五脏安定之时，邪气仅在孙络，孙络盛满外溢，流于经脉，经脉就会有血液留滞。

黄帝说：怎样进行补泻？

岐伯说：血有余应泻其充盛的经脉，使之出血。血不足应观察经脉，虚者补之，刺中经脉后，留针观察，待气至而脉转大时，即迅速出针，但不要使其出血。

黄帝说：刺流血时应当怎样？

岐伯说：诊察血络有流血的，刺出血，使恶血不得入于经脉而形成其他疾病。

黄帝说：好。形有余和形不足会出现什么症状呢？

岐伯说：形有余则腹胀满，大小便不利，形不足则四肢不能运动。若邪气尚未与气血相混杂，那么在五脏安定之时，邪气仅在肌肉，使肌肉有蠕动的感觉，这叫作"微风"。

黄帝说：怎样进行补泻？

岐伯说：形有余应当泻足阳明的经脉，使邪气从内向外泻；形不足应当补足阳明的络脉，使气血内聚。

黄帝说：怎样刺微风？

岐伯说：应当刺分肉之间，不要刺中经脉，也不要伤络脉，使卫气恢复，则邪气就可以消散。

黄帝说：好。志有余和志不足会出现什么症状？

岐伯说：志有余则腹胀飧泄，志不足则手足厥冷。若邪气尚未与气血相混杂，那么在五脏安定之时，邪气仅在骨，使骨节间如有物震动的感觉。

黄帝说：怎样进行补泻？

岐伯说：志有余应泻然谷穴，使之出血，志不足则应补复溜穴。

黄帝说：当邪气尚未与气血相并、邪气仅在骨时，应当怎样刺？

岐伯说：应当在骨节有鼓动处立即刺治，但不要刺中经脉，这样邪气便会自然退去了。

・・

原典

帝曰：善。余已闻虚实之形，不知其何以生。

岐伯曰：气血以并，阴阳相倾①，气乱于卫，血逆于经，血气离居，一实一虚。血并于阴，气并于阳，故为惊狂。血并于阳，气并于阴，乃为炅中。血并于上，气并于下，心烦悗善怒②。血并于下，气并于上，乱而喜忘。

帝曰：血并于阴，气并于阳，如是血气离居，何者为实，何者为虚？

译文

黄帝说：好。关于虚实的症状我已经知道了，但还不了解它是怎样发生的。

岐伯说：虚实的发生，是由于邪气与气血相并，阴阳间失去协调的缘故，气乱于卫，血逆于经，血气各离其所，便形成一虚一实的现象。如血并于阴，气并于阳，则发生惊狂。血并于阳，气并于阴，则发生热中。血并于上，气并于下，则发生心中烦闷而易怒。血并于下，气并于上，则发岐伯曰：血气者，喜温而恶寒，寒则泣不能流，温则消而去之。是故气之所并为血虚，血之所并为气虚。

帝曰：人之所有者，血与气耳。今夫子乃言血并为虚③，气并为虚，是无实乎？

岐伯曰：有者为实，无者为虚；故气并则无血，血并则无气，今血与气相失，故为虚焉。络之与孙脉俱输于经，血与气并，则为实焉。血之与气并走于上④，则为大厥，厥则暴死，气复反则生，不反则死。

帝曰：实者何道从来，虚者何道从去？虚实之要，愿闻其故。

岐伯曰：夫阴与阳皆有腧会。阳注于阴，阴满之外，阴阳匀平，以充其形，九候若一⑤，命曰平人。夫邪之生也，或生于阴，或生于阳。其生于阳者，得之风雨寒暑；其生于阴者，得之饮食居处，阴阳喜怒。

注释

① 阴阳相倾：阴阳混乱，失去平衡。

② 心烦悗善怒：心中烦闷，多怒。

③ 血并为虚：并，偏胜。指血偏胜则气虚。。

④ 血之与气并走于上：血和气混杂后循着经络上逆。

⑤ 九候若一：九候的脉象一致。

生精神散乱和健忘。

黄帝说：血并于阴，气并于阳，像这样血气各离其所的病证，怎样是实，怎样是虚呢？

岐伯说：血和气都是喜温恶寒的，因为寒冷会使气血滞涩而流行不畅，温暖则可使滞涩的气血消散流行。所以气所并之处则血少而为血虚，血所并之处则气少而气虚。

黄帝说：人身的重要物质是血和气。现在先生说血并是虚，气并也是虚，难道没有实吗？

岐伯说：多余就是实，缺乏就是虚。所以气并之处则血少，为气实血虚，血并之处则气少，血和气各离其所不能相济而为虚。人身络脉和孙脉的气血均输注于经脉，如果血与气相并，就成为实了。譬如血与气并，循经上逆，就会发生"大厥"病，使人突然昏厥如同暴死，这种病如果气血能得以及时下行，则可以生，如果气血壅于上而不能下行，就要死亡。

黄帝说：实是通过什么渠道来的？虚又是通过什么渠道去的？形成虚和实的道理，希望能听你讲一讲。

岐伯说：阴经和阳经都有腧有会，以互相沟通。如阳经的气血灌注于阴经，阴经的气血盛满则充溢于外，运行不已，保持阴阳平调，形体得到充足的气血滋养，九候的脉象也表现一致，这就是正常的人。凡邪气伤人发生病变，有的发生于阴的内脏，有的发生于阳的体表。病生于阳经在表的，是由于感受了风雨寒暑邪气的侵袭；病生于阴经在里的，是由于饮食不节、起居失常、房事过度、喜怒无常所致。

原典

帝曰：风雨之伤人奈何？

岐伯曰：风雨之伤人也，先客于皮肤，传入于孙脉，孙脉满则传入于络脉，络脉满则输于大经脉。血气与邪并客于分腠之间①，其脉坚大，故曰实。实者外坚充满，不可按之，按之则痛。

帝曰：寒湿之伤人奈何？

岐伯曰：寒湿之中人也，皮肤收，肌肉坚紧，荣血泣②，卫气去，故曰虚。虚者，聂辟气不足③，按之则气足以温之，故快然而不痛。

帝曰：善。阴之生实奈何？

岐伯曰：喜怒不节，则阴气上逆，上逆则下虚，下虚则阳气走之，故曰实矣。

帝曰：阴之生虚奈何？

岐伯曰：喜则气下，悲则气消，消则脉虚空。因寒饮食，寒气熏满④，则血泣气去，故曰虚实。

帝曰：经言阳虚则外寒，阴虚则内热，阳盛则外热，阴盛则内寒。余已闻之矣，不知其所由然也。

岐伯曰：阳受气于上焦，以温皮肤分肉之间，今寒气在外，则上焦不通，上焦不通，则寒气独留于外，故寒慄。

帝曰：阴虚生内热奈何？

岐伯曰：有所劳倦，形气衰少，谷气不盛，上焦不行⑤，下脘不通，胃气热，热气熏胸中，故内热。

帝曰：阳盛生外热奈何？

岐伯曰：上焦不通利，皮肤致密，腠理闭塞，玄腑不通⑥，卫气不得泄越，故外热。

帝曰：阴盛生内寒奈何？

岐伯曰：厥气上逆，寒气积于胸中而不泻，不泻则温气去，寒独留，则血凝泣，凝则脉不通，其脉盛大以涩，故中寒。

注释

①并客于分腠之间：混杂于分肉腠理间。

②荣血泣：营血凝涩。

③聂辟气不足：皮肤松弛而有皱纹，卫气不足。

④寒气熏满：寒气趁虚而充满于经脉。

⑤上焦不行：上焦不能发五谷之味。

⑥玄腑不通：汗孔不通。

译文

黄帝说：风雨之邪是怎样伤人的呢？

岐伯说：风雨之邪伤人，是先侵入皮肤，由皮肤传入于孙脉，孙脉满则传入于络脉，络脉满则输注于大经脉。血气与邪气并聚于分肉腠理之间，脉必坚实而大，所以叫作实证。实证受邪部的表面多坚实充满，不可触按，按之则痛。

黄帝说：寒湿之邪是怎样伤人的呢？

岐伯说：寒湿之邪气伤人，使人皮肤失去收缩功能，肌肉坚紧，营血滞涩，卫气离去，所以叫作虚证。虚证多见皮肤松弛而有皱褶，卫气不足，营血滞涩等，按摩可以致气，气足则温煦营血，故按摩则卫气充实，营血畅行，便觉得爽快而不疼痛了。

黄帝说：好。阴分所发生的实证是怎样的呢？

岐伯说：人若喜怒不加节制，则使阴气上逆，阴气上逆必虚于下，阴气亏虚，阳邪必定乘虚而入，所以叫作实证。

黄帝说：阴分所发生的虚证是怎样的呢？

岐伯说：人若过度喜乐则气易下陷，过度悲哀则气易消散，气消散则血行迟缓，脉道空虚；若再饮寒凉食物，寒气充满于内，则血气滞涩而气耗，所以叫作虚证。

黄帝说：医经上所说的阳虚则生外寒，阴虚则生内热，阳盛则生外热，阴盛则生内寒。我已听说过了，但不知是什么原因产生的。

岐伯说：诸阳之气，均承受于上焦，在温煦皮肤分肉之间，现在寒气侵袭于外，使上焦不能宣通，阳气不能充分温煦皮肤分肉，寒气独留于肌表，因而发生恶寒战栗。

黄帝说：阴虚则生内热是怎样的呢？

岐伯说：过度劳倦则伤脾，脾虚不能运化，必形气衰少，也不能转输水谷的精微，这样上焦既不能宣发五谷气味，下脘又不能化水谷之精，胃气郁而生热，热气上熏于胸中，因而发生内热。

黄帝说：阳盛则生外热是怎样的呢？

岐伯说；若上焦不通利，则使皮肤致密，腠理闭塞，汗孔不通，卫气不得排出散越，郁而发热，所以发生外热。

黄帝说：阴盛则生内寒是怎样的呢？

岐伯说：若寒厥之气上逆，寒气积于胸中而不下泻，寒气不泻，则阳气必受耗伤，阳气耗伤，则寒气独留，寒性凝敛，营血滞涩，脉行不畅，其脉搏必见盛大而涩，所以成为内寒。

原典

帝曰：阴与阳并，血气以并，病形以成，刺之奈何？

岐伯曰：刺此者取之经隧，取血于营，取气于卫，用形哉，因四时多少高下[①]。

帝曰：血气以并，病形以成，阴阳相倾，补泻奈何？

岐伯曰：泻实者气盛乃内针，针与气俱内，以开其门，如利其户；针与气俱出，精气不伤，邪气乃下，外门不闭[②]，以出其疾；摇大其道，如利其路，是谓大泻，必切而出，大气乃屈③。

帝曰：补虚奈何？

岐伯曰：持针勿置④，以定其意，候呼内针，气出针入，针空四塞⑤，精无从去，方实而疾出针，气入针出，热不得还，闭塞其门，邪气布散，精气乃得存。动气候时⑥，近气不失，远气乃来，是谓追之。

帝曰：夫子言虚实者有十，生于五脏，五脏五脉耳。夫十二经脉，皆生其病，今夫子独言五脏，夫十二经脉者，皆络三百六十五节，节有病，必被经脉⑦，经脉之病，皆有虚实，何以合之？

岐伯曰：五脏者，故得六腑与为表里，经络支节，各生虚实，其病所居，随而调之⑧。病在脉，调之血；病在血，调之络；病在气，调之卫；病在肉，调之分肉；病在筋，调之筋；病在骨，调之骨。燔针劫刺其下及与急者⑨；病在骨，焠针药熨⑩；病不知所痛，两跷为上；身形有痛，九候莫病，则缪刺之；痛在于左而右脉病者，巨刺之。必谨察其九候，针道备矣。

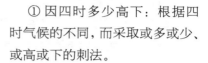

注释

①因四时多少高下：根据四时气候的不同，而采取或多或少、或高或下的刺法。

②外门不闭：不闭塞针孔。

③必切而出，大气乃屈：拔针时要急出其针，邪气才会退。

④持针勿置：拿着针先不要忙着刺。

⑤针空四塞：针孔四周紧密。

⑥动气候时：在针刺时，不论进针还是出针都不要失去时机。

⑦必被经脉：必波及经脉。

⑧其病所居，随而调之：根据病变的所在，随时调治。

⑨燔针劫刺其下及与急者：用火针劫刺病处和拘急的地方。

⑩焠针药熨：用火针深刺，并用药温熨病处。

译文

黄帝说：阴与阳相并，气与血相并，疾病已经形成时，怎样进行刺治呢？

岐伯说：治这种疾病，应刺经脉，病在营分，刺治出血，病在卫分，刺治出气，同时还要根据病人形体的肥瘦高矮、四时气候的寒热温凉，决定针刺次数的多少和取穴部位的高下。

黄帝说：血气和邪气相并，病已形成，阴阳失去平衡的，刺治时应怎样用补法和泻法呢？

岐伯说：泻实证时，应在气盛时进针，即在病人吸气时进针，使针与气同时入内，刺其腧穴以开邪出之门户，并在病人呼气时出针，使针与气同时外出，这样可使精气不伤，邪气得以外排；在针刺时还要使针孔不要闭塞，以排邪气，应摇大其针孔，而通利邪出之道路，这叫作"大泻"，出针时先以左手轻轻切按针孔周围，然后迅速出针，这样亢盛的邪气就可退尽。

黄帝说：怎样补虚呢？

岐伯说：以手持针，不要立即刺入，先安定神气，待病人呼气时进针，即气出针入，针刺入后不要摇动，使针孔周围紧密与针体连接，使精气无隙外排，当气至而针下时，迅速出针，但要在病人吸气时出针，气入针出，使针下所至的热气不能内还，出针后立即按闭针孔使精气得以保存。针刺候气时，要耐心等待气至充实，始可出针，这样可使以至之气不致散失，远处未至之气可以导来，这叫作补法。

黄帝说：先生说虚证和实证共有十种，都是发生于五脏，但五脏只有五条经脉，而十二经脉，每经都能发生疾病，先生不要只单独谈了五脏。况且十二经脉又都联络三百六十五节，节有病也必然波及经脉，经脉所发生的疾病，又都有虚有实，这些虚证和实证，又怎样和五脏的虚证和实证相结合呢？

岐伯说：五脏和六腑，本有其表里关系，经络和肢节，各有其所发生的虚证和实证，应根据其病变所在，随其病情的虚实变化，给予适当的调治。如病在脉，可以调治其血；病在血，可以调治其络脉；病在气分，可以调治其卫气；病在肌肉，可以调治其分肉间；病在筋，可以调治其筋；病在骨，可以调治其骨。可用焠针劫刺其病处与其筋脉挛急之处；病在骨，亦可用焠针和药烫病处；如不知疼痛，可以刺阳跷阴跷二脉；身有疼痛，而九候之脉没有病象，则用缪刺法治之。如果疼痛在左侧，而右脉有病象，则用巨刺法刺之。总之，必须详审地诊察九候的脉象，根据病情，运用针刺进行调治。只有这样，针刺的技术才算完备。

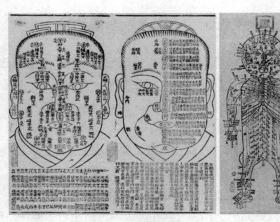

古代绘制的穴位图

黄帝内经

古法今观——中国古代科技名著新编

卷十八

缪刺论篇第六十三

原典

黄帝问曰：余闻缪刺^①，未得其意，何谓缪刺？

岐伯对曰：夫邪之客于形也，必先舍于皮毛，留而不去入舍于孙脉，留而不去入舍于络脉，留而不去入舍于经脉，内连五脏，散于肠胃，阴阳俱感，五脏乃伤。此邪之从皮毛而入，极于五脏之次也，如此则治其经焉。今邪客于皮毛，入舍于孙络，留而不去，闭塞不通，不得入于经，流溢于大络，而生奇病也。夫邪客大络者，左注右，右注左，上下左右，与经相干，而布于四末。其气无常处，不入于经腧，命曰缪刺。

帝曰：愿闻缪刺，以左取右，以右取左，奈何？其与巨刺^②，何以别之？

岐伯曰：邪客于经，左盛则右病，右盛则左病，亦有移易者，左痛未已，而右脉先病，如此者，必巨刺之，必中其经，非络脉也。故络病者，其痛与经脉缪处，故命曰缪刺。

帝曰：愿闻缪刺奈何？取之何如？

岐伯曰：邪客于足少阴之络，令人卒心痛，暴胀，胸胁支满，无积者，刺然骨之前出血，如食顷^③而已。不已，左取右，右取左。病新发者，取五日，已。

注释

① 缪刺：古代刺法名词。是在身体一侧有病时，针刺对侧穴位的一种方法。主要用于虽有身体外形疼痛，但脉象正常或络脉有病的症状。

② 巨刺：刺法名，九刺之一。本法与缪刺二者均于痛处对侧取穴，但巨刺刺经，缪刺刺络。或为"互刺"的误写。

③ 食顷：一顿饭的工夫，形容时间很短。

译文

黄帝问道：我听说有缪刺法，但不知道它的意义，什么叫缪刺？

岐伯回答说：邪气侵入人体，首先侵入皮毛，滞留不去，就进入孙脉，再滞留不去，就进入络脉，还是滞留不去，就进入经脉，向内牵连五脏，流散到肠胃，这时阴阳表里都受到邪气侵袭，五脏受伤。这是邪气从皮毛而侵入，最终影响到五脏的次序，这样，就要治疗经脉了。现在邪气从皮毛侵入，进入孙脉，滞留不去，内外闭塞不通，邪气不能进入经脉，只流溢到大络中，从而形成一些异常的疾病。邪气侵入大络后，从左边流窜到右边，从右边流窜到左边，或上或下，或左或右，与经脉相关联，流散到四肢。邪气流窜无一定之处，也不能进入经脉腧穴，这时就应采取缪刺法。

黄帝说：（我）希望听听缪刺法为什么左病右取、右病左取呢？它和巨刺法怎么区别？

岐伯说：邪气侵入经脉，左边经气较盛则右边经脉先病，右边经气较盛则左边经脉先病，也有左右转移变易的，左边疼痛未止，而右边经脉已开始有病，像这样，就必须用巨刺法，一定要刺中经脉，因为它不是络脉的病变。所以络病的病痛部位与经脉所在部位不同，因此称为缪刺。

黄帝说：希望听听怎样缪刺？怎样取穴？

岐伯说：邪气侵入足少阴经的络脉，使人突然心痛，腹胀大，胸胁部胀满，但并无积聚，针刺小指然谷穴出些血，大约过一顿饭的工夫，病情就可缓解。若尚未好，左病则刺右边，右病则刺左边。新近发生的病，针刺五天就可痊愈。

原典

邪客于手少阳之络，令人喉痹舌卷，口干心烦，臂外廉痛，手不及头，刺手中指次指爪甲①上，去端如韭叶②，各一痏③，壮者立已，老者有顷已。左取右，右取左。此新病，数日已。

邪客于足厥阴之络，令人卒疝④暴痛，刺足大指爪甲上与肉交者，各一痏，男子立已，女子有顷已。左取右，右取左。

邪客于足太阳之络，令人头项肩痛，刺足小指爪甲上与肉交者，各一痏，立已。不已，刺外踝下三

译文

邪气侵入手少阳经的络脉，使人咽喉疼痛痹塞，舌卷，口干，心中烦闷，手臂外侧疼痛，举手不能至头，针刺无名指指甲上方，距离指甲如韭菜叶宽的关冲穴，各刺一针，壮年人马上就见缓解，老年人过一会儿也会好。左病则刺右边，右病则刺左边，若是新近发生的病，几天就可痊愈。

邪气侵袭足厥阴经的络脉，使人突然发生病气，剧烈疼痛，针刺足大趾趾甲上与皮肉交接处的大敦穴，各刺一针，男子立刻缓解，女子过一会儿也会好。左病则刺右边，右病则刺左边。

邪气侵袭足太阳经的络脉，使人头项肩部疼痛，针刺足小趾趾甲上与皮肉交接处的至阴穴，各刺一针，立刻就缓解。若不缓解，再刺外踝下的金门穴三针。左病则刺右边，右病则

痛。左取右，右取左，如食顷已。

邪客于手阳明之络，令人气满胸中，喘息而支胠[5]，胸中热，刺手大指次指爪甲上，去端如韭叶，各一痏。左取右，右取左，如食顷已。

邪客于臂掌之间，不可得屈，刺其踝后。先以指按之，痛，乃刺之。以月死生为数，月生一日一痏，二日二痏，十五日十五痏，十六日十四痏。

邪气客于足阳跷之脉，令人目痛，从内眦始，刺外踝之下半寸所，各二痏。左刺右，右刺左，如行十里顷而已。

人有所堕坠，恶血留内，腹中满胀，不得前后，先饮利药。此上伤厥阴之脉，下伤少阴之络。刺足内踝之下，然骨之前血脉，出血，刺足跗[6]上动脉。不已，刺三毛上，各一痏，见血立已。左刺右，右刺左。善悲惊不乐，刺如右方。

刺左边，大约一顿饭的工夫病也就好了。

邪气侵袭手阳明经的络脉，使人胸中气满，喘息而胁肋撑胀，胸中发热，针刺手大指侧的次指指甲上方，距离指甲如韭菜叶宽的商阳穴，各刺一针。左病则刺右边，右病则刺左边，大约一顿饭的工夫病就好了。

邪气侵入手厥阴经的络脉，使人臂掌之间疼痛，不能弯曲，针刺手腕后方。先用手指按压，找到痛处，再用针刺。根据月亮的圆缺确定针刺的次数，月亮初生，初一刺一针，初二刺二针，以后逐日加一针，直到十五日加到十五针，十六日又减为十四针，以后逐日减一针。

邪气侵入足部的阳跷脉，使人眼睛疼痛，从内眦开始，针刺外踝下面约半寸处的申脉穴，各刺两针。左病则刺右边，右病则刺左边，大约需一般人步行十里路的工夫就可以好了。

人由于堕坠跌伤，瘀血停留体内，使人腹部胀满，大小便不通，要先服通便导瘀的药物。这种病上面伤了厥阴的经脉，下面伤了少阴经的络脉。针刺足内踝之下、然骨之前的血脉，刺出其血，再刺足背上的动脉。若病不缓解，再刺足大趾三毛处的大敦穴各一针，出血后立即就会缓解。左病则刺右边，右病则刺左边。如有悲伤或惊恐不乐的，刺法同上。

注释

① 爪甲：即指甲。

② 去端如韭叶：距离指甲如韭菜叶宽的位置，即关冲穴。

③ 痏：此处指针刺的次数。

④ 卒疝：病名，暴痛之证。

⑤ 胠：腋下。

⑥ 跗：脚背，足上。

原典

邪客于手阳明之络，令人耳聋，时不闻音，刺手大指次指爪甲上，去端如韭叶，各一痏，立闻。不已，刺中指爪甲上与肉交者，立闻。其不时闻者，不可刺也。耳中生风者，亦刺之如此数。左刺右，右刺左。

凡痹往来，行无常处者，在分肉间，痛而刺之。以月死生为数①。用针者随气盛衰，以为痏数，针过其日数，则脱气；不及日数，则气不泻。左刺右，右刺左。病已，止。不已，复刺之如法。月生一日一痏，二日二痏，渐多之；十五日十五痏，十六日十四痏，渐少之。

邪客于足阳明之络，令人鼽衄、上齿寒，刺足中指次指爪甲上与肉交者，各一痏。左刺右，右刺左。

邪客于足少阳之络，令人胁痛不得息，咳而汗出，刺足小指次指爪甲上与肉交者，各一痏。不得息，立已，汗出，立止。咳者，温衣饮食，一日已。左刺右，右刺左，病立已。不已，复刺如法。

邪客于足少阴之络，令人嗌痛，不可内食，无故善怒，气上走贲②上，刺足下中央之脉，各三痏。凡六刺，立已。嗌中肿，不能内唾，时不能出唾者，缪刺然骨之前，出血立已。左刺右，右刺左。

邪客于足太阴之络，令人腰痛，引少腹控䏚，不可以仰息，刺腰尻之解，两胂③之上，是腰腧④。以月死生为痏数，发针立已。左刺右，右刺左。

注释

① 以月死生为数：根据月亮的圆缺变化来确定针刺的次数。
② 贲：易经卦名。六十四卦之一。
③ 胂：夹脊肉。
④ 腰腧：经穴名，属督脉。在骶部，当后正中线上，适对骶管裂孔。布有尾骨神经分支和骶中动、静脉分支。主治腰脊痛、便血、泄泻、痔疮、月经不调、癫痫、下肢痿痹等。

译文

邪气侵入手阳明经的络脉，使人耳聋，有时听不到声音，针刺手大指侧的次指指甲上方，距离指甲如韭叶宽的商阳穴各一针，立刻就可听到声音。若不见效，再刺中指指甲上与皮肉交接处的中冲穴，马上就可听到声音。如果是完全听不到声音的，就不可针刺了。耳中鸣响，若有风声，也可以用上述方法针刺。左病则刺右边，右病则刺左边。

　　凡是痹证疼痛往来，无固定地方的，就随疼痛所在而刺分肉之间，根据月亮盈亏变化确定针刺的次数。用针刺治疗要随着人体在月周期中气血的盛衰情况来确定用针的次数，如果用针次数超过相应的日数，会损耗人的正气；如果达不到相应的日数，邪气又不能排除。左病则刺右边，右病则刺左边。病愈停针，若还没有痊愈，按上述方法再刺。月亮新生的初一刺一针，初二刺两针，逐日加多；十五日加至十五针，十六日又减至十四针，逐日减少。

　　邪气侵入足阳明经的络脉，使人鼻塞，衄血，上齿寒冷，针刺足中趾侧的次趾趾甲上方与皮肉交接处的厉兑穴，各刺一针。左病则刺右边，右病则刺左边。

　　邪气侵入足少阳经的络脉，使人胁痛而不能喘息，咳嗽而汗出，针刺在足小趾侧的次趾趾甲上方与皮肉交接处的窍阴穴，各刺一针。病人不能喘息，马上就要停止，出汗也马上停止，若咳嗽，要注意衣服饮食饱暖，一天可愈。左病则刺右边，右病则刺左边，疾病马上可痊愈。如果仍未疾愈，按上述方法再刺。

　　邪气侵入足少阴经的络脉，使人咽喉疼痛，不能进食，无故发怒，气上逆直至贲门之上，针刺足心的涌泉穴，左右各三针。共六针，可立刻缓解。咽喉肿痛，不能咽唾，有时唾沫不能吐出，针刺然骨之前，使之出血，则很快就好。左病则刺右边，右病则刺左边。

　　邪气侵入足太阴经的络脉，使人腰痛牵连少腹，牵引至胁下，不能挺胸呼吸，针刺腰骶骨节和夹脊肌肉之上方的腰腧穴。根据月亮圆缺确定用针的次数，出针后马上就好了。左病则刺右边，右病则刺左边。

···

原典

　　邪客于足太阳之络，令人拘挛背急，引胁而痛，刺之从项始，数脊椎侠脊，疾按之，应手如痛，刺之傍三痏，立已。

　　邪客于足少阳之络，令人留于枢中痛，髀[1]不可举，刺枢中以毫针，寒则久留针。以月死生为数，立已。

　　治诸经刺之，所过者不病，则缪刺之。耳聋，刺手阳明；不已，刺其通脉出耳前者。齿龋[2]，刺手阳明；不已，刺其脉入齿中，立已。

　　邪客于五脏之间，其病也，脉引而痛，时来时止；视其病，缪刺之于手足爪甲上；视其脉，出其血。间日一刺；一刺不已，五刺已。缪传引上齿，齿唇寒痛，视其手背脉血者去之，足阳明中指爪甲上一痏，手大指次指爪甲上各一痛，立已。左取右，右取左。

邪客于手足少阴太阴足阳明之络，此五络皆会于耳中，上络左角，五络俱竭，令人身脉皆动，而形无知也，其状若尸，或曰尸厥^③。刺其足大指内侧爪甲上，去端如韭叶；后刺足心；后刺足中指爪甲上，各一痏；后刺手大指内侧，去端如韭叶；后刺手少阴锐骨^④之端，各一痏，立已。不已，以竹管吹其两耳立已；不已，剃其左角之发，方一寸，燔治，饮以美酒一杯，不能饮者灌之，立已。

凡刺之数，先视其经脉。切而从之，审其虚实而调之。不调者，经刺之；有痛而经不病者，缪刺之。因视其皮部有血络者，尽取之。此缪刺之数也。

注释

① 髀：大腿，亦指大腿骨。

② 齿龋：病名。系指龈肿腐臭，齿牙蛀蚀宣露，疼痛时作时止的病证。

③ 尸厥：突然昏倒不省人事，状如昏死，患者呼吸微弱，脉象极细，或毫不应指，故乍看似死，须认真诊察和及时抢救。可见于某些气体如一氧化碳中毒引起的窒息、脑震荡等病。

④ 锐骨：手掌后小指侧的高骨，即"尺骨小头"。

译文

邪气侵入足太阳经的络脉，使人背部拘急，牵引胁部疼痛，针刺应从项部开始沿着脊骨两旁向下按压，如果因按压较重而使病人应手而痛的地方，就在痛处周围刺三针，病立刻就好。

邪气侵入足少阳经的络脉，会使人环跳部疼痛，大腿不能举动，用毫针刺环跳穴，有寒的可长时间留针。根据月亮盈亏确定针刺的次数，很快就好。

治疗各经疾病皆可用针刺，如果经脉所过之处没有病变，就用缪刺法。耳聋针刺手阳明经的商阳穴；如果不好，再刺经脉走向耳前的听宫穴。蛀牙病刺手阳明经的商阳穴；如果不好，再刺走入齿中的经络，很快就见效。

邪气侵入到五脏之间，病变使经脉牵引作痛，时痛时止；根据病情，在手足爪甲上缪刺；发现有血液郁滞的络脉，刺出血。隔日刺一次，一次不见好，连刺五次就可好了。阳明经脉有病气交叉感传而牵引上齿，会使唇齿寒冷疼痛，可诊视手背上经脉有瘀血的地方针刺出血，再在足阳明中趾趾甲上刺一针，在手大指侧的次指指甲上的商阳穴各刺一针，很快就好了。左病则刺右边，右病则刺左边。

邪气侵入到手少阴、手太阴、足少阴、足太阴和足阳明的络脉，这五经的络脉都聚会于耳中，并上绕左耳上面的额角，如果邪气侵袭而致此五络的真气全部衰竭，就会使全身经脉都振动而形体没有知觉，像死尸一样，有人把它叫作尸厥。这时应当针刺足大趾内侧趾甲上距离趾甲有韭叶宽的隐白穴；然后再刺足心的涌泉穴；再刺足中趾趾甲上的厉兑穴，各刺一针；然后再刺手大指内侧距离指甲有韭叶宽的少商穴；再刺手少阴经在掌后锐骨端的神门穴，各刺一针，当立刻清醒。如仍不好，就用竹管吹病人两耳，就立刻会好；如果不好，把病人左边头角上的头发剃下来，取一方寸左右，烧制为末，用美酒一杯冲服，不能自己饮服的，就把药酒灌下去，很快就可恢复过来。

大凡刺治的方法，先诊视所病的经脉。切按推寻，详审虚实而调治。如果经络不调，先采用经刺的方法；如果有疼痛而经脉没有病变，再采用缪刺的方法，要看皮肤上是否有瘀血的络脉，若有应全部把瘀血刺出。这就是缪刺的方法。

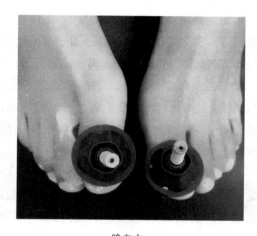

隐白穴

隐白穴主治疾病

隐白穴，是足太阴脾经的井穴，可治疗月经过多、崩漏等妇科病；便血、尿血等慢性出血；癫狂、多梦等神志疾患；惊风，腹满，暴泄等。在现代，隐白穴常被用于治疗功能性子宫出血、上消化道出血、急性肠炎、精神分裂症、神经衰弱等症。

四时刺逆从论篇第六十四

原典

厥阴有余，病阴痹；不足，病生热痹；滑则病狐疝①风；涩则病少腹积气。

少阴有余，病皮痹隐轸；不足，病肺痹；滑则病肺风疝，涩则病积溲血②。

注释

① 狐疝：是古病名，或称"狐疝风"。小肠坠入阴囊，时上时下，平卧或用手推时肿物可缩入腹腔，站立时又坠入阴囊，如狐之出入无常，故名。

② 溲血：尿血、便血。

太阴有余，病肉痹寒中；不足，病脾痹；滑则病脾风疝，涩则病积，心腹时满。

阳明有余，病脉搏，身时热；不足，病心痹；滑则病心风疝，涩则病积，时善惊。

太阳有余，病骨痹身重；不足病肾痹；滑则病肾风疝，涩则病积，善时巅疾。

少阳有余，病筋痹胁满；不足，病肝痹；滑则病肝风疝；涩则病积，时筋急目痛。

是故春，气在经脉；夏，气在孙络；长夏，气在肌肉；秋，气在皮肤；冬，气在骨髓中。

帝曰：余愿闻其故。

岐伯曰：春者，天气始开，地气始泄，冻解冰释，水行经通，故人气在脉。夏者，经满气溢，入孙络受血，皮肤充实。长夏者，经络皆盛，内溢肌中。秋者，天气始收，腠理闭塞，皮肤引急。冬者盖藏，血气在中，内著骨髓，通于五脏。是故邪气者，常随四时之气血而入客也，至其变化，不可为度，然必从其经气，辟除其邪。除其邪，则乱气不生。

译文

厥阴之气有余，可以发生阴痹；不足，则发生热痹；气血过于滑利则患狐疝风；气血运行涩滞则导致少腹中有积气。

少阴之气有余，可以发生皮痹和瘾疹；不足，则发生肺痹；气血过于滑利则患肺风疝，气血运行涩滞则病积聚和尿血。

太阴之气有余，可以发生肉痹和寒中；不足，则发生脾痹；气血过于滑利则患脾风疝，气血运行涩滞则病积聚和心腹胀满。

阳明之气有余，可以发生脉痹，身体时时发热；不足，则发生心痹；气血过于滑利则患心风疝，气血运行涩滞则病积聚和不时惊恐。

太阳之气有余，可以发生骨痹、身体沉重；不足，则发生肾痹；气血过于滑利则患肾风疝，气血运行涩滞则病积聚，且时时发生巅顶部疾病。

少阳之气有余，可以发生筋痹和胁肋满闷；不足，则发生肝痹；气血过于滑利则患肝风疝，气血涩滞则病积聚，有时发生筋脉拘急和眼目疼痛等。

所以春天，人的气血在经脉；夏天，人的气血在孙络；长夏，人的气血在肌肉；秋天，人的气血在皮肤；冬天，人的气血在骨髓中。

黄帝说：我希望听听其中的道理。

岐伯说：春季，天之阳气开始萌动，地之阴气也开始发散，冬天的冰冻逐渐融化消释，水道通行，所以人的气血也集中在经脉中流行。夏季，经脉中气血充满而流溢到孙络，孙络接受了气血，皮肤也充实了。长夏季，经脉和络脉都旺盛，能充分地灌溉到肌肉中。秋季，天气开始收敛，腠理闭塞，皮肤也收缩紧密起来。冬季主闭藏，气血储藏在内，聚集于骨髓，通达五脏。所以邪气总是随着四时气血的变化而侵入人体，至于邪气的变化，就难以预测了，但必须顺应四时经气的变化，而驱除邪气。驱除了邪气，气血就不会逆乱了。

原典

帝曰：逆四时而生乱气，奈何？

岐伯曰：春刺络脉，血气外溢，令人少气；春刺肌肉，血气环逆，令人上气；春刺筋骨，血气内著，令人腹胀。夏刺经脉，血气乃竭，令人解㑊；夏刺肌肉，血气内却①，令人善恐；夏刺筋骨，血气上逆，令人善怒。秋刺经脉，血气上逆，令人善忘；秋刺络脉，气不外行，令人卧、不欲动；秋刺筋骨，血气内散，令人寒栗。冬刺经脉，血气皆脱②，令人目不明；冬刺络脉，内气外泄，留为大痹；冬刺肌肉，阳气竭绝，令人善忘。凡此四时刺者，大逆之病，不可不从也；反之，则生乱气，相淫病焉。故刺不知四时之经，病之所生，以从为逆，正气内乱，与精相薄。必审九候，正气不乱，精气不转。

帝曰：善！刺五脏，中心，一日死，其动为噫；中肝，五日死，其动为语；中肺，三日死，其动为咳；中肾，六日死，其动为嚏欠；中脾，十日死，其动为吞。刺伤人五脏，必死。其动则依其脏之所变，候知其死也。

注释

① 内却：却弱于内。

② 脱：此处为虚脱之意。

译文

黄帝问：针刺违背了四时而致气血逆乱，情况是怎样的？

岐伯说：春天刺络脉，会使血气向外散溢，使人少气无力；春天刺肌肉，会使血气循环逆乱，使人上气咳喘；春天刺筋骨，会使血气留着在内，使人腹胀。夏天刺经脉，会使血气衰竭，使人疲倦懒惰；夏天刺肌肉，会使血气却弱于内，使人易于恐惧；夏天刺筋骨，会使血气上逆，使人易于发怒。秋天刺经脉，会使血气上逆，使人易于忘事；秋天刺络脉，使人阳气不足，不能卫外而嗜卧懒动；秋天刺筋骨，会使血气耗散于内，使人寒战。冬天刺经脉，会使血气虚脱，使人目视不明；冬天刺络脉，会使血气外泄而成大痹；冬天刺肌肉，会使阳气竭绝于外，使人易于忘事。以上这些四时的刺法，如违逆四时变化都能致病，所以不能不顺应四时变化而施刺；否则就会产生逆乱之气，在体内蔓延而生病。所以针刺不懂得四时经气的盛衰和疾病之所以产生的道理，不顺应四时而违背四时变化，致使正气乱于内，邪气便与精气抟结为病。一定要仔细审察九候的脉象，使正气不逆乱，邪气也不会与精气相抟结了。

黄帝说：讲得好！针刺五脏，误中心脏一天就会死亡，其变动为噫气；误中肝脏五天就会死亡，其变动为多语；误中肺脏三天就会死亡，其变动为咳嗽；误中肾脏六天就会死亡，其变动为喷嚏和呵欠；误中脾脏十天就会死亡，其变动为吞咽。刺伤了人的五脏，必致死亡，其变动的征象则随所伤之脏而有不同变化，可以据此来测知死亡的日期。

标本病传论篇第六十五

原典

黄帝问曰：病有标本①，刺有逆从，奈何？

岐伯对曰：凡刺之方，必别阴阳，前后相应，逆从得施，标本相移。故曰：有其在标而求之于标，有其在本而求之于本，有其在本而求之于标，有其在标求之于本，故治有取标而得者，有取本而得者，有逆取而得者，有从取而得者。故知逆与从，正行无问②，知标本者，万举万当③，不知标本，是谓妄行。

夫阴阳逆从，标本之为道也，小而大，言一而知百病之害。少而多，浅而博，可以言一而知百也。以浅而知深，察近而知远，言标与本，易而勿及。

治反为逆，治得为从。先病而后逆者治其本，先逆而后病者治其本，先寒而后生病者治其本，先病而后生寒者治其本，先热而后生病者治其本，先热而后生中满者治其标，先病而后泄者治其本，先泄而后生他病者治其本。必且调之，乃治其他病，先病而后生中满者治其标，先中满而后烦心者治其本。人有客气，有同气④。小大不利治其标，小大利治其本。病发而有余，本而标之，先治其本，后治其标；病发而不足，标而本之，先治其标，后治其本。谨察间甚，以意调之，间者并行，甚者独行。先小大不利而后生病者治其本。

注释

① 标本：在此主要指发病的先后主次。

② 正行无问：放手治疗而无所顾虑。

③ 万举万当：屡试不爽，万无一失。

④ 人有客气，有同气：人体有邪气，也有真气。

译文

黄帝问道：疾病有标和本的分别，刺法有逆和从的不同，是怎么回事？

岐伯回答说：大凡针刺的准则，必须辨别其阴阳属性，联系其前后关系，恰当地运用逆治和从治，灵活地处理治疗中的标本先后关系。所以说有的病在标就治标，有的病在本就治本，有的病在本却治标，有的病在标却治本。在治疗上，有治标而缓解的，有治本而见效的，有逆治而痊愈的，有从治而成功的。所以懂得了逆治和从治的原则，便能进行正确的治疗而不必疑虑；知道了标本之间的轻

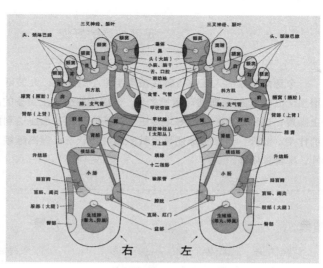

脚部反射图

重缓急，治疗时就能万无一失；如果不知标本，那就是盲目行事了。

关于阴阳、逆从、标本的道理，看起来很小，而应用的价值却很大，所以谈一个阴阳标本逆从的道理，就可以知道许多疾病的利害关系。由少可以推多，执简可以驭繁，所以一句话可以概括许多事物的道理。从浅显入手可以推知深微，观察目前的现象可以了解过去和未来。不过，讲标本的道理是容易的，可运用起来就比较难了。

迎着病邪而泻的方法就是"逆"治，顺应经气而补的方法就是"从"治。先患某病而后发生气血逆适的，先治其本；先气血逆乱而后生病的，先治其本。先有寒而后生病的，先治其本；先有病而后生寒的，先治其本。先有热而后生病的，先治其本；先有热而后生中满腹胀的，先治其标。先有某病而后发生泄泻的，先治其本；先有泄泻而后发生疾病的，先治其本。必须先把泄泻调治好，然后再治其他病。先患某病而后发生中满腹胀的，先治其标；先患中满腹胀而后出现烦心的，先治其本。人体疾病过程中有邪气和正气的相互作用，凡是出现了大小便不利的，先通利大小便以治其标；大小便通利则治其本病。疾病发作表现为有余，就用"本而标之"的治法，即先祛邪以治其本，后调理气血、恢复生理功能以治其标；疾病发作表现为正气不足，就用"标而本之"的治法，即先固护正气防止虚脱以治其标，后祛除邪气以治其本。总之，必须谨慎地观察疾病的轻重深浅和缓解期与发作期中标本缓急的不同，用心调理；凡病轻的，缓解期的，可以标本同治；凡病重的，或发作期，应当采用专一的治本或治标的方法。另外，如果先有大小便不利而后并发其他疾病的，应当先治其本病。

足部按摩的好处

一个身体健康的人在进行脚底按摩半个小时之后，会使得全身的血液流量最多可以增加十倍以上。气血循环增加之后，体内能够分泌出更多的各种各样的激素，例如肾上腺素，这种激素能够很好地促进体内新陈代谢，最终达到提高人体免疫力、抵抗力的作用。此外，足部按摩还可缓解肌肉疲劳状况、提高睡眠质量、预防癌症、治疗孕吐、排毒养颜等。

原典

夫病传者，心病先心痛，一日而咳，三日胁支痛，五日闭塞不通，身痛体重；三日不已，死。冬夜半，夏日中①。

肺病，喘咳，三日而胁支满痛，一日身重体痛，五日而胀，十日不已，死。冬日入，夏日出。

肝病，头目眩，胁支满，三日体重身痛，五日而胀，三日腰脊少腹痛，胫痠，三日不已，死。冬日入，夏早食。

脾病，身痛体重，一日而胀，二日少腹腰脊痛，胫痠，三日背脂②筋痛，小便闭，十日不已，死。冬人定，夏晏食。

肾病，少腹腰脊痛，骭痠，三日背脂筋痛，小便闭；三日腹胀；三日两胁支痛，三日不已，死。冬大晨，夏晏晡③。

胃病，胀满，五日少腹腰脊痛，骭痠；三日背脂筋痛，小便闭；五日身体重；六日不已，死。冬夜半后，夏日昳。

膀胱病，小便闭，五日少腹胀，腰脊痛，骭痠；一日腹胀；一日身体痛；二日不已，死。冬鸡鸣④，夏下晡。

诸病以次相传，如是者皆有死期，不可刺。间一脏止，及至三四脏者，乃可刺也。

注释

① 冬夜半，夏日中：冬天死于半夜，夏天死于中午。下文同。

② 背脂：即背脊。

③ 晏晡：傍晚、黄昏。

④ 鸡鸣：指丑时。相当于半夜一至三点。

译文

疾病的传变规律，心病先发心痛，过一天病传入肺而咳嗽，再过三天病传入肝而胁肋胀痛；再过五天病传入脾而大便闭塞不通，身体疼痛沉重；再过三天不愈，就要死亡。冬天死于半夜，夏天死于中午。

肺病先见喘咳，三天不好病传入肝，则胁肋胀满疼痛；再过一天病邪传入脾，则身体沉重疼痛；再过五天病邪传入胃，则腹胀；再过十天不愈，就要死亡。冬天死于日落时，夏天死于日出时。

肝病先见头痛目眩，胁肋胀满，三天后病传入脾而身体沉重疼痛；再过五天病传入胃，产生腹胀；再过三天腰脊少腹疼痛，膝胫酸软；再过三天不愈，就要死亡。冬天死于日落时，夏天死于吃早饭时。

脾病先见身体沉重疼痛，一天后病邪传入于胃而腹胀；再过两天病邪传入肾，则少腹腰脊疼痛，膝胫酸软；再过三天病邪传入膀胱，见背脊筋骨间疼痛，小便不通；再过十天不愈，就要死亡。冬天死于申时后，夏天死于寅时后。

肾病，先见少腹腰脊疼痛，膝胫酸软；三天后病邪传入膀胱，则背脊筋骨疼痛，小便不通；再过三日病邪传入胃，产生腹胀；再过三天病邪传入肝，见两胁胀痛；再过三天不愈，就要死亡。冬天死于天亮，夏天死于黄昏。

胃病，先见腹部胀满；五天后病邪传入肾，则少腹腰脊疼痛，膝胫酸软；再过三天病邪传入膀胱，使背脊筋骨疼痛，小便不通；再过五天病邪传入脾，则身体沉重；再过六天不愈，就要死亡。冬天死于夜半后，夏天死于午后。

膀胱发病，先见小便不通；五日后病邪传入肾，则少腹胀满，腰脊疼痛，膝胫酸软；再过一天病邪传入胃，则腹胀；再过一天病邪传入脾，见身体沉重；再过两天不愈，就要死亡。冬天死于半夜后，夏天死于下午。

各种疾病按次序相传，像上面所说的这些，都有一定的死期，不可以用针刺治疗；如果是间脏相传或间三脏、四脏，还是可以用针刺治疗的。

卷十九

天元纪大论篇第六十六

原典

黄帝问曰：天有五行，御①五位，以生寒、暑、燥、湿、风。人有五脏，化五气，以生喜、怒、思、忧、恐。《论》言五运相袭，而皆治之，终期之日，周而复始，余已知之矣。愿闻其与三阴三阳之候奈何合之。

鬼臾区②稽首再拜对曰：昭乎哉问也。夫五运阴阳者，天地之道也，万物之纲纪，变化之父母，生杀之本始，神明之府也，可不通乎。故物

注释

① 御：统御的意思。

② 鬼臾区：又作鬼容区，号大鸿。传说是上古医家，黄帝之臣，曾佐黄帝发明五行，详论脉经，于难经究尽其义理，以为经论。

生谓之化，物极谓之变；阴阳不测谓之神；神用无方谓之圣。夫变化之为用也，在天为玄，在人为道，在地为化，化生五味，道生智，玄生神。神在天为风，在地为木；在天为热，在地为火；在天为湿，在地为土；在天为燥，在地为金；在天为寒，在地为水。故在天为气，在地成形，形气相感，而化生万物矣。然天地者，万物之上下也。左右者，阴阳之道路也。水火者，阴阳之征兆也。金木者，生成之终始也。气有多少，形有盛衰，上下相召，而损益彰矣。

译文

黄帝问道：天有木、金、火、水、土五行，临治于东、西、南、北、中五个方位，从而产生寒、暑、燥、湿、风等气候变化，人有五脏生五志之气，从而产生喜、怒、思、忧、恐等情志变化。《经论》所谓五运递相因袭，各有一定的主治季节，到了一年终结之时，又会重新开始，我已经知道了。还想再听听五运和三阴三阳的结合是怎样的。

鬼臾区再次跪拜，回答说：你提的这个问题很高明啊！五运和阴阳是自然界变化的一般规律，是自然万物的一个总纲，是事物发展变化的基础和生长毁灭的根本，是宇宙间无穷尽的变化所在，这些道理哪能不通晓呢？因而事物的开始发生叫作"化"，发展到极点叫作"变"，难以探测的阴阳变化叫作"神"，能够掌握和运用这种变化无边的原则的人，叫作"圣"。阴阳变化的作用，在宇宙空间则表现为深远无穷，在人则表现为认识事物的自然规律，在地则表现为万物的生化。物质的生化而产生五味，认识了自然规律而产生智慧，在深远的宇宙空间，产生无穷尽的变化。神明的作用，在天为风，在地为木；在天为热，在地为火；在天为湿，在地为土；在天为燥，在地为金；在天为寒，在地为水。所以在天为无形之气，在地为有形之质，形和气互相感召，就能变化和产生万物。天覆于上，地载于下，所以天地是万物的上下；阳升于左，阴降于右，所以左右为阴阳的道路；水属阴，火属阳，所以水火是阴阳的象征；万物发生于春属木，成实于秋属金，所以金木是生成的终始。阴阳之气并不是一成不变的，它有多少的不同，有形物质在发展过程中也有旺盛和衰老的区别，上气和下质互相感召，事物太过和不及就都显露出来了。

原典

帝曰：愿闻五运之主时也如何？

鬼臾区曰：五气运行，各终期日，非独主时也。

帝曰：请问其所谓也。

鬼臾区曰：臣积考《太始天元册》，文曰：太虚寥廓[①]，肇基化元，万物资始，五运终天，布气真灵，揔统坤元，九星悬朗，七曜周旋。曰阴曰阳，曰柔曰刚，幽显既位，寒暑弛张，生生化化，品物咸章，臣斯十世，此之谓也。

帝曰：善。何谓气有多少，形有盛衰？

鬼臾区曰：阴阳之气，各有多少，故曰三阴三阳也。形有盛衰，谓五行之治，各有太过不及[②]也。故其始也，有余而往，不足随之；不足而往，有余从之。知迎知随，气可与期。应天为天符，承岁为岁直，三合[③]为治。

注释

① 太虚寥廓：太虚，即太空，意思是太空无穷的广大。

② 太过不及：阳年为太过，阴年为不及。

③ 三合：中运与司天、年支都相符的年份，也叫作"太乙天符"。

译文

黄帝说：我想听听关于五运分主四时是怎样的呢？

鬼臾区说：五运各能主一年，不是单独只主四时。

黄帝说：请你把其中的道理讲给我听听。

鬼臾区说：我以前考查过《太始天元册》，文中说：广阔无边的天空，是物质生化之本元的基础，万物滋生的开始，五运行于天道，终而复始，布施天地真元之气，概括大地生化的本元，九星悬照天空，七曜按周天之度旋转，于是万物有阴阳的不断变化，有柔刚的不同性

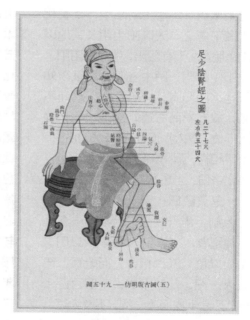

足少阴肾经古图

质，幽暗和显明按一定的位次出现，寒冷和暑热，按一定的季节往来，这些生生不息之机，变化无穷之道，宇宙万物的不同形象，都表现出来了。我家已经十世相传，就是现在所讲的这些道理。

黄帝说：好。什么叫气有多少，形有盛衰呢？

鬼臾区说：阴气和阳气各有多少的不同，厥阴为一阴，少阴为二阴，太阴为三阴，少阳为一阳，阳明为二阳，太阳为三阳，所以叫作三阴三阳。形有盛

衰，指天干所主的运气，各有太过、不及的区别。例如开始是太过的阳年，随之而来的是不及的阴年，不及的阴年过后，从之而来的是太过的阳年。只要明白了迎之而至的是属于什么气，随之而至的是属于什么气，对一年中运气的盛衰情况，就可以预先知道。凡一年的中运之气与司天之气相符的，属于"天符"之年，一年的中运之气与岁支的五行相同的，属于"岁直"之年，一年的中运之气与司天之气及年支的五行均相合的，属于"三合"之年。

原典

帝曰：上下相召奈何？

鬼臾区曰：寒暑燥湿风火，天之阴阳也，三阴三阳上奉之。木火土金水火[1]，地之阴阳也，生长化收藏下应之。天以阳生阴长，地以阳杀阴藏。天有阴阳，地亦有阴阳。故阳中有阴，阴中有阳。所以欲知天地之阴阳者，应天之气，动而不息，故五岁而右迁；应地之气，静而守位，故六期而环会。动静相召，上下相临，阴阳相错，而变由生也。

帝曰：上下周纪[2]，其有数乎？

鬼臾区曰：天以六为节，地以五为制。周天气者，六期为一备；终地纪者，五岁为一周。君火以明，相火以位。五六相合，而七百二十气为一纪，凡三十岁，千四百四十气，凡六十岁而为一周，不及太过，斯皆见矣。

注释

① 木火土金水火：五行本是五个，而此为六个，是因为火分君火与相火，所以火有二。

② 周纪：循环周旋。

译文

黄帝说：天气和地气互相感召是怎样的呢？

鬼臾区说：寒、暑、燥、湿、风、火，是天的阴阳，三阴三阳上承之。木、火、土、金、水、火，是地的阴阳，万物的变化规律与春生、夏长、长夏化、秋收、冬藏相应。上半年天气主之，春夏为天之阴阳，主生主长；下半年地气主之，秋冬为地之阴阳，主杀主藏。天气有阴阳，地气也有阴阳。因此说，阳中有阴，阴中有阳。所以要想知道天地阴阳的变化情况，就要了解五行应于天干而为五运，常动而不息，所以五年之间，自东向西，每运转换一次；六气应于地支，为三阴三阳，其运行较迟，各守其位，所以六年而环周一次。由于动和静互相感召，天气和地气互相加临，阴气和阳气互相交错，而运气的变化就发生了。

黄帝说：天气和地气循环周旋，有没有定数呢？

鬼臾区说：司天之气以六为节，司地之气，以五为制。司天之气，六年循环一周，谓之一备；司地之气，五年循环一周，谓之一周。主运之气的火运，君火是有名而不主令，相火代君宣化火令。六气和五运互相结合，七百二十气，谓之一纪，共三十年；一千四百四十气，共六十年而成为一周，在这六十年中，气和运的太过和不及，都可以出现了。

原典

帝曰：夫子之言，上终天气，下毕地纪，可谓悉矣。余愿闻而藏之，上以治民，下以治身，使百姓昭著，上下和亲，德泽下流，子孙无忧，传之后世，无有终时，可得闻乎？

鬼臾区曰：至数之机，迫迮以微，其来可见，其往可追，敬之者昌，慢之者亡，无道行私，必得夭殃。谨奉天道，请言^①真要。

帝曰：善言始者，必会^②于终，善言近者，必知其远，是则至数极而道不惑，所谓明矣。愿夫子推而次之，令有条理，简而不匮，久而不绝，易用难忘，为之纲纪。至数之要，愿尽闻之。

鬼臾区曰：昭乎哉问！明乎哉道！如鼓之应桴，响之应声也。臣闻之，甲己之岁，土运统之；乙庚之岁，金运统之；丙辛之岁，水运统之；丁壬之岁，木运统之；戊癸之岁，火运统之。

帝曰：其于三阴三阳，合之奈何？

鬼臾区曰：子午之岁，上见少阴^③；丑未之岁，上见太阴；寅申之岁，上见少阳；卯酉之岁，上见阳明；辰戌之岁，上见太阳；巳亥之岁，上见厥阴。少阴所谓标也，厥阴所谓终也。厥阴之上，风气主之；少阴之上，热气主之；太阴之上，湿气主之；少阳之上，相火主之；阳明之上，燥气主之；太阳之上，寒气主之。所谓本也，是谓六元。

帝曰：光乎哉道，明乎哉论！请著之玉版，藏之金匮，署曰《天元纪》。

注释

① 请言：即请让我说之意。

② 会：领会，贯通。

③ 子午之岁，上见少阴：逢子年和午年，少阴司天，因三阴三阳为六气之上奉于天，所以称为"上见"。

译文

黄帝说：先生所谈论的，上则终尽天气，下则穷究地理，可以说是很详尽了。我想把它保存下来，上以调治百姓的疾苦，下以保养自己的身体，并使百姓也都明白这些道理，上下和睦亲爱，德泽广泛流行，并能传之于子孙后世，使他们不必发生忧虑，并且没有终了，可以再听你谈谈吗？

鬼臾区说：气运结合的机理，很是切近而深切，它来时，可以看得见，它去时，是可以追溯的。遵从这些规律，就能繁荣昌盛，违背这些规律，就要损折天亡；不遵守这些规律，而只按个人意志去行事，必然要遇到天灾。现在请让我根据自然规律讲讲其中的至理要道。

黄帝说：凡是善于谈论事

理起始的人，也必能领会其终结，善于谈论近处事物的人，也必然知道远处的事理。这样，气运的至数虽很深远，而其中的道理并不迷惑，这就是所谓明了的意思。请先生把这些道理进一步加以推演，使它更有条理，简明而又不贫乏，永远相传而不至于绝亡，容易掌握而不会忘记，使其能提纲挈领，至理扼要，我想听你详细地讲讲。

鬼臾区说：你说的道理很明白，提的问题也很高明啊！好像鼓槌击在鼓上的应声，又像发出声音立即得到回响一样。我听说过，凡是甲己年都是土运治理，乙庚年都是金运治理，丙辛年都是水运治理，丁壬年都是木运治理，戊癸年都是火运治理。

黄帝说：三阴三阳与六气是怎样相合的呢？

鬼臾区说：子午年是少阴司天，丑未年是太阴司天，寅申年是少阳司天，卯酉年是阳明司天，辰戌年是太阳司天，巳亥年是厥阴司天。地支十二，始于子，终于亥，子是少阴司天，亥是厥阴司天，所以按这个顺序排列，少阴是起首，厥阴是终结。厥阴司天，风气主令；少阴司天，热气主令；太阴司天，湿气主令；少阳司天，相火主令；阳明司天，燥气主令；太阳司天，寒气主令。这就是三阴三阳的本元，所以叫作六元。

黄帝说：你的论述很伟大，也很高明啊！我将把它刻在玉版上，藏在金匮里，题上名字，叫作《天元纪》。

五运行大论篇第六十七

原典

黄帝坐明堂，始正天纲，临观八极①，考建五常，请天师而问之曰：《论》言天地之动静，神明为之纪。阴阳之升降，寒暑彰其兆。余闻五运之数于夫子，夫子之所言，正五气之各主岁尔，首甲定运，余因论之。

鬼臾区曰：土主甲己，

译文

黄帝坐在明堂里，开始校正天文，观看八方地理，研究五行运气的阴阳变化，请岐伯来，向他问道：《经论》中说天地的动静，是由自然的内在动力所控制，而具有一定的规律性。阴阳的升降，可以由天气的寒暑来彰显它的兆端。我也听夫子讲过五运的规律，先生所讲的仅仅是五运主岁，应以甲为首，我与鬼臾区曾经也讨论过这个问题。

鬼臾区认为：土运统领甲、己，金运统领

金主乙庚，水主丙辛，木主丁壬，火主戊癸。子午之上，少阴主之；丑未之上，太阴主之；寅申之上，少阳主之；卯酉之上，阳明主之；辰戌之上，太阳主之；巳亥之上，厥阴主之。不合阴阳，其故何也？

岐伯曰：是明道也，此天地之阴阳也。夫数之可数者，人中之阴阳也，然所合，数之可得者也。夫阴阳者，数之可十，推之可百，数之可千，推之可万。天地阴阳者，不以数推，以象之谓也[②]。

帝曰：愿闻其所始也。

岐伯曰：昭乎哉问也！臣览《太始天元册》文，丹天之气，经于牛女[③]戊分；黅天之气[④]，经于心尾己分；苍天之气，经于危室柳鬼；素天之气，经于亢氐昴毕；玄天之气，经于张翼娄胃。所谓戊己分者，奎壁角轸，则天地之门户也。夫候之所始，道之所生，不可不通也。

注释

①八极：八方地理。

②以象之谓也：以观察自然之象的方法来推求。

③牛女：即牛郎织女星。下文中的心、尾、危室柳鬼、亢氐昴毕、张翼娄胃、奎壁角轸等都指星宿名。

④黅天之气：古代所谓五天之一。

乙、庚，水运统领丙、辛，木运统领丁、壬，火运统领戊、癸。子、午两年是少阴司天；丑、未两年是太阴司天；寅、申两年是少阳司天；卯、酉两年是阳明司天；辰、戌两年是太阳司天；巳、亥两年是厥阴司天。与夫子所讲的阴阳之例不符，是什么缘故呢？

岐伯说：这是明显的道理，因为五运六气是天地的阴阳。大凡能够查数的是人身中的阴阳，它与天地阴阳相合，是可以用类推的方法求得的。阴阳，是可以由十推演到百，由千推演到万的。但是天地的阴阳，不能用数来类推，而应该用观察自然之象的方法来推求。

黄帝说：希望听听它是怎样开始的。

岐伯说：这是一个很有意思的问题！我曾阅览《太始天元册》，看到其中写道：古人观测天象时，看见天空中有赤色的气，横亘在牛、女二宿与西北方戊位之间；黄色的气横亘在心、尾二宿与东南方己位之间；青色的气横亘在危、室二宿与柳、鬼二宿之间；白色的气横亘在亢、氐二宿与昴、毕二宿之间；黑色的气横亘在张、翼二宿与娄、胃二宿之间。所谓戊位、己位，分别是奎、壁二宿和角、轸二宿的所在，奎、壁是在立春到立夏的节气之间，所以称为地户；角、轸是在立秋到立冬的节气之间，所以称为天门。时令的开始，也就是推算气候时令的方法产生根据的第一步，是自然规律所产生的，不可不通晓。

人与自然界是一个动态变化着的整体。中医学认为，一年四季的气候变化经历着春温、夏热、秋凉、冬寒的规律，它对人体的脏腑、经络、气血、阴阳均有一定的影响。运气运行所形成的正常气候是人类赖以生存的必备条件，因而人体各组织器官的生命活动，一刻也不能脱离自然条件。人们只有顺从自然的变化，及时地做出适应性的调节，才能保持健康。

运气对人体疾病发生的影响，主要包括六气的病因作用、疾病的季节倾向、不同地区气候及天气变化对疾病的影响等。从发病的规律看，由于五运变化、六气变化、运气相合的变化各有不同的气候，所以对人体发病的影响也不尽相同。

每年气候变化的一般规律是：春风、夏热、长夏湿、秋燥、冬寒。这种变化与发病的关系是：春季多发肝病，夏季多发心病，长夏多发脾病，秋季多发肺病，冬季多发肾病。

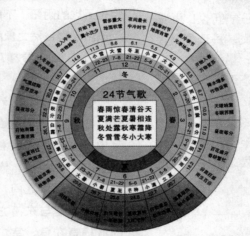

图例　春季：2月4日或5日立春，平均气温5.5℃，开始入春，万物复苏。
　　　夏季：5月5日或6日立夏，平均气温20.7℃，温高渐热，物长盛期。
　　　余类推

二十四节气

原典

帝曰：善。《论》言天地者，万物之上下；左右者，阴阳之道路，未知其所谓也。

岐伯曰：所谓上下者，岁上下见阴阳之所在也。左右者，诸上见厥阴，左少阴，右太阳；见少阴，左太阴，右厥阴；见太阴，左少阳，右少阴；见少阳，左阳明，右太阴；见阳明，左太阳，右少阳；见太阳，左厥阴，右阳明。所谓面北而命其位，言其见也①。

帝曰：何谓下？

岐伯曰：厥阴在上，则少阳在下，左阳明，右太阴；少阴在上，则阳明在下，左太阳，右少阳；太阴在上，则太阳在下，左厥阴，右阳明，少阳在上，则厥阴在下，左少阴，右太阳；阳明在上，则少阴在下，左太阴，右厥阴；太阳在上，则太阴在下，左少阳，右少阴。所谓面南而命其位，言其见也。上下相遘②，寒暑相临，气相得则和，不相得则病。

帝曰：气相得而病者，何也？

岐伯曰：以下临上，不当位也。

帝曰：动静何如？

岐伯曰：上者右行，下者左行，左右周天，余而复会也。

帝曰：余闻鬼臾区曰：应地者静。今夫子乃言下者左行，不知其所谓也，愿闻何以生之乎？

岐伯曰：天地动静，五行迁复，虽鬼臾区其上候而已，犹不能遍明。夫变化之用，天垂象，地成形，七曜③纬虚，五行丽地。地者，所以载生成之形类也；虚者，所以列应天之精气也。形精之动，犹根本之与枝叶也，仰观其象，虽远可知也。

注释

① 面北而命其位，言其见也：这里说的是面向北方时所见到的位置。

② 相遘：相遇，交合。

③ 七曜：又称七政、七纬、七耀。中国古代对日、月与金、木、水、火、土五大行星的一种总称。

译文

黄帝说：对。《天元纪大论》中说过，天地是万物的上下；左右是阴阳运行的道路。我还不明白它的意义。

岐伯说：所谓上下，是指该年的司天在泉位置上的阴阳。所谓左右，是指司天的左右，凡是司天的位置见到厥阴时，左面是少阴，右面是太阳；见到少阴时，左面是太阴，右面是厥阴；见到太阴时，左面是少阳，右面是少阴；见到少阳时，左面是阳明，右面是太阴；见到阳明时，左面是太阳，右面是少阳；见到太阳时，左面是厥阴，右面是阳明。这里所说的左右是指面向北方时所见的位置。

黄帝问：什么是在泉呢？

岐伯说：厥阴司天，则少阳在泉，在泉之左是阳明，右是太阴；少阴司天，则阳明在泉，左是太阳，右是少阳；太阴司天，则太阳在泉，左是厥阴，右是阳明；少阳司天，则厥阴在泉，左是少阴，右是太阳；阳明司天，则少阴在泉，左是太阴，右是厥阴；太阳司天，则太阴在泉，左是少阳，右是少阴。这里所说的面向南方确定阴阳的位置，是阴阳在泉位置上的不同显现。上下相互交合，寒暑相互加临，其气相生的就是和平，相克的就会使人生病。

黄帝问：有气相生而使人生病的，这又是什么缘故？

岐伯说：以下位加临于上位，虽似相得，但位置不当，也属于克贼之类。

黄帝问：司天在泉运转的动静怎样？

岐伯说：在上的司天向右行，在下的在泉向左行，左右旋转一周为一年，才回归到原来的位置。

黄帝说：我听到鬼臾区说，应地之气多静而不动。现在先生却说在下面的在泉地气向左行，不知是怎样一回事，希望听听缘由。

岐伯说：天地的运动和静止，五行的变换反复，鬼臾区虽然上察天运之候，但还没有了解全面。大凡天地的变化作用，在天显出星象，在地生成有形的万物，日月五星循行天空，五行之气附着大地。所以大地是盛载由五行之气化生的有形物类的；天空是布列日月五星这应天之精气的。地上的有形万物与天上的无形精气之间，好像根本与枝叶一样，抬起头来观看天象，虽然是遥远的天体，也是可以了解的。

··

原典

帝曰：地之为下，否乎？

岐伯曰：地为人之下，太虚之中者也。

帝曰：冯①乎？

岐伯曰：大气举之也。燥以干之，暑以蒸之，风以动之，湿以润之，寒以坚之，火以温之。故风寒在下，燥热在上，湿气在中，火游行其间。寒暑六入，故令虚而生化也。故燥胜则地干，暑胜则地热，风胜则地动，湿胜则地泥，寒胜则地裂，火胜则地固矣。

帝曰：天地之气，何以候之？

岐伯曰：天地之气，

译文

黄帝问：大地是不是在宇宙的最下面？

岐伯说：大地位于人的下面，在宇宙之中。

黄帝又问：它依凭着什么东西吗？

岐伯说：大气托举着它。燥气使它干燥，暑气使它蒸发，风气使它运动，湿气使它润泽，寒气使它坚实，火气使它温暖。所以风寒在下，燥热在上，湿气位于中间，火气游行于左右上下。一年中，寒暑往来，六气进入地面，地面受其影响而生化万物。所以燥气太过地面就干燥，暑气太过地面就发热，风气太过地面上万物皆动，湿气太过地面就会湿润，寒气太过地面就会冻裂，火气太过地面就会坚实固密了。

黄帝问：司天在泉之气，怎样用脉诊诊察呢？

岐伯说：天气与地气胜复的变化，用脉诊是诊察不到的。《脉法》上说：天地的变化，是不能在脉搏上诊察到的，说的就是这个意思。

黄帝问：左右间气怎样在脉象上诊察？

胜复之作，不形于诊也。《脉法》曰：天地之变，无以脉诊。此之谓也。

帝曰：间气何如？

岐伯曰：随气所在，期于左右。

帝曰：期之奈何？

岐伯曰：从其气则和，违其气则病，不当其位者病，迭②移其位者病，失守其位者危，尺寸反者死，阴阳交者死。先立其年③，以知其气，左右应见，然后乃可以言死生之逆顺。

帝曰：寒暑燥湿风火，在人合之，奈何？其于万物，何以生化？

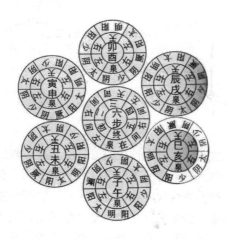

司天在泉左右间气图

岐伯说：根据间气的位置，可以诊察左右手的脉象。

黄帝问：怎样诊察呢？

岐伯说：脉与气相顺应的为和平，脉与气相违逆的就会生病，见于其他部位的会生病，左右相反的会生病，见到相克之脉的病就危险，尺寸俱反的就会死亡，阴阳交错而见的也会死亡。首先要确定该年的司天、在泉，从而知道它的左右间气，然后可以推测或死或生、或逆或顺。

黄帝问：天之寒暑燥湿风火六气，在人体怎样与之相配合呢？它对万物是怎样使之生化的呢？

注释

①冯：通"凭"。意为凭靠，依凭。

②迭：交换，轮流。此处迭移则指左右相反。

③先立其年：先确定该年的司天、在泉。

原典

岐伯曰：东方生风，风生木，木生酸，酸生肝，肝生筋，筋生心。其在天为玄，在人为道，在地为化。化生五味，道生智，玄生神，化生气。神在天为风，在地为木，在体为筋，在气为柔，在脏为肝。其性为暄①，其德为和，其用为动②，其色为苍，其化③为荣，其虫毛④，其政为散⑤，其令宣发，其变摧拉，其眚⑥为陨，其味为酸，其志为怒。怒伤肝，悲胜怒；风伤肝，燥胜风；酸伤筋，辛胜酸。

南方生热，热生火，火生苦，苦生心，心生血，血生脾。其在天为热，在地为火，在体为脉，在气为息，在脏为心。其性为暑，其德为显，其用为躁，其色为赤，其化为茂，其虫羽，其政为明，其令郁蒸⑦，其变炎烁，其眚燔炳⑧，其味为苦，其志为喜。喜伤心，恐胜喜；热伤气，寒胜热；苦伤气，咸胜苦。

中央生湿，湿生土，土生甘，甘生脾，脾生肉，肉生肺。其在天为湿，在地为土，在体为肉，在气为充，在脏为脾。其性静兼，其德为濡，其用为化，其色为黄，其化为盈，其虫倮⑨，其政为谧，其令云雨，其变动注，其眚淫溃，其味为甘，其志为思。思伤脾，怒胜思；湿伤肉，风胜湿；甘伤脾，酸胜甘。

注释

① 暄：温暖，太阳的温暖。

② 动：运动。

③ 化：变化。

④ 其虫毛：它在动物上是有毛的兽类。

⑤ 其政为散：它的作用是疏散。

⑥ 眚：原指过错，此处为灾害。

⑦ 郁蒸：闷热，指盛热之气如上蒸。

⑧ 燔炳：指有灼热感。

⑨ 虫倮：古代动物类别。古代所称的"五虫"之一，总称无羽、毛、鳞、甲蔽身的动物，有时也专指人类。

译文

岐伯说：东方生风，风气能使木气生长，木气能产生酸味，酸味能滋养肝脏，肝血能养筋，肝与筋膜和调，则木气充旺能使心气旺盛。六气的变化，在天为玄冥之象，在人为适应变化之道，在地为生化万物。地有生化，就能化生五味，人能适应变化之道，就能产生智慧，天的玄冥之象能够产生神明，使天地万物运动不息，从而化生五行六气。天的神明，在天是风，在地是木，在人体是筋，在物体生化是柔软，在内脏是肝。它的性质是温暖的，它的德性是平和的，它的作用是运动，它的颜色是青苍，它的变化是荣美，它在动物上是有毛的兽类，它在作用上是疏散，它的时令是宣发布散阳和之气，它的变动是摧折，它的灾害是陨落，它在五味是酸味，它在情志是发怒。愤怒会损伤肝，悲哀能抑制愤怒；风气能损害肝，燥气能克制风气；酸味太过会伤害筋，辛味能克制酸味。

南方生热，热气能使火气旺盛，火气能生苦味，苦味能滋养心脏，心能生血脉，心血和调则滋养脾气。所以天的神明，在天是热，在地是火，在人体是血脉，在气化为使万物生长，在内脏是心。它的性质是炎热，它的德性是显露光华，它的作用是躁急，它的颜色是红赤，它的变化是使万物茂盛，它在动物是有羽毛的禽类，它在作用上是日照光明，它的时令是地气上蒸，它的变动是使万物焦烁枯槁，它的灾害是焚烧，它在五味为苦味，它在情志为喜乐。喜乐过度会损害心，恐惧能克制喜乐；过热也会损害气，寒气能克制热气；苦味太过能损害心气，咸味能克制苦味。

中央生湿，湿气能使土气生长，土气能滋生甘味，甘味能滋养脾脏，脾能滋养肌肉，脾与肉盛则土气充盈，使肺气旺盛。所以天的神明，在天是湿，在地是土，在人体是肌肉，在气化能使形体充实，在内脏是脾。它的性质是安静而包容，它的德性是潮湿润泽，它的功用是化生万物，它的颜色为黄，它的变化是使形体充盛丰满，在动物是无毛羽的裸体动物，它的作用是使天气平静、地气上升，它的时令是云雨及时布行，它的变动是骤雨暴注或淫雨连绵，它的灾变是大水泛滥，它在五味为甘甜，它在情志为忧思；忧思过度会伤脾，愤怒能克制忧思；湿气会伤害肌肉，风气能克制湿气；甘味过度会伤害脾，酸味能克制甘味。

原典

西方生燥，燥生金，金生辛，辛生肺，肺生皮毛，皮毛生肾。其在天为燥，在地为金，在体为皮毛，在气为成，在脏为肺。其性为凉，其德为清，其用为固，其色为白，其化为敛，其虫介①，其政为劲，其令雾露，其变肃杀，其眚苍落，其味为辛，其志为忧。忧伤肺，喜胜忧；热伤皮毛，寒胜热；辛伤皮毛，苦胜辛。

北方生寒，寒生水，水生咸，咸生肾，肾生骨髓，髓生肝。其在天为寒，在地为水，在体为骨，在气为坚，在脏为肾。其性为凛，其德为寒，其用为藏，其色为黑，其化为肃，其虫麟，其政为静，其令霰雪②，其变凝冽，其眚冰雹，其味为咸，其志为恐。恐伤肾，思胜恐；寒伤血，燥胜寒；咸伤血，甘胜咸。五气更立，各有所先，非其位则邪，当其位则正。

帝曰：病生之变，何如？

岐伯曰：气相得则微，不相得则甚。

帝曰：主岁何如？

岐伯曰：气有余，则制己所胜，而侮所不胜；其不及，则己所不胜侮而乘之，己所胜轻而侮之。侮反受邪，侮而受邪，寡于畏也。

帝曰：善。

注释

①虫介：在动物为甲壳类动物。

②霰雪：指较大的雪珠和雪花。白色不透明的圆锥形或球形的颗粒固态降水，下降时常显阵性，着硬地常反弹，松脆易碎，在高空中的水蒸气遇到冷空气凝结成的小冰粒，多在下雪前或下雪后出现。

译文

西方生燥，燥气能使金气生长，金气能产生辛味，辛味能滋养肺脏，肺能滋养皮毛，肺与皮毛充旺则金盛而使肾气旺盛。所以天的神明，它在天是燥，在地为金，在人体是皮毛，在气化能使万物成就，在内脏是肺。它的性质是清凉，它的德性是清静，它的功用是固卫，它的颜色为白，它的变化为收

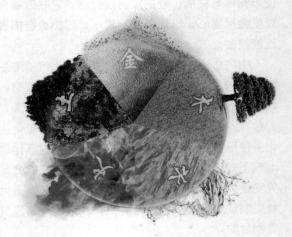

五行图

敛，在动物为甲壳类动物，它的作用是坚劲有力，它的时令是雾露下降，它的变动是使万物生机收杀，它的灾变是枝叶枯萎凋谢，它在五味为辛味的物质，它在情志为忧愁。忧愁过度会伤害肺，喜乐能克制忧愁；热气过度会伤害皮毛，寒气能克制热气；辛味过度能伤害皮毛，苦味能克制辛味。

北方生寒，寒气能使水气生长，水气能生咸味，咸味能滋养肾脏，肾精能滋生骨髓，肾精骨髓充盈水盛而使肝脏充实。所以天的神明，在天是寒，在地是水，在人体是骨，在气化是使物体坚固，在内脏是肾。它的性质是凛冽，它的德性是寒凉，它的作用是贮藏，它的颜色为黑色，它的变化是使万物肃静，它在动物为有鳞片的动物，它的作用是静止，它的时令是寒冷冰雪，它的变动是冰冻凛冽，它的灾变是冰雹霜雪非时而下，它在五味是咸味，它在情志为恐惧。恐惧过度会伤害肾，思虑能克制恐惧；寒气过度会伤害血脉，燥气能克制寒气；咸味过度能伤害血脉，甘味能克制咸味。五方之气，交替主时，各有先期而至的气候，若与时令相反就是邪气，与时令相合就是四时正气。

黄帝问：产生的病变怎样？

岐伯说：气与时令相合的虽病亦轻，不相合的其病必重。

黄帝问：五气主岁怎样？

岐伯说：气太过，一方面能克制自己所克的气，另一方面也能抵御克制自己的气；如气不及，一方面克制自己的气乘机欺侮，另一方面本来受自己克制的气，也轻视自己而来侵犯。凡是欺侮人的而自己也会受到邪气侵犯，是因为它无所忌惮而招致的。

黄帝说：讲得很对。

六微旨大论篇第六十八

原典

黄帝问曰：呜乎远哉！天之道也，如迎浮云，若视深渊。视深渊尚可测，迎浮云莫知其极。夫子数言谨奉天道，余闻而藏之①。心私异之②，不知其所谓也。愿夫子溢志尽言其事，令终不灭，久而不绝。天之道可得闻乎？

岐伯稽首再拜对曰：明乎哉问！天之道也，此因天之序，盛衰之时也。

帝曰：愿闻天道六六之节③，盛衰何也？

岐伯曰：上下有位，左右有纪。故少阳之右，阳明治之；阳明之右，太阳治之；太阳之右，厥阴治之；厥阴之右，少阴治之；少阴之右，太阴治之；太阴之右，少阳治之。此所谓气之标，盖南面而待也。故曰：因天之序，盛衰之时，移光定位，正立而待之，此之谓也。

少阳之上，火气治之，中见厥阴；阳明之上，燥气治之，中见太阴；太阳之上，寒气治之，中见少阴；厥阴之上，风气治之，中见少阳；少阴之上，热气治之，中见太阴；太阴之上，湿气治之，中见阳明。所谓本也，本之下，中之见也，见之下，气之标也。本标不同，气应异象。

注释

① 余闻而藏之：我听后将它记在心里。

② 心私异之：心里有疑问。

③ 六六之节：天有十干，代表十日，十干循环六次而成一个周甲，周甲重复六次而一年终了，这是三百六十日的计算方法。

译文

黄帝问道：哎呀！真是太深远了！天道运行的规律，即像仰望浮云，又像俯视深渊。视深渊还可以测量，而迎浮云却不能知道它的极点。先生您常说要谨慎奉行天道，我听后记在心里。但又有疑问，不知其所以然。希望您详细地讲一讲，使它永不泯灭，长久流传而不断绝。天道运行的规律，可以讲给我听吗？

岐伯恭敬地行了两次礼，回答说：你问得很高明啊！天道运行的规律就是自然的变化所显示出来的时序和盛衰。

黄帝说：希望听听天道六六之节和时序盛衰的变化是怎样的？

岐伯说：上下各步有一定的位置，左右升降有一定的次序。所以少阳的右面，由阳明掌管；阳明的右面，由太阳掌管；太阳的右面，由厥阴掌管；厥阴的右面，由少阴掌管；少阴的右面，由太阴掌管；太阴的右面，由少阳掌管。

这是六气之标，是面向南方而确定的位置。所以说：根据天气变化的一定次序，时令有盛衰的不同，在日中时，观看日光移影所确定的位置，说的就是这个道理。

少阳的上面由火气掌管，它的中气是厥阴；阳明的上面由燥气掌管，它的中气是太阴；太阳的上面由寒气掌管，它的中气是少阴；厥阴的上面由风气掌管，它的中气是少阳；少阴的上面由热气掌管，它的中气是太阳；太阴的上面由湿气掌管，它的中气是阳明。以上所说的"上面"是三阴三阳的本气，本气的下面是中见之气，中气的下面是六气的标。因为六气的本标不同，所以它反映的现象也不一致。

原典

帝曰：其有至而至[①]，有至而不至，有至而太过，何也？

岐伯曰：至而至者和；至而不至，来气不及也；未至而至，来气有余也。

帝曰：至而不至，未至而至，如何？

岐伯曰：应则顺，否则逆，逆则变生，变则病。

帝曰：善。请言其应。

岐伯曰：物生其应也，气脉其应也。

帝曰：善。愿闻地理之应六节气位，何如？

岐伯曰：显明[②]之右，君火[③]之位也；君火之右，退行一步，相火[④]治之；复行一步，土气治之；复行一步，金气治之；复行一步，水气治之；复行一步，木气治之；复行一步，君火治之。相火之下，水气承之；水位之下，土气承之；土位之下，

注释

① 有至而至：第一个至为时至，第二个至为气至。下同。

② 显明：日出，此指东方卯正之位。因日出于东方卯位、卯时。此时天地光明显亮，故称显明。卯位、卯时应二月中春分节气，故此显明亦指春分之时令。

③ 君火：运气术语。六气之一，即少阴君火。

④ 相火：和君火相对而言，一般指肝肾的相火。

⑤ 外列盛衰：指亢盛无制。

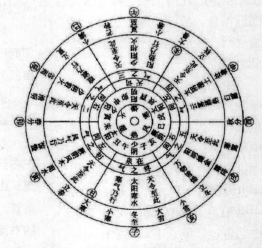

古代五运六气枢要图

风气承之；风位之下，金气承之；金位之下，火气承之；君火之下，阴精承之。

帝曰：何也？

岐伯曰：亢则害，承乃制，制则生化。外列盛衰⑤，害则败乱，生化大病。

译文

黄帝问：元气有时至而气亦至的，有时至而气不至的，有先时而气至太过的，这是为什么呢？

岐伯说：按时而至的是和平之气；时至而气不至的是气之不及；时未至而气先至的是气之有余。

黄帝问：时至而气不至的，时未至而气先至的，情况怎样呢？

岐伯说：时与气相应而来的则顺，否则为逆，逆则产生异常变化，异常变化能导致疾病。

黄帝说：讲得好。请谈谈相应的情况。

岐伯说：万物生长与变化是相适应的，大气与脉象变化是相适应的。

黄帝问：对，希望听听关于六气主时的位置是怎样的？

岐伯说：春分节之后是少阴君火的位置；君火之右，后退一步，是少阳相火主治的位置；再退一步，是太阴土气主治的位置；再退一步，是阳明金气主治的位置；再退一步，是太阳水气主治的位置；再退一步，是厥阴木气主治的位置；再退一步，是少阴君火主治的位置。相火主治之位的下面，有水气承袭制约；水气主治之位的下面，有土气承袭制约；土气主治之位的下面，有风气承袭制约；风气主治之位的下面，有金气承袭制约；金气主治之位的下面，有火气承袭制约；君火主治之位的下面，有阴精承袭制约。

黄帝又问：这是为什么？

岐伯说：六气亢盛就会产生损害作用，所以要有承袭之气来制约它，有制约然后才能生化。如果亢盛无制，就会使生化之机败坏紊乱，产生病变。

原典

帝曰：盛衰何如？

岐伯曰：非其位则邪，当其位则正。邪则变甚，正则微。

帝曰：何谓当位？

岐伯曰：木运临卯，火运临午，土运临四季，金运临酉，水运临子，所谓岁会①，气之平②也。

帝曰：非位何如？

岐伯曰：岁不与会也。

帝曰：土运之岁，上见太阴；火运之岁，上见少阳、少阴；金运之岁，上见阳明；木运之岁，上见厥阴；水运之岁，上见太阳，奈何？

岐伯曰：天之与会也，故《天元册》曰天符[3]。

帝曰：天符岁会，何如？

岐伯曰：太一天符之会也。

帝曰：其贵贱何如？

岐伯曰：天符为执法，岁会为行令，太一天符为贵人。

帝曰：邪之中也，奈何？

岐伯曰：中执法者，其病速而危；中行令者，其病徐而持；中贵人者，其病暴而死。

帝曰：位之易也，何如？

岐伯曰：君位臣则顺，臣位君则逆。逆则其病近，其害速；顺则其病远，其害微。所谓二火也[4]。

注释

① 岁会：凡是每年值年大运与同年年支之气的五行属性相同，便叫岁会。

② 气之平：即平气，推算节气的一种方法，也叫"恒气"。我国古代历法把一周年平分为二十四等份，定出二十四节气，从立春开始，每过 15.22 日就交一个新的节气，这样定的节气叫作平气。

③ 天符：运气术语。指通主一年的中运之气与司天之气相符合的年份。

④ 所谓二火也：所谓六气位置移易，是针对君火与相火说的。

译文

黄帝问：自然界的盛衰怎样？

岐伯说：不在恰当的位置上的是邪气，在恰当位置上的是正常之气。邪气致病，病重多变；正气致病，病多轻微。

黄帝问：什么叫恰当的位置？

岐伯说：例如木运遇卯年，火运遇午年，土运遇辰、戌、丑、未年，金运遇酉年，水运遇子年，这就称为"岁会"，也属于"平气"。

黄帝问：不当其位的怎样？

岐伯说：那就不是岁会。

黄帝问：土运主岁，司天是太阴；火运主岁，司天是少阳或少阴；金运主岁，司天是阳明；木运主岁，司天是厥阴；水运主岁，司天是太阳，这些是怎么分的？

岐伯说：这是司天与五运相会，所以《天元册》里称为"天符"。

黄帝问：既是天符又是岁会的怎样呢？

岐伯说：这叫太一天符的会合。

黄帝问：它们之间有什么分别吗？

岐伯说：天符好像执法，岁会好像行令，太一天符好像贵人。

黄帝问：邪气侵入而发病，三者有何区别？

岐伯说：中执法之邪，发病急而比较危险；中行令之邪，病势缓慢而病程较长；中贵人之邪，则发病急剧而很快会死亡。

黄帝问：六气的位置相互转移是怎样的？

岐伯说：君居臣位是顺的，臣居君位是逆的。逆则发病急，危害大；顺则发病慢，危害小。所谓六气位置移易，是指君火与相火。

原典

帝曰：善。愿闻其步①，何如？

岐伯曰：所谓步者，六十度而有奇②，故二十四步，积盈百刻而成日也③。

帝曰：六气应五行之变，何如？

岐伯曰：位有终始，气有初中④，上下不同，求之亦异也。

帝曰：求之奈何？

岐伯曰：天气始于甲，地气始于子，子甲相合，命曰岁立。谨候其时，气可与期。

帝曰：愿闻其岁，六气始终，早晏何如？

岐伯曰：明乎哉问也！甲子之岁，初之气，天数始于水下一刻，终于八十七刻半；二之气，始于八十七刻六分，终于七十五刻；三之气，始于七十六刻，终于六十二刻半；四之气，始于六十二刻六分，终于五十刻；五之气，始于五十一刻，终于三十七刻半；六之气，始于三十七刻六分，终于二十五刻。所谓初六⑤，天之数也。

注释

① 步：气的步位。

② 六十度而有奇：六十日而有零。

③ 积盈百刻而成日也：奇零之数积满一百刻就为一日。

④ 初中：初气、中气。

⑤ 初六：六气的第一周。

译文

黄帝问说：很对。希望听听六气的步位是什么？

岐伯说：所谓一步，就是六十日有零，所以二十四步之后，其奇零之数积满一百刻，就成为一日。

黄帝问：六气与五行相应的变化怎样？

岐伯说：固主时之六气的每一气位有始有终，每一气又有初气和中气的分别，又有天气和地气的分别，所以推求也就不一样了。

黄帝问：怎样推求呢？

岐伯说：天气以甲为开始，地气以子为开始，子与甲相互组合，称为岁立。谨慎地候察四时的变化，就可以推求六气始终早晚的时刻了。

黄帝说：希望听听每年六气的始终早晚怎样？

岐伯说：问得高明啊！甲子的年份，初气开始于水下一刻，终止于八十七刻半；第二气开始于八十七刻六分，终止于七十五刻；第三气开始于七十六刻，终止于六十二刻半；第四气开始于六十二刻六分，终止于五十刻；第五气开始于五十一刻，终止于三十七刻半；第六气开始于三十七刻六分，终止于二十五刻。这就是六气第一周的始终的刻分数。

原典

乙丑岁，初之气[1]，天数始于二十六刻，终于一十二刻半；二之气，始于一十二刻六分，终于水下百刻；三之气，始于一刻，终于八十七刻半；四之气，始于八十七刻六分，终于七十五刻；五之气，始于七十六刻，终于六十二刻半；六之气，始于六十二刻六分，终于五十刻。所谓六二[2]，天之数也。

丙寅岁，初之气，天数始于五十一刻，终于三十七刻半；二之气，始于三十七刻六分，终于二十五刻；三之气，始于二十六刻，终于一十二刻半；四之气，始于一十二刻六分，终于水下百刻；五之气，始于一刻，终于八十七刻半；六之气，始于八十七刻六分，终于七十五刻。所谓六三，天之数也。

丁卯岁，初之气，天数始于七十六刻，终于六十二刻半；二之气，始于六十二刻六分，终于五十刻；三之气，始于五十一刻，终于三十七刻半；四之气，始于三十七刻六分，终于二十五刻；五之气，始于二十六刻，终于一十二刻半；六之气，始于一十二刻六分，终于水下百刻。所谓六四，天之数也。次戊辰岁，初之气复始于一刻。常如是无已，周而复始[3]。

注释

① 初之气：指第一气。

② 六二：六气第二周。

③ 常如是无已，周而复始：总是循上述次序，周而复始地循环下去。

译文

乙丑的年份，第一气开始于二十六刻，终止于十二刻半；第二气开始于十二刻六分，终止于水下百刻；第三气开始于一刻，终止于八十七刻半；第四气开始于八十七刻六分，终止于七十五刻；第五气开始于七十六刻，终止于六十二刻半；第六气开始于六十二刻六分，终止于五十刻。这是六气第二周的始终的刻分数。

丙寅的年份，第一气开始于五十一刻，终止于三十七刻半；第二气开始于三十七刻六分，终止于二十五刻；第三气开始于二十六刻，终止于十二刻半；第四气开始于十二刻六分，终止于水下百刻；第五气开始于一刻，终止于八十七刻半；第六气开始于八十七刻六分，终止于七十五刻。这是六气第三周的始终的刻分数。

丁卯的年份，第一气开始于七十六刻，终止于六十二刻半；第二气开始于六十二刻六分，终止于五十刻；第三气开始于五十一刻，终止于三十七刻半；第四气开始于三十七刻六分，终止于二十五刻；第五气开始于二十六刻，终止于十二刻半；第六气开始于十二刻六分，终止于水下百刻。这是六气第四周的始终的刻分数。再次是戊辰年的第一气，重新从水下一刻开始。总是循上述次序，周而复始地循环下去。

干支表

1 甲子	2 乙丑	3 丙寅	4 丁卯	5 戊辰	6 己巳	7 庚午	8 辛未	9 壬申	10 癸酉
11 甲戌	12 乙亥	13 丙子	14 丁丑	15 戊寅	16 己卯	17 庚辰	18 辛巳	19 壬午	20 癸未
21 甲申	22 乙酉	23 丙戌	24 丁亥	25 戊子	26 己丑	27 庚寅	28 辛卯	29 壬辰	30 癸巳
31 甲午	32 乙未	33 丙申	34 丁酉	35 戊戌	36 己亥	37 庚子	38 辛丑	39 壬寅	40 癸卯
41 甲辰	42 乙巳	43 丙午	44 丁未	45 戊申	46 己酉	47 庚戌	48 辛亥	49 壬子	50 癸丑
51 甲寅	52 乙卯	53 丙辰	54 丁巳	55 戊午	56 己未	57 庚申	58 辛酉	59 壬戌	60 癸亥

原典

帝曰：愿闻其岁候何如？

岐伯曰：悉乎哉问也！日行一周，天气始于一刻；日行再周，天气始于二十六刻；日行三周，天气始于五十一刻；日行四周，天气始于七十六刻；日行五周，天气复始于一刻，所谓一纪①也。是故寅午戌岁气会同，卯未亥

译文

黄帝问道：希望听听一年六气终始变化的情况是怎样的？

岐伯说：问得真详细啊！太阳循行第一周，六气开始于一刻；太阳循行第二周，六气开始于二十六刻；太阳循行第三周，六气开始于五十一刻；太阳循行第四周，六气开始于七十六刻；太阳循行第五周，六气又从一刻开始，这是六气四周的循环，叫作一纪。所以寅年、午年、戌年，六气始终的时刻相同；卯年、未年、亥年，六气始终的时刻相同；辰年、申年、子年，六气始终的时刻相同；巳年、酉年、丑年，

岁气会同，辰申子岁气会同，巳酉丑岁气会同。终而复始。

帝曰：愿闻其用也。

岐伯曰：言天者求之本，言地者求之位，言人者求之气交②。

帝曰：何谓气交？

岐伯曰：上下之位，气交之中，人之居也。故曰：天枢③之上，天气主之；天枢之下，地气主之；气交之分，人气从之，万物由之。此之谓也。

帝曰：何谓初中？

岐伯曰：初凡三十度而有奇，中气同法。

帝曰：初中何也？

岐伯曰：所以分天地也。

帝曰：愿卒闻之。

岐伯曰：初者地气也，中者天气也。

帝曰：其升降何如？

岐伯曰：气之升降，天地之更用也④。

帝曰：愿闻其用何如？

岐伯曰：升已而降，降者谓天；降已而升，升者谓地。天气下降，气流于地；地气上升，气腾于天。故高下相召，升降相因⑤，而变作矣。

六气始终的时刻相同。总之，六气是循环不已、终而复始的。

黄帝说：我希望听您讲一讲六气的作用。

岐伯说：说到天，当推求于六气，说到地，当推求于主时之六位，说到人体，当推求于天地气交之中。

黄帝问：什么叫作气交？

岐伯说：天气下降，地气上升，天地气交之处，就是人类生活的地方。所以说：天枢的上面，是属于天气所主；天枢的下面，是属于地气所主；而气交的部分，人气随之而来，万物也由之化生。说的就是这个事。

黄帝又问：什么叫作初气、中气呢？

岐伯说：初气三十度有零，中气也是这样。

黄帝又问：初气、中气用来干什么？

岐伯说：这是用来分别天气与地气的根据。

黄帝说：我希望听个究竟。

岐伯说：初就是地气，中就是天气。

黄帝问：气的升降是怎样的？

岐伯说：地气上升，天气下降，这是天地之气的相互作用。

黄帝又问：希望听听它的作用如何？

岐伯说：升后而降，这是天的作用；降后又升，这是地的作用。天气下降，气就下流于大地；地气上升，气就蒸腾于天空。所以上下交相呼应，升降互为因果，变化就发生了。

注释

① 一纪：指四年。

② 气交：泛指天气和地气的交会。

③天枢：本指天星名，即天枢星。此处指穴位，该穴之名意指本穴气血的运行有两条路径，一是穴内气血外出大肠经所在的天部层次，二是穴内气血循胃经运行。

④天地之更用也：天气与地气的相互作用。

⑤相因：相互为因果关系。

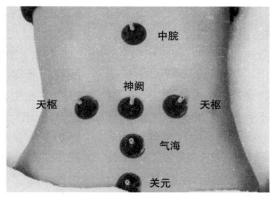
天枢穴

原典

帝曰：善。寒湿相遘，燥热相临，风火相值①，其有闻乎？

岐伯曰：气有胜复，胜复之作，有德有化，有用有变，变则邪气居之。

帝曰：何谓邪乎？

岐伯曰：夫物之生从于化，物之极由乎变。变化之相薄，成败之所由也。故气有往复，用有迟速，四者之有，而化而变，风之来也。

帝曰：迟速往复，风所由生，而化而变，故因盛衰之变耳。成败倚伏游乎中②，何也？

岐伯曰：成败倚伏生乎动，动而不已，则变作矣。

帝曰：有期乎？

岐伯曰：不生不化，静之期也。

帝曰：有不生化乎？

译文

黄帝说：讲得好！寒与湿相遇，燥与热相守，风与火相当，这些道理可以说说吗？

岐伯说：六气有胜有复，胜复的变化中，有根本与生化，有原因与变异，一旦有了变异，就会招致邪气滞留。

黄帝问：什么是邪呢？

岐伯说：万物的生长是一个不知不觉的过程，而物之毁灭由于剧烈的变化。变与化相争是成长与毁败的根源。所以气有往有复，作用有慢有快，从往复快慢里，就会出现化与变的过程，这就是风气的由来。

黄帝说：气有迟速进退，所以发生六气变化，有化有变，是由于气的盛衰变化所致。成和败相互为因，潜伏于事物之中，是什么原因呢？

岐伯说：成败互因的关键在于运动，不断地运动，就会发生不断的变化。

黄帝说：运动有一定的时间吗？

岐伯说：不生不化，乃是相对稳定的时期。

黄帝说：世界万物有不生不化的吗？

岐伯说：物体的内部存有生生不息之机，名曰"神机"，物体的外形依赖于气化的作用岐伯曰：出入[3]废则神机化灭，升降息则气立孤危。故非出入，则无以生长壮老已；非升降，则无以生长化收藏。是以升降出入，无器不有。故器者生化之宇，器散则分之，生化息矣。故无不出入，无不升降，化有大小，期有近远，四者之有，而贵常守，反常则灾害至矣。故曰：无形无患[4]，此之谓也。

帝曰：善。有不生不化乎？

岐伯曰：悉乎哉问也。与道合同，惟真人也[5]。

帝曰：善。

而存在，名曰"气立"。若出入的功能废止了，则"神机"毁灭，升降的作用停息了，则"气立"危亡。因此，没有出入，也就不会有发生、成长、壮实、衰老与灭亡；没有升降，也就不会有发生、成长、变化、收敛与闭藏。所以升降出入，是没有一种物体不具备的。因而物体就像是生化之器，若器物的形体不存在了，则升降出入也就要消失了，生化之机也就停止了。因此说，任何物体，无不存有出入升降之机。不过化有大小的不同，时间有远近的区别，不管大小远近，贵在保持正常，如果反常，就要发生灾害。所以说离开了物体的形态，也就无所谓灾害。就是这个意思。

黄帝说：好。有没有不生不化的呢？

岐伯说：你问得很详尽啊！能够结合自然规律而适应其变化的，只有"真人"。

黄帝说：好。

注释

① 风火相值：风与火相当。

② 成败倚伏游乎中：无论成败，其潜伏的因素都是从变化中来的。

③ 出入：指气的一呼一吸。

④ 无形无患：无形体的东西才能免于灾患。

⑤ 与道合同，惟真人也：能与自然规律相融合，而同其变化的，只有真人。

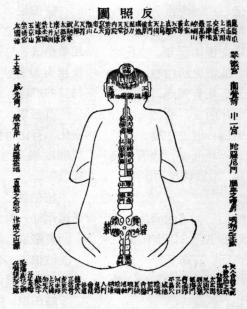

古版反照图

卷二十

气交变大论篇第六十九

原典

黄帝问曰：五运更治，上应天期，阴阳往复，寒暑迎随，真邪相薄，内外分离，六经波荡，五气倾移，太过不及，专胜兼并①，愿言其始，而有常名，可得闻乎？

岐伯稽首再拜对曰：昭乎哉问也！是明道也。此上帝所贵，先师传之，臣虽不敏，往闻其旨。

帝曰：余闻得其人不教，是谓失道，传非其人，慢泄天宝。余诚菲德，未足以受至道；然而众子哀其不终，愿夫子保于无穷，流于无极，余司其事，则而行之，奈何？

岐伯曰：请遂言之也。《上经》②曰：夫道者，上知天文，下知地理，中知人事，可以长久，此之谓也。

帝曰：何谓也？

岐伯曰：本气位也，位天者，天文也，位地者，地理也，通于人气③之变化者，人事也。故太过者先天，不及者后天，所谓治化而人应之④也。

注释

①专胜兼并：一气独盛，叫作"专胜"，专胜为太过。二气相兼称为"兼并"，并有吞并侵占的意思，兼并为不及。例如木气太过，则乘土侮金，是"专胜"，反之，如果木气不及，则受土侮金乘，是"兼并"。

②《上经》：古书名，现在已经遗失。

③通于人气：五运居中，司人气的变化，所以说通于人气。

④治化而人应之：治化，指六气的变化，六气的变化会影响五运，五运主人气的变化，所以人应之。

译文

黄帝问道：五运交替，与在天之六气相应；阴阳往来，与寒暑变化相随；真气与邪气相逼迫，因而使人体的表里相分离，六经的血气为之波动，五脏之气也失去了平衡而互相倾移，出现太过、不及、专胜以及互相兼并的现象，我希望你谈谈这里的起始原因和反映病变的情况，能讲给我听吗？

岐伯行礼后回答说：您问得很明达，这是应该讲明的道理，它是往古所珍贵，并由我的老师传授下来的，我虽不聪慧，却也有机会聆听教诲而获得其主要宗旨。

黄帝道：我听说遇到了适当的人而不教，就会失去传道的机会，如传授给不适当的人，则等于不重视珍贵的大道。我固然是才德浅薄，不足以接受最好、最高深的道理，但是民众都哀叹他们不得寿终，因此希望你能为了保护人们的生命，为了医道的永远流传，而把这些道理传授出来，由我来主管其事，按照规矩去做，你看怎样呢？

岐伯说：我尽量谈一下。《上经》说：所谓道，可以上知天文，下知地理，中知人事，并能保持长久，说的就是这个道理。

黄帝又问：这又怎么讲呢？

岐伯说：这里的根本在于推求天地人三气的位置啊！位天，就是司天的气象；位地，就是司地的六节；通晓人气的变化的就是人事。所以太过的气先天时而至，不及的气后天时而至，所以说，岁运的变化有常有变，而人体也随之而起变化。

原典

帝曰：五运之化，太过何如？

岐伯曰：岁木太过，风气流行，脾土受邪。民病飧泄，食减，体重，烦冤，肠鸣腹支满，上应岁星①。甚则忽忽善怒，眩冒巅疾。化气不政，生气独治，云物飞动，草木不宁，甚而摇落，反胁痛而吐甚，冲阳②绝者死不治，上应太白星③。

岁火太过，炎暑流行，肺金受邪。民病疟，少气咳喘，血溢、血泄、注下，嗌燥耳聋，中热肩背热，上应荧惑星④。甚则胸中痛，胁支满，胁痛，膺背肩胛间痛，两臂内痛，身热肤痛而为浸淫。收气不行，长气独明，雨水霜寒，上应辰星⑤。上临少阴少阳⑥，火燔焫，水泉涸，物焦槁，病反谵妄狂越，咳喘息鸣，下甚血溢泄不已，太渊⑦绝者死不治，上应荧惑星。

岁土太过，雨湿流行，肾水受邪。民病腹痛，清厥⑧、意不乐，体重烦冤，上应镇星。

注释

① 岁星：即木星。

② 冲阳：即胃脉，在足跗之上，第二与第三骨之间。

③ 太白星：即金星。

④ 荧惑星：即火星。

⑤ 辰星：指水星。

⑥ 上临少阴少阳：上临，指司天。凡火运太过的年份是戊年，又逢少阴司天，是戊子、戊午年；少阳司天是戊申、戊寅年。下文的"火燔焫，水泉涸，物焦槁"都是说火热太过的自然表现。

⑦ 太渊：指肺脉，在手腕后内侧横纹头，当寸口处。

⑧ 清厥：是四肢厥冷的意思。

甚则肌肉萎，足痿不收，行善瘛^⑨，脚下痛，饮发中满食减，四支不举。变生得位，藏气伏，化气独治之，泉涌河衍，涸泽生鱼，风雨大至，土崩溃，鳞见于陆，病腹满溏泄肠鸣，反下甚。而太溪绝者，死不治，上应岁星。

岁金太过，燥气流行，肝木受邪。民病两胁下少腹痛，目赤痛、眦疡，耳无所闻。肃杀^⑩而甚，则体重烦冤，胸痛引背，两胁满且痛引少腹，上应太白星。甚则喘咳逆气，肩背痛，尻阴股膝髀腨胻足皆病，上应荧惑星。收气峻，生气下，草木敛，苍干凋陨，病反暴痛，胠胁不可反侧，咳逆甚而血溢，太冲绝者死不治，上应太白星。

⑨ 瘛：抽搐拘挛的意思。

⑩ 肃杀：秋气肃杀，所以称燥金之气为肃杀。

译文

黄帝道：五运的气化，在太过的时候，是什么情况呢？

岐伯说：岁木之气太过，就会风气流行，脾土受到侵害，人们多患飧泄、饮食减少，肢体沉重，烦闷，肠鸣，肚腹胀满等。由于木气太过，在天上的木星就显得光明。如果风气过度旺盛，在人体里就会产生骤然发怒、头眩、眼发黑花及头部疾病。这是土气不能行其政令、木气独胜的现象。因此，风气就更猖獗起来，使天上的云物飞扬，地上的草木动摇不定，甚至枝叶摇落，人就会发生胁痛，呕吐不止。冲阳脉绝的，大多数会死亡，无法治疗，在天上相应的金星就分外光明。

岁火之气太过，就会暑热流行，肺金就要受到侵害，人们多患疟疾，呼吸少气，咳嗽气喘，吐血、衄血、便血，水泻如注，喉干、耳聋，胸中发热，肩背发热等病，在天上的火星就显得格外光明。如果火气过度旺盛，在人体就会有胸中疼痛，胁下胀满，胸膺部、背部、肩胛之间均感到疼痛，两臂内侧疼痛，身热，骨痛，因而发生浸淫疮。这是金气不行、火气独旺的现象。由于物极必反，水气乘之，因而出现雨水霜寒的变化，上应水星。如果遇到少阴、少阳司天，火热之气就会更加亢盛，好像火烧一样，以致水泉干涸，植物焦枯，人们的病，多见谵语狂乱，咳嗽气喘，呼吸有声，二便下血不止。肺脉绝的，大多数会死亡，无法治疗，这是火盛的标志。

岁土之气太过，雨湿之气就会流行，肾水就要受到侵淫，人们多患腹痛、手足逆冷、情志抑郁、身体不轻快、烦闷等病，天上的土星显得分外光明。如果土气过度旺盛，在人体就会肌肉萎缩，两足痿弱不能行走，经常抽搐拘挛，脚跟痛，水邪蓄积于中，而生胀满，吃东西减少，以致四肢不能举动，水气无权、土气独旺的现象。因此泉水涌出，河水溢满，甚至干涸的池塘也生长了鱼类，甚至会发生急风暴雨，使堤岸崩溃，河水泛滥，陆地出现鱼类，人就会患肚腹胀满、大便溏泻、肠鸣、泄泻不止等症状。如果太溪脉绝止的，大多死亡，无法治疗。这是木气太盛的标志。

岁金之气太过，燥气就会流行，肝木就要受到侵害，人们多患两肋下和少腹疼痛、目赤痛、眼角痒、耳聋等病。燥金之气过于亢盛，就会身体沉重、烦闷、胸痛牵引到背部、两胁胀满，而痛势下连少腹，由于金气太过，上应天上的金星。金气过度旺盛，人体就会有喘息咳嗽、逆气，肩背疼痛，下连股、膝、髀、腨、足等处疼痛的症状，由于火气来复，火星格外光明。若是金气过于严峻，木气被它克制，草木就要呈收敛之象，以致绿叶干枯凋落，在人们的疾病中，多见急剧疼痛，肢胁痛得不能转动，咳嗽气逆，甚则吐血衄血。肝脉绝止的，大多死亡，无法治愈。此时天上的太白星格外光明。

原典

岁水太过，寒气流行，邪害心火。民病身热烦心，躁悸，阴厥上下中寒，谵妄心痛，寒气早至，上应辰星。甚则腹大胫肿，喘咳，寝汗出、憎风，大雨至，埃雾朦郁，上应镇星。上临太阳，则雨冰雪，霜不时降，湿气变物，病反腹满肠鸣，溏泄食不化，渴而妄冒，神门①绝者死不治，上应荧惑辰星。

帝曰：善。其不及何如？

岐伯曰：悉乎哉问也！岁木不及，燥乃大行，生气失应，草木晚荣，肃杀而甚，则刚木辟著，柔萎苍干，上应太白星。民病中清②，肢胁痛，少腹痛，肠鸣溏泄，凉雨时至，上应太白星，其谷苍③。上临阳明，生气失政，草木再荣④，化气乃急，上应太白、

注释

① 神门：手少阴心经的穴位，是心经的原穴。

② 中清：中气虚寒的意思。

③ 谷苍：谷，是五谷；苍，即青色，不成熟之意。

④ 草木再荣：金气抑木，所以夏秋才荣。

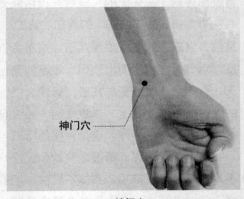

神门穴

镇星，其主苍早⑤。复⑥则炎暑流火，湿性燥，柔脆草木焦槁，下体再生，华实齐化⑦，病寒热疮疡痱胗痛痤，上应荧惑、太白，其谷白坚⑧。白露早降，收杀气行，寒雨害物，虫食甘黄，脾土受邪，赤气后化，心气晚治，上胜肺金，白气乃屈，其谷不成，咳而鼽，上应荧惑、太白星。

⑤苍早：苍，苍老；苍早，说明草木很早就凋谢了。

⑥复：抑制得太过，必然有反应，古人称为"复"，有报复的意思，自为母而报复。这里金气抑木，而木生火，火为木之子，起而报复，反应是"炎暑流火"。

⑦下体再生，华实齐化：意思是从根部重新生长，是指开花结果同时可见。

⑧白坚：坚而不实的意思。

译文

岁水之气太过，寒气就会流行，心火从而受到侵害，人们多患身热、心烦、焦躁心跳、虚寒厥冷、全身发冷、谵语、心痛等病。在气候方面是寒气早至，上应水星。水气过度旺盛，人体就会有腹水、足胫浮肿、气喘咳嗽、盗汗、怕风等症状。由于水气盛，因而大雨下降，尘雾迷蒙不清，土气来复，上应土星。如遇太阳寒水司天，则会冰雹霜雪不时下降，湿气太盛，致使物变其形。在人们的疾病中，多见肚腹胀满、肠鸣、溏泻、食物不化、渴而眩晕等症状。心脉绝止的，大多数会死亡，无法治疗。天上的水星却显得很亮。

黄帝道：讲得好！那么五运不及是怎样的情况？

岐伯说：问得真细致啊！岁木之气不及，燥气然后流行，生气不能及时而来，草木就要晚荣。金气亢盛，劲硬的树木就会破折如劈，柔嫩的枝叶都会萎顿枯干，上应天上的金星。在人们则多患中气虚寒、胠胁部疼痛、少腹痛、肠鸣、溏泻。在气候方面，是凉雨时至。这一切均与天上的金星相应。在谷类，则不能成熟，呈现青苍色。如遇阳明司天，木气不能行其政令，土气兴起，草木再度繁茂，于是生化之气就显得峻急，而谷类也就不易结实了。因为燥、土二气俱盛，所以天上的金星、土星俱明。木气受克制，则其火气来复，那么就会炎热如火，万物湿润的变为干燥，柔嫩的草木也都焦枯，枝叶从根部重新生长，以达到花实并见。在人体多患寒热、疮疡、痱胗、痛痤等疾病。相应天上的火星、金星，而五谷却因火气制金，不能成熟，白露则提前下降，肃杀之气流行，寒雨非时，损害万物，甘黄的谷物为虫所食。在人则脾土受邪，火气后起，心气虽然旺起较迟，但等到火能胜金的时候，金气就会受到压制，谷物不能长熟。在人体会出现咳嗽、流鼻涕等症状，在天上的金星和火星则格外光明。

原典

岁火不及，寒乃大行，长政不用，物荣而下[①]，凝惨[②]而甚，则阳气不化，乃折荣美，上应辰星。民病胸中痛，胁支满，两胁痛，膺背肩胛间及两臂内痛，郁冒朦昧，心痛暴瘖，胸腹大，胁下与腰背相引而痛，甚则屈不能伸，髋髀如别[③]，上应荧惑、辰星，其谷丹。复则埃郁，大雨且至，黑气乃辱，病骛溏腹满，食饮不下，寒中肠鸣，泄注腹痛，暴挛痿痹，足不任身，上应镇星、辰星，玄谷不成。

岁土不及，风乃大行，化气不令，草木茂荣。飘扬而甚，秀而不实，上应岁星。民病飧泄霍乱，体重腹痛，筋骨繇复，肌肉瞤酸，善怒，藏气举事，蛰虫早附，咸病寒中。上应岁星、镇星，其谷龄。复则收政严峻，名木苍凋，胸胁暴痛，下引少腹，善太息，虫食甘黄，气客于脾，龄谷乃减，民食少失味，苍谷乃损，上应太白、岁星。上临厥阴[④]，流水不冰，蛰虫来见，藏气不用，白乃不复，上应岁星，民乃康。

注释

①物荣而下：指植物由茂盛走向零落。

②凝惨：形容严寒天气下的萧条景象。

③髋髀如别：别，分离的意思；髋髀如别，是指髋骨与股部好像裂开一样，不能自由活动。

④上临厥阴：是阴气发展到最后阶段，开始向阳的方面转化。

译文

岁火之气不及，寒气就会大规模流行。夏天生长之气不能行其政令，植物就会由茂盛走向零落。寒凉之气过甚，阳气不能生化，因而万物的荣美也就被摧残了。此时天上的水星明亮。在人们多患胸痛，胁部胀满，两胁疼痛，胸膺部、背部、肩胛之间以及两臂内侧都感疼痛，气都上冒，视物不清，心痛，突然失音，胸腹大，胁下与腰背互相牵引而痛，甚则病势发展到屈不能伸，髋骨与股部好像裂开一样。因为火受水气制约，所以天上的火星失明，水星光明，五谷不成熟而色红。水气克火，则火的土气来复，于是土湿之气上蒸为云，大雨将至，水气下降，在人多见大便溏泻，腹满，饮食不下，肚中寒冷，肠鸣和泻下如注，腹痛，突然拘挛、痿、痹而足不能支持身体。天上的土星失明，水星光明，黑色之谷不能长熟。

岁土之运不及，风气就大规模流行，而化气就不能行其政令。风木能生万物，所以草木茂盛，但因过分飘扬，虽然外秀却不能结实。天上的木星光明。在人们多患飧泄、霍乱、身体重、腹痛、筋骨摇摆僵直、肌肉瞤动发酸等症，并时常发怒。寒水之气乘机行动，虫类提前伏依在土里。人们一般都患中气虚寒。天上的木星光明，土星失明，在谷类，其色黄而不能结实。土受木气的克制，则其金气来复，于是秋气当令，呈现出肃杀严峻之气，因此大木凋谢，在人体就会有胸胁突然疼痛，牵引小腹，频频叹气等症。甘黄五谷都被虫食了。邪气客于脾土，黄色的谷类结实减少，人们吃得少，而且感到没有滋味。金气胜木，青色之谷受到损害，金星光亮，土星失明。如遇厥阴司天，少阳在泉，则流水不能结冰，蛰伏的虫类又重新出现，寒水之气不能用事，金气也就不得再盛。此时木星光明，人们也就健康了。

原典

岁金不及，炎火乃行，生气乃用，长气专胜，庶物以茂，燥烁以行，上应荧惑星，民病肩背瞀重，鼽嚏血便注下，收气乃后，上应太白星，其谷坚芒。复则寒雨暴至，乃零冰雹霜雪杀物，阴厥且格，阳反上行，头脑户①痛，延及囟顶②发热，上应辰星，丹谷不成，民病口疮，甚则心痛。

岁水不及，湿乃大行，长气反用，其化乃速，暑雨数至，上应镇星。民病腹满身重，濡泄寒疡流水，腰股痛发，腘腨股膝不便，烦冤，足痿，清厥，脚下痛，甚则跗肿，藏气不政，肾气不衡，上应辰星，其谷秬。上临太阴，则大寒数举，蛰虫早藏，地积坚冰，阳光不治，民病寒疾于下，甚则腹满浮肿，上应镇星，其主黅谷。复则大风暴发，草偃木零，生长不鲜，面色时变，筋骨并辟，肉𥆧瘛，目视𥇀𥇀，物疏璺③，肌肉胗发，气并鬲中，痛于心腹，黄气乃损，其谷不登，上应岁星。

帝曰：善。愿闻其时也。

岐伯曰：悉哉问也！木不及，春有鸣条律畅之化④，则秋有雾露清凉之政，春有惨凄残贼之胜，则夏有炎暑燔烁之复，其眚东，其脏肝，其病内舍胠胁，外在关节。

火不及，夏有炳明光显之化，则冬有严肃霜寒之政，夏有惨凄凝冽之胜，则不时有埃昏大雨之复，其眚南，其脏心，其病内舍膺胁，外在经络。

注释

① 脑户：指头后部。

② 囟顶：就是头顶。

③ 疏璺：裂纹、分裂之意。

④ 鸣条律畅之化：鸣条律畅，惠风畅鸣，春风和气，形容春天正常的时令。之化，指时令正常，即春天有正常的时令气候特点。后文关于季节、时令的论述都类似此解。

译文

岁金之气不及，火气就会流行，木气得行政令，生长之气专胜，万物因而繁茂。但火气旺盛了，气候就会干燥烁热。与此相应，天上火星光明。在人们多患肩背沉重、鼻流清涕、喷嚏、便血、泻下如注等病。金气被制，所以秋收之气后到。与此相应，天上金星失明，谷类不能成熟而呈现白色。金气被制以后，它的水气来复，于是寒雨暴至，然后降落冰雹霜雪，杀害万物。在人就会为寒逆所扰，使阳气反而上行，以致头后部疼痛，连及脑顶，身体发热。上应水星，红色谷类不能成熟，人们多患口中生疮，甚至发生心痛等症。

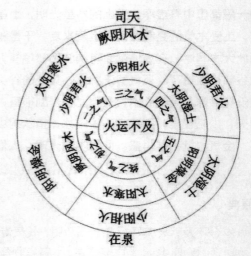

火运不及示意图

　　岁水之气不及，湿气就大规模流行。水气不能制火，火气反行其令，其生化很快，暑雨屡次下降。与此相应，天上土星光明。在人们多患腹部胀满，身体重，湿泻，阴性疮疡，脓液稀薄，腰股发痛，腘、股、腨、膝部都不便利，烦闷，两脚萎弱，四肢清冷，脚下疼痛，甚则浮肿，这是冬藏之气不能行其政令、肾气失掉平衡的缘故。水星光明，黑色的谷类不能成熟。如遇太阴司天，寒水在泉，大的寒气常常侵袭，虫类很早就伏藏，地面上凝积厚冰，在天上的阳光不能发挥温暖作用，人们多患下部寒疾，严重的就腹满浮肿。土星光明，谷类黄色之稻成熟。因为土气被水气制约，则其木气来复，就出现大风暴发，草类偃伏，木类凋零，因为风吹干裂，失去了生长的鲜泽。人的面色就也改变，筋骨拘急疼痛，肌肉跳动抽搐，两眼看物不清，有的东西看去像稍有裂纹，肌肉发出风疹。假如风气侵入胸膈里，就会产生心腹疼痛。这时木气太盛，土气受害，黄色的谷类不能成熟，而此时天上的木星光明。

　　黄帝道：讲得很好！希望听一下五气与四时的关系怎样。

　　岐伯说：问得真细致啊！木运不及的，如果春天有惠风畅鸣的和气，那么秋天就有雾露清凉的正常气候；如果春天反见寒冷伤害的金气，夏天就会有炎热如火燔烧的气候。它的灾害，往往发生在东方，在人体应在肝脏，其发病部位内在胠胁，外在关节。

　　火运不及的夏天有显明的和气，那么冬天就有严肃霜寒的正常气候；如果夏天反见凄惨寒冷的气象，那么就会常常有尘埃昏蒙和大雨的情况。它的灾害，往往发生在南方，在人体应在心脏，其发病部位内在胸胁，外在经络。

原典

土不及，四维有埃云润泽之化，则春有鸣条鼓拆之政，四维发振拉飘腾之变，则秋有肃杀霖霆之复，其眚①四维，其脏脾，其病内舍心腹，外在肌肉四肢。

金不及，夏有光显郁蒸之令，则冬有严凝整肃之应，夏有炎烁燔燎之变，则秋有冰雹霜雪之复，其眚西，其脏肺，其病内舍膺胁肩背，外在皮毛。

水不及，四维有湍润埃云之化，则不时有和风生发之应，四维发埃昏骤注之变，则不时有飘荡振拉之复，其眚北，其脏肾，其病内舍腰脊骨髓，外在谿谷踹膝。夫五运之政，犹权衡也，高者抑之，下者举之，化者应之，变者复之，此生长化成收藏之理，气之常也，失常则天地四塞②矣。故曰：天地之动静，神明为之纪，阴阳之往复，寒暑彰其兆，此之谓也。

注释

① 眚：病，多指眼睛生病。
② 四塞：即四时之气闭塞。

译文

土运不及的，如果辰、戌、丑、未月有埃尘云雾润泽的正常时令，那么春天就有风和鸟鸣、草木萌芽的正常气候；如果四维之月有暴风飞扬、草木摇折的异常现象，那么秋天也就有阴凉久雨不止的气象。它的灾祸，往往发生在四隅，在人体应在脾脏，其发病部位，内在心腹，外在肌肉四肢。

金运不及的，如果夏天有显明湿蒸的和气，那么冬天就有严寒凝结的整肃之气相应；如果夏天出现炎热，如火燔烧的变化，那么秋天就会有冰雹霜雪的反应。它的灾害，常常发生在西方，在人体应在肺脏，其发病部位内在胸胁肩背，外在皮毛。

水运不及的，如果辰、戌、丑、未月有埃尘云雾润泽的正常气候，那么就会时常有和风生发的感应；如果四维之月有尘埃迷暗、暴雨如注的变化，那么就时常会有暴风飞扬、摇折草木的情况。它的灾害，往往发生在北方，在人体应在肾脏，其发病部位内在腰脊骨髓，外在溪谷踹膝。五运的作用如同权衡，太过就加以抑制，不及就加以辅助，与正常的相应，令异常的复原。这是万物生长化成收藏的自然道理，如果丢失了四时气序的常规，那么天地四时之气就会闭塞不通了。所以说，天地的动静，有日月星辰的运行作为参照，阴阳的往来，有寒暑的更替来显示征兆，就是这个意思。

原典

帝曰：夫子之言五气之变，四时之应，可谓悉矣。夫气之动乱，触遇而作，发无常会，卒然灾合，何以期之？

岐伯曰：夫气之动变，固不常在，而德化政令灾变，不同其候也。

帝曰：何谓也？

岐伯曰：东方生风，风生木，其德敷和，其化生荣，其政舒启[1]，其令风，其变振发，其灾散落。南方生热，热生火，其德彰显，其化蕃茂，其政明曜，其令热，其变销烁，其灾燔炳[2]。中央生湿，湿生土，其德溽蒸，其化丰备，其政安静，其令湿，其变骤注，其灾霖溃。西方生燥，燥生金，其德清洁，其化紧敛，其政劲切，其令燥，其变肃杀，其灾苍陨。北方生寒，寒生水，其德凄沧，其化清谧，其政凝肃，其令寒，其变凛冽，其灾冰雪霜雹。是以察其动也，有德有化，有政有令，有变有灾，而物由之，而人应之也。

注释

① 舒启：启，打开的意思；舒启，指舒展打开。

② 燔炳：焚烧的意思。

译文

黄帝道：你讲五气与四时的相应变化关系，可以说是很详细了。但是，气的动乱，不发作就遇不到，而发生动乱的时间，又没有一定的常规，突然遇到发生灾害，怎样能先知道呢？

岐伯说：五气的动乱变化，固然是没有一定之规，然而各气的德化政令和变异及不同之处是可以推断的。

黄帝又道：这是什么道理呢？

岐伯说：东方生风，风能生木。它的特性是敷布和气，它的生化是使万物滋生繁荣，它的职权是使万物舒展开放，它的表现是风，它的变动是大风怒号，它的灾害是吹散万物使其零落。南方生热，热能生火气，它的特性是光明显耀，它的生化是使万物繁多茂盛，它的职权是明亮照耀万物，它的表现是热，它的变动是火势炎炎，它的灾害是销烁万物。中央生湿，湿能生土气，它的特性是湿热，它的生化是使万物丰满全备，它的职权是使万物安静，它的表现是湿，它的变动是暴雨如注，它的灾害是久雨不止、土溃泥烂。西方生燥，燥能生金气，它的特性是清洁，它的生化是使万物紧缩收敛，它的职权是使万物由干而坚强劲锐，它的表现是燥，它的变动是肃杀，它的灾害是使万物陨落。北方生寒，寒能生水气，它的特性是寒冷，它的生化是使万物清静，它的作用是使万物中处凝固严整，它的表现是寒，它的变动是酷寒，它的灾害是冰雪霜雹。所以观察各气运动，有特性、有生化、有职权、有表现、有变动、有灾害，而万物与之相随，人也与之相应。

原典

帝曰：夫子之言岁候，其不及太过而上应五星。今夫德化政令，灾眚变易，非常而有也，卒然而动，其亦为之变乎？

岐伯曰：承天而行之，故无妄动，无不应也。卒然而动者，气之交变也，其不应焉。故曰：应常不应卒。此之谓也。

帝曰：其应奈何？

岐伯曰：各从其气化也。

帝曰：其行之徐疾逆顺何如？

岐伯曰：以道留久，逆守而小，足谓省下；以道而去，去而速来，曲而过之，是谓省遗过也；久留而环，或离或附，是谓议灾与其德也；应近则小，应远则大，芒而大倍常之一，其化甚；大常之二，其眚即发也；小常之一，其化减；小常之二，是谓临视，省下之过与其德也。德者福之，过者伐之。是以象之见也，高而远则小，下而近则大，故大则喜怒迩，小则祸福远。岁运太过，则运星北越，运气相得，则各行以道。故岁运太过，畏星①失色而兼其母，不及则色兼其所不胜。肖者瞿瞿，莫知其妙，闵闵之当，孰者为良，妄行无征，示畏侯王。

注释

① 畏星：指被克的星。如木运太过，土星就是畏星；土运太过，则水星变为畏星。

译文

黄帝道：你说过五运的太过与不及，与天上五星的变化相应。现在特性、生化、灾害、变动，不按常规发生而突然的变化，五运是否也会随之变动呢？

岐伯说：如果五运是随天道而行，那就肯定与五星相应。突如其来的胜复变动，与气候的交相变化，五星是不和它相应的。所谓"应常规而不应突然"，就是这个道理。

黄帝道：五星是怎样与岁运相应的呢？

岐伯说：那就是各从其天运之气。

黄帝道：五星的运行有慢快逆顺的不同，这都说明了什么？

岐伯说：在顺行的径路上久留不前，或者逆行顾盼，而光芒微小，这是在省视下属分野的情况；若去而速回，或者迂回而过，这是在省视下属分野中是否还有遗漏和过错；若久留而回环旋转，似去似不去的，这就是评议下属分野中该给予灾难还是福德；气候的变化近则小，远则大。若是星的光芒大于平常一倍，那气化就亢盛，大两倍的，那灾害就立即发作；小于平常的一倍，那气化就减退，小两倍的，叫作"临视"，好像是在察看在下的过与德，有德的降福，有过的降灾。因此五星的呈现，若是高而远，它的胜复就小；若是下而近，它的胜复就大。因此星的光芒大，就表示喜怒的感应期近，星的光芒小，就表示祸福的降临期远。岁运太过，运星不免背越出轨；运气相和，则各个按道而行。因此岁运太过，它所克制之星就会暗淡而兼见母星的颜色；若是岁运不及，则岁星就兼见其所不胜之星的颜色。总之，天的变化，道理是极精微而不易审察的，谁能了解它的奥妙呢？道理是很深远而且适宜的，谁能理解它的好处呢？那无知的人，绝无经验，只是乱谈占象，以使侯王惊惧而已。

原典

帝曰：其灾应何如？

岐伯曰：亦各从其化也。故时至有盛衰，凌犯有逆顺，留守有多少，形见有善恶，宿属有胜负，征应有吉凶矣。

帝曰：其善恶何谓也？

岐伯曰：有喜有怒，有忧有丧，有泽有燥，此象之常也，必谨察之。

帝曰：六者高下异乎？

岐伯曰：象见高下，其应一也，故人亦应之。

帝曰：善。其德化政令之动静损益皆何如？

岐伯曰：夫德化政令灾变，不能相加也。胜复盛衰，不能相多也。往来小大，不能相过也。用之升降，不能相无也。各从其动而复之耳。

帝曰：其病生何如？

岐伯曰：德化者气之祥，政令者气之章，变易者复之纪，灾眚者伤之始，气相胜者和，不相胜者病，重感于邪则甚也。

帝曰：善。所谓精光之论，大圣之业，宣明大道，通于无穷，究于无极也。余闻之，善言天者，必应于人，善言古者，必验于今，善言气者，必彰[1]于物，善言应者，同天地之化，善言化言变者，通神明之理，非夫子孰能言至道欤！

乃择良兆而藏之灵室，每旦读之，命曰《气交变》，非斋戒不敢发，慎传也。

注释

① 彰：这里是表现的意思。

译文

黄帝道：五星在灾害方面的征象怎样？

岐伯说：也是各从岁运的气化而有所不同。所以岁时的更替有盛有衰，运星的侵犯有逆有顺，星的留守日期有长有短，星的呈象中有好有坏，星宿所属有胜有负，征象的反应有吉有凶。

黄帝道：星象的好坏怎样？

岐伯说：五星呈象中有喜、怒、忧、丧、泽、燥的不同，这是星象变化时常呈现的，应该审慎观察。

黄帝道：星的喜、怒、忧、丧、泽、燥六种现象，与它所居地位的高低有什么联系吗？

岐伯说：星象虽然可看出高低的不同，但在征象上却是相同的，所以应在人的身体方面也是相同的。

黄帝说：讲得好。它们的德、化、政、令、动静、损益都是怎样的？

岐伯说：德、化、政、令、灾变都一定是不能相互相加或相减的，胜盛复就胜，盛衰复就衰，是不能相互一方而增多的，胜复往来的日数，多少都一样，是不能彼此相越的，五行阴阳的升降，是互相结合而不是一方消灭的，这都是随着五气的运动而与之相对应的。

黄帝道：它对疾病的发生有什么影响？

岐伯说：特性和生化，是岁气的和祥；职权的表现，是岁气的昭著；变易是反复的纲纪，灾害是万物受伤的原因。人气和岁气相应就平和，人气和岁气不相应就生病，如果再重感邪气，病就更要加重了。

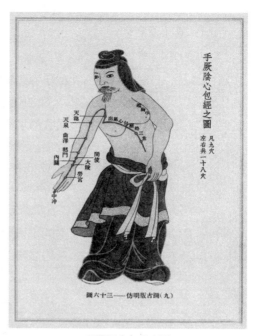

图六十三——仿明版古图（九）

手厥阴心包经古图

黄帝道：讲得好。这些都是精微高明的理论，应圣人的伟大事业，已经达到无穷之境、无极之地了。我听说，善于讲天道的，必定把天道应验于人；善于讲古事的，必定把古事应验于现在；善于讲气化的，必定把气化明确地表现在万物上；善于讲感应的，就和天地造化统一起来；善于讲生化与变动的，就要了解自然道理，除了像你这样的人，谁能演说这种至道宏论呢？

于是黄帝选择了一个好时日，把它藏在灵兰书室里，每天清晨读，并命名为《气交变》，不是专心诚意的时候不敢打开，非常谨慎地让它流传到后世。

五常政大论篇第七十

原典

黄帝问曰：太虚寥廓，五运回薄①，衰盛不同，损益相从，愿闻平气，何如而名？何如而纪也？

岐伯对曰：昭乎哉问也！木曰敷和②，火曰升明③，土曰备化④，金曰审平⑤，水曰静顺⑥。

帝曰：其不及奈何？

岐伯曰：木曰委和⑦，火曰伏明，土曰卑监，金曰从革，水曰涸流。

帝曰：太过何谓？

岐伯曰：木曰发生，火曰赫曦，土曰敦阜，金曰坚成，水曰流衍。

帝曰：三气之纪，愿闻其候。

岐伯曰：悉乎哉问也！敷和之纪，木德周行，阳舒阴布，五化宣平。其气端，其性随，其用曲直，其化生荣，其类草木，其政发散，其候温和，其令风，其脏肝，肝其畏清，其主目，其谷麻，其果李，其实核，其应春，其虫毛，其畜犬，其色苍，其养筋，其病里急支满，其味酸，其音角，其物中坚，其数八。

注释

① 五运回薄：五运循环不息。

② 敷和：即指敷布的某种物质，使其不协调状态趋于和谐。

③ 升明：运气术语，指五运主岁之中火岁平气的名称。

④ 备化：五运主岁中土岁平气的名称。

⑤ 审平：运气术语。指五运主岁中金岁平气。

⑥ 静顺：平静和顺、贞静温顺。

⑦ 委和：五运主岁中木运不及的名称。后文的"伏明、卑监、从革、涸流"等均表示不及的名称。

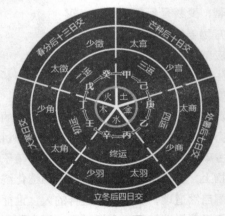

五运主运图

译文

黄帝问：宇宙太虚深远广阔无边，五运循环不息。其中有盛衰的不同，随之而人体也有损益的差别，希望听听五运中的平气，是怎样命名的？怎样确定其标志的？

岐伯回答说：问得真是高明啊！木的平气，是敷布和柔，称为"敷和"；火的平气，是上升而光明，称为"升明"；土的平气，是广布生化，称为"备化"；金的平气，是清静平和，称为"审平"；水的平气，是静穆顺达，称为"静顺"。

黄帝问：不及怎样？

岐伯说：如果不及，木就委曲无阳和之气，称为"委和"；火就伏藏而无光明，称为"伏明"；土就低下而缺乏生化之气，称为"卑监"；金就可因可革而无坚硬之气，称为"从革"；水就干涸而无湿润之气，称为"涸流"。

黄帝问：太过怎样？

岐伯说：如果太过，木就会发生过早，称为"发生"；火就会炎势太盛，称为"赫曦"；土就会过于高厚，称为"敦阜"；金就会过于刚硬，称为"坚成"；水就会满溢外流，称为"流衍"。

黄帝说：以上平气、太过和不及三气的标志，希望听听怎样候察。

岐伯说：问得全面啊！敷和的标志，木的德性敷布畅达于四方上下，阳气舒畅，阴气散布，五行的气化都能发挥正常的功能。气正直，性顺从万物，作用如树木枝干的曲直自由伸展，生化能使万物繁荣，属类是草木，职能是发散，气候是温和，职能的表现是风，应于人的内脏是肝，肝畏惧清凉的肺金之气，肝关联于眼目，在谷类是麻，果类是李，果实是核仁，所应的时令是春，在虫类是毛虫，在畜类是犬，在颜色是草色，其所充养的是筋，发病则为里急而胀满，在五味是酸，在五音是角，在物体来说是属于中坚，在河图成数是八。

原典

升明之纪，正阳而治，德施周普，五化均衡。其气高，其性速，其用燔灼，其化蕃茂[1]，其类火，其政明曜，其候炎暑，其令热，其脏心，心其畏寒，其主舌，其谷麦，其果杏，其实络，其应夏，其虫羽，其畜马，其色赤，其养血，其病膶瘈[2]，其味苦，其音徵，其物脉，其数七。

备化之纪，气协天休，德流四政，五化齐修。其气平，其性顺，其用高下，其化丰满，其类土，其政安静，其候溽蒸[3]，其令湿，其脏脾，脾其畏风，其主口，其谷稷，其果枣，其实肉，其应长

译文

升明的标志，南方火运正常行令，其德性普及四方，五行气化平衡。其气上升，性急速，作用是燃烧，生化能使万物繁荣茂盛，属类是火，职能是光明显耀，气候炎暑，职能的表现是热，应于人体内脏是心，心畏惧寒冷的水气，心关联着舌，在谷类是麦，果类是杏，在果实是丝络，所应的时令是夏，在虫类是羽虫，在畜类是马，在颜色是红色，所充养血，发病则为肌肉跳动，身体抽搐，在五味是苦，在五音是徵，属于络脉一类的物体，在河图成数是七。

备化的标志，天地气化协调和平，德性流布于四方，五行气化都能均衡完善地进行。其气和平，性和顺，作用能

夏，其虫倮，其畜牛，其色黄，其养肉，其病否④，其味甘，其音宫，其物肤，其数五。

审平之纪，收而不争，杀而无犯，五化宣明。其气洁，其性刚，其用散落，其化坚敛，其类金，其政劲肃，其候清切，其令燥，其脏肺，肺其畏热，其主鼻，其谷稻，其果桃，其实壳，其应秋，其虫介，其畜鸡，其色白，其养皮毛，其病咳，其味辛，其音商，其物外坚，其数九。

静顺之纪，藏而勿害，治而善下，五化咸整。其气明，其性下，其用沃衍⑤，其化凝坚，其类水，其政流演，其候凝肃，其令寒，其脏肾，肾其畏湿，其主二阴，其谷豆，其果栗，其实濡⑥，其应冬，其虫鳞，其畜彘⑦，其色黑，其养骨髓，其病厥，其味咸，其音羽，其物濡，其数六。

注释

① 蕃茂：繁盛。

② 瞤瘛：肌肉抽缩跳动。

③ 溽蒸：湿热熏蒸。

④ 病否：发病为痞塞。

⑤ 沃衍：原为土地肥美平坦，此处指水流灌溉。

⑥ 濡：原为沾湿、润泽之意，此处为汁液。

⑦ 彘：本指大猪，后泛指一般的猪。

高能下，生化能使万物成熟丰满，属类是土，职能是使万物安静，气候是湿热交蒸，职能的表现是湿，应于人体内脏是脾，脾畏惧风，脾关联着口，在谷类是稷，果类是枣，在果实是果肉，所应的时令是长夏，在虫类是倮虫，在畜类是牛，在颜色是黄色，充养肉，发病为痞塞，在五味是甘，在五音是宫，是属于肌肤一类的物体，在河图成数是五。

审平的标志，金的气化收敛而无剥夺，肃杀而无残害，五行的气化都能宣畅清明。审平之气洁净，性刚强，作用是使万物成熟散落，生化能使万物结实收敛，属类是金，职能为清劲严肃，气候清凉急切，职能的表现是燥，应于人体的内脏是肺；肺畏火热，肺关联着鼻，在谷类是稻，果类是桃，所充实的是外壳，所应的时令是秋，在虫类是介虫，在畜类是鸡，在颜色是白色，充养的是皮毛，发病为咳嗽，在五味是辛，在五音是商，是属于外壳坚硬的一类的物体，在河图成数是九。

静顺的标志，藏气能藏纳而无害于万物，生化平顺而下行，五行的气化都能完整。其气明静，性向下，作用为水流灌溉，生化为凝固坚硬，属类是水，职能是流动不息，气候严寒肃静，职能的表现是寒，应于人体的内脏是肾，肾怕湿土，肾关联着二阴，在谷类是豆，果类是栗，在果实是液汁，所应的时令是冬，在虫类是鳞虫，在畜类是猪，颜色是黑色，充养的是骨髓，发病则为厥逆，在五味是咸，在五音是羽，是属于液体一类的物体，在河图成数是六。

原典

故生而勿杀，长而勿罚，化而勿制，收而勿害，藏而勿抑。是谓平气。

委和之纪，是谓胜生。生气不政，化气乃扬，长气自平，收令乃早。凉雨时降，风云并兴，草木晚荣，苍干凋落，物秀而实，肤肉内充[①]。其气敛，其用聚，其动缗戾拘缓[②]，其发惊骇，其脏肝，其果枣李，其实核壳，其谷稷稻，其味酸辛，其色白苍，其畜犬鸡，其虫毛介，其主雾露凄沧，其声角商[③]，其病摇动注恐，从金化也。少角与判商同，上角与正角同，上商与正商同，其病支废，痈肿疮疡，其甘虫，邪伤肝也。上宫与正宫同。萧飋肃杀，则炎赫沸腾，眚于三[④]，所谓复也。其主飞蠹蛆雉[⑤]，乃为雷霆。

伏明之纪，是谓胜长。长气不宣，脏气反布，收气自政，化令乃衡。寒清数举，暑令乃薄，承化物生，生而不长，成实而稚，遇化已老。阳气屈伏，蛰虫早藏。其气郁，其用暴，其动彰伏变易。其发痛，其脏心，其果栗桃，其实络[⑥]濡，其谷豆稻，其味苦咸，其色玄丹，其畜马彘，其虫羽鳞，其主冰雪霜寒，其声徵羽，其病昏惑悲忘，从水化也。少徵与少羽同，上商与正商同，邪伤心也。凝惨凛冽，则暴雨霖霪，眚于九[⑦]。其主骤注雷霆震惊，沉黔淫雨。

注释

①肤肉内充：指果子皮肉充实。

②缗戾拘缓：筋络拘挛、软弱无力。缗：像缨的东西，指筋络。

③角商：即宫、商、角、徵、羽，是我国五声音阶中五个不同音的名称，类似于现在简谱中的1、2、3、5、6。

④眚于三：灾害应在东方。

⑤飞蠹蛆雉：即飞虫、蠹虫、蛆虫、雉鸡。

⑥络：丝络，即指果肉接连不断的一类果实。

⑦眚于九：灾害应在南方。

译文

所以万物发生时而不杀伤，成长时而不惩罚，化育时而不制止，收敛时而不残害，藏储时而不抑制。这就叫作平气。

委和的标志，称为胜生。生气不能发挥作用，土的化气于是发扬播散，火的长气自然平静，收令于是提早到来。凉雨不时下降，风云交相变换，草木繁荣晚于时令，并且易于干枯凋落，万物早秀早熟，皮肉充实。气收敛，作用聚集，在人体的变动是筋络拘挛或软弱无力，或者易于惊骇，应于内脏为肝，在果类是枣和李，在果实中是核和壳，在谷类是稷和稻，在五味是酸和辛，在颜色是白和青，在畜类是犬和鸡，在虫类是毛虫和介虫，所主的气候是雾露寒冷，在声音为角和商，病变为摇动和恐惧，这是木运不及而从金化的缘故。所以少角等同于半商，上角与正角相同，上商与正商相同，发病为四肢痿弱、痛肿、疮疡、生虫等病，这是因为邪气伤肝。这时上宫与正宫相同。木受金克，起初是一片萧瑟肃杀的景象，但随之则为火势炎炎，灾害应在东方，这是由于金气克木，火气前来报复。当火气来复，属火的飞虫、蠹虫、蛆虫和雊鸡应之而出，木气被郁至极，就会震发而为雷霆。

伏明的年份，称为胜长。火的长气不得发扬，水的藏气反而乘机布散，金的收气也自行职权，土的化气平定而不能发展，寒冷之气常现，暑热之气衰减，万物虽承土的化气而生，但因火运不足，生而不能成长，虽能结实，然而幼小，及至长夏生化的时候，已经衰老了。由于阳气伏藏，所以蛰虫很早就蛰藏起来了。火气郁结，所以当发用时，必然横暴，变动每隐现多变，无一定之规。发病为疼痛，应于内脏为心，在果类为栗和桃，在果实是丝络和液汁，在谷类为豆和稻，在五味为苦和咸，在颜色为玄和丹，在畜类为马和猪，在虫类是羽虫和鳞虫，在气候主冰、雪、霜、寒，在声音为徵、羽，其病变为昏乱糊涂，悲哀易忘，这是火运不及而从水化的缘故。所以少徵和少羽相同，上商与正商相同，这是邪气伤心所致。火运衰弱，所以阴凝惨淡、寒风凛冽，随之而暴雨淋漓不止，其灾害应在南方。所以伏明主暴雨下注，雷霆震惊，乌云蔽日，阴雨连绵。

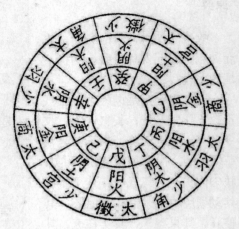

五音建运太少相生古图

原典

卑监之纪，是谓减化。化气不令，生政独彰，长气整，雨乃愆[①]，收气平，风寒并兴，草木荣美，秀而不实，成而粃[②]也。其气散，其用静定，其动疡涌分溃痈肿，其发濡滞，其脏脾，其果李栗，其实濡核，其谷豆麻，其味酸甘，其色苍黄，其畜牛犬，其虫倮毛，其主飘怒振发[③]，其声宫角，其病留满痞塞，从木化也。少宫与少角同，上宫与正宫同，上角与正角同，其病飧泄，邪伤脾也。振拉飘扬[④]，则苍干散落，其眚四维[⑤]。其主败折虎狼，清气乃用，生政乃辱。

从革之纪，是谓折收。收气乃后，生气乃扬，长化合德，火政乃宣，庶类以蕃[⑥]。其气扬，其用躁切，其动铿禁瞀厥[⑦]，其发咳喘，其脏肺，其果李杏，其实壳络，其谷麻麦，其味苦辛，其色白丹，其畜鸡羊，其虫介羽，其主明曜炎烁，其声商徵，其病嚏咳鼽衄[8]，从火化也。少商与少徵同，上商与正商同，上角与正角同，邪伤肺也。炎光赫烈，则冰雪霜雹，眚于七。其主鳞伏彘鼠。岁气早至，乃生大寒。

注释

① 愆：过期，指雨水过期不降。

② 粃：同"秕"，指籽实不饱满的东西。

③ 飘怒振发：大风刮起、树木动摇的摧折之势。

④ 振拉飘扬：风势振动，树木摧折飘扬。

⑤ 眚四维：灾害应在中宫而通于四方。

⑥ 庶类以蕃：意为万物繁荣。

⑦ 铿禁瞀厥：咳嗽失音、胸闷气逆。

⑧ 嚏咳鼽衄：喷嚏、咳嗽、鼻塞流涕、衄血。

译文

卑监的年份，称为减化。土的化气不得行其政令，而木的生气独旺，长气自能完整如常，雨水过期不降，收气平定，风寒并起，草木虽繁荣美丽，但秀而不能成实，所成的只是秕子一类不饱满的东西。气散漫，作用不足而过于静定，变动为病发疮疡溃烂、痈肿，并发展为水气不行的水肿，所应的内脏是脾，在果类是李和栗，所充实的是液汁和核仁，在谷类是豆和麻，在五味是酸和甘，在颜色是苍和黄，在畜类是牛和犬，在虫类是倮虫和毛虫，所主的气候是大风刮起，树木动摇，有摧折之势，在声音为宫、角，其发病为胀满痞塞不通，这是土运不及而从木化的缘故。所以少宫和少角相同，上宫和正宫相同，上角和正角相同，发病为泄泻，这是邪气伤脾所致。土衰木胜，所以见风势振动，树木摧折飘扬，随之而草木干枯凋落，灾害应在中宫而通于四方。其所主败坏折伤，有如虎狼之势，清冷之气发生作用，生气被抑制而不能行使职能。

从革的年份，称为折收。金之收气后于天时而至，生气得以张扬，火之长气和土之化气合而相得，火的职能得以施行，万物繁茂。气发扬，作用是急躁，变动发病为咳嗽失音、胸闷气逆，发展为咳嗽气喘，所应的内脏是肺，在果类为李和杏，在果实是外壳和丝络，在谷类是麻和麦，在五味是苦与辛，在颜色是白和丹，在畜类为鸡和羊，在虫类是介虫和羽虫，所主的气候是晴朗炎热，在声音为商、徵，其病变为喷嚏、咳嗽、鼻塞流涕、衄血，这是金运不及而从火化的缘故。所以少商和少徵相同，上商和正商相同，上角和正角相同，病变是由于邪气伤肺。金衰火旺，所以火势炎热，火气过盛则水气来复，随之见冰雪霜雹，灾害应于西方。所主的鳞虫之伏藏，猪、鼠之阴沉，冬藏之气提早而至，于是发生大寒。

原典

涸流之纪，是谓反阳。藏令不举，化气乃昌，长气宣布，蛰虫不藏，土润水泉减，草木条茂，荣秀满盛。其气滞，其用渗泄，其动坚止①，其发燥槁，其脏肾，其果枣杏；其实濡肉，其谷黍稷，其味甘咸，其色黅玄，其畜彘牛，其虫鳞倮，其主埃郁昏翳②，其声羽宫，其病痿厥坚下③，从土化也。少羽与少宫同，上宫与正宫同，其病癃闭，邪伤肾也。埃昏骤雨，则振拉摧拔，眚于一④。其主毛显狐狢，变化不藏。

故乘危而行，不速而至，暴虐无德，灾反及之。微者复微，甚者复甚，气之常也。

发生之纪，是谓启敕⑤。土疏泄，苍气达，阳和布化，阴气乃随，生气淳化，万物以荣。其化生，其气美，其政散，其令条舒。其动掉眩巅疾⑥，其德鸣靡启坼⑦，其变振拉摧拔，其谷麻稻，其畜鸡犬，其果李桃，其色青黄白，其味酸甘辛，其象春，其经足厥阴少阳，其脏肝脾，其虫毛介，其物中坚外坚，其病怒。太角与上商同。上徵则其气逆，其病吐利。不务其德，则收气复，秋气劲切，甚则肃杀，清气大至，草木凋零，邪乃伤肝。

注释

① 坚止：症结不动。

② 埃郁昏翳：尘土飞扬，天空昏暗。

③ 坚下：下部症结。

④ 眚于一：灾害应于北方。

⑤ 启敕：启陈。

⑥ 掉眩巅疾：颤摇、眩晕，巅顶部疾病。

⑦ 其德鸣靡启坼：其性能是和风四布、推陈出新。

译文

涸流的年份，称为反阳。水之藏气衰弱，不能行使其封藏的职能，土之化气因而昌盛，火之长气乘机宣行而布于四方，蛰虫不按时伏藏，土润泽而泉水减少，草木枝条繁茂，万物繁荣秀丽而丰满。藏气不得流畅，作用为暗中渗泄，变动为症结不动，发病为干燥枯槁，应内脏为肾，在果类为枣和杏，在果实是汁液和肉，在谷类是黍和稷，在五味是甘和咸，在颜色是黄和黑，在畜类是猪和牛，在虫类是鳞虫和倮虫，所主的气候是尘土飞扬，天空昏暗，在声音为羽、宫，病变为痿厥和下部症结，这是水运不及而从土化的缘故。所以少羽和少宫相同，上宫与正宫相同，病状为大小便不畅或闭塞不通，这是邪气伤肾所致。水运不及，所以尘埃昏蔽或骤然下雨，但木气来复，随之反见大风振动，树木倒拔，灾害应于北方，毛虫像狐狢之类应之而出，变化而不潜藏。

所以五运有不及之时，所胜与所不胜之气，就乘其衰弱而行令，好像不速之客，不招自来，暴虐而毫无道德，灾害必然反加到自己身上。暴虐轻微的受到的报复就轻，暴虐严重的受到的报复也严重，这是运气中的常规。

发生的标志，称为启陈。土气因木气太过而疏松发散，草木之青气条达，阳气温和布化于四方，阴气随从阳气，生气浮厚，化生万物，万物因之欣欣向荣。其运化为生发，气秀美，职能为散布，表现为舒展畅达，在人体的变动是颤摇、眩晕和巅顶部疾病，性能是和风四布、推陈出新，若变化则为狂风振摇，树木摧折，在谷类为麻、稻，在畜类是鸡、犬，在果实为李、桃，在颜色为青、黄、白，在五味为酸、甘、辛，象征为春天，在人体的经脉是足厥阴、足少阳，在内脏为肝、脾，在虫类为毛虫和介虫，在物体属内外坚硬，病变则为怒。这时太角与上商同。若遇上微少阴君火司天，火性上逆，木旺克土，故病发气逆、吐泻。若木气太过，不守自己的品行而去侮土，则金之收气来复，以致发生秋令劲急的景象，甚至会有肃杀之气，突然气候清凉、草木凋零，邪气会损伤肝脏。

原典

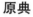赫曦之纪，是谓蕃茂。阴气内化，阳气外荣，炎暑施化，物得以昌。其化长，其气高，其政动，其令鸣显，其动炎灼妄扰[①]，其德暄暑郁蒸，其变炎烈沸腾，其谷麦豆，其畜羊彘，其果杏栗，其色赤白玄，其味苦辛咸，其象夏，其经手少阴太阳，手厥阴少阳，其脏心肺，其虫羽鳞，其物脉濡。其病笑疟疮疡血流狂妄目赤[②]。上羽与正徵同，其收齐，其病痓[③]，上徵而收气后也。暴烈其政，藏气乃复，时见凝惨，甚则雨水霜雹切寒，邪伤心也。

敦阜之纪，是谓广化。厚德清静，顺长以盈，至阴内实，物化充成，烟埃朦郁[④]，见于厚土，大雨时行，湿气乃用，燥政乃辟，其化圆，其气丰，其政静，其令周备。其动濡积并稸，其德柔润重淖，其变震惊飘骤崩溃。其谷稷麻，其畜牛犬，其果枣李，其色黅玄苍，其味甘咸酸，其象长夏，其经足太阴阳明，其脏脾肾，其虫倮毛，其物肌核。其病腹满，四支不举，大风迅至，邪伤脾也。

注释

① 炎灼妄扰：使人烧灼发热，神志撩乱不宁。

② 其病笑疟疮疡血流狂妄目赤：在人体的病变上主笑、疟疾、疮疡、失血、发狂、目赤。

③ 痓：中医病证名。

④ 烟埃朦郁：土气蒸腾如烟，朦胧笼罩。

译文

赫曦的标志，称为蕃茂。阴气从内而化，阳气发扬在外，炎暑的气候施行，万物得以昌盛。生化之气为成长，火气上升，职能是活动，表现为显露声色，变动能使人身烧灼发热，神志缭乱不宁，性能是暑热郁蒸，变化则为炎热如烈火喧腾，其在谷类为麦、豆，在畜类为羊、猪，在果类为杏、栗，在颜色为赤、白、黑，在五味为苦、辛、咸，象征为夏天，在人体的经脉是手少阴、手太阳和手厥阴、手少阳，在内脏象征为心、肺，在虫类为羽虫和鳞虫，在物体属脉络和津液，在人体的病变为主笑、疟疾、疮疡、失血、发狂、目赤。赫曦与上羽和正徵相同，收令得以正常施行，在人发病为痤，逢上徵则收气不能及时施行。由于火运暴烈，水之藏气来复，以致时见阴凝惨淡的景象，甚至雨水霜雹，极为寒冷，病变多是邪气伤心。

敦阜的标志，称为广化。其德性敦厚而清静，使万物顺时令生长乃至充盈，土的至阴之气内实，万物就能生化而成形，土运太过，则见土气蒸腾如烟，朦胧笼罩于山陵之上，大雨时常降下，湿气主事，燥气隐退。运化圆满，气丰盛，职能是主安静，表现是周密详备，变动在人体则湿气积聚，性能使万物柔润光泽，变化则为雷霆震动、暴雨骤至、山崩土溃，在谷类为稷、麻，在畜类为牛、犬，在果类为枣、李，在颜色为黄、黑、青，在五味是咸、酸，其象征为长夏，在人体的经脉是足太阴、足阳明，在内脏是脾、肾，在虫类是倮虫和毛虫，在物体属于肌肉和果核一类。病变为腹满，四肢举动不便，土运太过，木气来复，所以大风迅速而来，疾病多为邪气伤脾。

原典

坚成之纪，是谓收引。天气洁，地气明，阳气随阴治化，燥行其政，物以司成，收气繁布，化洽不终。其化成，其气削，其政肃，其令锐切，其动暴折疡疰[①]，其德雾露萧飔，其变肃杀凋零，其谷稻黍，其畜鸡马，其果桃杏，其色白青丹，其味辛酸苦，其象秋，其经手太阴阳明，其脏肺肝，其虫介羽，其物壳络，其病喘喝，胸凭仰息。上徵与正商同。其生齐，其病咳。政暴变，则名木不荣，柔脆焦首，长气斯救，大火流，

译文

坚成的标志，称为收引。天气洁净，地气明朗，阳气随着阴气的职能而生化，燥金之气行使职权，因而万物都成熟，但秋收之气频繁四布，长夏的化气未能尽职能。其生化是提早收成，气是削伐，职权是肃杀凋零，表现是尖锐急切，其在人体的变动为突然折伤和疮疡、皮肤病，性能是散布雾露秋风，变化则为肃杀凋零的景象，在谷类是稻、黍，在畜类是鸡、马，在果类是桃、杏，它的颜色是白、青、丹，它化生的五味是辛、酸、苦，象征为秋天，在人体上相应的经脉是手太阴、手阳明，在内脏是肺与肝，在虫类是介虫和羽虫，生成物体属于皮壳和丝络一类，病变大都为气喘有声、呼吸困难。这时上徵与正商相同。金气被抑制，则木气不受克制，

炎烁且至，蔓将槁，邪伤肺也。

流衍之纪，是谓封藏，寒司物化，天地严凝，藏政以布，长令不扬。其化凛，其气坚，其政谧，其令流注，其动漂泄沃涌[2]，其德凝惨寒雾，其变冰雪霜雹，其谷豆稷，其畜彘牛，其果栗枣，其色黑丹黅，其味咸苦甘，其象冬，其经足少阴太阳，其藏肾心，其虫鳞倮，其物濡满，其病胀，上羽而长气不化也。政过则化气大举，而埃昏气交，大雨时降，邪伤肾也。故曰：不恒其德，则所胜来复，政恒其理，则所胜同化，此之谓也。

注释

① 暴折疡痤：突然的折伤、疮疡和皮肤病。

② 漂泄沃涌：或吐涎沫，或为下泄。

卷二十

生气就能与长、化、收、藏之气齐同，而正常行令，病变为咳散。金运太过，行使职权过分暴虐，各种树木枯槁不荣，草类柔软脆弱，焦首干死，但继火之长气来复，所以炎热的天气又流行，蔓草被炙烤，渐至枯槁，病变多为邪气伤肺。

流衍的标志，称为封藏。寒气执掌万物的变化，天地间严寒阴凝，闭藏之气行使其权力，火的生长之气不得发扬。其化为凛冽，气则坚凝，权力为安静，它权力的表现是流动灌注，活动则或为漂浮，或为下泄，或为灌溉，或为外溢，性能是阴凝惨淡、寒冷雾气，其气候的变化为冰雪霜雹，在谷类是豆、稷，在畜类是猪、牛，在果类是栗、枣，在色是黑、朱红与黄，化生的五味是咸、苦、甘，象征为冬天，在人体相应的经脉是足少阴、足太阳，在内脏为肾和心，化生的虫类是鳞虫和倮虫，生成物体属充满汁液肌肉的一类，如果发生病变是胀。若逢水气司天，水运更太过，二水相合，火气更衰，故流衍逢上羽，火生长之气更不能发挥作用。如果水行太过，则土气来复，而化气发动，以致地气上升，大雨时常降下，人们的病变多为邪气伤于肾脏。以上太过的标志所行使的权力，已失去了正常的性能，横施暴虐，而欺侮被我所胜者，但结果必有胜我者前来报复，若行使政令平和、合乎正常的规律，即使所胜的也能同化，就是这个意思。

原典

帝曰：天不足西北，左寒而右凉；地不满东南，右热而左温，其故何也？

岐伯曰：阴阳之气，高下之理，太少之异也。东南方，阳也，阳者其精降于下，故右热而左温。西北方，阴也，阴者其精奉于上，故左寒而右凉。是以地有高下，气有温凉，高者气寒，下者气热。故适寒凉者胀，之温热者疮。下之则胀已，汗之则疮已[1]。此腠理开闭之常，太少之异耳。

帝曰：其于寿夭[2]何如？

岐伯曰：阴精所奉其人寿，阳精所降其人夭。

帝曰：善。其病也，治之奈何？

岐伯曰：西北之气散而寒之，东南之气收而温之，所谓同病异治也。故曰：气寒气凉，治以寒凉，行水渍之。气温气热，治以温热，强其内守。必同其气，可使平也，假者反之。

注释

① 下之则胀已，汗之则疮已：胀病用下法则胀可消，疮疡用汗法则疮疡自愈。

② 寿夭：寿命长短。

译文

黄帝问：天气不足于西北，北方寒而西方凉；地气不满于东南，南方热而东方温。这是什么缘故？

岐伯说：天气有阴阳，地势有高低，其中都有太过与不及的差异。东南方属阳，阳气有余，阳精自上而下降，所以南方热而东方温。西北方属阴，阴气有余，阴精自下而上奉，所以北方寒而西方凉。因此，地势有高有低、气候有温有凉，地势高的气候寒凉，地势低的气候温热。所以在西北寒凉的地方多胀病，在东南温热的地方多疮疡。胀病用下法则胀可消，疮疡用汗法则疮疡自愈。这是气候和地理影响人体腠理开闭的一般情况，无非是太过和不及的区别罢了。

黄帝道：天气寒热与地势高下对人的寿命长短，有什么关系？

岐伯说：阴精上承的地方，阳气坚固，故人长寿；阳精下降的地方，阳气常发泄而衰薄，故人多寿命短。

黄帝说：好。若发生病变，应怎样处理？

岐伯说：西北方天气寒冷，病多外寒而里热，应散其外寒，而凉其里热；东南方天气温热，因阳气外泄，故生内寒，所以应收敛其外泄的阳气而温其内寒。这就是所谓的"同病异治"，即同样发病而治法不同。所以说：气候寒凉的地方，多内热，可用寒凉药治好，并可用汤液浸渍的方法；气候温湿的地方，多内寒，可治以温热的方法，以加强内部阳气的固守。治法必须与该地的气候相同，才能使之平调，但必须辨别其相反的情况，如西北之人有假热之寒病，东南之人有假寒之热病，当用相反的方法治疗。

原典

帝曰：善。一州之气①，生化寿夭不同，其故何也？

岐伯曰：高下之理，地势使然也。崇高则阴气治之，洿下②则阳气治之。

阳胜者先天，阴胜者后天。此地理之常，生化之道也。

帝曰：其有寿夭乎？

岐伯曰：高者其气寿，下者其气夭。地之小大异也，小者小异，大者大异。故治病者，必明天道地理，阴阳更胜，气之先后，人之寿夭，生化之期，乃可以知人之形气矣。

帝曰：善。其岁有不病，而脏气不应不用者，何也？

岐伯曰：天气制之，气有所从也。

帝曰：愿卒闻之。

岐伯曰：少阳司天，火气下临，肺气上从，白起金用③，草木眚，火见燔焫，革金且耗④，大暑以行。咳嚏衄衊鼻窒，口疮，寒热胕肿。风行于地，尘沙飞扬。心痛胃脘痛，厥逆鬲不通，其主暴速。

阳明司天，燥气下临，肝气上从，苍起木用而立，土乃眚，凄沧数至，木伐草萎。胁痛目赤，掉振鼓慄⑤，筋痿不能久立。暴热至，土乃暑，阳气郁发，小便变，寒热如疟，甚则心痛。火行于槁，流水不冰，蛰虫乃见。

注释

① 一州之气：同一个地方的气候。

② 洿：洼地、池塘，洿下则表示地势低洼的地方。

③ 白起金用：指燥金之气盛行。

④ 革金且耗：金气因此变革，而且消耗。

⑤ 胁痛目赤，掉振鼓慄：人体发病为胁痛，目赤，眩晕，动摇，战栗。

译文

黄帝说：说得好。但同是一个地区的气候，而生化的寿命长短，各有不同，这是什么原因？

岐伯说：这是地势的高下不同所导致的。地势高的地方多寒，属于阴气所治；地势低下的地方多热，属于阳气所治。阳气太过，四时气候就来得早；阴气太过，四时气候就来得晚。这就是地理高下与生化迟早关系的一般规律。

黄帝又说：那么它与寿命长短也有关系吗？

岐伯说：地势高的地方，因为寒收则元气内守而多长寿；地势低的地方，因为热散则元气外泄而多寿命短。地域差异的大小跟这种差别成正比关系，地域差异小寿命长短的差别就小，地域差异大寿命长短的差别就大。所以治病必须懂得天道和地理、阴阳的交胜、气候的先后、人的寿命长短，生化的时期，然后才可以了解人的形体和气机啊。

黄帝说：说得好。一岁之中，当病而不病，脏气当相应而不相应，当发用而不发用，是什么道理呢？

岐伯道：这是由于有司天之气制约着，人体五脏之气顺从天气的缘故。

黄帝说：希望详细听听。

岐伯说：少阳相火司天之年，

火气下临，弥漫于大地，人身肺气上从天气，燥金之气起而用事，草木受灾，炎热如烧灼，金气因此变革，而且消耗，火气太过，暑热流行，病变有咳嗽、喷嚏、鼻涕、衄血、鼻塞、口疮、寒热、浮肿。厥阴在泉，风气流行于地，尘土飞扬。病变为心痛、胃脘痛、厥逆、胸膈不通，病变急暴快速。

阳明司天之年，燥气下临于地，人身肝气上从天气，风木之气起而用事，土气必受灾害，凄沧清冷之气常常到来，草木被克伐枯萎。人体发病为胁痛、目赤、眩晕、动摇、战栗，筋脉痿弱，不能久立。阳明司天则少阴君火在泉，故突然燥气到来，地上暑热蒸腾，阳气郁结于内而发病，尿色改变，寒热往来如疟疾，重则发生心痛。火气流行于草木枯槁之时，流水不能结冰，蛰虫反而外见不藏。

胃脘痛患者的预防与调节

对胃脘痛患者，要重视生活调节，尤其是饮食与精神方面的调节。饮食上应以少食多餐、营养丰富、清淡易消化为原则，不宜饮酒及过食生冷、辛辣食物，切忌粗硬饮食、暴饮暴食，或饥饱无常；生活上应保持精神愉快，避免忧思恼怒及情绪紧张，还要注意劳逸结合，避免劳累。病情较重时，需适当休息，这样可减轻胃痛、减少胃痛发作次数，进而达到预防胃痛的目的。

原典

太阳司天，寒气下临，心气上从，而火且明，丹起①，金乃眚，寒清时举，胜则水冰，火气高明。心热烦，嗌干善渴，鼽嚏，喜悲数欠。热气妄行，寒乃复，霜不时降，善忘，甚则心痛。土乃润，水丰衍，寒客至，沉阴化，湿气变物，水饮内稸，中满不食，皮痛②，肉苛，筋脉不利，甚则胕肿，身后痈。

译文

太阳司天之年，寒水之气下临于地，人身心气上从天气。火气显明，火热之气起而用事，金气必然受伤，寒冷之气时时出现，寒气太过则水结成冰，由于火气被迫而上从天气，所以发病为心热烦闷、咽喉干燥、常口渴、鼻涕、喷嚏、易于悲哀，时常打呵欠。热气妄行于上，所以寒气报复于下，寒霜不时下降，水气凌心，则神气伤，发病为善忘，重的致心痛。太阳司天则太阴湿土在泉，土能制水，所以土气滋润，水流丰沛，寒水之客气降临，火为沉阴所化，万物因寒湿而发生变化，在人体的病变则为水饮内停，腹满，不能饮食，皮肤麻痹，肌肉不仁，厥阴司天，风气下临，脾气上从，而土且隆，黄起③，水乃眚，土用革。体重，肌肉萎，食减口爽。风行太虚，云物摇动，目转耳鸣。火纵其暴，地乃暑，大热消烁，赤沃下④。蛰虫数见，流水不冰，其发机速。

少阴司天，热气下临，肺气上从，白起金用，草木眚。喘呕寒热，嚏鼽衄鼻窒。大暑流行，甚则疮疡燔灼，金烁石流。地乃燥清，凄沧数至。胁痛，善太息。肃杀行，草木变。

太阴司天，湿气下临，肾气上从，黑起水变⑤，火乃眚，埃冒云雨。胸中不利，阴痿气大衰，而不起不用⑥。当其时，反腰脽⑦痛，动转不便也，厥逆。地乃藏阴，大寒且至，蛰虫早附，心下痞痛。地裂冰坚。少腹痛，时害于食。乘金则止水增，味乃咸，行水减也。

注释

① 丹起：火热之气盛行。

② 皮痛：皮肤麻痹。

③ 黄起：湿土之气盛行。

④ 赤沃下：赤痢赤带。

⑤ 黑起水变：寒水之气盛行。

⑥ 不起不用：指阳气不能举而失去作用。

⑦ 脽：臀部。

筋脉不利，甚至浮肿，背部生痛。

厥阴司天之年，风木之气下临于大地，人身脾气上从天气，土气隆盛，湿土之气盛行，水气受损，土从木化，受其克制，其功用发生变异。人体发病为身体沉重、肌肉枯萎、饮食减少、口爽无味。风气运行宇宙之间，云气与草木为之动摇，在人体之病变为目眩、耳鸣。厥阴司天，少阳相火在泉，火气横行，大地一片暑热，在人体则见大热，消烁阴液，多见赤痢赤带。本该蛰居的虫类不藏反而常见于外，流水不能成冰，其所发之病急速。

少阴君火司天之年，火热之气下临于大地，人身肺气上从天气，燥金之气盛行，则草木受灾。发病多为气喘、呕吐、寒热、喷嚏、鼻涕、衄血、鼻塞不通。暑热流行，甚至病发疮疡、高热、暑热酷热，大有金熔石化之势。少阴司天则阳明燥气在泉，地气干燥而清静，寒凉之气到来且不退，在病变多为胁痛，好出长气，肃杀之气行令，草木发生变化。

太阴司天之年，湿气下临于大地，人身肾气上从天气，寒水之气盛行，火气受损，寒水畏湿土而从土化，土气上冒而为云雨。人体发病为胸中不通利、阴痿、阳气大衰，阳不能举而失去作用。在土旺之时则感腰臀部疼痛，转动不便，手足厥冷。太阴司天，太阳寒水在泉，故地气阴凝闭藏，大寒将至，蛰虫很早就蛰伏，发病多为心下痞塞疼痛。若寒气太过则土地冻裂，冰冻坚硬，病发为小腹痛，常常影响进食。水气上乘金气，水得金生，寒凝更著，所以井水增加，水味变咸，这是由于河中流水减少的缘故。

卷二十

原典

帝曰：岁有胎孕不育，治之不全，何气使然？

岐伯曰：六气五类，有相胜制也。同者盛之，异者衰之。此天地之道，生化之常也。故厥阴司天，毛虫静，羽虫育，介虫不成[①]；在泉，毛虫育，倮虫耗，羽虫不育。少阴司天，羽虫静，介虫育，毛虫不成；在泉，羽虫育，介虫耗不育[②]。太阴司天，倮虫静，鳞虫育，羽虫不成；在泉，倮虫育，鳞虫不成。少阳司天，羽虫静，毛虫育，倮虫不成；在泉，羽虫育，介虫耗，毛虫不育。阳明司天，介虫静，羽虫育，介虫不成；在泉，介虫育，毛虫耗，羽虫不成。太阳司天，鳞虫静，倮虫育；在泉，鳞虫耗，倮虫不育。诸乘所不成之运[③]，则甚也。故气主有所制，岁立有所生。地气制己胜，天气制胜己；天制色，地制形。五类衰盛，各随其气之所宜也，故有胎孕不育，治之不全，此气之常也，所谓中根也。根于外者亦五，故生化之别，有五气、五味、五色、五类、五宜也[④]。

帝曰：何谓也？

岐伯曰：根于中者，命曰神机，神去则机息。根于外者，命曰气立，气止则化绝。故各有制，各有胜，各有生，各有成。故曰：不知年之所加，气之同异，不足以言生化。此之谓也。

注释

①毛虫静，羽虫育，介虫不成：毛虫不受影响而安静，羽虫可以生育，介虫不能生成。

②介虫耗不育：介虫遭到损耗而不能生育。

③诸乘所不成之运：凡是遭到克制而不能成长的气运。

④有五气、五味、五色、五类、五宜也：五气，指臊、焦、香、腥、腐五气。五味，指酸、苦、辛、咸、甘五味。五色，指青、黄、赤、白、黑五色。五类，指毛、羽、倮、鳞、介五类。

译文

黄帝问：每年有的虫类能够胎孕繁殖，有的不能生育，这生化的不同情况，究竟是什么气导致的呢？

岐伯说：六气和五行所化的五种虫类，是相生相克的。若六气与运气相同，则生物就会繁盛；若六气与运气不相同，则生物就会减衰。这是天地孕育的道理、生化的自然规律。所以厥阴司天的时候，毛虫不受影响而安静，羽虫可以生育，介虫不能生成；若厥阴在泉，毛虫可以生育，倮虫遭到损耗，羽虫也就不能生育。少阴司天的时候，羽虫不受影响而安静，介虫可以生育，毛虫不能生成；若少阴在泉，倮虫可以生育，介虫遭到耗损而不能生育。太阴司天的时候，倮虫不受影响而安静，鳞虫可以生育，羽虫不能生成；太阴在泉，倮虫可以生育，鳞虫虽育而不能生成。少阳司天的时候，羽虫不受影响而安静，毛虫可以生育，倮虫不能生成；少阳在泉，羽虫可以生育，介虫遭到耗损，毛虫不能生育。阳明司天的时候，介虫不受影响而安静，羽虫可以生育，介虫不能生成；阳明在泉，介虫可以生育，毛虫遭到耗损，羽虫不能生成。太阳司天的时候，鳞虫不受影响而安静，倮虫可以生育；太阳在泉，鳞虫遭到耗损，倮虫不能生育。凡是遭到克制而不能成长的气运，就更严重了。所以六气所主各有所胜，而岁运所立，各有其生化的作用。在泉之气，制约己所胜者；司天之气，制约胜己者；司天之气制色，在泉之气制形。五种虫类的繁衍和衰微，都是适应着六气而产生的，所以有胎孕和不育的分别，这不是治化的不全，而是运气的一种正常现象，因此叫作"中根"。中根以外的六气，也是根据五行而施化，所以生化之气不齐，而有臊、焦、香、腥、腐五气，酸、苦、辛、咸、甘五味，青、黄、赤、白、黑五色，毛、羽、倮、鳞、介五类分别，它们在万物之中各得其所宜。

黄帝问：这是什么道理呢？

岐伯说：生物的生命，其根源藏于内的，叫作神机，如果神离去了，则生化的机能也就停止了。凡生命根源于外的，叫作气立，假如在外的六气歇止，那么生化也就随之断绝了。所以说运各有制约，各有相胜，各有所生，各有所成。所以说：如果不知道岁运和六气的加临，以及六气的同异，就不能晓得生化。就是这个道理。

······

原典

帝曰：气始而生化，气散而有形，气布而蕃育，气终而象变，其政一也。然而五味所资，生化有薄厚，成熟有少多，终始不同，其故何也？

岐伯曰：地气制之也，非天不生，地不长也。

帝曰：愿闻其道。

岐伯曰：寒热燥湿，不同其化也。故少阳在泉，寒毒不生，其味辛，其治苦酸，其谷苍丹[①]。阳明在泉，湿毒不生，其味酸，其气湿，其治辛苦甘，其谷丹素。太阳在泉，热毒不生，其味苦，其治淡咸，其谷黅秬[②]。厥阴在泉，清毒不生，其味甘，其治酸苦，其谷苍赤。其气专，其味正。少阴在泉，寒毒不生，其味辛，其治辛苦甘，其谷白丹。太阴在泉，燥毒不生，其味咸，其气热，其治甘咸，其谷黅秬。化淳则咸守，气专则辛化而俱治。

故曰：补上下者从之，治上下者逆之，以所在寒热盛衰而调之。故曰：上取下取，内取外取，以求其过。能毒者以厚药[③]，不胜毒者以薄药，此之谓也。气反者，病在上，取之下；病在下，取之上；病在中，傍取之。治热以寒，温而行之；治寒以热，凉而行之，治温以清，冷而行之，治清以温，热而行之。故消之削之④，吐之下之，补之泻之，久新同法⑤。

注释

① 其谷苍丹：谷类颜色是青色和红色。

② 黅秬：黄色和黑色。

③ 能毒者以厚药：身体能耐受毒药的就给以性味厚的药物。

④ 故消之削之：所以或用消法，或用削法。消、削都表示治疗方法。后文中的"吐、下、补、泻"均为治疗方法。

⑤ 久新同法：无论新病旧病，都遵从这一方法。

译文

黄帝问：气形成就能生化，气分散就能造就物体的形质，气敷布就可以繁殖，气终了万物之象便发生变化，一切物质都是如此。然而五味所禀受之气，在生化上有厚有薄，在成熟上有少有多，其结果与开始也不同，这是什么缘故呢？

岐伯说：这是由于在泉之气所控制，所以生化上有厚薄多少的差异，所以其生化非天气则不生，非地气则不长。

黄帝说：希望听听其中的道理。

岐伯说：寒、热、燥、湿的气化各不相同。所以少阳相火在泉的时候，寒毒之物不能生长，金从火化，所以味辛，其主治之味是苦、酸，谷类颜色是青色和红色。阳明燥金在泉的时候，湿毒之物不能生长，木从金化，所以味酸，其气温，其主治之味是辛、苦、甘，谷类颜色是丹色和素色。太阳寒水在泉的时候，热毒之物不能生长，火从水化，所以味苦，其主治之味是淡、咸，谷类颜色是黄色和黑色。厥阴风木在泉的时候，清毒之物不能生长，土从木化，所以味甘，其主治之味是酸、苦，谷类颜色是青色和红色。厥阴司天则少阳在泉，木火相生，则气化专一，其味醇正。少阴君火在泉的时候，寒毒之物不能生长，金从火化，所以味辛，其主治之味是辛、苦、甘，谷类颜色是白色和红色。太阴湿土在泉的时候，燥毒之物不能生长，水从土化，所以味咸，其气热，其主治之味是甘、咸，谷类颜色是黄色和黑色。太阴在泉，而其气化淳厚，土能制水，所以咸味得以内守，土居土味，而能生金，其气专精，所以辛味也得以生化，能与湿土同治。

所以说：因司天、在泉之气不及而引起的疾病应该用补法，补就要顺其气而补；因司天在泉之气太过而引起的疾病应该用逆治法，逆治就要逆其气而治，都要根据病情的寒热盛衰来调治。所以说：无论用上取、下取、内取、外取之法，总要先找到病气的所在再治疗。身体强壮能耐受毒药的就给以性味厚的药，身体柔弱而不能耐受毒药的就给以性味薄的药，说的就是这个道理。若病气反其常候，病在上而治其下；病在下而治其上；病在中而治其左右。治热证用寒药，应该温服；治寒证用热药，应该凉服；治温证用凉药，应该冷服；治清证用温药，应该热服。病人虚实不同，制方就不同，所以或用消法、或用削法、或用吐法、或用下法、或用补法、或用泻法，无论久病新病，都得遵从这一点。

原典

帝曰：病在中而不实不坚，且聚且散，奈何？

岐伯曰：悉乎哉问也！无积者求其藏，虚则补之，药以祛之，食以随之，行水渍之，和其中外，可使毕已。

帝曰：有毒无毒，服有约乎①？

岐伯曰：病有久新，方有大小，有毒无毒，固宜常制矣。大毒治病，十去其六；常毒治病，十去其七；小毒治病，十去其八；无毒治病，十去其九。谷肉果菜，食养尽之，无使过之，伤其正也。不尽，行复如法，必先岁气，无伐天和②。无盛盛，无虚虚而遗人夭殃③；无致邪，无失正，绝人长命。

帝曰：其久病者，有气从不康，病去而瘠，奈何？

岐伯曰：昭乎哉圣人之问也！化不可代，时不可违④。夫经络以通，血气以从，复其不足，与众齐同，养之和之，静以待时，谨守其气，无使倾移，其形乃彰，生气以长，命曰圣王。故《大要》曰：无代化，无违时，必养必和，待其来复。此之谓也。

帝曰：善。

注释

①服有约乎：服用方法有什么规定吗？

②无伐天和：不能攻伐天真的冲和之气。

③无盛盛，无虚虚而遗人夭殃：不要使实者更实，不要使虚者更虚，而给患者留下后患。

④化不可代，时不可违：天地万物的生化，人是不可代替的；四时之气的顺序，人是不可违反的。

译文

黄帝问：若病在里面，不实也不坚硬，有时聚而有形，有时散而无形，这种病怎样治疗呢？

岐伯说：你问得真详尽啊！这种病如果没有积滞的话，就从内脏里寻求病因，如虚就用补法，用药以祛邪，随用饮食加以滋养，用热汤以浴渍肌表，使内外调和，这样就可以使病完全治愈。

黄帝问：有毒的药和无毒的药，服法也有什么规定吗？

岐伯说：病有新旧，处方有大小，药物有有毒无毒，固然有它的常规。凡用大毒之药，病去十分之六，不可再服；用平常的毒药，病去十分之七，不可再服；用小毒之药，病去十分之八，不可再服；用无毒的药，病去十分之九，也不必再服。以后用谷肉果菜，饮食调养，就可使病气都去掉，但不可吃得过多而损伤了正气。如果邪气未尽，还可再按上法服药，一定要先知道岁气的偏胜，千万不能攻伐天真的冲和之气。不要使实者更实，不要使虚者更虚，而给患者留下后患。总之，一方面要注意不能使邪气更盛，另一方面要注意不能使正气丧失，以免断送人的生命。

黄帝问：那久病的人，有时气顺，而身体并不健康；病虽去了，而身体仍然瘦弱，又怎么办呢？

岐伯说：你问得真高明啊！天地万物的生化，人是不能代替的，四时之气的顺序，人是不可违反的。因此只有顺应天地四时的气化，使经络畅通，气血和顺，慢慢来恢复它的不足，使其与正常人一样，或补养、或调和，要静待时机，谨慎地守护正气，不要使它耗损，这样，病人的形体才会强壮，生气也会一天一天地增长起来，这才是圣王之道。所以《大要》说：不要以人力来代替天地的气化，不要违反四时的运行，必须静养，必须安和，等待正气的恢复。说的就是这个意思。

黄帝说：说得好。

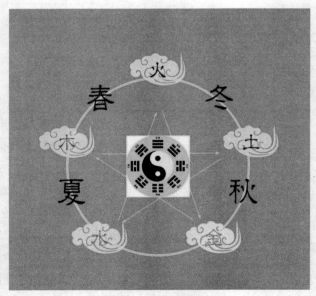

五行和四季示意图

卷二十一

六元正纪大论篇第七十一

原典

黄帝问曰：六化六变，胜复淫治①，甘苦辛咸，酸淡先后，余知之矣。夫五运之化，或从天气，或逆天气；或从天气，而逆地气；或从地气，而逆天气；或相得，或不相得，余未能明其事。欲通天之纪，从地之理，和其运，调其化，使上下合德，无相夺伦，天地升降，不失其宜，五运宣行，勿乖其政②，调之正味，从逆奈何？

岐伯稽首再拜，对曰：昭乎哉问也！此天地之纲纪，变化之渊源，非圣帝孰能穷其至理欤！臣虽不敏，请陈其道，令终不灭，久而不易。

帝曰：愿夫子推而次之，从其类序，分其部主，别其宗司，昭其气数，明其正化，可得闻乎？

岐伯曰：先立其年，以明其气，金木水火土，运行之数，寒暑燥湿风火，临御之化，则天道可见，民气可调，阴阳卷舒，近而无惑。数之可数者③，请遂言之。

帝曰：太阳之政，奈何？

岐伯曰：辰戌之纪也。

注释

①胜复淫治：胜气、复气、邪气、平治。

②勿乖其政：不背离其职权。

③数之可数者：可以推算的气运之数。

译文

黄帝问：六气的正常生化和异常变化，胜气、复气、邪气、平治的关系，与甘苦辛咸酸淡等味的先后生化道理，我已经知道了。至于五行主岁的运化，有时与司天之气相从，有时与司天之气相逆、有时与司天之气相从而与地气相逆、有时与地气相从而与司天之气相逆、或者互相适应，或者不相适应，我还不明白其中的道理。要通晓司天、在泉之气的规律和原理，调和五运之气化，使之上下功能协作，不互相冲突，天地之气的升降不致相失，五运之气能宣扬运行，不背离其职权，用适宜的五味来调和气化的从与逆，应该怎样？

岐伯行礼再拜，回答说：问的问题真高明啊！这是天地之气生化的纲领，是万物变化的根源，如果不是圣帝，谁能穷究这些高深的道理呢！我虽然不聪敏，但请让我讲述它的道理，使它永久不致湮灭，永存而不改变。

黄帝说：请夫子进一步推求排列，依从它的分类和次序，分别六气司天在泉及左右间气的部位和所主之气，详细阐明五行气化之数和法则，这些问题可以听听吗？

岐伯说：首先要确定年岁的干支，以明确主岁之气，金木水火土五行运行之数，风寒暑湿燥火六气司天在泉加临的气化，如此就会了解自然规律，人们的病气就可以调和，阴阳卷舒平衡，由近及远而不致迷惑。这是可以推算的气运之数，请让我尽可能谈谈。

黄帝说：太阳司天之年，运气情况如何？

岐伯说：是以辰戌来标志的年份。

原典

太阳 太角 太阴 壬辰 壬戌 其运风，其化鸣紊启拆[1]，其变振拉摧拔，其病眩掉目瞑。

太角初正 少徵 太宫 少商 太羽终。

太阳 太徵 太阴 戊辰 戊戌 同正徵。其运热，其化暄暑郁燠[2]，其变炎烈沸腾，其病热郁。

太徵 少宫 太商 少羽终 少角初

太阳 太宫 太阴 甲辰岁会同天符甲戌岁会同天符其运阴埃，其化柔润重泽，其变震惊飘骤，其病湿下重[3]。

太宫 少商 太羽终 太角初 少徵

太阳 太商 太阴 庚辰 庚戌。其运凉，其化雾露萧飋，其变肃杀凋零，其病燥、背瞀、胸满。

太商 少羽终 少角初 太徵 少宫

太阳 太羽 太阴 丙辰天符 丙戌天符。其运寒，其化凝惨凛冽[4]，其变冰雪霜雹，其病大寒留于谿谷。

太羽终 太角初 少徵 太宫 少商

注释

① 鸣紊启拆：风声和缓，万物萌动，草木繁荣。

② 暄暑郁燠：气候温和，渐至暑热熏蒸。

③ 湿下重：湿气甚于下部而使肢体沉重。

④ 凝惨凛冽：指水凉而凝惨，气候严寒。

译文

辰戌年是太阳寒水司天，太阴湿土在泉，若逢岁运是木运太过，便是壬辰、壬戌两个年份。其运主风，风运正常则风声和缓，万物萌动，草木繁荣；若风运异常，则狂风大作，摧折树木，其发疾病是两目昏花、眩晕。

木运主岁，主运与客运都起于太角，终于太羽。

若逢火运太过，便是戊辰、戊戌两个年份。这两年虽火运太过，但正值太阳寒水司天，太过之火运受司天寒水之气的制约，所以其气运相当于火运平气之年。其运主热，如火运正常则气候温和，一直到暑热熏蒸；如火运异常，则火热炎炽，如沸水蒸腾，其发病多属热郁。

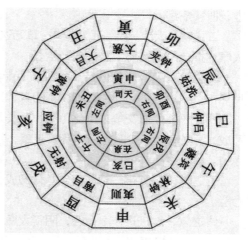

律吕运气综合图

岁运为火运太过，客运起于太徵，终于太角，而主运起于少角，终于少羽。

若逢土运太过之年，便是甲辰、甲戌两个年份。天干甲己属土，地支辰戌亦属土，故此两年均为岁会。其运主阴雨。土运正常则风调雨顺，万物润泽；如土运异常，则雷声大作，狂风暴雨，其发病多为湿气甚于下部而使肢体沉重。

岁运为土运太过，客运起于太宫，终于太徵，而主运起于太角，终于太羽。

若逢金运太过之年，便是庚辰、庚戌两个年份。岁运是金，其运为凉，金运正常，是雾露降下，秋风萧瑟；异常是肃杀流行，草木凋零，其发病多为燥病、背部烦闷、胸中胀满。

岁运为金运太过，客运起于太商，终于太宫，而主运起于少角，终于少羽。

若逢水运太过之年，便是丙辰、丙戌两个年份。因司天与中运相同，故均为天符。岁运是水，故其运是寒，水运正常，则水凉凝惨凛冽，气候严寒；若水运异常，则为冰雪霜雹，其发病则为大寒之气留滞在肢节溪谷。

岁运为水运太过，客运起于太羽，终于太商，而主运起于太角，终于太羽。

原典

凡此太阳司天之政，气化运行先天。天气肃，地气静，寒临太虚，阳气不令，水土合德，上应辰星、镇星[①]。其谷玄黅，其政肃，其令徐。寒政大举，泽无阳焰，则火发待时。少阳中治，时雨乃涯[②]，止极雨散，还于太阴，云朝北极，湿化乃布，泽流万物。寒敷于上，雷动于下，寒湿之气，持于气交。民病寒湿，发肌肉萎，足痿不收，濡泻血溢[③]。

初之气，地气迁，气乃大温，草乃早荣，民乃厉，温病乃作，身热头痛呕吐，肌腠疮疡。

二之气，大凉反至，民乃惨④，草乃遇寒，火气遂抑，民病气郁中滞，寒乃始。

三之气，天政布，寒气行，雨乃降。民病寒、反热中，痈疽注下，心热瞀闷，不治者，死。

四之气，风湿交争，风化为雨，乃长乃化乃成⑤。民病大热少气，肌肉萎，足痿，注下赤白。

五之气，阳复化，草乃长，乃化乃成，民乃舒。

终之气，地气正，湿令行，阴凝太虚，埃昏郊野，民乃惨凄，寒风以至，反者⑥孕乃死。

故岁宜苦以燥之温之，必折其郁气，先资其化源，抑其运气，扶其不胜，无使暴过，而生其疾。食岁谷⑦，以全其真；避虚邪，以安其正。适气同异，多少制之。同寒湿者燥热化，异寒湿者燥湿化。故同者多之，异者少之。用寒远寒⑧，用凉远凉，用温远温，用热远热。食宜同法。有假者反常，反是者病。所谓时也。

注释

①辰星、镇星：即水星和土星。

②时雨乃涯：应时之雨下降。

③足痿不收，濡泻血溢：两足痿软无力，不能收摄，大便泄泻和失血。

④民乃惨：指人们感受到寒冷凄惨的气候。

⑤乃长乃化乃成：万物因之成长、变化，及至成熟。

⑥反者：违反当时的时令，即风木胜湿土时。

⑦岁谷：与岁气相应的谷物。

⑧用寒远寒：用寒性药物应避免寒冷季节。下文中的"用凉远凉，用温远温，用热远热"意思相同。

译文

凡是太阳司天之年，气化运行先于正常天时，天气清肃，地气安静，寒气充满整个宇宙，阳气不能发挥作用，寒水和湿土相配合，在天上相应为水星和土星光明。生长的谷物应为黑色和黄色，司天之政严肃，在泉之令徐缓。寒水之政作用扩张，阳气被抑制，所以湖泽中没有升腾之阳气，火气只有待时而发。到少阳相火主治时，应时之雨下降，到极点则雨水稀少，又回到太阴湿土行令，云层朝向北极，湿土之气布化四方，润泽流注万物，太阳寒水敷布在上，少阴君火振动在下，寒气湿气相持于气交。人们多病寒湿，发生肌肉萎缩、两足痿软无力，不能收摄、大便泄泻和失血等症状。

一开始时，由于地气迁易，气候非常温暖，所以百草繁荣得很早，人们多受疫病侵袭，温病发作，症见发热、头痛、呕吐、肌肤疮疡。

二之气，阳明燥金之气当令，大凉的气候反而到来，人们感到寒冷凄惨，草木遇到寒气，火气遂被抑制，人们多病气郁于内，而胸腹胀满。司天之寒气开始发生作用。

三之气，太阳寒水司天之气当令起用，寒气流行，雨水下降。人们多病伤寒而内热、痈疽、下痢、心中烦热、神志昏蒙、胸闷。若不及时治疗，就会死亡。

四之气，厥阴风木当令，太阴湿土主运，风湿交争，风气转化为雨，万物因而成长，变化而成熟。人们多病高热、气虚、肌肉萎弱、两足痿软、赤白痢疾。

五之气，少阴君火行令，阳气又生化，草木因此成长、变化而成熟，人们也舒畅无病。

终之气，太阴湿土当令，地气正胜，湿气运行，阴气凝聚于宇宙之中，尘土飞扬，蒙蔽郊野，人们感到凄惨，寒风到来，风木胜湿土，胎孕往往会受伤而损落。

本年多发湿寒之病，宜用苦燥以去湿，苦温以去寒。要消除太过滞郁的胜气，必须资助不胜之气的生化之源，抑制太过的运气，扶植不胜的运气，不要使运气太过而导致疾患。食用与岁气相应的谷物以保全真气；避免虚邪侵袭以安宁正气。根据运气的异同，选择药食气味的多少。岁运与六气同是寒湿，则多用燥热之品以化之；岁运与六气的寒湿之气不同的，则慎重考虑用燥湿之品以化之。所以气与运相同的应多用相宜的气味，气与运不同的应酌情少用。总之，用寒性药应避免寒冷的天时，用凉性药应避免清凉的天时，用温性药应避免温暖的天时，用热性药应避免炎热的天时，饮食上也是同一法则。若天气反常，邪气反胜，就不必依照上面的常规，否则会引起新的病变，这就叫因时制宜。

原典

帝曰：善。阳明之政，奈何？

岐伯曰：卯酉之纪也。

阳明　少角　少阴清热胜复同①，同正商。丁卯岁会　丁酉，其运风清热。

少角初正　太徵　少宫　太商　少羽终

阳明　少徵　少阴寒雨胜复同，同正商。癸卯同岁会　癸酉同岁会　其运热寒雨。

译文

黄帝说：好。阳明司天之年，运气情况如何？

岐伯说：是以卯酉来标志的年份。

卯酉年是阳明燥金司天，少阴君火在泉，丁主少角，木运不及，所以金的清气胜之。有胜必有复，火气来复，胜气盛，复气也盛，胜气微，复气也微。金气主清，火气主热，胜复程度大致相同。岁木不及，而上临阳明燥金，形成金的平气。岁运木运不及，是丁卯、丁百两个年份，其运为风气、清气和热气。

因木运主岁，所以主运与客运都起于少角，终于少羽。

少徵 太宫 少商 太羽终 太角初

阳明 少宫 少阴 风凉胜复同。己卯 己酉 其运雨风凉

少宫 太商 少羽终 少角初 太徵

阳明 少商 少阴 热寒胜复同，同正商。乙卯天符 乙酉岁会，太一天符。其运凉热寒。

少商 太羽终 太角初 少徵 太宫

阳明 少羽 少阴 雨风胜复同，同少宫。辛酉辛卯其运寒雨风。

少羽终 少角初 太徵 太宫 太商

注释

① 清热胜复同：金气主清，火气主热，胜复程度大致相同。下文中的"寒雨胜复同、风凉胜复同、热寒胜复同"意思相同。

若逢火运不及，便是癸卯、癸酉两个年份。癸卯、癸酉少徵下加少阴，故此二年为同岁会之年。这两年虽火运不及，由于太阳寒水之气和太阴湿土之气胜复相同，所以其气运相当于金运平气之年。其运气主热，胜气为寒，复气为雨。

岁运为火运不及，客运起于少徵，终于少角，而主运起于太角，终于太羽。

若逢土运不及之年，便是己卯、己酉两个年份。土运不及，风为胜气，凉为复气，胜复程度大致相同。其运气为雨，胜气为风，复气为凉。

岁运为土运不及，客运起于少宫，终于少徵，而主运起于少角，终于少羽。

若逢金运不及之年，便是乙卯、乙酉两个年份。乙卯年是天符之年，乙酉年是岁会太一天符之年。金运不及，热为胜气，寒为复气，胜复程度大致相同。由于少阴君火之气和太阳寒水之气胜复相同，所以其气运相当于金运平气之年。其运气为凉，胜气为热，复气为寒。

岁运为金运不及，客运起于少商，终于少宫，而主运起于太角，终于太羽。

若逢水运不及之年，便是辛酉、辛卯两个年份。水运不及，雨为胜气，风为复气，胜复程度大致相同。辛卯年水运不及，土气来侮，其气化约略同于少宫土运不及的年份。其运气为寒，胜气为雨，复气为风。

岁运为水运不及，客运起于少羽，终于少商，而主运起于少角，终于少羽。

原典

凡此阳明司天之政，气化运行后天，天气急，地气明，阳专其令①，炎暑大行。物燥以坚，淳风乃治。风燥横运，流于气交。多阳少阴，云趋雨府，湿化乃敷，燥极而泽。其谷白丹，间谷命太者②，其耗白甲品羽③，金火合德，上应太白荧惑。其政切，其令暴。蛰虫乃见，流水不冰。民病咳嗌塞，寒热发，暴振慄

瘈闷。清先而劲④，毛虫乃死；热后而暴，介虫乃殃。其发躁，胜复之作，扰而大乱，清热之气，持于气交。

初之气，地气迁，阴始凝，气始肃，水乃冰，寒雨化。其病中热胀，面目浮肿，善眠，鼽衄，嚏欠，呕吐，小便黄赤，甚则淋。

二之气，阳乃布，民乃舒，物乃生荣。厉大至，民善暴死⑤。

三之气，天政布，凉乃行，燥热交合，燥极而泽，民病寒热。

四之气，寒雨降，病暴仆，振栗谵妄，少气，嗌干引饮，及为心痛，痈肿疮疡，疟寒之疾，骨痿血便。

五之气，春令反行，草乃生荣，民气和。

终之气，阳气布，候反温，蛰虫来见，流水不冰，民乃康平，其病温。

注释

①阳专其令：阳气独自主宰时令。

②间谷命太者：间谷为感受太过的间气而成熟。

③其耗白甲品羽：白色的甲虫和众多的羽虫易被耗损。

④清先而劲：清金之气劲急有力。

⑤厉大至，民善暴死：瘟疫流行，人们常常会突然死亡。

译文

凡是阳明司天之年，气化运行后于正常天时，天气劲急，地气清明，阳气独自主宰时令，在天地间充满着炎热之气。万物干燥而坚硬，和淳之风行使职权。风气与燥气横行于气运，流布于气交之中。阳气多而阴气少，到太阴土气当令之时，土湿之气上蒸，云趋向雨府之时，湿土之气才能敷布，干燥至极点的气候才变为润泽。正气所化的岁谷为红白两色，其间谷为感受太过的间气而成熟的，白色的甲虫和众多的羽虫易被耗损，金火配合发挥作用，上应金、火二星明亮。天气之政急切，地气的发令急暴。蛰虫不再伏藏，水流动不能结冰。人们多病为咳嗽、咽喉肿塞、恶寒发热，突然寒栗战抖，大小便不通。上半年清金之气劲急有力，毛虫死亡；下半年火热之气急暴，甲壳类和昆虫类遭受祸殃。金气和火气的发作都是急躁的，在胜复的发作，常常是纷扰而大乱，清气和热气相持于气交。

一开始的气，地气迁移，阴气开始凝集，而天气肃杀，河水结冰，寒雨运化。发病多为内热胀满、面目浮肿、嗜睡、鼻流清涕、鼻血、喷嚏、呵欠、呕吐、小便色黄赤，甚至淋漓不畅。

二之气，阳气敷布，人们很舒服，万物生长欣欣向荣。会有瘟疫流行，人们常常突然死亡。

三之气，燥金司天主令，凉气运行，燥气与热气互相交合，干燥至极，就会化为润泽，人们多寒热病。

四之气，寒雨下降，病发为突然仆倒、寒冷战抖、神昏谵语、气息低微、咽喉干燥、口渴引饮以及心痛、痈肿疮疡、寒疟、骨软无力、二便出血。

五之气，厥阴风木之气加临主事，秋天反见春天的时令，草又生长繁荣，人们身体调和无病。

终之气，阳气四布，气候反见温暖，蛰虫仍然在外活动，河水流动，不能结冰，人们身体安康，只是容易犯温病。

原典

故食岁谷，以安其气；食间谷，以去其邪。岁宜以咸以苦以辛，汗之、清之、散之，安其运气，无使受邪；折其郁气，资其化源①。以寒热轻重，少多其制。同热者，多天化②；同清者，多地化。用凉远凉，用热远热，用寒远寒，用温远温。食宜同法。有假者反之，此其道也。反是者，乱天地之经，扰阴阳之纪也。

帝曰：善。少阳之政，奈何？

岐伯曰：寅申之纪也。

少阳　太角　厥阴　壬寅同天符　壬申同天符　其运风鼓，其化鸣紊启坼，其变振拉摧拔，其病掉眩、支胁、惊骇。

太角初正　少徵　太宫　少商　太羽终

少阳　太徵　厥阴　戊寅天符　戊申天符　其运暑，其化暄嚣郁燠，其变炎烈沸腾，其病上热郁、血溢、血泄、心痛。

太徵　少宫　太商　少羽终　少角初

少阳　太宫　厥阴　甲寅　甲申　其运阴雨，其化柔润重泽，其变震惊飘骤，其病体重、跗肿、痞饮。

太宫　少商　太羽终　太角初　少徵

注释

① 折其郁气，资其化源：削减郁遏之气，资助化生的泉源。

② 同热者，多天化：若运与气同热的，应多用以清凉之品。

译文

所以在这样的年份，应服食白色或红色的岁谷，以安定真气；服食间谷，以驱除邪气。宜用咸味清热、苦味去火、辛味润燥，治疗宜用汗法、清法、散法，以安定其运气，避免感受邪气；以削减郁遏之气，资助化生的泉源。根据寒热的轻重，决定方药的多少。若运和气同热的，应多以清凉之品；运与气同清的，应多以温热之品。用凉药时应避免清凉的天气，用热药时应避免炎热的天气，用寒药时应避免寒冷的天气，用温药时应避免温暖的天气。饮食上，宜遵循同一法则。若天气反常，可以灵活应用，这是适应自然的法则。如果违反了它，就会扰乱天地阴阳变化的法度和规律。

黄帝说：好。少阳司天之年，运气情况如何？

岐伯说：是以寅申来标志的年份。

寅申年是少阳相火司天，厥阴风木在泉，若逢木运太过，就是壬寅、壬申之年。壬寅壬申太角下加厥阴又为同天符之年。其运如风鼓动，其正常生化是风鸣地坼、万物萌芽，其异常变化是狂风震撼、树木摧折。其病变是头目昏花、视物动摇不定、胸胁肢满、惊骇。

因木运主岁，所以主运与客运都起于太角，终于太羽。

若逢火运太过，便是戊寅、戊申两个年份。戊寅、戊申为天符之年。其运气为暑热，其正常的生化为郁热蕴蒸。其异常变化是炎热异常，如沸腾之水，其病变是上部郁热、皮肤溢血、二便下血、心胸疼痛。

岁运为火运太过，客运起于太徵，终于太角，而主运起于少角，终于少羽。

若逢土运太过，便是甲寅、甲申两个年份。其运气为阴雨连绵，其生化为润泽柔软，其异常变化是飘飞骤雨、惊天动地，其病变是身体沉重、浮肿痞满、水饮内停。

岁运为土运太过，客运起于太宫，终于太徵，而主运起于太角，终于太羽。

....

原典

少阳　太商　厥阴　庚寅　庚申　同正商　其运凉，其化雾露清切，其变肃杀凋零，其病肩背胸中。

太商　少羽终　少角初　太徵少宫

少阳　太羽　厥阴　丙寅　丙申　其运寒肃，其化凝惨凛冽，其变冰雪霜雹，其病寒浮肿。

太羽终　太角初　少徵　太宫少商

凡此少阳司天之政，气化运行先天。天气正，地气扰，风乃暴举，木偃沙飞①。炎火乃流，阴行阳化，雨乃时应，火木同德，上应荧惑岁星。其谷丹苍，其政严，其令扰。故风热参布，云物沸腾，太阴横流，寒乃时

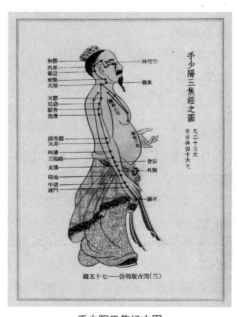

手少阳三焦经古图

至，凉雨并起。民病寒中，外发疮疡，内为泄满。故圣人遇之，和而不争[2]。往复之作，民病寒热疟泄，聋瞑呕吐，上怫[3]肿色变。

初之气，地气迁，风胜乃摇，寒乃去，候乃大温，草木早荣。寒来不杀，温病乃起。其病气怫于上，血溢目赤，咳逆头痛，血崩胁满，肤腠中疮。

二之气，火反郁，白埃四起，云趋雨府，风不胜湿，雨乃零[4]，民乃康。其病热郁于上，咳逆呕吐，疮发于中，胸嗌不利，头痛身热，昏聩脓疮。

三之气，天政布，炎暑至，少阳临上，雨乃涯。民病热中，聋瞑血溢，脓疮咳呕，衄衊渴嚏欠，喉痹目赤，善暴死。

四之气，凉乃至，炎暑间化，白露降，民气和平，其病满身重。

五之气，阳乃去，寒乃来，雨乃降，气门乃闭，刚木早凋，民避寒邪，君子周密。

终之气，地气正，风乃至，万物反生，霿雾以行。其病关闭不禁，心痛，阳气不藏而咳。

注释

①木偃沙飞：树木被吹倒，尘沙被扬起。

②和而不争：调和寒热之气，不使之交争。

③怫：忧郁，郁结不舒、心情不舒畅。

④雨乃零：指雨水下降。"零"通"淋"。

译文

若逢金运太过，便是庚寅、庚申两个年份。这两年虽然金运太过，但少阳相火司天，厥阴风木在泉，所以其气运相当于金运平气之年。其运气为凉，生化为多雾露清凉劲切，异常变化是肃杀凋零，病变发生于肩背胸中。

岁运为金运太过，客运起于太商，终于太宫，而主运起于少角，终于少羽。

若逢水运太过，便是丙寅、丙申两个年份。其运气为寒冷肃杀，生化为凝惨凛冽，变化是冰雪霜雹，病变是伤寒浮肿。

岁运为水运太过，客运起于太羽，终于少商，而主运起于太角，终于太羽。

凡是少阳司天之年，气化运行早于正常天时，天气正常，地气扰动，狂风突然发作，吹倒树木，扬起尘沙。炎热的气候流行，厥阴风木之气随从少阳之相火而变化，雨水应时下降，火木合同发挥作用，上应火星和木星。谷物为红色和深青色，职权是严肃的，命令是扰动的，所以风热之气互相掺和散布，天空中的云物景色变换涌现不息，太阴湿土之气横行逆流，寒气时时到来，凉雨时时降落。人们多病内寒，外生疮疡，内生腹满泄泻。所以圣人遇到这些情况，调和寒热之气，不使交争。若反复发作，人们就会发寒热、疟疾、大便泄泻、耳聋、目盲、呕吐，气血忧郁于上而肿胀，皮肤变色。

一开始的气，地气迁移，风气亢盛而动摇，寒气退去，气候变得异常温暖，草木很早就繁荣。虽有寒气袭来，但草木并不为其杀伐，温热病容易发生。病见气郁结于上、出血、眼睛发红、咳嗽气逆、头痛、血崩、胁肋胀满、肌肤生疮。

二之气，太阴湿土加临主事，主时的少阴君火反被郁遏，白色云气四起，大雨将至，风气不能胜过雨湿之气，雨水下降，人们身体安康。其发病则为热气郁结于上、咳嗽、气逆、呕吐、疮疡发于体内、胸胁咽喉不利、头痛发热、神志昏聩不清、脓疮。

三之气，司天之气发挥作用，炎暑到来，因为主气客气都是少阳相火行使职能，雨水不降。人们多病为内热、耳聋、目盲、出血、脓疮、咳嗽、呕吐、鼻塞流涕、鼻出血、口渴、喷嚏、呵欠、喉痹、眼睛红赤、容易突然死亡。

四之气，阳明清凉之客气加于主时之太阴湿土之上，有时清凉，有时炎热，白露下降，人们体气和平，发病为胀满，身体沉重。

五之气，阳气退去，寒气到来，雨水下降，人体孔窍收敛，刚硬的树木早早凋零；人们应避免寒邪，君子居处周密，以避寒气。

终之气，地气回迁正位而行令，风气到来，万物反有生长之势，常见有雾露飘行。发病为闭密不禁而反发泄、心痛、阳气不能闭藏而咳嗽。

原典

抑其运气，赞①所不胜，必折其郁气，先取化源，暴过不生，苛疾不起。故岁宜咸宜辛宜酸，渗之泄之，渍之发之，观气寒温，以调其过。同风热者②，多寒化；异风热者，少寒化。用热远热，用温远温，用寒远寒，用凉远凉。食宜同法，此其道也。有假者反之，反是者，病之阶也③。

帝曰：善。太阴之政，奈何？

岐伯曰：丑未之纪也。

太阴　少角　太阳　清热胜复同，同正宫。丁丑　丁未　其运风清热。

少角初正　太徵　少宫　太商　少羽终

太阴　少徵　太阳　寒雨胜复同　癸丑　癸未　其运热寒雨。

少徵　太宫　少商　太羽终　太角初

注释

①赞：资助。

②同风热者：岁运与司天在泉的风热是相同的。

③病之阶也：疾病发生的根由。

太阴　少宫　太阳　风清胜复同，同正宫。己丑太一天符　己未太一天符　其运雨风清。

少宫　太商　少羽终　少角初　太徵

太阴　少商　太阳　热寒胜复同。乙丑　乙未　其运凉热寒。

少商　太羽终　太角初　少徵　太宫

太阴　少羽　太阳　雨风胜复同，同正宫。辛丑同岁会　辛未同岁会　其运寒雨风。

少羽终　少角初　太徵　少宫　太商

译文

治疗应抑制太过的运气，资助所不胜之气，必须削弱郁遏之气，首先补益化生的泉源，如果没有突然的太过之气发生，人们的重病也就不会发生了。所以本年适宜用咸味、辛味和酸味的药物，并用渗法、泻法、水渍、汗法，观察运气的寒温，来调节不使其有偏失。若岁运与司天在泉的风热是相同的，应多用寒凉之品，不相同的风热可以少用寒凉之品。用热药时应避免炎热的气候，用温药时应避免温暖的气候，用寒药时应避免寒冷的气候，用凉药时应避免清凉的气候，饮食也应该遵守同一法则，这是一般规律。若遇到反常的气候，就应当用相反的方法，否则就是疾病发生的根由。

黄帝说：好。太阴司天之年，运气情况如何？

岐伯说：是以丑未来标志的年份。

丑未年是太阴湿土司天，太阳寒水在泉，胜气为清，复气为热，胜复程度大致相同，所以其气化与土运的平年相当。若岁运木运不及，则是丁丑、丁未两个年份。其运为风气、清气和热气。

因木运主岁，所以主运与客运都起于少角，终于少羽。

若逢火运不及，便是癸丑、癸未两个年份。寒为胜气，雨为复气，它们的程度大致相同。运气主热，胜气为寒，复气为雨。

岁运为火运不及，客运起于少徵，终于少角，而主运起于太角，终于太羽。

若逢土运不及，便是己丑、己未两个年份。虽然土运不及，风为胜气，凉为复气，胜复程度大致相同，所以其气化与土运平年相当。己丑、己未又是太一天符之年。其运气为寒，胜气为雨，复气为风。

岁运为土运不及，客运起于少宫，终于少徵，而主运起于少角，终于少羽。

若逢金运不及，便是乙丑、乙未两个年份。其运气为凉，胜气为热，复气为寒。

岁运为金运不及，客运起于少商，终于少宫，而主运起于太角，终于太羽。

若逢水运不及之年，便是辛丑、辛未两个年份。水运不及，雨为胜气，风为复气，胜复程度大致相同。其气化约略同于正宫土运平年的水平。辛丑、辛未又为同岁会之年。其运气为凉，胜气为热，复气为寒。

岁运为水运不及，客运起于少羽，终于少商，而主运起于少角，终于少羽。

原典

凡此太阴司天之政，气化运行后天，阴专其政，阳气退避，大风时起，天气下降。地气上腾，原野昏霿，白埃四起，云奔南极，寒雨数至，物成于差夏①。民病寒湿，腹满，身䐜愤，胕肿痞逆，寒厥拘急。湿寒合德，黄黑埃昏，流行气交，上应镇星辰星。其政肃，其令寂，其谷黅玄。故阴凝于上，寒积于下。寒水胜火，则为冰雹。阳光不治，杀气乃行②。故有余宜高，不及宜下；有余宜晚，不及宜早。土之利，气之化也，民气亦从之，间谷命其太也。

初之气，地气迁，寒乃去，春气正，风乃来。生布万物以荣，民气条舒，风湿相薄，雨乃后。民病血溢，筋络拘强，关节不利，身重筋痿。

二之气，大火正，物承化，民乃和。其病温厉大行，远近咸若。湿蒸相薄，雨乃时降。

三之气，天政布，湿气降，地气腾，雨乃时降，寒乃随之。感于寒湿，则民病身重胕肿，胸腹满。

四之气，畏火临③，溽蒸化，地气腾，天气否隔，寒风晓暮，蒸热相薄，草木凝烟，湿化不流，则白露阴布，以成秋令。民病腠理热，血暴溢疟，心腹满热，胪胀④，甚则胕肿。

五之气，惨令已行，寒露下，霜乃早降，草木黄落，寒气及体，君子周密，民病皮腠。

终之气，寒大举，湿大化，霜乃积，阴乃凝，水坚冰，阳光不治。感于寒，则病人关节禁锢，腰脽痛，寒湿持于气交而为疾也。

注释

①物成于差夏：万物在立秋后才成熟。

②阳光不治，杀气乃行：阳气不能发挥作用，肃杀之气流行。

③畏火临：少阳相火加临。

④胪胀：腹部发胀。

译文

凡是太阴司天之年，气化运行后于正常天时，阴气专行职权，阳气退隐，大风时时刮起，天气下降。地气蒸腾，原野上昏暗不清，白云四起，云奔南方，寒雨不断下降，万物在立秋后才成熟。人们多病寒湿腹胀、身体胀满、浮肿、痞塞气逆、寒厥、手足拘急。寒湿相合发挥作用，黑黄色的埃雾迷漫，流行于气交之中，在天上应于土星和水星。职权是严肃的，命令是寂静的，应于谷物是黄色和黑色。因为太阴湿气凝结于上，太阳寒气积聚于下，寒水胜火，就成为冰雹，阳气不能发挥作用，肃杀之气流行。在运气太过的年份，应在高地种植谷物；运气不及的年份，应在低下的土地种植谷物；有余的年份要种得晚，不及的年份要种得早。农业生产必须根据地利和天时的情况决定，人体之气也必须适应天时，间谷是感受太过的间气而成熟的。

一开始的气，地气迁移，寒气退去，春气到来，和风吹拂。生气布散，万物繁荣，人体之气条达舒畅，风湿之气互相纠结，不能及时降雨。人们多病为出血、筋络拘挛强直、关节活动不利、身体沉重、筋脉痿软。

二之气，少阴君火行令用事，万物得以化育，人们身心安和。发病为温疫大流行，病状远近各地完全一样。湿气上蒸与热气相合，雨水才能及时下降。

三之气，司天之气行使职权，湿气下降，地气上腾，雨水及时下降，寒气随之到来。感受寒湿，人们发病多为身体沉重、浮肿、胸腹胀满。

四之气，少阳相火加临，湿气熏蒸，地气上腾，与火气隔拒而互不相合，早晚仍有寒风，蒸腾的湿气与热气互相纠结，草木之间如有薄烟笼罩，湿气运化即不流动，则白露暗中布散，而形成秋收之令。人们多病为肌肤郁热、突然出血、疟疾、心腹胀满发热、腹部发胀，甚至发生浮肿。

五之气，主客都是阳明清凉之气，行使凄惨肃杀之令，寒露既下，冷霜早降，草木枯黄凋落，寒气侵入身体，君子起居谨慎周密，人们的疾病多在皮肤肌腠。

终之气，寒气大举袭来，湿气运化，冷霜积聚，阴气凝滞，水结成坚冰，阳气不能行使职权。人们感受寒邪，发病为关节僵硬、活动不利、腰臀疼痛，这是寒湿之气持于气交而致。

原典

必折其郁气，而取化源。益其岁气，无使邪胜，食岁谷，以全其真；食间谷，以保其精。故岁宜以苦燥之温之，甚者发之泄之。不发不泄，则湿气外溢，肉溃皮拆①而水血交流。必赞其阳火，令御甚寒，从气异同，少多其判也②。同寒者，以热化；同湿者，以燥化。异者少之，同者多之。用凉远凉，用寒远寒，用温远温，用热远热。食宜同法。假者反之，此其道也。反是者，病也。

帝曰：善。少阴之政，奈何？

注释

① 肉溃皮拆：皮肤和肌肉的溃烂。

② 从气异同，少多其判也：根据运气的同异及多少，然后做出决定。

岐伯曰：子午之纪也。

少阴 太角 阳明 壬子 壬午 其运风鼓，其化鸣紊启拆，其变振拉摧拔，其病支满。

太角初正 少徵 太宫 少商 太羽终

少阴 太徵 阳阴 戊子天符 戊午太一天符 其运炎暑，其化喧曜郁燠，其变炎烈沸腾，其病上热血溢。

太徵 少宫 太商 少羽终 少角初

少阴 太宫 阳明 甲子 甲午 其运阴雨，其化柔润时雨。其变震惊飘骤，其病中满身重。

太宫 少商 太羽终 太角初 少徵

少阴 太商 阳明 庚子同天符 庚午同天符 同正商 其运凉劲，其化雾露萧飔；其变肃杀凋零。其病下清。

太商 少羽终 少角初 太徵 少宫

少阴 太羽 阳明 丙子岁会 丙午 其运寒，其化凝惨凛冽，其变冰雪霜雹，其病寒下。

太羽终 太角初 少徵 太宫 少商

译文

要削弱郁遏之气，取治化生之泉源。岁运不及的给以补益，不使邪胜为害，服食岁谷以保全真气，服食间谷以保全阴精。本年份应用苦味之品，以燥法、温法，甚至用发法、泻法。如果不发散排出，那么湿气就会充滋溢于外，会引起皮肤和肌肉溃烂、血水淋漓。必须助益阳火，使之能抵御严寒，根据运气的同异及多少，然后做出决定。岁运与司天之气同寒的应以热化调和；同湿的以燥化调和。运气不同的宜少用，相同的宜多用。用凉药时应避免清凉的气候，用寒药时应避免寒冷的气候，用温药时应避免温暖的气候，用热药时应避免炎热的气候。饮食也应该遵守同一法则。若遇到反常的气候，就应用相反的方法，这是一般规律。违背这个规律，就容易导致疾病。

黄帝说：好。少阴司天之年，运气情况如何？

岐伯说：是以子午来标志的年份。

子午年是少阴君火司天，阳明燥金在泉。丁壬为木运，壬为阳年，故运为太角。木运之气为风气鼓动，其正常气化为风声紊乱，物体启开，反常变化为大风震撼摧毁折拔，致病为胁下支撑胀满。

客运五步：初之运太角（客运与主运之气相同，气得正化），二之运少徵，三之运太宫，四之运少商，终之运太羽。主运五步与客运相同，起于太角，终于太羽。

戊子年（天符年）、戊午年（太一天符年）。少阴君火司天，阳明燥金在泉。戊癸为火运，戊为阳年，故运为太徵。火运之气为火炎暑热，其正常气化为温暖光曜郁热，其反常变化为火炎沸腾，致病为热在上部、血液外溢。

客运五步：初之运太徵，二之运少宫，三之运太商，四之运少羽，终之运太角。主运五步：初之运少角，二之运太徵，三之运少宫，四之运太商，终之运少羽。

甲子年、甲午年。少阴君火司天，阳明燥金在泉。甲己为土运，甲为阳年，故运为太宫。土运之气为阴雨，正常气化为柔软厚重润泽，反常变化为风飘雨骤震撼惊骇，致病为腹中胀满、肢体沉重。

客运五步：初之运太宫，二之运少商，三之运太羽，四之运少角，终之运太徵。主运五步：初之运太角，二之运少徵，三之运太宫，四之运少商，终之运太羽。

庚子年、庚午年。少阴君火司天，阳明燥金在泉。己庚为金运，庚为阳年，故运为太商。金运虽太过，因被司天相火所克，故同金运平气。金运之气为凉，正常气化雾露萧瑟，反常变化为肃杀凋零，致病则为清气在下。

客运五步：初之运太商，二之运少羽，三之运太角，四之运少徵，终之运太宫。主运五步：初之运少角，二之运太徵，三之运少宫，四之运太商，终之运少羽。

丙子年（岁会年）、丙午年。少阴君火司天，阳明燥金在泉。丙辛味水运，丙为阳年，故运为太羽。水运之气为寒，正常气化凝敛凄惨，寒风凛冽，反常变化为冰雪霜雹，致病为寒气在下。

客运五步：初之运太羽，二之运少角，三之运太徵，四之运少官，终之运太商。主运五步：初之运太角，二之运少徵，三之运太宫，四之运少商，终之运太羽。

原典

凡此少阴司天之政，气化运行先天，地气肃，天气明，寒交暑，热加燥，云驰雨府，湿化乃行，时雨乃降。金火合德，上应荧惑太白[1]。其政明，其令切，其谷丹白。水火寒热持于气交，而为病始也。热病生于上，清病生于下，寒热凌犯而争于中。民病咳喘，血溢血泄，鼽嚏，目赤，眦疡[2]，寒厥入胃，

注释

[1] 荧惑太白：即火星和金星。

[2] 眦疡：眦部长的疮疡。多因五脏郁热而发。症见红肿、疼痒，或有脓

心痛，腰痛，腹大，嗌干，肿上。

初之气，地气迁，暑将去，寒乃始，蛰复藏，水乃冰，霜复降，风乃至，阳气郁。民反周密^③，关节禁固，腰脽痛，炎暑将起，中外疮疡。

二之气，阳气布，风乃行，春气以正，万物应荣，寒气时至，民乃和。其病淋，目瞑目赤，气郁于上而热。

三之气，天政布，大火行，庶类蕃鲜，寒气时至。民病气厥心痛，寒热更作，咳喘目赤。

四之气，溽暑^④至，大雨时行，寒热互至。民病寒热，嗌干，黄瘅^⑤，衄衊，饮发。

五之气，畏火临，暑反至，阳乃化，万物乃生乃长荣，民乃康，其病温。

终之气，燥令行，余火内格，肿于上，咳喘，甚则血溢。寒气数举，则霿雾翳，病生皮腠，内舍于胁，下连少腹，而作寒中，地将易也。

必抑其运气，资其岁胜，折其郁发，先取化源。无使暴过，而生其病也。食岁谷，以全真气；食间谷，以辟虚邪。岁宜咸以软之，而调其上，甚则以苦发之，以酸收之；而安其下，甚则以苦泄之。适气同异，而多少之^⑥。同天气者，以寒清化；同地气者，以温热化。用热远热，用凉远凉，用温远温，用寒远寒。食宜同法。有假则反，此其道也。反是者，病作矣。

性分泌物等。

③民反周密：人们生活应注意起居周密。

④溽暑：指盛夏气候潮湿闷热。

⑤黄瘅：即黄疸。

⑥适气同异，而多少之：根据运气的同异，而决定用药的多少。

译文

凡此子午年少阴司天之政，其气太过，先天时而至，少阴司天，阳明在泉，在泉之气肃杀，司天之气光明，初之气，客气之寒，与上年终气少阳之暑相交，司天之热与在泉之燥气相加，大雨将至，湿化之气乃得流行，雨乃应时而降，金之燥气与火之热气相合，以为功德，应于天上则荧惑星与太白星之光较强。司天之政光明，在泉之气急切，在谷类应于红色与白色者。水之寒气与火之热气相持于气交，为疾病发生的起因，热性病变发生在上部，凉性病变发生在下部，寒气与热气相互侵犯而争扰于中部，人们易患咳嗽气喘、血液上溢或下泄、鼻塞喷嚏、目赤、眼角疮疡、寒气厥逆入于胃部、心痛腰痛、腹部胀大、咽喉干燥、上部肿胀等病。

一开始的气，主气为厥阴风木，客气为太阳寒水，上年在泉之气迁移退位，少阳之暑气将要退去，寒冷之气始至，蛰虫重又归藏，水结为冰，霜又降下，主气之风受客气之影响而凛冽寒冷，阳气因而被郁，不得渲发，人们反而居处周密，以避寒气，易患关节僵硬、活动不灵、腰部与臀部疼痛等病，初之气后，炎暑之气即将发生，可致内部与外部疮疡之病。

二之气，主气为少阴君火，客气为厥阴风木，阳气乃得舒布，风气乃得流行；春气属于正化之令，万物亦当繁荣，寒气虽然有时而至，但因主客二气均属阳，所以人们仍然感到平和。发病为小便淋沥、目视不清、两眼红赤、气郁于上部可发生热病。

三之气，主气为少阳相火，客气为少阴君火，司天之气布化，主客二气皆为火，所以大火流行，万物蕃盛而鲜明，寒气有时而至。人们易患气厥逆而心痛、寒热交替发作、咳嗽气喘、目赤等病。

四之气，主气为太阴湿土，客气亦为太阴湿土，暑湿俱至，大雨时常降下，寒热交互而至。人们易患寒热、咽喉干燥、黄疸、鼻塞、衄血、水饮发作等病。

五之气，主气为阳明燥金，客气为少阳相火，少阳之烈火降临，暑气反而又至，阳热之气生化，万物又出现生长繁荣景象，人们感到安康，其发病为温病。

终之气，主气为太阳寒水，客气为阳明燥金，燥气流行，由于燥金之收敛，使五之气的余火隔拒于内，不得外泄，则肿于上部，咳嗽气喘，甚则血液外溢。若寒气时常发起，则雾气弥漫，其病多发生于皮肤，雅气居于胁部，向下连及少腹而发生内部寒冷的病，终之气之末，在阳泉之气将要改变。

凡此少阴司天之年，必须抑制太过的运气，资助岁气所胜之气，折减郁而发生疾病。食用得岁气的谷类以保全真气，食用得间气的谷类以避虚邪。本年宜用咸味以软之，以调其上部，甚则用苦味以泻之。应根据中运与岁气的同异，而制定用多或用少，中运与司天之气同为热者用寒凉之品以化之，若中运与在泉之气同为凉者，则用温热之品以化之，用热性药品时应避开热气主令之时。用温性药品时，应避开温气主令之时；用寒性药品时，应避开寒气主令之时；用凉性药品时，应避开凉气主令之时，用饮食调养时，也应遵照这个原则，这是就一般情况而言。若气候有反常变化时，就不必拘守这一原则，若不遵守这些规律，就会导致疾病的发生。

原典

帝曰：善。厥阴之政，奈何？

岐伯曰：巳亥之纪也。

厥阴 少角 少阳 清热胜复同，同正角。丁巳天符 丁亥天符 其运风清热。

少角初正 太徵 少宫 太商 少羽终

厥阴 少徵 少阳 寒雨胜复同。癸巳同岁会 癸亥同岁会 其运热寒雨。

少徵 太宫 少商 太羽终 太角初

厥阴 少宫 少阳 风清胜复同，同正角。己巳 己亥其运雨风清。

少宫 太商 少羽终 少角初 太徵

厥阴 少商 少阳 热寒胜复同，同正角。乙巳 乙亥 其运凉热寒。

少商 太羽终 太角初 少徵 太宫

厥阴 少羽 少阳 雨风胜复同。辛巳 辛亥 其运寒雨风。

少羽终 少角初 太徵 少宫 太商

凡此厥阴司天之政，气化运行后天。诸同正岁，气化运行同天。天气扰，地气正①。风生高远，炎热从之。云趋雨府，湿化乃行。风火同德，上应岁星②荧惑。其政挠，其令速，其谷苍丹，间谷言太者，其耗文角品羽③，风燥火热，胜复更作，蛰虫来见，流水不冰。热病行于下，风病行于上，风燥胜复形于中。

初之气，寒始肃，杀气方至。民病寒于右之下。

二之气，寒不去，华雪水冰④，杀气施化，霜乃降，名草上焦，寒雨数至，阳复化。民病热中。

三之气，天政布，风乃时举。民病泣出，耳鸣掉眩。

四之气，溽暑湿热相薄，争于左之上，民病黄瘅，而为浮肿。

五之气，燥湿更胜，沉阴乃布，寒气及体，风雨乃行。

终之气，畏火司令，阳乃大化，蛰虫出见，流水不冰，地气大发，草乃生，人乃舒，其病温厉。

卷二十一

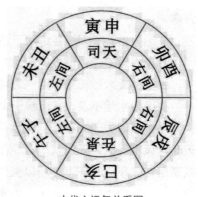

古代六运气关系图

译文

黄帝说：好。厥阴司天之年，运气情况如何？

岐伯说：是以巳亥来标志的年份。

巳亥年是厥阴风木司天，少阳相火在泉。胜气为清，复气为热，胜复程度大致相同，所以其气化与木运的平年相当。若岁运木运不及，是丁巳、丁亥两个年

321

份。丁巳、丁亥又为天符之年。其运为风气、清气和热气。

因木运主岁，所以主运与客运都起于少角，终于少羽。

若逢火运不及，便是癸巳、癸亥两个年份。寒为胜气，雨为复气，胜复程度大致相同。癸巳、癸亥又为同岁会之年。运气主热，胜气为寒，复气为雨。

岁运为火运不及，客运起于少徵，终于少角，而主运起于太角，终于太羽。

若逢土运不及，便是己巳、己亥两个年份。风为胜气，凉为复复气，胜复程度大致相同，所以气化与木运平年相当。运气为雨，胜气为风，复气为清。

岁运为土运不及，客运起于少宫，终于少徵，而主运起于少角，终于少羽。

若逢金运不及，便是乙巳、乙亥两个年份。胜气为热，复气为寒，胜复程度大致相同，所以气化与木运平年相当。运气为凉，胜气为热，复气为寒。

岁运为金运不及，客运起于少商，终于少宫，而主运起于太角，终于太羽。

若逢水运不及，便是辛巳、辛亥两个年份。水运不及，雨为胜气，风为复气，胜复程度大致相同。运气为寒，胜气为雨，复气为风。

岁运为水运不及，客运起于少羽，终于少商，而主运起于少角，终于少羽。

凡是厥阴司天之年，气化运行后于正常天时。如遇平气，则气化运行同于天时。风木司天，天气扰乱，少阳在泉，地气正常。风气发生于司天之气，所以高远；在泉之气在下，所以炎热之气从之。大雨将至，湿土之气流行化育，风火配合发挥作用，应于天上为木星和火星。风的职权是扰乱的，火的命令是急速的，相应的谷物是深青色和红色，间谷是感受太过的间气而成熟的，角虫和羽虫被损耗，风燥火热，交相争胜，蛰虫类反而外出活动，水流动不能结冰。热病多发于下部，风病多发于上部，风燥之气胜复交争于中部。

初之气，寒气收肃，杀气正来。人们右下部多生寒病。

二之气，寒气不去，大雪纷飞，河水结冰，肃杀之气施行作用，寒霜降下，芳草尖梢焦枯，寒雨屡次下降，阳气又散发。发病多为内热。

三之气，司天之气行使职权，大风时常刮起。发病为流泪、耳鸣、掉摇、头昏目眩。

四之气，气候炎热而潮湿，湿热互相纠结，扰乱于左上部，发病为黄疸，以致身体浮肿。

五之气，燥气湿气交相胜复，阴沉之气散布，寒气侵袭人体，风雨流行。

终之气，客气少阳相火当令，阳气旺盛发用，蛰虫出来活动，流水不能结冰，地中阳气发扬，百草重新生长，人体舒杨，发病则为温病疫病。

原典

必折其郁气，资其化源，赞其运气，无使邪胜。岁宜以辛调上，以咸调下。畏火之气，无妄犯之^①。用温远温，用热远热，用凉远凉，用寒远寒。食宜同法。有假反常，此之道也。反是者病。

帝曰：善。夫子言可谓悉矣，然何以明其应乎？

岐伯曰：昭乎哉问也！夫六气者，行有次，止有位。故常以正月朔日，平旦视之^②。睹其位，而知其所在矣。运有余，其至先；运不及，其至后。此天之道，气之常也。运非有余非不足，是谓正岁，其至当其时也。

帝曰：胜复之气，其常在也。灾眚时至，候也奈何？

岐伯曰：非气化者，是谓灾也。

帝曰：天地之数，终始奈何？

岐伯曰：悉乎哉问也！是明道也。数之始，起于上而终于下；岁半之前，天气主之；岁半之后，地气主之；上下交互，气交主之。岁纪毕矣^③。故曰：位明，气月可知乎，所谓气也。

帝曰：余司其事，则而行之，不合其数，何也？

岐伯曰：气用有多少，化洽有盛衰^④。衰盛多少，同其化也。

帝曰：愿闻同化，何如？

岐伯曰：风温，春化同；热曛昏火，夏化同；胜与复同，燥清烟露，秋化同；云雨昏暝埃，长夏化同；寒气霜雪冰，冬化同。此天地五运六气之化，更用盛衰之常也。

注释

① 畏火之气，无妄犯之：少阳相火之气，不要轻易触犯它。

② 常以正月朔日，平旦视之：常以正月初一早晨的气候为标准来看它所在的位置。

③ 岁纪毕矣：一年中的气候变化尽在其中。

④ 化洽有盛衰：五运与六气相合的变化有盛衰。

译文

必须削弱郁遏之气，资助化生的泉源，赞助不及的运气，不要使邪气偏胜。因此本年份应用辛味调和上部，以咸味来调和下部，少阳相火之气不要轻易地触犯它。用温药时要避免温暖的气候，用热药时要避免炎热的气候，用凉药时要避免清凉的气候，用寒药时要避免寒冷的气候，饮食也应该遵循同一法则。若遇到反常的天气，就应用相反的方法，这是一般准则。与此相反，就容易导致疾病。

黄帝说：好。夫子所讲的可以说很全面了，然而怎样才能知道应与不应呢？

岐伯说：问得真明白啊！因为六气的运行，各有一定的次序和方位。所以一般以正月初一早晨的气候为标准，来看它所在的气位。看它所在的气位，就可以知道应与不応了。凡是中运有余的，气至先于节候；中运不及的，气至后于节候。这是天道，也是六气的常态。中运既非有余，亦非不及，这就叫"正岁"，气至与节候同时到来。

黄帝说：六气的胜气与复气是经常存在的。灾害也时常到来，怎样候察呢？

岐伯说：不属正常的气化，就可称为灾害了。

黄帝问：六气司天在泉之数，从开始到终止是怎样的？

岐伯说：问得真详细啊！这是需要搞明白的医学道理呀。天地之数，开始于司天，终止于在泉；上半年是天气所主；下半年是地气所主；天地之气相交之处是气交所主。一年中的气化规律尽在其中了。所以说：若主气和客气所在的位置明确了，则每气所当的月份就可以知道了，这就是六气分主六步的气数。

黄帝问：我主管这项工作，按照夫子所讲的为原则来做，结果运气之数与岁候并不相符，这是什么缘故？

岐伯说：六气的作用有太过和不及，五运与六气相合的变化有盛有衰，因为有多少和盛衰的不同，所以就有同化的问题。

黄帝说：希望听听同化怎样讲？

岐伯说：风温之气与春天的木气同化；炎烈酷热之气与夏天的火气同化；胜气与复气也有同化，燥清烟露之气与秋天的金气同化；云雨昏埃之气与长夏的土气同化，寒霜冰雪之气与冬天的水气同化。这是天地五运六气的化洽，也是盛衰互用的常规。

原典

帝曰：五运行同天化者，命曰天符，余知之矣。愿闻同地化者，何谓也？

岐伯曰：太过而同天化者三；不及而同天化者，亦三；太过而同地化者三；不及而同地化者，亦三。此凡二十四岁也。

帝曰：愿闻其所谓也。

岐伯曰：甲辰、甲戌，太宫下加太阴；壬寅、壬申，太角下加厥阴；庚子、庚午，太商下加阳明，如是者三。癸巳、

译文

黄帝说：岁运与司天之气相同的称为天符，我已经知道了。希望听听岁运与在泉之气相同的情况是怎样的？

岐伯说：岁运太多而与司天之气相同的有三年；岁运不及而与司天之气相同的也有三年；岁运太多而与在泉之气相同的有三年；岁运不及而与在泉之气相同的也有三年。这共计有二十四年。

黄帝说：希望听听具体内容。

岐伯说：甲辰、甲戌年是土运太过，下加太阴在泉；壬寅、壬申年是木运太过，下加厥阴在泉；庚子、庚午年是金运

癸亥，少徵下加少阳；辛丑、辛未，少羽下加太阳；癸卯、癸酉，少徵下加少阴；如是者三。戊子、戊午，太徵上临少阴；戊寅、戊申，太徵上临少阳；丙辰、丙戌、太羽上临太阳；如是者三。丁巳、丁亥。少角上临厥阴；乙卯、乙酉，少商上临阳明；己丑、己未，少宫上临太阴，如是者三。除此二十四岁，则不加不临①也。

帝曰：加者何谓②？

岐伯曰：太过而加同天符，不及而加同岁会也。

帝曰：临者何谓③？

岐伯曰：太过不及，皆曰天符，而变行有多少，病形有微甚，生死有早晏耳。

帝曰：夫子言用寒远寒，用热远热。余未知其然也，愿闻何谓远？

岐伯曰：热无犯热，寒无犯寒。从者和，逆者病，不可不敬畏而远之，所谓时与六位④也。

帝曰：温凉何如？

岐伯曰：司气以热，用热无犯；司气以寒，用寒无犯；司气以凉，用凉无犯；司气以温，用温无犯。间气同其主无犯，异其主则小犯之⑤。是谓四畏，必谨察之。

帝曰：善！其犯者何如？

岐伯曰：天气反时，则可依时；及胜其主，则可犯。以平为期，而不可过，是谓邪气反胜者。故曰：无失天信，无逆气宜，无翼其胜，无赞其复⑥。是谓至治。

太过，下加阳明在泉。这就是岁运太过而与在泉相同的三年。癸巳、癸亥年是火运不及，下加少阳在泉；辛丑、辛未年是水运不及，下加太阳在泉；癸卯、癸酉年是火运不及，下加少阴在泉。这是不及而与在泉相同的三年。戊子、戊午年是火运太过，上临少阴司天；戊寅、戊申年是火运太过，上临少阳司天；丙辰、丙戌年是水运太过，上临太阳司天。这是太过而与司天相同的三年。丁巳、丁亥年是木运不及，上临厥阴司天；乙卯、乙酉是金运不及，上临阳明司天；己丑、己未年是土运不及，上临太阴司天。这是不及而与司天相同的三年。除了以上二十四年以外，没有岁运与司天在泉相同的加临了。

黄帝问：岁运与在泉相同的叫什么？

岐伯说：岁运太过而与在泉相同的称为同天符，岁运不及而与在泉相同的称为同岁会。

黄帝问：岁运与司天相同的怎样讲？

岐伯说：不论太过或不及，都称为天符，只是其中变化有多少、病证有轻重、生死有早晚罢了。

黄帝说：夫子说用寒药应当避免寒冷，用热药应当避免炎热。我还不知道它的具体做法，希望听听什么叫"远"？

岐伯说：天热不要用热药，天寒不要用寒药。顺从这一规律则身体和

注释

① 不加不临：没有岁运与司天在泉相同的加临了。

② 加者何谓：岁运与在泉相同的叫什么？

③ 临者何谓：岁运与司天相同的叫什么？

④ 时与六位：主气与客气。

⑤ 异其主则小犯之：间气与主气不符的可稍稍违逆。

⑥ 无翼其胜，无赞其复：不助胜气，不助复气。

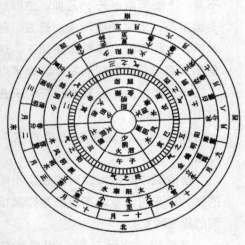

六气客主加临图

平，违逆这一律则身体生病，不可不敬畏谨慎而远离它，这就是所说的主气与客气。

黄帝问：温凉的情况怎样呢？

岐伯说：当旺之气是热，不可用热药；当旺之气是寒，不可用寒药；当旺之气是凉，不可用凉药；当旺之气是温，不可用温药。间气与主气相同的也应避免，与主气不符的可稍稍违逆之。这就是所谓的寒热温凉四畏，必须谨慎考察它。

黄帝说：讲得对！如果触犯了会怎样呢？

岐伯说：客气与主气不相合的，可以依照主气之时令；客气反胜主气的就可违逆之。以达到平和为目的，不可过度，这是由于邪气反胜主气的缘故。所以说：不要违背天时，不要违背六气的宜忌，不助胜气，不助复气，这是最好的治法。

原典

帝曰：善。五运气行主岁之纪，其有常数乎？

岐伯曰：臣请次之①。

甲子 甲午岁

上少阴火，中太宫土运，下阳明金，热化二，雨化五，燥化四②，所谓正化

译文

黄帝说：对。五运之气化流行，主岁的纲纪有没有常数呢？

岐伯说：让我依次讲解。

甲子甲午年

上临少阴君火司天，甲为阳年属太宫，所以中值土运太过，

日也。其化上咸寒，中苦热，下酸热，所谓药食宜也。

乙丑 乙未岁

上太阴土，中少商金运，下太阳水，热化寒化胜复同，所谓邪气化日也。灾七宫③。湿化五，清化四，寒化六，所谓正化日也。其化上苦热，中酸和，下甘热，所谓药食宜也。

丙寅 丙申岁

上少阳相火，中太羽水运，下厥阴木，火化二，寒化六，风化三，所谓正化日也。其化上咸寒，中咸温，下辛温，所谓药食宜也。

丁卯岁会 丁酉岁

上阳明金，中少角木运，下少阴火，清化热化胜复同，所谓邪气化日也。灾三宫④。燥化九，风化三，热化七，所谓正化日也。其化上苦小温，中辛和，下咸寒，所谓药食宜也。

戊辰 戊戌岁

上太阳水，中太徵火运，下太阴土。寒化六，热化七，湿化五，所谓正化日也。其化上苦小温，中甘和，下甘温，所谓药食宜也。

注释

① 臣请次之：让我依次讲解。

② 热化二，雨化五，燥化四：司天热化之数二，中运雨化之数五，在泉燥化之数四。

③ 灾七宫：胜复之气所致的灾害在西方。

④ 三宫：即东方。

下加阳明燥金在泉。司天热化之数二，中运雨化之数五，在泉燥化之数四，本年无胜复之气，所以叫"正化日"。其气化所致之病，由司天热气所致的该用咸寒，中运雨湿之气所致的该用苦热，在泉燥气所致的该用酸热，这便是这两年适宜的药食气味。

乙丑乙未年

上临太阴湿土司天，中值金运不及，下加太阳寒水在泉。乙为阴年属少商，乙丑、乙未都是金运不及，都有热化的胜气和寒化的复气，胜复之气非本年正常之气，所以称"邪气化日"，胜复之气所致的灾害在西方。司天湿化之数五，中运清化之数四，在泉寒化之数六，这是正气所化，所以称"正化日"。其气化所致之病，由司天湿土之气所致的该用苦热，中运清气所致的该用酸和，在泉寒气所致的该用甘热，这便是这两年适宜的药食气味。

丙寅丙申年

上临少阳相火司天，丙为阳年属太羽，所以中值水运太过，下加厥阴风木在泉。司天火化之数二，中运寒化之数六，在泉风化之数四，本年无胜复之气，所以叫"正化日"，其气化所致之病，由司天热气所致的该用咸寒，中运寒水之气所致的该用咸温，在泉风气所致的该用辛温，这便是这两年适宜的药食气味。

丁卯岁会丁酉年

上临阳明燥金司天，中值少角木运不及，下加少阴君火在泉。丁为阴年属少徵，丁卯、丁酉都是火运不及，都有清化的胜气和热化的复气，胜复之气非本年正常之气，所以称"邪气化日"。胜复之气所致的灾害在东方。司天燥化之数九，中运风化之数三，在泉热化之数七，这是正气所化，所以称"正化日"。其气化所致之病，司天燥金之气所致，该用苦微温性药物，中运风气所致该用辛和药物，在泉热气所致该用咸寒药物，这便是这两年适宜的药食气味。

戊辰戊戌年

上临太阳寒水司天，戊为阳年属太徵，所以中值火运太过，下加太阴湿土在泉。司天寒化之数六，中运热化之数七，在泉湿化之数五，本年无胜复之气，所以叫"正化日"。其气化所致之病，司天寒气所致的该用苦温，中运火气所致的该用甘和，在泉湿气所致的该用甘温，这便是这两年适宜的药食气味。

原典

己巳 己亥岁

上厥阴木，中少宫土运，下少阳相火。风化清化胜复同，所谓邪气化日也。灾五宫①。风化三，湿化五，火化七，所谓正化日也。其化上辛凉，中甘和，下咸寒，所谓药食宜也。

庚午同天符 庚子岁同天符

上少阴火，中太商金运，下阳明金。热化七，清化九，燥化九，所谓正化日也。其化上咸寒，中辛温，下酸温，所谓药食宜也。

辛未同岁会 辛丑岁同岁会

译文

己巳 己亥年

上临厥阴风木司天，中属少宫土运不及，下加少阳相火在泉。己为阴年属少宫，己巳、己亥都是土运不及，都有风化的胜气和清化的复气，胜复之气非本年正常之气，所以称"邪气化日"，胜复之气所致的灾害在中央。司天风化之数三，中运湿化之数五，在泉火化之数七，这是正气所化，所以称"正化日"。其气化所致之病，司天风木之气所致的该用辛凉，中运湿气所致的该用甘和，在泉热气所致的该用咸寒，这便是这两年适宜的药食气味。

庚午同天符 庚子年同天符

上临少阴君火司天，庚为阳年属太商，所以中值金运太过，下加阳明燥金在泉。司天热化之数七，中运清化之数九，在泉燥化之数九，本年无胜复之气，所以叫"正化日"。其气化所致之病，司天热气所致的该用咸寒，中运清气所致的该用辛温，在泉燥气所致的该用酸温，这便是这两年上太阴土，中少羽水运，下太阳水。雨化风化胜复同，所谓邪气化日也。灾一宫[②]。雨化五，寒化一，所谓正化日也。其化上苦热，中苦和，下苦热，所谓药食宜也。

壬申同天符 壬寅岁同天符

上少阳相火，中太角木运，下厥阴木。火化二，风化八，所谓正化日也。其化上咸寒，中酸和，下辛凉，所谓药食宜也。

癸酉同岁会 癸卯岁同岁会

上阳明金，中少徵火运，下少阴火。寒化雨化胜复同，所谓邪气化日也。灾九宫[③]。燥化九，热化二，所谓正化日也。其化上苦小温，中咸温，下咸寒，所谓药食宜也。

甲戌岁会同天符 甲辰岁岁会同天符

上太阳水，中太宫土运，下太阴土。寒化六，湿化五，正化日也。其化上苦热，中苦温，下苦温，药食宜也。

乙亥 乙巳岁

上厥阴木，中少商金运，下少阳相火。热化寒化胜复同，邪气化日也。灾七宫。风化八，清化四，火化二，正化度也。其化上辛凉，中酸和，下咸寒，药食宜也。

注释

① 五宫：中央。

② 一宫：北方。

③ 九宫：南方。

适宜的药食气味。

辛未同岁会 辛丑年同岁会

上临太阴湿土司天，中值少羽水运不及，下加太阳寒水在泉。辛为阴年属少羽，辛未、辛丑都是水运不及，都有雨化的胜气和风化的复气，胜复之气非本年正常之气，所以称"邪气化日"，胜复之气所致的灾害在北方。司天雨化之数五，在泉寒化之数一，这是正气所化，所以称"正化日"。其气化所致之病，司天湿土之气所致的该用苦热药物，中运水气所致的该用苦和药物，在泉寒气所致的该用苦热药物，这便是这两年适宜的药食气味。

壬申同天符 壬寅年同天符

上临少阳相火司天，壬为阳年属太角，所以中值木运太过，下加厥阴风木在泉。司天火化之数二，在泉风化之数八，本年无胜复之气，所以叫"正化日"。其气化所致之病，司天火气所致的该用咸寒，中运风气所致的该用酸和，在泉风气所致的该用辛凉，这便是这两年适宜的药食气味。

癸酉同岁会 癸卯年同岁会

上临阳明燥金司天，中值少徵火运不及，下加少阴君火在泉。癸为阴年属少徵，癸酉、癸卯都是火运不及，都有寒化的胜气和雨化的复气，胜复之气非本年正常之气，所以称"邪气化曰"。胜复之气所致的灾害在南方。司天燥化之数九，在泉热化之数二，这是正气所化，所以称"正化日"。其气化所致之病，司天燥金之气所致的该用苦小温，中运火气所致的该用咸温，在泉热气所致的该用咸寒，这便是这两年适宜的药食气味。

甲戌岁会同天符　甲辰年岁会同天符

上临太阳寒水司天，甲为阳年属太宫，所以中值土运太过，下加太阴湿土在泉。司天寒化之数六，在泉湿化之数五，本年无胜复之气，所以叫"正化日"。其气化所致之病，司天寒气所致的该用苦热，中运土气所致的该用苦温，在泉湿气所致的该用苦温，这便是这两年适宜的药食气味。

乙亥　乙巳年

上临厥阴风木司天，中值少商金运不及，下加少阳相火在泉。乙为阴年属少商，乙亥、乙巳都是金运不及，都有热化的胜气和寒化的复气，胜复之气非本年正常之气，所以称"邪气化日"。胜复之气所致的灾害在西方。司天风化之数八，中运清化之数四，在泉火化之数二，这是正气所化，所以称"正化日"。其气化所致之病，司天风木之气所致的该用辛凉，中运燥气所致的该用酸和，在泉热气所致的该用咸寒，这便是这两年适宜的药食气味。

原典

丙子岁会　丙午岁

上少阴火，中太羽水运，下阳明金。热化二，寒化六，清化四，正化度也。其化上咸寒，中咸热，下酸温，药食宜也。

丁丑　丁未岁

上太阴土，中少角木运，下太阳水。清化热化胜复同，邪气化度也。灾三宫。雨化五，风化三，寒化一，正化度也。其化上苦温，中辛温，下甘热，药食宜也。

戊寅　戊申岁天符

上少阳相火，中太徵火运，下厥阴木。火化七，风化三，正化度也。其化

译文

丙子岁会　丙午年

上临少阴君火司天，丙为阳年属太羽，所以中值水运太过，下加阳明燥金在泉。司天热化之数二，中运寒化之数六，在泉清化之数四，本年无胜复之气，所以叫"正化日"。其气化所致之病，司天热气所致的该用咸寒，中运寒气所致的该用咸热，在泉燥气所致的该用酸温，这便是这两年适宜的药食气味。

丁丑　丁未年

上临太阴湿土司天，中值少角木运不及，下加太阳寒水在泉。丁为阴年属少角，丁丑、丁未都是木运不及，都有清化的胜气和热化的复气，胜复之气非本年正常之气，所以称"邪气化日"。胜复之气所致的灾害在东方。司天雨化之数五，中运风化之数三，在泉寒化之数一，这是正气所化，所以称"正化日"。其气化所致之病，司天湿气所致的该用苦温，中运风气

上咸寒,中甘和,下辛凉,药食宜也。

己卯太一天符 己酉岁天符

上阳明金,中少宫土运,下少阴火,风化清化胜复同,邪气化度也。灾五宫。清化九,雨化五,热化七,正化度也。其化上苦小温,中甘和,下咸寒^①,药食宜也。

庚辰 庚戌岁

上太阳水,中太商金运,下太阴土。寒化一,清化九,雨化五,正化度也。其化上苦热,中辛温,下甘热,药食宜也。

辛巳 辛亥岁

上厥阴木,中少羽水运,下少阳相火。雨化风化胜复同,邪气化度也。灾一宫。风化三,寒化一,火化七,正化度也。其化上辛凉,中苦和,下咸寒,药食宜也。

注释

①上苦小温,中甘和,下咸寒:司天燥金之气所致的该用苦小温,中运土气所致的该用甘和,在泉热气所致的该用咸寒。

所致的该用辛温,在泉寒气所致的该用甘热,这便是这两年适宜的药食气味。

戊寅 戊申年天符

上临少阳相火司天,戊为阳年属太徵,所以中值火运太过,下加厥阴风木在泉。司天火化之数七,在泉风化之数三,本年无胜复之气,所以叫"正化日"。其气化所致之病,司天火气所致的该用咸寒,中运火气所致的该用甘和,在泉风气所致的该用辛凉,这便是这两年适宜的药食气味。

己卯太一天符 己酉年天符

上临阳明燥金司天,中值少宫土运不及,下加少阴君火在泉。己为阴年属少宫,己卯、己酉都是土运不及,都有风化的胜气和清化的复气,胜复之气非本年正常之气,所以称"邪气化日"。胜复之气所致的灾害在中央。司天清化之数九,中运雨化之数五,在泉热化之数七,这是正气所化,所以称"正化日"。其气化所致之病,司天燥金之气所致的该用苦小温,中运土气所致的该用甘和,在泉热气所致的该用咸寒,这便是这两年适宜的药食气味。

庚辰 庚戌年

上临太阳寒水司天,庚为阳年属太商,所以中值金运太过,下加太阴湿土在泉。司天寒化之数一,中运清化之数九,在泉雨化之数五,本年无胜复之气,所以叫"正化日"。其气化所致之病,司天寒气所致的该用苦热,中运清气所致的该用辛温,在泉湿气所致的该用甘热,这便是这两年适宜的药食气味。

辛巳 辛亥年

上临厥阴风木司天,中值少羽水运不及,下加少阳相火在泉。辛为阴年属少羽,辛巳、辛亥都是水运不及,都有雨化的胜气和风化的复气,胜复之气非本年正常之气，所以称"邪气化日"。胜复之气所致的灾害在北方。司天风化之数三，中运寒化之数一，在泉火化之数七，这是正气所化，所以称"正化日"。其气化所致之病，司天风木之气所致的该用辛凉，中运水气所致的该用苦和，在泉热气所致的该用咸寒，这便是这两年适宜的药食气味。

原典

壬午 壬子岁

上少阴火，中太角木运，下阳明金。热化二，风化八，清化四，正化度也。其化上咸寒，中酸凉，下酸温，药食宜也[①]。

癸未 癸丑岁

上太阴土，中少徵火运，下太阳水。寒化雨化胜复同，邪气化度也。灾九宫。雨化五，火化二，寒化一，正化度也。其化上苦温，中咸温，下甘热，药食宜也。

甲申 甲寅岁

上少阳相火，中太宫土运，下厥阴木，火化二，雨化五，风化八，正化度也。其化上咸寒，中咸和，下辛凉，药食宜也。

乙酉太一天符 乙卯岁天符

上阳明金，中少商金运，下少阴火，热化寒化胜复同，邪

注释

① 药食宜也：这便是这两年适宜的药食气味。

译文

壬午 壬子年

上临少阴君火司天，壬为阳年属太角，所以中值木运太过，下加阳明燥金在泉。司天热化之数二，中运风化之数八，在泉清化之数四，本年无胜复之气，所以叫"正化日"。其气化所致之病，司天火气所致的该用咸寒，中运风木之气所致的该用酸凉，在泉燥气所致的该用酸温，这便是这两年适宜的药食气味。

癸未 癸丑年

上临太阴湿土司天，中值少徵火运不及，下加太阳寒水在泉。癸为阴年属少徵，癸未、癸丑都是火运不及，都有寒化的胜气和雨化的复气，胜复之气非本年正常之气，所以称"邪气化日"。胜复之气所致的灾害在南方。司天雨化之数五，中运火化之数二，在泉寒化之数一，这是正气所化，所以称"正化日"。其气化所致之病，司天湿土之气所致的该用苦温，中运火气所致的该用咸温，在泉寒气所致的该用甘热，这便是这两年适宜的药食气味。

甲申 甲寅年

上临少阳相火司天，甲为阳年属太宫，所以中值土运太过，下加厥阴风木在泉。司天火化之数二，中运雨化之数五，在泉风化之数八，本年无胜复之气，所以叫"正化日"。其气化所致之病，司天火

气化度也。灾七宫。燥化四，清化四，热化二，正化度也。其化上苦小温，中苦和，下咸寒，药食宜也。

丙戌天符 丙辰岁天符

上太阳水，中太羽水运，下太阴土，寒化六，雨化五，正化度也。其化上苦热，中咸温，下甘热，药食宜也。

丁亥天符 丁巳岁天符

上厥阴木，中少角木运，下少阳相火，清化热化胜复同，邪气化度也。灾三宫。风化三，火化七，正化度也。其化上辛凉，中辛和，下咸寒，药食宜也。

戊子天符 戊午岁太一天符

上少阴火，中太徵火运，下阳明金，热化七，清化九，正化度也。其化上咸寒，中甘寒，下酸温，药食宜也。

己丑太一天符 己未岁太一天符

上太阴土，中少宫土运，下太阳水，风化清化胜复同，邪气化度也。灾五宫。雨化五，寒化一，正化度也。其化上苦热，中甘和，下甘热，药食宜也。

气所致的该用咸寒，中运湿土之气所致的该用咸和，在泉风气所致的该用辛凉，这便是这两年适宜的药食气味。

乙酉太一天符 乙卯年天符

上临阳明燥金司天，中值少商金运不及，下加少阴君火在泉。乙为阴年属少商，乙酉、乙卯都是金运不及，都有热化的胜气和寒化的复气，胜复之气非本年正常之气，所以称"邪气化日"。胜复之气所致的灾害在西方。司天燥化之数四，中运清化之数四，在泉热化之数二，这是正气所化，所以称"正化日"。其气化所致之病，司天燥金之气所致的该用苦小温，中运燥气所致的该用苦和，在泉热气所致的该用咸寒，这便是这两年适宜的药食气味。

丙戌天符 丙辰年天符

上临太阳寒水司天，丙为阳年属太羽，所以中值水运太过，下加太阴湿土在泉。司天寒化之数六，在泉雨化之数五，本年无胜复之气，所以叫"正化日"。其气化所致之病，司天寒气所致的该用苦热，中运寒水之气所致的该用咸温，在泉雨气所致的该用甘热，这便是这两年适宜的药食气味。

丁亥天符 丁巳年天符

上临厥阴风木司天，中值少角木运不及，下加少阳君火在泉。丁为阴年属少角，丁亥、丁巳都是木运不及，都有清化的胜气和热化的复气，胜复之气非本年正常之气，所以称"邪气化日"。胜复之气所致的灾害在东方。司天风化之数三，在泉火化之数七，这是正气所化，所以称"正化日"。其气化所致之病，司天风木之气所致的该用辛凉，中运风气所致的该用辛和，在泉火气所致的该用咸寒，这便是这两年适宜的药食气味。

戊子天符 戊午年太一天符

上临少阴君火司天，戊为阳年属太徵，所以中值水运太过，下加阳明燥金在泉。司天热化之数七，在泉清化之数九，本年无胜复之气，所以叫"正化日"。其气化所致之病，司天热气所致的该用咸寒，中运寒水之气所致的该用甘寒，在泉风气所致的该用酸温，这便是这两年适宜的药食气味。

己丑太一天符 己未年太一天符

上临太阴湿土司天，中值少宫土运不及，下加太阳寒水在泉。己为阴年属少宫，己丑、己未都是土运不及，都有风化的胜气和清化的复气，胜复之气非本年正常之气，所以称"邪气化日"。胜复之气所致的灾害在中央。司天雨化之数五，在泉寒化之数一，这是正气所化，所以称"正化日"。其气化所致之病，司天湿土之气所致的该用苦热，中运雨气所致的该用甘和，在泉寒气所致的该用甘热，这便是这两年适宜的药食气味。

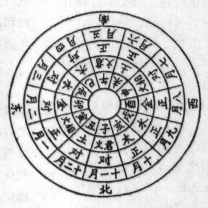

六气正对化图

原典

庚寅 庚申岁

上少阳相火，中太商金运，下厥阴木。火化七，清化九，风化三，正化度也。其化上咸寒，中辛温，下辛凉，药食宜也。

辛卯 辛酉岁

上阳明金，中少羽水运，下少阴火。雨化风化胜复同，邪气化度也。灾一宫。清化九，寒化一，热化七，正化度也。其化上苦小温，中苦和，下咸寒，药食宜也。

壬辰 壬戌岁

上太阳水，中太角木运，

译文

庚寅 庚申年

上临少阳相火司天，庚为阳年属太羽，所以中值金运太过，下加厥阴风木在泉。司天火化之数七，中运清化之数九，在泉风化之数三，本年无胜复之气，所以叫"正化日"。其气化所致之病，司天火气所致的该用咸寒，中运燥金之气所致的该用辛温，在泉风气所致的该用辛凉，这便是这两年适宜的药食气味。

辛卯 辛酉年

上临阳明燥金司天，中值少羽水运不及，下加少阴君火在泉。辛为阴年属少羽，辛卯、辛酉都是水运不及，都有雨化的胜气和风化的复气，胜复之气非本年正常之气，下太阴土，寒化六，风化八，雨化五，正化度也。其化上苦温，中酸和，下甘温，药食宜也。

癸巳同岁会　癸亥岁同岁会

上厥阴木，中少徵火运，下少阳相火，寒化雨化胜复同，邪气化度也。灾九宫。风化八，火化二，正化度也。其化上辛凉，中咸和，下咸寒，药食宜也。

凡此定期之纪^①，胜复正化，皆有常数，不可不察。故知其要者，一言而终，不知其要，流散无穷^②。此之谓也。

帝曰：善。五运之气，亦复岁乎？

岐伯曰：郁极乃发^③，待时而作也。

帝曰：请问其所谓也？

岐伯曰：五常之气，太过不及，其发异也^④。

帝曰：愿卒闻之。

岐伯曰：太过者暴，不及者徐。暴者为病甚，徐者为病持。

帝曰：太过不及，其数何如？

岐伯曰：太过者其数成，不及者其数生，土常以生也^⑤。

注释

① 定期之纪：定期的纪年。

② 流散无穷：茫然无绪。

③ 郁极乃发：抑郁到极致就会发生复气。

④ 其发异也：复气的发作也不同。

⑤ 土常以生也：土不用成数而只用生数。

所以称"邪气化日"。胜复之气所致的灾害在北方。司天清化之数九，中运寒化之数一，在泉热化之数七，这是正气所化，所以称"正化日"。其气化所致之病，司天燥金之气所致的该用苦小温，中运水气所致的该用苦和，在泉热气所致的该用咸寒，这便是这两年适宜的药食气味。

壬辰　壬戌年

上临太阳寒水司天，壬为阳年属太角，所以中值木运太过，下加太阴湿土在泉。司天寒化之数六，中运风化之数八，在泉雨化之数五，本年无胜复之气，所以叫"正化日"。其气化所致之病，司天寒气所致的该用苦温，中运风气所致的该用酸和，在泉湿气所致的该用甘温，这便是这两年适宜的药食气味。

癸巳同岁会　癸亥年同岁会

上临厥阴风木司天，中值少徵火运不及，下加少阳相火在泉。癸为阴年属少徵，癸巳、癸亥都是火运不及，都有寒化的胜气和雨化的复气，胜复之气非本年正常之气，所以称"邪气化日"。胜复之气所致的灾害在南方。司天风化之数八，在泉火化之数二，这是正气所化，所以称"正化日"。其气化所致之病，司天风木之气所致的该用辛凉，中运火气所致的该用咸和，在泉热气所致的该用咸寒，这便是这两年适宜的药食气味。

以上定期的纪年，胜气、复气

和正化，都有定数，不可不察验。所以懂得要领的人，一句话就可以明白，如果不懂得要领，就会茫然无措。说的就是这个道理。

黄帝说：对。五运之气，每年也有胜复的岁气吗？

岐伯说：抑郁至极就会发生复气，等到一定的时候就会发作。

黄帝说：请问它的道理如何？

岐伯说：五行之气因为有太过和不及的不同，所以复气的发作也不同。

黄帝说：希望详尽地听听。

岐伯说：太过的发作起来急暴，不及的发作起来徐缓。急暴的致病严重，徐缓的病情持久。

黄帝说：太过不及之数怎样？

岐伯说：太过的是成数，不及的是生数，只有土不用成数而只用生数。

原典

帝曰：其发也何如？

岐伯曰：土郁之发，岩谷震惊，雷殷气交①，埃昏黄黑，化为白气，飘骤高深，击石飞空，洪水乃从，川流漫衍，田牧土驹②。化气乃敷，善为时雨，始生始长，始化始成。故民病心腹胀，肠鸣而为数后③，甚则心痛胁膜，呕吐、霍乱，饮发注下，胕肿身重。云奔雨府，霞拥朝阳，山泽埃昏，其乃发也。以其四气，云横天山，浮游生灭，怫之先兆也。

金郁之发，天洁地明，风清气切，大凉乃举，草树浮烟，燥气以行，霜雾数起，杀气来至，草木苍干，金乃有声。故民病咳逆，心胁满引少腹，善暴病，不可反侧，嗌干，面尘色恶④。山泽焦枯，土凝霜卤⑤，怫乃发也。其气五，夜零白露，林莽声凄，怫之兆也。

水郁之发，阳气乃辟，阴气暴举，大寒乃至，川泽严凝，寒雾⑥结为霜雪，甚则黄黑昏翳，流行气交，乃为霜杀，水乃见祥。故民病，寒客心痛，腰脽痛，大关节不利，屈伸不便，善厥逆，痞坚腹满。阳光不治，空积沉阴，白埃昏暝，而乃发也。其气二火前后，太虚深玄，气犹麻散，微见而隐，色黑微黄，怫之先兆也。

注释

① 雷殷气交：雷声轰隆于气交之间。

② 田牧土驹：田野之间土石嵬然，好像一群放牧的马。

③ 肠鸣而为数后：肠鸣而频频如厕。

④ 面尘色恶：面有蒙尘，脸色难看。

⑤ 土凝霜卤：地上凝结着像霜一样的白盐碱。

⑥ 寒雾：空中凝聚的寒气，此指冷气。

译文

黄帝问：郁极而发，情况会怎样？

岐伯说：土气郁极发作之时，山岩深谷震动，雷声轰隆于气交之间，尘埃黄黑昏暗，湿气蒸发，化为白气，疾风骤雨飘动在高山深谷中，冲击岩石，向天空飞溅，洪水泛滥，四处漫延，水退之后，田野之间土石鬼然，好像一群放牧的马。土气报复之后，化气开始敷布，时雨降下，万物才得以生、长、化、成。这时人们多患心腹胀满、肠鸣而频频如厕，甚至心痛胁肋胀满、呕吐、霍乱、痰饮、水泻、肌肤浮肿、身体沉重等病。乌云奔向雨府，云霞环绕朝阳，山泽间隐现昏蒙之气，这是土郁开始发作的征兆。发作的时间是在四气当令之时，云气横于天山，或浮或游或出或没，是郁积将发的先兆。

金气郁极而发作之时，天气洁净，地气清明，风气清凉急切，于是秋凉到来，草木之间雾如浮烟，燥气流行，浓雾时现，肃杀之气到来，草木苍黄干枯，金气发出历历西风。人们多患咳嗽气逆、心胁胀满连及小腹、常常突然疼痛、不可转侧翻身、咽喉干燥、面有蒙尘、脸色难看等病。山泽干涸，地上凝结着像霜一样的白盐碱，这是金郁将发的征兆。发作的时间是在五时之气，夜降白露，树丛深处风声凄切，是郁积将发的先兆。

水气郁极而将发之时，阳气退去，阴气突起，极寒之气到来，河泽结冰，冷气结成霜雪，甚至水气昏暗黄黑，流行于气交之中，霜降而杀伐草木，河水出现一些征兆。人们多病为寒邪入侵、发心痛、腰臀疼痛、大关节活动困难、屈伸不便、容易厥逆、腹中胀满痞硬。阳气失去作用，天空中阴气沉沉，白色尘埃之气蒙蔽天空，这是水郁将发的征象。发作的时间是君火与相火当令之前后，天色深远，微黄黑色之气，犹如散麻一样，隐约可见，色黑微黄，这是郁积将发的先兆。

原典

木郁之发，太虚埃昏，云物以扰[①]，大风乃至，屋发折木[②]，木有变。故民病，胃脘当心而痛，上支两胁，鬲咽不通，食饮不下，甚则耳鸣眩转，目不识人，善暴僵仆[③]。太虚苍埃，天山一色，或气浊色，黄黑郁若，横云不起，

译文

木气郁极而将发之时，天空中尘埃昏暗，云层扰动，大风到来，掀掉房顶，折断树木，这是木气之暴发。人们多犯胃脘心痛、向上支撑两胁胀满、咽喉胸膈阻塞不通、饮食不能下咽、甚至耳鸣头眩、目不识人、容易发生突然扑倒。天空苍茫如尘，天山一色，不能分别，或天气浑浊，黄黑之气郁结不散，又如云横天际而没有雨水下降，这是木郁将发的征象。风气之发没有定期，如果发现长河边的野草被风

雨而乃发也，其气无常。长川草偃，柔叶呈阴，松吟高山，虎啸岩岫④，怫之先兆也。

火郁之发，太虚肿翳，大明不彰，炎火行，大暑至，山泽燔燎，材木流津⑤，广厦腾烟，土浮霜卤，止水乃减，蔓草焦黄，风行惑言⑥，湿化乃后。故民病，少气，疮疡痈肿，胁腹胸背，面首四肢䐜愤，胕胀，疡痱，呕逆，瘈疭骨痛，节乃有动，注下温疟，腹中暴痛，血溢流注，精液乃少，目赤心热，甚则瞀闷懊侬⑦，善暴死。刻终大温，汗濡玄府，其乃发也。其气四，动复则静，阳极反阴，湿令乃化乃成，华发水凝，山川冰雪，焰阳午泽，怫之先兆也。有怫之应而后报也，皆观其极而乃发也。木发无时，水随火也。谨候其时，病可与期，失时反岁，五气不行，生化收藏，政无恒也。

帝曰：水发而雹雪，土发而飘骤，木发而毁折，金发而清明，火发而曛昧，何气使然？

岐伯曰：气有多少，发有微甚，微者当其气，甚者兼其下，征其下气，而见可知也。

注释

① 云物以扰：云层扰动。

② 屋发折木：掀掉房顶，折断树木。

③ 僵仆：动作名，是指僵硬而倒下。

④ 虎啸岩岫：岩洞中发出虎啸之声。

⑤ 材木流津：树木被烤出汁液。

⑥ 风行惑言：热极生风，以致言语不清而惑乱。

⑦ 懊侬：胸膈间自觉有一种烧灼嘈杂感的症状。因病位在胸膈心窝部位，故又称为"心中懊侬"。

吹倒，柔软的叶子呈现出背面，高山上有松吟之声，岩洞中发出虎啸之声，这是木郁将发的先兆。

火气郁极将发之时，天空曛翳昏暗，日光不明，炎火流行，暑热之气到来，山泽间热如火烤，树木被烤出汁液，大厦上烟雾升腾，大地上浮现一层霜卤之色，井水日渐减少，蔓草变为焦黄，热极风生，以致言语不清而惑乱，湿气后于天时而至。人们多病为呼吸气短，疮疡痈肿，胁腹、胸、背、头面、四肢胀满不舒，皮肤发胀、疮疡痱疹、呕逆、四肢抽搐、骨痛、骨节中如有物游动、泄泻、瘟疟、腹中突发疼痛、血热妄行、出血如流、津液减少，两目红赤、心中烦热，甚至昏蒙烦闷，心中懊侬不宁，容易猝死。翌日刻数终了的寅时应该凉爽，反而大热，汗水从汗孔流出，濡湿皮肤，这是火郁将发的征象。发作的时间是在四时之气。动后必静，阳极反阴，热极生湿，湿土之气敷布，则万物因之而化成，百花盛开之时，又见河水结冰，雪霜降地，则火气正被郁抑，如果看到南面的池塘上有阳气升腾，就是郁积将发的先兆。有将发的先兆，而后才有报复之气。报复之气都是抑郁至极才发作的。木的复气发无定时，水的复气则发于二火前后。只要仔细候察时令，就可以预期疾病的产生，违反时令岁候，五运之气不得施行，生长收藏，失去了常规，就不能够知道胜复的异常变化了。

黄帝问：水郁之发而见雹雪，土郁之发而见飘骤，木郁之发而见毁折，金郁之发而见清明，火郁之发而见曛昧，是什么气使它们产生这样的变化的？

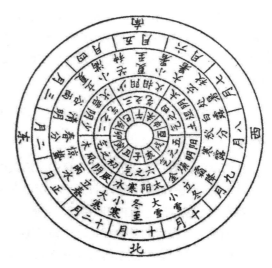

六气主时节气图

岐伯说：五运之气有多有少，其发作就有轻有重。轻微的只见其本气的变化，严重的兼见其下承之气的变化，只要察明下承之气的变化，就知道它发作得是轻微还是严重了。

原典

帝曰：善。五气之发，不当位者，何也？

岐伯曰：命其差①。

帝曰：差有数乎？

岐伯曰：后皆三十度而有奇也②。

帝曰：气至而先后者，何？

岐伯曰：运太过，则其至先；运不及，则其至后。此候之常也。

帝曰：当时而至者③，何也？

岐伯曰：非太过，非不及，则至当时，非是者，眚也。

帝曰：善。气有非时而化者，何也？

岐伯曰：太过者，当其时；不及者，归其己胜也。

帝曰：四时之气，至有早晏，高下左右，其候何如④？

岐伯曰：行有逆顺，至有迟速。故太过者，化先天；不及者，化后天。

帝曰：愿闻其行，何谓也？

注释

①命其差：气的盛衰、先后，都能造成差数。

②后皆三十度而有奇也：先后的差数都是三十日有零。

③当时而至者：气应时而到。

④其候何如：怎样候察呢。何如，即如何。

岐伯曰：春气西行，夏气北行，秋气东行，冬气南行。故春气始于下，秋气始于上，夏气始于中，冬气始于标。春气始于左，秋气始于右，冬气始于后，夏气始于前。此四时正化之常。故至高之地，冬气常在；至下之地，春气常在。必谨察之。

译文

黄帝问说：对。五运的发作，有的不应其时，为什么？

岐伯说：气有盛衰，至时有先后，所以有差数。

黄帝问：差数有一定的日数吗？

岐伯说：其先后的差数都是三十日有零。

黄帝问：主时之气到来时有先后不同，为什么？

岐伯说：岁运太过的，气到来得就早；岁运不及的就迟。这是正常的气候。

黄帝问：气应时而到的，情况会怎样？

岐伯说：这既不太过，也无不及，气至适当其时，否则就会有灾害。

黄帝说：讲得好。气有不在其所主之时而化的，是什么原因？

岐伯说：气太过的，应时而发生作用；而不及之气，则表现为胜己之气的作用。

黄帝问：四时之气，到来有早晚、高下、左右的不同，怎样候察呢？

岐伯说：气行有逆有顺，气至有迟有速，所以太过的其化先于天时；不及的其化后于天时。

黄帝问：希望听听气运行的具体情况是怎样的？

岐伯说：春天气由东向西而行，夏天气由南向北而行，秋天气由西向东而行，冬天气由北向南而行。所以春气发生自下而上升，秋气收敛由上而下降，夏气长成旺盛之中，冬气伏藏由表入里。春气生于东方，秋气生于西方，冬气生于北方，夏气生于南方。这是四时正常的气化。所以极高的地区，经常有冬气存在；极低洼的地区，经常有春气存在。必须仔细考察。

原典

帝曰：善。

黄帝问曰：五运六气之应见，六化之正，六变之纪，何如？

岐伯对曰：夫六气正纪，有化有变，有胜有复，有用有病。不同其候，帝欲何乎①？

帝曰：愿尽闻之。

岐伯曰：请遂言之。

夫气之所至也，厥阴所至为和平，少阴所至为暄，太阴所至为埃溽，少阳所至为炎暑，阳明所至为清劲，太阳所至为寒雾。时化之常也[2]。

厥阴所至为风府，为瞾启[3]；少阴所至为火府，为舒荣；太阴所至为雨府，为员盈[4]；少阳所至为热府，为行出[5]；阳明所至为司杀府，为庚苍[6]；太阳所至为寒府，为归藏。司化之常也。

厥阴所至为生，为风摇[7]；少阴所至为荣，为形见；太阴所至为化，为云雨；少阳所至为长，为番鲜；阳明所至为收，为雾露；太阳所至为藏，为周密。气化之常也。

厥阴所至为风生，终为肃；少阴所至为热生，中为寒；太阴所至为湿生，终为注雨[8]；少阳所至为火生，终为蒸溽；阳明所至为燥生，终为凉；太阳所至为寒生，中为温。德化之常也[9]。

厥阴所至为毛化，少阴所至为羽化，太阴所至为倮化，少阳所至为羽化，阳明所至为介化，太阳所至为鳞化。德化之常也。

注释

① 不同其候，帝欲何乎：它们的现象各不相同，您要问什么。

② 时化之常也：这是四时气化的正常现象。

③ 瞾启：运气术语。运气中六气变化之一，喻万物萌芽。微裂未破为瞾，拆开为启。

④ 员盈：肥满丰盛。

⑤ 行出：阳气由中达外。

⑥ 庚苍：变为苍老。

⑦ 风摇：和风飘荡。

⑧ 注雨：即暴雨。

⑨ 德化之常也：是六气自然变化的常规。

译文

黄帝说：讲得好。

黄帝问道：五运六气的变化相对应着出现的物象，那么正常气化与反常变化的规律是怎样的？

岐伯回答说：六气变化，有正常之化，有异常变化，有胜气、有复气、有作用、有致病。它们的现象各不相同，您要问什么？

黄帝说：我希望全都听听。

岐伯说：让我详细地讲吧。

六气到来时，厥阴之气为气候和平，少阴之气为气候温暖，太阴之气为湿润，少阳之气为气候炎热，阳明之气为气候清凉劲急，太阳之气为气候寒冷。这是四时气化的正常现象。

厥阴之气到来是风气之聚会处，使万物萌芽发生；少阴之气到来是火气之聚会处，使万物欣欣向荣；太阴之气到来是雨湿之气聚会处，使万物肥满丰盛；少阳之气到来是热气之聚会处，使万物的阳气由中达外；阳明之气到来是肃杀之气聚会处，使草木更替苍老；太阳之气到来是寒气聚会处，使万物生机潜藏。这是六气当令万物的正常变化现象。

厥阴之气到来，使万物发生，为和风飘荡；少阴之气到来，使万物荣盛，为形态显露；太阴之气到来，使万物化生，为湿化云雨；少阳之气到来，使万物长极，为繁茂鲜艳；阳明之气到来，使万物阳气收敛，为雾露下降；太阳之气到来，使万物生机潜藏，为阳气固密。这是六气正常变化的现象。

厥阴之气到来，有风气发生，终了则为肃杀；少阴之气到来，有热气发生，其中气则为寒冷；太阴之气到来，有湿气发生，其终了为暴雨；少阳之气到来，有火气发生，终了是蒸发湿气；阳明之气到来，有燥气发生，终了则为凉爽；太阳之气到来，有寒气发生，其中气则为温暖。这就是六气自然变化的常规。

厥阴之气到来，有毛的动物化育；少阴之气到来，有翅的动物化育；太阴之气到来，倮体的动物化育；少阳之气到来，有翼的虫类化育；阳明之气到来，有壳的动物化育；太阳之气到来，有鳞的动物化育。这是六气化育万物的常规。

原典

厥阴所至为生化，少阴所至为荣化，太阴所至为濡化[1]，少阳所至为茂化，阳明所至为坚化[2]，太阳所至为藏化。布政之常也。

厥阴所至，为飘怒[3]，大凉；少阴所至，为大暄大寒；太阴所至，为雷霆骤注，烈风；少阳所至，为飘风燔燎，霜凝；阳明所至，为散落[4]，温；太阳所至，为寒雪冰雹，白埃。气变之常也。

译文

厥阴之气到来，万物开始生化；少阴之气到来，万物欣欣向荣；太阴之气到来，万物滋润；少阳之气到来，万物茂盛；阳明之气到来，万物坚成收敛；太阳之气到来，万物闭藏。这是六气敷布，万物顺从其变化的常规。

厥阴之气到来，狂风怒吼，天气大凉；少阴之气到来，大热大寒；太阴之气到来，雷声大作，狂风暴雨；少阳之气到来，热风拂面，有如熏烤，晚上露水凝结成霜；阳明之气到来，草木凋落，气候反见温暖；太阳之气到来，大雪纷飞，冰雹时下，大地上有白埃之气上升。这是六气异变的常规。

厥阴之气到来，万物为之惊动，随风飘摇；少阴之气到来，为高明，为炎热的赤黄色火焰；太阴之气到来，为天气阴沉，有白色尘埃，为晦暗不明；少阳之气到来，为光显，为红云，为炎热；阳明之气到来，为烟尘，为霜降，为西风劲急，为秋虫凄鸣；太阳之厥阴所至为惊扰，为迎随⑤；少阴所至为高明，焰为曛；太阴所至为沉阴，为白埃，为晦暝；少阳所至为光显，为彤云，为曛；阳明所至为烟埃，为霜，为劲切，为凄鸣；太阳所至为刚固，为坚芒，为立。令行之常也。

厥阴所至为里急；少阴所至为疡胗身热；太阴所至为积饮否隔；少阳所至为嚏呕，为疮疡；阳明所至为浮虚；太阳所至为屈伸不利。病之常也。

厥阴所至为支痛；少阴所至为惊惑，恶寒，战栗，谵妄；太阴所至为稸满；少阳所至为惊躁，瞀昧，暴病；阳明所至为鼽，尻阴股膝髀腨胻足病；太阳所至为腰痛。病之常也。

厥阴所至为缦戾；少阴所至为悲妄衄衊⑥；太阴所至为中满，霍乱、吐下；少阳所至为喉痹，耳鸣呕涌；阳明所至为皴揭⑦；太阳所至为寝汗，痓。病之常也。

厥阴所至为胁痛呕泄；少阴所至为语笑；太阴所至为重胕肿；少阳所至为暴注，䐜瘛，暴死；阳明所至为鼽嚏；太阳所至为流泄，禁止。病之常也。

注释

① 濡化：万物滋润。

② 坚化：坚成收敛。

③ 飘怒：狂风怒吼。

④ 散落：草木凋落。

⑤ 迎随：随风飘摇。

⑥ 衄衊：病证名，衄指鼻血，衊指汗孔出血。因热盛而迫血妄行，在鼻为衄，在汗孔为衊。

⑦ 皴揭：症名，肌肤起皴成褶之病证。

气到来，为万物坚硬，为北风刺骨，为万物已成。这是六气行令的常规。

厥阴致病，为筋脉拘急；少阴致病，为疡疹，身热；太阴致病，为水饮停积，脘腹痞塞；少阳致病，为喷嚏、呕吐、疮疡；阳明致病，为皮肤浮肿；太阳致病，为关节屈伸不利。这是六气致病的常规。

厥阴致病，为胁肋支撑疼痛；少阴致病，为惊骇疑惑，恶寒战栗，谵语躁动；太阴致病，为腹中胀满；少阳致病，为惊骇躁动，烦闷昏昧，突然发病；阳明致病，为鼻塞流涕，尻、阴股、膝、髀、腨、胻、足部发病；太阳致病，为腰痛。这也是六气致病的常规。

厥阴致病，为筋脉挛急短缩，肢体屈曲不伸；少阴致病，为悲哀狂妄，鼻出血；太阴致病，为腹中胀满，霍乱、呕吐泻下；少阳致病，为喉痹、耳鸣、呕逆；阳明致病，为皮肤糙裂而揭起；太阳致病，为眠中出汗，痓病。这也是六气致病的常规。

厥阴致病，为胁痛、呕吐、泄泻；少阴致病，为言笑不止；太阴致病，为身重浮肿；少阳致病，为突然泄下，肌肉跳动，筋脉抽掣，突然死亡；阳明致病，为鼻塞流涕，喷嚏；太阳致病，为二便失禁，或闭塞不通。这也是六气致病的常规。

原典

凡此十二变者，报德以德，报化以化，报政以政，报令以令①。气高则高，气下则下，气后则后，气前则前，气中则中，气外则外。位之常也。故风胜则动，热胜则肿，燥胜则干，寒胜则浮，湿胜则濡泄，甚则水闭胕肿。随气所在，以言其变耳。

帝曰：愿闻其用也。

岐伯曰：夫六气之用，各归不胜而为化②。故太阴雨化，施于太阳；太阳寒化，施于少阴；少阴热化，施于阳明，阳明燥化，施于厥阴；厥阴风化，施于太阴。各命其所在，以征之也。

帝曰：自得其位，何如？

岐伯曰：自得其位，常化也。

帝曰：愿闻所在也。

岐伯曰：命其位，而方月可知③也。

帝曰：六位之气，盈虚何如？

岐伯曰：太少异也。太者之至，徐而常；少者，暴而亡。

帝曰：天地之气，盈虚何如？

岐伯曰：天气不足，地气随之；地气不足，天气从之；运居其中，而常先也。恶所不胜，归所同和，随运归从，而生其病也。故上胜，则天气降而下；下胜，则地气迁而上。胜多少而差其分④。微者小差，甚者大差，甚则位易气交，易则大变生，而病作矣。《大要》曰：甚纪五分⑤，微纪七分，其差可见。此之谓也。

注释

①报德以德，报化以化，报政以政，报令以令：六气的作用是德、化、政、令，万物回答的表现也相应的是德、化、政、令。

②各归不胜而为化：都是加于不胜之气而产生的。

③方月可知：就可以知道它所主的方位与月令了。

④胜多少而差其分：根据胜气的多少就可以决定下降与上升的差分。

⑤五分：十分之五。后文的"七分"是十分之七的意思。

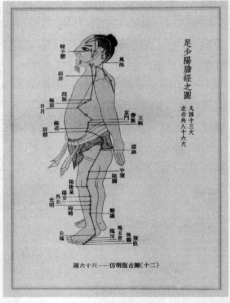

足少阳胆经古图

译文

以上十二种变化，说明万物与六气的密切关系，六气的作用是德、化、政、令，万物回答的表现也相应的是德、化、政、令。六气所至的位置，有高下、前后、中外之异，那么万物的变化也随之有高下、前后、中外的不同。这是正常的时位。所以风气胜则动摇，热气胜则浮肿，燥气胜则皴干，寒气胜则虚浮，湿气胜则水泻，甚至小便不通、浮肿。总之，根据邪气之所在，就可以谈论病变情况。

黄帝说：希望听听气化的作用。

岐伯说：六气的气化作用，都是加于不胜之气产生的。太阴加于太阳为湿化；太阳加于少阴为寒化；少阴加于阳明为热化；阳明加于厥阴为燥化；厥阴加于太阴为风化。各根据其所在的方位预测。

黄帝问道：六气加于本位，情况会怎样？

岐伯说：加于自己的位置，是正常之化。

黄帝说：希望听听六气所在。

岐伯说：确定了六气的位置，就可以知道它所主的方位与月令了。

黄帝问道：六个位置的气，虚实怎样？

岐伯说：太过与不及是不同的。太过的气到来缓慢而作用持久；不及的气到来急暴而作用迅速消失。

黄帝问：司天在泉之气的虚实怎样？

岐伯说：司天之气不足，在泉之气就随之上升；在泉之气不足，司天之气就随之下降；岁运居司天在泉之中，它的升降常在天气地气之先。它厌恶所不胜之气，而归属同和之气，但同和则助其气，不胜则受其制，都会产生病变。因为司天之气胜，则天气下降；在泉之气胜，则地气上升。由于胜气的多少，就决定了下降与上升的差分。胜气微的差别小，胜气严重的差别大，相差太大则气交之位置移易，移易气交的位置则发生大变，因而疾病就产生了。《大要》中说：胜气严重的差别为十分之五，胜气微的差别为十分之七，其间的差分可见了。说的就是这个道理。

原典

帝曰：善。论言热无犯热，寒无犯寒。余欲不远寒，不远热，奈何？

岐伯曰：悉乎哉问也！发表不远热，攻里不远寒。

帝曰：不发不攻，而犯寒犯热，何如？

岐伯曰：寒热内贼，其病益甚。

帝曰：愿闻无病者，何如？

岐伯曰：无者生之，有者甚之。

帝曰：生者何如？

岐伯曰：不远热则热至，不远寒则寒至。寒至则坚痞腹满①，痛急下利之病生矣。热至则身热，吐下霍乱②，痈疽疮疡，瞀郁注下，瞤瘛肿胀，呕吐，鼽衄，头痛，骨节变，肉痛，血溢血泄，淋闭之病生矣。

帝曰：治之奈何？

岐伯曰：时必顺之，犯者治以胜也③。

黄帝问曰：妇人重身④，毒之何如？

岐伯曰：有故无殒，亦无殒也。

帝曰：愿闻其故，何谓也？

岐伯曰：大积大聚，其可犯也，衰其太半而止，过者死。

帝曰：善。郁之甚者，治之奈何？

岐伯曰：木郁达之，火郁发之，土郁夺之，金郁泄之，水郁折之。然调其气。过者折之，以其畏也，所谓泻之。

帝曰：假者何如？

岐伯曰：有假其气，则无禁也。所谓主气不足，客气胜也。

帝曰：至哉，圣人之道！天地大化，运行之节，临御之纪⑤，阴阳之政，寒暑之令，非夫子孰能通之！请藏之灵兰之室⑥，署曰《六元正纪》。非斋戒不敢示，慎传也。

刺法论篇第七十二（亡）

本病论篇第七十三（亡）

注释

①坚痞腹满：腹部胀满、坚硬痞塞。

②吐下霍乱：呕吐、泄泻、霍乱。

③犯者治以胜也：违反四时禁忌而生病的治以相克制的药物。

④妇人重身：妇人怀孕。

⑤临御之纪：相互加临的纲纪。

⑥灵兰之室：即灵兰书室，传说为黄帝的藏书室名。

译文

黄帝说：讲得好。经论中说过，用热药不要触犯热时，用寒药不要触犯寒时。我想要不避寒、不避热，应该怎样做呢？

岐伯说：问得真全面啊！发表不避热，攻里不避寒。

黄帝问：既不是发表也不是攻里，触犯了主时的寒与热，会怎么样呢？

岐伯说：寒与热会伤脏腑，病情就严重了。

黄帝说：希望听听无病之人的情况是怎么样的呢？

岐伯说：无病的人会生病，有病的人会加重。

黄帝问：生病的情况是怎么样的呢？

岐伯说：不避热者热病就到来，不避寒者寒病就到来。寒病到来，则腹部胀满、坚硬痞塞、急剧疼痛、下利等病就发生了。热病到来，则发热、呕吐、泄泻、霍乱、痈疽疮疡、烦闷郁冒、泄泻、身体抽动、肿胀、呕吐、鼻塞、流涕、鼻出血、头痛、骨节改变、肌肉疼痛、血外溢、便血、小便淋漓不畅或癃闭不通等病就此产生了。

黄帝问：怎样治疗呢？

岐伯说：必须顺从四时寒热温凉的时序，违反四时禁忌而生病的，治以相克制的药物。

黄帝问道：妇人怀孕，如果用峻猛的药物，会怎样呢？

岐伯说：有病应用，既不会损伤胎儿，也不会伤害母体。

黄帝说：希望听听其中的道理，是怎样的？

古版普照图

岐伯说：对大积大聚的病，可以使用峻猛的药物，但必须在病邪衰减大半时即停药，如用过分了就会死亡。

黄帝说：讲得好。五气抑郁过甚的，怎样治疗？

岐伯说：木气抑郁的应该疏泄条达，火气抑郁的应该散去火热，土气抑郁的应该夺去壅滞之邪，金气抑郁的应该外排疏利，水气抑郁的应该驱逐水邪。这就是调畅气机。凡太过的应折其势，用其畏惧的相制之品来折之，这也就是所谓的泻法。

黄帝问：对假借的气怎样？

岐伯说：若有假借之气，则不必依照热无犯热、寒无犯寒的禁忌。所谓假借之气，就是主气不足、客气胜的异常情况。

黄帝说：圣人的学问真是高深至极啊！天地的伟大变化、六气运行的规律、相互加临的纲纪、阴阳的作用、寒暑的影响，如果不是夫子您，还有谁能够通晓呢！让我把它藏在灵兰书室里，署名为《六元正纪》。不是经斋戒沐浴，不敢示人，要谨慎地传授。

刺法论篇第七十二和本病论篇第七十三遗失了。

卷二十二

至真要大论篇第七十四

原典

黄帝问曰：五气交合，盈虚更作^①，余知之矣。六气分治，司天地者，其至何如？

岐伯再拜对曰：明乎哉问也！天地之大纪，人神之通应也。

帝曰：愿闻上合昭昭，下合冥冥，奈何？

岐伯曰：此道^②之所主，工之所疑也。

帝曰：愿闻其道也。

岐伯曰：厥阴司天，其化以风；少阴司天，其化以热；太阴司天，其化以湿；少阳司天，其化以火；阳明司天，其化以燥；太阳司天，其化以寒。以所临脏位，命其病者也。

帝曰：地化奈何？

岐伯曰：司天同候，间气皆然。

帝曰：间气何谓？

岐伯曰：司左右者，是谓间气也。

帝曰：何以异之？

岐伯曰：主岁者纪岁，间气者纪步也。

帝曰：善。岁主奈何？

岐伯曰：厥阴司天为风化，在泉为酸化，司气^③为苍化，间气为动化。少阴司天为热化，在泉为苦化，不司气化，居气^④为灼化。太阴司天为湿化，在泉为甘化，司气为黅化，间气为柔化。少阳司天为火化，在泉为苦化，司气为丹化，间气为明化。阳明司天为燥化，在泉为辛化，司气为素化，间气为清化。太阳司天为寒化，在泉为咸化，司气为玄化，间气为脏化。故治病者，必明六化分治，五味五色所生，五脏所宜，乃可以言盈虚，病生之绪也。

黄帝内经

古法今观——中国古代科技名著新编

注释

① 盈虚更作：指五运之太过与不及交替作用。

② 道：这里指医理。

③ 司气：指五运之气。

④ 居气：即间气。

译文

黄帝问道：五运之气交相配合，太过与不及互相更替作用，这些道理，我已经知道了。那么六气分时主治，其司天在泉之气到来时所起的变化又如何呢？

岐伯行礼后回答说：问得多么清楚啊！这是天地变化的基本规律，也是人体与天地变化相应的规律。

黄帝道：我希望听听它怎样能上合于昭明的天道，下合于玄远的地气。

岐伯说：这是医理中的主要部分，也是一般医生所不太了解的。

黄帝道：我希望听一下这一方面的道理。

岐伯说：厥阴司天，气从风化；少阴司天，气从热化；太阴司天，气从湿化；少阳司天，气从火化；阳明司天，气从燥化；太阳司天，气从寒化；它们都是以客气所临的脏位来决定疾病称谓的。

黄帝道：在泉之化是怎样的？

岐伯说：与司天是同样的，间气也是如此。

黄帝道：怎样叫作间气？

岐伯说：分管司天在泉之左右的，就称为间气。

黄帝道：与司天在泉有什么区别呢？

岐伯说：司天在泉而主岁之气，主一年的气化。间气，主六十天的气化。

黄帝道：说得好。岁的主气是怎样的呢？

岐伯说：厥阴在司天就为风化，在泉就为酸化，在司岁运就为苍化，在间气就为动化；少阴在司天就为热化，在泉就为苦化，它不司岁运之化，在间气就为灼化；太阴在司天就为湿化，在泉就为甘化，在司岁运就为黅化，在间气就为柔化；少阳在司天就为火化，在泉就为苦化，在司岁运就为丹化，在间气就为明化；阳明在司天就为燥化，在泉就为辛化，在司岁运就为素化，在间气就为清化；太阳在司天就为寒化，在泉就为咸化，在司岁运就为玄化，在间气就为脏化。所以治病的医生，必须明白六气的不同气化作用以及五味五色所产生的变化作用和五脏的喜恶，然后才能说对气化的盈虚和疾病的发生有了头绪。

原典

帝曰：厥阴在泉而酸化先，余知之矣。风化之行也，何如？

岐伯曰：风行于地，所谓本也，余气同法。本乎天者，天之气也，本乎地者，地之气也，天地合气，六节[①]分而万物化生矣。故曰：谨候气宜，无失病机[②]，此之谓也。

帝曰：其主病[③]何如？

岐伯曰：司岁备物，则无遗主矣。

帝曰：先岁物何也？

岐伯曰：天地之专精[④]也。

帝曰：司气者何如？

岐伯曰：司气者主岁同，然有余不足也。

帝曰：非司岁物何谓也。

岐伯曰：散也，故质同而异等也，气味有薄厚，性用有躁静，治保有多少，力化有浅深，此之谓也。

帝曰：岁主脏害何谓？

岐伯曰：以所不胜命之，则其要也。

帝曰：治之奈何？

岐伯曰：上淫于下，所胜平之⑤，外淫于内，所胜治之。

帝曰：善。平气何如？

岐伯曰：谨察阴阳所在而调之，以平为期，正者正治，反者反治。

注释

①六节：即六步。

②病机：指疾病发生和发展的机理。

③主病：指主治疾病的药物。

④专精：精粹的意思。

⑤平之：即治疗的意思。

译文

黄帝道：厥阴在泉而从酸化，我早就明白了，那么风行之化又怎样呢？

岐伯说：风气行于地，这是本于地之气而为风化，其他五气也是这样。因为本属于天的，是天之气，本属于地的，是地之气，天地之气相合，就有了六节之气的划分，于是万物就能化生。所以说：要特别注意观察气候的变化，别错过病情的变化，就是这个道理。

黄帝道：那些主治疾病的药物怎样？

岐伯说：根据岁气来采备药物，就会没有遗漏了。

黄帝道：采备岁气所生化的药物，这是什么原因？

岐伯说：因为能得天地精粹之气，疗效比较好。

黄帝道：司运气的药物怎样？

岐伯说：司运气的药物与主岁的药物相同，但是有有余和不足的区别。

黄帝道：不是司岁的药物，又怎样呢？

岐伯说：其气散而不纯。所以本质虽同，而等次却不相同，如气味有厚薄的不同，性能有静躁的不同，疗效有多少的不同，药力有深浅的不同，这就是关于非司岁药物的说法。

黄帝道：岁主之气，伤害五脏，这是什么原因？

岐伯说：从其所不胜之气来说明，这是它的关键。

黄帝道：怎样治疗？

岐伯说：司天之气偏胜而淫于下，那就以己所胜之气来平调；在泉之气偏胜而淫于内，那就以己所胜之气来治疗。

黄帝道：讲得好！但也有岁气平和而得病的，又怎么治呢？

岐伯说：这要仔细地观察三阴三阳司天在泉的所在而加以调治，以达到正常为目的，正病用正治法，反病用反治法。

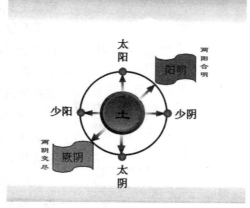

三阴三阳关系图

原典

帝曰：夫子言察阴阳所在而调之，论言人迎与寸口相应，若引绳小大齐等，命曰平，阴之所在寸口何如？

岐伯曰：视岁南北[1]，可知之矣。

帝曰：愿卒闻之。

岐伯曰：北政之岁，少阴在泉，则寸口不应；厥阴在泉，则右不应；太阴在泉，则左不应。南政之岁，少阴司天，则寸口不应；厥阴司天，则右不应；太阴司天，则左不应。诸不应者，反其诊则见矣。

帝曰：尺候何如？

岐伯曰：北政之岁，三阴在下，则寸不应；三阴在上，则尺不应。南政之岁，三阴在天，则寸不应；三阴在泉，则尺不应。左右同。故曰：知其要者，一言

译文

黄帝道：你说要观察阴阳的所在而调治，而有的书上说：人迎和寸口的脉象要相合，像引绳一样，大小相等的叫作平。那么阴之所在，在寸口应该怎样？

岐伯说：看主岁的是南政还是北政，就可知道了。

黄帝道：我希望彻底了解一下。

岐伯说：北政主岁时，少阴在泉，则寸口脉沉细而伏，不应于指；厥阴在泉，则右寸沉细而伏，不应于指；太阴在泉，则左寸沉细而伏，不应于指。南政主岁时，少阴司天，则寸口脉沉细而伏，不应于指；厥阴司天，则右寸沉细而伏，不应于指；太阴司天，则左寸沉细而伏，不应于指。凡是寸口脉不应的，"反其诊"就可知晓了。

黄帝道：尺部的脉候又怎样呢？

岐伯说：北政主岁时，三阴在泉，则寸口不应；三阴司天，则尺部不应。

而终，不知其要，流散无穷，此之谓也。

帝曰：善。天地之气，内淫而病何如？

岐伯曰：岁厥阴在泉，风淫所胜，则地气不明，平野昧，草乃早秀。民病洒洒振寒，善伸数欠，心痛支满，两胁里急，饮食不下，鬲咽^②不通，食则呕，腹胀善噫，得后与气，则快然如衰，身体皆重。

岁少阴在泉，热淫所胜，则焰浮川泽，阴处反明。民病腹中常鸣，气上冲胸，喘，不能久立，寒热皮肤痛，目瞑齿痛颐肿，恶寒发热如疟，少腹中痛，腹大，蛰虫不藏。

岁太阴在泉，草乃早荣，湿淫所胜，则埃昏岩谷，黄反见黑^③，至阴之交。民病饮积，心痛，耳聋，浑浑焞焞。嗌肿喉痹，阴病血见，少腹痛肿，不得小便，病冲头痛，目似脱，项似拔，腰似折，髀不可以回，腘如结，腨如别。

岁少阳在泉，火淫所胜，则焰明郊野，寒热更至。民病注泄赤白，少腹痛，溺赤，甚则血便，少阴同候。

岁阳明在泉，燥淫所胜，则霿雾清瞑^④。民病喜呕，呕有苦，善太息，心胁痛不能反侧，甚则嗌干面尘，身无膏泽，足外反热。

岁太阳在泉，寒淫所胜，则凝肃惨慄。民病少腹控睾，引腰脊，上冲心痛，血见，嗌痛颔肿^⑤。

南政主岁时，三阴司天，则寸口不应；三阴在泉，则尺部不应。左右脉的不应，同于上例。因此，懂得要领，一句话就说明白了，不懂得要领，就漫无边际，说的就是这个道理。

黄帝道：很好，那么根据天地之气侵入人体内部而命名的疾病，其情形又是怎样的呢？

岐伯说：厥阴在泉的年份，风气偏胜，就会出现地气不明、平野昏暗、草禾提前抽穗。人容易患发冷之病，常常呻吟，不住地打哈欠、心痛并感觉撑满、两胁拘急不舒、饮食不进、咽隔不通畅、食后就要呕吐、肚腹发胀、多噫气、在大便或放屁后，却觉得轻快并像软懒似的，全身乏力。

少阴在泉的年份，热气偏胜，气就升浮于川泽，阴处反觉明亮。人容易患腹中鸣响的病，逆气会上冲胸脘、气喘不能久立、恶寒发热、皮肤痛、眼模糊牙痛、颐肿、寒热交争好像疟疾、少腹中痛、腹部胀大。蛰虫也不伏藏。

太阴在泉的年份，百草早早地开花，湿气偏胜，岩谷里昏暗浑浊，黄为土色，湿盛则反见黑色，这是湿土之气交合的现象。人易患饮邪积聚、心痛、耳聋、听觉毫无所知、咽肿、喉痛、阴病见血等病，如血淋、便血，少腹痛肿，不能小便，感到上冲头痛，痛得眼睛好像要流出、颈部好像要拔出、腰部好像要折断，髀骨不能回转，膝窝好像凝住了、小腿肚好像僵直了。

少阳在泉的年份，火气偏胜，天地之间，就呈现出凝热而火光四射的气象。

注释

① 南北：即下文的南政、北政。

② 鬲咽：病证名，咽噎阻隔不通。

③ 黄反见黑：意思是黄色反见于北方黑色的地方。

④ 霜雾清瞑：天色昏暗、雾气迷蒙看不见东西。

⑤ 嗌痛颔肿：咽喉肿痛。

天气时冷时热。人容易患大便泻溏、下便赤白色、少腹疼痛且小便为赤色等病、严重的就会出现血，其余的症候与少阴在泉相同。

阳明在泉的年份，燥气偏胜，雾气迷蒙看不见东西，天气寒薄。人容易患呕吐之病，呕吐苦水，经常叹息，心与胁部疼痛，不能转身；病严重时，就会咽干，面似尘土色，全身肌肤干枯而不润泽，足外部发热。

太阳在泉的年份，寒气偏胜，天地之间，就呈现出凝肃惨厉的气象。人易患少腹疼的病，牵引睾丸、腰脊，上冲心脘作痛、出血、咽痛、下巴颔肿。

原典

帝曰：善。治之奈何？

岐伯曰：诸气在泉，风淫于内，治以辛凉，佐以苦甘，以甘缓之，以辛散之。热淫于内，治以咸寒，佐以苦甘，以酸收之，以苦发之。湿淫于内，治以苦热，佐以酸淡，以苦燥①之，以淡泄之。火淫于内，治以咸冷，佐以苦辛，以酸收之，以苦发之。燥淫于内，治以苦温，佐以苦辛，以苦下之。寒淫于内，治以甘热，佐以苦辛，以咸泻之，以辛润之，以苦坚之。

帝曰：善。天气之变何如？

岐伯曰：厥阴司天，风淫所胜，则太虚埃昏，云物以扰，寒生春气，流水不冰，蛰虫不去。民病胃脘当心而痛，上支两胁，鬲咽不通，饮食不下，舌本强，

译文

黄帝道：讲得好！那么怎样治疗呢？

岐伯说：凡是在泉之气，风气太过而伤于体内的，主药用辛凉之药，苦药辅佐，甘味缓解，辛味驱散风邪；热气太过而伤于体内，主药用咸寒之药，甘苦之药辅佐，酸味收敛阴气，苦药发散热邪；湿气太过而伤于体内，主药用苦热之药，酸淡之药辅佐，苦味药来燥湿，淡味药来泻湿邪；火气太过而伤于体内，主药用咸冷之药，苦辛之药辅佐，酸药收敛阴气，苦药来发散入邪；燥气太过而伤于体内，主药用苦温之药，甘辛之药辅佐，苦味之药泻热；寒气太过而伤于体内，主药用甘热之药，苦辛之药辅佐，咸味之药来泻寒，辛味之药来温润，苦味之药来坚实。

黄帝道：讲得好！天气变化时，又怎样呢？

食则呕，冷泄腹胀，溏泻，瘕，水闭，病本于脾。冲阳绝，死不治。

少阴司天，热淫所胜，怫[2]热，大雨且至，火行其政。民病胸中烦热，嗌干，右胠满，皮肤痛，寒热咳喘，唾血血泄，鼽衄嚏呕，溺色变，甚则疮疡胕肿，肩背臂臑及缺盆中痛，心痛，肺䐜，腹大满，膨膨而喘咳，病本于肺，尺泽绝，死不治。

少阳司天，火淫所胜，则温气流行，金政不平。民病头痛，发热恶寒而疟，热上皮肤痛，色变黄赤，传而为水，身面胕肿[3]，腹满仰息，泄注赤白，疮疡咳唾血，烦心胸中热，甚则鼽衄，病本于肺。天府绝，死不治。

太阴司天，湿淫所胜，则沉阴且布，雨变枯槁。胕肿骨痛阴痹，阴痹者按之不得，腰脊头项痛，时眩，大便难，阴气不用，饥不欲食，咳嗽则有血，心如悬，病本于肾。太溪[4]绝，死不治。

注释

① 苦燥：此处指使湿气干燥。

② 怫：憋闷的意思。

③ 胕肿：全身肌肤浮肿。

④ 太溪：人体的穴位，在足踝区，内踝尖与跟腱之间的凹陷处。

岐伯说：厥阴司天，风气偏胜，天空就会尘浊不明，云物会被风气鼓荡而纷乱，寒天而行春令，流水不能冻冰，蛰虫不潜伏。人就易患胃脘当心处疼痛，上撑两胁、膈咽阻塞不通、饮食不下、舌根僵硬、食后就呕吐、冷泄腹胀、溏泻以及气结成瘕、小便不通等病。这些病的根本是在脾脏。如冲阳脉绝，那是胃气已败，就会死亡不能治愈。

少阴司天，热气偏胜，闷热，大雨将至，君火行其政令。人就易患胸中烦躁而热、咽干、右胁痞满、皮肤疼痛、寒热咳喘、唾血、便血、鼻出血、喷嚏、呕吐、小便变色、甚则疮疡浮肿，肩、背、臂、上臂及缺盆等处疼痛，心痛、肺胀、腹大而满、气喘咳嗽，这些病的根本是在肺脏。如尺泽脉绝，那是肺气已败，就会死亡而不能救治。

少阳司天，火气偏胜，则温热之气流行，秋令失其清肃。人就易患头痛，发热恶寒而发疟疾，热气在上，皮肤疼痛，色变黄赤，热传于里，治节不行，变而为水病，身面浮肿、腹满、仰息，泄泻暴注、赤白下痢、疮疡、唾血、心烦、胸中热，甚至鼻中流血，这些病的根本是在肺脏。如天府脉绝，那是肺气已败，就会死亡而不治。

太阴司天，湿气偏胜，就会阴沉之气密布，雨水太多，反而会使草木枯槁。人就易患浮肿、骨痛阴痹，阴痹这种病按之不知痛处。腰脊头项疼痛，时常眩晕、大便困难、阴气不能运化、饥饿不愿吃东西、咳嗽有血，心不安宁像悬空一样，这些病的根本是在肾脏。如太溪脉绝，那是肾气已败，就会死亡不能治愈。

原典

太阳司天，寒淫所胜，则寒气反至，水且冰，血变于中，发为痈疡。民病厥心痛，呕血血泄鼽衄，善悲，时眩仆，运火炎烈，雨暴乃雹，胸腹满，手热肘挛腋肿，心澹澹大动，胸胁胃脘不安，面赤目黄，善噫，嗌干，甚则色炲②，渴而欲饮，病本于心。神门绝，死不治。所谓动气知其脏也。

阳明司天，燥淫所胜，则木乃晚荣，草乃晚生，筋骨内变。民病左胠胁痛，寒清于中，感而疟，大凉革候，咳，腹中鸣，注泻鹜溏①，名木敛，生菀于下，草焦上首，心胁暴痛，不可反侧，嗌干面尘腰痛，丈夫㿉疝，妇人少腹痛，目昧眦疡，疮痤痈，蛰虫来见，病本于肝。太冲绝，死不治。

帝曰：善。治之奈何？

岐伯曰：司天之气，风淫所胜，平以辛凉，佐以苦甘，以甘缓之，以酸泻之。热淫所胜，平以咸寒，佐以苦甘，以酸收之。湿淫所胜，平以苦热，佐以酸辛，以苦燥之，以淡泄之。湿上甚而热，治以苦温，佐以甘辛，以汗为故而止。火淫所胜，平以咸冷，佐以苦甘，以酸收之，以苦发之，以酸复之，热淫同。燥淫所胜，平以苦温，佐以酸辛，以苦下③之。寒淫所胜，平以辛热，佐以甘苦，以咸泻之。

注释

① 鹜溏：病证名。指大便水粪相杂、青黑如鸭粪者。

② 炲：烟气凝积而成的黑灰，此处指面色黑。

③ 下：使燥结下去。

译文

太阳司天，寒气偏胜，寒气就会出其不意地到来，水就要结冰。人体内血液生变，就会发生痈疡、厥逆心痛、呕血、下血、鼻流血、时常悲伤、时常眩晕仆倒。运气遇戊癸火化炎烈，就有暴雨冰雹，易患胸腹满、手热、肘挛急、腋部肿、心悸不安、胸胁胃脘不舒、面赤、目黄、善噫气、口干舌燥、甚至面黑如同烟子、渴想喝水等病，这些病的根本是在心脏。如神门脉绝，那是心气已败，就会死亡不能救治。所以说，由脉气的搏动，就可知脏气的存亡。

阳明司天，燥气偏胜，则草木回春较晚，在人则筋骨发生病变。人就易患左胠胁疼痛，寒气内脏若再感受外邪，就会发为疟疾，大凉之气使天气反常，易患咳嗽、腹中鸣响、暴注泄泻、大便稀溏等病。大树枝梢枯敛，而生气郁伏于下，草梢也因之焦干，易患心胁突然剧痛、不能转侧、咽喉发干、面如尘色、腰痛、男子疝、妇人少腹疼痛、眼角昏昧不明、疮疡痤痈等症，蛰虫反而出现。这些病的根本是在肝脏。如太冲脉绝，那是肝气已败，就会死亡不能治愈。

黄帝道：怎样治疗呢？

岐伯说：由司天之气所胜而致病的，如属风淫所胜，以辛凉之药平其胜气，辅佐以苦甘之药，以甘味药缓其急，以酸味药泻其邪；如属热淫所胜，以咸寒之药平其胜气，辅佐以咸甘之药，以酸味药收敛阴气；如属湿淫所胜，以苦味热性之药平其胜气，辅佐以酸辛之药，以苦味药燥湿，以淡味药渗泻湿邪；如湿邪盛于上部而且有热，就要以苦味温性之药治疗，辅佐以甘辛之药，以汗解法恢复其常态而止；如属火淫所胜，以酸味冷性之药平其胜气，辅佐以苦甘之药，以酸味药收敛阴气，以苦味药泻火邪，以咸味药恢复阴液，热淫所胜的与此相同；如属燥淫所胜，以苦味温性之药平其胜气，辅佐以酸辛之药，以苦味之药下其燥结；如属寒淫所胜，以辛味热性之药平其胜气，辅佐以甘苦之药，以咸味药泻其寒邪。

辛凉解表药的常用药

辛凉解表药是指用于发散风热、解除表证的、性味辛凉的药物。适用于风热表证或温病初起、痘疹初起等。其常用药有薄荷、牛蒡子、蝉蜕、菊花、桑叶、蔓荆子、淡豆豉、葛根、升麻、柴胡、浮萍、木贼等。

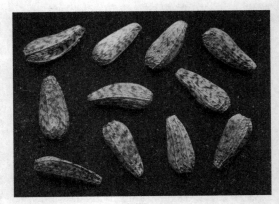

牛蒡子

原典

帝曰：善。邪气反胜^①，治之奈何？

岐伯曰：风司于地^②，清反胜之，治以酸温，佐以苦甘，以辛平之。热司于地，寒反胜之，治以甘热，佐以苦辛，以咸平之。湿司于地，热反胜之，治以苦冷，佐以咸甘，以苦平之。火司于地，寒反胜之，治以甘热，佐以苦辛，

译文

黄帝道：邪气反胜所致之病，应怎样治疗呢？

岐伯说：风气司地，而清肃之金气反胜而乘之，当用酸温之药治之，辅佐以苦甘之药，用辛味药平其正气；热气司地，而寒气反胜而乘之，就用甘味热性之药治之，辅佐以苦辛之药，用咸味药平其正气；湿气司地，而热气反胜而乘之，就用苦味冷性之药治之，辅佐以

以咸平之。燥司于地，热反胜之，治以平寒，佐以苦甘，以酸平之，以和为利。寒司于地，热反胜之，治以咸冷，佐以甘辛，以苦平之。

帝曰：其司天邪胜[3]何如？

岐伯曰：风化于天[4]，清反胜之，治以酸温，佐以甘苦；热化于天，寒反胜之，治以甘温，佐以苦酸辛；湿化于天，热反胜之，治以苦寒，佐以苦酸；火化于天，寒反胜之，治以甘热，佐以苦辛；燥化于天，热反胜之，治以辛寒，佐以苦甘；寒化于天，热反胜之，治以咸冷，佐以苦辛。

注释

①邪气反胜：本气为自己所不胜的邪气所乘。

②风司于地：即厥阴风木在泉。

③司天邪胜：指司天之气被邪气反盛。

④风化于天：即风气司天。

咸甘之药，用苦味药平其正气；火气司地，而寒气反胜而乘之，就用甘味热性之药治之，辅佐以苦辛之药，用咸味药平其正气；燥气司地，而热气反胜而乘之，就用平味寒性之药治之，辅佐以苦甘之药，用酸味药平其正气，凡是用药以和平为宜；寒气司地，而热气反胜而乘之，就用咸味冷性之药治之，辅佐以甘辛之药，用苦味药平其正气。

黄帝问：司天之气不足邪胜的，应如何治疗呢？

岐伯说：风气司天而清凉之气反胜而乘之，应用酸温之药治，用甘苦之药辅佐；热气司天，而寒气反胜而乘之，应用甘温之药治，用苦酸辛之药辅佐；湿气司天，而热气反胜而乘之，应用苦寒之药治，用苦酸之药辅佐；火气司天，而寒气反胜而乘之，应用甘热之药治，用苦辛之药辅佐；燥气司天，而热气反胜而乘之，应用辛寒之药治，用苦甘之药辅佐；寒气司天，而热气反胜而乘之，应用咸冷之药治，用苦辛之药辅佐。

原典

帝曰：六气相胜奈何？

岐伯曰：厥阴之胜，耳鸣头眩，愦愦欲吐，胃鬲如寒，大风数举，倮虫不滋，肤胁气并，化而为热，小便黄

译文

黄帝道：六气相胜是怎样的情况？

岐伯说：厥阴风气偏胜，就会耳鸣头眩，心中烦乱想吐，胃脘之上及横膈之下有寒感，大风时起，倮虫不能滋生。人就容易患肤胁之气偏著一边，化而成热，小便黄赤、胃脘当心之处疼痛、上肢两胁胀满、肠鸣飧泄、少腹疼痛、泄泻赤白、病严重时就要呕吐，膈咽之间阻塞不通。

少阴热气偏胜，就会患心下热，时常感觉饥饿，

357

赤，胃脘当心而痛，上支两胁，肠鸣飧泄，少腹痛，注下赤白，甚则呕吐，鬲咽不通。

少阴之胜，心下热，善饥，脐下反动，气游三焦，炎暑至，木乃津，草乃萎，呕逆躁烦，腹满痛，溏泄，传为赤沃①。

太阴之胜，火气内郁，疮疡于中，流散于外，病在肤胁，甚则心痛，热隔，头痛喉痹项强，独胜则湿气内郁，寒迫下焦，痛留顶，互引眉间，胃满，雨数至，湿化乃见，少腹满，腰脽重强，内不便，善注泄，足下温，头重足胫胕肿，饮发于中，胕肿于上。

少阳之胜，热客于胃，烦心心痛，目赤欲呕，呕酸善饥，耳痛溺赤，善惊谵妄②，暴热消烁，草萎水涸，介虫乃屈，少腹痛，下沃赤白。

阳明之胜，清发于中，左肤胁痛溏泄，内为嗌塞，外发㿗疝，大凉肃杀，华英改容，毛虫乃殃，胸中不便，嗌塞而咳。

太阳之胜，凝溧且至，非时水冰，羽乃后化，痔疟发，寒厥入胃，则内生心痛，阴中乃疡③，隐曲不利，互引阴股，筋肉拘苛，血脉凝泣，络满色变，或为血泄，皮肤否肿，腹满食减，热反上行，头项囟顶，脑户中痛，目如脱，寒入下焦，传为濡泻。

脐下还痛，热气通于三焦，炎暑到来，树木流水汁，草类因此枯萎。人们就易患呕逆烦躁，腹部胀满而痛，大便溏泻，转变为尿血等病。

太阴湿气偏胜，火气郁结在人体内，就会酝酿成疮疡，流散在外，则病发于肤胁，严重就会心疼。热气阻隔在上部，就会发生头痛、喉痹、项强。如湿气独胜，郁结于里，湿寒之气迫于下焦，就会囟顶痛并牵扯眉间痛，胃中满闷。时常下雨，于是燥化之象出现，少腹满胀、腰臀沉重僵直、温蕴于内而伸展不利、时常泄泻下注、足下温暖、头部沉重、足胫肿，水饮发于内而上部出现浮肿。

少阳火气偏胜，热邪留于胃，于是出现许多症状，如心烦、心痛、目赤、想要呕吐、呕酸、常感饥饿、耳痛、尿赤色、易发惊恐、谵妄。暴热之气消烁万物，草萎黄、水干涸、介虫屈伏不动；在人体上，就会产生少腹疼痛、下痢赤白的病。

阳明燥气偏胜，则清凉之气发于内，左肤胁疼痛、泄泻，内则咽嗌窒塞，外则阴囊肿大。大凉之气肃杀，草木变为枯黄，有虫类死亡。在人体上，就会胸中不舒、咽嗌窒塞而且咳嗽。

太阳寒气偏胜，凝肃凛冽之气就要来到，不到结冰之时而水已结冰，羽类之虫延迟生化。发病为痔疮、疟疾。寒气入胃，气逆上冲，就会发生心痛、阴部生疮疡、小便不利、疼痛牵引两股内侧、筋肉拘急引缩，血脉凝滞，所以络脉满而色变，或为便血，皮肤因水气郁积而肿，腹中痞满，饮食减少，热气上行，因之头项巅顶脑户等处都感到疼痛，目珠痛如脱出，寒气入于下焦，转变成为水泻。

注释

① 赤沃：尿血的意思。

② 谵妄：由于里热过盛或痰火内扰等原因，以致意识模糊、胡言乱语、有幻觉、情绪失常，或有兴奋激动等症状。

③ 阴中乃疡：指阴部生疮疡。

原典

帝曰：治之奈何？

岐伯曰：厥阴之胜，治以甘清①，佐以苦辛，以酸泻之。少阴之胜，治以辛寒，佐以苦咸，以甘泻之。太阴之胜，治以咸热，佐以辛甘，以苦泻之。少阳之胜，治以辛寒，佐以甘咸，以甘泻之。阳明之胜，治以酸温，佐以辛甘，以苦泄之。太阳之胜，治以甘热，佐以辛酸，以咸泻之。

帝曰：六气之复何如？

岐伯曰：悉乎哉问也？厥阴之复，少腹坚满，里②急暴痛，偃木飞沙，倮虫不荣，厥心痛，汗发呕吐，饮食不入，入而复出，筋骨掉眩，清厥，甚则入脾，食痹而吐。冲阳绝，死不治。

少阴之复，懊热内

译文

黄帝道：如何治疗呢？

岐伯说：厥阴风气所胜之病，用甘凉的药品为主，用苦辛的药辅佐，用酸味药泻胜气；少阴热气所胜之病，用辛寒的药品为主，用苦咸的药辅佐，用甘味药泻胜气；太阴湿气所胜之病，用咸热的药品为主，用辛甘的药辅佐，用苦味药泻胜气；少阳火气所胜之病，用辛寒的药品为主，用甘咸的药辅佐，用甘味药泻胜气；阳明燥气所胜之病，用酸温的药品为主，用辛甘的药辅佐，用苦味药泻胜气；太阳寒气所胜之病，用甘热的药品为主，用辛酸的药辅佐，用咸味药泻胜气。

黄帝道：六气报复致病的情况是怎样的？

岐伯说：您问得真仔细啊！厥阴之复，就会产生少腹部坚满、腹胁里拘急、突然疼痛的症状。在自然界就发生树木偃伏、沙土飞扬、倮虫不能发育等现象。在病变上就产生气厥心痛、出汗、呕吐、饮食不入、食入而又吐出、筋骨震颤、目眩、手足逆冷。严重的就会风邪入脾，成为食后吐出的食痹之症。如果冲阳脉绝，那就是死症，无法救治。

少阴之复，烦热从心里发生、烦躁、鼻流血、喷嚏、少腹绞痛、火现于外、身热如焚烧、咽嗌干燥、大小便时下时止、气动于左边而向上逆行作，烦躁鼽嚏，少腹绞痛，火见燔炳，嗌燥，分注时止，气动于左，上行于右，咳，皮肤痛，暴瘖心痛，郁冒不知人，乃洒淅恶寒，振慄谵妄，寒已而热，渴而欲饮，少气骨痿，隔肠不便，外为浮肿，哕噫，赤气后化[3]，流水不冰，热气大行，介虫不复，病痈胗疮疡，痈疽痤痔，甚则入肺，咳而鼻渊。天府绝，死不治。

太阴之复，湿变乃举，体重中满，食饮不化，阴气上厥，胸中不便，饮发于中，咳喘有声。大雨时行，鳞见于陆[4]，头顶痛重，而掉瘛尤甚，呕而密默，唾吐清液，甚则入肾，窍泻无度。太谿绝，死不治。

少阳之复，大热将至，枯燥燔热，介虫乃耗，惊瘛咳衄，心热烦躁，便数憎风，厥气上行，面如浮埃，目乃眲瘛，火气内发，上为口糜，呕逆，血溢血泄，发而为疟，恶寒鼓慄，寒极反热，嗌络焦槁，渴引水浆，色变黄赤，少气脉萎，化而为水，传为胕肿，甚则入肺，咳而血泄。尺泽绝，死不治。

注释

① 清：此处指清凉之意。

② 里：指腹胁内部。

③ 赤气后化：即火气之行令推迟。

④ 鳞见于陆：鳞，代指鱼类。因为雨水暴发，鱼类出现在陆地的意思。

于右侧、咳嗽、皮肤痛、突然失音、心痛、神志昏昏不省人事、继则洒淅恶寒、打寒战、妄言乱语、寒过去又发烧、口渴而想喝水、少气、骨萎弱、肠道梗塞而大便不通、外现浮肿、呃逆嗳气。如少阴火热之气后化、流水不能结冰、热气因之大行、介虫不蛰藏。这时人们多患痱、胗、疮疡、痈疽、痤痔等外证，热邪太严重，就会入肺，发为咳嗽鼻渊。如天府脉绝，就是死症，无法救治。

太阴之复，湿气的病变就发生，身体沉重、胸满、饮食不消化、阴气上逆、胸中不爽快、水饮发于内、咳嗽的声音不断。如大雨时常下降、鱼类游上陆地，人们就会头顶痛而重，在受到惊恐或震动时更加厉害，呕吐、不愿动、啐吐清水，甚则湿邪入肾，泄泻没有节制。如太溪脉绝而不动，就是死症，无法救治。

少阳之复，大热将要来到，枯燥灼热，介虫因而伤耗。人们多患惊恐抽风、咳嗽、衄血、心热烦躁、小便频数，怕风等病。厥逆之气上行，面色就会像蒙上浮尘，眼睛也瞤动引掣。火气内入，就会上为口干、呕逆或为血溢，下行则为便血。发为疟疾，就有恶寒鼓慄的现象。寒极转热，咽部干燥，渴欲饮水，脸色变为黄赤，少阳脉萎弱。气蒸热化则为水病，转变成为浮肿，严重就会邪气入肺，咳而有血。如尺泽脉绝而不动，就是死症，无法救治。

原典

阳明之复，清气①大举，森木苍干，毛虫乃厉。病生胠胁，气归于左，善太息，甚则心痛痞满，腹胀而泄，呕苦咳哕，烦心，病在鬲中，头痛，甚则入肝，惊骇筋挛。太冲绝，死不治。

太阳之复，厥气上行，水凝雨冰，羽虫乃死，心胃生寒，胸膈不利，心痛痞满，头痛善悲，时眩仆，食减，腰脽反痛，屈伸不便，地裂冰坚，阳光不治，少腹控睾，引腰脊，上冲心，唾出清水，及为哕噫②，甚则入心，善忘善悲。神门绝，死不治。

帝曰：善。治之奈何？

岐伯曰：厥阴之复，治以酸寒，佐以甘辛，以酸泻之，以甘缓之。少阴之复，治以咸寒，佐以苦辛，以甘泻之，以酸收之，辛苦发之，以咸软之。太阴之复，治以苦热，佐以酸辛，以苦泻之，燥之，泄之。少阳之复，治以咸冷，佐以苦辛，以咸软之，以酸收之，辛苦发之，发不远③热，无犯温凉，少阴同法。阳明之复，治以辛温，佐以苦甘，以苦泄之，以苦下之，以酸补之。太阳之复，治以咸热，佐以甘辛，以苦坚之。治诸胜复，寒者热之，热者寒之，温者清之，清者温之，散者收之，抑者散之，燥者润之，急者缓之，坚者软之，脆者坚之，衰者补之，强者泻之，各安其气，必清必静，则病气衰去，归其所宗，此治之大体也。

注释

① 清气：即清肃之气。

② 哕噫：指嗳气。

③ 远：避忌，远离。

译文

阳明之复，清肃之气大行，众多的树木都苍老枯干，兽类多发生疫病。人们的疾病生于胠胁，其气偏于左侧不舒，时时叹息，甚则产生心痛、痞满、腹胀、泄泻、呕吐、咳嗽、呃逆、烦心。病在鬲中，头痛，严重则邪气入肝，而发生惊惧、痉挛等症。如太冲脉绝而不动，就是死症，无法救治。

太阳之复，则寒气上行，水结冰，天下雪。禽类因此死亡。人们多患心胃生寒气、胸中不舒适、心痛、痞满、头痛、多伤惧、经常眩晕仆倒、纳食减少、腰臀疼痛、屈伸极不方便。如地裂，冰厚而坚，阳光不显温暖，人们就会少腹痛、牵引睾丸，连腰脊都痛，逆气上冲于心、唾出清水、呃逆嗳气，甚则邪气入心，发生善忘善悲的现象。如神门脉绝而不动，就是死症，无法救治。

黄帝道：讲得好！怎样治疗呢？

岐伯说：厥阴之复气所致的病，主药用酸寒药，辅药用甘辛药，用酸药泻其邪，用甘药缓其急；少阴之复气所致的病，主药用咸寒药，辅药用苦辛药，用甘药泻其邪，用酸味药收敛，用辛苦药发散，用咸药软坚；太阴之复气所致的病，主药用苦热药，辅药用酸辛的药，用苦药泻其邪，燥其湿，或泻其湿邪；少阳之复气所致的病，主药用咸冷药，辅药用苦辛药，用咸药软坚，用酸药收敛，用辛苦药发汗，发汗之药不必避忌热天，别用温凉的药，少阴之复气所致的病，用发汗之药与此同法。阳明之复气所致的病，主药用辛温药，辅药用苦甘药，用苦药渗泄，用苦药发散，用酸药补虚；太阳之复气所致的病，主药用咸热药，辅药用甘辛药，用苦药以坚其气。凡治各种胜气复气所致的病，属于寒的用热药，属于热的用寒药，属于温的用清凉药，属于清凉的用温性药，元气耗散的用收敛药，气抑郁的用疏散药，气燥的用滋润药，气急的用缓和药，病邪坚实的用软坚药，气脆弱的用固本药，衰弱的用补药，亢盛的用泻药，使五脏之气各安其所，清静无所扰乱，病气自然就会消减，那么其余的也就各归其类属，无所偏胜，恢复到正常。这就是治疗上的大体方法。

原典

帝曰：善。气之上下，何谓也？

岐伯曰：身半以上，其气三矣，天之分也，天气主之。身半以下，其气三矣，地之分也，地气主之。以名命气，以气命处，而言其病。半，所谓天枢也。故上胜而下俱病者，以地名之[①]，下胜而上俱病者，以天名之[②]。所谓胜至，报气屈伏而未发也。复至则不以天地异名，皆如复气为法也。

帝曰：胜复之动，时有常乎？气有必乎？

岐伯曰：时有常位，而气无必也。

帝曰：愿闻其道也。

岐伯曰：初气终三气，天气主之，胜[③]之常也。

译文

黄帝道：人体的气有上下之分，情况如何？

岐伯说：身体的上半部，其气有三，属于人身应天的部分，是司天之气主持的；身体的下半部，其气有三，属于人身应地的部分，是在泉之气主持的。用上下来指明它的胜气和复气，用六气来指明人身的部位而说明疾病。"半"，指所谓天枢而言。所以上部的三气胜而下部的三气都病的，以地气的名称来称呼所受的疾病；下部的三气胜而上部的三气都病的，以天气的名称来称呼所受的疾病。以上是指胜气到来、报复之气尚屈伏未发的情况而言，而复气到来时，就不以司天在泉之气来分别病名，应根据复气的变化来确定病名。

黄帝道：胜气复气的变化，有一定时候吗？气的来与不来有一定规律吗？

岐伯说：四时有一定的常位，而胜复之气来与不来，却并不是一定的。

黄帝道：希望听到其中的原理。

岐伯说：初之气到三之气，是天气所主持，

古法今观——中国古代科技名著新编

四气尽终气，地气主之，复之常也。有胜则复，无胜则否。

帝曰：善。复已而胜何如？

岐伯曰：胜至则复，无常数也，衰乃止耳。复已而胜，不复则害，此伤生也。

帝曰：复而反病何也？

岐伯曰：居非其位，不相得也。大复其胜则主胜之，故反病也。所谓火燥热也。

帝曰：治之何如？

岐伯曰：夫气之胜也，微者随之，甚者制之。气之复也，和者平之，暴者夺之。皆随胜气，安其屈伏，无问其数，以平为期，此其道也。

注释

① 以地名之：即以地气之名来命名人身受病的脏器。

② 以天名之：即以天气之名来命名人身受病的脏器。

③ 胜：胜气。下文的"复"也是复气之意。

是胜气常见的时位；四之气到终之气，是地气所主持，是复气常见的时位。有胜气才有复气，没有胜气就没有复气。

黄帝道：说得好。有时复气已退而胜气又发生，这是什么原因？

岐伯说：胜气到来，就会有复气，这本无一定的规律，直到气衰才会止住。复气之后又有胜气发生，如果胜气后而没有复气相应发生就会为害，能够伤人生命。

黄帝道：有复气至而复气本身反病的，是什么原因？

岐伯说：这是复气到来的时节，不是它的时令的正位，是其气与其位不能相得的缘故。复气若大复其胜气，那么复气本身就虚，而主时之气又胜它，所以复气反而自病，这是对火、燥、热三气来说的。

黄帝道：治疗的方法怎样？

岐伯说：胜气所造成的疾病，轻微地顺着它，严重的制止它；复气所造成的疾病，和缓的加以平调，暴烈的就削弱它。总而言之，要随顺其胜气，安定那些被抑伏之气，不必管用药的次数，以和平为止点，这就是治疗的原则。

原典

帝曰：善。客主之胜复奈何？

岐伯曰：客主之气，胜而无复也。

帝曰：其逆从何如？

岐伯曰：主胜逆，客胜从，天之道也。

帝曰：其生病何如？

岐伯曰：厥阴司天，客胜则耳鸣掉眩，甚则咳；主胜则胸胁痛，舌难以言。少阴司天，客胜则鼽嚏，颈项强，肩背瞀热，头痛少气，发热，耳聋目瞑，甚则胕肿血溢，疮疡咳喘；主胜则心热烦躁，甚则胁痛支满。太阴司天，客胜则首面胕肿，呼吸气喘；主胜则胸腹满，食已而瞀。少阳司天，客胜则丹胗外发，及为丹熛①疮疡，呕逆喉痹，头痛嗌肿，耳聋血溢，内为瘛疭；主胜则胸满咳仰息，甚而有血，手热。阳明司天，清复内余②，则咳衄嗌塞，心鬲中热，咳不止，面白血出者死。太阳司天，客胜则胸中不利，出清涕，感寒则咳；主胜则喉嗌中鸣。

厥阴在泉，客胜则大关节不利，内为痉强拘瘛，外为不便；主胜则筋骨繇并，腰腹时痛。少阴在泉，客胜则腰痛，尻股膝髀腨胻足病，瞀热以酸，胕肿不能久立，溲便变；主胜则厥气上行，心痛发热，鬲中众痹皆作，发于胠胁，魄汗不藏，四逆而起。太阴在泉，客胜则足痿下重，便溲不时，湿客下焦，发而濡泻③，及为肿，隐曲之疾；主胜则寒气逆满，食饮不下，甚则为疝④。少阳在泉，客胜则腰腹痛而反恶寒，甚则下白溺白；主胜则热反上行而客于心，心痛发热，格中而呕，少阴同候。阳明在泉，客胜则清气动下，少腹坚满而数便泻；主胜则腰重腹痛，少腹生寒，下为鹜溏，则寒厥于肠，上冲胸中，甚则喘不能久立。太阳在泉，寒复内余，则腰尻痛，屈伸不利，股胫足膝中痛。

注释

① 丹熛：丹毒一类的病证。

② 清复内余：因为阳明司天为金气居火位，没有客胜之名，而清气仍复内余。

③ 濡泻：病名，又称濡泄、湿泻、洞泻，指湿盛伤脾的泄泻。

④ 疝：即人体组织或器官一部分离开了原来的部位，通过人体间隙、缺损或薄弱部位进入另一部位。

译文

黄帝道：说得好。客气和主气的胜复如何？

岐伯说：客气与主气二者之间仅有胜没有复。

黄帝道：逆顺怎样区别？

岐伯说：主气胜是逆，客气胜是顺，这是天地间的规律。

黄帝道：发生的病状是怎样的？

岐伯说：厥阴司天，客气胜就患耳鸣眩晕，甚则咳嗽；主气胜就病胸胁疼痛，舌僵难以说话。少阴司天，客气胜就患鼽嚏，颈项强，肩背闷热、头痛、少气、发热、耳聋、目昏，甚则浮肿、血溢、疮疡，咳嗽气喘；主气胜就病心热烦躁，甚至胁痛胀满。太阴司天，客气胜就患头面浮肿、呼吸气喘 主气胜就会病胸腹满，进食之后，精神昏乱。少阳司天，客气胜就患丹疹发于皮肤，也许成为丹毒疮疡、呕逆、喉痛、头痛、咽肿、耳聋、血溢，内证是手足抽搐；主气胜就患胸满、咳嗽、仰息，甚至咳而有血，手热。阳明司天，肃之气有余于内，就患咳嗽、衄血、嗌咽窒塞、心膈中热、咳嗽不止、面白，血出不停者死。太阳司天，客气胜就患胸中不快，流清涕，感寒则咳嗽；主气胜就患病喉嗌中鸣响。

厥阴在泉，客气胜就患大关节不利，在内就发生痉挛僵直抽搐，在外就发生动作不便的现象；主气胜就患筋骨摇动僵直，腰腹经常疼痛。少阴在泉，客气胜就患腰痛，尻、股、膝、髀、腨、胻、足等部位都不舒服，无规律地灼热而酸，浮肿不能久立，二便变色；主气胜就患逆气上冲，心痛生热，膈部诸痹都可出现，病发于胠胁，汗多不藏，四肢厥冷。太阴在泉，客气胜就发生足痿之病，下肢沉重，二便不能正常，湿留下焦，就发生为濡泻以及浮肿隐曲之疾；主气胜就会寒气上逆、痞满，饮食不多，甚至发生疝痛之病。少阳在泉，客气胜就患腰腹痛，恶寒，甚至二便色白；主气胜就会热反上行而侵犯到心部，心痛生热，格拒于中，呕吐，其他各种症状与少阴在泉所致者相同。阳明在泉，客气胜则清凉之气扰动于下，少腹坚满，屡次便泻；主气胜就患腰重腹痛，少腹部生寒气，在下大便溏泻，寒气逆于肠胃，上冲胸中，严重则气喘不能久立。太阳在泉，寒复内余，就会腰、尻疼痛，屈伸感到不便，股、胫、足、膝中疼痛。

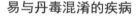

易与丹毒混淆的疾病

易与丹毒混淆的疾病有如下几种：

（1）接触性皮炎。有明显的刺激物及过敏性物质接触史，皮损一般发生在接触部位，境界清楚，瘙痒明显，病人无全身症状。

（2）蜂窝组织炎。为细菌侵入皮下组织引起的急性炎症，炎症浸润较深，可有深部化脓、红肿，境界不清，炎症中央红肿最明显，破溃后可排出脓液及坏死组织。

（3）血管性水肿。发病及消退均较快，局部潮红不明显，无明显性水肿，自觉症状较轻，无全身症状。

（4）癣菌疹。发于小腿部，常呈红斑样，水肿不明显，足癣症状减轻或治愈后症状即随之消失。

（5）类丹毒。有接触家畜、鱼类或屠宰工作中受伤史，损害多发生于手部，为紫红色，不化脓，不易发生水疱，往往没有明显的全身症状。

原典

帝曰：善。治之奈何？

岐伯曰：高者抑之，下者举之，有余折之，不足补之，佐以所利，和以所宜，必安其主客，适其寒温，同者逆之，异者从之。

帝曰：治寒以热，治热以寒，气相得者逆之，不相得者从之，余以知之矣。

其于正味何如?

岐伯曰:木位之主,其泻以酸,其补以辛。火位之主,其泻以甘,其补以咸。土位之主,其泻以苦,其补以甘。金位之主,其泻以辛,其补以酸。水位之主,其泻以咸,其补以苦。厥阴之客,以辛补之,以酸泻之,以甘缓之。少阴之客,以咸补之,以甘泻之,以咸收。太阴之客,以甘补之,以苦泻之,以甘缓之。少阳之客,以咸补之,以甘泻之,以咸软之。阳明之客,以酸补之,以辛泻之,以苦泄之。太阳之客,以苦补之,以咸泻之,以苦坚之,以辛润之。开发腠理,致津液,通气①也。

注释

① 气:指阳气。

译文

黄帝道:说得好。应该如何治疗?

岐伯说:上冲的抑之使下,陷下的举之使升,有余的排其实,不足的补其虚,再佐以有利的药物,调以恰当的饮食,使主客之气平和,而适和其寒温。客主同气的,是胜气偏甚,可逆而折之;若客主异气的,当视其偏强偏弱之气从而调之。

黄帝道:治寒病用热药,治热病用寒药,主客气相同的用逆治,相反的用从治,我已经懂得了。然而对于五行补泻的正味来说又是怎样的呢?

岐伯说:厥阴风木主气所致的,就用酸味药泄之,用辛味药补之;少阴君火与少阳相火所致的,就用甘味药泻之,用咸味药补之;太阴湿土主气所致的,就用苦味药泻之,用甘味药补之;阳明燥金主气所致的,就用辛味药泻之,用酸味药补之;太阳寒水主气所致的,就用咸味药泻之,用苦味药补之。厥阴客气为病,补用辛味药,泻用酸味,缓用甘味药;少阴客气为病,补用咸味药,泻用甘味药,收用咸味药;太阴客气为病,补用甘味药,泻用苦味药,缓用甘味药;少阳客气为病,补用咸味药,泻用甘味药,软坚用咸味药;阳明客气为病,补用酸味药,泻用辛味药,排下用苦味药;太阳客气为病,补用苦味药,泻用咸味药,坚用苦味药,润用辛味药。这都是为了疏通腠理、引致津液、暄通阳气啊。

原典

帝曰:善。愿闻阴阳之三也何谓?

岐伯曰:气有多少,异用也。

帝曰:阳明何谓也?

译文

黄帝道:说得好。听说阴阳各有三,这是什么道理?

岐伯说:这是因为阴阳之气有多有少,它的功用也各不相同。

黄帝道:阳明是什么意思?

岐伯曰：两阳合明也。

帝曰：厥阴何也？

岐伯曰：两阴交尽也。

帝曰：气有多少，病有盛衰，治有缓急，方有大小，愿闻其约奈何？

岐伯曰：气有高下，病有远近，证有中外，治有轻重，适其至所为故也。《大要》①曰：君一臣二，奇之制也；君二臣四，偶之制也；君二臣三，奇之制也；君二臣六，偶之制也。故曰：近者奇之，远者偶之，汗者不以奇，下者不以偶，补上治上制以缓，补下治下制以急，急则气味厚，缓则气味薄，适其至所，此之谓也。病所远而中道气味乏者，食而过之，无越其制度也。是故平气之道，近而奇偶，制小其服也。远而奇偶，制大其服也。大则数少，小则数多。多则九之，少则二之。奇之不去则偶之，是谓重方。偶之不去，则反佐以取之，所谓寒热温凉，反从其病也。

岐伯说：太阳、少阳二阳合明，所以称为阳明。

黄帝道：厥阴是什么意思？

岐伯说：太阴、少阴之气交尽，所以称为厥阴。

黄帝道：气有多少的不同，病有盛衰的不同，治法有应缓应急的不同，处方有大小的不同，我希望听听划分它们的依据是什么。

岐伯说：邪气有高下之别，病有远近之分，症状表现，有在里在外之异，所以治法就需要有轻有重，总而言之，以药力达到病处为准则。《大要》说：君药一味，臣药二味，是奇方之法；君药二味，臣药四味，是偶方之法；君药二味，臣药三味，是奇方之法；君药二味，臣药六味，是偶方之法。病在近所用奇方，病在远所用偶方；发汗之剂不用奇方，攻下之剂不用偶方；补上部、治上部的方制宜缓，补下部、治下部的方制宜急；气味迅急的药物其味多厚，性缓的药物其味多薄，方制用药要恰到病处，就是指此而言。如果病所远，而在中道药的气味就已缺乏，就当考虑食前或食后服药，以使药力达到病所，不要违背这个规定。所以平调病气的规律是：如病所近，不论用奇方或偶方，其制方服量要小；如病所远，不论用奇方或偶方，其制方服量要大。方制大的，是药的味数少而量重；方制小的，是药的味数多而量轻。味数多的可至九味，味数少的仅用到两味。用奇方而病不去，就用偶方，这叫作重方；用偶方而病仍不去，就用反佐之药以顺其病情来治疗，这就是反用寒、热、温、凉的药来治疗。

注释

① 大要：明代张景岳注云："上古书名。"不少注家认为是古医书，但后世无人见过此书，所以无从考证。

原典

帝曰：善。病生于本①，余知之矣。生于标者，治之奈何？

岐伯曰：病及其本，得标之病，治反其本，得标之方。

帝曰：善。六气之胜，何以候之？

岐伯曰：乘其至也。清气大来，燥之胜也，风木受邪，肝病生焉。热气大来，火之胜也，金燥受邪，肺病生焉。寒气大来，水之胜也，火热受邪，心病生焉。湿气大来，土之胜也，寒水受邪，肾病生焉。风气大来，木之胜也，土湿受邪，脾病生焉。所谓感邪而生病也。乘年之虚②，则邪甚也。失时之和，亦邪甚也。遇月之空，亦邪甚也。重感于邪，则病危矣。有胜之气，其必来复也。

帝曰：其脉至何如？

岐伯曰：厥阴之至其脉弦，少阴之至其脉钩，太阴之至其脉沉，少阳之至大而浮，阳明之至短而涩，太阳之至大而长。至而和则平，至而甚则病，至而反者病，至而不至者病，未至而至者病，阴阳易者危。

帝曰：六气标本，所从不同，奈何？

岐伯曰：气有从本者，有从标本者，有不从标本者也。

帝曰：愿卒闻之。

岐伯曰：少阳太阴从本③，少阴太阳从本从标④，阳明厥阴，不从标本从乎中也⑤。故从本者，化生于本，从标本者有标本之化，从中者以中气为化也。

注释

① 本：指风、热、湿、火、燥、寒六气。

② 年之虚：指主岁之气不及的年份。

③ 少阳太阴从本：因为少阳之本为火，太阴之本为湿，本末同。

④ 少阴太阳从本从标：少阴之本热，其标阴；太阳之本寒，其标阳，本末不同。

⑤ 阳明厥阴，不从标本从乎中也：阳明之中太阴，厥阴之中少阳，本末与中不同。

译文

黄帝道：说得好。病生于本的，我已经明白了。病生于标的怎样治疗呢？

岐伯说：与本病相反的，就可知道这是标病。在治疗时不从本病着眼，那就明白了治标的方法。

黄帝道：六气的胜气，怎样诊察呢？

岐伯说：这要趁六气到来时观察。清肃之气大来，是燥气之胜，燥胜则风木受邪，肝病就发生了。热气大来，是火气之胜，火偏胜则金燥受邪，肺病就发生了。寒气大来，是水气之胜，水偏胜则火热受邪，心病就发生了。湿气大来，是土气之胜，土偏胜则寒水受邪，肾病就发生了。风气大来，是木气之胜，木胜则上湿受邪，脾病就发生了。这些都是所谓的感邪而生病的。如果正当岁气不足之年，则邪气更甚；如主时之气不和也使邪气更甚；遇月廓空时也使邪气更甚。以上三种情况，如果再感受邪气，病就很危险了。凡是有了胜气，相继而来的必定是报复之气。

黄帝道：六气到来时，脉的体象如何？

岐伯说：厥阴之气到来，脉象就表现为弦；少阴之气到来，脉象表现为钩；太阴之气到来，脉象表现为沉；少阳之气到来，脉象表现为大而浮；阳明之气到来，脉象表现为短而涩；太阳之气到来，脉象表现为大而长。气至而脉象和是正常的，气至而脉象太盛的是病，气至而脉象相反的是病，气至而脉象不至的是病，气未至而脉象已至的是病，若阴阳之气变易而脉象交错的就很危险了。

黄帝道：六气的标本，变化不同，是什么原因？

岐伯说：六气有从本的，有从标本的，有不从标本的。

黄帝道：我希望全面了解这个道理。

岐伯说：少阳太阴从本，少阴太阳既从本又从标，阳明厥阴不从标本而从其中气。从本的，是因为病邪生于本气。从标本的，是因为病的发生有从本的，也有从标的。从中气的，是因为病的发生基于中气。

卷二十二

原典

帝曰：脉从而病反者，其诊何如？

岐伯曰：脉至而从，按之不鼓，诸阳皆然。

帝曰：诸阴之反，其脉何如？

岐伯曰：脉至而从，按之鼓甚而盛也。

是故百病之起，有生于本者，有生于标者，有生于中气者，有取本而得者，有取标而得者，有取中气而得者，有取标本而得者，有逆取而得者，有从取而得者。逆，正顺也；若顺，逆也。故曰：知标与本，用之不殆，明知逆顺，正行无问。此之谓也。不知是者，

译文

黄帝道：脉象从而病相反的，如何诊断呢？

岐伯说：脉象与症状相一致，但按之不鼓动而无力的，这就不是真正的阳病，各种阳证阳脉都是这样。

黄帝道：凡是阴证而相反的，其脉象怎样？

岐伯说：脉象与病证相一致，但按之鼓动而极盛的，这就不是真正的阴病。

所以各种疾病的起始，有发生于本气的，有发生于标气的，有发生于中气的。在治疗上有治本气而得愈的；有治标气而得愈的，有治中气而得愈的，也有标气本气兼治而得愈的。有

不足以言诊，足以乱经。故《大要》曰：粗工嘻嘻[1]，以为可知，言热未已，寒病复始，同气异形，迷诊乱经。此之谓也。夫标本之道，要而博，小而大，可以言一而知百病之害，言标与本，易而勿损，察本与标，气可令调，明知胜复，为万民式，天之道毕矣。

帝曰：胜复之变，早晏[2]何如？

岐伯曰：夫所胜者，胜至已病，病已愠愠[3]，而复已萌也。夫所复者，胜尽而起，得位而甚，胜有微甚，复有少多，胜和而和，胜虚而虚，天之常也。

帝曰：胜复之作，动不当位，或后时而至，其故何也？

岐伯曰：夫气之生，与其化，衰盛异也。寒暑温凉盛衰之用，其在四维。故阳之动，始于温，盛于暑；阴之动，始于清，盛于寒。春夏秋冬，各差其分。故《大要》曰：彼春之暖，为夏之暑，彼秋之忿，为冬之怒，谨按四维，斥候皆归，其终可见，其始可知。此之谓也。

帝曰：差有数乎？

岐伯曰：又凡三十度也。

注释

① 粗工：指庸医。嘻嘻：沾沾自喜。

② 早晏：早晚的意思。

③ 愠愠："愠"通"蕴"，积聚的意思。

逆势而治愈的，有从情而治愈的。逆，是逆病之情，在治疗上是正治顺治。若顺治，表面虽似顺，其实却是逆。所以说：知道标与本，在临证时，就能没有危害，明白逆治顺治的道理，就尽管施行治疗而无须询问，就是这个意思。不知道这些道理，就不足以谈论诊断，却足以扰乱经气。所以《大要》上说：庸医沾沾自喜，以为所有病证都已知道了，但一结合临证，他说热证尚未终了，寒病征象又开始显现出来了，他不懂得同是一气而所生病变却不同，于是心中迷惑，诊断不清，扰乱了经气，就是这个意思。标本的道理，简要而应用极广，从小及大，通过一个例子可以明白一切病的变化。所以明白了标与本，就容易治疗而不会发生损害；观察属本还是属标，就可使病气调和。明确懂得六气胜复的道理，就可以作为一般医生的榜样，同时对于天地变化之道也就完全了解了。

黄帝道：胜气、复气的变动，有早有晚，情况怎样？

岐伯说：所谓胜气，胜气到来时人已经病了，而病气蓄积时，复气就已经萌发了。那复气，在胜气终了时它乘机而起，得其时位，就会加剧。胜气或轻或重，复气有少有多，胜气平和，复气也就平和，胜气虚，复气也虚，这是天气变化的常规。

黄帝道：胜复的发作，有的并不适合它的时位，有的后于时位而来，这是什么缘故？

岐伯说：这是因为六气发生的变化，都有衰和盛的不同。寒暑温凉盛衰的作用，表现在四维。所以阳气的发动，开始于温暖而极盛于暑热，阴气的发动，开始于清凉而极盛于寒冽，春夏秋冬的气候，各有差别。所以《大要》上说：春天的温暖，发展为夏天的暑热，秋天的清肃，发展为冬天的凛冽。谨慎按照四维的变化，诊察气候的回归，这样就可以见到气的终了，可以知晓气的开始。就是这个意思。

黄帝道：四时气候的变迁，它的差别有常数吗？

岐伯说：大概是三十天的光景。

原典

帝曰：其脉应皆何如？

岐伯曰：差同正法，待时而去也。《脉要》曰：春不沉，夏不弦，冬不涩，秋不数，是谓四①塞。沉甚曰病，弦甚曰病，涩甚曰病，数甚曰病，参见曰病，复见曰病，未去而去曰病，去而不去曰病，反者死。故曰：气之相守司也，如权衡之不得相失也。夫阴阳之气，清静则生化治，动则苛疾起，此之谓也。

帝曰：幽明何如？

岐伯曰：两阴②交尽故曰幽，两阳③合明故曰明，幽明之配，寒暑之异也。

帝曰：分至④何如？

岐伯曰：气至之谓至，气分之谓分，至则气同，分则气异，所谓天地之正纪也。

帝曰：夫子言春秋气始于前，冬夏气始于后，余已知之矣。然六气往复，主岁

译文

黄帝道：脉象相对应的情况，都是什么？

岐伯说：差分之脉见于脉象，与正常的相同，只不过在判断时，将所差的时数去掉而已。《脉要》说：春脉毫无沉象，夏脉毫无弦象，冬脉毫无涩象，秋脉毫无数象，叫作四时之气闭塞。沉而太过的是病脉，弦而太过的是病脉，涩而太过的是病脉，数而太过的是病脉，脉气乱而参差的是病脉，气已去而脉复见的是病脉，气未去而脉先去的是病脉，气去而脉不去的是病脉，脉与气相反的是死脉。所以说四时之气相互联系，各有其职，就像秤砣与秤杆一样，缺一不可。阴阳之气，清静时就会生化安宁，变动时就会产生疾病，说的就是这个意思。

黄帝道：什么是幽明？

岐伯说：两阴之气都尽就称作幽；两阳之气相合就称为明。幽明的配合，成为寒暑的不同。

黄帝道：分至是什么原因？

岐伯说：气来叫作至，气去叫作分，气至之时其气是相同的，气分之时其气是不相同的，这就是天地的一般规律。

黄帝道：你说春秋之气开始于前，冬夏

不常也，其补泻奈何？

岐伯曰：上下所主，随其攸利⑤，正其味，则其要也，左右同法。《大要》曰：少阳之主，先甘后咸；阳明之主，先辛后酸；太阳之主，先咸后苦；厥阴之主，先酸后辛；少阴之主，先甘后咸；太阴之主，先苦后甘。佐以所利，资以所生，是谓得气。

帝曰：善。夫百病之生也，皆生于风寒暑湿燥火，以之化之变也。经言盛者泻之，虚者补之，余锡以方士，而方士用之，尚未能十全，余欲令要道必行，桴鼓⑥相应，犹拔刺雪污，工巧神圣，可得闻乎？

岐伯曰：审察病机，无失气宜，此之谓也。

注释

① 四：四时之气。

② 两阴：指太阴和少阴。

③ 两阳：指太阳和少阳。

④ 分至：指春分与秋分，夏至与冬至。

⑤ 攸利：攸，所。攸利，所宜的意思。

⑥ 桴鼓：鼓槌与鼓。比喻相互应和，配合得很紧密。

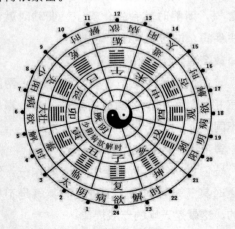

六经病欲解时间图

之气开始于后，这我已经知晓了。但是六气往复运动，主岁之气又变幻无常，补泻的方法是什么？

岐伯说：司天在泉，上下都有所主，应该随其所利而用补泄，考虑适宜的药物就是治疗的要点。左右间气的治法与此相同。《大要》说：少阳主岁，先用甘药，后用咸药；阳明主岁，先用辛药，后用酸药；太阳主岁，先用咸药，后用苦药；厥阴主岁，先用酸药，后用辛药；少阴主岁，先用甘药，后用咸药；太阴主岁，先用苦药，后用甘药。辅以有利的药物，资助其生化之机，这样就算是适应了六气。

黄帝道：说得好。大凡各种疾病，都生于风、寒、暑、湿、燥、火六气的化与变。医书里说，盛就应该泻，虚就应该补。我把这些方法教给医生，而医生运用后却不能收到十全十美的效果。我想使这些重要的理论得到普遍的运用，能够收到桴鼓相应的效果，好像拔除棘刺、洗雪污浊一样，使一般医生能够达到工巧神圣的程度，可以讲给我听吗？

岐伯说：仔细观察疾病的法则，不违背调和六气的原则，就可以达到这个目的。

原典

帝曰：愿闻病机何如？

岐伯曰：诸风掉眩①，皆属于肝。诸寒收引②，皆属于肾。诸气膹郁③，皆属于肺。诸湿肿满，皆属于脾。诸热瞀瘛④，皆属于火。诸痛痒疮，皆属于心。诸厥固泄⑤，皆属于下。诸痿喘呕，皆属于上。诸禁鼓慄⑥，如丧神守⑦，皆属于火。诸痉项强，皆属于湿。诸逆冲上，皆属于火。诸腹胀大，皆属于热。诸躁狂越，皆属于火。诸暴强直⑧，皆属于风。诸病有声，鼓之如鼓⑨，皆属于热。诸病胕肿⑩，疼酸惊骇，皆属于火。诸转反戾⑪，水液浑浊，皆属于热。诸病水液，澄澈清冷，皆属于寒。诸呕吐酸，暴注下迫，皆属于热。故《大要》曰：谨守病机，各司其属，有者求之，无者求之，盛者责之，虚者责之，必先五胜，疏其血气，令其调达，而致和平，此之谓也。

帝曰：善。五味阴阳之用何如？

岐伯曰：辛甘发散为阳，酸苦涌泄为阴，咸味涌泄为阴，淡味渗泄为阳，六者，或收或散，或缓或急，或燥或润，或软或坚，以所利而行之，调其气使其平也。

帝曰：非调气而得者，治之奈何？有毒无毒，何先何后？愿闻其道。

岐伯曰：有毒无毒，所治为主，适大小为制也。

帝曰：请言其制。

岐伯曰：君一臣二，制之小也；君一臣三佐五，制之中也；君一臣三佐九，制之大也。寒者热之，热者寒之⑫，微者逆之，甚者从之⑬，坚者削之，客者除之，劳者温之，结者散之，留者攻之，燥者濡之，急者缓之，散者收之，损者温之，逸者行之，惊者平之。上之下之，摩之浴之，薄之劫之，开之发之，适事为故。

注释

① 掉眩：掉，摇晃；掉眩，眩晕旋转之意。

② 收引：指筋脉痉挛的样子。

③ 膹郁：气逆、喘急；郁，闷。

④ 瞀瘛：瞀，昏闷；瘛，抽搐。

⑤ 厥固泄：厥，在病证中指昏厥和肢厥；固，二便不通；泄，二便泄利。

⑥ 禁鼓慄：禁，通"噤"，指口禁不开；鼓慄，指战栗的样子。

⑦ 如丧神守：指寒战等一些躯体动作不能控制，犹如神明不能主持。

⑧ 暴强直：暴，突然的意思，指突然发生的全身筋脉挛急。

⑨ 鼓之如鼓：第一个"鼓"，是叩击的意思，即叩击腹部如打鼓一样。

⑩ 胕肿：指皮肉肿胀溃烂。

⑪ 转反戾：转，扭转，反，反张；戾，身体屈曲；转反戾，即由于筋脉扭曲，使肢体出现扭曲、反张等状态，与抽搐不同。

⑫ 寒者热之，热者寒之：这是一般正治的方法，即

用温热的药治疗寒证，用寒凉的药物治疗热证。

⑬ 微者逆之，甚者从之：微和甚，指就病势而言。病情轻的，治疗药物性质要与疾病外在表现相反，就是"逆之"；病情很重的，治疗时药物的属性可能与疾病外在的表现偏性一致，这就是"从之"。

译文

黄帝道：希望听您说说病机是什么。

岐伯说：凡是风病而发生的颤动眩晕，都属于肝；凡是寒病而发生的筋脉拘急，都属于肾；凡是气病而发生的烦满郁闷，都属于肺；凡是湿病而发生的浮肿胀满，都属于脾；凡是热病而发生的视物昏花，肢体抽搐，都属于火；凡是疼痛、搔痒、疮疡，都属于心；凡是厥逆、二便不通或失禁，都属于下焦；凡是患喘逆呕吐，都属于上焦；凡是口噤不开、寒战、口齿叩击，都属于火；凡是痉病颈项强急，都属于湿；凡是气逆上冲，都属于火；凡是胀满腹大，都属于热；凡是躁动不安，发狂而举动失常的，都属于火；凡是突然发生强直的症状，都属于风邪；凡是病而有声如肠鸣，在触诊时，发现如鼓音的，都属于热；凡是浮肿、疼痛、酸楚、惊骇不安，都属于火；凡是转筋挛急，排出的水液浑浊，都属于热；凡是排出的水液感觉清亮、寒冷，都属于寒；凡是呕吐酸水，或者突然急泄而有窘迫的感觉，都属于热。因此《大要》说：要谨慎地注意病机，了解各种症状的所属，有五行之邪要加以推求，没有五行之气也要加以推求，如果是盛要看为什么盛，如果是虚要看为什么虚。一定得先分析五气中何气所胜，五脏中何脏受病，疏通其血气，使其调和畅通归于平和，这就是所谓的疾病的机理。

黄帝道：说得好。药物五味、阴阳的作用是怎样的？

岐伯说：辛、甘味的药性是发散的，属阳；酸、苦味的药性是涌泄的，属于阴；咸味的药性也是涌泄的，所以属阴；淡味的药性是渗泄的，所以也属阳；这六种性味的药物，其作用有的是收敛，有的是发散，有的是缓和，有的是迅急，有的是干燥，有的是濡润，有的是柔软，有的是坚实，要根据它们的不同作用来使用，从而调和其气，使之归于平和。

黄帝道：有病不是调气所能治好的，应该怎样治疗？有毒的药和无毒的药，哪种先用，哪种后用？希望听听这些道理。

岐伯说：用有毒的药，或用无毒的药，要以能治病为准则，然后根据病情来决定剂量的大小。

黄帝道：请你讲讲制作的方法。

岐伯说：君药一味，臣药二味，这是小剂的组成；君药一味，臣药三味，佐药五味，这是中剂的组成；君药一味，臣药三味，佐药九味，这是大剂的组成。病属于寒的，要用热药；病属于热的，要用寒药。病轻的，就逆着病情来治疗；病重的，就顺着病情来治疗；病邪坚实的，就减少它；病邪停留在体内的，就驱除它；病属劳倦所致的，就温养它；病属气血郁结的，就加以舒散；病邪滞留的，就加以攻击；病属枯燥的，就加以滋润；病属急剧的，就加以缓解；病属气血耗散的，就加以收敛；病属虚损的，就加以补益；病属安逸停滞的，要使其畅通；病属惊怯的，要使之平静。或升或降，或用按摩，或用洗浴，或迫邪外出，或截邪发作，或用开泄，或用发散，都以适合病情为佳。

病机学说的发展历史

历代医家对于病机学说都是很重视的。如汉代张仲景，其《伤寒杂病论》在《素问》及《灵枢》的基础上，结合临床实践阐述了热病的虚实、寒热、表里、阴阳的进退变化；在《内经》脏腑、经络虚实的基础上，对不少病证的病机进行了阐述；隋代巢元方的《诸病源候论》对 1729 种病候的病因、病机及其临床病证作了阐述，成为我国历史上最早的病因病机学专著；金元时期的刘河间在《素问·玄机原病式》中提出"六气皆从火化"和"五志过极，皆为热甚"的观点；李东垣在《内外伤辨惑论》中，论述了"内伤脾胃，百病由生"和"火与元气不两立"的病机；张从正在《儒门事亲》中论述了"邪气"致病的病机；朱丹溪在《格致余论》中阐释了"阳有余而阴不足"和"湿热相火"等病机。

原典

帝曰：何谓逆从？

岐伯曰：逆者正治，从者反治，从少从多，观其事也。

帝曰：反治何谓？

岐伯曰：热因热用，寒因寒用，塞因塞用，通因通用②，必伏其所主，而先其所因③，其始则同，其终则异，可使破积，可使溃坚，可使气和，可使必已。

帝曰：善。气调而得者何如？

岐伯曰：逆之从之，逆而从之，从而逆之，疏气令调，则其道也。

注释

① 热因寒用，寒因热用：即反治法的法则。指用热药治疗真寒假热证，用寒药治疗真热假寒证。

② 塞因塞用，通因通用：前一个"塞"即阻塞不通，后一个"塞"是治病的补益法；前一个"通"指实邪在内的

375

帝曰：善。病之中外何如？

岐伯曰：从内之外者，调其内；从外之内者，治其外；从内之外而盛于外者，先调其内而后治其外；从外之内而盛于内者，先治其外而后调其内；中外不相及，则治主病。

帝曰：善。火热复，恶寒发热，有如疟状，或一日发，或间数日发，其故何也？

岐伯曰：胜复之气，会遇之时，有多少也。阴气多而阳气少，则其发日远[④]；阳气多而阴气少，则其发日近。此胜复相薄，盛衰之节，疟亦同法。

帝曰：论言治寒以热，治热以寒，而方士不能废绳墨而更其道也。有病热者寒之而热，有病寒者热之而寒，二者皆在，新病复起，奈何治？

岐伯曰：诸寒之而热者取之阴，热之而寒者取之阳，所谓求其属也。

帝曰：善。服寒而反热，服热而反寒，其故何也？

岐伯曰：治其王气，是以反也。

帝曰：不治王而然者何也？

岐伯曰：悉乎哉问也！不治五味属也。夫五味入胃，各归所喜，故酸先入肝，苦先入心，甘先入脾，辛先入肺，咸先入肾，久而增气，物化之常也。气增而久，夭之由也。

帝曰：善。方制君臣何谓也？

岐伯曰：主病之谓君，佐君之谓臣，应臣之谓使，非上下三品之谓也。

帝曰：三品何谓？

岐伯曰：所以明善恶之殊贯[⑤]也。

帝曰：善。病之中外何如？

岐伯曰：调气之方，必别阴阳，定其中外，各守其乡，内者内治，外者外治，微者调之，其次平之，盛者夺之，汗之下之，寒热温凉，衰之以属，随其攸利，谨道如法，万举万全，气血正平，长有天命。

帝曰：善。

泻痢症，后一个"通"是治疗方法的下法。

③ 伏其所主，而先其所因：主，指疾病的本质。意思是要想制伏其主病，必先找出致病原因。

④ 日远：这里指间隔的时间比较长。

⑤ 善恶之殊贯：这里指药物的有毒无毒之分。

译文

黄帝道：什么叫作逆从？

岐伯说：逆就是正治法，从就是反治法，用药的应多应少，要根据病情来确定。

黄帝道：反治怎么讲呢？

岐伯说：以热治热，服药宜凉，以寒治寒，服药宜温，补药治中满，攻药治下泄。要制伏主病，但必先找出致病的原因。反治之法，开始时药性与病情之寒热似乎相同，但是它所得的结果却并不一样，可以用来破除积滞，可以用来消散坚块，可以用来调和气血，可使疾病得到痊愈。

黄帝道：有六气调和而得病的，应怎样治？

岐伯说：或用逆治，或用从治，或主药逆治而佐药从治，或主药从治而佐药逆治，疏通气机，使之调和，这是治疗的正道。

黄帝道：说得好！病有内外相互影响的，怎样治疗？

岐伯说：病从内生而后至于外的，应先调治其内；病从外生而后至于内的，应先调治其外；病从内生，影响到外部而偏重于外部的，先调治它的内部，而后治其外部；病从外生，影响到内部而偏重于内部的，先调治它的外部然后调治它的内部；既不从内，又不从外，内外没有联系的，就治疗它的主要症状。

黄帝道：讲得好！火热之气反复，就使人恶寒发热，好像疟疾的症状，有的一天一发，有的间隔数天一发，这是什么缘故？

岐伯说：这是胜复之气相遇的时候有多有少的缘故。阴气多而阳气少，那么发作的间隔日数就长；阳气多而阴气少，那么发作的间隔日数就短。这是胜气与复气相互逼迫，盛衰互为节制的道理。疟疾也是同样的原理。

黄帝道：论中曾说，治寒病用热药，治热病用寒药，医生不能废除这个规矩而变更治疗方法。但是有些热病服寒药反而更热，有些寒病服热药反而更寒，这两种寒热病俱在，反又引起新病，应该怎么治呢？

岐伯说：凡是用寒药而反热的，应该滋阴，用热药而反寒的，应该补阳，这就是求其属类的治疗之法。

黄帝道：服寒药而反热，服热药而反寒，这是什么缘故？

岐伯说：只治偏亢之气，所以有相反的结果。

黄帝道：没有只治偏亢之气也出现这种情况，是什么原因？

岐伯说：问得真细致啊！这是不治偏嗜五味的一类。五味入胃以后，各归其所喜的脏器，所以酸味先入肝，苦味先入心，甘味先入脾，辛味先入肺，咸味先入肾，积之日久，便能增加各脏器之气，这是五味入胃后所起气化作用的一般规律。脏气增长日久而形成过胜，这是导致相反的原因。

黄帝道：制方有君臣的分别，是什么道理呢？

岐伯说：主治疾病的药味就是君，辅佐君药的就是臣，供应臣药的就是使，不是上中下三品的意思。

黄帝道：三品是什么意思？

岐伯说：所谓三品，是用来说明药性有无毒的。

黄帝道：对病的内在外在都该怎样治疗？

岐伯说：调治病气的方法，必须分别用阴阳确定属内属外，按病之所在，在内的治内，在外的治外，病轻的调理它，较重的平治它，病势盛的就攻夺它。或用汗法，或用下法，这要分辨病邪的寒、热、温、凉，根据病气的所属使之消退，这要随其所利。谨慎地遵从如上的法则，就会万治万全，使气血平和，确保天年。

黄帝说：讲得好。

卷二十三

著至教论篇第七十五

原典

黄帝坐明堂，召雷公而问之曰：子知医之道乎？

雷公对曰：诵而颇能解[①]，解而未能别[②]，别而未能明，明而未能彰。足以治群僚，不足治侯王。愿得树天之度，四时阴阳合之，别星辰与日月光，以彰经术，后世益明。上通神农，著至教，疑于二皇[③]。

帝曰：善！无失之[④]，此皆阴阳、表里、上下、雌雄相输应也。而道[⑤]，上知天文，下知地理，中知人事，可以长久[⑥]。以教众庶，亦不疑殆。医道论篇[⑦]，可传后世，可以为宝。

雷公曰：请受道，讽诵用解[⑧]。

帝曰：子不闻《阴阳传》乎？

曰：不知。

曰：夫三阳天为业，上下无常，合而病至，偏害阴阳。

雷公曰：三阳莫当，请闻其解。

帝曰：三阳独至者，是三阳并至，并至如风雨，上为巅疾，下为漏病。外无期，内无正，不中经纪，诊无上下，以书别[⑨]。

雷公曰：臣治疏愈，说意而已[⑩]。

帝曰：三阳者，至阳也，积并则为惊，病起疾风，至如礔砺[⑪]，九窍皆塞，阳气滂溢，干嗌喉塞，并于阴，则上下无常，薄为肠癖。此谓三阳直心，坐不得起，卧者便身全。三阳之病，且以知天下，何以别阴阳，应四时，合之五行。

雷公曰：阳言[⑫]不别，阴言不理。请起受解，以为至道。

帝曰：子若受传，不知合至道，以惑师教，语[⑬]子至道之要。病伤五脏，筋骨以消。子言不明不别，是世主学尽矣。肾且绝，惋惋日暮，从容不出，人事不殷。

注释

① 诵而颇能解：诵读医术，却不能完全理解。

② 别：分析辨别。

③ 著至教，疑于二皇：彰显圣人的伟大教化，可以与伏羲、女娲相比美；二皇，指伏羲与女娲。

④ 无失之：不要忘记了。

⑤ 而道：得道者。

⑥ 可以长久：此处指医学可以长久存在。

⑦ 医道论篇：指把这些医学道理著于书籍。

⑧ 讽诵用解：诵读、理解。

⑨ 外无期，内无正，不中经纪，诊无上下，以书别：在外没有明显的症状可以预知，在内没有确定的病机可依据，不合乎诊断的纲领，无法确定其病在上还是在下，应根据《阴阳传》加以识别。

⑩ 说意而已：略知大意而已。

⑪ 至如霹砺：指病势猛烈如霹雳。

⑫ 阳言：直截了当地说。与后文"阴言"相对。"阴言"即"隐约委婉地说"。

⑬ 语：告诉。

译文

黄帝坐在明堂上，召来雷公，问他说：你通晓医学道理吗？

雷公回答说：我诵读医书，但不能完全理解；有的理解了，还不能分析辨别；有的能够分析辨别，却不能够明白它的道理；有的明白了一些，然而在临证时也还不能自由运用。所以，我的医术，足以治疗一般同僚的疾病，却不能治疗王侯的病患。希望能够得到观察天运的尺度，结合四时阴阳，以辨星辰日月的奥妙，从而彰显医道经术，使后世愈加发扬光大。能够与远古的神农潜通默契，彰显圣人的伟大教化，可以与伏羲、女娲比美。

黄帝说：讲得好！不要忘记了，这些都是阴阳、表里、上下、雌雄相互联系，相互感应的道理。得道者，应该上通天文，下通地理，中通人事，医学才可以长久存在。用它来教化百姓，也不会产生疑惑和危险。把这些医学道理著于书籍，传于后世，是极其宝贵的。

雷公说：请把医学道理传给我，以便诵读和理解。

黄帝说：你听说过《阴阳传》这部书吗？

雷公说：不知道。

黄帝说：三阳之气护卫于人体之表，使人体能够适应天气变化，如果上下经脉之气运行失常，就会合而发病，伤害人体的阴阳。

雷公说：三阳莫当，是什么意思？请让我听听您的解释。

黄帝说：三阳独至，就是三阳之气合并而至，既然是合并而至，则来时疾如风雨，逆上则形成头部疾病，陷下则为二便失禁。在外没有明显的征象可以预知，在内也没有确定的病机可依据，不合乎诊断的纲领，无法确定在上还是在下，应根据《阴阳传》加以识别。

雷公说：我治疗这类病，很少能治愈的，对道理也只是略知大意而已。

黄帝说：三阳是至盛之阳，三阳之气积聚在一起，就会发生惊骇，病起时快如疾风，病势猛烈如霹雳，九窍都闭塞不通，阳邪之气又盈溢泛滥，症见咽干喉塞，如果传入内脏，就会上下失常，下迫于肠，则生肠澼。这是所谓三阳之邪积并，直冲心膈，坐下不能起立，睡卧才觉得身体舒适。以上虽然说的是三阳之病，但从而可以了解天人相应的道理，以及如何来区别阴阳，顺应四时，符合五行的规律。

雷公说：上述这些道理，直截了当地讲，我还不能分别；隐约委婉地讲，就更不能领会了。请让我站立聆听您的讲解，以便领会这至深的道理。

黄帝说：你虽然接受了老师的传授，但是，如果不知道把师说与至道结合起来，就会对老师所教的产生疑惑，了解至道的要领。若病邪伤及五脏，筋骨就会日渐消损。像你所说的那样不能理解，不能辨别，这个世界上主治疾病的医学至道就要失传了。例如肾脉将绝，就会出现心中烦闷不安，日落时更严重，喜欢静处，不想出门，没精神应酬人事。

示从容论篇第七十六

原典

黄帝燕坐①，召雷公而问之曰：汝受术诵书者，若能览观杂学，及于比类，通合道理，为余言子所长，五脏六腑，胆胃大小肠脾胞膀胱，脑髓涕唾，哭泣

黄帝内经

古法今观——中国古代科技名著新编

悲哀,水所从行,此皆人之所生。治之过失,子务明之,可以十全,即不能知,为世所怨。

雷公曰:臣请诵《脉经》上下篇,其众多矣。别异比类,犹未能以十全,又安足以明之?

帝曰:子别试通五脏之过,六腑之所不和,针石之败,毒药所宜,汤液滋味,具言其状,悉言以对,请问不知。

雷公曰:肝虚、肾虚、脾虚皆令人体重烦冤[2],当投毒药刺灸,砭石汤液,或已或不已,愿闻其解。

帝曰:公何年之长,而问之少,余真问以自谬也。吾问子窈冥,子言上下篇以对,何也?夫脾虚浮似肺,肾小浮似脾,肝急沉散似肾,此皆工之所时乱也,然从容得之。若夫三脏土木水参居,此童子之所知,问之何也?

注释

① 燕坐:燕,安闲的意思;燕坐,即安闲地坐着。

② 烦冤:冤,指郁而乱的意思;烦冤,就是郁闷烦乱。

译文

黄帝坐定,召唤雷公问道:你是学习医术,诵读医书的,能广泛阅览群书,并能取象比类、贯通融汇医学的道理,对我谈谈你的专长吧。五脏六腑、胆、胃、大小肠、脾、胞、膀胱、脑髓、涕唾、哭泣悲哀,皆五液所从运行,这一切都是人体赖以生存,治疗中易于产生过失的,你务必明了,治病时方可十全。若不能通晓,就不免要出差错,而为世人抱怨。

雷公回答说:我诵读过《脉经》上、下章的内容已经很多了,但对辨别异同、取象比类,还不能十分透彻了解,又怎能

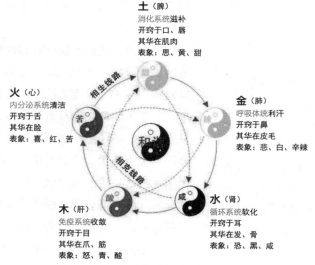

五行与五脏关系图

说完全明白呢。

黄帝说：除了《脉经》上、下章以外，根据你平时所通晓的理论，来解释五脏之所病，六腑之所不和，针石治疗之所败，毒药治疗之所宜，以及汤液滋味等方面的内容，并具体说明症状，详细地作出回答，如果有不知道的地方，请提出来问我。

雷公说：肝虚、肾虚、脾虚都能使人身体沉重和烦乱，当施以毒药、刺灸、砭石、汤液等方法治疗后，有的治愈，有的不愈，想知道这应如何解释。

黄帝说：你已经这么大的年纪了，为什么提的问题这么幼稚呢，也许我的提问不太适当。我本来想问你比较深奥的道理，而你却从《脉经》上、下章的内容来回答我，是为什么呢？脾脉本宜微软，今病而现虚浮，与肺脉相似，肾脉本应微沉，今病而现小浮，与脾脉相似，肝脉本应微弦，今病而现急沉散，与肾脉相似，这些都是医生时常所易于混乱的，若能认真细致地去诊视，还是可以分辨清楚的。至于脾、肝、肾三脏，分属于土、木、水，三者均居膈下，部位相近，这是小孩子都知道的，你问它有什么意义呢？

原典

雷公曰：于此有人，头痛、筋挛、骨重，怯然少气，哕噫腹满、时惊，不嗜卧，此何脏之发也？脉浮而弦，切①之石坚，不知其解，复问所以三脏者，以知其比类也。

帝曰：夫从容之谓也，夫年长则求之于腑，年少则求之于经，年壮则求之于脏。今子所言，皆失八风菀热，五脏消烁，传邪相受。夫浮而弦者，是肾不足也；沉而石者，是肾气内著也；怯然少气者，是水道不行，形气消索②也。咳嗽烦冤者，是肾气之逆也。一人之气，病在一脏也。若言三脏俱行，不在法也。

译文

雷公说：有这样的一位病人，头痛，筋脉拘挛，骨节沉重，畏怯少气，哕噫腹满，时常惊骇，不欲卧，这是哪一脏所发的病呢？其脉象浮而弦，重按则坚硬如石，我不知应如何解释，故再问三脏，以求能知如何比类辨析。

黄帝说：这样的疾病在诊断时要从容不迫地进行分析。一般地说，老年人的病，应从六腑来探求；少年人的病，应从经络来探求；壮年人的病，应从五脏来探求。现在你只讲脉象，不谈致病的根由，那就错了。如外而八风之郁热，内而五脏之消烁，以及邪传相受的次第等，这样就失去了对疾病全面的理解。脉浮而弦的，是肾气不足。脉沉而坚硬如石的，是肾气内著。而不通畏怯少气的，是因为水道不行，而形气消散。咳嗽烦闷的，是肾气上逆所致。这是一人之气，病雷公曰：于此有人，四肢解㑊，喘咳血泄，而愚诊之以为伤肺，切脉浮大而紧，愚不敢治。粗工下砭石，病愈，多出血，血止身轻，此何物也？

帝曰：子所能治，知亦众多，与此病失矣。譬以鸿飞，亦冲于天③。夫圣人之治病，循法守度，援物比类，化之冥冥，循上及下，何必守经？今夫脉浮大虚者，是脾气之外绝，去胃外归阳明也。夫二火不胜三水，是以脉乱而无常也。四肢解㑊，此脾精之不行也。喘咳者，是水气并阳明也。血泄者，脉急血无所行也。若夫以为伤肺者，由失以狂也。不引比类，是知不明也。夫伤肺者，脾气不守，胃气不清，经气不为使，真脏坏决，经脉傍绝，五脏漏泄，不衄则呕，此二者不相类也。譬如天之无形，地之无理，白与黑相去远矣。是失吾过矣，以子知之，故不告子，明引比类从容，是以名曰诊经，是谓至道也。

注释

　①切：指"望、闻、问、切"中的"切"。

　②消索：即消散、消失之意。

　③譬以鸿飞，亦冲于天：譬如鸿雁，有时也会飞到高空。这里是比喻粗工治病的成功，犹如鸿雁冲天，是偶然所得。

在肾脏，如果说是三脏俱病，是不符合诊病法则的。

雷公问：有这样的一位病人，四肢懈怠无力，气喘咳嗽血泄，我诊断了一下，以为是伤肺，脉浮大而紧，我未敢治疗，一个庸医治之以砭石，病愈，但出血多，血止以后，身体觉得轻快，这是什么病呢？

黄帝说：你所能治的和能知道的病，已是很多的了，但对这个病的诊断却错了。医学的道理是非常深奥的，好比鸿雁的飞翔，虽亦能上冲于天，却飞不到浩渺长空的边际。所以圣人治病，遵循法度，引物比类，掌握变化于冥冥莫测之中，察上可以及下，不一定拘泥于常法。今见脉浮大而虚，这是脾气外绝，不能为胃行其津液，以致津液独归于阳阴经。由于二火不能胜三水，所以脉乱而无常。四肢懈怠无力，是脾精不能输布的缘故。气喘咳嗽，是水气泛滥于胃所致。血泄，是由于脉急而血行失常。假如把本病诊断为伤肺，就是错误的。诊病不能引物比类，是知之不明。如果肺气受伤，则脾气不能内守，致胃气不清，经气也不为其所使，肺脏损坏，则治节不通，致经脉有所偏绝，五脏之气俱漏泄，不衄血则呕血，病在肺在脾，二者是不相类同的。如果不能辨别，就如天之无形可求，地之无位可理，黑白不分，未免相距太远了。你的失误是我的过错，我以为你已经知道了，所以没有告诉你。由于诊病必须明晓引物比类，以求符合合理的说法，所以叫作真经，这是最精妙的道理。

疏五过论篇第七十七

古法今观——中国古代科技名著新编

原典

黄帝曰：呜乎远哉！闵闵乎①若视深渊，若迎浮云。视深渊尚可测，迎浮云莫知其际。圣人之术，为万民式②，论裁志意，必有法则。循经守数，按循医事，为万民副③。故事有五过，汝知之乎？

雷公避席再拜曰：臣年幼小，蒙愚以惑，不闻五过，比类形名④，虚引其经，心无所对。

帝曰：凡诊病者，必问尝贵后贱，虽不中邪，病从内生，名曰脱营⑤。尝富后贫，名曰失精。五气留连，病有所并。医工诊之，不在脏腑，不变躯形，诊之而疑，不知病名。身体日减，气虚无精，病深无气，洒洒然时惊⑥。病深者，以其外耗于卫，内夺于荣。良工所失，不知病情。此亦治之一过也。

凡欲诊病者，必问饮食居处。暴乐暴苦，始乐后苦，皆伤精气，精气竭绝，形体毁沮。暴怒伤阴，暴喜伤阳，厥气上行，满脉去形⑦。愚医治之，不知补泻，不知病情，精华日脱，邪气乃并。此治之二过也。

善为脉者，必以比类、奇恒、从容知之⑧。为工而不知道，此诊之不足贵，此治之三过也。

注释

① 闵闵乎：深远的样子。

② 为万民式：是众人的典范。

③ 为万民副：能给众人谋福利。

④ 比类形名：在疾病表象和名称上进行比类。

⑤ 脱营：证名，因情志所伤而成的一种虚劳证。

⑥ 洒洒然时惊：时常怕冷，时常惊恐。

⑦ 满脉去形：经脉胀满，形体羸瘦。

⑧ 必以比类、奇恒、从容知之：必然能够别异比类，分析奇恒，从容细致地掌握疾病变化规律。

译文

黄帝道：哎呀，真是太深远了！深远得好像探视深渊，又好像面对空中浮云。深渊还可以测量，而浮云就很难知道它的尽头了。圣人的医术，是众人的典范，他在医学上的认识，必然有一定的法则。遵守常规和法则，依循医学的原则治疗疾病，才能给众人谋福利。所以在医事上面有五过的说法，你知道吗？

雷公离开座位，再次跪拜，说：我年岁幼小，愚笨又糊涂，不曾听到五过的说法，只能在疾病的表象和名称上进行比类，空洞地引用经文，而心里却无法对答。

黄帝道：凡是在诊病的时候，必须

询问病人是否以前高贵而后来卑贱，虽然不中外邪，疾病也会从内而生，这种病叫"脱营"。如果病人以前富裕而后来贫困，那么他现在所得的这种病叫"失精"。这两种病都是由于情志不舒，五脏气血郁结，渐渐积累而成的。医生诊察时，疾病的部位不在脏腑，身躯也没有变化，在诊断上会发生疑惑，不知道是什么病。但病人身体却一天天消瘦，气虚精耗，等到病势加深，就会毫无气力，时常怕冷，时常惊恐。这种病之所以会日渐加深，就是因为情志抑郁，在外耗损了卫气，在内劫夺了营血。医生的失误，是不懂得病情，随便处理。这在诊治上是第一种过失。

凡是诊察病人，一定得问他饮食起居的情况。精神上大喜大悲，原来生活安逸后来生活艰难，这些都能伤害精气，精气衰竭，形体毁坏。暴怒会损伤阴气，暴喜会损伤阳气。阴阳受伤，厥逆之气就会上行而经脉胀满，形体羸瘦。愚笨的医生诊治时，不知道该补还是该泻，也不了解病情，以致病人脏腑精华一天天损耗，而邪气愈加盛实。这是诊治上的第二种过失。

善于诊脉的医生，必然能够辨别异类，分析奇恒，从容细致地掌握疾病的变化规律。作为医生而不懂医道，那他的诊治就没有什么值得称许的了。这是诊治上的第三种过失。

原典

诊有三常，必问贵贱。封君败伤，及欲侯王。[①]故贵脱势，虽不中邪，精神内伤，身必败亡。始富后贫，虽不伤邪，皮焦筋屈，痿躄[②]为挛。医不能严，不能动神，外为柔弱[③]，乱至失常，病不能移，则医事不行。此治之四过也。

凡诊者，必知终始，有知余绪[④]。切脉问名，当合男女，离绝菀结，忧恐喜怒。五脏空虚，血气离守。工不能知，何术之语。尝富大伤，斩筋绝脉，身体复行，令泽不息，故伤败结，留薄归阳，脓积寒炅。粗工治之，亟刺阴阳，身体解散，四肢转筋，死日有期。医不能明，不问所发[⑤]，唯言死日，亦为粗工。此治之五过也。

凡此五者，皆受术不通，人事不明也。

注释

①封君败伤，及欲侯王：原来的封君公侯，丧失原来的封土，以及想封侯称王而未成功。

②痿躄：下肢萎弱不能行。

③医不能严，不能动神，外为柔弱：医生若不能认真对待，去转变患者的精神状态，仅仅顺从病人之意，敷衍治疗。

④有知余绪：还要察本知末。"有"通"又"。

⑤不问所发：不问发病的原因。

故曰：圣人之治病也，必知天地阴阳，四时经纪，五脏六腑，雌雄表里，刺灸砭石，毒药所主。从容人事，以明经道，贵贱贫富，各异品理⑥，问年少长，勇怯之理，审于分部，知病本始，八正九候，诊必副矣⑦。

治病之道，气内为宝，循求其理。求之不得，过在表里。守数据治，无失腧理⑧。能行此术，终身不殆⑨。不知腧理，五脏菀热⑩，痈发六腑。诊病不审，是谓失常。谨守此治，与经相明。《上经》《下经》，揆度阴阳，奇恒五中，决以明堂，审于终始，可以横行⑪。

⑥ 各异品理：各自不同的体质。

⑦ 诊必副矣：诊治就一定会精确了。

⑧ 无失腧理：不把取穴的理法弄错。

⑨ 终身不殆：一生都不会发生医疗过错。

⑩ 菀热：郁积热气，"菀"通"蕴"，郁结之意。

⑪ 横行：无往不胜，纵横驰骋，所向无阻。

译文

诊病时，对于病人的贵贱、贫富、苦乐三种情况必须先问清楚。比如原来的封君公侯，后来丧失封土，以及想封侯称王而未成功。过去高贵后来失势，虽然不中外邪，但精神上已受伤，身体一定会败坏，甚至死亡。如先是富有的人，一旦贫穷，虽没有外邪的伤害，也会发生皮毛枯焦，筋脉拘挛，成为痿躄的病。这种病人，医生如不能认真对待，去转变患者的精神状态，而仅是顺从病人之意，敷衍诊治，以致在治疗上丢掉法度，那么病患就不能去除，当然也就没有什么疗效了。这是诊治上的第四种过失。

凡是诊治疾病，必须了解疾病的全部过程，同时还要察本知末。在切脉问证时，应注意到男女性别的不同，以及生离死别、情怀郁结、忧愁、恐惧、喜怒等因素。这些因素都能使五脏空虚，血气难以持守。如果医生不知道这些，还谈什么治疗技术。比如有人曾经富有，后失去财势，身心备受打击，以致筋脉的营养断绝，虽然身体还能行动，但津液不能滋生，过去形体的旧伤痛被引发，血气内结，迫于阳分，日久成脓，发生寒热。粗率的医生治疗时，多次刺他的阴阳经脉，使病人的身体日见消瘦，难以行动，四肢拘挛转筋，死期已经不远了。医生不能明辨，不问发病原因，只能说出哪一天会死，这也是粗率的医生。这是诊治上的第五种过失。

以上所说的五种过失，都是由于所学医术不精深，又不懂得贵贱、贫富、苦乐人事的缘故啊！所以说：高明的医生治病，必须知道天地阴阳，四时的秩序，五脏六腑的相互关系，经脉的阴阳表里，刺灸、砭石、毒药所治疗的主要病证。联系人事变迁，掌握诊治常规。了解贵贱贫富及各自不同的体质，询问年龄的少长，分析个性的勇怯，再审察疾病的所属部分，就可知道疾病的根本原因；然后参考八正的时节，九候的脉象，那么诊治就一定精确了。

治病的关键，在于深察病人元气的强弱，来寻求邪正变化的机理。假如不能切中，那么过失就在于对表里关系的认识了。治疗时，应该守数据治，不要搞错取穴的理法。能做到这些，可以一生不发生医疗

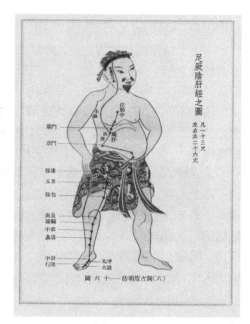

足厥阴肝经古图

过错。若不知取穴的理法，妄施刺灸，就会使五脏郁热，六腑发生痈疡。诊病不能审慎，叫作失去常规。谨守常规来治疗，自然就与经旨相合了。《上经》《下经》二书，都是研究揆度阴阳奇恒之道的，五脏之病，表现于气色，取决于颜色，能从望诊上了解病的终始，可以无往不胜。

癥四失论篇第七十八

原典

黄帝在明堂，雷公侍坐。黄帝曰：夫子所通书受事①，众多矣。试言得失之意，所以得之，所以失之。

雷公对曰：循经受业，皆言十全②，其时有过失者，请闻其事解也。

帝曰：子年少智未及邪？将言以杂合耶？夫经脉十二，络脉三百六十五，此皆人之所明知，工之所循用也。所以不十全者，精神不专，志意不理，外内相失，故时疑殆③。诊不知阴阳逆从之理。此治之一失也。

受师不卒④，妄作杂术，谬言为道，更名自功⑤，

注释

① 通书受事：研读医书，接受医业。

② 十全：指十全的疗效。

③ 时疑殆：时常产生疑问和困难。

④ 受师不卒：从师学习尚未毕业。

妄用砭石，后遗身咎。此治之二失也。

不适⑥贫富贵贱之居，坐之薄厚，形之寒温，不适饮食之宜，不别人之勇怯，不知比类，足以自乱，不足以自明。此治之三失也。

诊病不问其始，忧患饮食之失节，起居之过度，或伤于毒？不先言此，卒持寸口，何病能中？妄言作名⑦，为粗所穷。此治之四失也。

是以世人之语者，驰千里之外，不明尺寸之论，诊无人事。治数之道，从容之葆，坐持寸口，诊不中五脉，百病所起，始以自怨，遗师其咎。是故治不能循理，弃术于市⑧，妄治时愈，愚心自得。呜呼！窈窈冥冥，孰知其道？道之大者，拟于天地，配于四海，汝不知道之谕，受以明为晦。

⑤ 更名自功：窃取别人成果而冠以己名。

⑥ 不适：不理解。

⑦ 妄言作名：信口胡说，编造病名。

⑧ 弃术于市：不被人所信赖。

译文

黄帝坐在明堂里，雷公在一旁侍坐。黄帝说：你研读医经学习医业已经很久了，试谈谈你对治病成败的看法，以及治愈的原因和没有治愈的原因。

雷公回答说：我在研习医经学习医业当中，听说可以得到十分有效的疗效，但常常还是有没治好的，希望听听其中的原因。

黄帝道：你是因为年轻智力不够呢，还是由于杂合各家学说，缺乏一以贯之的独立见解呢？十二经脉，三百六十五络脉，这是人人都明白了解的，也是医工们所遵循使用的。之所以不能得到十分有效的疗效，是由于精神不能集中，思想上不加分析，又不能把外在的症状和内在的病机结合起来，因此时常产生疑问和困难。在诊治上，不懂得阴阳逆从的道理。这是治疗工作中第一个失败的原因。

从师学习尚未毕业，就胡乱地搞起庞杂的疗法，还荒谬地说是真理，或窃取别人成果而冠以己名，乱用砭石，结果给自己造成了罪过。这是治疗工作中第二个失败的原因。

不理解贫富贵贱的状况、居住环境的好坏、形体的寒温、饮食的适宜，不区别性格的勇怯，也不知道取象比类的分析方法。像这样，足以搞乱自己的头脑，而不能有清楚的认识。这是治疗工作中第三个失败的原因。

诊断时不问发病的原因，是因为精神刺激、饮食不节制、生活起居违背常规，还是因为中毒？若不把这些问题搞清楚，就贸然诊察病人的脉息，怎能诊断出什么病呢？信口胡说，编造病名，就会因技术低劣，而陷于困境。这是治疗工作中第四个失败的原因。

有些医生说起话来，夸大到千里之外，却不明白尺寸诊法，诊治疾病，也不考虑人事。诊病技术的原则，医生的从容和缓是最宝贵的，仅知诊察寸口，不能精确地诊察五脏之脉，就不知道百病发生的原因。医疗上出了问题，开始自怨所学不精，继则归罪于老师教得不好。所以治病如果不能遵循医学道理，就不会为人所信任，任意乱治，偶尔有治好的，就夸耀己功。唉！医学的道理实在是微妙高深啊，有谁能够了解其中的道理呢？医学理论的远大，能和天地相比，能和四海相配。你不了解医理，即使名师传授明白的道理，也依然糊涂。

卷二十四

阴阳类论篇第七十九

原典

孟春始至①，黄帝燕坐，临观八极，正八风之气，而问雷公曰：阴阳之类，经脉之道，五中所主，何脏最贵。

雷公对曰：春，甲乙青，中主肝，治七十二日，是脉之主时，臣以其脏最贵。

帝曰：却念《上下经》，阴阳从容，子所言贵，最其下也。

雷公至斋②七日，且复侍坐。帝曰：三阳为经，二阳为维，一阳为游部，此知五脏终始。三阳为表，二阴为里，一阴至绝，作朔晦③，却具合以正其理。

雷公曰：受业未能明。

译文

在立春的这一天，黄帝很安闲地坐着，观看八方的远景，候察八风的方向，向雷公问道：按照阴阳的分析方法和经脉理论，配合五脏主时，你认为哪一脏最贵？

雷公回答说：春季为一年之首，属甲乙木，色青，五脏中主肝，肝旺于春季七十二日，此时也是肝脉当令的时候，所以我认为肝脏为最贵。

黄帝道：我依据《上下经》阴阳比类分析的理论来体会，你认为最贵的，却是其中最下贱的。

雷公斋戒了七天，早晨又侍坐于黄帝的一旁。黄帝道：三阳为经，二阳为维，一阳为游部，懂得这些，就可以知道五脏之气运行的终始了。三阴为表，二阴为里，一阴为阴气之最终，是阳气的开始，有如朔晦的交界，帝曰：所谓三阳者，太阳为经。三阳脉至手太阴，弦浮而不沉，决以度，察以心，合之阴阳之论。所谓二阳者，阳明也，至手太阴，弦而沉急，不鼓炅至，以病皆死。一阳者少阳也，至手太阴，上连人迎，弦急悬不绝，此少阳之病也，专阴则死。三阴者，六经之所主也。交于太阴、伏鼓不浮，上空志心。二阴至肺，其气归膀胱，外连脾胃。一阴独至，经绝，气浮不鼓，钩而滑。此六脉者，乍阴乍阳，此六脉者，乍阴乍阳，交属相并④，缪通五脏，合于阴阳。先至为主，后至为客。

注释

① 孟春始至：孟春，即农历正月；孟春始至，指立春当日。

② 斋：古人在祭祀或者举行典礼前整洁身心以示庄重。

③ 朔晦：朔，农历每月初一；晦，农历每月最后一日。

④ 六属相并：属，联合；并，会聚。指六经之脉交联会聚于寸口。

都符合于天地阴阳终始的道理。

雷公说：我还没有明白其中的意义。

黄帝道：所谓"三阳"，是指太阳，其脉至于手太阴寸口，见弦浮不沉之象，应当根据常度来判断，用心体察，并参合阴阳之论，以明好坏。所谓"二阳"，就是阳明，其脉至于手太阴寸口，见弦而沉急，不鼓击于指，火热大至之时而有此病脉，大都有死亡的危险。"一阳"就是少阳，其脉至于手太阴寸口，上连人迎，见弦急悬而不绝，这是少阳经的病脉，如见有阴而无阳的真脏脉象，就要死亡。"三阴"为手太阴肺经，肺朝百脉，所以为六经之主，其气交于太阴寸口，脉象沉伏鼓动而不浮，是太阴之气陷下而不能上升，以致心志空虚。"二阴"是少阴，其脉至于肺，气归于膀胱，外与脾胃相连。"一阴"是厥阴，其脉独至于太阴寸口，经气已绝，故脉气浮而不鼓，脉象如钩而滑。以上六种脉象，或阳脏见阴脉，或阴脏见阳脉，相互交错，会聚于寸口，都和五脏相通，与阴阳之道相合。如出现此种脉象，凡先见于寸口的为主，后见于寸口的为客。

原典

雷公曰：臣悉尽意，受传经脉，颂得从容之道以合从容，不知阴阳，不知雌雄。

帝曰：三阳为父，二阳为卫，一阳为纪；三阴为母，二阴为雌，一阴为独使。

二阳一阴，阳明主病，不胜一阴，脉软而动，九窍皆沉。三阳一阴，太阳脉胜，一阴不能止，内乱五脏，外为惊骇。二阴二阳病在肺，少阴脉沉，胜肺伤脾，外伤四支。二阴二阳皆交至，病在肾，骂詈①妄行，巅疾为狂。二阴一阳，病出于肾。阴气客游于心脘，下空窍堤，闭塞不通，四支别离。一阴一阳代绝，此阴气至心，上下无常，出入不知，喉咽干燥，病在土脾。二阳三阴，至阴皆在，阴不过阳，阳气不能止阴，阴阳并绝，浮为血瘕，沉为脓胕。阴阳皆壮，下至阴阳，上合昭昭，下合冥冥，诊决死生之期，遂合岁首。

雷公曰：请问短期，黄帝不应。

雷公复问，黄帝曰：在经论中。

雷公曰：请问短期。

黄帝曰：冬三月之病，病合于阳者，至春正月，脉有死征，皆归出春。冬三月之病，在理已尽，草与柳叶皆杀，春阴阳皆绝，期在孟春。春三月之病曰阳杀，阴阳皆绝，期在草干。夏三月之病，至阴不过十日，阴阳交，期在溓水^②。秋三月之病，三阳俱起，不治自已。阴阳交合者，立不能坐，坐不能起。三阳独至，期在石水。二阴独至，期在盛水。

注释

① 罢：责骂，斥骂。

② 溓水：在初冬结薄冰的时候。

译文

雷公说：我已经完全懂您的意思了，把您以前传授给我的经脉道理，以及我自己从书本上读到的从容之道，和今天您所讲的从容之法相结合的话，但我还不明白其中阴阳雌雄的意义。

黄帝道：三阳如父亲那样尊贵，二阳如外卫，一阳如枢纽；三阴如母亲那样善于养育，二阴如雌性那样内守，一阴如使者一般，能交通阴阳。

二阳一阴是阳明主病，二阳不胜一阴，则阳明脉软而动，九窍之气沉滞不利。三阳一阴为病，则太阳脉胜，寒水之气大盛，一阴肝气不能制止寒水，故内乱五脏，外现惊骇。二阴二阳则病在肺，少阴脉沉，少阴之气胜肺伤脾，在外伤及四肢。二阴与二阳交互为患，则土邪侮水，其病在肾，骂詈妄行，癫疾狂乱。二阴一阳，其病出于肾，阴气上逆于心，并使脘下空窍如被堤坝阻隔一样闭塞不通，四肢好像离开身体一样不能为其所用。一阴一阳为病，其脉代绝，这是厥阴之气上至于心发生的病变，或在上部，或在下部，而无定处，饮食无味，大便泄泻无度，咽喉干燥，病在脾土。二阳三阴为病，包括至阴脾土在内，阴气不能至于阳，阳气不能达于阴，阴阳相互隔绝，阳浮于外则内成血瘕，阴沉于里则外成脓肿；若阴阳之气都盛壮，而病变趋向于下，在男子则阳道生病，女子则阴器生病。上观天道，下察地理，必以阴阳之理来决断病者死生之期，同时还要参合一岁之中何气为首。

雷公说：请问疾病的死亡日期。黄帝没有回答。

雷公又问。黄帝道：在医书上有说明。

雷公又说：请问疾病的死亡日期。

黄帝道：冬季三月的病，如病证脉象都属阳盛，则春季正月见脉有死亡的征象，那么到出春交夏，阳盛阴衰之时，便会有死亡的危险。冬季三月的病，根据天理，势必将尽，草和柳叶都枯死了，如果到春天阴阳之气都绝，那么其死期就在正月。春季三月的病，名为"阳杀"。阴阳之气都绝，死期在冬天草木枯干之时。夏季三月的病，若不愈，到了至阴之时，那么其死期在至阴后不超过十日；若脉见阴阳交错，则死期在初冬结薄冰之时。秋季三月的病，表现了手足三阳的脉象，不进行治疗也会自愈。若是阴阳交错合而为病，则立而不能坐，坐而不能起。若三阳脉独至，则独阳无阴，死期在冰结如石之时。二阴脉独至，则独阴无阳，死期在正月雨水节。

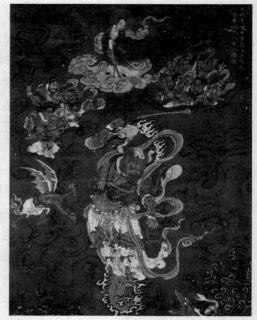

雷公图

方盛衰论篇第八十

原典

雷公请问：气之多少①，何者为逆，何者为从？

黄帝答曰：阳从左，阴从右，老从上，少从下，是以春夏归阳为生，归秋冬为死，反之则归秋冬为生，是以气多少，逆皆为厥。

译文

雷公问道：气的盛衰，哪一种是逆？哪一种是顺？

黄帝回答道：阳气主升，其气从左而右；阴气主降，其气从右而左。老年之气先衰于下，其气从上而下；少年之气先盛于下，其气从下而上。因此春夏之病见阳证阳脉，以阳归阳，则为顺为生，若见阴证阴脉，如秋问曰：有余者厥耶？

答曰：一上不下，寒厥到膝，少者秋冬死，老者秋冬生，气上不下，头痛巅疾，求阳不得，求阴不审，五部隔无征，若居旷野，若伏空室，绵绵乎属不满日。

是以少气之厥，令人妄梦，其极至迷。三阳绝，三阴微，是为少气。是以肺气虚，则使人梦见白物，见人斩血藉藉[2]。得其时则梦见兵战。肾气虚，则使人梦见舟船溺人，得其时则梦伏水中，若有畏恐。肝气虚，则梦见菌香生草，得其时则梦伏树下不敢起。心气虚，则梦救火阳物，得其时则梦燔灼。脾气虚，则梦饮食不足，得其时则梦筑垣盖屋。此皆五脏气虚，阳气有余，阴气不足，合之五诊，调之阴阳，以在《经脉》。

注释

① 多少：指气的盛衰。

② 藉藉：杂乱众多的意思。

冬之令，则为逆为死，反过来说，秋冬之病见阴证阴脉，以阴归阴，则为顺为生。所以不论气盛或气衰，逆则都成为厥。

雷公又问：气有余也能成厥吗？

黄帝答道：阳气一上而不下，阴阳两气不相顺接，则足部厥冷至膝，少年在秋冬见此病则死，而老年在秋冬见此证却可生。阳气上而不下，则上实下虚，为头痛巅顶疾患，这种厥病，谓其属阳，本非阳盛，谓其属阴，则又非阴盛，五脏之气隔绝，没有显著征象，好像置身于旷野，伏居于空室，无所见闻，而病势绵绵一息，视其生命，已不满一天了。

所以，气虚的厥，使人梦乡荒诞；厥逆盛极，则梦多离奇迷乱。三阳之脉悬绝，三阴之脉细微，就是所谓少气之候。肺气虚则梦见白色悲惨的事物，或梦见人被杀流血，尸体狼藉，当金旺之时，则梦见战争。肾气虚则梦见舟船淹死人，当水旺之时，则梦见自己伏于水中，好像遇到很恐惧害怕的事。肝气虚则梦见菌香草木，当木旺之时，则梦见自己伏于树下不敢起来。心气虚则梦见救火和雷电，当火旺之时，则梦见大火燔灼。脾气虚则梦见饮食不足，得其土旺之时，则梦作垣盖屋。这些都是五脏气虚、阳气有余、阴气不足所致。当参合五脏见证，调其阴阳，这些内容已在《经脉》篇中论述过了。

肺气虚与脾气虚的鉴别

肺气虚与脾气虚同属气虚范畴，但肺气虚病位在肺，除一般气虚证候外，还有咳喘、痰液清稀、气短，动则更甚之的症状；而脾气虚则在脾脏，除一般气虚外还伴有纳少、腹胀，食后尤甚，大便溏薄或浮肿等症状。若同时既见有肺气不足之证，又见有脾虚失运之证，则为两者复合之肺脾两虚之证。

原典

诊有十度[①]，度人脉度、脏度、肉度、筋度、腧度。阴阳气尽，人病自具。脉动无常，散阴颇阳，脉脱不具，诊无常行。诊必上下，度民君卿，受师不卒，使术不明，不察逆从，是为妄行，持雌失雄，弃阴附阳，不知并合，诊故不明，传之后世，反论自章。

至阴虚，天气绝；至阳盛，地气不足。阴阳并交，至人之所行。阴阳并交者，阳气先至，阴气后至。

是以圣人持诊之道，先后阴阳而持之，《奇恒之势》，乃六十首，诊合微之事[②]，追阴阳之变，章五中之情，其中之论，取虚实之要，定五度之事，知此乃足以诊。

是以切阴不得阳，诊消亡；得阳不得阴，守学不湛。知左不知右，知右不知左，知上不知下，知先不知后，故治不久。知丑知善，知病知不病，知高知下，知坐知起，知行知止，用之有纪，诊道乃具，万世不殆。

起所有余，知所不足，度事上下，脉事因格。是以形弱气虚死，形气有余，脉气不足，死；脉气有余，形气不足，生。

是以诊有大方，坐起有常，出入有行[③]，以转神明，必清必净，上观下观，司八正邪[④]，别五中部，按脉动静，循尺滑涩寒温之意，视其大小，合之病能，逆从以得，复知病名，诊可十全，不失人情，故诊之，或视息视意，故不失条理，道甚明察，故能长久。不知此道，失经绝理，亡言妄期，此谓失道。

注释

①十度：度，衡量；十度，是指脉度、脏度、肉度、筋度、腧度各有二。

②合微之事：就是把各种诊察所得到的细微的临床资料结合起来。

③出入有行：指一举一动必须保持医生的品德。

④司八正邪：司，候查的意思；八正，指八节；邪，是不正之气。

译文

诊法有十度，就是衡量人的脉度、脏度、肉度、筋度、腧度，揆度它的阴阳虚实，对病情就可以得到全面的了解。脉息之动本无常体，或出现阴阳散乱，或脉象搏动不明显，所以诊察时也就没有固定的常规。诊病时必须知道病人身份，是平民还是君卿。如果对老师的传授不能全部接受，医术不高明，不仅不能辨别逆从，而且会使诊治带有盲目性和片面性，看到了一面，看不到另一面，抓住了一点，放弃了另一点，不知道结合全面情况，加以综合分析，所以诊断就不能明确，如以这种诊断方法传授给后人的话，在实际工作中自会明显地暴露出它的错误。

至阴虚，则天之阳气离绝；至阳盛，则地之阴气不足。能使阴阳互济交通，这是有修养的医生所做的事。阴阳之气互济交通，是阳气先至，阴气后至。

所以高明的医生诊病，是掌握阴阳先后的规律，根据《奇恒之势》六十首，辨明正常和异常，把各种诊察所得的点滴细微的临床资料综合起来，追寻阴阳的变化，了解五脏的病情，做出中肯的结论，并根据虚实纲要及五度来加以判断，知道了这些，方可以诊病。

所以切其阴而不能了解其阳，这没有达到诊断目的；切其阳而不能了解其阴，所学的技术也是不高明的。知左而不知右，知右而不知左，知上而不知下，知先而不知后，他的医道就不会长久。要知道不好的，也要知道好的；要知道有病的，也要知道无病的；既知道高，亦知道低；既知道坐，也要知道起；既知道行，也要知道止。能做到这样有条不紊、反复推求诊断的步骤，才算全备，也才能永远不出差错。

疾病的初期，见到邪气有余，就应考虑正气不足，因虚而受邪；检查病者的上下各部，脉证参合，以穷究病理。例如形弱气虚的，主死；形气有余，脉气不足的，亦死；脉气有余，形气不足的，主生。

所以，诊病有一定的准则，医生应该注意起坐的常规，一举一动，保持很好的品德；思维敏捷，头脑清静，上下观察，区别四时八节之邪，辨别邪气中于五脏的何部；触按脉息的动静，探切尺部皮肤滑涩寒温的概况；察视大小便的变化，与病状相参合，从而知道是逆是顺，同时也知道了病名，这样诊察疾病，可以万无一失，也不会违背人情。所以诊病之时，或视其呼吸，或看其神情，都能不失于条理，技术高明，才能保持永久不出差错；假如不知道这些，违反了原则和真理，乱谈病情，妄下结论，这是不符合治病救人的医道的。

解精微论篇第八十一

原典

黄帝在明堂，雷公请曰：臣受业传之，行教以经论，从容形法，阴阳刺灸，汤药所滋，行治有贤不肖，未必能十全。若先言悲哀喜怒，燥湿寒暑，阴阳妇女，请问其所以然者。卑贱富贵，人之形体所从，群下通使，临事以适道术，谨闻命矣。请问有儳①愚仆漏②之问，不在经者，欲闻其状。

帝曰：大矣。

公请问：哭泣而涕泪皆出者，若出而少涕，其故何也？

帝曰：在经有也。

复问：不知水所从生？涕所从出也？

帝曰：若问此者，无益于治也。工之所知，道之所生也。夫心者，五脏之专精也，目者其窍也，华色者其荣也。是以人有德也，则气和于目，有亡③，忧知于色。是以悲哀则泣下，泣下水所由生。水宗④者，积水也，积水者，至阴也。至阴者，肾之精也。宗精之水所以不出者，是精持之也，辅之裹之，故水不行也。

注释

① 儳：本意为狡猾之意，此处与"愚"连用，则表示浅陋、不深奥之意。

② 仆漏：间断脱漏处。

③ 有亡：指失意，心有所失。

④ 宗：起源。

译文

黄帝在明堂里，雷公问道：我接受了您传给我的医道，再教给我的学生，教的内容是经典所论、从容形法、阴阳刺灸、汤药所滋。然而他们在临证上，因有贤愚之别，所以未必能收到十分有效的疗效。至于教的方法，是先告诉他们悲哀喜怒、燥湿寒暑、阴阳妇女等方面的问题，再叫他们回答所以然的道理，并向他们讲述卑贱富贵及人之形体的适从等，使他们通晓这些理论，再通过临证适当地运用，这些在过去我已经听您讲过了。现在我还有一些很愚陋的问题，在经典中找不到，要请您解释。

黄帝道：你钻研的问题真是深而大啊！

雷公请问：有哭泣而泪涕皆出，或泪出而很少有鼻涕出的，这是什么道理？

黄帝说：在医经中有记载。

雷公又问：眼泪是怎样产生的？鼻涕是从哪里来的？

黄帝道：你问这些问题，对治疗上没有多大帮助，但也是医生应该知道的，因为它是医学中的基本知识。心为五脏之专精，两目是它的外窍，光华色泽是它的外在。所以一个人在心里有得意的事，则两目神气和悦；假如心有所失意，则表现忧愁之色。因此悲哀就会哭泣，泣下的泪是由水产生的。水的来源，是体内积聚的水液；积聚的水液，是至阴；所谓至阴，就是肾藏之精。来源于肾精的水液，平时之所以不出，是受着肾精的制约。精能辅助、裹藏水，所以泪水不致外流。

泪水的好处

泪水除了能宣泄感情，还对我们的身体，尤其是眼球有好处。科学家经过研究，发现哭泣可以提高身体的免疫力。眼泪能杀死进到眼睛里的细菌，给眼球表面送去营养，使眼睛和眼皮里面保持湿润，还能把钻到眼睛里的脏东西冲洗出去；另外，我们眨眼睛实际上是在清洗眼睛。每眨一次眼睛，眼皮都会把眼泪均匀地涂在眼球表面，使眼睛保持清洁明亮。

原典

夫水之精为志，火之精为神，水火相感，神志俱悲，是以目之水生也。故谚言曰：心悲名曰志悲，志与心精共凑于目也。是以俱悲则神气传于心精，上不传于志，而志独悲，故泣出也。泣涕者，脑也，脑者，阴也。髓者①，骨之充也。故脑渗为涕。志者骨之主也，是以水流而涕从之者，其行类②也。夫涕之与泣者，譬如人之兄弟，急则俱死，生则俱生，其志以早悲，是以涕泣俱出而横行也。夫人涕泣俱出而相从者，所属之类也。

雷公曰：大矣。请问人哭泣而泪不出者，若出而少，涕不从之，何也？

帝曰：夫泣不出者，哭不悲也。不泣者，神不慈也。神不慈，则志不悲，阴阳相持，泣安能独来。夫志悲者惋，惋则冲阴，冲阴则志去目，志去则神不守精，精神去目，涕泣出也。且子独不诵不念夫经言乎？厥则目无所见。夫人厥则阳气并于上，阴气并于下，阳并于上则火独光也；阴并于下则足寒，足寒则胀也。夫一水不胜五火，故目眦③盲。

是以冲风泣下而不止。夫风之中目也，阳气内守于精。是火气燔④目，故见风则泣下也。有以比之，夫火疾风生，乃能雨，此之类也。

注释

①髓者，骨之充也：髓充于骨孔并且藏于脑。

②行类：即同类之意。

③眦：眼角，上下眼睑的接合处，靠近鼻子的称"内眦"，靠近两鬓的称"外眦"。此处为眼睛之意。

④燔：焚烧。

译文

水的精气是志，火的精气是神，水火相互交感，神志俱悲，因而泪水就出来了。所以俗语说：心悲叫志悲，因为肾志与心精，同时上传于目，所以心肾俱悲，则神气传于心精，而不传于肾志，肾志独悲，水失去了精的制约，故而泪水就出来了。哭泣而涕出的，其故在脑，脑属阴，髓充于骨并且藏于脑，而鼻窍通于脑，所以脑髓渗漏而成涕。肾志是骨之主，所以泪水出而鼻涕也随之而出，是因为鼻涕和泪是同类的关系。涕与泪，譬如兄弟，危急则同死，安乐则共存，肾志先悲而脑髓随之，所以涕随泣出而涕泪横流。涕泪所以俱出而相随，是由于涕泪同属水类的缘故。

雷公说：你讲的道理真博大！请问有人哭泣而眼泪不出的，或虽出而量少，且涕不随出的，这是什么道理？

黄帝道：哭而没有眼泪，是内心上并不悲伤。不出眼泪，是心神没有被感动，神不感动，则志亦不悲，心神与肾志相持而不能相互交感，眼泪怎么能出来呢？大凡志悲就会有凄惨之意，凄惨之意冲动于脑，则肾志去而目凄；肾志去目，则神不守精；精和神都离开了眼睛，眼泪和鼻涕才能出来。你难道没有读过或没有想到医经上所说的话吗？气厥则眼睛就看不见。当一个人在气厥时，阳气并走于上部，阴气并走于下部，阳并于上，则上部亢热，阴并于下则足冷，足冷则发胀。因为一水不胜五火，所以眼睛就看不见了。

至于迎风就会流泪不止的，因风邪中于目而流泪，阳气内守于精，也就是火气燔目的关系，所以遇到风吹就会流泪了。举一个比喻来说：火热之气炽甚而风生，风生而有雨，与这个情况是相类同的。

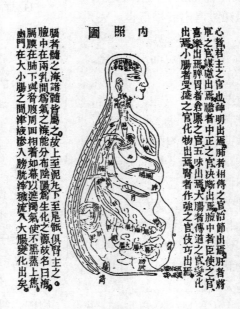

古版内照图

附 录

刺法论篇第七十二

原典

黄帝问曰：升降不前，气交有变，即成暴郁，余已知之。何如预救生灵，可得却乎？

岐伯稽首再拜对曰：昭乎哉问！臣闻夫子言，既明天元①，须穷刺法，可以折郁扶运②，补弱全真，泻盛蠲余③，令除斯苦。

帝曰：愿卒闻之。

岐伯曰：升之不前，即有甚凶也。木欲升而天柱窒抑之④，木欲发郁，亦须待时，当刺足厥阴之井。火欲升而天蓬窒抑之，火欲发郁，亦须待时，君火相火同刺包络之荥⑤。土欲升而天冲窒抑之，土欲发郁，亦须待时，当刺足太阴之腧。金欲升而天英窒抑之，金欲发郁，亦须待时，当刺手太阴之经。水欲升而天芮窒抑之，水欲发郁，亦须待时，当刺足少阴之合。

注释

① 既明天元：要想懂得天元之道。

② 可以折郁扶运：可以折服郁气，使运气升降正常。

③ 泻盛蠲余：泻其盛气，以祛除余邪。蠲，除去，免除。

④ 木欲升而天柱窒抑之：厥阴风木欲升为司天之左间，遇金气过胜，而天柱阻抑之，则木气郁。

⑤ 包络之荥：手厥阴心包络经的荥穴劳宫穴。

译文

黄帝问道：岁气的左右间气，不得升降，气交发生反常的变化，就成为暴烈的邪气，我已经知道了。怎样进行预防，挽救人类的疾患，可以得到一种退却郁气的办法吗？

岐伯再次跪拜回答说：你提这个问题很高明啊！我听老师说，要想明白天地六元之气的变化，还必须深知刺法，它可以折减郁气，扶助运气，补助虚弱，保全真气，泻其盛气，除去余邪，使其消除此种疾苦。

黄帝说：我想听你详尽地讲讲。

岐伯说：气应升而不得升时，便有严重的凶灾。厥阴风木欲升为司天之左

399

间，遇金气过胜，而天柱阻抑之，则木气郁，木之郁气欲发，必须等到木气当位之时，在人体则应当刺足厥阴之井大敦穴，以泻木郁。火欲升为司天之左间，遇水气过胜，而天蓬阻抑之，则火气郁，火之郁气欲发，必须等到火气当位之时，在人体则不管君火还是相火，同样应当刺手厥阴心包络之荥穴、劳宫穴，以泻火郁。太阴湿土欲升为司天之左间，遇木气过胜，而天冲阻抑之，则土气郁，土气欲发，必须等到土气当位之时，在人体则应当刺足太阴之腧太白穴，以泻土郁。阳明燥金欲升为司天之左间，遇火气过胜，而天应阻抑之，则金气郁，金之郁气欲发，必须等到金气当位之时，在人体则应当刺手太阴之经渠穴，以泻金郁。水之郁气欲发，必须等到土气当位之时，在人体则应当刺足少阴之合阴谷，以泻水郁。

原典

帝曰：升之不前，可以预备，愿闻其降，可以先防。

岐伯曰：既明其升。必达其降也。升降之道①，皆可先治也。木欲降而地晶②窒抑之，降而不入，抑之郁发，散而可得位，降而郁发，暴如天间之待时也。降而不下，郁可速矣，降可折其所胜也，当刺手太阴之所出，刺手阳明之所入。火欲降，而地玄窒抑之，降而不入，抑之郁发，散而可入，当折其所胜，可散其郁，当刺足少阴之所出，刺足太阳之所入。土欲降而地苍窒抑之，降而不下，抑之郁发，散而可入，当折其胜，可散其郁，当刺足厥阴之所出，刺足少阳之所入，金欲降而地彤窒抑之，降而不下，抑之郁发，散而可入，当折其胜，可散

译文

黄帝说：应升而不能升，既然可以预先防备，那么希望听听事先防止应降而不能降的方法。

岐伯说：既然已经知道了升的道理，必然也可以通达其降的情况。升和降中出现的问题，都可以预先防治。厥阴风木应该从司天之右间下降到在泉之左间，而在地之金气阻窒压抑它，使它欲降而不得入，木受阻抑，必使郁滞之气疏发消散，才得降入在泉之左间的位置，应降而不能降所产生的郁滞，危害也和司天之间气应升而不能升需要等到复位之时才能消除一样。应该降而不能降，郁滞将很快形成，要使它下降，可以折服胜它的金气。当刺手太阴经的所出少商穴，刺手阳明经之所入曲池穴。少阴君火、少阳相火应该从司天右间下降为在泉左间，而在地的水气阻窒压抑它，使它欲降而不得入，火受阻抑，必使郁滞之气疏发消散，才得降入在泉之左间的位置，当折服胜它的水气，可以散火气之郁，当刺足少阴之所出涌泉穴，刺足太阳之所入委中穴。太阴湿土，应该从

其郁，当刺心包络所出，刺手少阳所入也。水欲降而地阜窒抑之[③]，降而不下，抑之郁发，散而可入，当折其胜，可散其郁，当刺足太阴之所出，刺足阳明之所入。

帝曰：五运之至有前后，与升降往来，有所承抑之[④]，可得闻乎刺法？

岐伯曰：当取其化源也。是故太过取之，不及资之，太过取之，次抑其郁[⑤]，取其运之化源，令折郁气；不及资之，以扶运气，以避虚邪也。资取之法，令出《密语》。

注释

①升降之道：升和降中出现的问题。

②地晶：地白。晶，皎洁，明亮。

③水欲降而地阜窒抑之：太阳寒水欲降为在泉之左间，遇土气过胜而地阜阻抑之。

④有所承抑之：必有所承接或抑阻的关系。

⑤次抑其郁：按照升降的次序，抑制其郁滞的发作。

司天右间降入在泉左间，而在地的木气阻窒压抑，使它欲降而不得入，土受阻抑，必使郁滞之气疏发消散，才可降入在泉左间的位置，当折服胜它的木气，可散土气之郁，当刺足厥阴经之所出大敦穴，刺足少阳经之所入阳陵泉穴。阳明燥金应该从司天右间降入在泉左间，而在地的火气阻窒压抑，使它欲降而不得入，金被阻抑，必使郁滞之气疏发消散，才可降入在泉左间的位置，应该折服胜它的火气，以散金气之郁，当刺心包络手厥阴经之所出中冲穴，刺手少阳经之所入天井穴。太阳寒水应该从苟天右间降入在泉左间，而在地的土气阻窒压抑，使它欲降而不得入，水受阻抑，必使郁滞之气疏发消散，才可降入在泉左间的位置，应该折服土气，就可以散水气之郁，当刺足太阴经之所出隐白穴，刺足阳明经之所入三里穴。

黄帝说：五运之气的到来，有先有后，它与天气的升降往来，必有承接或抑阻的关系，可以让我听听对此的刺法吗？

岐伯说：应当取自它气化的本源。所以气太过的要疏泻，气不及的要滋补。太过用泻法，就是按照升降的次序，抑制其郁滞的发作，取法于五运气化的本源，来折服郁滞之气，不及的要滋补，就是扶植运气，以避免虚邪。以上滋补和疏泻的方法，出于《密语》一书。

原典

黄帝问曰：升降之刺，以知其要。愿闻司天未得迁正，使司化之失其常政，即万化之或其皆妄[①]，然与民为病，可得先除，欲济群生，愿闻其说。

岐伯稽首再拜曰：悉乎哉问！言其至理，圣念慈悯，欲济群生，臣乃尽陈斯道，可申洞微^②。太阳复布，即厥阴不迁正，不迁正，气塞于上，当泻足厥阴之所流。厥阴复布，少阴不迁正，不迁正，即气塞于上，当刺心包络脉之所流。少阴复布，太阴不迁正，不迁正，即气留于上，当刺足太阴之所流。太阴复布，少阳不迁正，不迁正，则气塞未通，当刺手少阳之所流。少阳复布，则阳明不迁正，不迁正，则气未通上，当刺手太阴之所流。阳明复布，太阳迁正，不迁正，则复塞其气，当刺足少阴之所流。

注释

①万化之或其皆妄：万物的生化失去正常规律而妄行。

②可申洞微：申明其深奥微妙的意义。

译文

黄帝问道：关于六气升降的刺法，已知其要点，我想再听听司天之气未能迁于正位，使司天之气化政令失常，也就是一切生化或都失于正常。这样则使百姓患病，可否预先解除，以救济人类，请你讲讲这个问题。

岐伯再次跪拜回答说：你问得很全面啊！谈到这些至理要言，足见圣王仁慈怜悯之心。要拯救人类的疾苦，我一定详尽地来陈述这些道理，申明其深奥微妙的意义。若上年司天的太阳寒水继续施布政令，则厥阴风木不能迁居于司天之正位，厥阴不迁正则气郁塞于上，应当泻足厥阴脉气所流的荥穴行间。若上年司天的厥阴风木继续施布政令，则少阴君火不能迁居于司天之正位，厥少阴迁正则气郁塞于上，应当针刺手厥阴心包络气所流的荥劳宫。若上年司天的少阴君火继续施布政令，则太阴湿土不能迁居于司天之正位，太阴不迁正则气留居于上，应当针刺足太阳阴脉气所流的荥穴大都。若上年司天的太阴湿土继续施布政令，则少阳相火不能迁居于司天之正位，少阳不迁正则气闭塞而不通，应当针刺手少阳脉气所流的荥穴液门。若上年司天的少阳相火继续施布政令，则阳明燥金不能迁居于司天之正位，阳明不迁正则气又闭塞不通，应当针刺手太阴脉气所流的荥穴鱼际。若上年司天的阴明燥金继续施布政令，则太阳君火不能迁居于司天之正位，太阳君火不迁正则气又闭塞不通，应当针刺足少阳脉气所流的荥穴然谷。

原典

帝曰：迁正不前，以通其要。愿闻不退^①，欲折其余，无令过失，可得明乎？

岐伯曰：气过有余，复作布正，是名不退位也。使地气不得后化，新司天未可迁正，故复布化令如故也。巳亥之岁，天数有余，故厥阴不退位也，风行于上，木化布天，当刺足厥阴之所入。子午之岁，天数有余，故少阴不退位也，热行于上，火余化布天^②，当刺手厥阴之所入。丑未之岁，天数有余，故太阴不退位也，湿行于上，雨化布天，当刺足太阴之所入。寅申之岁，天数有余，故少阳不退位也，热行于上，火化布天，当刺手少阳所入。卯酉之岁，天数有余，故阳明不退位也，金行于上，燥化布天，当刺手太阴之所入。辰戌之岁，天数有余，故太阳不退位也，寒行于上，凛水化布天，当刺足少阴之所入。故天地气逆，化成民病，以法刺之，预可平疴^③。

注释

① 退：退位，此处指岁气退位。

② 火余化布天：火的余气仍然布散于天。

③ 预可平疴：可以预先平定将发之病。疴，病。

译文

黄帝说：关于岁气应迁正而不能迁正的，我已经通晓了它的要点，还想听听关于岁气不退位的问题，要想折减它的有余之气，不使其因太过而有失，你可以使我明白吗？

岐伯说：若旧岁的岁气太过而有余，继续居于正位，施布政令，名叫不退位。使在泉之气，也不能后退而行间气之化，新岁的司天之气不能迁居于正位，风气运行于上，木气布化于天，应当针刺厥阴的合穴曲泉。子年与午年，司天的气数有余，到了丑年与未年，则少阴君活之气，不得退位，热气运行于上，火的余气布化于天，应当针刺手厥阴的合穴曲泽。丑年与未年，司天的气数有余，到了寅年与申年，则太阴湿土之气，不得退位，湿气运行于上，雨气化布于天，应当针刺足太阴的合穴阴凌泉。寅年和申年，司天的气数有余，则少阳火热之气不得退位，热气运行之上，火气化布于天，应当针刺手少阳经的穴位。卯年与酉年，司天的气数有余，到了辰年与戌年，则阳明燥金之气，不得退位，金气运行于上，燥气化布于天，应当针刺手太阴的合穴尺泽。辰年与戌年，司天的气数有余，到了巳年与亥年，则太阳寒水之气，不得退位，寒气运行于上，凛冽的水气化布于天。应当针刺足少阴穴阴谷。所以说司天在泉之气，出现异常变化，就要导致人们的疾病，按照前法进行针刺，可以预先平定将要发生的疾病。

原典

黄帝问曰：刚柔二干^①，失守其位，使天运之气皆虚乎？与民为病，可得平乎？

岐伯曰：深乎哉问！明其奥旨，天地迭移^②，三年化疫，是谓根之可见，必有逃门。

假令甲子，刚柔失守，刚未正，柔孤而有亏，时序不令，即音律非从③，如此三年，变大疫也。详其微甚，察其浅深，欲至而可刺，刺之当先补肾腧，次三日，可刺足太阴之所注。又有下位己卯不至，而甲子孤立者，次三年作土疬，其法补泻，一如甲子同法也。其刺以毕，又不须④夜行及远行，令七日洁，清净斋戒，所有自来。肾有久病者，可以寅时面向南，净神不乱思，闭气不息七遍，以引颈咽气顺之，如咽甚硬物，如此七遍后，饵舌下津令无数⑤。

假令丙寅，刚柔失守，上刚干失守，下柔不可独主之，中水运非太过，不可执法而定之。布天有余，而失守上正，天地不合，即律吕音异⑥，如此即天运失序，后三年变疫。详其微甚，差有大小，徐至即后三年，至甚即首三年，当先补心腧，次五日，可刺肾之所入。又有下位地甲子，辛巳柔不附刚，亦名失守，即地运皆虚，后三年变水疬，即刺法皆如此矣。其刺如毕，慎其大喜欲情于中，如不忌，即其气复散也，令静七日，心欲实，令少思。

注释

① 刚柔二干：刚干和柔干。

② 天地迭移：司天在泉之气逐年更迭迁移。

③ 音律非从：就像音律不能相应一样。

④ 不须：不能。

⑤ 饵舌下津令无数：把舌下的津液咽下去，不拘其数。

⑥ 律吕音异：律吕不协调而发音各异。

译文

黄帝问：刚干和柔干失守，能使司天、在泉和中运之气都虚吗？给百姓造成的疾病，能否平定呢？

岐伯说：提的问题真深啊！必须明白它的奥妙含义，司天在泉之气逐年更迭迁移，三年左右可造成时疫流行，如果能够找到变化的根源，就必定有避免的方法门路。

假如甲子司天之年，刚柔失守，司天之气未能迁正，在泉之气就孤立而空虚，四时气候顺序不按节令到来，就像音律不能相应一样，这样三年之后，就要变成大疫。详尽审察其程度的微与甚、浅与深，在它将发之前，可以针刺预防，针刺时，应先补足太阳膀胱经的肾腧穴，过三天，再刺足太阴经之所注太白穴。又有在泉之气己卯不能迁正，而司天甲子孤立的，过三年之后，可发生土疬，补泻的方法，完全与甲子司天失守一样。针刺结束，不能夜行及远行，七日之内，命受针者洁净，精神清静，斋戒素食，使有所由来的疫邪不能乘虚袭人。肾有慢性久病的人，可以在寅时，面对南方，精神清静，排除乱念，以意念屏住气息，连续七次，伸颈用力咽气，使之顺下，像咽很硬的东西一样，这样七遍之后，再把舌下的津液咽下去，不拘其数。

假如丙寅司天之年，刚柔失守，司天之气未能迁正，在泉之气也不能独主其令，丙年虽属水运太过，但上下失守，就不是太过了，不能拘执定法，以太过诊治。阳年司天虽属有余，但刚柔失守而不能迁正，天地上下就不能相合，正如律吕不协调而发音各异，这样自然界气候就失去正常时序，三年之后，就会变为疾疠。详细审察程度的微与甚及差异的大与小，徐缓到来的就在三年后发生疾疠，急骤到来的头三年就发生疫疠，应当先补足太阳膀胱经的心腧穴，过五天，再刺肾经之所入阴谷穴。又有在泉之气，辛巳不能随着司天而迁正，也叫失守，就使在泉之气与运气都虚，三年之后变成水疠，刺法也同丙寅失守一样。针刺结束，当避免内心过喜极欲，如果不注意，就会使气再被耗散，让受刺者静养七天，内心要充实，减少思虑。

肾腧穴的主治疾病

肾腧穴的主治疾病为腰痛、肾脏病、高血压、低血压、耳鸣、精力减退等。按摩肾腧穴可降血压，因此老年人可坚持按摩、击打、照射肾腧穴，增加肾脏的血流量，改善肾功能。具体做法就是在每日临睡前，坐于床边垂足解衣，闭气，舌抵上腭，目视头顶，两手摩擦双肾腧穴，每次 10～15 分钟；或每日散步时，双手握空拳，边走边击打双肾腧穴，每次击打 30～50 次。

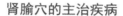

原典

假令庚辰，刚柔失守，上位失守，下位无合，乙庚金运，故非相招，布天未退，中运胜来，上下相错，谓之失守，姑洗林钟，商音不应也[①]，如此则天运化易，三年变大疫。详其天数，差有微甚，微即微，三年至，甚即甚，三年至，当先补肝腧，次三日，可刺肺之所行。刺毕，可静神七日，慎勿大怒，

译文

假如庚辰司天之年，刚柔失守，司天之气失守，在泉之气不能相合，因为乙庚是金运，所以上下不相呼应，上年司天的阳明燥金未退，在泉之火胜今年中运之金，上下胜复相错，叫作失守，使太商阳律之姑洗与少商阴吕之林钟不能相应，这样天运变化异常，三年之后变为大疫。审察天运的变化规律和相差的微与甚，凡相差轻微的疫情也轻微，三年之后发生，相差严重的疫情也严重，也是三年之后发生，应当先补足太阳膀胱经的肝腧穴，过三天，可刺肺经的所行经渠穴。针刺结束，要宁静精神七天，

怒必真气却散之。又或在下地甲子乙未失守者，即乙柔干，即上庚独治之，亦名失守者，即天运孤主之，三年变疠，名曰金疠，其至待时也。详其地数之等差，亦推其微甚，可知迟速耳。诸位乙庚失守，刺法同。肝欲平，即勿怒。

假令壬午，刚柔失守，上壬未迁正，下丁独然[2]，即虽阳年，亏及不同，上下失守，相招其有期，差之微甚，各有其数也，律吕二角，失而不和，同音有日，微甚如见，三年大疫，当刺脾之腧，次三日，可刺肝之所出也。刺毕，静神七日，勿大醉歌乐，其气复散，又勿饱食，勿食生物，欲令脾实，气无滞饱，无久坐，食无太酸，无食一切生物，宜甘宜淡。又或地下甲子，丁酉失守其位，未得中司，即气不当位，下不与壬奉合者，亦名失守，非名合德，故柔不附刚，即地运不合[3]，三年变疠。其刺法亦如木疫之法。

注释

①姑洗林钟，商音不应也：使太商阳律之姑洗与少商阴吕之林钟不能相应。

②上壬未迁正，下丁独然：属壬之司天不能迁正，属丁之在泉单独迁正。

③地运不合：在泉之气与中运不合。

慎勿大怒，若发怒真气必然耗散。又或在泉之气，乙未不能迁正，就是说乙未失守，即下乙柔干不至，而上位庚辰独自司天，也叫失守，即司天与中运单独主治之年，三年之后，变生疫疠，叫作金疠，它的发生要等到一定时候。审察在泉之气变化的等差，也能推断病气的微与甚，可以知道发病的迟与速。凡是乙庚之年上下失守的，刺法都相同。肝想要平和，勿要发怒。

假如壬午司天之年，刚柔失守，属壬之司天不能迁正，属丁之在泉单独迁正，虽然是阳年，但阳年太过阴年不及的规律就不适用了，上位下位失守，总会有相应的时候，因为差异的微甚，各有一定之数，太角的阳律和少角的阴吕，相失而不和，待上下得位之时，则律吕之音相同，如见其微甚，三年之后，要有大疫流行，应当先刺足太阳膀胱经的脾腧穴补之，过三天，可再刺足厥阴肝经之所出大敦穴。针刺结束，宁静精神七天，不能大醉或歌舞取乐，否则正气又被耗散，又不能吃得太饱，不能吃生东西，要想使脾气充实，不致气机郁滞饱满，不能久坐，不要吃过酸之物，不要吃一切生东西，要吃甘淡的食物。又或在泉之气甲子，丁酉失守，未能迁正，就是运气不当位，在泉之气不能同司天之气相合，也叫作失守，不能称为合德，因柔不依附于刚，二者不相应，就是在泉之气与中运不合，三年之后，变为疫疠。刺法完全和壬午司天失守预防木疫一样。

原典

假令戊申，刚柔失守，戊癸虽火运，阳年不太过也，上失其刚，柔地独主，其气不正，故有邪干，迭移其位，差有浅深，欲至将合，音律先同，如此天运失时，三年之中，火疫至矣，当刺肺之腧[1]。刺毕，静神七日，勿大悲伤也，悲伤即肺动，而真气复散也。人欲实肺者，要在息气也。又或地下甲子，癸亥失守者，即柔失守位也，即上失其刚。即亦名戊癸不相合德者也，即运与地虚，后三年变疠，即名火疠。

是故立地五年，以明失守，以穷法刺[2]，于是疫之与疠，即是上下刚柔之名也，穷归一体[3]也。即刺疫法，只有五法，即总其诸位失守，故只归五行而统之[4]也。

黄帝曰：余闻五疫之至，皆相染易，无问大小，病状相似，不施救疗，如何可得不相移易者？

岐伯曰：不相染者，正气存内，邪不可干[5]；避其毒气，天牝[6]从来，复得其往，气出于脑，即不邪干。气出于脑，即室先想心如日。欲将入于疫室，先想青气自肝而出，左行于东，化作林木；次想白气自肺而出，右行于西，化作戈甲[7]；次想赤气自心而出，南行于上，化作焰明；次想黑气自肾而出，北行于下，化作水；次想黄气自脾而出，存于中央，化作土。五气护身之毕，以想头上如北斗之煌煌，然后可入于疫室。

注释

① 肺之腧：即足太阳膀胱经的肺腧穴。

② 以穷法刺：以穷究针刺之法。

③ 穷归一体：指疫气与疠气本性是一样的。

④ 归五行而统之：归入五行来统摄治疗。

⑤ 邪不可干：邪气不能冒犯。

⑥ 天牝：人体部位名，鼻的别名。

⑦ 戈甲：兵戈金甲。

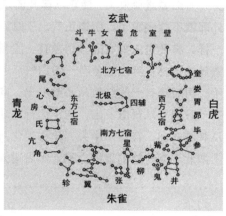

二十八星宿四象图

译文

假如戊申司天之年，刚柔失守，虽然戊癸年是火运阳年，如刚柔失守，但阳年也不属太过了，司天刚干失守，在泉柔干独主，气候不正常，有邪气干扰，司天在泉之气位置更迭变移，相差的程度有浅与深，等到刚柔将合之时，阳律与阴吕必先应而同，如此

附 录

天运失去正常时位，三年之内火疫就要发生，应先刺足太阳膀胱经的肺腧穴。针刺结束，宁静精神七天，不要太悲伤，悲伤肺气就会被扰动，而真气又被耗散。要想使肺充实，关键在于调息养气。又或在泉之气甲子，癸亥失守，柔干失守不能迁正，在泉之气不能上合司天之气，也就称为戊癸不相合德，使运气与在泉之气空虚，三年之后变为疫疠，就叫火疠。

因此运用五行来分立五年，来说明刚柔失守、穷究针刺之法，就可以知道疫和疠。从上下刚干柔干失守来定名的，疫与疠的本性是一样的。针刺防疫法，只有五种方法，汇总了诸刚柔之位失守的治法，把这些都归入五行来统摄治疗。

黄帝说：我听说五疫到来都相互传染，不论大人小孩，病状都是一样的，假如要在未病之前给予治疗，有什么方法能使人不相互传染呢？

岐伯说：要使人们不相互传染，一方面要正气充实于内，邪气就不能侵犯；另一方面要避免疫毒，使它从鼻孔而来，仍从鼻孔而去。所以只要正气出于脑，外邪就不能侵犯了。所谓正气出于脑，就是在进入病室之前，先想象心像太阳一样。将要进入病室时，想象有一股青气从肝脏发出，向左运行到东方，化作繁茂的树林；其次想象有一股白气从肺脏发出，向右运行到西方，化作兵戈金甲；再想象有一股红气从心脏发出，向上运行到南方，化作火焰光明；再想象有一股黑气从肾脏发出，向下运行到北方，化作寒冷之水；再想象有一股黄气从脾脏发出，存留于中央，化作生化万物之土。有了护身五脏之气，再想象头上如北斗星一样的煌煌之光，然后进入疫病之室。

原典

又一法，于春分之日，日未出而吐之。又一法，于雨水日后，三浴以药泄汗①。又一法，小金丹方：辰砂②二两，水磨雄黄③一两，叶子雌黄④一两，紫金半两，同入合⑤中，外固了，地一尺筑地实，不用炉，不须药制⑥，用火二十斤煅之也，七日终，候冷七日取，次日出合子，埋药地中，七日取出，顺日研之三日⑦，

译文

又有一种方法，是在春分这一天，太阳未出之时用吐法。又有一法，在雨水节后用药汤沐浴三次，以药力出汗。又有一法，用小金丹方：辰砂二两，水磨雄黄一两，叶子雌黄一两，紫金半两，一同放在盒中，外面封固，在地上挖一尺深筑成地穴，不用炉子，也没有制法上的限定，只要燃料二十斤煅烧，等待七天，冷却后拿出地穴，静置一天，第二天从盒子中拿出来，把药埋在地下，

炼白沙蜜为丸,如梧桐子大。每日望东吸日华气一口,冰水下一丸,和气咽之。服十粒,无疫干也。

黄帝问曰:人虚即神游失守位,使鬼神外干,是致夭亡,何以全真⑧?愿闻刺法。

岐伯稽首再拜曰:昭乎哉问!谓神移失守,虽在其体,然不致死,或有邪干,故令夭寿。只如厥阴失守,天以虚,人气肝虚,感天重虚,即魂游于上,邪干,厥大气,身温犹可刺之,刺其足少阳之所过,次刺肝之腧。人病心虚,又遇君相二火司天失守,感而三虚,遇火不及,黑尸鬼⑨犯之,令人暴亡,可刺手少阳之所过,复刺心腧。人脾病,又遇太阴司天失守,感而三虚,又遇土不及,青尸鬼邪⑩犯之于人,令人暴亡,可刺足阳明之所过,复刺脾之腧。人肺病,遇阳明司天失守,感而三虚,又遇金不及,有赤尸鬼⑪犯人,令人暴亡,可刺手阳明之所过,复刺肺腧。人肾病,又遇太阳司天失守,感而三虚,又遇水运不及之年,有黄尸鬼⑫干犯人正气,吸人神魂,致暴亡,可刺足太阳之所过,复刺肾腧。

再过七天拿出来,研三天,用熬过的白沙蜜做成如梧桐子大的丸药。每天早晨面向东方,吸日华之气一口,再用冰水送服一丸,连气一同咽下去。服十粒,就没有疫邪侵袭了。

黄帝问:人体虚弱精神运行就失其本位,使邪气自外侵袭,这样致人夭亡,怎么能保全真气?希望听听救治的刺法。

岐伯行礼,拜了两拜回答说:问得真高明啊!精神游离失守,虽然身体上有所表现,然而不至于死亡,如果再有外邪侵袭,便能使它夭折寿命。例如厥阴风木司天失守,而天运空虚,若人的肝气也虚,人体之虚,再感受天之虚,就成重虚,使魂不藏而游于上,再有外邪侵犯,发生大气厥逆,身体温暖的,还可针刺救治,先刺足少阳经所过的原穴丘墟,再刺足太阳膀胱经的肝腧穴。人平素心气虚弱,又遇到君火或相火司天失守,再感外邪,便成三虚,遇到火运不及的年份,水邪侵犯,使人猝死,先刺手少阳经所过的原穴阳池,再刺足太阳膀胱经的心腧穴。人平素脾气虚弱,又遇到太阴湿土司天失守,再感外邪,便成三虚,又遇土运不及的年份,风邪侵犯,使人猝死,先刺足阳明经所过的原穴冲阳,再刺足太阳膀胱经的脾腧穴。人平素肺气虚弱,遇到阳明燥金司天失守,再感外邪,便成三虚,又遇金运不及的年份,火邪侵犯,使人猝死,先刺手阳明经所过的原穴合谷,再刺足太阳膀胱经的肺腧穴。人平素肾气虚弱,又遇到太阳寒水司天失守,再感外邪,便成三虚,又遇水运不及的年份,有湿邪侵犯,损伤正气,吸食人的神魂,致使突然死亡,先刺足太阳经所过的原穴京骨,再刺足太阳膀胱经的肾腧穴。

409

注释

① 三浴以药泄汗：用药汤沐浴三次，使之出汗。

② 辰砂：又称朱砂、丹砂、赤丹、汞沙，是硫化汞矿物。具有镇静、安神和杀菌等功效。

③ 雄黄：是一种含硫和砷的矿石，有解毒杀虫、燥湿祛痰、截疟的功效。用于痛肿疔疮、蛇虫咬伤、虫积腹痛、惊痫、疟疾等症。

④ 雌黄：有矿物和药物两种形态。中药部分为硫化物类矿物雌黄的矿石、有燥湿、杀虫、解毒的功效。可治疥癣、恶疮、蛇虫蜇伤、癫痫、寒痰咳喘、虫积腹痛等症。

⑤ 合：通"盒"，指盒子。

⑥ 不须药制：没有制法上的限定。

⑦ 顺日研之三日：天天研，研三天。

⑧ 何以全真：怎样保全人体的真气。

⑨ 黑尸鬼：此处指水邪侵犯。

⑩ 青尸鬼邪：指风邪侵犯。

⑪ 赤尸鬼：指火邪侵犯。

⑫ 黄尸鬼：指湿邪侵犯。

原典

黄帝问曰：十二脏之相使，神失位，使神彩之不圆，恐邪干犯，治之可刺？愿闻其要。

岐伯稽首再拜曰：悉乎哉，问至理，道真宗①，此非圣帝，焉究斯源！是谓气神合道，契符上天。心者，君主之官，神明出焉，可刺手少阴之源。肺者，相傅②之官，治节出焉，可刺手太阴之源。肝者，将军之官，谋虑出焉，可刺足厥阴之源。胆者，中正之官，决断出焉，可刺足少阳之源。膻中者，臣使之官，喜乐出焉，可刺心包络所流。脾为谏议之官，知周③出焉，可刺

译文

黄帝问道：人体十二脏腑之间相互作用，任何一脏神气失位，都会使人神采不能丰满，容易受外邪侵犯，可否用刺法调治呢？希望听听要点。

岐伯行礼拜了两拜，回答说：问得真全面啊！求问至理，陈说真道，如果不是圣明君主，谁能深究这些根源？精气神的活动要符合天道自然的规律。心是犹如君主一样的器官，精神活动从此发出，可刺手少阴经的原穴神门。肺是犹如宰相一样的器官，治理调节周身，可刺手太阴经的原穴太渊。肝是犹如将军一样的器官，深

脾之源。胃为仓廪之官，五味出焉，可刺胃之源。大肠者，传道之官，变化出焉，可刺大肠之源。小肠者，受盛之官，化物出焉，可刺小肠之源。肾者，作强④之官，伎巧出焉，刺其肾之源。三焦者，决渎⑤之官，水道出焉，刺三焦之源。膀胱者，州都之官，精液藏焉，气化则能出矣，刺膀胱之源。

凡此十二官者，不得相失也。是故刺法有全神养真之旨，亦法有修真之道，非治疾也。故要修养和神也，道贵常存⑥，补神固根，精气不散，神守不分，然即神守而虽不去，亦能全真，人神不守，非达至真。至真之要，在乎天玄，神守天息，复入本元，命曰归宗。

注释

① 道真宗：陈说真道。

② 相傅：宰相。此处指肺在人体充当宰相一样的官。

③ 知周：智慧周密。

④ 作强：作用强力。

⑤ 决渎：疏浚水道。

⑥ 道贵常存：贵在持之以恒。

谋远虑从此发出，可刺足厥阴经的原穴太冲。胆犹如中正之官，决定判断从此发出，可刺足少阳经的原穴丘墟。膻中犹如臣使之官，喜乐从此发出，可刺心包络经的荥穴劳宫。脾犹如谏议之官，智慧周密从此发出，可刺足太阴经的原穴太白。胃是犹如仓库一样的器官，饮食五味从此发出，可刺胃经的原穴冲阳。大肠犹如传道之官，变化糟粕从此发出，可刺大肠经的原穴合谷。小肠犹如受盛之官，化生精微从此发出，可刺小肠经的原穴腕骨。肾犹如作用强力之官，技巧从此发出，可刺肾经的原穴太溪。三焦犹如疏通水道之官，水道从此而出，可刺三焦经的原穴阳池。膀胱犹如州都之官，能够存储水液，气化小便从此而出，可刺膀胱经的原穴京骨。

以上十二个脏器，相互之间不能失调。所以刺法有保全精神、调养真气的作用，也有修养真气的作用，并不只是用来治病的。要修养真气、调和精神，贵在持之以恒，才能补神固本，精气不耗散，神气内守而不分离。只有神守不离，才能保全真气，若人的神气失守，就达不到至真之道了。至真之道的关键，在于保养人身之精，神气内守，天息常存，回复本元，就叫归宗。

腕骨穴可治疗高血压

高血压是一种以动脉血压升高，尤其是舒张压持续升高为特征的全身性慢性血管疾病，主要与中枢神经系统和内分泌液体调节功能紊乱有关，也与年龄、职业、环境、肥胖、嗜烟等因素有关。具体治疗方法是按压腕骨穴、血压反应区、零落区、心包区、合谷、阳溪等处。

本病论篇第七十三

黄帝内经

古法今观——中国古代科技名著新编

原典

黄帝问曰：天元九窒，余已知之，愿闻气交，何名失守？

岐伯曰：谓其上下升降，迁正退位，各有经论①，上下各有不前②，故名失守也。是故气交失易位，气交乃变，变易非常③，即四时失序，万化不安，变民病也。

帝曰：升降不前，愿闻其故，气交有变，何以明知？

岐伯曰：昭乎哉问，明乎道矣？气交有变，是为天地机④，但欲降而不得降者，地窒刑之。又有五运太过，而先天而至者，即交不前，但欲升而不得其升，中运抑之，但欲降而不得其降，中运抑之。于是有升之不前，降之不下者，有降之不下，升而至天者，有升降俱不前，作如此之分别，即气交之变。变之有异，常各各⑤不同，灾有微甚者也。

帝曰：愿闻气交遇会胜抑之由⑥，变成民病，轻重何如？

岐伯曰：胜相会，抑伏使然⑦。是故辰戌之岁，木气升之，主逢天柱，胜而不前，又遇庚戌，金运先天，中运胜之，忽然不前。木运升天，金乃抑之，升而不前，即清生风少，肃杀于春，露霜复降，草木乃萎。民病温疫早发，咽嗌乃干，四肢满，肢节皆痛，久而化郁，即大风摧拉，折陨鸣紊。民病卒中偏痹，手足不仁⑧。

注释

① 经论：原指佛教三藏中的经藏与论藏。此处指固定的规律。

② 不前：不得前进。

③ 变易非常：气交有异常变化。

④ 天地机：天地运行的机理。

⑤ 各各：即各个。

⑥ 遇会胜抑之由：相遇相会相克相抑的原因。

⑦ 抑伏使然：折伏成郁。

⑧ 手足不仁：证名，手足不知痛痒，不觉寒热的征象。

译文

黄帝问：天元之气窒抑，我已经知道了，希望听听天地的气交变化，什么叫失守？

岐伯说：凡是上下升降，迁正退位，各有固定规律，上下不得前进，升降失常，这就叫失守。天地之气的交替，失去正常的易位规律，气交就发生异常变化，气交有异常变化，就是四时失去正常秩序，万物的生化不能平安，人们就要生病了。

黄帝问：升和降不能前进，希望听听其中的缘故，天地气交发生变化，怎样能知道呢？

岐伯说：问得真高明啊！能够明白大道了。天地之气的交替有变化是天地运行的机理，只是要降而不得降的，是地窒克伐。五运太过，而气候先于天时而至的，气交就不能前进，要升的不能升，是因为中运抑制它，或者要降的不能降，也是因为中运抑制它。于是有升之不前的，有降之不下的，有降之不下的，有升而至天的，有的升降都不前的，能作出这样的区别，就可以了解气交的变化。异常的变化，各个不相同，灾害也就有轻有重了。

黄帝说：希望听听天地气交相遇相会相克相抑的原因，灾难导致人们生病，病情轻重怎样？

岐伯说：气交遇到胜气相会时，就要折伏成郁了。辰戌之岁，厥阴木气当从在泉之右间，上升为司天之左间，如遇到在天的金气过胜，木气则不能前进。到庚戌之年，金运之气先于天时而至，金胜克木，木气忽然不能前进。木气本来是要上升的，却碰到在天的金气和中间金运的抑制，木气不能上升和前进，就发生清凉之气，风反而减小，春天出现秋令肃杀之气，又降下霜露，使草木枯萎。人们易患温疫早发，咽喉干燥，四肢胀满，肢节尽痛，但木郁既久，必定化郁为通，出现大风劲吹，拔倒树木，声音紊乱。人们多病猝中，半身麻痹，手足不仁。

原典

是故巳亥之岁，君火升天，主窒天蓬，胜之不前①。又厥阴未迁正，则少阴未得升天，水运以至其中者，君火欲升，而中水运抑之，升之不前，即清寒复作，冷生旦暮②。民病伏阳，而内生烦热，心神惊悸，寒热间作，日久成郁，即暴热乃至，赤风肿翳，化疫。温疠暖作，赤气彰而化火疫。皆烦而躁渴，渴甚，治之以泄之可止。

是故子午之岁，太阴升天，主窒天冲，胜之不前；又或遇壬子，木运先天而至者，中木运抑之也。升天不前，即风埃四起，时举埃昏③，雨湿不化。民病风厥涎潮，偏痹不随④，胀满。久而伏郁，即黄埃化疫也。民病夭亡，脸肢府黄疸满闭⑤。湿令弗布，雨化乃微。

是故丑未之年，少阳升天，主窒天蓬，胜之不前；又或遇太阴未迁正者，即少阳未升天也，水运以至者，升天不前，即寒雾反布，凛冽如冬，水复涸，冰再结，暄暖乍作，冷复布之，寒暄不时。民病伏阳在内，烦热生中，心神惊骇，寒热间争。以久成郁，即暴热乃生，赤风肿翳，化成疫疠，乃化作伏热内烦，痹而生厥⑥，甚则血溢。

是故寅申之年，阳明升天，主窒天英，胜之不前；又或遇戊申戊寅，火运先天而至。金欲升天，火运抑之，升之不前，即时雨不降，西风数举，咸卤燥生⑦。民病上热，喘嗽，血溢，久而化郁，即白埃翳雾，清生杀气。民病胁满，悲伤，寒鼽嚏，嗌干，手拆皮肤燥⑧。

是故卯酉之年，太阳升天，主窒天芮，胜之不前；又遇阳明未迁正者，即太阳未升天也，土运以至，水欲升天，土运抑之，升之不前，即湿而热蒸，寒生两间。民病注下，食不及化⑨。久而成郁，冷来客热，冰雹卒至。民病厥逆而哕，热生于内，气痹于外，足胫痠疼，反生心悸，懊热，暴烦而复厥。

注释

① 主窒天蓬，胜之不前：若遇到在天的水气过胜，火气不能前进。

② 即清寒复作，冷生旦暮：因此气候仍然清冷，早晚更甚。

③ 时举埃昏：天昏地暗。

④ 偏痹不随：即半身不遂。

⑤ 脸肢府黄疸满闭：头脸四肢发黄，成为黄疸，六腑胀满闭塞。

⑥ 痹而生厥：四肢麻痹而厥冷。

⑦ 西风数举，咸卤燥生：西风时常到来，大地出现咸卤白霜，燥气也产生了。

⑧ 手拆皮肤燥：两手皲裂，皮肤干燥。

⑨ 民病注下，食不及化：人们多病暴泄如注，饮食来不及消化。

译文

所以巳亥年，少阴君火应从在泉之右间，上升为司天之左间，若遇到在天的水气过胜，火气则不能前进。又厥阴木气未得迁正中位，那么少阴更不能上升，再因水运在中，君火要升，受到在中水运的抑制，而升之不前，因此气候仍然清冷，早晚更甚。人们多病阳气遏伏，内热烦闷，心神惊悸，寒热交作，日久成郁，一旦开通，气候陡然变热，风火之气聚积覆盖于大地上，容易化成疫疠。大凡温病疫疠，都是因暖而作，赤色之气显著，就化成火疫。病者都出现心烦、躁动口渴，渴得厉害，用清泄的方法治疗，诸证可止。

所以子午年，太阴湿土当从在泉之右间，上升为司天之左间，如遇到在天木气过胜，土气则不能前进；又遇到壬子木运太过，其气先于天时而至，则土被木克制，阻滞不前，就要风尘四起，天昏地暗，雨湿之气不能布散。人们要生风厥、涎潮、半身不遂、胀满等病。土气久郁，郁极则发，黄埃之气就要化成疫疠。人们多病夭折，头脸四肢发黄，成为黄疸，六腑胀满闭塞。湿令不能布化，雨水很少下降。

所以丑未年，少阳相火当由在泉之右间，上升为司天之左间，若遇到在天水气过胜，火气则不能前进；又若遇到去年未能退位的少阴，以致太阴不能迁正就位，少阳也就无从升天，若逢水运抑制，也不能升天而前进，这时反见寒霜冷雨，凛冽如冬，河水干涸，或再次结冰，有时忽然天暑地热，马上又寒冷布散，寒暖不时。人们多病伏火在内，心中烦热，惊骇不安，寒热交作。郁久必复，气候转为暴热，风火之气聚积覆盖于上，便生疫疠，于是变成伏热，心中烦躁，四肢麻痹而厥冷，严重的则出血。

所以寅申年，阳明燥金应从在泉之右间，上升为司天之左间，若遇到在天火气过胜，金气则不能前进；又若遇到戊申戊寅年，火运太过，其气先于天时而至。金被火克，虽欲上升，仍然不能前进，时雨就不能下降，西风时时到来，大地出现咸卤白霜，燥气也产生了。人们多病上焦有热，气喘咳嗽，甚至出血，当久郁忽然开通之时，白埃之气飞扬，如烟如雾，清凉肃杀之气产生。人们多病胸胁满闷，易于悲伤，鼻塞流涕，打喷嚏，咽喉干燥，两手皲裂，皮肤干燥。

所以卯酉年，太阳寒水应从在泉之右间，上升为司天之左间，若遇到在天土气过胜，水气则不能前进；又若遇到阳明未得迁正主司中位，就使太阳无从上升，若土运已到，寒水要升，受了土运的抑制，也就不能前进，于是湿气与热气互相蒸郁，寒气生于左右间气之位。人们多病暴泄如注，食物来不及消化。但久郁忽然开通之时，冷气胜过热气，冰雹突然下降。人们多生厥气上逆而呃逆，热气生于内，阳气痹于外，足胫酸疼，反见心悸懊热，暴烦而厥逆。

原典

黄帝曰：升之不前，余已尽知其旨[①]，愿闻降之不下，可得明乎？

岐伯曰：悉乎哉问也！是之谓天地微旨，可以尽陈斯道。所谓升已必降也。至天三年，次岁必降，降而入地，始为左间也。如此升降往来，命之六纪也[②]。

是故丑未之岁，厥阴降地，主窒地晶，胜而不前；又或遇少阴未退位，即厥阴未降下，金运以至中，金运承之，降之未下，抑之变郁，木欲降下，金承

附 录

之，降而不下，苍埃远见③，白气承之，风举埃昏，清燥行杀，霜露复下，肃杀布令。久而不降，抑之化郁，即作风燥相伏，暄而反清，草木萌动，杀霜乃下，蛰虫未见，惧清伤脏④。

是故寅申之岁，少阴降地，主窒地玄，胜之不入；又或遇丙申丙寅，水运太过，先天而至，君火欲降，水运承之，降而不下，即彤云⑤才见，黑气⑥反生，暄暖如舒，寒常布雪，凛冽复作，天云惨凄。久而不降，伏之化郁，寒胜复热，赤风化疫。民病面赤、心烦、头痛、目眩也。赤气彰而温病欲作也。

注释

① 尽知其旨：完全懂得它的道理。

② 如此升降往来，命之六纪也：在天三年，在地三年，这样升降往来，共为六年，所以就命名为"六气之纪"。

③ 苍埃远见：远处见到青色的尘埃。

④ 惧清伤脏：惧怕清冷之气伤害内脏。

⑤ 彤云：指火气。

⑥ 黑气：水气。

译文

黄帝说：升之不前，我已经完全懂得它的道理了，希望听听降之不下，能明白地告诉我吗？

岐伯说：问得真详细啊！这是天地间极精微的道理，可以把这道理全部陈说。上升以后，必然要下降，到升天三年以后，下一年必定下降，下降入地，开始成为地之左间。又在地三年，这样升降往来，共为六年，所以就命名为"六气之纪"。

所以丑未年，厥阴风木当从司天右间，下降为在泉左间，若遇到在地的金气，则木气受制而不能前进；又或遇到少阴未退位，厥阴就无从下降，而在中的金运已至，因金运下承，导致降而不下，阻抑于中，久之变而成郁，由于木欲下降，金运相承，使它不能下降，远处见到青色的尘埃，白色之气相承接，风吹尘埃而天昏地暗，清凉秋燥行肃杀之令，霜和露又下降，肃杀气候行令。木气久而不降，郁抑日久，就要化成燥气，伏于风内，该温暖而反见清冷，草木该发芽，可是严霜又至，蛰虫也未见出现，人们也惧怕清冷之气伤害内脏。

所以寅申年，少阴君火当从司天右间，下降为在泉左间，若遇到在地的水气，则使火受水制而不能前进；又或遇到丙申丙寅，水运之气太过，先于天时而至，少阴君火要下降，遇水运相克，不能下降，火气刚刚出现，水气反而到来，本来气候温暖，可是时常下雪，凛冽寒风又起，天空阴云惨淡凄凉。少阴君火久伏而不降，则化为郁气，郁伏已久，一旦开通，寒极生热，风火化成疫疠。人们多病面赤、心烦、头痛、目眩。火气过分彰显，是温热病将发的征兆。

原典

是故卯酉之岁，太阴降地，主室地苍，胜之不入；又或少阳未退位者，即太阴未得降也，或木运以至，木运承之，降而不下，即黄云见①而青霞彰，郁蒸作而大风，雾翳埃胜，折损乃作。久而不降也，伏之化郁，天埃黄气，地布湿蒸。民病四肢不举，昏眩，肢节痛，腹满填臆②。

是故辰戌之岁，少阳降地，主室地玄，胜之不入；又或遇水运太过，先天而至也，水运承之，降而不下，即彤云才见，黑气反生，暄暖欲生，冷气卒至③，甚即冰雹也。久而不降，伏之化郁，冷气复热，赤风化疫。民病面赤、心烦、头痛、目眩也。赤气彰而热病欲作也。

是故巳亥之岁，阳明降地，主室地彤，胜而不入，又或遇太阳未退位，即阳明未得降，即火运以至之，火运承之，降而不下，即天清而肃，赤气乃彰，暄热反作。民皆昏倦，夜卧不安，咽干引饮，懊热内烦。大清朝暮，暄还复作④；久而不降，伏之化郁，天清薄寒，远生白气。民病掉眩⑤，手足直而不仁，两胁作痛，满目晄晄。

是故子午之年，太阳降地，主室地阜胜之，降而不入；又或遇土运太过，先天而至，土运承之，降而不下，即天彰黑气，瞑暗凄惨⑥，才施黄埃而布湿，寒化令气，蒸湿复令。久而不降，伏之化郁。民病大厥，四肢重怠，阴萎少力。天布沉阴，蒸湿间作。

帝曰：升降不前，晰知其宗⑦，愿闻迁正，可得明乎？

岐伯曰：正司中位，是谓迁正位，司天不得其迁正者，即前司天，以过交司之日，即遇司天太过有余日也，即仍旧治天数，新司天未得迁正也。

注释

① 见：通"现"，即出现。

② 腹满填臆：胸腹胀满。臆：胸。

③ 冷气卒至：冷气突然到来。

④ 大清朝暮，暄还复作：本应朝暮清凉，却出现暄暖。

⑤ 掉眩：病证名，头摇、肢体震颤、头晕目眩，因风邪及肝病所致。

⑥ 瞑暗凄惨：昏暗惨淡。

⑦ 晰知其宗：清楚地知道它的宗旨。

译文

所以卯酉年，太阴湿土当从司天右间，下降为在泉左间，若遇到在地的木气，则使土受木制而不能前进；又或少阳相火未能退位，太阴不能下降，或者木运到来，抑制

417

太阴湿土，欲降不下，于是黄云出现，青霞彰显，郁滞熏蒸而成大风，尘埃飞扬如雾，甚至折损草木。如果久不得入地，郁伏既久，则天上有黄色埃气，地下湿气熏蒸。人们多患四肢不能抬举，头目昏眩，肢节疼痛，胸腹胀满。

所以辰戌年，少阳相火当从司天右间，下降为在泉左间，若遇到在地的水气，则火受水制而不能前进；又或遇到水运太过，先于天时而至，水运相

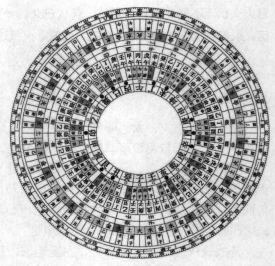

三合、玄空罗盘

承，相火便不能入地，这样，火气刚刚出现，水气反而到来，本来是要温暖的，可是冷气突然到来，甚至结成冰雹。久不能下降，伏久必定化郁为通，冷气变为热气，火气化成疫疠。人们易患面赤、心烦、头痛、目眩等病。火气彰显，热病就要发生了。

所以巳亥年，阳明燥金当从司天右间，下降为在泉左间，若遇到在地的火气，则金受火制而不能前进，又或遇到太阳未退位，就使阳明无从下降，或遇火运已至，因火运相承，金气不能下降入地，这时本应天清气爽，可是反而火气昭彰，炎热异常。人们皆感到昏倦、夜卧不宁、咽喉干燥、口渴引饮、闷热、内心烦躁。本来应朝暮清凉，却出现暄暖；如果久不得降，则伏久将要化郁为通，那时天气清凉，凉风阵阵，远处出现白气。人们多患掉眩，手足强直，麻木无知，两胁作痛，两眼视物不清。

所以子午年，太阳寒水应从司天右间，降为在泉左间，若遇到在地的土气，则水受土制，太阳不能降而入地；又或遇到土运太过，先于天时而至，土运承制，太阳不能入地，天地之间布满寒水之气，昏暗惨淡，忽然黄埃飞扬，湿气弥漫，本来是寒化之气当令，现在却是蒸湿当令。久而不降，伏久郁化为通。人们多患大厥，四肢沉重倦怠，阴萎少力。天气阴沉，时常湿气蒸发。

黄帝说：升与降不能前进，已经清楚地知道它的宗旨了，希望听听迁正的道理，可以明白地告诉我吗？

岐伯说：正司天地的中位，叫作迁正位，司天不得迁于正位的，是因为前年的司天已过了新旧之交的大寒日，司天太过的余日，仍旧治理着天气，这样新司天就不能迁正了。

原典

厥阴不迁正，即风暄不时，花卉萎瘁。民病淋溲^①，目系转，转筋，喜怒，小便赤。风欲令而寒由不去，温暄不正，春正失时^②。

少阴不迁正，即冷气不退，春冷后寒，暄暖不时。民病寒热，四肢烦痛，腰脊强直。木气虽有余，位不过于君火也。

太阴不迁正，即云雨失令，万物枯焦，当生不发。民病手足肢节肿满，大腹水肿，填臆不食，飧泄胁满，四肢不举。雨化欲令，热犹治之，温煦于气，亢而不泽^③。

少阳不迁正，即炎灼弗令，苗莠不荣^④，酷暑于秋，肃杀晚至，霜露不时。民病痎疟^⑤，骨热，心悸，惊骇，其时血溢。

阳明不迁正，则暑化于前，肃杀于后，草木反荣。民病寒热，鼽嚏，皮毛折^⑥，爪甲枯焦，甚则喘嗽息高，悲伤不乐。热化乃布，燥化未令，即清劲未行，肺金复病。

太阳不迁正，即冬清反寒，易令于春，杀霜在前，寒冰于后，阳光复治，凛冽不作，雾云待时。民病温疠至，喉闭嗌干，烦躁而渴，喘息而有音也。寒化待燥，犹治天气，过失序，与民作灾。

帝曰：迁正早晚，以命其旨，愿闻退位，可得明哉？

岐伯曰：所谓不退者，即天数未终，即天数有余，名曰复布政，故名曰再治天也，即天令如故，而不退位也。

厥阴不退位，即大风早举，时雨不降，湿令不化。民病温疫，疵废^⑦，风生^⑧，皆肢节痛，头目痛，伏热内烦，咽喉干引饮。

少阴不退位，即温生春冬，蛰虫早至，草木发生。民病膈热，咽干，血溢，惊骇，小便赤涩，丹瘤疹疮疡留毒。

注释

① 淋溲：证名，小便淋沥的病症。

② 春正失时：失去春天正常的时令。

③ 亢而不泽：干旱而无雨。

④ 苗莠不荣：苗秀出，却不能繁荣。

⑤ 痎：隔日发作的疟疾。疟：疟疾的通称，亦指经久不愈的老疟。

⑥ 皮毛折：毫毛枯折。

⑦ 疵废：黑斑、肢体偏废。

⑧ 风生：即风病。

译文

厥阴不能迁居正位，就是风木温暖之气不能按时行令，花草枯槁。人们易患小便淋沥不利，目系转，转筋，易发怒，小便赤。风木要行令而寒气不去，所以气候温暖不正常，失去春天正常的时令。

少阴君火不能迁居正位，则冷气不退，春天先冷后寒，温暖气候不能按时到来。人们易患发热恶寒，四肢烦痛，腰脊强直。厥阴风木之气虽然太过，留恋在位不退，但不会超过君火当令之时。

太阴不能迁入正位，云雨就不能及时布散，万物干枯憔

419

悴，当生长却不能发育。人们易患手足肢节肿满，大腹水肿，心胸腹胀，不欲饮食，泄泻，胁满，四肢不能抬举。本当太阴湿土行令，而少阴君火仍旧主司热令，所以气候温暖，干旱无雨。

少阳不能迁入正位，则炎热的气候不能行令，苗秀出，却不能繁荣，秋天出现酷暑，肃杀之气晚至，霜露不能及时下降。人们易患疟疾，骨热，心悸，惊骇，甚则时见出血。

阳明不能迁入正位，炎热气候行于前，肃杀之气后至，草木反见繁荣。人们易患寒热往来，鼻流清涕，喷嚏，毫毛枯折，爪甲枯悴，甚则气喘咳嗽，呼吸抬肩，悲伤不乐。炎热气候仍旧布散，燥气未能行令，就是清肃的气候未来，肺金受病。

太阳不能迁入正位，则冬时寒冷的气候反见于春天，肃杀的霜露下降于前，坚冰凝结于后，如果阳气重新行令，则凛冽的寒气不会发生，雾云待时而出现。人们发生温病疫疠，喉闭嗌干，烦躁而渴，喘息有音。太阳寒水之气，要等到燥金之气退去，才能司其气化之令，若燥气过期不去，则时序失常，就会带给人们灾害。

黄帝说：迁正早晚的道理，我已明白，希望听听退位的问题，可以说明吗？

岐伯说：所谓不退位，就是司天之数未终，也就是天数有余，名叫复布政，也叫再司天，就是天令已经过去，而不退位。

厥阴不退位，就会大风早起，时雨不能下降，湿令不能施化发用。人们易患温疫、黑斑、肢体偏废、风病，都有肢节痛、头目痛、热伏于内烦躁、咽喉发干口渴。

少阴不退位，则春冬气候温暖异常，蛰虫早出活动，草木提前发芽生长。人们易患胸膈郁热，咽干，出血，惊骇，小便赤涩，丹瘤疹、疮疡等病。

原典

太阴不退位，而取寒暑不时，埃昏布作，湿令不去。民病四肢少力，食饮不下，泄注，淋满，足胫寒，明萎，闭塞，失溺，小便数。

少阳不退位，即热生于春，暑乃后化，冬温不冻，流水不冰，蛰虫出见。民病少气，寒热更作，便血，上热，小腹坚满，小便赤沃，甚则血溢。

阳明不退位，即春生清冷，草木晚荣，寒热间作。民病呕吐，暴注[①]，食饮不下，大便干燥，四肢不举，目暝掉眩。

太阳不退位，即春寒复作，冷雹乃降，沉阴昏翳，二之气寒犹不去。民病痹厥，阴痿，失溺，腰膝皆痛，温疠晚发。

帝曰：天岁早晚，余以知之，愿闻地数，可得闻乎？

岐伯曰：地下迁正、升天及退位不前之法，即地土产化，万物失时之化也。

帝曰：余闻天地二甲子，十干十二支，上下经纬天地，数有迭移，失守其位②，可得昭乎？

岐伯曰：失之迭位者，谓虽得岁正，未得正位之司，即四时不节，即生大疫。注《玄珠密语》③云：阳年三十年，除六年天刑，计有太过二十四年，除此六年，皆作太过之用。令不然之旨，今言迭支迭位④，皆可作其不及也。

假令甲子阳年，土运太窒，如癸亥天数有余者，年虽交得甲子，厥阴犹尚治天，地已迁正，阳明在泉，去岁少阳以作右间，即厥阴之地阳明，故不相和奉者也⑤。癸巳相会，土运太过，虚反受木胜，故非太过也，何以言土运太过？况黄钟不应太窒，木既胜而金还复，金既复而少阴如至，即木胜如火而金复微，如此则甲己失守，后三年化成土疫，晚至丁卯，早至丙寅，土疫至也。大小善恶，推其天地，详乎太乙⑥。又只如甲子年，如甲至子而合，应交司而治天，即下己卯未迁正，而戊寅少阳未退位者，亦甲己下有合也，即土运非太过，而木乃乘虚而胜土也，金次又行复胜之，即反邪化也。阴阳天地殊异尔，故其大小善恶，一如天地之法旨也。

注释

① 暴注：泄泻如注。

② 数有迭移，失守其位：数相互之间有更移的，有失守其位的。

③ 《玄珠密语》：是唐代医学家王冰的医学著作之一。

④ 迭支迭位：刚柔迭失其位。

⑤ 故不相和奉者也：所以不能上下相合了。

⑥ 大小善恶，推其天地，详乎太乙：大小轻重和预后善恶，就要察看当年的司天在泉之气的盛衰和北极星所指的月令。

译文

太阴不退位，寒冷与暑热交替发生，尘埃昏蒙弥漫天空，太阴湿土之令不退去。人们易患四肢少力，饮食不下，大便泄泻，小便淋沥，腹满，足胫寒冷，阴萎，大便不通，尿失禁，小便频数。

少阳不退位，春天出现炎热的天气，暑热滞留不去，冬天温暖不上冻，流水不能结冰，蛰虫出现。人们易患少气，寒热往来，便血，上部发热，小腹坚硬胀满，小便赤，甚则出血。

阳明不退位，春天气候清凉，草木繁荣推后，气候寒热相间。人们易患呕吐，泄泻如注，或饮食不下，或大便干燥，四肢不能抬举，头目眩晕。

太阳不退位，春季寒冷气候又至，冰雹降下，阴沉之气昏暗覆盖，至二之气时寒气仍未退去。人们易患痹证厥冷，阴痿，小便失禁，腰膝疼痛，温病疫疠晚发。

黄帝说：司天之气的早晚，我已经知道了，希望听听在泉之数，可以让我听听吗？

岐伯说：地下迁正、升天及退位不能如时前进，可应于大地上物产变化，使万物失去正常时令的生化。

黄帝说：我听说天地二甲子，十干与十二支，上下相合，经纬天地之气，其数相互之间有更移的，有失守其位的，可以说明吗？

岐伯说：失去更移之正位，则虽得当岁之正位，而未能得其司正位之气，就使得四时节令变化失序，将发生大疫疠了。注《玄珠密语》上说过：阳年三十年，除去六年天刑，计有二十四个太过年，除此六年，皆是太过的。若不然的话，是因为刚柔迭失其位，虽是太过有余，亦当作为不及。

假如甲子阳年，土运太过而抑制，如癸亥年司天之数有余，年虽已交得甲子，可是去年司天之厥阴尚未退位，今年在泉的阳明已经迁正，去年在泉之少阳已退作在泉右间，就是去年的厥阴仍在司天的位置，在泉之阳明已迁正，所以上下不能相合了。癸巳相会，虽是土运太过，但其气已虚，反受木克，所以就不是太过，怎么能说土运太过呢？况且六律之太宫的黄钟不应太窒，木既胜土，则土之子金必来报复，金既来报复而少阴司天忽至，则木反助火克金，故金的报复力必微，如此则甲己失守，其后三年化成土疫，最迟在丁卯年，最早在丙寅年，土疫就要发生。其大小轻重和预后善恶，就要察看当年司天在泉之气的盛衰和北极星所指的月令了。又如甲子年，在上的甲与子合，相应司天之位，在下的阳明己卯未能迁正在泉，去年戊寅的少阳未曾退位，也就形成甲己与在下之戊寅相合，土运就不是太过，而木乃乘虚克土，它所生的金又行复胜，即反化成病邪。在上的司天与在下的在泉，阴阳属性不同，所以产生疫疠的大小与善恶，和司天在泉的变化是一样的。

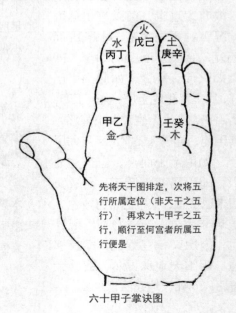

先将天干图排定，次将五行所属定位（非天干之五行），再求六十甲子之五行，顺行至何宫者所属五行便是

六十甲子掌诀图

小便失禁的种类

　　小便失禁的种类有如下三种：

　　（1）真性尿失禁。膀胱结石、结核、肿瘤等疾患，会逼迫尿肌过度收缩，尿道括约肌松弛或麻痹，使膀胱失去贮尿功能，有尿即排出，亦称自主膀胱。

　　（2）假性尿失禁。见于先天性隐性脊柱裂；各种原因引起的尿潴留，还见于 5 岁以下健康儿童。小儿由于身体发育不健全，排尿神经反射弧建立不牢固，在夜间熟睡时，尿液自动排出，称尿床，随着生长发育，可自行停止，不代表病态。

　　（3）压力性尿失禁。由于尿道括约肌松弛，当患者咳嗽、大笑、打喷嚏等使腹压突然升高时，有少量尿液可自主排出，见于老年人尿道括约肌退行性变；青壮年妇女功能性尿道括约肌松弛；亦见于妊娠子宫压迫膀胱；肿瘤压迫膀胱等。

原典

　　假令丙寅阳年太过，如乙丑天数有余者，虽交得丙寅，太阴尚治天也。地已迁正，厥阴司地，去岁太阳以作右间，即天太阴而地厥阴，故地不奉天化①也。乙辛相会，水运太虚，反受土胜，故非太过，即太簇之管，太羽不应，土胜而雨化，木复即风，此者丙辛失守其会，后三年化成水疫，晚至己巳，早至戊辰，甚即速，微即徐②，水疫至也。大小善恶，推其天地数及太乙游宫。又只如丙寅年，丙至寅且合，应交司而治天，即辛巳未得迁正，而庚辰太阳未退位者，亦丙辛不合德也，即水运亦小虚而小胜，或有复，后三年化疠，名曰水疠，其状如水疫。治法如前。

译文

　　假如丙寅阳年太过，如去年乙丑年司天之数有余，今年虽交得丙寅，而去年司天之太阴尚未退位。但今年在泉的厥阴已经迁正，就是去年在泉之太阳已经退位而作地之右间，形成司天太阴、司地厥阴的局面，所以地下不能承奉天令所化。如上乙下辛相会，水运太虚，反受土克，故不能算阳土太过，即如太簇与太羽音律不能相应，土胜而雨化，木来相应则化为风，这是丙辛失守其会，后三年化成水疫，最迟到己巳年，最早到戊辰年，甚者其至速，微者其至迟，水疫就要发生。其大小与善恶，要根据司天在泉的气数及北斗星所指的月令来推算。又如丙寅年，丙与寅合，少阳应作司天，即辛巳厥阴未得迁正在泉，庚辰太阳未能退位，那上位司天之丙不能得下位在泉之辛，使水运小虚而有小胜小复，以后三年化为疫疠，名为水症，病状如水疫。治法同前。

　　假如庚辰年阳年太过，如去年己卯司天之数有余，今年虽交得庚辰，阳明还在司天，假令庚辰阳年太过，如己卯天数有余者，虽交得庚辰年也，阳明犹尚治天，地已迁正，太阴司地，去岁少阴以作右间，即天阳明而地太阴也，故地不奉天也。乙巳相会，金运太虚，反受火胜，故非太过也，即姑洗③之管，太商不应，火胜热化，水复寒刑，此乙庚失守，其后三年化成金疫也，速至壬午，徐至癸未，金疫至也。大小善恶，推本年天数及太乙也。又只如庚辰，如庚至辰，且应交司而治天，即下乙未未得迁正者，即地甲午少阴未退位者，且乙庚不合德也，即下乙未柔干失刚，亦金运小虚也，有小胜或无复，后三年化疠，名曰金疠，其状如金疫也。治法如前。

下面的太阴已经迁正在泉，去年在泉之己卯少阴退位，巳作地之右间，就成为司天阳明而司地太阴，所以司地不能承奉天令所化。上乙下巳相会，金运太虚，反受火克，故不能算阳土太过，即如姑洗与太商不能相应，火胜水复，气候当先热后寒，这是乙庚失守，其后三年当化成金疫，最快在壬午年，最慢在癸未年，金疫就要发生。其病的大小与善恶，要根据本年司天在泉的气数及北斗星所指之月令而定。又如庚辰应时迁正司天，而下乙未未得迁正在泉，去年甲午少阴未得退位，那么上位司天便孤立，乙庚不能合德，即在下乙未柔干不能合刚，亦金运小虚，有小胜或无复，后三年化成疫疠，名为金疠，症状与金疫相似。治法同前。

注释

①　不奉天化：不能承奉天令所化。

②　甚即速，微即徐：甚者其至速，微者其至迟。

③　姑洗：古代乐律名。古乐分十二律，阴阳各六，第五为姑洗。

原典

假令壬午阳年太过，如辛巳天数有余者，虽交得壬午年也，厥阴犹尚治天，地已迁正，阳明在泉，去岁丙申少阳以作右间，即天厥阴而地阳明，故地不奉天者也。丁辛相合会，木运太虚，反受金胜，故非太过也，即蕤宾之管，太角不应，金行燥胜，火化热复，甚即速，微即徐②。疫至大小善恶，推疫至之年天数及太乙。又只如壬午，如壬至午，且应交司而治之，即下丁酉未得迁正者，即地下丙申少阳未得退位者，见丁壬不合德也，即丁柔干失刚①，亦木运小虚也，有小胜小复，后三年化疠，名曰木疠，其状如风疫也。治法如前。

假令戊申阳年太过，如丁未天数太过者，虽交得戊申年也，太阴犹尚治天，地已迁正，厥阴在泉②，去岁壬戌太阳以退位作右间，即天丁未，地癸亥③，故地不奉天化也。丁癸相会，火运太虚，反受水胜，故非太过也，即夷则之管，上太徵不应，此戊癸失守其会，后三年化疫也，速至庚戌。大小善恶，推疫至之年天数及太乙。又只如戊申，如戊至申，且应交司而治天，即下癸亥未得迁正者，即地下壬戌太阳未退位者，见戊癸未合德也，即下癸柔干失刚，见火运小虚，有小胜或无复也，后三年化疠，名曰火疠也。治法如前，治之法可寒之泄之。

注释

①丁柔干失刚：丁柔干不能合刚。

②地已迁正，厥阴在泉：下面的厥阴已迁正在泉。

③天丁未，地癸亥：司天丁未，司地癸亥。

附 录

译文

假如壬午年阳年太过，如去年辛巳司天之数有余，今天虽交得壬午，但厥阴尚在司天，下面的阳明已迁正在泉，去年在泉之丙申少阳已作地之右间，成为司天厥阴而司地阳明，所以地不能承奉天令所化。如上壬下辛相会合，木运太虚，反受金克，故不能算阳土太过，即如蕤宾与太角不能相应，金气行令而燥胜，火化热气之复，丁壬不能合德，三年后化成木疫，严重的至快，轻微的至慢。疫至大小与善恶，当看疫至之年的天数与北斗所指的月令。又如壬午应时迁正司天，而下位丁酉未得迁正在泉，去年在泉之丙申少阳未得退位，那么上位司天便孤立，上下不能合德，这就是丁柔干不能合刚，木运亦小虚，有小胜，也有小复，三年后化成疫疠，名为木症，病状如风疫。治法同前。

假如戊申年阳年太过，如去年丁未司天之数有余，今年虽交得戊申，太阴犹尚司天，下面的厥阴已迁正在泉，去年在泉之壬戌太阳，已退位作地之右间，就成为司天丁未，司地癸亥，所以地不能承奉天令所化。上丁下癸相会，火运太虚，反受水克，故不能算作阳土太过，即如夷则与太徵不能相应，这时戊癸失守其会，三年后将化疫疠，最快在庚戌年。其疫大小与善恶，要看疫至之年的天数和北斗所指的月令。又如戊申应时迁正司天，而下面癸亥未得迁正在泉，壬戌太阳未得退位，那么上位司天便孤立，不能与在泉合德，这是下癸柔干不能合刚，火运稍衰，或有小胜，或无复，三年后化成疫疠，名为火疠。治法同前，治疗的方法可用寒法泻法。

原典

黄帝曰：人气不足，天气如虚，人神失守，神光不聚，邪鬼干人①，致有夭亡，可得闻乎？

岐伯曰：人之五脏，一脏不足，又会天虚，感邪之至也②。人忧愁思虑即伤心③，又或遇少阴司天，天数不及，太阴作接间至，即谓天虚也，此即人气天气同虚也。又遇惊而夺精，汗出于心，因而三虚，神明失守。心为君主之官，神明出焉，神失守位，即神游上丹田，在帝太一帝君泥丸宫下。神既失守，神光不聚，却遇火不及之岁，有黑尸鬼见之，令人暴亡④。

人饮食、劳倦即伤脾，又或遇太阴司天，天数不及，即少阳作接间至，即谓之虚也，此即人气虚而天气虚也。又遇饮食饱甚，汗出于胃，醉饱行房，汗出于脾，因而三虚，脾神失守。脾为谏议之官，智周出焉。神既失守⑤，神光失位而不聚也，却遇土不及之年，或已年或甲年失守，或太阴天虚，青尸鬼见之，令人卒亡。

人久坐湿地，强力入水即伤肾。肾为作强之官，伎巧出焉。因而三虚，肾神失守，神志失位，神光不聚，却遇水不及之年，或辛不会符，或丙年失守，或太阳司天虚，有黄尸鬼至，见之令人暴亡。

人或恚怒，气逆上而不下，即伤肝也。又遇厥阴司天，天数不及，即少阴作接间至，是谓天虚也，此谓天虚人虚也。又遇疾走⑥恐惧，汗出于肝。肝为将军之官，谋虑出焉。神位失守，神光不聚，又遇木不及年，或丁年不符，或壬年失守，或厥阴司天虚也，有白尸鬼见之，令人暴亡也。

已上五失守者，天虚而人虚也，神游失守其位，即有五尸鬼干人，令人暴亡也，谓之曰尸厥。人犯五神易位，即神光不圆也⑦。非但尸鬼⑧，即一切邪犯者，皆是神失守位故也。此谓得守者生，失守者死。得神者昌，失神者亡。

注释

① 邪鬼干人：病邪伤人。

② 感邪之至也：感受的邪气就会深入。

③ 人忧愁思虑即伤心：人过度忧愁思虑，就会损伤心脏。

④ 有黑尸鬼见之，令人暴亡：水疫之邪致病，使人猝然死亡。

⑤ 神既失守：脾神既已失其位。

⑥ 疾走：奔跑。

⑦ 人犯五神易位，即神光不圆也：人若患了五脏之神失其常位，就会神光不圆满了。

⑧ 非但尸鬼：不止疫邪为患。

译文

黄帝说：人体正气不足，天气又虚，神气失守，神光不聚，病邪伤人，致有夭亡，可以讲讲其中的道理吗？

岐伯说：人的五脏，如果有一脏不足，再遇到天虚，感受的邪气就会深入。人过度忧愁思虑，就会损伤心脏，又遇到少阴司天而天数不足，太阴作为接替的主司，这样就叫天虚，也就是人气和天气都虚。如果再遇到惊吓而损伤心精，汗出伤心液，便成为三虚，以致神明失守。心是君主之官，神明出于此，神明失守其位，也就是神明游离于上丹田泥丸宫之下。神明既失其位，神光不能聚集，却遇到火运不及的年岁，则水疫之邪致病，使人猝然死亡。

人饮食不节、劳倦过度则伤脾脏，又遇太阴司天，天数不足，少阳作司天的左间来代表，这就叫虚，就是人气虚天气也虚。又遇到饮食过饱，伤胃出汗，或者酒醉行房，出汗伤脾，因而形成三虚，以致脾神失守。脾是谏议之官，智慧周密由此而出。脾神既失其位，神光失位而不能聚集，又遇岁土不及之年，或遇己年或甲年失守，或太阴司天天数不足，便有木疫之邪为病，使人猝死。

人久居潮湿之地，或强力入水作业，就会伤肾。肾是作强之官，技巧由此而出。今有三虚，肾神失守，神志失位，神光不聚，却遇到水运不及之年，或者辛不会合，或者逢丙年失守，或者太阳司天不及，就有土疫之邪致病，使人猝死。

人如愤怒，气上逆而不能下降，就会损伤肝脏。又遇到厥阴司天，天数不足，即少阴作司天左间来代替，这叫天虚，成为天人两虚。又如奔跑恐惧，汗出伤肝。肝是将军之官，谋虑由此而出。精神失守，神明不聚，又遇到木运不及之年，或丁年不相会合，或壬年失守，或厥阴司天不及，就有金疫之邪致病，使人猝死。

以上五种失守其位的，因为天虚和人虚，使精神游散，失于守藏，就有五种病邪侵袭，使人猝死，这叫尸厥。人若患了五脏之神失其常位，就会神光不圆满了。不止疫邪为患，就是一切邪气侵袭，都是由于精神不守的缘故。这就是所说的，精神能够守藏则生存，不能守藏则死亡。得神的就会昌盛，失神的就要死亡。

愤怒是可以管理的

愤怒是人的正常生理反应，它与人体的"战斗或逃跑反应"系统关系密切。这套系统帮助人类的祖先在野外环境中对抗或逃脱敌害，许多动物也有类似的系统。人体在这套系统的驱动下超负荷运转，做好在瞬间"爆发"（反击或者逃跑）的准备。愤怒的情感会激活这套系统，如果你能察觉到身体方面的征兆，你便可以设法在愤怒失控前将其置于有效管理之下。

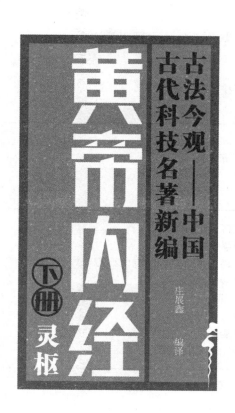

古法今观——中国
古代科技名著新编

黄帝内经

下册 灵枢

庄宸鑫 编译

江苏凤凰科学技术出版社

图书在版编目（CIP）数据

黄帝内经 ：全 2 册 / 庄展鑫编译 . -- 南京 ：江苏凤凰科学技术出版社 ，2017.4
（古法今观 / 魏文彪主编 . 中国古代科技名著新编）

ISBN 978-7-5537-8067-2

Ⅰ . ①黄… Ⅱ . ①庄… Ⅲ . ① 《内经》 Ⅳ . ① R221

中国版本图书馆 CIP 数据核字 (2017) 第 059114 号

古法今观——中国古代科技名著新编

黄帝内经（上、下）

编　　译	庄展鑫	
项 目 策 划	凤凰空间 / 翟永梅	
责 任 编 辑	刘玉锋	
特 约 编 辑	翟永梅	

出 版 发 行	凤凰出版传媒股份有限公司 江苏凤凰科学技术出版社	
出版社地址	南京市湖南路 1 号 A 楼，邮编：210009	
出版社网址	http://www.pspress.cn	
总 经 销	天津凤凰空间文化传媒有限公司	
总经销网址	http://www.ifengspace.cn	
经　　销	全国新华书店	
印　　刷	北京市十月印刷有限公司	

开　　本	710 mm×1 000 mm	1/16	
印　　张	47.25		
字　　数	845 千字		
版　　次	2017 年 4 月第 1 版		
印　　次	2023 年 3 月第 2 次印刷		

标 准 书 号	ISBN 978-7-5537-8067-2
定　　价	168.00 元（上、下册）

图书如有印装质量问题，可随时向销售部调换（电话：022—87893668）。

目录

431

卷 一

九针十二原第一　法天

原典

黄帝问于岐伯曰：余子万民，养百姓而收其租税；余哀其不给而属有疾病。余欲勿使被毒药①，无用砭石，欲以微针通其经脉，调其血气，营其逆顺出入之会。令可传于后世，必明为之法，令终而不灭，久而不绝，易用难忘，为之经纪。异其章，别其表里，为之终始。令各有形，先立《针经》。愿闻其情。

岐伯答曰：臣请推而次之，令有纲纪，始于一，终于九焉。请言其道！小针之要，易陈而难入。粗守形，上守神。神乎神，客在门。未睹其疾，恶知其原？刺之微在速迟。粗守关，上守机，机之动，不离其空。空中之机，清静而微。其来不可逢，其往不可追。知机之道者，不可挂以发。不知机道②，扣之不发。知其往来，要与之期。粗之暗乎，妙哉，工独有之。往者为逆，来者为顺，明知逆顺，正行无问。逆而夺之，恶得无虚？追而济之，恶得无实？迎之随之，以意和之，针道毕矣。

注释

① 毒药：古人将可以治疗疾病的药物统称为毒药。

② 机道：经气循行的规律。

译文

黄帝问岐伯说：我怜爱万民，亲养百姓，并向他们征收租税。我哀怜他们生活尚难自给，还不时为疾病所苦。我想不采用服药物和砭石的治法，而用微针，以疏通经脉，调理气血，增强经脉气血的逆顺出入来治疗疾病。要想使这种疗法在后世能代代相传，必须明确提出针刺大法；要想它永不失传，便于运用而又不会被忘掉，就必须建立条理清晰的体系，分出不同的章，区别表里，以明确气血终而复始地循环于人身的规律。要把各种针具的形状及相应的用途加以说明，我认为应首先制定《针经》。我想听您说说这方面的情况。

岐伯答道：请让我按次序说其中的道理，从小针开始，直到九针。小针治病，容易掌握，但要达到精妙的地步却很困难。低劣的医生死守形迹，高明的医生则能根据病情的变化来加以针治。

神奇啊！气血循行于经脉，出入有一定的门户，病邪也可从这些门户侵入体内。没有认清疾病，怎么能了解产生疾病的原因呢？针刺的奥妙，在于针刺的快慢。庸医仅仅死守四肢关节附近的固定穴位，而针治高手却能观察经气的动静和气机变化，经气的循行，不离孔空，孔空里蕴涵的玄机，是极微妙的。当邪气充盛时，不可迎而补之；当邪气衰减时，不可追而泻之。懂得气机变化的机要而施治的，不会有毫发的差失；不懂得气机变化道理的，就如扣弦上的箭，不能及时准确地射出一样。所以必须掌握经气的往来顺逆之机，才能把握住针刺的正确时间。劣医愚昧无知，只有名医才能体察它的奥妙。正气去者叫作逆，正气来复叫作顺，明白逆顺之理，就可以大胆直刺而不必犹豫不决了。正气已虚，反用泻法，怎么会不更虚呢？邪气正盛，反用补法，怎么会不更实呢？迎其邪而泻，随其去而补，用心体察其中的奥妙，针刺之道也就到此而止了。

原典

凡用针者，虚则实之，满则泄之，宛陈则除之，邪胜则虚之。《大要》曰：徐而疾则实，疾而徐则虚。言实与虚，若有若无。察后与先，若存若亡。为虚与实，若得若失。

虚实之要，九针最妙，补泻之时，以针为之。泻曰，必持内之，放而出之，排阳得针，邪气得泄。按而引针，是谓内温①，血不得散，气不得出也。补曰，随之，意若妄之。若行若按，如蚊虻止，如留如还，去如弦绝，令左属右，其气故止，外门已闭，中气乃实，必无留血，急取诛之。

持针之道，坚者为宝。正指直刺，无针左右。神在秋毫，属意病者。审视血脉者，刺之无殆。方刺之时，必在悬阳，及与两卫。神属勿去，知病存亡。血脉者在腧横居，视之独澄，切之独坚。

注释

①内温：指气血蕴蓄于内，此处当理解为邪气留于体内。

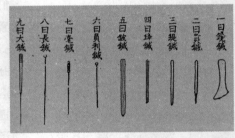

元代九针图

译文

凡在针刺时，正气虚弱则应用补法，邪气盛实则用泻法，气血淤结的给予破除，邪气胜的则用攻下法。《大要》说：进针慢而出针快并急按针孔的为补法，进针快而出针慢且不按针孔的为泻法。这里所说的补和泻，应为似有感觉又好像没有感觉；

考察气的先至与后至，以决定留针或去针。无论是用补法还是用泻法，都要使患者感到补之若有所得，泻之若有所失。

虚实补泻的要点，以九针最为奇妙。补或泻都可用针刺实现。所谓泻法，指的是要很快地持针刺入，得气后，摇大针孔，转而出针，排出表阳，以泄去邪气。如果出针时按闭针孔，就会使邪气闭于内，血气不得疏散，邪气也出不来！所谓补法，即是指顺着经脉循行的方向施针，仿佛若无其事，行针导气，按穴下针时的感觉，就像蚊虫叮在皮肤上。针入皮肤，候气之时，仿佛停留徘徊；得气之后，急速出针，如箭离弦，右手出针，左手急按针孔，经气会因此而留止，针孔已闭，中气仍然会充实，也不会有淤血停留，若有淤血，应及时除去。

持针的方法，紧握而有力最为贵。对准腧穴，端正直刺，针体不可偏左偏右。持针者精神要集中到针端，并留意观察病人。同时仔细观察血脉的走向，并且在进针时避开它，就不会发生危险了。将要针刺的时候，要注意病人的双目和面部神色的变化，以体察其神气的盛衰，不可稍有疏忽。如血脉横布在腧穴周围，看起来很清楚，用手指按切也感到坚实，刺时就应该避开它。

持针法

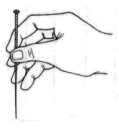

四指持针法

持针的手叫"刺手"，一般习惯用右手；辅助的手叫"押手"，一般用左手。针刺操作时左右两手的协同动作是很重要的。右手持针的姿势，一般以拇、食、中三指夹持针柄，以无名指抵住针身，有如执笔，故又称执笔式持针法。此法在临床上是最常用的。另外，还有拇、食指持针法，拇、中指持针法等。

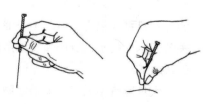

三指持针法

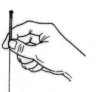

两指持针法

原典

九针之名，各不同形。一曰镵针，长一寸六分；二曰圆针，长一寸六分；三曰锓针，长三寸半；四曰锋针，长一寸六分；五曰铍针，长四寸，广二分半；六曰圆利针，长一寸六分；七曰毫针，长三寸六分；八曰长针，长七寸；九曰大针，长四寸。镵针者，头大末锐，去泄阳气；圆针者，针如卵形，揩摩分间，不得伤肌肉，以泄分气；锓针者，锋如黍粟之锐，主按脉勿陷，以致其气；锋针者，刃三隅以发痼疾；铍针者，末如剑锋，以取大脓；圆利针者，尖如氂①，且圆且锐，中身微大，以取暴气；毫针者，尖如蚊虻喙②，静以徐往，微以久留之而养，以取痛痹；长针者，锋利身长，可以取远痹；大针者，尖如梃，其锋微圆，以泄机关之水也。九针毕矣。

夫气之在脉也，邪气在上，浊气在中，清气在下。故针陷脉则邪气出，针中脉则浊气出，针太深则邪气反沉、病益。故曰：皮肉筋脉，各有所处。病各有所宜。各不同形，各以任其所宜，无实无虚。损不足而益有余，是谓甚病。病益甚，取五脉者死，取三脉者恇；夺阴者死，夺阳者狂，针害毕矣。

注释

①氂：发音同"毛"，指长毛，牦牛尾之毛。

②喙：多指鸟类的嘴或形容像鸟类嘴一样尖锐的东西。

译文

九针的形状依据名称的不同而各有不同：第一种叫作镵针，长一寸六分；第二种叫圆针，长一寸六分；第三种叫锓针，长三寸半；第四种叫锋针，长一寸六分；第五种叫铍针，长四寸，宽二分半；第六种叫圆利针，长一寸六分；第七种叫毫针，长三寸六分；第八种叫长针，长七寸；第九种叫大针，长四寸。镵针，头大而针尖锐利，浅刺可以泄肌表阳热；圆针，针形如卵，用以在肌肉之间按摩，不会损伤肌肉，却能疏泄肌肉之间的邪气；锓针，其锋如黍粟粒一样微圆，用于按压经脉，不会陷入皮肤内，所以可以引正气祛邪气；锋针，三面有刃，可以用来治疗顽固的旧疾；铍针，针尖像剑锋一样锐利，可以用来刺痛排脓；圆利针，针尖像长毛，圆而锐利，针的中部稍粗，可以用来治疗急性病；毫针，针形像蚊虻的嘴，可以轻缓地刺入皮肉，轻微提插而留针，正气可以得到充养，邪气尽散，出针养神，可以治疗痛痹；长针，针尖锐利，针身细长，可以用来治疗时间已久的痹证；大针，针尖像折断后的竹茎，其锋稍圆，可以用来泄去关节积水。关于九针的情况大致就是如此了。

大凡邪气侵入了人体的经脉，阳邪之气常停留在上部，浊恶之气常停留在中部，清朗的气常停留在下部。所以针刺筋骨陷中的孔穴，阳邪就能得以外出；针刺阳明经合穴，就会使浊气得以外出；但如果病在浅表而针刺太深，反而会引邪进入内里，这样病情就会加重。所以说：皮肉筋脉，各有所在的部位，病症也各有适宜的孔穴。九针的形状不同，各有施治相适的孔穴，应根据病情的不同而适当选用。不要实证用补法，也不要虚证用泻法，那样会导致损不足而益有余，反而会加重病情。精气虚弱的病人，误泄五脏腧穴，可致阴虚而死；阳气不足的病人，误泄三阳经腧穴，可致正气衰弱而精神错乱。误泄了阴经，耗尽了脏气的会死亡；损伤了阳经，则会使人发狂，这就是用针不当的害处。

原典

刺之而气不至，无问其数。刺之而气至，乃去之，勿复针。针各有所宜，各不同形，各任其所，为刺之要。气至而有效，效之信，若风之吹云，明乎若见苍天，刺之道毕矣。

黄帝曰：愿闻五脏六腑所出之处。

岐伯曰：五脏五腧，五五二十五腧，六腑六腧，六六三十六腧，经脉十二，络脉十五，凡二十七气，以上下。所出为井，所溜为荥，所注为输，所行为经，所入为合，二十七气所行，皆在五腧也。

节之交，三百六十五会，知其要者，一言而终，不知其要，流散无穷。所言节者，神气之所游行出入也。非皮肉筋骨也。

睹其色，察其目，知其散复。一其形，听其动静，知其邪正，右主推之，左持而御之，气至而去之。

凡将用针，必先诊脉，视气之剧易，乃可以治也。五脏之气，已绝于内，而用针者反实其外，是谓重竭。重竭①必死，其死也静。治之者辄反其气，取腋与膺。五脏之气，已绝于外，而用针者反实其内，是谓逆厥。逆厥则必死，其死也躁。治之者反取四末。刺之害，中而不去，则精泄；不中而去，则致气。精泄则病益甚而恇②，致气则生为痈疡。

译文

如果刺后未能得其气，不问息数多少，都必须等经气到来；如已得气就可去针，不必再刺。九针各有不同的功用，针形也不一样，必须根据病情的不同加以选用，这是针刺的要点。总之，是针下得气，即为有效，疗效显著的，就如风吹云散，明朗如见到青天那样，针刺的道理就是这样了。

黄帝说：我想听你谈谈五脏六腑的经气所出的情况。

岐伯回答说：五脏经脉，各有井、荥、输、经、合五个腧穴，五五则有二十五个腧穴。六腑经脉，各有井、荥、输、原、经、合六个腧穴，六六共三十六个腧穴。脏腑有十二条经脉，每经又各有一络，加上任、督脉二络和脾之大络，便有十五络了。十二经加十五络，这二十七脉之气在全身循环周转，经气所出的孔穴，叫作"井"，如同初出的山间泉水；经气所流过的孔穴，叫作"荥"，即像刚出泉源的微小水流，说明经气尚很微弱；经气所灌注的孔穴，叫作"输"，即像水流会聚，而能转输运行，其气也在逐渐盛大了；经气所行走的孔穴，叫作"经"，像水流已经成渠，脉气正当旺盛；经气所进入的地方，叫作"合"，像百川汇流入海，经气已就入合于内了。这二十七条经脉，都出入流注运行于井、荥、输、经、合五腧。

人体关节的相交，共有三百六十五处，知道了这些奥妙，就可以一言以蔽之了，否则就不能把握头绪。所谓人体关节部位，是指神气游行出入的地方，而不是指皮肉筋骨的局部形态。

观察病人的面部气色和眼神，可以了解正气的消散和复还的情况。辨别病人形体的强弱，听他的声音，可以了解邪正虚实的情况，然后就可以右手进针，左手扶针，刺入后，待针下得气即应出针。

凡是在用针之前，必先诊察脉象，知道了脏气的虚实，才可以进行治疗。如果五脏之气在里面已经竭绝了，反用针补在外的阳经，阳愈盛阴愈虚了，这就叫重竭。重竭必定致人死亡，但临死时病者的表现是安静的，这是因为医者违反了经气，误取腋部和胸部的腧穴，使脏气尽泄于外而造成的。如果五脏之气在外面已经虚绝，却反而用针补在内的阴，阴愈盛阳愈虚，这叫逆厥。逆厥也必然致人死亡，但在临死时病者会表现得很烦躁，这是误取四肢末端的穴位，促使阳气衰竭而造成的。针刺已刺中病邪要害而不出针，反而会使精气耗损；没有刺中要害，即行出针，却会使邪气留滞不散。精气外泄，病情就会加重而使人虚弱，邪气留滞则会发痈疡。

注释

① 重竭：指虚上加虚，造成阴亡。

② 恇：怯弱，虚弱，此处作"虚弱"讲。

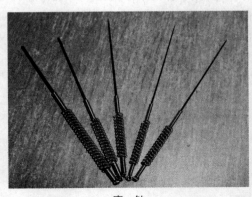

毫　针

原典

五脏有六腑，六腑有十二原，十二原出于四关，四关主治五脏。五脏有疾，当取之十二原。十二原者，五脏之所以禀三百六十五节之会也。五脏有疾也，应出十二原，而原各有所出。明知其原，睹其应，而知五脏之害矣。阳中之少阴，肺也，其原出于太渊，太渊二。阳中之太阳，心也，其原出于大陵，大陵二。阴中之少阳，肝也，其原出于太冲，太冲二。阴中之至阴，脾也，其原出于太白，太白二。阴中之太阴，肾也，其原出于太溪，太溪二。膏之原，出于鸠尾，鸠尾一。肓之原，出于脖胦[①]，脖胦一。凡此十二原者，主治五脏六腑之有疾者也。胀取三阳，飧泄取三阴。

今夫五脏之有疾也，譬犹刺也，犹污也，犹结也，犹闭也。刺虽久犹可拔也，污虽久犹可雪也，结虽久犹可解也，闭虽久犹可决也。或言久疾之不可取者，非其说也。夫善用针者，取其疾也，犹拔刺也，犹雪污也，犹解结也，犹决闭也。疾虽久，犹可毕也。言不可治者，未得其术也。

刺诸热者，如以手探汤[②]；刺寒清者，如人不欲行。阴有阳疾者，取之下陵三里，正往无殆，气下乃止，不下复始也。疾高而内者，取之阴之陵泉；疾高而外者，取之阳之陵泉也。

注释

①脖胦：是任脉气海穴的别名，在脐下一寸五分处。

②以手探汤：用手试探沸汤，意为手法轻盈且迅速，一触即还。

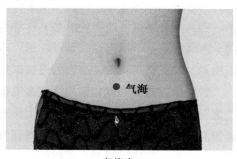

气海穴

译文

五脏有六腑，六腑有十二原穴，十二原穴出于肘膝四关，四关原穴可以主治五脏的疾病。所以五脏有病，应取十二原穴。十二原穴，是五脏禀受全身三百六十五节气味的部位，所以五脏有病，就会反应到十二原穴，而十二原穴也各有所属的内脏。明白了原穴的性质，观察它们的反应，就可以知道五脏的病变情况。心肺居于膈上，属阳位，但肺是阳部的阴脏，故为阳中之少阴。其原穴出于太渊，左右共两穴。心为阳部的阳脏，所以是阳中之太阳，其原穴出于大陵，左右共两穴。肝、脾、肾居于膈下，属于阴位。肝是阴部的阳脏，为阴中少阳，其原穴出于太冲，左右共两穴。脾是阴部的阴脏，为阴中之至阴，其原穴出于太白，左右共两穴。肾是阴部的阴脏，为阴中之太阴，其原穴出于太溪，左右共二穴。膏的原穴为鸠尾，只有一穴。肓的原穴是气海，也只有一穴。以上十二原穴，是脏腑之气输注的地方，所以能治五脏六腑的病。凡是腹胀的病都应当取足三阳经，飧泄的病应当取足三阴经。

五脏有病，就像身上扎了刺、物体被污染、绳索打了结、江河发生了淤塞现象。扎刺的时日虽久但还是可以拔除的；污染的时间虽久，却仍是可以洗净的；绳子打结虽然很久，但仍可以解开；江河淤塞得很久了，却仍是可以疏通的。有人认为病久了就不能治愈，这种说法是不正确的，善于用针的人治疗疾病，就像拔刺、洗涤污点、解开绳结、疏通淤塞一样。病的日子虽久，仍然可以治愈，说久病不可治，是因为没有掌握针刺的技术。

针刺治疗热病，就如同用手试探沸汤。针刺治疗阴塞之病，应像行人在路上逗留，不愿走开的样子。阴分出现阳邪热象，应取足三里穴，准确刺入而不能懈怠，气至邪退了便应出针，如果邪气不退，便应当再刺。疾病位于上部而属于内脏的，当取阴陵泉；疾病位于上部而属于外腑的，则应当取阳陵泉。

本腧第二　法地

原典

黄帝问于岐伯曰：凡刺之道，必通十二经络之所终始，络脉之所别处，五腧之所留，六腑之所与合，四时之所出入，五脏之所溜处，阔数之度，浅深之状，高下[①]所至。愿闻其解。

岐伯曰：请言其次也。肺出于少商，少商者，手大指端内侧也，为井木；溜于鱼际，鱼际者，手鱼[②]也，为荥；注于太渊，太渊，鱼后一寸陷者中也，为腧；行于经渠，经渠，寸口中也，动而不居，为经；入于尺泽，尺泽，肘中之动脉也，为合。手太阴经也。

心出于中冲，中冲，手中指之端也，为井木；流于劳宫，劳宫，掌中中指本节之内间也，为荥；注于大陵，大陵，掌后两骨之间方下者也，为腧；行于间使，间使之道，两筋之间，三寸之中也，有过则至，无过则止，为经；入于曲泽，曲泽，肘内廉下陷者之中也，屈而得之，为合。手少阴也。

注释

① 高下：高，指头目；下，指肢体末端。高下，即人体上下。

② 手鱼：指手腕之前，大拇指本节之间的部位，有肥肉隆起，如鱼的形状，把此部位称为"手鱼"。

译文

黄帝问岐伯说：凡是运用针刺，都必须精通十二经络循行的起点和终点。络脉别行的地方，井、荥、输、经、合五腧穴留止的部位，六腑与五脏的表里关系，四时对经气出入的影响，五脏之气的流行灌注，经脉、络脉、孙脉的宽窄程度、浅深情况。上至头面、下至足胫的联系。对于这些问题，我希望听你讲解。

岐伯说：请让我按次序来说明。肺所属经脉的血气，出于少商穴，少商在手大指端外侧，为井穴，属木；流行于鱼际穴，鱼际在手鱼的边缘，为荥穴；灌注于太渊穴，太渊在手鱼后一寸的凹陷中，为腧穴；经行于经渠穴，经渠在腕后寸口中有脉动而不停之处，为经穴；汇入于尺泽穴，尺泽在肘中有动脉处，为合穴。这是手太阴经的五腧穴。

心脏所属经脉的血气，出于中冲穴，中冲在中指之端，为井穴，属木；流行于劳宫穴，劳宫在中指本节后手掌中间，为荥穴；灌注于大陵穴，大陵在掌后腕与臂两骨之间的凹陷中，为腧穴；经行于间使穴，间使在掌后三寸两筋之间。当本经有病时，在这一部位上会出现反应，无病时就无反应，为经穴；汇入于曲泽穴，曲泽在肘内侧，屈肘时才能取得，为合穴。这是手少阴经的五腧穴。

原典

肝出于大敦，大敦者，足大趾之端，及三毛①之中也，为井木；溜于行间，行间，足大趾间也，为荥；注于太冲，太冲，行间上二寸陷者之中也，为腧；行于中封，中封，内踝之前一寸半，陷者之中，使逆则宛，使和则通，摇足而得之，为经；入于曲泉②，曲泉，辅骨之下，大筋之上也，屈膝而得之，为合。足厥阴也。

译文

肝脏所属经脉的血气，出于大敦穴，大敦在足大趾尖端及三毛之中，为井穴，属木；流行于行间穴，行间在足大趾与次趾之间，为荥穴；灌注于太冲穴，太冲在行间穴上二寸凹陷之中，为腧穴；经行于中封穴，中封在内踝前一寸半凹陷之中，令患者足尖逆而上举，可见有宛宛陷窝，再令患者将足恢复自如，则进针可通，或令患者将足微摇而取得，为经穴；汇入于曲泉穴，曲泉在膝内辅骨之下、大筋之上，屈膝取之即得，为合穴。这是足厥阴经的五腧穴。

脾脏所属经脉的血气，出于隐白穴，隐白在足大趾端内侧，为井穴，属木；流行于大都穴，大都在本节之后的凹陷中，为荥穴；灌注于太白穴，太白在本节后腕骨之下，为腧穴；经行于商脾出于隐白，隐白者，足大趾之端内侧也，为井木；溜于大都，大都，本节之后下陷者之中也，为荥；注于太白，太白，腕骨之下也，为腧；行于商丘，商丘，内踝之下陷者之中也，为经；入于阴之陵泉，阴之陵泉③，辅骨之下陷者之中也，伸而得之，为合。足太阴也。

肾出于涌泉，涌泉者足心也，为井木；溜于然谷，然谷，然骨之下者也，为荥；注于太溪，太溪，内踝之后，跟骨之上陷中者也，为腧；行于复溜，复溜，上内踝二寸，动而不休④，为经；入于阴谷，阴谷，辅骨之后，大筋之下，小筋之上也，按之应手，屈膝而得之，为合。足少阴经也。

丘穴，商丘在内踝之下凹陷中，为经穴；汇入于阴陵泉穴，阴陵泉在膝内侧辅骨之下的凹陷中，伸足取之即得，为合穴。这是足太阴经的五腧穴。

肾脏所属经脉的血气，出于涌泉穴，涌泉在足底心，为井穴，属木；流行于然谷穴，然谷在足内踝前大骨下陷中，为荥穴；灌注于太溪穴，太溪在内踝骨后、跟骨之上凹陷中，跳动不止，为腧穴；经行于复溜穴，复溜在内踝上二寸，跳动不停，为经穴；汇入于阴谷穴，阴谷在内辅骨之后、大筋之下、小筋之上，按之应手，屈膝取之即得，为合穴。这是足少阴经的五腧穴。

注释

① 三毛：在大脚趾第一节背面，趾甲根之后。

② 曲泉：中医针灸穴位之一，隶属足厥阴肝经。位于膝内侧横纹上方凹陷中。

③ 阴之陵泉：即阴陵泉穴，属足太阴脾经，位于小腿内侧，胫骨内侧下缘与胫骨内侧缘之间的凹陷中。

④ 动而不休：意思是跳动不停，这里指动脉搏动。

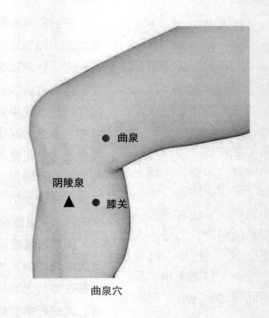

曲泉穴

阴陵泉穴主治哪些疾病

阴陵泉穴在泌尿生殖系统疾病治疗上的作用非常大，可用来治疗遗尿、尿潴留、尿失禁、尿路感染、肾炎、遗精、阳痿等症；在消化系统疾病方面可治疗腹膜炎、消化不良、腹水、肠炎、痢疾等症；在妇产科系统疾病方面可治疗阴道炎和月经不调。

原典

膀胱出于至阴，至阴者，足小趾之端也，为井金；溜于通谷，通谷，本节之前外侧也，为荥；注于束骨，束骨，本节之后陷者中也，为腧；过于京骨，京骨，足外侧大骨之下，为原；行于昆仑，昆仑，在外踝之后，跟骨之上，为经；入于委中，委中，腘中央，为合，委而取之。足太阳也。

胆出于窍阴，窍阴者，足小指次趾之端也，为井金；溜于侠溪，侠溪，足小趾次趾之间也，为荥；注于临泣，临泣，上行一寸半，陷者中也，为腧；过于丘墟，丘墟，外踝之前下陷者中也，为原。行于阳辅，阳辅，外踝之上辅骨之前及绝骨[①]之端也，为经；入于阳之陵泉，阳之陵泉，在膝外陷者中也，为合，伸而得之。足少阳也。

译文

膀胱所属经脉的血气，出于至阴穴，至阴在足小趾端外侧，为井穴，属金；流行于通谷穴，通谷在小趾本节之前外侧，为荥穴；灌注于束骨穴，束骨在本节之后的凹陷中，为腧穴；过于京骨穴，京骨在足外侧大骨之下，为原穴；经行于昆仑穴，昆仑在足外踝之后、跟骨之上，为经穴；汇入于委中穴，委中在膝弯中央，为合穴，可以屈而取之。这是足太阳经脉的六腧穴。

胆所属经脉的血气，出于窍阴穴，窍阴在足小趾侧的次趾尖端，为井穴，属金；流行于侠溪穴，侠溪在足小趾与四趾之间，为荥穴；流注于临泣穴，临泣在由侠溪再向上行一寸半处凹陷中，为腧穴；过于丘墟穴，丘墟在外踝骨前之下凹陷中，为原穴；经行于阳辅穴，阳辅在外踝之上四寸余处，辅骨的前方，绝骨的上端，为经穴；汇入于阳陵泉穴，阳陵泉在膝外侧凹陷中，为合穴，伸足取之而得。这是足少阳经的六腧穴。

注释

①绝骨：相当于腓骨下端。

原典

胃出于厉兑，厉兑者，足大趾内次趾之端也，为井金；溜于内庭，内庭，次趾外间也，为荥；注于陷谷，陷谷者，上中指内间上行二寸陷者中也，为腧；过于冲阳，冲阳，足跗上五寸陷者中也，为原，摇足而得之；行于解溪，解溪，上冲阳一寸半陷者中也，为经；入于下陵，下陵，膝下三寸胻骨外三里也，为合；复下三里三寸，为巨虚上廉①，复下上廉三寸，为巨虚下廉也；大肠属上，小肠属下，足阳明胃脉也。大肠小肠，皆属于胃，是足阳明也。

三焦者，上合手少阳，出于关冲，关冲者，手小指次指之端也，为井金；溜于液门，液门，小指次指之间也，为荥；注于中渚，中渚，本节之后陷者中也，为腧；过于阳池，阳池，在腕上陷者之中也，为原；行于支沟，支沟，上腕三寸两骨之间陷者中也，为经；入于天井，天井，在肘外大骨之上陷者中也，为合，屈肘而得之；三焦下腧在于足大趾之前，少阳之后，出于腘中外廉，名曰委阳，是太阳络也，手少阳经也。三焦者，足少阳太阳之所将，太阳之别也，上踝五寸，别入贯腨肠，出于委阳，并太阳之正②，入络膀胱，约下焦，实则闭癃，虚则遗溺，遗溺则补之，闭癃则泻之。

注释

①巨虚上廉：指上巨虚穴。巨虚下廉即指下巨虚穴。

②太阳之正：指足太阳膀胱经本经。

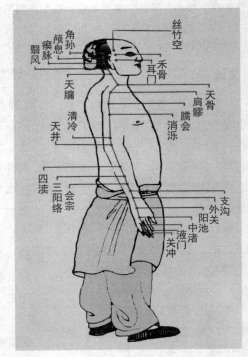

手少阳三焦经（亥）

译文

胃所属的经脉血气，出于厉兑穴，厉兑在足大趾侧的次趾之端，为井穴，属金；流行于内庭穴，内庭在次趾外侧与中趾之间，为荥穴；灌注于陷谷穴，陷谷在中趾的内侧上行二寸的凹陷中，为腧穴；过于冲阳穴，冲阳在足背上自趾缝向上约五寸的凹陷中，为原穴，摇足取之而得；经行于解溪穴，解溪在冲阳之上一寸半凹陷中，为经穴；汇入于下陵穴，下陵就是在膝下三寸、胻骨外缘的三里穴，为合穴；再从三里下三寸，是上巨虚穴，自上巨虚再下三寸，为下巨虚穴，大肠属上，小肠属下。由于大肠小肠在体内连属于胃腑之下，因而在经脉上也有连属足阳明胃脉之处。这是足阳明经的六腧穴。

三焦，上合手少阳经脉，其血气出于关冲穴，关冲在无名指之端，为井穴，属金；流行于液门穴，液门在小指与次指之间，为荥穴；灌注于中渚穴，中渚在无名指本节后之凹陷中，为腧穴；过于阳池穴，阳池在腕上凹陷中，为原穴；经行于支沟穴，支沟在腕后三寸的两骨间凹陷中，为经穴；汇入于天井穴，天井在肘外大骨上的凹陷中，为合穴，屈肘取之即得；三焦之气输于下部者，在足太阳经之前，足少阳经之后，出于膝腘窝外缘，名叫委阳，是足太阳经的大络，又是手少阳的经脉。三焦虽属手少阳经，在下则有足少阳、太阳二经为之输给。所以又自足太阳经别出在外踝上五寸处，别入通过腿肚，出于委阳，与足太阳经的正脉相并，入腹内联络膀胱，约束着下焦。其气实则为小便不通，气虚则为遗尿；遗尿当用补法，小便不通当用泄法。

关冲穴的主治病症

关冲穴为急救穴之一，具有泻热开窍、清利喉舌、活血通络的功效，主治疾病有头痛、寒热、头眩、心痛、心烦、昏厥、目痛、口干、口苦、舌卷、舌缓不语、喉痹、耳鸣、肩背痛、臂痛、肘痛、急性扁桃体炎、喉炎、结膜炎、角膜白斑等。对其他疾病如脑血管病、热病、小儿消化不良等也有很好的治疗功效。

原典

小肠者，上合手太阳，出于少泽，少泽，小指之端也，为井金[①]；溜于前谷，前谷，在手外廉本节前陷者中也，为荥；注于后溪，后溪者，在手外侧本节之后也，为腧；过于腕骨，腕骨，在手外侧腕骨之前，为原；行于阳谷，阳谷，在锐骨之下陷者中也，为经；入于小海，小海，在肘内大骨之外，去端半寸，陷者中也，伸臂而得之，为合。手太阳经也。

大肠上合手阳明，出于商阳，商阳，大指次指之端也，为井金；溜于本节之前二间，为荥；注于本节之后三间，为腧；过于合谷[②]，合谷，在大指歧骨之间，为原；行于阳溪，阳溪，在两筋间陷者中也，为经；入于曲池，在肘外辅骨陷者中也，屈臂而得之，为合。手阳明也。

是谓五脏六腑之腧，五五二十五腧，六六三十六腧也。六腑皆出足之三阳，上合于手者也。

注释

①井金：即井穴，因五腧之井、荥、腧、经、合，在五行各有所属，而阳经的井穴属金，故称为井金。

②合谷：又名虎口，是人体腧穴之一，在手背第一、二掌骨间。

译文

小肠，上合手太阳经脉，其血气出于少泽穴，少泽在手小指外侧端，为井穴，属金；流行于前谷穴，前谷在手外侧本节前的凹陷中，为荥穴；灌注于后溪穴，后溪在手上外侧小指本节的后方，为腧穴；过于腕骨穴，腕骨在手外侧腕骨之前，为原穴；经行于阳谷穴，阳谷在腕后锐骨前下方的凹陷中，为经穴；汇入于小海穴，小海在肘内侧大骨之外，距离骨尖半寸处的凹陷中，伸臂取之即得，为合穴。这是手太阳经的六腧穴。

大肠，上合手阳明经脉，其血气出于商阳穴，商阳在食指内侧端，为井穴，属金；流行于二间穴，二间在食指本节之前凹陷中，称为荥穴；灌注于三间穴，三间在本节之后，为腧穴；过于合谷穴，合谷在大指次指岐骨之间，为原穴；经行于阳溪穴，阳溪在大指本节后、腕上两筋之间的凹陷中，为经穴；汇入于曲池穴，曲池在肘外侧辅骨的凹陷处，屈臂取之即得，为合穴。这是手阳明经的六腧穴。

以上所述，就是五脏六腑的腧穴，五脏阴经五五二十五个腧穴，六腑阳经六六三十六个腧穴。而六腑的血气，都出行于足三阳经脉，又上合于手。

原典

缺盆之中，任脉也，名曰天突。一次，任脉侧之动脉，足阳明也，名曰人迎；二次脉，手阳明也，名曰扶突；三次脉，手太阳也，名曰天窗①；四次脉，足少阳也，名曰天容②；五次脉，手少阳也，名曰天牖③；六次脉，足太阳也，名曰天柱④；七次脉，颈中央之脉，督脉也，名曰风府。腋内动脉，手太阴也，名曰天府⑤。腋下三寸，手心主也，名曰天池⑥。

注释

①天窗：又名窗笼穴、天笼穴，是人体小肠经的穴位之一，在人体颈外侧部，胸锁乳突肌的后缘，扶突穴后，与喉结相平。

②天容：在下颌角后，胸锁乳突肌前缘。

③天牖：在颈侧部，当乳突的后方直下，平下颌角，胸

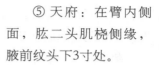

刺上关者，呿不能欠。刺下关者，欠不能呿。刺犊鼻者，屈不能伸。刺两关者，伸不能屈。

足阳明，挟喉之动脉也，其腧在膺⑦中。手阳明，次在其腧外，不至曲颊一寸。手太阳当曲颊。足少阳在耳下曲颊之后。手少阳出耳后上加完骨之上。足太阳挟项大筋之中，发际。阴尺动脉，在五里，五腧之禁也。

肺合大肠，大肠者，传道之腑。心合小肠，小肠者，受盛之腑。肝合胆，胆者，中精之腑。脾合胃，胃者，五谷之腑。肾合膀胱，膀胱者，津液之腑也。少阳属肾，肾上连肺，故将两脏。三焦者，中渎之腑也，水道出焉，属膀胱，是孤之腑也，是六腑之所与合者。

春取络脉诸荣大经分肉之间，甚者深取之，间者浅取之。夏取诸腧孙络⑧肌肉皮肤之上。秋取诸合，余如春法。冬取诸井诸腧之分，欲深而留之。此四时之序，气之所处，病之所舍，脏之所宜。转筋者，立而取之，可令遂已。痿厥者，张而刺之，可令立快也。

锁乳突肌的后缘。

④ 天柱：位于项部斜方肌起始部，天柱骨（颈椎骨）上端，支撑头颅，意示擎天之柱而名。

⑤ 天府：在臂内侧面，肱二头肌桡侧缘，腋前纹头下3寸处。

⑥ 天池：在胸部，当第四肋间隙，乳头外1寸，前正中线旁开5寸。

⑦ 膺：指胸前两旁的高处。

⑧ 孙络：孙有细小之意，络有网络之意。孙络是最细小的支络，像网一样联系在诸经之间。

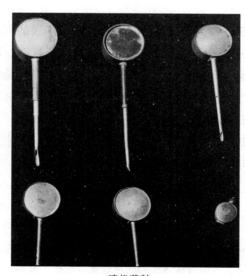

清代药鼓

译文

左右两缺盆的中央，是任脉所行之处，穴名天突。次于任脉后第一行的动脉，是足阳明经脉所行之处，穴名人迎；第二行是手阳明经脉所行之处，穴名扶突；第三行是手太阳经脉所行之处，穴名天窗；第四行是足少阳经脉所行之处，穴名天容；第五行是手少阳经脉所行之处，穴名天牖；第六行是足太阳经脉所行之处，穴名天柱；第七行在颈（项）中央，是督脉所行之处，穴名风府。在腋下上臂内侧的动脉，是手太阴经脉所行之处，穴名天府；在侧胸部当腋下三寸，是手厥阴心包经脉所行之处，穴名天池。

刺上关穴，要张口而不能闭口；刺下关穴，要闭口而不能张口。刺犊鼻穴，要屈膝而不能伸足；刺内关与外关穴，要伸手而不能弯曲。

足阳明胃经的动脉，挟喉而行，有腧穴分布在胸两旁之膺部。手阳明经的腧穴，在它的外侧，距离曲颊不到一寸。手太阳经的腧穴，在曲颊处。足少阳经的腧穴，在耳下曲颊之后。手少阳经的腧穴，在耳后完骨之上。足太阳经的腧穴，在项后，挟大筋两旁发际下的凹陷中。五里穴，在尺泽穴上三寸有动脉处，不应屡刺，以防五腧之血气尽泄。

肺合大肠，大肠是输送小肠已化之物的器官。心合小肠，小肠是受盛由胃而来之物的器官。肝合胆，胆是居中受精汁的器官。脾合胃，胃是消化五谷的器官。肾合膀胱，膀胱是贮存小便的器官。手少阳也属肾，肾又上连于肺，所以能统率三焦和膀胱两脏器。三焦，是像中渎一样行水的器官，水道由此而出，属于膀胱，没有脏来配合，是一个孤独的器官。这就是六腑与五脏相配合的情况。

春天有病，应取络穴、荥穴与经脉分肉之间，病重的取深些，病轻的取浅些；夏天有病，应取腧穴、孙络，孙络在肌肉皮肤之上；秋天有病，除取各穴之外，其余参照春季的刺法；冬天有病，应取井穴或腧穴，要深刺和留针。这是根据四时气候的顺序，血气运行的深浅，病邪逗留的部位以及时令、经络皮肉等与五脏相应的关系，从而决定的四时刺法。治疗转筋病，让患者站立来取穴施刺，可以使痉挛现象迅即消除。治疗痿厥病，让患者舒展四肢来取穴施刺，可以让他立刻感到轻快。

天窗穴主治疾病

天窗穴主治五官科系统疾病，如耳聋、耳鸣、咽喉肿痛、暴喑、咽喉炎、失语等症，且对精神、神经系统方面的疾病如肋间神经痛、面神经麻痹等，都可有效治疗。其他疾病，如甲状腺肿大、肩关节周围炎、颈项强痛等也能治疗。

小针解第三　法人

原典

所谓易陈者，易言也。难入者，难著于人也。粗守形①者，守刺法也。上守神者，守人之血气，有余不足，可补泻也。神客者，正邪共会也。神者，正气也；客者，邪气也。在门者，邪循正气之所出入也。未睹其疾者，先知邪正，何经之疾也。恶知其原者，先知何经之病，所取之处也。

刺之微，在数迟者，徐疾之意也。粗守关者，守四肢而不知血气正邪之往来也。上守机者，知守气也。机之动，不离其空中者，知气之虚实，用针之徐疾也。空中之机，清净以微者，针以得气，密②守气勿失也。其来不可逢者，气盛不可补也。其往不可追者，气虚不可泻也。不可挂以发者，言气易失也。扣之不发者，言不知补泻之意也，血气已尽而气不下也。

知其往来者，知气之逆顺盛虚也。要与之期者，知气之可取之时也。粗之暗者，冥冥不知气之微密也。妙哉！工独有之者，尽知针意也。往者为逆者，言气之虚而小，小者，逆也。来者为顺者，言形气之平，平者，顺也。明知逆顺，正行无问者，言知所取之处也。迎而夺之者，泻也；追而济之者，补也。

注释

①粗守形：意谓医疗技术低浅的医生，只知据守针法和发病部位进行治疗。

②密意：仔细注意，密切关注。

译文

所谓"易陈"，就是说起来容易。"难入"，是说它的精微之处一般人难以掌握。"粗守形"是指粗浅的医生只懂得机械地据守刺法。"上守神"，是指高明的医生能辨明病人血气虚实，以作为补泻的根据。"神客"，是正气与邪气互相交争。"神"是人体的正气，"客"是致病的邪气。"在门"，是说邪气随着正气在腠理出入。"未睹其疾"，是说应先了解邪气、正气的盛衰，以及疾病属哪一经。"恶知其原"是说应先了解疾病在哪一经，及所应取的穴位。

"刺之微，在数迟"，是说针刺手法的微妙在于快慢的技巧。"粗守关"，是说粗浅的医生只局限于四肢的腧穴，而不懂血气虚实与正邪的进退。"上守机"，是说高明的医生懂得气机的变化。"机之动，不离其空中"，是说要知道气机的虚实变化和用针的快慢。"空中之机，清净以微"，是说要了解用针的关键在于得气，应仔细注意和掌握气机变化，不可失去时机。"其来不可逢"，是说邪气正盛时不能用补法。"其往不可追"，是说正气已虚不能用泻法。"不可挂以发"，是说得气的时机容易失去。"扣之不发"，是说不知补泻的意义，使病人血气耗尽，而邪气未能祛除。

"知其往来"，是说知道气方来为顺为盛，气如已往为逆为虚。"要与之期"，是说要懂得候气，等待适当的针刺时机。"粗之暗"，是说粗浅的医生，昏昧无知，不懂得气的精微细密作用。"妙哉！工独有之"，是说高明的医生完全掌握用针的意义。"往者为逆"，是说邪气已去时其人气虚而小，小就是逆。"来者为顺"，是说正气来时形气和平，平就是顺。"明知逆顺，正行无问"，是说要知道所取腧穴的确切部位。"迎而夺之"，是泻法；"追而济之"是补法。

原典

所谓虚则实之者，气口虚而当补之也。满则泄之者，气口盛而当泻之也。宛陈则除之者，去血脉也。邪胜则虚之者，言诸经有盛者，皆泻其邪也。徐而疾则实者，言徐内而疾出①也。疾而徐则虚者，言疾内而徐出也。言实与虚，若有若无者，言实者有气，虚者无气也。察后与先，若亡若存者，言气之虚实，补泻之先后也，察其气之已下，与常存也。为虚与实，若得若失者，言补者佖然②若有得也，泻则怳然③若有失也。

夫气之在脉也，邪气在上者，言邪气之中人也高，故邪气在上。浊气在中者，言水谷皆入于胃，其精

译文

所谓"虚则实之"，是说气口脉虚而当补。"满则泄之"，是说气口脉盛而当泻。"宛陈则除之"，是说去除脉中的淤血。"邪胜则虚之"，是说诸经有邪盛的应当泻其邪气。"徐而疾则实"，是进针慢而出针快，为补法。"疾而徐则虚"，是进针快而出针慢，为泻法。"言实与虚，若有若无"，是说用补法使正气恢复，用泻法使邪气消退。"察后与先，若亡若存"，是说了解气的虚实来决定补泻的先后，以此可以辨别邪气是已去还是存留。"为虚与实，若得若失"，是说用补法要使病人有饱满的感觉，好像有所得一般，用泻法要使病人有空虚的感觉，好像有所失一般。

所谓"气之在脉也，邪气在上"，是说邪气侵入经脉后，风邪多伤人的头部，所以说"邪气在上"。"浊气在中"，是说水谷入于胃后，它的精微之气上注于肺，它的浓

气上注于肺，浊溜于肠胃，若寒温不适，饮食不节，而病生于肠胃，故命曰浊气在中也。清气在下者，言清湿地气之中人也，必从足始，故曰清气在下也。针陷脉④，则邪气出者，取之上。针中脉，则浊气出者，取之阳明合也。针太深，则邪气反沉者，言浅浮之病，不欲深刺也，深则邪气从之入，故曰反沉也。皮肉筋脉，各有所处者，言经络各有所主也。取五脉者死，言病在中，气不足，但用针尽大泻其诸阴之脉也。取三脉者恇，言尽泻三阳之气，令病人恇然⑤不复也。夺阴者死，言取尺之五里五往者也。夺阳者狂，正言也。

浊分流于肠胃，如果寒温不适宜，饮食不节制，那么肠胃中就会发病，所以说"浊气在中"。"清气在下"，是说清冷潮湿之气，使人发病，必从足开始，所以说"清气在下"。"针陷脉，则邪气出"，是说风邪伤人上部，要取头部的腧穴治疗。"针中脉，则浊气出"，是说肠胃的浊气发病，要取胃经的合穴足三里治疗。"针太深，则邪气反沉"，是说邪气浅浮之病，不能用深刺的针法，如误用了，会使邪气随之深入，所以说"反沉"。"皮肉筋脉，各有所处"，是说皮肉筋脉各有一定的部位，也就是经络各有主治的所在。

"取五脉者死"，是说病在内脏而元气不足的，仅用针竭力大泻五脏的腧穴，会造成死亡。"取三脉者恇"，是说竭力泻六腑腧穴之气，就会使病人精神怯弱，不易复原。"夺阴者死"，是说刺尺泽后的五里穴如果泻到五次，则必会泻尽脏阴之气而死。"夺阳者狂"，是说大泻三阳经脉之气，会使病人的精神变成狂症。

注释

① 徐内而疾出：进针慢而出针快。

② 佖然：充满、饱满的样子。

③ 怳然：好像、仿佛。

④ 陷脉：指筋骨肌肉凹陷处的腧穴。

⑤ 恇然：怯弱、虚弱的样子。

原典

睹其色，察其目，知其散复，一其形，听其动静者，言上工知相五色于目，有知调尺寸小大缓急滑涩，以言所病也。知其邪正者，知论虚邪与正邪之风也。右主推之，左持而御之者，言持针而出入也。气至而去之者，言补泻气调而去之也。调气在于终始一者，持心也。节之交三百六十五会者，络脉之渗灌诸节者也。

所谓五脏之气，已绝于内者，脉口气①，内绝不至，反取其外之病处，与阳经之合，有留针以致阳气，阳气至，则内重竭②，重竭则死矣；其死也，无气以动，故静。所谓五脏之气，已绝于外者，脉口气，外绝不至，反取其四末之腧，有留针以致其阴气，阴气至，则阳气反入，入则逆，逆则死矣；其死也，阴气有余，故躁。所以察其目者，五脏使五色循明③，循明则声章④。声章者，言声与平生异也。

注释

①脉口气：脉口所主之气。

②重竭：治疗学名词。指正气已虚，因误治再次耗伤正气，使之枯竭。

③循明：鲜明。

④声章：声音高亢清晰。

译文

"睹其色，察其目，知其散复，一其形，听其动静"，是说高明的医生懂得观察患者颜面和眼睛的色泽变化，又能够细察尺肤和寸口部位所表现出的小大、缓急、滑涩等脉象，从而找到患者发病的原因。"知其邪正"，是说知道患者所感受的是虚邪，还是正邪。"右主推之，左持而御之"，是说进针和出针的两种不同动作。"气至而去之"，是说运用补泻手法，等到气机调和，就应该停针。"调气在于终始一"，是说医生在运针调气时要专心致志，聚精会神，神不外驰。"节之交三百六十五会"，是说周身三百六十五穴，乃是脉络中的气血渗灌各部的通会之处。

所谓"五脏之气，已绝于内"，是说脉口所主内部之气已经断绝不至，反而刺表现在外表的病与阳经的合穴，用留针法以补益阳气，使阳气亢盛，致使内脏阴气更加衰竭，乃至死亡；临死时，气口之脉没有气血鼓动，所以"安静"。所谓"五脏之气，已绝于外"，是说脉口所主外部之气，已经断绝不至，而刺四肢之腧穴，用留针法以补益阴气，阴气盛致使阳气内陷，阳气内陷是逆证，所以会死亡；临死时，由于阴气偏盛而暴露于外，所以"躁动"。所以要观察患者眼睛，是由于脏腑的精气，都输注于目，而使五色鲜明。脏腑的精气充足，五色鲜明，声音就高亢清晰；但患者的声音高亢清晰，与正常人是有区别的。

留针法应用时的注意事项

留针要辨证而施：因病、因人、因季节，根据腧穴特性确定留与不留，留长留短，留深留浅。其中以病而论，就是刺急脉时宜深而留多，刺缓脉宜浅而留少，刺涩脉宜随其逆顺而久留；以人而论，就是指体质肥壮者，宜深而留久，消瘦者，宜浅而留短；以季节而论，即指春夏宜刺浅而留短，秋冬宜刺深而留长。但留针时间长短的关键，则是根据病情、针下是否得气和补泻需要来决定的。留针时间，短则3~5分钟，长则1~2小时，如有需要可用皮内针等方法留针1~2天。还要考虑到婴幼儿肉脆好动的原因，对其针刺，可一日针刺数次，不宜留针。瘦弱如皮包骨，气血两虚者，留针宜浅，时间宜短，久留易引起气脱。

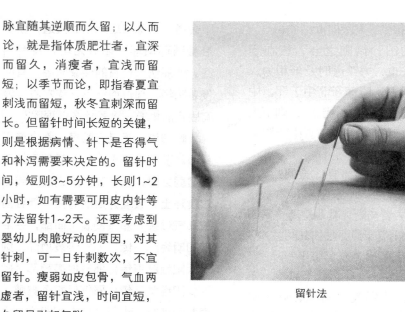

留针法

邪气脏腑病形第四　法时

原典

黄帝问于岐伯曰：邪气之中人也奈何？

岐伯答曰：邪气之中人高也。

黄帝曰：高下有度乎？

岐伯曰：身半以上者，邪①中之也。身半已下者，湿中之也。故曰：邪之中人也。无有常，中于阴则溜于腑，中于阳则溜于经。

黄帝曰：阴之与阳也，异名同类，上下相会，经络之相贯，如环无端。邪之中人，或中于阴，或中于阳，上下左

译文

黄帝问岐伯说：邪气侵犯人体的情况是怎样的？

岐伯回答说：邪气侵犯人体的部位有上有下。

黄帝问：部位的上下有一定的常规吗？

岐伯说：上半身发病，是受了风寒等外邪所致；下半身发病，是受了湿邪所致。这是一般情况。所以说：邪气侵犯人体，发病没有固定的部位。例如邪气伤了阴经，也会流入到属阳的六腑；邪气侵犯了阳经，也可能就在本经的通路上发病。

黄帝说：经络虽有阴阳之分，但都属于整体的经络系统，内连脏腑，外络肢节，上

455

右，无有恒常，其故何也？

岐伯曰：诸阳之会，皆在于面。中人也，方乘虚时及新用力，若饮食汗出，腠理开而中于邪。中于面，则下阳明。中于项，则下太阳。中于颊，则下少阳。中于膺背两胁，亦中其经。

黄帝曰：其中于阴，奈何？

岐伯答曰：中于阴者，常从臂胻②始。夫臂与胻，其阴皮薄，其肉淖泽，故俱受于风，独伤其阴。

黄帝曰：此故伤其脏乎？

岐伯答曰：身之中于风也，不必动脏。故邪入于阴经，则其脏气实，邪气入而不能客，故还之于腑。故中阳则溜于经，中阴则溜于腑。

黄帝曰：邪之中人脏奈何？

岐伯曰：愁忧恐惧则伤心。形寒寒饮③则伤肺，以其两寒相感，中外皆伤，故气逆而上行。有所堕坠，恶血留内；若有所大怒，气上而不下，积于胁下，则伤肝。有所击仆，若醉入房，汗出当风，则伤脾。有所用力举重，若入房过度，汗出浴水，则伤肾。

注释

① 邪：此处的邪不能理解为传统意义上的六邪，与后面的"湿"对应，主要指风寒之邪。

② 臂胻：指手臂和足胫。

③ 形寒寒饮：指身体感受外寒的同时，又内伤寒饮。

下会通，经脉与络脉相互贯通，就像沿着圆环循环，无头无尾，没有始终。外邪伤人，有的侵袭阴经，有的侵袭阳经，部位或上下、或左右，没有固定的地方，这是什么道理呢？

岐伯说：手足三阳经，都会聚于头面。邪气中伤于人，一般都是趁正气虚弱之时，以及在劳累之后，或者饮食汗出、腠理开泄的时候，都容易被邪气侵袭。邪气侵袭了面部，会沿着阳明经脉下传；邪气侵袭项部，则沿太阳经脉下传；邪气侵袭颊部，则沿少阳经脉下传；邪气侵犯了胸膺、脊背和两胁，也都分别在阳明经、太阳经、少阳经所过之处发病。

黄帝问：邪气侵入阴经的情况是怎么样的？

岐伯回答说：邪气侵入阴经，通常是从手臂和足胫部开始。臂与足胫部内侧的皮肤较薄，肌肉比较柔软，所以身体各部虽然同样受风，而仅仅损害这些部位的内侧。

黄帝又问：这种邪气久留能伤及五脏吗？

岐伯回答说：身体感受了风邪，不一定会伤及五脏。因为邪气侵入阴经时，若五脏之气充实，邪气就不能入里停留，而还归于六腑。所以外邪侵袭于阳经，能在本经上发病；外邪侵袭于阴经，能流注到六腑而发病。

黄帝说：邪气侵犯人体而伤及五脏是怎样的？

岐伯说：愁忧恐惧等精神因素能

伤心。形体受寒与吃寒冷的食物能伤肺，因为两种寒邪同时感受，皮毛与肺都受损，所以发生咳喘等肺气上逆的病变。如跌仆堕坠，淤血留于内，又因大怒，肝气上逆，淤血阻滞于胁下，就会伤肝。如因击仆损伤，或醉后入房，汗出当风，就会伤脾。如用力举重，再加房劳过度，或出汗后浴于水中，就会伤肾。

原典

黄帝曰：五脏之中风，奈何？

岐伯曰：阴阳①俱感，邪气乃往。

黄帝曰：善哉。

黄帝问于岐伯曰：首面与身形也，属骨连筋，同血合于气耳。天寒则裂地凌冰，其卒寒，或手足懈惰②，然而其面不衣，何也？

岐伯答曰：十二经脉，三百六十五络，其血气皆上于面而走空窍。其精阳气上走于目而为睛。其别气走于耳而为听。其宗气上出于鼻而为臭。其浊气出于胃，走唇舌而为味。其气之津液，皆上熏于面，而皮又厚，其肉坚，故天气甚寒，不能胜之也。

黄帝曰：邪之中人，其病形何如？

岐伯曰：虚邪之中身也，洒淅动形。正邪之中人也，微，先见于色，不知于身，若有若无，若亡若存，有形无形，莫知其情。

黄帝曰：善哉。

黄帝问于岐伯曰：余闻之，见其色，知其病，命曰明。按其脉，知其病，命曰神。问其病，知其处，命曰工。余愿闻见而知之，按而得之，问而极之，为之奈何？

岐伯答曰：夫色脉与尺之相应也，如桴③鼓影响之相应也，不得相失也，此亦本末根叶之殊候也，故根死则叶枯矣。色脉形肉，不得相失也。故知一则为工，知二则为神，知三则神且明矣。

注释

① 阴阳：指属阳的五脏和属阴的六腑。

② 懈惰：指因天气寒冷手足麻木而缩手缩脚。

③ 桴：指击鼓用的槌子。

译文

黄帝说：五脏为风邪所伤是为什么呢？

岐伯说：脏气先伤，再感外邪，在内外俱伤的情况下，风邪才能内侵入脏。

黄帝说：你说得很好！

黄帝问岐伯说：头面和全身各部都是由筋骨支撑和联系的，同样是由于气血的循环以供给营养的。但当天寒地冻、滴水成冰的时候，突然受到寒冷，手足麻木而不灵活，可是面部却不怕冷，不用衣物覆盖，这是什么缘故？

岐伯回答说：人体十二经脉，三百六十五络脉的血气，都上注于面而走孔窍。它的精阳之气，上注于目而能视物；

457

它的旁行之气从两侧上行于耳而能听；它的宗气上通于鼻而能嗅；它的谷气从胃上通唇舌而能辨别五味。而各种气所化的津液都上行熏蒸于面部，而面部皮肤较厚，肌肉也坚实，所以虽在极寒冷的气候中，也能够适应。

黄帝说：病邪侵犯人体，发生的病态是怎样的？

岐伯说：虚邪伤人，病人恶寒战栗；正邪伤人，发病较轻微，开始只在面色上有点变异，身上没有什么感觉，像有病又像无病，像邪已去又像留在体内，或在表面有些轻微表现，可又不明显，所以不容易知道它的病情。

黄帝说：很好！

黄帝问岐伯说：我听说观察病人气色的变化可知道病情，叫作明；切按脉象而知道病情，叫作神；询问病人而知道病的部位，叫作工。我希望了解为什么望色能知疾病，切脉能知病情，问诊可知病之所在，这些道理究竟何在？

岐伯说：病人的气色、脉象、尺肤都与疾病有一定的相应关系，犹如桴鼓相应一样，是不会不一致的。这也和树木的根本与枝叶一样，根本衰败，枝叶就枯槁。诊病时要从色、脉、形、肉全面观察，不能有所偏废，知其一仅仅是一般医生，称为工；知其二是比较高明的医生，称为神；知其三才是最高明的医生，称为神明。

原典

黄帝曰：愿卒闻之。

岐伯答曰：色青者，其脉弦也，赤者，其脉钩也，黄者，其脉代也，白者，其脉毛也；黑者，其脉石也。见其色而不得其脉，反得其相胜之脉①，则死矣；得其相生之脉②，则病已矣。

黄帝问于岐伯曰：五脏之所生，变化之病形何如？

岐伯答曰：先定其五色五脉之应，其病乃可别也。

黄帝曰：色脉已定，别之奈何？

注释

① 相胜之脉：相胜就是相克。五行中木克土，火克金，土克水，金克

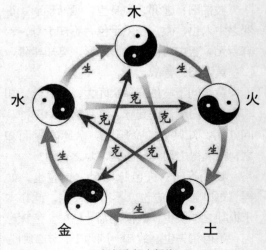

五行相生相克规律

岐伯说：调其脉之缓、急、小、大、滑、涩，而病变定矣。

黄帝曰：调之奈何？

岐伯答曰：脉急者，尺之皮肤亦急；脉缓者，尺之皮肤亦缓；脉小者，尺之皮肤亦减而少气；脉大者，尺之皮肤亦贲而起；脉滑者，尺之皮肤亦滑；脉涩者，尺之皮肤亦涩。凡此变者，有微有甚。故善调尺者，不待于寸，善调脉者，不待于色。能参合而行之者，可以为上工，上工十全九。行二者，为中工，中工十全七。行一者，为下工，下工十全六。

黄帝曰：请问脉之缓、急，小、大，滑、涩之病形何如？

岐伯曰：臣请言五脏之病变也。心脉急甚者为瘛疭[3]；微急，为心痛引背，食不下。缓甚，为狂笑；微缓，为伏梁，在心下，上下行，时唾血。大甚，为喉吤；微大，为心痹引背，善泪出。小甚为善哕；微小为消瘅。滑甚为善渴；微滑为心疝，引脐，小腹鸣。涩甚为瘖；微涩为血溢，维厥耳鸣，颠疾。

木，水克火，按五行将五色、五脉配属，即肝属木，配青色、弦脉；心属火，配红色、钩脉；脾属土，配黄色、代脉；肺属金，配白色、毛脉；肾属水，配黑色、石脉。这样就能按五行相生相克进行配属，例如色青得毛脉；色青为肝，属木，毛脉为肺脉，属金，金克木，则毛脉在此即为相胜之脉，以此推算可得出各种情况下的相胜之脉。

② 相生之脉：与相胜之脉相对，生为生养之意。五行中木生火，火生土，土生金，金生水，水生木。将色、脉配属即可找出各自的相生之脉。

③ 瘛疭：筋脉挛急叫作瘛，筋脉弛长叫作疭。

译文

黄帝说：我希望听你全面地讲讲这个道理。

岐伯回答说：一般疾病，色脉是相应的，出现青色，是弦脉；红色，是钩脉；黄色，是代脉；白色，是毛脉；黑色，是石脉。若见其色而不见其脉，或反见相克之脉，主预后不良；若见到相生之脉，虽然有病，也会痊愈的。

黄帝问岐伯道：五脏发生疾病，它的内在变化和所表现的症状，是怎样的？

岐伯回答说：要首先确定五色、五脉与疾病相应的情况，这样五脏所生的疾病就可以辨别了。

黄帝说：气色和脉象已经确定了，怎样来辨别五脏疾病呢？

岐伯说：只要诊查出脉象的缓、急、小、大、滑、涩，则病变就可确定了。

黄帝说：诊查的方法怎样？

岐伯说：脉象急的，尺部的皮肤也紧急；脉象缓的，尺肤也弛缓；脉象小的，尺肤也瘦小；脉象大的，尺肤也大而隆起；脉象滑的，尺肤也滑润；脉象涩的，尺肤也枯涩。以上脉象与尺肤的变化，是有轻重不同的。所以善于诊察尺肤的，不必等待诊察寸口的脉象；善于诊察脉象的，不必等待观五色，就可知道病情。假如能将色、脉、尺肤综合运用，就可使诊断更正确，称为上工，上工可治愈十分之九；如能运用两种诊察方法，称为中工，中工可治愈十分之七；若只能用一种诊察方法的，称为下工，下工仅能治愈十分之六。

黄帝说：请问缓、急、小、大、滑、涩的脉象，所主的病状是怎样的呢？

岐伯说：请让我谈谈五脏的具体病变。心脉急甚是手足抽搐；微急是心痛牵引到脊背，饮食不下。心脉缓甚为心神失常的狂笑；微缓为久积之伏梁，在心下，上下走动，常有唾血。心脉大甚为喉中如有物梗阻；微大为心痹作痛引背，时时泪出。心脉小甚为呃逆；微小为消谷善饥的消瘅病。心脉滑甚为消渴；微滑为心疝痛引脐部，小腹鸣响。心脉涩甚为喑不能言；微涩为出血，四肢厥逆，耳鸣，头顶疾病。

原典

肺脉急甚，为癫疾；微急，为肺寒热，怠惰，咳唾血，引腰背胸，若鼻息肉不通。缓甚，为多汗；微缓，为痿瘘，偏风，头以下汗出不可止。大甚，为胫肿；微大，为肺痹，引胸背，起恶日光。小甚，为泄；微小，为消瘅。滑甚，为息贲上气；微滑，为上下出血。涩甚，为呕血；微涩，为鼠瘘①，在颈支腋之间，下不胜其上，其应善痠矣。

肝脉急甚者为恶言；微急为肥气②在胁下，若覆杯。缓甚为善呕，微缓为水瘕痹

译文

肺脉急甚为癫疾；微急为肺有寒热，倦怠乏力，咳嗽咯血，牵引胸部和腰背部作痛，或鼻中息肉阻塞。肺脉缓甚为多汗；微缓为痿瘘，半身不遂，头部以下汗出不止。肺脉大甚为足胫肿；微大为肺痹，牵引胸背胀痛，怕见日光。肺脉小甚为泄泻；微小为消瘅。肺脉滑甚为咳喘气逆；微滑在上为衄血，在下为泄血。肺脉涩甚为呕血；微涩为鼠瘘，发于颈项与腋下，下肢软弱难以支撑躯体，四肢酸甚。

肝脉急甚为口出愤怒的语言；微急为肥气病，位于胁下，形状好像倒覆着的杯子一样。肝脉缓甚为呕吐，微缓为水积胸胁而小便不通。肝脉大甚为内有痈肿，经常呕吐和衄血；微大为肝痹病，阴器收

也。大甚为内痛，善呕衄；微大为肝痹，阴缩，咳引小腹。小甚为多饮；微小为消瘅。滑甚为癀疝；微滑为遗溺。涩甚为溢饮；微涩为瘛挛筋痹。

脾脉急甚为瘛疭；微急为膈中，食饮入而还出，后沃沫③。缓甚为痿厥；微缓为风痿，四肢不用，心慧然若无病。大甚为击仆；微大为疝气，腹里大脓血在肠胃之外。小甚为寒热；微小为消瘅。滑甚为癀癃；微滑为虫毒蛕蝎腹热。涩甚为肠癀；微涩为内癀，多下脓血。

肾脉急甚为骨癫疾；微急为沉厥奔豚④，足不收，不得前后。缓甚为折脊；微缓为洞，洞者，食不化，下嗌还出。大甚为阴痿；微大为石水，起脐已下至小腹腄腄然，上至胃脘，死不治。小甚为洞泄；微小为消瘅。滑甚为癃癀；微滑为骨痿，坐不能起，起则目无所见。涩甚为大痈；微涩为不月，沉痔。

缩，咳嗽牵引小腹作痛。肝脉小甚为多饮，微小为消谷善饥的消瘅病。肝脉滑甚为阴囊肿大的疝病；微滑为遗尿病。肝脉涩甚为水肿；微涩为筋脉痿挛不舒的筋痹病。

脾脉急甚为四肢抽搐；微急为食入而吐的膈中病，大便多泡沫。脾脉缓甚为四肢痿软无力，四肢厥冷；微缓为风痿病，四肢痿废不用，但神志清醒，和无病的人一样。脾脉大甚为猝然扑倒的病；微大为疝气病，腹中多脓血而在肠胃之外。脾脉小甚为寒热病；微小为内热消瘅。脾脉滑甚为阴囊肿大的疝和小便不通的癃闭病；微滑为肠中有蛔虫等寄生虫病，腹中发热。脾脉涩甚为大肠脱出的肠颓病；微涩是肠内溃脓，故大便下脓血。

肾脉急甚为邪深至骨的骨癫疾；微急为下肢沉重逆冷，发为奔豚，两足伸而不能屈，大小便不通。肾脉缓甚为腰脊痛如折；微缓为洞泄病，洞泄的症状是饮食不化，食入之后即从大便排出。肾脉大甚为阴痿不起；微大为石水病，从脐以下至小腹部胀满下坠，上至胃脘不适，预后不良。肾脉小甚为洞泄病；微小为消瘅病。肾脉滑甚为小便不通，或为疝；微滑为骨痿病，可坐而不能起立，起立则目眩视物不清。肾脉涩甚为大的痈肿；微涩为月经不行，或痔疾日久不愈。

注释

①鼠瘘：病名，即瘰疬，淋巴腺结核症。

②肥气：病名，即肝积。

③沃沫：大便下厚沫，为脾失运化的后果。

④奔豚：又称奔豚气，是中国古代的一种病名，隶属肾之积。其症状是从少腹上冲心下或咽喉，如豚之奔走，故名。

鼠瘘患者的预防与护理

　　鼠瘘患者应注意摄取优质蛋白质和含钙丰富的食品，如肉类、家禽、鱼类、蛋类、豆制品及奶类。还可多吃富含维生素A、维生素B、维生素C、维生素D的新鲜果蔬。但要注意的是，鼠瘘患者不宜食用过多的脂肪，脂肪来源以植物油为佳。如有贫血发生，应注意补充肝类、动物血、蘑菇、绿叶蔬菜、红枣、木耳等食物。避免辛辣食品，禁烟戒酒。

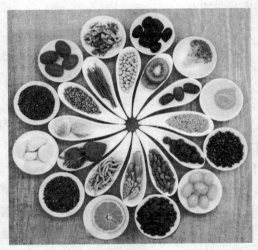

合理膳食

原典

　　黄帝曰：病之六变者，刺之奈何？

　　岐伯曰：诸急者多寒，缓者多热；大者多气少血，小者血气皆少；滑者阳气盛，微有热，涩者多血少气，微有寒。是故刺急者，深内而久留之；刺缓者，浅内而疾发针[①]，以去其热；刺大者，微泻其气，无出其血；刺滑者，疾发针而浅内之，以泻其阳气而去其热；刺涩者，必中其脉，随其逆顺而久留之，必先按而循之，已发针，急按其痏，无令其血出，以

译文

　　黄帝说：五脏病变出现的六种脉象，针刺的方法怎样呢？

　　岐伯说：凡是脉象紧急的多是有寒邪；脉象缓的多属热；脉象大的多属气有余而血不足；脉象小的多属气血两不足；脉滑的是阳盛微有热；脉涩的是血淤气虚，微有寒象。因此，在针刺时，对出现急脉和其脉；诸小者，阴阳形气俱不足，勿取以针，而调以甘药也。

黄帝曰：余闻五脏六腑之气，荥、腧所入为合，令何道从入，入安连过？愿闻其故。

岐伯答曰：此阳脉之别入于内，属于腑者也。

黄帝曰：荥腧与合，各有名②乎？

岐伯曰：荥腧治外经③，合治内腑。

黄帝曰：治内腑奈何？

岐伯曰：取之于合。

黄帝曰：合各有名乎？

岐伯答曰：胃合于三里，大肠合入于巨虚上廉，小肠合入于巨虚下廉，三焦合入于委阳，膀胱合入于委中央，胆合入于阳陵泉。

黄帝曰：取之奈何？

岐伯答曰：取之三里者，低跗取之；巨虚者，举足取之；委阳者，屈伸而索之；委中者，屈而取之；阳陵泉者，正竖膝，予之齐，下至委阳之阳取之；取诸外经者，揄申④而从之。

注释

①浅内而疾发针：进针浅，出针快。

②各有名：各有一定的作用。

③外经：指体表和经脉上的病症。因荥穴、腧穴脉气浮现在清浅的部位，所以适合治疗体表、经脉上的病症。

④揄申：伸展。

的病变应深刺，留针的时间要长；对出现缓脉的病变要浅刺，出针要快，以散其热；对出现大脉的病变，要用轻泄的刺法，微泄其气，不要出血；对出现滑脉的病变，要用浅刺而快出针的方法，以泄亢盛的阳气，而泄其热；对出现涩脉的病变，针刺时必须刺中其脉，根据经气的逆顺方向行针，留针时间要长，并按摩以导引脉气，出针后要很快按住针孔，不要出血，使经脉中气血调和；凡出现小脉的，是阴阳气血俱虚，不宜用针刺治疗，可用甘味药来调治。

黄帝说：我听说五脏六腑之气，都出于井穴，经荥穴、腧穴而入归于合穴。气血是从何道注入的，进入后又和哪些脏腑经脉有连属的关系？希望听你讲讲其中的道理。

岐伯回答说：手足阳经是从别络进入内部而连属于六腑的。

黄帝说：荥穴、腧穴与合穴，在治疗上各有一定的作用吗？

岐伯说：荥穴、腧穴的脉气浮浅，可以治外经的病；合穴的脉气深入，可以治疗内腑的病。

黄帝说：人体内部的腑病，怎样治疗呢？

岐伯说：要取阳经的合穴。

黄帝说：合穴各有名称吗？

岐伯回答说：足阳明胃经的合穴在三里；手阳明大肠经的脉气，循足阳明胃脉合于上巨虚穴；手太阳小肠经的脉气，循足阳明胃脉合于下巨虚穴；手少阳三焦经合于足太阳经之委阳穴；足太阳膀胱经合于委中；足少阳胆经合于阳陵泉。

黄帝说：合穴怎样取法呢？

岐伯说：三里穴要使足背低平而取；巨虚穴要举足而取；委阳穴要先屈后伸下肢而取；委中穴要屈膝而取；阳陵泉穴要正身蹲坐使两膝齐平，向下在委阳的外侧取之。凡取治外在经脉的病，要牵引伸展四肢来寻找穴位。

"化脓灸"对足三里穴的营养价值

古今大量实践都证实了足三里是一个能防治多种疾病、强身健体的重要穴位，且足三里还是抗衰老的有效穴位。经常按摩该穴，对于抗衰老、延年益寿大有裨益。因此，古人常常采用"化脓灸"，就是每天灸足三里穴一次，灸时采用艾条，一次约15分钟或更长时间。在穴位处出现小水泡后即停止艾灸，并保持局部皮肤清洁，待水泡自行吸收。古人认为这样做相当于每天进补一只老母鸡的效果。而且在当时物质文明尚不发达的

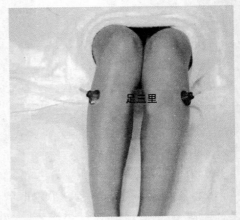
足三里

条件下，这种保健方法是很经济也很方便的。因此，这种方法很快就在民间流行开来。现今仍有很多人喜欢经常化脓灸足三里、针灸足三里进行保健，需要注意的是，在应用化脓灸时应严格消毒，以防止感染。

原典

黄帝曰：愿闻六腑之病。

岐伯答曰：面热者足阳明病，鱼络[①]血者手阳明病，两跗之上脉竖陷者，足阳明病，此胃脉也。

大肠病者，肠中切痛而鸣濯濯。冬日重感于寒即泄，当脐而痛，不能久立，与胃同候，取巨虚上廉。

胃病者，腹膜胀，胃脘当心而痛，上肢两胁，膈咽不通，食饮不下，取之三里也。

小肠病者，小腹痛，腰脊控②睾而痛，时窘之后，当耳前热，若寒甚，若独肩上热甚，及手小指次指之间热，若脉陷者，此其候也。手太阳病也，取之巨虚下廉。

三焦病者，腹气满，小腹尤坚，不得小便，窘急，溢则水留③，即为胀。候在足太阳之外大络，大络在太阳少阳之间，亦见于脉，取委阳。

膀胱病者，小腹偏肿而痛，以手按之，即欲小便而不得，肩上热若脉陷，及足小趾外廉及胫踝④后皆热，若脉陷，取委中央。

胆病者，善太息，口苦，呕宿汁，心下澹澹⑤恐人将捕之，嗌中吩吩⑥然，数唾。在足少阳之本末，亦视其脉之陷下者灸之；其寒热者取阳陵泉。

黄帝曰：刺之有道乎？

岐伯答曰：刺此者，必中气穴，无中肉节。中气穴，则针染于巷⑦；中肉节，即皮肤痛。补泻反，则病益笃。中筋则筋缓，邪气不出，与其真相搏，乱而不去，反还内著。用针不审，以顺为逆也。

注释

①鱼络：指鱼际部的络脉。中医诊断学常以鱼际部络脉的色泽变化来诊察手、足阳明的病变。

②控：此处为牵引之意。

③水留：即水肿。

④胫踝：胫骨和足踝。

⑤澹澹：同"憺憺"，心神怔忑不安。

⑥吩吩：象声词，喉中哽塞所出声。

⑦针染于巷：染，意为游。此句意为针刺入穴位后医者的感觉有如针尖在空巷内来去自如。

译文

黄帝说：希望听你讲讲六腑的病变。

岐伯说：足阳明经脉行于面，面部发热就是足阳明经的病变；手阳明经脉行于鱼际之后，故手鱼血脉淤滞或有淤斑是手阳明经的病；两足背的冲阳脉，出现坚实挺坚或虚软下陷现象的，是足阳明经的病，这是胃的经脉。

大肠病的症状，肠中如刀割样疼痛，水气在肠中通过发出濯濯之声，若冬天再受了寒邪，就会引起泄泻，当脐部疼痛，不能久立。大肠与胃密切相关，故可通过胃经的上巨虚穴治疗。

胃病的症状，腹部胀满，胃脘当中疼痛，向上至两胁支撑作胀，胸膈和咽部阻塞不通，饮食不下。当治疗足三里穴。

小肠病的症状，小腹作痛，腰脊牵引至睾丸疼痛，大小便窘急，耳前发热，或寒甚，或肩上热甚，手小指与无名指间热甚，或络脉虚陷不起，这都属于小肠病的症状。手太阳小肠经的病，可治疗胃经的下巨虚穴。

三焦病的症状，腹中胀

465

满，小腹部胀得更甚，小便不通而有窘迫感，水溢于皮下为水肿，或停留在腹部为水胀病。三焦病也可以观察太阳经外侧大络的变化，大络在太阳经与少阳经之间，为三焦的下腧委阳穴，三焦有病，亦可见到脉的异常，治疗时取委阳穴。

膀胱病的症状，小腹部肿胀疼痛，用手按小腹，即有尿意，但又解不出，肩上发热，或络脉虚陷不起，以及足小趾外侧和踝部、小腿上发热。若络脉虚陷不起，治疗时可以取膀胱经的合穴委中。

胆病的症状，常常吸长气，口苦，呕吐苦水，心跳不安，恐惧，如有人将捕捉他一样，咽中如物梗阻，常想吐出来。在足少阳经起点至终点的循行通路上，也可以出现络脉陷下的情况，可以用灸的方法治疗；如胆病而有寒热现象的，可刺治足少阳经的合穴阳陵泉。

黄帝说：针刺有一定的规律吗？

岐伯说：针刺这些疾病，一定要刺中穴位，切不可刺在肉节上。因为刺中穴位，就能够针着脉道而经络疏通，若误刺在肉节上，只能损伤皮肉而使皮肤疼痛。还有补泄的手法如果用反了，就会使疾病更加危重。如果误刺在筋上，会伤筋而造成筋的弛缓，邪气不能驱除，反与真气纠缠而疾病不去，致至入里内陷而使疾病加重。这些都是用针不审慎、违反了正常的针刺规律所造成的恶果。

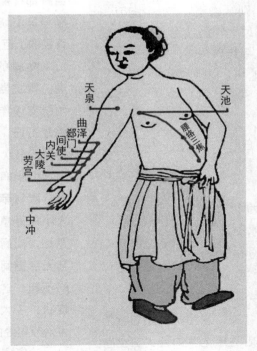

手厥阴心包经

卷　二

根结第五　法音

原典

岐伯曰：天地相感，寒暖相移，阴阳之道，孰少孰多？阴道偶，阳道奇。发于春夏，阴气少，阳气多，阴阳不调，何补何泻？发于秋冬，阳气少，阴气多，阴气盛而阳气衰，故茎叶枯槁，湿雨下归，阴阳相移，何泻何补？奇邪①离经，不可胜数，不知根结，五脏六腑，折关败枢，开阖而走，阴阳大失，不可复取。九针之玄，要在终始；故能知终始，一言而毕，不知终始，针道咸绝。

太阳根于至阴，结于命门。命门者，目也。阳明根于厉兑，结于颡大②者。颡大者，钳耳也。少阳根于窍阴，结于窗笼。窗笼者，耳中也。太阳为开③，阳明为阖，少阳为枢。故开折，则肉节渎而暴病起矣。故暴病者，取之太阳，视有余不足。渎者，皮肉宛膲④而弱也。阖折，则气无所止息而痿疾起矣。故痿疾者，取之阳明，视有余不足。无所止息者，真气稽留，邪气居之。枢折，即骨繇而不安于地。故骨繇者，取之少阳，视有余不足。骨繇者，节缓而不收也。所谓骨繇者，摇故也。当穷其本也。

注释

① 奇邪：不正的邪气，即违背四时规律的邪气。

②颡大：经穴别名，即头维。

③太阳为开：太阳为三阳之表，主表而为开。

④宛膲：病状名。指消瘦干枯。

译文

岐伯说：天地之气相互感应，寒暖气候也交相推移，阴阳的消长、寒热的盛衰、谁多谁少，都是有一定的规律的。阴道为偶数，阳道为奇数。病发在春夏之季的，阴气少而阳气多，对阴阳不能调和所致的病，应该怎样用补法和泻法？病发在秋冬季的，阳气少而阴气多，此时由于阳气衰少阴气充盛，因此草木的茎叶枯萎凋落，水湿会下渗到根部，对于阴阳相移的病变，又应该怎样用补法和泻法呢？不正的邪气侵入经络，所发生的病变是难以胜数的，如果不知根结的意义，奇邪侵扰脏腑致使功能失常，枢机败坏，气走泄而阴阳大伤，这样病也就难治了。九针的妙用，主要在于经脉根结。所以知道了经脉根结，针刺的道理一说就清楚

467

了。如果不知道经脉根结，针刺的道理就闭绝难通。

足太阳膀胱经起于足小拇趾外侧的至阴穴，结于面部的命门。所谓"命门"，就是内眼角的睛明穴。足阳明胃经起于足大拇趾和食趾端的厉兑穴，归结于额角的颡大。所谓"颡大"，就是钳上于耳的上方、额角部位的头维穴。足少阳胆经起于足小趾端的窍阴穴，结于耳部的窗笼。所谓"窗笼"，就是听会穴。太阳为开，阳明为合，少阳介于表里之间，可转腧内外，如门户的枢纽，故称为枢。所以太阳之关失掉了机能，则肉节渎而发生暴疾。因此针治暴疾，可取用足太阳膀胱经，根据病的情况，判断是泄有余，还是补不足。渎，是皮肉瘦小憔悴。阴之合失掉了功能，气就会无所止息，痿疾也就发生了。因此，针治痿疾，可取用足阳明胃经，根据病的情况，判断应该泄其有余，还是应该补其不足。无所止息，就是说如果正气运行不畅，邪气就会留在里面了。阳之枢失掉了功能，就会发生骨繇病而站立不稳。因此，诊治骨繇病，可取用足少阳胆经，根据病的情况，判断应该泄其有余，还是应该补其不足。"骨繇"，是指骨节弛缓不收的意思。以上所说的病应该探明它的根源。

头维穴是治疗脸部痉挛、疼痛的穴位

指压"听宫"和"头维"，对治疗脸部痉挛疼痛非常有效。指压时在瞬间吐尽空气的同时，用双手拇指指腹强压，每秒钟按压1次，如此反复10~20次。若指压时配合张口喊"啊……"的动作，尽量使眼、鼻振动，这样效果会更佳。

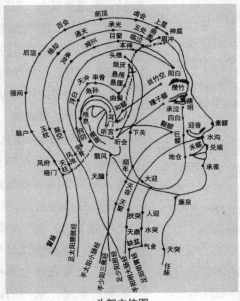

头部穴位图

原典

太阴根于隐白，结于太仓①。少阴根于涌泉，结于廉泉。厥阴根于大敦，结于玉英②，络于膻中。太阴为开，厥阴为阖，少阴为枢。故开折，则仓廪无所输，膈洞③。膈洞者，取之太阴，视有余不足，故开折者，气不足而生病也。阖折，即气绝而喜悲。悲者，取之厥阴，视有余不足。枢折，则脉有所结而不通。不通者，取之少阴，视有余不足，有结者，皆取之。

足太阳根于至阴，溜于京骨④，注于昆仑，入于天柱、飞扬也。足少阳根于窍阴，溜于丘墟，注于阳辅，入于天容、光明也。足阳明根于厉兑，溜于冲阳，注于下陵，入于人迎、丰隆也。手太阳根于少泽⑤，溜于阳谷，注于少海，入于天窗、支正也。手少阳根于关冲，溜于阳池，注于支沟，入于天牖、外关也。手阳明根于商阳，溜于合谷，注于阳谿，入于扶突、偏历也。此所谓十二经者，盛络皆当取之。

一日一夜五十营，以营五脏之精，不应数者，名曰狂生⑥。所谓五十营者，五脏皆受气，持其脉口，数其至也。五十动而不一代者，五脏皆受气。四十动一代者，一脏无气。三十动一代者，二脏无气。二十动一代者，三脏无气。十动一代者，四脏无气。不满十动一代者，五脏无气。予之短期，要在《终始》。所谓五十动而不一代者，以为常也。以知五脏之期，予之短期者，乍数乍疏也。

注释

①太仓：即中脘穴，属奇经八脉之任脉。

②玉英：即玉堂穴，在胸部，当前正中线上，第3肋间。

③膈洞：膈，膈塞不通；洞，指泻下无度。

④京骨：为古代骨骼名，相当于足外侧第五跖骨基底部分。

⑤少泽：可治疗热证，在小指末节尺侧，距指甲角0.12寸。

⑥狂生：一种病态。指生理功能不正常，生命有危险。

译文

足太阴脾经起于足大趾内侧的隐白穴，归结于上腹部的太仓穴。足太阴肾经起于足心的涌泉穴，归结于喉部的廉泉穴。足厥阴肝经起于足大趾外侧的大敦穴，归结于胸部的玉英穴而络于膻中穴。太阴为开，厥阴为阖，少阳为枢。所以太阴之关失掉了功能，就会使脾运化功能降低而不能转输谷气，表现为上则膈气痞塞，下则洞泄不止。治膈塞洞泄的病，可取用足太阴脾经穴，根据病的情况而泄其有余补其不足。太阴失掉了功能，主要是因为脾气不足而引起的。厥阴之阖失掉了功能，肝气就会弛缓，表现为时常悲哀。治疗好悲的病，可取用足厥阴肝经穴，根据病的情况而泄其有余补其不足。少阴之枢失掉了功能，肾经脉气就会结滞不通。治疗结滞不通的病，可取用足少阴肾经穴，根据病的情况而泄其有余，补其不足。凡是经脉结滞不通的，都应该用上面的方法刺治。

足太阳经，起于本经井穴至阴，流注于原穴京骨，又注于经穴昆仑，上入于颈部的天柱穴，下入于足部的络穴飞扬而交足少阴经。足少阳胆经起于本经井穴窍阴，流经原穴丘墟，然后注于经穴阳辅，在上入于颈部的天容穴，在下入于络穴光明。足阳明胃经起于本经井穴厉兑，流经原穴冲阳，然后注入经穴足三里，在上进入颈部的人迎穴，在下进入足部的络穴丰隆。手太阳小肠经起于本经井穴少泽，流经经穴阳谷，然后注入合穴小海，在上进入头部的天窗穴，在下进入臂部的络穴支正。手少阳三焦经脉起于本经井穴关冲，流经原穴阳池，注入经穴支沟，在上进入头部的天牖穴，在下进入络穴外关。手阳明大肠经起于本经井穴商阳，然后流经原穴合谷，注入经穴阳溪，在上进入颈部的扶突穴，在下进入络穴偏历。这就是手三阳、足三阳左右共十二条经脉的根源流向与注入的部位，凡因邪气侵入而经络盛满现象的，都应当用泄法刺这些穴位。

经脉的气在人体内运行，一昼夜为五十周，以营运五脏的精气。如果太过或不及，而不能与周行五十次的次数相应，人就会生病，这种情况又叫"狂生"。所谓"五十营"，是说使五脏都能得到精气的营养，并可从诊切寸口脉象、计算脉搏跳动的次数，以测脏气的盛衰。如果脉跳动五十次而无歇止，说明五脏都能接受精气的营养而健全，若脉跳四十次而有一次歇止的，便说明其中一脏衰败了；脉跳三十次而有一次歇止的，是二脏衰败了；脉跳二十次而有一次歇止的，是三脏衰败了；脉跳十次而有一次歇止的，是四脏衰败了；脉跳不满十次就歇止的，是因为五脏精气俱衰，说明病者死期将近。脉跳动五十次而不歇止的，是五脏正常的脉象，可以借以测知五脏的精气情况。至于预料一个人短期内是否死亡，则是从他脉象的忽快忽慢来断定的。

太仓穴的主治疾病

太仓穴为人体任脉上的主要穴道之一，主治消化系统疾病，如腹胀、腹泻、腹痛、腹鸣、吞酸、呕吐、便秘、黄疸等，此外对一般胃病、食欲不振、目眩、耳鸣、青春痘、精力不济、神经衰弱也很有效。

原典

黄帝曰：逆顺五体者，言人骨节之小大，肉之坚脆，皮之厚薄，血之清浊，气之滑涩，脉之长短，血之多少，经络之数，余已知之矣，此皆布衣匹夫之士也。夫王公大人，血食之君[①]，身体柔脆，肌肉软弱，血气慓悍[②]滑利，其刺之徐疾，浅深多少，可得同之乎。

岐伯答曰：膏粱菽藿之味，何可同也？气滑即出疾，其气涩则出迟，气悍则针小而入浅，气涩则针大而入深，深则欲留，浅则欲疾。以此观之，刺布衣者，深以留之，刺大人者，微以徐之，此皆因气慓悍滑利也。

黄帝曰：形气之逆顺奈何？

岐伯曰：形气不足，病气有余，是邪胜也，急泻之；形气有余，病气不足，急补之；形气不足，病气不足，此阴阳气俱不足也，不可刺。刺之则重不足，重不足则阴阳俱竭，血气皆尽，五脏空虚，筋骨髓枯，老者绝灭，壮者不复矣。形气有余，病气有余，此谓阴阳俱有余也。急泻其邪，调其虚实。故曰有余者泻之，不足者补之，此之谓也。

故曰：刺不知逆顺，真邪相搏。满而补之，则阴阳四溢，肠胃充郭，肝肺内膜，阴阳相错。虚而泻之，则经脉空虚，血气竭枯，肠胃聂辟[③]，皮肤薄着，毛腠夭膲，予之死期。故曰：用针之要，在于知调阴与阳。调阴与阳，精气乃光，合形与气，使神内藏。故曰：上工平气，中工乱脉，下工绝气危生。故曰：下工不可不慎也。必审五脏变化之病，五脉之应，经络之实虚，皮之柔粗，而后取之也。

注释

①血食之君：肉食者。

②慓悍：这里用来形容气血运行疾利。

③聂辟：同摺襞，指肌肤皱褶。

译文

黄帝说：人形体的差异有五种情况，即是指其骨节大小的不同，肌肉坚脆的差别，皮肤厚薄、清浊的差异，气的运行也有滑有涩，经脉也有长有短，津血也有多有少，以及经络的数目等，这些我已经知道了，但这指的都是布衣之士，对于那些王公大人和终日食肉的人，他们往往身体脆弱，肌肉软弱，血气运行急速而滑利，在治疗时，手法的快慢、进针的深浅、取穴的多少，也可相同对待吗？

岐伯回答说：吃肥甘美味的人与吃糠菜粗食的人，在针治时怎么会一样呢？对于他们，气滑的应出针快，气涩的应出针慢；气滑的应当用小针浅刺，气涩的应当用大针深刺，深刺时还应留针，浅刺时则出针要快。总之，针刺布衣之士应深刺并且要留针，针刺王公大人应浅刺并且要慢进针，因为他们的气行有剽悍与急滑的不同。

黄帝说：形气出现了有余或不足的差别，又该怎样治疗呢？

岐伯说：形气不足，病气有余，是邪气满实了，应当急用泄法以祛邪；若形气有余，病气不足，那么阴阳之气都已经不足了，不能用针刺这种病人，否则会更加不足，还会导致阴阳俱竭，气血耗尽，五脏空虚，筋骨枯槁，导致的结果是老年人将要死亡，壮年人也难复原。假若形气有余，病气也有余，这就是阴阳都有余了，应该急用泄法祛实邪，以调虚实。所以说，凡是有余的应该用泄法，不足的应该用补法，就是这个道理。

凡是针刺，如果不懂得补泄逆顺的道理，就会导致正气与邪气的相互搏结。若邪气实却用了补法，就会导致阴阳气血满溢，邪气也会充塞大肠和胃，肝肺会发生胀满，阴阳之气也就错乱了。若正气虚却用了泄法，就会使经脉空虚，气血耗损枯竭，肠胃松弛无力，人也就会瘦得皮包骨，毫毛脱折枯焦，离死期也不远了。所以说，运用针法的要领，在于懂得调和阴阳。调和好了阴阳，精气就可以充足，形体与神气也可以相合，神气便能内藏而不会泄漏了，另外，高明的医生能够调理阴阳之气，使阴阳之气平衡。一般的医生常常扰乱经脉，低劣的医生则有可能耗绝病人精气而危害生命。所以说，针刺时，运用补泄手法不可不审慎，一定要审察五脏的病情变化以及五脏的脉象与病的感应情况、经络的虚实情况、皮肤的柔粗情况才能够选取适当的经穴进行治疗。

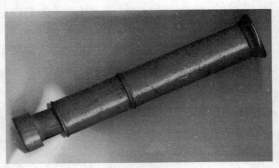

古代听诊器

寿夭刚柔第六　法律

原典

黄帝问于少师[1]曰：余闻人之生也，有刚有柔，有弱有强，有短有长，有阴有阳，愿闻其方。

少师答曰：阴中有阴，阳中有阳，审知②阴阳，刺之有方，得病所始，刺之有理，谨度病端，与时相应。内合于五脏六腑，外合于筋骨皮肤。是故内有阴阳，外亦有阴阳。在内者，五脏为阴，六腑为阳；在外者，筋骨为阴，皮肤为阳。故曰病在阴之阴者，刺阴之荥腧，病在阳之阳者，刺阳之合；病在阳之阴者，刺阴之经；病在阴之阳者，刺络脉。故曰病在阳者名曰风，病在阴者名曰痹，阴阳俱病名曰风痹。病有形而不痛者，阳之类也；无形而痛者，阴之类也。无形而痛者，其阳完而阴伤之也。急治其阴，无攻其阳。有形而不痛者，其阴完而阳伤之也。急治其阳，无攻其阴。阴阳俱动，乍有形，乍无形，加以烦心，命曰阴胜其阳，此谓不表不里，其形不久③。

注释

①少师：即伯高，古代医家。传说上古之经脉学医家，黄帝之臣。

②审知：审察而明白，即了解。

③其形不久：指预后不良。

译文

黄帝问少师说：我听说人体的先天素质有刚柔、强弱、长短、阴阳等不同，想听你谈谈针对这些情况有关针刺的方法。

少师答道：就人体的阴阳而论，阴中还有阴，阳中还有阳。首先要掌握阴阳的规律，才能很好地运用针刺方法。同时还要了解发病的经过情况，用针才能合理。必须细心推测开始发病的因素，以及人体与四时气候的相应关系，在内与五脏六腑相合，在外与筋骨皮肤相合。体内有阴阳，体表亦有阴阳。在体内五脏为阴，六腑为阳；在体表筋骨为阴，皮肤为阳。因而临床治疗上，病在阴中之阴的五脏，可刺阴经的荥穴和腧穴；病在阳中之阳的皮肤，可刺阳经的合穴；病在阳中之阴的筋骨，可刺阴经的经穴；病在阴中之阳的六腑，可刺络穴。因此，疾病的性质由于发病的部位不同而异，病在体表，由外感邪气引起的属阳，称为"风"；由于病邪在内，使气血阻滞不畅的属阴，称为"痹"；如果表里阴阳俱病的，称为"风痹"。再从疾病的症状来分析，如果有外在形体的症状而没有内脏疼痛症状的，多属于阳证；没有外在形体的症状而见有内脏疼痛症状的，多属于阴证。由于体表无病而内脏受伤，应当速治其里，不要误治其表；由于内脏无病而体表受伤的，当速治其表，不要误治其里。如果表里同时发病，症状忽见于体表，忽见于内脏，再加上病者心情烦躁不安，是内脏病甚于体表病，这时病邪不单纯在表，也不单纯在里，属于表里同病，所以预后不良。

原典

黄帝问于伯高曰：余闻形气之病先后、外内之应奈何？

伯高答曰：风寒伤形，忧恐忿怒伤气；气伤脏，乃病脏，寒伤形，乃应形；风伤筋脉，筋脉乃应。此形气外内之相应也。

黄帝曰：刺之奈何？

伯高答曰：病九日者，三刺而已；病一月者，十刺而已；多少远近，以此衰①之。久痹不去身者，视其血络，尽出其血。

黄帝曰：外内之病，难易之治奈何？

伯高答曰：形先病而未入脏者，刺之半其日。脏先病而形乃应者，刺之倍其日。此外内难易之应也。

黄帝问于伯高曰：余闻形有缓急，气有盛衰，骨有大小，肉有坚脆，皮有厚薄，其以立寿夭②奈何？

伯高答曰：形与气相任则寿，不相任则夭。皮与肉相裹则寿，不相裹则夭，血气经络胜形则寿，不胜形则夭。

黄帝曰：何谓形之缓急？

伯高答曰：形充而皮肤缓者则寿，形充而皮肤急者则夭，形充而脉坚大者顺也，形充而脉小以弱者气衰，衰则危矣。若形充而颧不起者骨小，骨小则夭矣。形充而大肉③，䐃坚而有分者肉坚，肉坚则寿矣；形充而大肉无纹理不坚者肉脆，肉脆则夭矣。此天之生命，所以立形定气而视寿夭者，必明乎此立形定气，而后以临病人，决生死。

注释

①衰：指祛除病邪的意思。

②寿夭：寿，指长寿；夭，指夭折。寿夭在此指长寿和短命。

③大肉：指人体大腿、手臂、臀部等肌肉比较肥厚的地方。

译文

黄帝问伯高说：我听说人的形体与脏气发病有先后，它的内外相应情况如何呢？

伯高回答说：风寒之邪，多伤于人的外在形体；忧恐愤怒等情志变化，多伤及内在脏气。凡七情之气伤脏，则病变部位应在内脏；外感寒

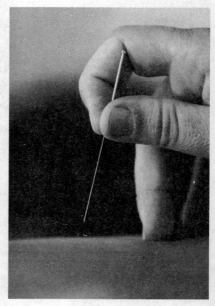

针刺

邪伤形，则发生的疾病应在形体；风邪直接伤及筋脉，则筋脉也就会相应地发生病变。由此可见，病邪与所伤部位的形气，是内外相应的。

黄帝说：如何进行针刺治疗呢？

伯高回答说：大抵病为九天，针治三次就会好；病已一月，针治十次可以好。病程的远近或时间的多少，都可根据三天针一次的方法来计算之。至于邪气内阻，久而不愈之病，可仔细观察病人的血络，针刺血络使恶血出尽。

黄帝说：内外之病在治疗上的难易情况是怎样的？

伯高回答说：外形先病而尚未伤及内脏的，针治次数可以根据已病的日数减半计算。如果内脏先病而后波及于外的，针刺次数则应当加倍计算。这就是说疾病部位有内外之分，而治疗上也有难易的区别。

黄帝问伯高说：我听说人的外形有缓急，正气有盛衰，骨骼有大小，肌肉有坚脆，皮肤有厚薄，从这些方面怎样来确定人的寿夭呢？

伯高回答说：外形与正气相称的多长寿；不相称的多夭折。皮肤与肌肉相称的多长寿；不相称的多夭折。内在血气经络超过比外形强盛的多长寿；不能超过外形的多夭折。

黄帝说：什么叫作形体的缓急？

伯高回答说：外形壮实而皮肤舒缓的多长寿；外形虽盛而皮肤紧急的多夭折。外形壮实而脉象坚大有力的为顺；外形虽盛而脉象弱小无力的为气衰，气衰是危险的。假使外形虽盛而颧骨不突起者骨骼小，骨骼小的多夭折。如外形壮实，而大肉突起有纹理者是肉坚实，肉坚实的人多长寿；外形虽盛而大肉无纹理不坚实者是肉脆，肉脆的人多夭折。以上所说，虽是人的先天禀赋，但是可以根据这些形气的不同情况来衡量体质的强弱，从而推断人的长寿或夭折。医工必须明白这些道理，临床时要根据形气的情况，以决定预后的良与不良。

原典

黄帝曰：余闻寿夭，无以度之。

伯高答曰：墙基①卑，高不及其地者，不满三十而死。其有因加疾者，不及二十而死也。

黄帝曰：形气之相胜，以立寿夭奈何？

伯高答曰：平人而气胜形者寿；病而形肉脱，气胜形者死，形胜气者危矣。

黄帝曰：余闻刺有三变，何谓三变？

伯高答曰：有刺营②者，有刺卫者，有刺寒痹之留经者。

黄帝曰：刺三变者奈何？

伯高答曰：刺营者出血，刺卫者出气，刺寒痹者内热。

黄帝曰：营卫寒痹之为病奈何？

伯高答曰：营之生病也，寒热少气，血上下行。卫之生病也，气痛时来时去，怫忾③贲响，风寒客于肠胃之中。寒痹之为病也，留而不去，时痛而皮不仁。

黄帝曰：刺寒痹内热奈何？

伯高答曰：刺布衣者，以火焠之；刺大人者，以药熨之。

黄帝曰：药熨奈何？

伯高答曰：用淳酒二十斤，蜀椒一斤，干姜一斤，桂心一斤，凡四种，皆㕮咀④，渍酒中，用绵絮一斤，细白布四丈，并内酒中，置酒马矢煴中⑤，盖封涂，勿使泄。五日五夜，出布绵絮曝干之，干复渍，以尽其汁。每渍必晬⑥其日，乃出干。干，并用滓与绵絮，复布为复巾，长六七尺，为六七巾。则用之生桑炭炙巾，以熨寒痹所刺之处，令热入至于病所，寒复炙巾以熨之，三十遍而止。汗出以巾拭身，亦三十遍而止。起步内中，无见风。每刺必熨，如此病已矣。此所谓内热也。

注释

①墙基：这里指耳朵旁边的骨骼。

②营：即营分，温热病卫气营血辨证介于气分与血分之间者为营分。

③怫忾：气盛满的样子。

④㕮咀：咀嚼，此处为捣碎的意思。

⑤马矢煴中：马矢，即马粪；煴中，燃烧。这里指用火煨。

⑥晬：指一昼夜，即一整天。

译文

黄帝说：我已听过关于寿夭的区别，但究竟怎样来衡量呢？

伯高回答说：凡是面部肌肉陷下，而四周骨骼显露的，不满三十岁就会死亡。如果再加上疾病的影响，不到二十岁就会有死亡的可能。

黄帝说：从形与气的相称情况，如何来决定寿夭呢？

伯高回答说：健康人正气胜过外形的就会长寿；病人肌肉已经极度消瘦，虽然正气胜过外形，但也终将要死亡；如果外形胜过正气，则是很危险的。

黄帝说：我听说刺法有三变，什么叫三变呢？

伯高回答说：有刺营分、刺卫分、刺寒痹羁留于经络三种。

黄帝说：这三种刺法是怎样的？

伯高回答说：刺营分时要疏通其血，刺卫分时要调和其气，刺寒痹时要使热气纳于内。

黄帝说：营分、卫分、寒痹的病状如何？

伯高回答说：营分病多会出现寒热往来，呼吸少气，血上下妄行。卫分病则痛无定处，也不定时，胸腹会感到满闷或者窜动作响，这是风寒侵袭于肠胃所致。寒痹的病状，多由病邪久留不解，因此时常感到筋骨作痛，甚者皮肤麻木不仁。

黄帝说：刺寒痹怎样才能使躯体内部产生热感？

伯高回答说：对一般体质比较好的劳动者病人，可用烧红的火针刺治，而对于养尊处优体质较差的病人，则多用药熨。

黄帝说：药熨的方法怎样？

伯高回答说：用醇酒二十升，蜀椒一斤，干姜一斤，桂心各一斤，这四种药，都捣碎，浸在酒中。再用丝绵一斤，细白布四丈，一齐放入酒中。把酒器加上盖，并用泥封固，不使泄气，放在燃着的干马粪内煨，经过五天五夜，将细布与丝绵取出晒干，干后再浸入酒内，如此反复地将药酒浸干为止。每次浸的时间都要一整天，然后拿出来再晒干。等酒浸干后，将布做成夹袋，每个长六到七尺，共做成六七个，将药渣与丝绵装入袋内。用时取生桑炭火，将夹袋放在上面烘热，熨敷于寒痹所刺的地方，使得热气能深透于病处。夹袋冷了再烘热。如此熨敷三十次，每次都要使患者出汗。出汗后用手巾揩身，也需要三十遍。并令患者在室内行走，但不能见风。按照这样的方法，每次针治时，再加用熨法，病就会好了。这就是"药熨"的方法。

熨法的禁忌和注意事项

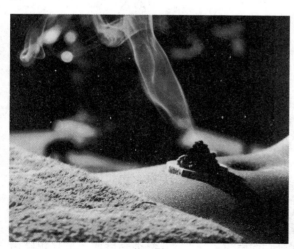

热　熨

熨法忌用于皮肤破损处、身体大血管处、局部无知觉处、孕妇的腹部和骶部、腹部包块性质不明以及一切炎症部位；禁用于实热证或麻醉未清醒者。

使用熨法时要注意的事项有：

熨法一般需要裸露体表，故操作时应注意室温适宜，空气新鲜，注意避风，以免遭受风寒；药熨前嘱患者排空小便；药熨袋温度不宜超过70℃，年老、婴幼儿不宜超过50℃。药熨过程中，药熨袋若冷却应立即更换或加热，若患者感到局部疼痛或出现水泡应立即停止操作，并进行适当处理；熨烫过程中要注意观察患者的情况，如有头晕、心慌等症状应停止治疗；热熨治疗后的患者要注意避风保暖，不宜过度疲劳，饮食宜清淡。

官针 ① 第七 法星

原典

凡刺之要，官针最妙。九针之宜，各有所为，长、短、大、小，各有所施也。不得其用，病弗能移。疾浅针深，内伤良肉，皮肤为痛；病深针浅，病气不泻，支为大脓。病小针大，气泻太甚，疾必为害；病大针小，气不泄泻，亦复为败。失针之宜，大者泻，小者不移。已言其过，请言其所施。

病在皮肤无常处者，取以镵针于病所，肤白勿取。病在分肉间，取以圆针于病所。病在经络痼痹者，取以锋针。病在脉，元气少，当补之者，取以鍉针于井荥分腧。病为大脓者，取以铍针。病痹气暴发者，取以圆利针。病痹气痛而不去者，取以毫针。病在中者，取以长针。病水肿不能通关节者，取以大针。病在五脏固居者，取以锋针，泻于井荥分腧，取以四时。

凡刺有九，以应九变。一曰腧刺，腧刺者，刺诸经荥腧脏腧也；二曰远道刺，远道刺者，病在上，取之下，刺腑腧也；三曰经刺，经刺者，刺大经②之结络经分也；四曰络刺，络刺者，刺小络之血脉也；五曰分刺，分刺者，刺分肉之间也；六曰大泻刺，大泻刺者，刺大脓以铍针也；七曰毛刺，毛刺者，刺浮痹皮肤也；八曰巨刺，巨刺者，左取右，右取左；九曰焠刺，焠刺者，刺燔针则取痹也。

注释

① 官针：指大家公认的针具和操作方法。本篇以官针命名正是强调正确适用九针的重要性。

② 大经：指深布五脏六腑的经脉。

译文

针刺的要点，在于正确选用符合规格的针具。九针各有不同的功用，各自的长、短、大、小也决定了其不同的用法。如果用法不当，病就不能祛除。病在浅表却针刺过深，就会损伤里面的好肉，发生痛肿；病在深部却针刺过浅，病邪就不能排除，反而会形成大的脓疡。病轻浅却用大针，会使元气外泄而加重病情；疾病深重却用小针，邪气得不到排泄，治疗也就得不到效果了。不正确的用针往往是宜用小针却因误用了大针而泄去了正气，应用大针却误用了小针而使病邪得不到排除。这里已经说了错用针具的害处，那就让我再谈谈九针的正确用法。

病在皮肤而又无固定的地方，可以用镵针针刺病变部位，但皮肤苍白的就不能针刺了。病在肌肉间的，可以用圆针治疗。病在经络，日久成痹的，应用锋针治疗。病在经脉，而气又不足的，当用补法，以锃针按压井、荥、腧等穴位。对患严重脓疡的，应当用铍针排脓治疗。痹证急性发作的，应当用圆利针治疗。患痹证疼痛日久不止的，可以用毫针治疗。病已入里的，应当用长针刺治。患水肿并且关节不通利的，应当用大针刺治。病在五脏而固留不去的，可用锋针，在井、荥、腧等穴用泄法刺治，并依据四时与腧穴的关系进行选穴。

针刺有九种方法，以对九种不同的病进行刺治。第一种叫作腧刺，是针刺十二经四肢的井、荥、腧、经、合等穴，以及背部两侧的脏腑腧穴；第二种叫作远道刺，意思是说病在上部，从下部取穴，针刺足三阳经的腑腧穴；第三种叫作经刺，就是针刺在深部经脉触到的硬结或压痛；第四种叫络刺，就是刺皮下浅部的小络脉；第五种叫分刺，就是针刺肌肉的间隙；第六种叫作大泻刺，就是用铍针刺肠疡；第七种叫作毛刺，就是针刺皮肤浅表的痹证；第八种叫作巨刺，就是左侧的病刺右侧的穴，右侧的病刺左侧的穴；第九种叫作焠刺，就是用燔针治痹证。

原典

凡刺有十二节，以应十二经。一曰偶刺①，偶刺者，以手直心若背，直痛所，一刺前，一刺后，以治心痹。刺此者，傍针之也。二曰报刺②，报刺者，刺痛无常处也。上下行者，直内无拔针，以左手随病所按之，乃出针，复刺之也。三曰恢刺③，恢刺者，直刺傍之，举之前后，恢筋急，以治筋痹也。四曰齐刺④，齐刺者，直入一，傍入二，以治寒气小深者；或曰三刺，三刺者，治痹气小深者也。五曰扬刺⑤，扬刺者，正内一，傍内四，而浮之，以治

注释

①偶刺：十二刺法的一种。用于治疗心痹（心胸痛）。

②报刺：十二刺法的一种。用于治疗没有固定部位的疼痛。

③恢刺：又称多向刺或放射刺，为古刺法名，十二刺之一。

④齐刺：十二刺法的一种。又称三刺。其先在病变部位正中深刺一针，左右或上下再各刺一针，三针齐下，故名齐刺，又称"三刺"，得气后再施补泻手法。

⑤扬刺：十二刺法的一种。用

寒气之搏大者也。六曰直针刺⑥，直针刺者，引皮乃刺之，以治寒气之浅者也。七曰腧刺⑦，腧刺者，直入直出，稀发针而深之，以治气盛而热者也。八曰短刺⑧，短刺者，刺骨痹，稍摇而深之，致针骨所，以上下摩骨也。九曰浮刺⑨，浮刺者，傍入而浮之，以治肌急而寒者也。十曰阴刺⑩，阴刺者，左右率刺之，以治寒厥；中寒厥，足踝后少阴也。十一曰傍针刺⑪，傍针刺者，直刺傍刺各一，以治留痹久居者也。十二曰赞刺⑫，赞刺者，直入直出，数发针而浅之，出血，是谓治痈肿也。

于治疗范围较大和病位较浅的寒气。

⑥直针刺：十二刺法的一种。治疗寒邪痹证稽留于肌表的针刺方法。

⑦腧刺：十二刺法的一种。用于治疗气盛而有热的病症。

⑧短刺：十二刺法的一种。用于治疗"骨痹"。

⑨浮刺：十二刺法的一种。用于治疗寒性的肌肉痉挛。

⑩阴刺：用于治疗寒厥。

⑪傍针刺：十二刺法的一种。用于治疗慢性风湿。

⑫赞刺：十二刺法的一种。用于治疗痈肿。

译文

　　针刺有十二种方法，以适应十二经的病变。第一种叫偶刺，是用手对着胸部或背部，在疼痛的地方针刺，一针刺前胸，一针刺后背，以治疗心痹的病。但刺时针尖要向两旁倾斜。第二种叫报刺，就是用针刺治痛无定处的病。方法是垂直行针，用左手按痛处然后将针拔出，再进针。第三种叫恢刺，就是直刺筋脉的旁边，提插运捻向前向后，以治筋痹。第四种叫齐刺，就是在病点正中直刺一针，左右两旁再各刺一针，以治寒邪小而深者。此法又叫三刺，三刺可以治疗痹气小而深的病。第五种叫扬刺，就是在病点正中刺一针，在病变周围刺四针，用浅刺法，以治寒气广泛的病。第六种叫作直针刺，刺就是用手捏起皮肤，将针沿皮直刺而入，以治寒气较浅的病。第七种叫腧刺，就是将针直入直出，取穴少却又刺得深，以治气盛而有热的病。第八种叫短刺，可以治疗骨痹病，方法是慢慢进针，同时稍稍摇动针体，使针渐渐深入骨部，然后再上下提插摩擦骨部。第九种叫浮刺，是在病点旁浮浅的斜刺，以治疗肌肉挛急而寒的病。第十种叫阴刺，为左右都刺，以治寒厥病，凡中寒厥的，应刺足内踝后面的少阴穴。第十一种叫傍针刺，就是在病点直刺一针，旁边也刺一针，以治久而不愈的痹证。第十二种叫赞刺，就是直入直出，快速进出针并浅刺出血，以治疗痈肿。

原典

脉之所居，深不见者，刺之；微内针而久留之，以致其空脉气也。脉浅者，勿刺，按绝其脉乃刺之，无令精出，独出其邪气耳。

所谓三刺，则谷气^①出者。先浅刺绝皮，以出阳邪，再刺则阴邪出者，少益深，绝皮致肌肉，未入分肉间也；已入分肉之间，则谷气出。故《刺法》曰：始刺浅之，以逐邪气，而来血气，后刺深之，以致阴气之邪，最后刺极深之，以下谷气。此之谓也。故用针者，不知年之所加，气之盛衰，虚实之所起，不可以为工也。

凡刺有五，以应五脏，一曰半刺，半刺者，浅内而疾发针，无针伤肉，如拔毛状，以取皮气，此肺之应也。

二曰豹文刺，豹文刺者，左右前后针之，中脉为故，以取经络之血者，此心之应也。

三曰关刺，关刺者，直刺左右尽筋上，以取筋痹，慎无出血，此肝之应也，或曰渊刺；一曰岂刺。

四曰合谷刺，合谷刺^②者，左右鸡足，针于分肉之间，以取肌痹，此脾之应也。

五曰腧刺，腧刺者，直入直出，深内之至骨，以取骨痹，此肾之应也。

注释

① 谷气：一般指胃气，在这里指水谷精微运化而成的经脉之气。

② 合谷刺：这里并不是指针刺合谷穴，而是指针刺分肉之间的部位。

译文

经脉所在的部位，深而难见的，针刺时要轻轻地进入而长时间留针，以疏导孔中的脉气。脉浅的不要刺，要先按绝经脉气，才可以进针，不使精气外泄，只使其邪气排出。

所谓经过三刺就使谷气流通的针法，是先浅刺皮肤，以宣泄阳邪；如果再刺就会使阴邪排出，稍微深刺，透过皮肤而接近肌肉，但没有刺到肌肉之间；当刺达肌肉之间时，谷气就会流通，针感也就出现了。所以《刺法》讲：开始应当浅刺，以驱逐浅表的邪气，而让血气流通；然后再深刺，以使阴邪外泄，最后深刺到深处，以疏导谷气。这就叫三刺。所以用针的人，如果不知道每年运气的变化、气的盛衰所引起的疾病的虚实状况，就不能称其为医者。

还有五种刺法，可以与五脏有关的病变相应。第一种叫半刺，就是下针浅而很快出针，不刺伤肌肉，就像拔除毫毛一般，以祛除皮毛间的邪气，这是相应于肺脏的刺法。

第二种叫豹文刺，就是在病变部位的左右前后下针，以刺中络脉使其出血为度，以消散经络间的淤血，这是相应于心脏的刺法。

第三种叫关刺，就是直刺四肢关节的附近，以治疗筋痹，但应当注意刺时不能出血，这是相应于肝脏的刺法，也叫渊刺，又叫岂刺。

第四种叫合谷刺，就是将针深刺到分肉之间，左右各斜刺一针，就像鸡足的样子，以治疗肌痹，这是相应于脾脏的刺法。

第五种叫腧刺，就是直接进针又直接出针，将针深刺到骨部，以治疗骨痹，这是相应于肾脏的刺法。

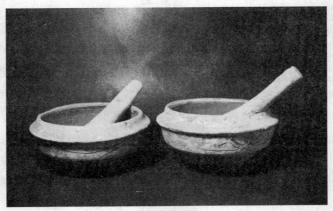

古代捣药工具

本神第八　法风

原典

黄帝问于岐伯曰：凡刺之法，先必本于神。血、脉、营、气、精、神，此五脏之所藏也。至其淫泆离脏①则精失、魂魄飞扬、志意恍乱、智虑去身者，何因而然乎？天之罪与？人之过乎？何谓德、气、生、精、神、魂、魄、心、意、志、思、智、虑？请问其故。

岐伯答曰：天之在我者德②也，地之在我者气也。德流气薄而生者也。故生之来谓之精；两精相搏谓之神；随神往来者谓之魂；并精而出入者谓之魄；

注释

① 淫泆离脏：淫，过度，这里指过度放纵。离脏，五脏所藏的血气精神耗散。

② 德：天地万物的运化规律，如四季更替、万物盛衰的自然变化。

所以任物者谓之心；心有所忆谓之意；意之所存谓之志；因志而存变谓之思；因思而远慕谓之虑；因虑而处物谓之智。

故智者之养生也，必顺四时而适寒暑，和喜怒而安居处，节阴阳而调刚柔。如是，则僻邪不至，长生久视。

是故怵惕思虑者则伤神，神伤则恐惧流淫而不止。因悲哀动中者，竭绝而失生。喜乐者，神惮散而不藏。愁忧者，气闭塞而不行。盛怒者，迷惑而不治。恐惧者，神荡惮而不收。

译文

黄帝问岐伯道：运用针刺的一般法则是必须以人的生命活动为根本。因为血、脉、营、气、精、神，这些都属五脏所藏的维持生命活动的物质和动力。如果七情过度，使其与内脏分离，那么精气就随之而散失，魂魄不定而飞扬，志意无主而恍乱，思考决断能力丧失，这是什么原因造成的呢？究竟是天生的灾难，还是人为的过失呢？什么叫德、气、生、精、神、魂、魄、心、意、志、思、智、虑？请教其中的道理。

岐伯回答说：天所赋予人的是"德"（如自然界的气候、日光雨露等），地所赋予人的是"气"（如地面上的物产）。因此，由于天之德下行与地之气上交，阴阳相结合，使万物化生，人才能生存。人之生命的原始物质，叫作精；男女交媾，两精结合而成的生机，叫作神；随从神气往来的精神活动，叫作魂；从乎精的先天本能，叫作魄；脱离母体之后，主宰生命活动的，叫作心；心里忆念而未定的，叫作意；主意已考虑决定，叫作志；根据志而反复思考，叫作思；思考范围由近及远，叫作虑；通过考虑后而毅然处理，叫作智。

所以聪明的人保养身体，必定是顺从四时节令的变化，适应气候的寒暑，不让喜怒过度，注意正常的饮食起居，节制阴阳的偏颇，调剂刚柔的活动。这样，四时不正的邪气也难以侵袭，从而能够获得长寿而不易衰老。

恐惧和思虑太过都能损伤心神，神伤而恐惧的情绪时时流露于外。因悲哀太甚，内伤肝脏，能使正气耗竭以至绝灭而死亡。喜乐过度，使神气涣散而不守。忧愁太甚，使气机闭塞不通。大怒以后，能使神志昏迷。恐惧太甚，也使神气散失而不收。

原典

心，怵惕思虑则伤神，神伤则恐惧自失。破䐃脱肉，毛悴色夭死于冬①。

脾，愁忧而不解则伤意，意伤则悗乱，四肢不举，毛悴色夭死于春。

肝，悲哀动中则伤魂，魂伤则狂忘不精，不精则不正，当人阴缩而挛筋，两胁骨不举，毛悴色夭死于秋。

肺，喜乐无极则伤魄，魄伤则狂，狂者意不存人，皮革焦，毛悴色夭死于夏。

肾，盛怒而不止则伤志，志伤则喜忘其前言，腰脊不可以俯仰屈伸，毛悴色夭死于季夏。

恐惧而不解则伤精，精伤则骨痠痿厥，精时自下。是故五脏主藏精者也，不可伤，伤则失守而阴虚；阴虚则无气，无气则死矣。

是故用针者，察观病人之态，以知精、神、魂、魄之存亡，得失之意，五者以伤，针不可以治之也。

肝藏血，血舍魂，肝气虚则恐，实则怒。脾藏营，营舍意，脾气虚则四肢不用，五脏不安，实则腹胀经溲不利。心藏脉，脉舍神，心气虚则悲，实则笑不休。肺藏气，气舍魄，肺气虚，则鼻塞不利少气，实则喘喝胸盈仰息②。肾藏精，精舍志，肾气虚则厥，实则胀。五脏不安。必审五脏之病形，以知其气之虚实，谨而调之也。

注释

① 死于冬：按五行配属，心属火，冬季为水，而水克火，心气在冬季受克更为虚弱，属于心的病症就会加重，如果不能耐受将会死亡。以下的"死于春""死于秋""死于夏"也为同理。

② 胸盈仰息：胸部胀满，仰面呼吸的意思。

译文

心因恐惧和思虑太过而伤及所藏之神，神伤便会时时恐惧，不能自主，久而大肉瘦削，皮毛憔悴，气色枯夭，死亡在冬季。

脾因忧愁不解而伤及所藏之意，意伤便会胸膈烦闷，手足无力举动，皮毛憔悴，气色枯夭，死亡在春季。

肝因悲哀太过而伤及所藏之魂，魂伤便会狂妄而不能精明，举动失常，同时使人前阴萎缩，筋脉拘挛，两胁不能舒张，皮毛憔悴，气色枯夭，死亡在秋季。

肺因喜乐太过而伤及所藏之魄。魄伤便会形成癫狂，语无伦次，皮毛肌肤憔悴，气色枯夭，死亡在夏季。

肾因大怒不止而伤及所藏之志，志伤便会记忆力衰退，腰脊不能俯仰转动，皮毛憔悴，气色枯夭，死亡在夏季。

又因恐惧不解而伤精，精伤则骨节酸软痿弱，四肢发冷，精液时时外流。所以说，五脏都主藏精，不能损伤，伤则所藏之精失守而为阴不足，阴不足则正气的化源断绝，人无正气则死。

因此，用针治病，应当仔细察看病人的神情与病态，从而了解其精、神、魂、魄、意、志有无得失的情况，如果五脏之精已经耗伤，就不可以妄用针刺治疗。

肝脏主藏血，血中舍魂，肝气虚则易产生恐惧，肝气实则容易发怒。脾脏主藏营，营中舍意，脾气虚则四肢不能运动，五脏缺乏营气而不能发挥正常的功能，脾气实则发生腹中胀满，大小便不利。心脏主藏脉，脉中舍神，心气虚易产生悲感，心气实则嬉笑不止。肺脏主藏气，气中舍魄，肺气虚则发生鼻塞呼吸不利、短气，肺气实则喘促胸满，仰面呼吸。肾脏主藏精，精中舍志，肾气虚则四肢厥冷，肾气实则小腹胀满。五脏发生病变，必须审察病状，进一步分析病症属虚还是属实，然后谨慎地进行调治。

如何区别肾气虚和心气虚

中医理论认为，肾居腰府，是藏精气的地方。肾气亏虚，人显得神疲乏力，眩晕健忘，腰膝酸软，小便频数多而清冽。肾不纳气，呼多吸小。而心气虚病在心脏，故以心悸怔忡，胸闷不适，活动后诸症加重，伴有一般气虚的症状为特征。若临床既有肺气虚弱，又有心气不足，则为两者复合之心肺两虚。

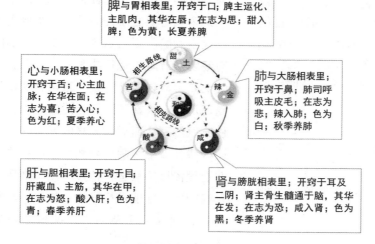

情绪与五脏的关系

终始第九　法野

原典

凡刺之道，毕于《终始》。明知终始，五脏为纪，阴阳定矣。阴者主脏，阳者主腑，阳受气于四末，阴受气于五脏，故泻者迎之，补者随之，知迎知随，气可令和，和气之方，必通阴阳。五脏为阴，六腑为阳，传之后世，以血为盟[①]。敬之者昌，慢之者亡。无道行私，必得天殃。

谨奉天道，请言终始。终始者，经脉为纪。持其脉口人迎[②]，以知阴阳有余不足，平与不平，天道毕矣。所谓平人者不病，不病者，脉口人迎应四时也，上下相应而俱往来也，六经之脉不结动也，本末之寒温之相守司也。形肉血气必相称也，是谓平人。

少气[③]者，脉口人迎俱少而不称尺寸也。如是者，则阴阳俱不足。补阳则阴竭，泻阴则阳脱。如是者，可将以甘药，不可饮以至剂[④]，如是者，弗灸。不已者[⑤]，因而泻之，则五脏气坏矣。

注释

①以血为盟：歃血盟誓的意思，用来表示这些道理的重要性，学习者要有坚定的决心。

②脉口人迎：脉口，指寸口脉，手腕内侧桡动脉的搏动处，属手太阴肺经，可候五脏阴气的盛衰；人迎，在颈部两侧颈动脉的搏动处，属足阳明胃经，用来候六腑阳气的盛衰。

③少气：短气，元气虚弱的意思。

④至剂：指药力猛烈能迅速起效的药物。

⑤不已者：指病没有痊愈的人。

译文

针刺的原理，全都在《终始》篇里，如果要准确了解终始的含义，就必须以五脏为纲纪来确定阴经阳经的关系。阴经主五脏，阳经主六腑。阳经承接四肢中运行的脉气，阴经承接五脏中运行的脉气。所以，在采用泻法刺治时要迎而守之，采用补法刺治时要随而济之。掌握了迎随补泻的要领，就可以使脉气调和。而调和脉气的要点在于了解阴阳规律，五脏为阴，六腑为阳。如果要将这些道理传授给后世，传授时应歃血盟誓，也只有如此，才能发扬光大。如果不加重视，这些道理就会逐渐消亡，不按这些方法去做，就会造成天祸。

谨慎地顺应天地间阴阳盛衰的道理，以

掌握针刺终始的含义。所谓终始，就是以十二经脉为纲纪，诊察寸口和人迎两处，以了解人体阴阳的虚实盛衰，以及阴阳的平衡情况。这样也就大致掌握了阴阳盛衰的规律。所谓平人，就是平常无病的人。平人的脉口和人迎两处的脉象是与四时的阴阳变化相和的，脉气也上下相应，往来不息，六经的脉搏既无结涩和不足，也没有动疾有余的现象产生，内脏之本和肢体之末，在四时寒温变化时，就能相互协调，形肉和血气也能互为协调。这是平常无病的人。

气短的人，脉口和人迎都会表现出虚弱无力的脉象，与两手的寸、尺两脉也不相称。这种情况，属于阴阳都不足的征象。治疗时，如果补阳，就会导致阴气衰竭，泄阴又会导致阳气脱泄。因此，只能用甘缓的药剂加以调补，如果还不能痊愈则可服用能快速起效的药物。像这样的病，切勿用艾灸治疗，如果因不能快速产生疗效，而用泄法，那么五脏的精气就会受到损害。

易与气短混淆的症状

气短是指呼吸比正常人短促，躁而带粗，气若有所窒，呼吸勉强。而呼吸困难或呼吸窘迫，则是呼吸功能不全的一个重要症状，是患者主观上有空气不足或呼吸费力的感觉；客观上表现为呼吸频率、深度和节律的改变。呼吸短促，则表明患者多有呼吸系统或心血管系统疾病。

原典

人迎一盛，病在足少阳，一盛而躁，病在手少阳。人迎二盛，病在足太阳，二盛而躁，病在手太阳，人迎三盛，病在足阳明，三盛而躁，病在手阳明。人迎四盛，且大且数，名曰溢阳[1]，溢阳为外格[2]。脉口一盛，病在足厥阴；一盛而躁，在手心主。脉口二盛，病在足少阴；二盛而躁，在手少阴。脉口三盛，病在足太阴；三盛而躁，在手太阴。

译文

人迎脉比寸口大一倍的，病在足少阳胆经，而又同时出现躁动症状的，病在手少阳三焦经。人迎脉比寸口大两倍的，病在足太阳膀胱经，而又同时有躁动症状的，病在手太阳小肠经。人迎脉比寸口脉大三倍的，病在足阳明胃经，而又同时有躁动症状的，病在手阳明大肠经。人迎脉比寸口大四倍的，并且脉象又大又快的，叫溢阳，溢阳是因为六阳盛极，而不能与阴气相交，所以称为外格。寸口脉比人迎大一倍的，病在足脉口四盛，且大且数者，名曰溢阴。溢阴为内关[3]，内关不通，死不治。人迎与太阴脉口俱盛四倍以上，名曰关格[4]。关格者，与之短期。

人迎一盛，泄足少阳而补足厥阴，二泄一补[5]，日一取之，必切而验之，疏取之上，气和乃止。人迎二盛，泻足太阳补足少阴，二泻一补，二日一取之，必切而验之，疏取之上，气和乃止。人迎三盛，泻足阳明而补足太阴，二泻一补，日二取之，必切而验之，疏取之上，气和乃止。

注释

①溢阳：阳经的脉气过盛不能被约束而盈溢于脉外。

②外格：阳气过于旺盛，阴气不能入内而被格拒于脉外，以致阴阳不能相交的意思。

③内关：阴气过于旺盛，阳气不能入内而被格拒于外的一种状态。

④关格：指阴气、阳气都很旺盛，但不相互交运达到阴平阳秘，而是相互格拒，造成阴阳离决的状态。

⑤二泄一补：取两个用泄法的穴位和一个用补法的穴位，即用泄法的取穴要倍于用补法的穴位。

厥阴肝经，大一倍而又同时有躁动症状的，病在手厥阴心包络经。寸口脉比人迎大两倍，病在足少阴肾经，大两倍而又同时有躁动症状的，病在手少阴心经。寸口脉比人迎大三倍，病在足太阴脾经，大三倍而又同时有躁动症状的，病在手太阴肺经。寸中脉比人迎大四倍，并且脉象又大又快的，叫作溢阴。溢阴是因为六阴盛极，而不能与阳气相交，所以称为内关。内关是阴阳隔绝的死症。人迎与寸口脉都比平常的大四倍以上的，叫作关格。出现了关格的脉象，人也就接近死期了。

人迎脉比寸口脉大一倍的，就应

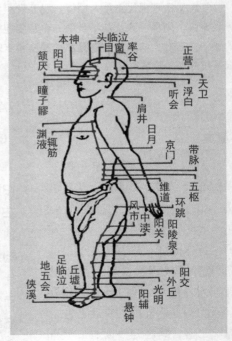

足少阳胆经（子）

泄足少阳胆经，而补足厥阴肝经。用二泄一补法，每日针刺一次，施针时，还必须切人迎与寸口脉，以测病势的进退，如果表现为躁动不安的，应刺上部的穴位，直到脉气调和了才停止针刺。人迎脉比寸口脉大二倍，就应该泄足太阳膀胱经，补足少阴肾经。用二泄一补法，每两日针刺一次，施针时，还应切人迎与寸口脉，以测病势的进退，如果同时有躁动不安的情况的，应刺上部的穴位，直到脉气调和了才停止针刺。人迎脉比寸口脉大三倍的，就应该泄足阳明胃经，补足太阴脾经，用二泄一补法，每日针刺两次，施针时，还应切人迎与寸口脉，以测病势的进退，如果表现为躁动不安，就刺上部的穴位，直到脉气调和了，才能停止针刺。

原典

脉口一盛，泻足厥阴而补足少阳，二补一泻，日一取之，必切而验之，疏而取之上，气和乃止。脉口二盛，泻足少阴而补足太阳，二补一泻，二日一取之，必切而验之，疏取之上，气和乃止。脉口三盛，泻足太阴而补足阳明，二补一泻，日二取之，必切而验之，疏而取之上，气和乃止。所以日二取之者，太阳主胃，大富于谷气，故可日二取之也。人迎与脉口俱盛三倍以上，命曰阴阳俱溢①，如是者不开，则血脉闭塞，气无所行，流淫于中，五脏内伤。如此者，因而灸之，则变易而为他病矣。

凡刺之道，气调而止。补阴泻阳，音气益彰，耳目聪明。反此者，血气不行。

所谓气至而有效者，泻则益虚。虚者，脉大如其故而不坚也；坚如其故者，适虽言快②，病未去也。补则益实，实者，脉大如其故而益坚也；夫如其故而不坚者，适虽言快，病未去也。故补则实，泻则虚，痛虽不随针，病必衰去。必先通十二经脉之所生病，而后可得传于终始矣。故阴阳不相移，虚实不相倾，取之其经。

注释

① 阴阳俱溢：指阴阳两气都偏盛到极点而充斥于五脏。

② 适虽言快：虽然一时觉得舒服。

译文

寸口脉比人迎脉大一倍的，应该泄足厥阴肝经，以补足少阳胆经，用二泄一补法，每日针刺一次，施针时，还应切寸口与人迎脉，以测病势的进退，如果有躁动不安的情况，就应刺上部的穴位，直到脉气调和，才能停止针刺。寸口脉比人迎脉大两倍的，应该泄足少阴肾经，以补足太阳膀胱经。用二泄一补法，每两日针刺一次，施针时，还应切寸口与人迎脉，以测病势的进退，如果有躁动不安的情况，应刺上部的穴位，直到脉气调和了，才能停止针刺。寸口脉比人迎脉大三倍的，应该泄足太阴脾经，以补足阳明胃经，用二补一泄法，每日针刺两次，施针时，还应切寸口与人迎脉，以测病势的进退，如果有躁动不安的情况，应刺上部的穴位，直到脉气调和了，才能停止针刺。每日针刺两次的原因是什么呢？因为太阳主胃，当谷气充盛时，人就气多血多，所以可以每日刺两次。人迎和寸口脉的脉象都比平常大三倍以上的，叫作阴阳俱溢。这样的病，如果不加以疏理，血脉就会闭塞，气血也不能流通，流溢于肉里，就会损伤五脏。在这种情况下，如果妄用了灸法，就会导致变易，而引发其他的疾病。

大凡针刺，都以达到阴阳调和为目的。补阴泄阳，就是补五脏不足的正气，泄六淫邪气，这样人才能声音清朗，元气充盛，耳聪目明。如果泄阴补阳，就会导致气血不畅。

所谓针下得气，是说实证因为用了泄法，症状便由实转虚，这种虚证的脉象虽然与原来的大小相同，但已变得虚软不坚；如果脉象仍然坚实，病人虽已感到轻快，但疾病也并未祛除。如果虚证用了补法，症状就会由虚转实，这种实证的脉象虽然与原来同样大小，却比先前坚实有力；如果经过针刺，脉象还像以前那样大，却虚软而不坚实，患者虽然觉得舒服，但疾病也未除去。所以应正确运用补泄的手法，以使补能充实正气，泄能祛除邪气，病痛虽不能随着出针而立即除去。但病势却必然会减轻。必须先了解十二经脉的机理，才能领悟"终始"章的深刻含义。阴经阳经各有固定的循行部位，与脏腑也有确定的配属关系，补虚泄实的原则也不能互为颠倒。针治也应按经取穴。

原典

凡刺之属，三刺[①]至谷气，邪僻妄合，阴阳易居，逆顺相反，沉浮异处，四时不得，稽留淫泆须针而去。故一刺则阳邪出，再刺则阴邪出，三刺则谷气至，谷气至而止。所谓谷气至者，已补而实，已泻而虚，故以知谷气至也。邪气独去者，阴与阳未能调而病知愈也。故曰：补则实，泻则虚，痛虽不随针，病必衰去矣。

阴盛而阳虚，先补其阳，后泻其阴而和之。阴虚而阳盛，先补其阴，后泻其阳而和之。

三脉动于足大指之间，必审其实虚。虚而泻之，是谓重虚。重虚，病益甚。凡刺此者，以指按之。脉动而实且疾者则泻之，虚而徐者则补之。反此者，病益甚。其动也，阳明在上，厥阴在中，少阴在下。膺腧中膺，背腧中背，肩膊虚者，取之上。重舌，刺舌柱②以铍针也。手屈而不伸者，其病在筋，伸而不屈者，其病在骨，在骨守骨，在筋守筋。

补③泻一方实，深取之，稀按其痏④，以极出其邪气。补一方虚，浅刺之，以养其脉，疾按其痏，无使邪气得入。邪气来也紧而疾，谷气来也徐而和。脉实者深刺之，以泄其气；脉虚者，浅刺之，使精气无泻出，以养其脉，独出其邪气。刺诸痛者，其脉皆实。

注释

① 三刺：指由浅入深地分三个步骤进行针刺。

② 舌柱：舌下根柱部，即指舌底静脉。

③ 补：这里指补泄两种方法。

④ 稀按其痏：出针后不要很快按住针孔。稀，即慢；痏，指针孔。

译文

凡适于用针治的病，都应当用三刺法，使针下获得谷气流通的感觉。由于邪气侵入经脉后会与血气相温和，从而扰乱阴阳之气原有的位置，使气血运行的逆顺方向倒置，脉象的沉浮异常，与四时不相应，邪气就会滞留体内而淫溢流散。这些病变，都可用针刺治疗。初刺是刺皮肤，以使浅表的阳邪排出；二刺是刺肌肉，以使阴分的邪气排出；三刺是刺分肉，以使谷气流通而能得气，得气后就可以出针了。所谓谷气至，是说在用了补法之后，会感觉到正气充实了，在用了泄法之后，会感觉到病邪被排出了，也因此知道谷气已到了。经过针刺，邪气被排出后，虽然阴阳血气还没有得以完全调和，但会察觉病已痊愈。所以说准确地使用补法，正气就可得到充实；准确地使用泄法，邪气就会衰退，病痛虽然不会随着出针而立即痊愈，但病势必定会减轻的。

阴经的邪气旺盛，阳经的正气虚弱，就应该先补充阳经的正气，再泄去阴经的邪气，以调和其有余和不足。阴经的正气虚弱了，阳经的邪气盛了，应该先补阴经的正气，再泄去阳经的邪气，从而调和它的有余和不足。

足阳明经、足厥阴经、足少阴经三脉，都搏动于足大拇趾与食趾之间，针刺时应当察视三经的实虚。如果虚证误用了泄法，叫重虚，虚而更虚，病情就免不了会加重。凡是刺治这类病，可以先切其脉搏，脉的搏动坚实而急速的，就立即用泄法；脉的搏动虚弱而缓慢的，就用补法，如果用了相反的针法，那么病情就会加重。至于三经动脉，足阳明经在足跗之上，足厥阴经在足跗之内，足少阴经在足跗之下。阴经有病的，应刺胸部的腧穴；阳经有病的，应刺背部的腧穴；肩膊部出现虚证的，应当刺上肢经脉的腧穴。对于重舌（舌下所生的一肿物，形状像小舌）的患者，应当用铍针刺舌下根柱部，以排出恶血。手指弯曲而不能伸直的，即筋病；手指伸直而不能弯曲的，属骨病。而病在骨的就应当治骨，病在筋的就应当治筋。

　　用针刺的方法补泄时，必须注意：脉象坚实有力的，就用深刺的方法，出针后也不要很快按住针孔，以尽量泄去邪气；脉象虚弱乏力的，就用浅刺的方法，以养护所取的经脉，出针时，则应迅速按住针孔，以防止邪气的侵入。邪气来时，针下会感觉到坚紧而疾速。谷气来时，针下会感觉徐缓而柔和。脉气盛实的，应当用深刺的方法，向外泄去邪气；脉气虚弱的，就应当用浅刺的方法，使精气不至于外泄，而养其经脉，仅将邪气泄出。针刺各种疼痛的病，大多用深刺的方法，因为痛症的脉象都坚实有力。

原典

　　故曰：从腰以上者，手太阴阳明皆主之；从腰以下者，足太阴阳明皆主之。病在上者下取之；病在下者高取之；病在头者取之足；病在腰者取之腘①。病生于头者，头重；生于手者，臂重；生于足者，足重。治病者，先刺其病所从生者也。

　　春气在毛，夏气在皮肤，秋气在分肉，冬气在筋骨。刺此病者，各以其时为齐②。故刺肥人者，以秋冬之齐，刺瘦人者，以春夏之齐。病痛者，阴也，痛而以手按之不得者，阴也，深刺之。痒者，阳也，浅刺之。病在上者，阳

译文

　　所以说：腰以上的病，可取手太阴、手阳明二经的穴位针治；腰以下的病，可取足太阴、足阳明二经的穴位刺治。病在上部的，可以取下部的穴位；病在下部的，可以取上部的穴位；病在头部的，可以取足部的穴位；病在足部的，可以取腘窝部的穴位。病在头部的，会觉得头很沉重；病在手上的，会觉得臂很沉重；病在足部的，会觉得足很沉重。取穴刺治时，应先找出最先发病的部位，然后再行针刺。

　　春天的邪气伤人的毫毛，夏天的邪气伤人的皮肤，秋天的邪气伤人的肌肉，冬天的邪气伤人的筋骨。治疗与时令相关的病，针刺的深浅，应该因季节的变化而有所不同。刺胖人，应采取秋冬所用的深刺法；刺瘦人，应采取春夏所用的浅刺法。有疼痛症状的病人，多属阴证，疼痛而用按压的方法却不能缓解的，也属阴证，要深刺。身体发痒的人，说明病邪在皮肤，属阳证，应用浅刺。病在上部的属阳证，病在下部的属阴证。

也。病在下者，阴也。

病先起阴者，先治其阴而后治其阳；病先起阳者，先治其阳而后治其阴。

刺热厥者，留针反为寒；刺寒厥者，留针反为热。刺热厥者，二阴一阳；刺寒厥者，二阳一阴。所谓二阴者，二刺阴也；一阳者，一刺阳也。久病者，邪气入深。刺此病者，深内而久留之，间日而复刺之，必先调其左右，去其血脉，刺道毕矣。

凡刺之法，必察其形气。形肉未脱，少气而脉又躁，躁疾者，必为缪刺③之，散气可收，聚气可布。深居静处，占神往来，闭户塞牖，魂魄不散，专意一神，精气之分，毋闻人声，以收其精，必一其神，令志在针。浅而留之，微而浮之，以移其神，气至乃休。男内女外，坚拒勿出，谨守勿内，是谓得气。

病起于阴经的，应当先治疗阴经，然后再治阳经；病起于阳经的，应当先治疗阳经，然后再治疗阴经。

刺治热厥的病，进针后应当留针，以使热象转寒；刺治寒厥的病，进针后应当留针，以使寒象转热。刺治热厥的病，应当刺阴经两次，刺阳经一次；刺治寒厥的病，应当刺阳经两次，刺阴经一次。二阴的意思，是指在阴经针刺两次；一阳的意思，是指在阳经针刺一次。久病的人，病邪的侵入必定已经很深，针刺这类疾病，必须深刺而且留针时间要长，每隔一日应当再针刺一次。还必须先确定邪气在左右的偏盛情况，刺之以使其调和，并去掉血络中的淤血。针刺的道理大体就如此了。

针刺前，必须诊察病人形体的强弱和元气盛衰的情况。如果形体肌肉并不显得消瘦，只是元气衰少而脉象躁动的，这种脉象躁动而厥的病，必须用缪刺法，使耗散的真气可以收敛，积聚的邪气可以散去。针刺时，刺者应如深居幽境一样，静察病人的精神活动，又如同紧闭的门窗一样，心神贯注，听不到外界的声响，以使精神内守，专一地进行针刺。或用浅刺而留针的方法，或用轻微浮刺的方法，以转移病人的注意力，直到针下得气为止。针刺之后，应使阳气内敛，阴气外散，持守正气而不让泄出，谨守邪气而不让侵入，这就是得气的含义。

注释

①腘：膝部后面，腿弯曲时形成窝儿的地方。

②齐：同"剂"，药物的剂量。这里指针刺的数目与深浅程度。

③缪刺：即病左刺右，病右刺左的针刺方法。

原典

凡刺之禁：新内勿刺，新刺勿内，已醉勿刺，已刺勿醉；新怒勿刺，已刺勿怒；新劳勿刺，已刺勿劳；已饱勿刺，已刺勿饱；已饥勿刺，已刺勿饥；已渴勿刺，已刺勿渴；大惊大恐，必定其气乃刺之。乘车来者，卧而休之，如食顷乃刺之。出行来者，坐而休之，如行十里顷乃刺之。

凡此十二禁者，其脉乱气散，逆其营卫，经气不次，因而刺之，则阳病入于阴，阴病出为阳，则邪气复生。粗工勿察，是谓伐身，形体淫泆，乃消脑髓，津液不化，脱其五味①，是谓失气也。

太阳之脉，其终也。戴眼、反折、瘛疭，其色白，绝皮②乃绝汗，绝汗③则终矣。

少阳终者，耳聋，百节尽纵，目系绝，目系绝，一日半则死矣。其死也，色青白，乃死。

阳明终者，口目动作，喜惊、妄言、色黄；其上下之经盛而不行，则终矣。

少阴终者，面黑，齿长而垢，腹胀闭塞，上下不通而终矣。

厥阴终者，中热嗌干，喜溺，心烦，甚则舌卷，卵上缩而终矣。

太阴终者，腹胀闭，不得息，气噫，善呕，呕则逆，逆则面赤，不逆则上下不通，上下不通则面黑皮毛燋，而终矣。

注释

①脱其五味：身体极度虚弱不能运化水谷精微。五味，这里代指水谷精微。

②绝皮：皮肤不显血色的意思。

③绝汗：汗出将绝，脱症临死前的汗出。

译文

针刺的禁忌：行房事不久的不可针刺，针刺后不久的不可行房事；正当醉酒的人不可针刺，已经针刺的不能紧接着就醉酒；正发怒的人不可以针刺，针刺后的人不能发怒；刚刚劳累的人不能针刺，已经针刺的人不要过度劳累；饱食之后不可以针刺，已经针刺的人不能食得过饱；饥饿的人不可以针刺，已经针刺的人不要受饥饿；正渴的时候不可以针刺，已经针刺的人不要受渴。异常惊恐的人，应待情绪稳定之后，才可以针刺。乘车前来的人应该让他躺在床上休息大约一顿饭的时间再给他针刺。步行前来的病人，应叫他坐下休息大约走十里路所需的时间，才可以针刺。

以上这十二种情况，大多会脉象紊乱，正气耗散，营卫失调，经脉之气不能依次运行，如果此时草率地针刺，就会使阳经的病侵入内脏，阴经的病传至阳经，使邪气重新得以滋生。庸医不体察这些禁忌而进行针刺，可以说是在摧残病人的身体，使其全身酸痛无力，脑髓消耗，津液不能布腧，丧失了化生五味的精微，而造成真气消亡，这就是所说的失气。

手足太阳二经脉气将绝时，病人的眼睛上视而不能转动，角弓反张，手足抽搐，面色苍白，皮包败绝，汗水暴下，绝汗一出，人也就快死亡了。

手足少阳二经脉气将绝时，病人会出现耳聋，周身关节松弛无力，目系脉气竭绝而眼珠不能转动，目系已经竭绝，过一日半的时间就会死亡了，临死时会面色青白。

手足阳明二经脉气将绝时，病人会出现口眼抽动、㖞斜，易惊恐，胡言乱语，面色黄，三脉躁动，脉气不行，这时人也就要死亡了。

手足少阴二经脉气将绝时，病人会出现面色发黑，牙齿变长且多污垢，腹部胀满，气机阻塞，上下不通等症状，这时就接近死亡了。

手足厥阴二经脉气将绝时，病人会出现胸中发热，咽喉干燥，小便频数，心烦，甚至舌卷，阴囊上缩等症状，并很快会死亡。

手足太阴二经脉气将绝时，病人会出现腹部胀闷，呼吸不利，嗳气，喜呕吐，呕吐时气机上逆，气机上逆面色就会发赤，如果气不上逆就会上下不通，上下不通就会出现面色发黑、皮毛焦枯等症状，人也因此而死亡。

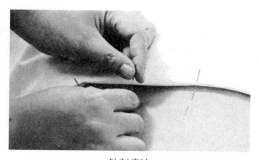
针刺疗法

针刺时可能出现的状况及措施

1.晕针。为防止晕针，针刺前应先与患者交代针刺疗法的作用、可能出现的针感，以消除患者的恐惧心理。

2.滞针。为防止滞针，针刺前应向患者做好解释工作，不使患者在针刺时紧张，并在针刺前将针体擦净。另外在行针时应注意不要大幅度向单方向捻转针体，避免在行针时发生滞针。

3.弯针。为防止弯针，针刺前应先使患者有舒适的体位姿势，全身放松。留针时，针柄上方不要覆盖过重的衣物，不要碰撞针柄，不得变动体位或旋转、屈伸肢体。

4.断针。为防止断针，应注意在针刺前仔细检查针具，对于针柄松动、针根部有锈斑、针体曾有硬性弯曲的针，应及时剔弃不用。留针期间患者不应随意变动体位，当发生滞针、弯针时，应及时正确处理。

5.血肿。为了防止血肿的发生，针刺前应仔细检查针具，针尖有钩的不能使用。针刺时一定要注意仔细察看皮下血管，避开血管再行针刺。

卷 三

经脉第十

原典

雷公问于黄帝曰：《禁服》之言，凡刺之理，经脉为始。营其所行，制其度量。内次五脏，外别六腑。愿尽闻其道。

黄帝曰：人始生，先成精，精成而脑髓生；骨为干，脉为营，筋为刚，肉为墙；皮肤坚而毛发长。谷入于胃，脉道以通，血气乃行。

雷公曰：愿卒闻经脉之始生。

黄帝曰：经脉者，所以能决死生，处百病，调虚实，不可不通。

肺手太阴之脉，起于中焦，下络大肠，还循胃口①，上膈属肺。从肺系横出腋下，下循臑内②，行少阴心主之前，下肘中，循臂内，上骨下廉，入寸口，上鱼，循鱼际，出大指之端；其支者，从腕后直出次指内廉，出其端。

是动则病肺胀满，膨膨而喘咳，缺盆③中痛，甚则交两手而瞀，此为臂厥。是主肺所生病者，咳，上气喘渴，烦心胸满，臑臂内前廉痛厥，掌中热。气盛有余，则肩背痛，风寒，汗出中风，小便数而欠④。气虚，则肩背痛寒，少气不足以息，溺色变。为此诸病，盛则泻之，虚则补之，热则疾之，寒则留之，陷下则灸之，不盛不虚，以经取之。盛者寸口大三倍于人迎，虚者则寸口小于人迎也。

注释

①胃口：胃的上口。

②臑内：上臂内侧。

③缺盆：古代人体部位名，即锁骨上窝。

④数而欠：指小便频数而量少。

译文

雷公问黄帝说：《禁服》篇说过，针刺的道理，从研究经脉开始。揣度它的运行，知道它的长短，向内联系五脏，在外联系六腑。希望详细地听听其中的道理。

黄帝说：人最初生成，首先形成精，由精发育而生脑髓；此后就逐渐形成人体。以骨为支柱，以经脉作为营运气血的通道，以坚劲的筋来约束骨骼，肌肉像墙一样卫护机体；到皮肤坚韧、毛发生长，人形即成。出生以后，水谷入胃，化生精微，脉道内外贯通，血气即可在脉中运行不止。

雷公说：我希望听听经脉

最初发生的情况。

黄帝说：经脉的作用，可以决断死生，处理百病，察明虚实，作为医生，不可不明白。

肺手太阴的经脉，从中焦腹部起始，下绕大肠，返回循着胃的上口，上膈膜，属于肺。再从气管横走而出腋下，沿着上臂内侧，行在手少阴与手厥阴两经的前面，下至肘内，沿着臂的内侧和掌后高骨下缘，入寸口，沿着鱼际，出拇指尖端；它的支脉，从手腕后，直出食指尖端内侧，与手阳明大肠经相接。

外邪侵犯本经而发生的症状是肺膨胀满，咳嗽气喘，缺盆疼痛，重则可见两手交叉按于胸前，视物模糊不清，这是臂厥病。本经所主的肺脏发生病变，可见咳嗽，呼吸急迫，心烦胸闷，臑臂部内侧前缘疼痛厥冷，或掌心发热。气盛有余，则肩背疼痛，畏风寒，汗出中风，小便频数而量少。气虚，则肩背疼痛发凉，气短，小便颜色改变。治疗这些疾病，实证用泻法，虚证用补法，热证用速刺法，寒证用留针法，络脉虚陷的用灸法，不实不虚的从本经取治。本经气盛，寸口脉比人迎脉大三倍；气虚，寸口脉小于人迎脉。

卷 三

原典

大肠手阳明之脉，起于大指次指之端，循指上廉，出合谷两骨之间，上入两筋之中，循臂上廉，入肘外廉，上臑①外前廉，上肩，出髃骨②之前廉，上出于柱骨③之会上，下入缺盆络肺，下膈属大肠；其支者，从缺盆上颈贯颊，入下齿中，还出挟口，交人中，左之右，右之左，上挟鼻孔。

是动则病齿痛颈肿。是主津液所生病者，目黄，口干，鼽衄，喉痹，肩前臑痛，大指次指痛不用。气有余，则当脉所过

译文

大肠手阳明的经脉，起始于食指尖端，沿食指上侧，出合谷穴拇指、食指歧骨之间，上入腕上两筋凹陷处，沿前臂上方，入肘外侧，再沿上臂外侧前缘上肩，出肩端的前缘，上出于肩胛上，与诸阳经会合于大椎，向下入缺盆络肺，下贯膈膜，会属于大肠；它的支脉，从缺盆上走颈部，通过颊部下入齿缝中，回转过来绕至上唇，左右两脉交会于人中，左脉向右，右脉向左，上行挟于鼻孔两侧，与足阳明胃经相接。

外邪侵犯本经而发生的症状是牙齿疼痛，颈肿大。本腑所主的津液发生病变，会出现眼睛发黄，口中发干，鼻流清涕或出血，喉中肿痛，肩前及上臂作痛，食指疼痛，不能运动。气有余的实证是，在本经脉循行所过的部位上发热而肿；气不足的虚证是，恶寒战栗，且难

者热肿；虚，则寒栗不复④。为此诸病，盛则泻之，虚则补之，热则疾之，寒则留之，陷下则灸之，不盛不虚，以经取之。盛者人迎大三倍于寸口，虚者人迎反小于寸口也。

胃足阳明之脉，起于鼻之交頞中⑤，旁纳太阳之脉，下循鼻外，入上齿中，还出挟口，环唇，下交承浆⑥，却循颐后下廉，出大迎，循颊车⑦，上耳前，过客主人，循发际，至额颅；其支者，从大迎⑧前下人迎，循喉咙，入缺盆，下膈，属胃，络脾；其直者，从缺盆下乳内廉，下挟脐，入气街中；其支者，起于胃口，下循腹里，下至气街中而合，以下髀关，抵伏兔，下膝膑中，下循胫外廉，下足跗，入中指内间；其支者，下廉三寸而别，下入中指外间；其支者，别跗上，入大指间，出其端。

以回温。治疗这些疾病，实证用泻法，虚证用补法，热证用速刺法，寒证用留针法，络脉虚陷的用灸法，不实不虚的从本经取治。本经气盛，寸口脉比人迎脉大三倍；气虚，寸口脉小于人迎脉。

胃足阳明的经脉，起于鼻孔两旁的迎香穴，旁入足太阳的经脉，下沿鼻外侧，入上齿缝中，回来环绕口唇，下交于承浆穴处，再沿腮下后方，出大迎穴，沿颊车穴，上至耳前，通过客主人穴，沿发际，至额颅部；它的支脉，从大迎穴的前面，向下至人迎穴，沿喉咙入缺盆，下贯膈膜，会于胃腑，与脾脏联系。它另有一支直行经脉，从缺盆下至乳房的内侧，再向下挟脐，入毛际两旁气街部；另一支脉，起胃下口，下循腹里，至气街前与直行的经脉相合，循髀关穴，至伏兔部，下至膝盖，沿胫骨前外侧，下至足背，入中指内侧；另一支脉，从膝下3寸处别行，下至足中趾外侧；它另一支脉，从足背面，进入足大脚趾，直出大趾尖端，与足太阴脾经相接。

注释

①臑：指人自肩至肘前侧靠近腋部的隆起的肌肉。

②髃骨：指肱骨头。

③柱骨：指颈椎。

④寒栗不复：恶寒战栗，难以回温。

⑤鼻交頞中：为经外奇穴名，即迎香穴，位于前正中线，当鼻骨最高处微上方凹陷处。

⑥承浆：在下唇中央部下方凹陷处。盖口中有水浆外溢多流经此处，故名。

⑦颊车：人体穴位，下颌角前上方，耳下大约一横指处，咀嚼时肌肉隆

起时出现的凹陷处。

⑧ 大迎：人体穴位，位于面部，下颌角前方，咬肌附着部的前缘凹陷中，面动脉搏动处，正坐或侧伏取之。

迎香穴在现代的应用

迎香穴在现代常被用来治疗嗅觉减退、面神经麻痹或痉挛、胆道蛔虫等。若配印堂、合谷，则可治急慢性鼻炎；配四白、地仓，可治疗面神经麻痹、面肌痉挛；配阳陵泉、丘墟，可主治胆道蛔虫症。

若在鼻塞时按揉迎香穴，通常还可达到缓解鼻塞的疗效。若未见效，可按压印堂穴（印堂穴在左右眉头间的中央）。具体步骤是将中指指腹按在印堂穴上，稍用力往上推，再缓慢往下压。

原典

是动则病洒洒振寒，善伸，数欠，颜黑，病至则恶人与火，闻木声则惕然而惊，心欲动，独闭户塞牖而处，甚则欲上高而歌，弃衣而走，贲响腹胀，是为骭厥①。是主血所生病者，狂瘧，温淫汗出，鼽衄，口喎，唇胗，颈肿，喉痹，大腹水肿，膝膑肿痛，循膺、乳、气街、股、伏兔、骭外廉、足跗上皆痛，中趾不用。气盛，则身以前皆热，其有余于胃，则消谷善饥，溺色黄。气不足，则身以前皆寒栗，胃中寒则胀满。为此诸病，盛则泻之，虚则补之，热则疾之，寒则留之，陷下则灸之，不盛不虚，以经取之。盛者，人迎大三倍于寸口；虚者，人迎小于寸口也。

脾足太阴之脉，起于大指之端，循指内侧白肉际，过核骨②后，上内踝前廉，上腨内，循胫骨后，交出厥阴之前，上膝股内前廉，入腹属脾络胃，上膈，挟咽，连舌本，散舌下；其支者，复从胃，别上膈，注心中。

注释

①骭厥：病名，为足阳明经经气逆乱所致的疾病，又可称为"阳明厥证"。

②核骨：为骨骼部位名，指第一跖趾关节内侧圆形突起。

译文

外邪侵犯本经而发生的症状有发寒颤抖、频频伸腰呵欠、额部黧黑，发病时厌恶见人和火光，听到木器声响就会害怕，心跳不安，喜欢关闭门窗独居内室等症状，甚至会登高歌唱，脱衣而跑，且有肠鸣腹胀，这叫"骭厥"。本经主血，所发病变，又因高热以致发狂抽搐，温病，汗自出，鼻流清涕或出血，口唇生疮疹，颈肿，喉肿闭塞；因水停而腹肿大，膝盖肿痛，沿胸侧、乳部、气街、股、伏兔、足胫外缘、足背上均有痛感，足中趾不能屈伸。气盛见，腹部发热；胃热盛则消谷而易饥，小便色黄。气不足见腹寒凉，如胃中有寒气，可发胀满。治疗这些病证，实证用泻法，虚证用补法，热证用速刺法，寒证用留针法，络脉虚陷的用灸法，不实不虚的从本经取治。本经气盛，寸口脉比人迎脉大三倍；气虚，寸口脉小于人迎脉。

脾足太阴的经脉，起于足大指尖端，沿着大指内侧白肉处，经过核骨，上行至内踝前面，再上小腿肚，沿胫骨后方，与厥阴肝经交叉出于前，上行膝股内侧前缘，入腹，属脾、络胃，上过膈膜，挟行咽喉部，连于舌根，并散布于舌下；它的支脉，又从胃腑分出，别出上走膈，注入心中，与手少阴心经相接。

原典

是动则病舌本强[①]，食则呕，胃脘痛，腹胀善噫，得后与气，则快然如衰，身体皆重。是主脾所生病者，舌本痛，体不能动摇，食不下，烦心，心下急痛，溏、瘕泄[②]、水闭，黄疸，不能卧，强立，股膝内肿、厥，足大趾不用。为此诸病，盛则泻之，虚则补之，热则疾之，寒则留之，陷下则灸之，不盛不虚，以经取之。盛者，寸口大三倍于人迎；虚者，寸口反小于人迎也。

心手少阴之脉，起于心中，出属心系，下膈络小肠；其支者，从心系上挟咽，系目系；其直者，复从心系却上肺，下出腋下，下循臑内后廉，行手太阴心主之后，下肘内，循臂内后廉，抵掌后锐骨[③]之端，入掌内后廉，循小指之内出其端。

是动则病嗌干心痛，渴而欲饮，是为臂厥。是主心所生病者，目黄胁痛，臑臂内后廉痛厥，掌中热痛。为此诸病，盛则泻之，虚则补之，热则疾之，寒

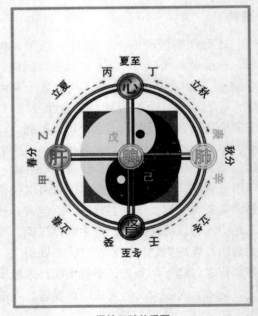

天地五脏关系图

则留之，陷下则灸之，不盛不虚，以经取之。盛者，寸口大再倍于人迎；虚者，寸口反小于人迎也。

注释

①舌本强：舌根发硬不柔软。强，即"僵"之意。

②瘕泄：下痢。

③锐骨：手掌后小指侧的高骨，即"尺骨小头"。

译文

　　外邪侵犯本经发生的症状是舌根发硬不柔和，食后就呕吐，胃脘疼痛，腹胀，嗳气，大便或矢气后感到轻松如病去一样，且周身沉重。本经所主的脾脏发生病变，会出现舌根疼痛，身体不能活动，饮食不下，心烦，心下牵引疼痛，大便稀薄或下痢，或小便不通，黄疸，不能安卧，勉强站立时，则大腿、膝内侧肿痛厥冷，足大趾不能活动。治疗这些病，实证用泻法，虚证用补法，热证用速刺法，寒证用留针法，络脉虚陷的用灸法，不实不虚的从本经取治。本经气盛，寸口脉比人迎脉大三倍；气虚，寸口脉反小于人迎脉。

　　心手少阴的经脉，起于心脏里，出属于心的脉络，下贯膈膜，联络小肠；它的支脉，从心系的脉络上行，挟于咽喉，关联到目珠连于脑的脉络；它另有直行的经脉，又从心脏的脉络上行于肺部，向下横出腋下，再向下沿上臂内侧的后缘，行于手太阴肺经和手厥阴心包经的后面，下行肘内，沿着前臂内侧的后缘，到掌后小指侧高骨的尖端，入掌内后侧，沿着小指的内侧至指端。

　　外邪侵犯本经发生的症状是咽喉干燥，心痛，渴欲饮水，这是臂间经气厥逆的臂厥。本经所主的心脏发生病变会出现眼睛发黄，两胁疼痛，上臂臑和小臂内侧后缘疼痛、厥冷，掌心热痛。治疗这些病，实证用泻法，虚证用补法，热证用速刺法，寒证用留针法，络脉虚陷的用灸法，不实不虚的从本经取治。本经气盛，寸口脉比人迎脉大两倍；气虚，寸口脉反小于人迎脉。

原典

　　小肠手太阳之脉，起于小指之端，循手外侧上腕，出踝中，直上循臂骨下廉，出肘内侧两筋之间，上循臑外后廉，出肩解，绕肩胛，交肩上，入缺盆络心，循咽下膈，抵胃属小肠；其支者，从缺盆循颈上颊，至目锐眦①，却入耳中；其支者，别颊上𬼘抵鼻，至目内眦，斜络于颧。

是动则病嗌痛颔肿，不可以顾，肩似拔，臑似折。是主液所生病者，耳聋、目黄、颊肿，颈、颔、肩、臑、肘、臂外后廉痛。为此诸病，盛则泻之，虚则补之，热则疾之，寒则留之，陷下则灸之，不盛不虚，以经取之。盛者，人迎大再倍于寸口；虚者，人迎反小于寸口也。

膀胱足太阳之脉，起于目内眦，上额交巅；其支者，从巅至耳上角；其直者，从巅入络脑，还出别下项，循肩髆内，挟脊抵腰中，入循膂②，络肾属膀胱；其支者，从腰中下挟脊贯臀，入腘中；其支者，从髆内左右，别下，贯胛③，挟脊内，过髀枢，循髀外，从后廉下合腘中，以下贯踹内，出外踝之后，循京骨，至小指外侧。

注释

①目锐眦：人体部位名。亦称目外眦。指外眼角。

②膂：脊梁骨。

③胛：即肩胛骨，肩胛上部左右两块三角形的扁平骨头。

译文

小肠手太阳的经脉，起于手小指尖端，循行手外侧，上入腕部，出小指侧的高骨，直上沿前臂骨的下缘，出肘内侧两筋之间，再向上沿上臂外侧后缘，出肩后骨缝，绕行肩胛部，交于肩上，入缺盆，联络心脏。再沿咽部下横膈膜，至胃，再向下属于小肠；它的支脉，从缺盆沿头颈上抵颊部，至眼外角，回入耳中；另有支脉，从颊部上眼眶下，至鼻，再至眼内角。斜行络于颧骨部，与足太阳经相接。

外邪侵犯本经而发生的症状是咽喉疼痛，颔肿，不能回头，肩痛如拔，臑痛如折。本经所主的液发生的病变会出现耳聋，眼睛发黄，颊肿，颈、颔、肩、臑、肘、臂后缘疼痛。治疗这些病，实证用泻法，虚证用补法，热证用速刺法，寒证用留针法，络脉虚陷的用灸法，不实不虚的从本经取治。本经气盛，人迎脉比寸口脉大两倍；气虚，人迎脉小于寸口脉。

膀胱足太阳的经脉，起于眼内角，向上过额部，会于头顶之上；它的支脉从头顶至耳上角；它的直行经脉从头顶入络于脑，还出，另下行过项，沿肩胛骨内侧，夹脊椎两旁，直至腰部，沿脊肉深入，联系肾脏，会于膀胱；它另有支脉，从腰中，会于后阴，通过臀部，直入膝腘窝中；它又有直脉从左右肩胛骨内侧，另向下行，贯肩胛，挟行脊内，过髀枢部，沿大腿外侧后缘，向下行合于膝弯内，又向下通过小腿肚，出外踝骨的后边，沿着京骨，至小指外侧尖端，与足少阴肾经相接。

原典

是动则病冲头痛，目似脱，项似拔，脊痛，腰似折，髀不可以曲，腘如结，踹^①如裂，是为踝厥^②。是主筋所生病者，痔、疟、狂、癫疾，头颅项痛，目黄、泪出、鼽衄，项、背、腰、尻、腘、踹、脚皆痛，小指不用。为此诸病，盛则泻之，虚则补之，热则疾之，寒则留之，陷下则灸之，不盛不虚，以经取之。盛者，人迎大再倍于寸口；虚者，人迎反小于寸口也。

肾足少阴之脉，起于小指之下，邪走足心，出于然谷^③之下，循内踝之后，别入跟中，以上踹内，出腘内廉，上股内后廉，贯脊，属肾，络膀胱；其直者，从肾上贯肝膈，入肺中，循喉咙，挟舌本；其支者，从肺出络心，注胸中。

是动则病饥不欲食，面如漆柴，咳唾则有血，喝喝而喘，坐而欲起，目𥆦𥆦，如无所见，心如悬，若饥状；气不足则善恐，心惕惕，如人将捕之，是为骨厥^④。是主肾所生病者，口热舌干，咽肿上气，嗌干及痛，烦心，心痛，黄疸，肠澼，脊股内后廉痛，痿厥嗜卧，足下热而痛。为此诸病，盛则泻之，虚则补之，热则疾之，寒则留之，陷下则灸之，不盛不虚，以经取之。灸则强食生肉，缓带披发，大杖重履而步。盛者，寸口大再倍于人迎；虚者，寸口反小于人迎者。

注释

① 踹：小腿肚。

② 踝厥：是足太阳膀胱经的病候，指本经经脉循行小腿部的逆冷、麻木、酸楚等症。

③ 然谷：为古代骨骼部位名。相当于舟状骨部分。

④ 骨厥：是足少阴肾经的病候，泛指下肢本经脉所过处发生逆冷、麻木、酸楚等症。

译文

外邪侵犯本经发生的症状，为气上冲而头痛，眼球疼得像脱出一样，项疼痛似拔，脊背疼痛，腰痛似折，大腿不能屈伸，腘窝如结扎，小腿肚疼痛如裂，这叫踝厥。本经所主的筋发生病变，会出现痔疮、疟疾、狂病、癫疾，囟门及颈项疼痛，眼睛发黄，流泪，鼻流清涕或出血，项、背、腰、尻、腘、踹及脚都疼痛，足小趾不能活动。治疗这些病，实证用泻法，虚证用补法，热证用速刺法，寒证用留针法，络脉虚陷的用灸法，不实不虚的从本经取治。本经气盛，寸口脉比人迎脉大两倍；气虚，寸口脉小于人迎脉。

肾足少阴的经脉，起于足小趾之下，斜向足掌心，出于然谷穴之下，沿着内踝骨的后方，另入足跟，上小腿肚内侧，出腘内侧，上行股部内侧后缘，过肾脏，与膀胱联系；它直行经脉，从肾脏向上经过肝和横膈膜，进入肺脏，沿着喉咙，归结于舌根；它的支脉从肺联系心脏，注于胸中，与手厥阴心包经相接。

外邪侵犯本经而发生的症状是虽有饥饿感却不想进食，面色黑无光，咳吐带血，喘息有声，刚坐下就想起来刚才忘记的事，两目视物模糊，好像什么都看不见，心慌如悬，如饥饿状；气虚就容易恐惧，心中惊悸，好像有人要来捕捉他一样，这是骨厥。本经脉所主的肾脏发生病变会出现口热，舌干，咽肿，气上逆，嗓子发干疼痛，心烦心痛，黄疸，痢疾，脊背、大腿内侧后缘疼痛，足部痿软厥冷，嗜睡，足心发热而痛。治疗这些病，实证用泻法，虚证用补法，热证用速刺法，寒证用留针法，络脉虚陷的用灸法，不实不虚的从本经取治。如果使用灸法就该勉强吃生肉，松缓衣带，放开头发，扶着大杖，穿着重履，缓步而走。本经气盛，寸口脉比人迎脉大两倍；气虚，寸口脉小于人迎脉。

然谷穴的保健作用

然谷穴有相当显著的保健作用，最常用的就是治疗烦躁口干、咽喉肿痛，对糖尿病及遗尿、遗精等病也有一定的疗效。一个人烦躁口干时，就表明心火太大，会感觉总想喝水，心中急躁，还伴有口干，晚上还会心烦睡不着觉。这时，就可以借助然谷穴来解决问题了。你可以在睡觉前揉然谷穴，几分钟后症状就会有所缓解。所以，然谷穴的去火效果是非常好的，尤其对老年人更适合。若老年人采用中药去火，往往会产生副作用而损害身体，所以用然谷穴来帮助灭虚火效果更好。

原典

心主手厥阴心包络之脉，起于胸中，出属心包络，下膈，历络三焦；其支者，循胸出胁，下腋三寸，上抵腋，下循臑内，行太阴少阴之间，入肘中，下臂行两筋之间，入掌中，循中指出其端；其支者，别掌中，循小指次指出其端。

是动则病手心热，臂肘挛急，腋肿，甚则胸胁支满，心中澹澹大动，面赤目黄，喜笑不休。是主脉所生病者，烦心[①]心痛，掌中热。为此诸病，盛则泻之，虚则补之，热则疾之，寒则留之，陷下则灸之，不盛不虚，以经取之。盛者，寸口大一倍于人迎；虚者，寸口反小于人迎也。

三焦手少阳之脉，走于[②]小指次指之端，上出两指之间，循手表腕，出臂外两骨之间，上贯肘，循臑外，上肩，而交出足少阳之后，入缺盆，布膻中，散络心包，下膈，循属三焦；其支者，从膻中上出缺盆，上项，系耳后直上，出耳上角，以屈下颊至𬴂；其支者，从耳后入耳中，出走耳前，过客主人前，交颊，至目锐眦。

注释

① 烦心：即心烦。

② 走于：起于。

译文

心主手厥阴心包络的经脉起于胸中，出属于心包络下膈膜，依次地联系腹部的上中下三焦；它的支脉，循行中横出胁下，当腋缝下三寸处，又向上行至腋部，沿着上臂内侧，行于手太阴肺经与手少阴心经的中间，入肘中，下循臂，行掌后两筋之间，进入掌中，循中指，至指端；它另有支脉从掌内分出，沿无名指直达指端，与手少阳三焦经相接。

外邪侵犯本经而发生的症状是手心发热，臂肘部拘挛，腋肿，甚至胁胀满，心中动摇不安，面赤，眼黄，嬉笑不止。本经所主的脉发生病变会出现心烦心痛，掌心发热。治疗这些病，实证用泻法，虚证用补法，热证用速刺法，寒证用留针法，络脉虚陷的用灸法，不实不虚的从本经取治。本经气盛，寸口脉比人迎脉大一倍；气虚，寸口脉小于人迎脉。

三焦手少阳的经脉起于无名指尖端，上出小指与无名指之间，沿着手背出前臂外侧两骨的中间，向上过肘，沿上臂外侧上肩而交出于足少阳胆经之后，入缺盆，分布于膻中，散布络于心包，下过膈膜，依次会属于上中下三焦；它的支脉从膻中上出缺盆，上颈项，夹耳后，直上出耳上角，由此屈而下行额部至眼眶下；它另有支脉，从耳后进入耳中，再出走耳前，通过客主人穴的前方与前支穴会于颊部而至眼外角，与足少阳胆经相接。

原典

是动则病耳聋浑浑焞焞[①]，嗌肿喉痹。是主气所生病者，汗出，目锐眦痛，颊痛，耳后肩臑肘臂外皆痛，小指次指不用。为此诸病，盛则泻之，虚者补之，热则疾之，寒则留之，陷下则灸之，不盛不虚，以经取之。盛者，人迎大一倍于寸口；虚者，人迎反小于寸口也。

胆足少阳之脉，起于目锐眦，上抵头角[②]，下耳后，循颈行手少阳之前，至肩上，却交出手少阳之后，入缺盆；其支者，从耳后入耳中，出走耳前，至目锐眦后；其支者，别锐眦，下大迎，合于手少阳，抵于颏，下加颊车，下颈合缺盆，以下胸中，贯膈络肝属胆，循胁里，出气街③，绕毛际④，横入髀厌中；其直者，从缺盆下腋，循胸过季胁，下合髀厌中，以下循髀阳，出膝外廉，下外辅骨之前，直下抵绝骨之端，下出外踝之前，循足跗上，入小指次指之间；其支者，别跗上，入大指之间，循大指歧骨内出其端，还贯爪甲，出三毛。

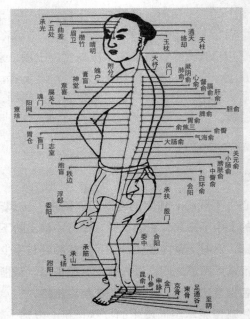

足太阳膀胱经

注释

①浑浑焞焞：病状名。形容听觉失聪，反应迟钝之症。多由湿浊上蒙、肝胆实火或肾气虚所致。

②头角：人体部位名，亦称额角。指前发际两端弯曲下垂所呈之角。

③气街：是经气聚集运行的共同通路。

④毛际：中医术语，解剖结构名。指前阴上方长阴毛的皮肤边缘部。

译文

外邪侵犯本经而发生的症状是耳聋、听不清楚、咽肿、喉痹。本经所主的气发生病变，出现自汗出，外眼角痛，颊痛，耳后、肩、臑、肘、臂外侧都疼痛，无名指不能运动。治疗这些病，实证用泻法，虚证用补法，热证用速刺法，寒证用留针法，络脉虚陷的用灸法，不实不虚的从本经取治。本经气盛，人迎脉比寸口脉大一倍；气虚，人迎脉反小于寸口脉。

胆足少阳的经脉起于眼外角，上至额角，向下绕至耳后，沿颈部行于手少阳三焦经的前面，至肩上，又交叉到手少阳三焦经的后面而进入缺盆；它的支脉另从眼外角，下行至大迎穴附近与手少阳三焦经相合，至眼眶下，向颊车，下颈，与前入缺盆的支脉相合，然后下行中，贯膈，络肝，属胆，沿着胁内出少腹两侧的气街，绕过阴毛际，横入环跳部；它的直行经脉从缺盆下走腋，沿过季胁与前支脉合于环跳部，再下沿髀外侧，出阳陵泉，下行于腓骨之前，直下抵阳辅穴，下出外踝之前，沿着足背，出足小趾与第四趾之间；它的另一支脉由足背走向足大趾间，沿着大趾的骨缝到它的尖端，又返回入爪甲，出三毛与足厥阴肝经相接。

原典

是动则病口苦，善太息，心胁痛，不能转侧，甚则面微有尘，体无膏泽①，足外反热，是为阳厥。是主骨所生病者，头痛颔痛，目锐眦痛，缺盆中肿痛，腋下肿，马刀侠瘿②，汗出振寒，疟，胸、胁、肋、髀、膝外至胫绝骨外踝前及诸节皆痛，小指次指不用。为此诸病，盛则泻之，虚则补之，热则疾之，寒则留之，陷下则灸之，不盛不虚，以经取之。盛者，人迎大一倍于寸口；虚者，人迎反小于寸口也。

肝足厥阴之脉，起于大趾丛毛之际，上循足跗上廉，去内踝一寸，上踝八寸，交出太阴之后，上腘内廉，循股阴③入毛中，过阴器，抵小腹，挟胃属肝络胆，上贯膈，布胁肋，循喉咙之后，上入颃颡④，连目系，上出额，与督脉会于巅；其支者，从目系下颊里，环唇内；其支者，复从肝别贯膈，上注肺。

是动则病腰痛不可俯仰，丈夫㿉疝，妇人少腹肿，甚则嗌干，面尘脱色。是主肝所生病者，胸满呕逆，飧泄狐疝，遗溺闭癃。为此诸病，盛则泻之，虚则补之，热则疾之，寒则留之，陷下则灸之，不盛不虚，以经取之。盛者，寸口大一倍于人迎；虚者，寸口反小于人迎也。

注释

① 膏泽：油润光泽。此处指全身皮肤枯槁不光泽。

② 马刀侠瘿：病名，属瘰疬之类。常成串而出，质坚硬，其形长者称为马刀，或生于耳下、颈项，至缺盆沿至腋下，或生肩上而下沿。

③ 股阴：指大腿内侧。

④ 颃颡：为咽上上腭与鼻相通的部位，亦即软口盖的后部，此处有足厥阴肝经通过。

译文

外邪侵犯本经所发生的症状是口苦，时常叹气，胁疼痛，不能翻身，病重的面色晦暗无光，全身皮肤枯槁不泽，足外侧发热，这叫阳厥。本经所主的骨发生病变会出现头痛，下颌及外眼角疼痛，缺盆肿痛，腋下肿，腋下或颈旁生瘰疬，自汗出而发冷，疟疾，胸、胁、肋、大腿、膝外侧直至胫骨、绝骨、外踝前以及诸关节皆痛，足第四趾不能运动。治疗这些病，实证用泻法，虚证用补法，热证用速刺法，寒证用留针法，络脉虚陷的用灸法，不实不虚的从本经取治。本经气盛，人迎脉比寸口脉大一倍；气虚，人迎脉小于寸口脉。

肝足厥阴的经脉起于足大趾丛毛上的大敦穴，沿着足背上侧，至内踝前一寸处，向上至踝骨上八寸处，交叉于足太阴脾经的后方，上腘内缘，沿阴股入阴毛中，环绕阴器一周，至小腹，夹行于胃的两旁，属肝，络胆，上通膈膜，散布于胁腹部，沿喉咙的后侧入喉咙的上孔，联系眼球深处的脉络，与督脉会合于巅顶的百会，它的支脉从眼球深处脉络向下行于颊部内侧，环绕口唇之内；它另有一支脉又从肝脏通过膈膜上注于肺脏与手太阴肺经相接。

外邪侵犯本经而发生的症状是腰痛不能俯仰，男子患癫疝，妇女患少腹肿胀，病重的咽喉发干，面色晦暗无光。本经所主的肝脏发生病变，会出现中满闷，呕吐气逆，腹泻完谷不化，狐疝，遗尿或小便不通。治疗这些病，实证用泻法，虚证用补法，热证用速刺法，寒证用留针法，络脉虚陷的用灸法，不实不虚的从本经取治。本经气盛，寸口脉比人迎脉大一倍；气虚，寸口脉小于人迎脉。

按摩大敦穴的妙效

大敦穴除了可治疗疝气、遗尿、癃闭、经闭、崩漏、阴挺、痫证等，还能治疗功能性子宫出血、子宫脱垂、精索神经痛、阴茎痛、糖尿病。除此之外，大敦穴自古以来亦被视为镇静及恢复神智的要穴。

大敦穴缓解焦躁情绪的穴位及指压法如下：一般脚拇趾是所说肝经的起始处，肝经由此到生殖器、肝脏、脑、眼等部位。而大敦穴就在脚拇趾趾甲边际之最靠第二趾之外，因此在每日就寝前按压脚拇趾，能促使头脑清晰、眼睛明亮。

原典

手太阴气绝，则皮毛焦。太阴行气，温于皮毛者也。故气不荣，则皮毛焦；皮毛焦，则津液去皮节；津液去皮节者，则爪枯毛折；毛折者，则毛先死。丙笃丁死①，火胜金也。

译文

手太阴肺经脉气衰竭，皮毛就会憔悴枯槁。手太阴肺能运行精气，以温润皮毛。所以肺虚而不能营养皮毛，皮毛就憔悴枯槁；皮毛憔悴枯槁，是因为皮肤关节失去了津液的滋养；皮肤关节失去了津液的滋养，就会爪甲枯槁，毫毛折断脱落；毫毛折断脱落是肺经精气先衰竭的征象。

手少阴气绝，则脉不通。少阴者，心脉也；心者，脉之合也。脉不通，则血不流；血不流，则髦色不泽。故其面黑如漆柴者，血先死。壬笃癸死，水胜火也。

足太阴气绝者，则脉不荣肌肉。唇舌者，肌肉之本也。脉不荣，则肌肉软；肌肉软，则舌萎，人中满；人中满，则唇反[2]；唇反者，肉先死。甲笃乙死，木胜土也。

足少阴气绝，则骨枯。少阴者，冬脉也，伏行而濡骨髓者也。故骨不濡，则肉不能著也；骨肉不相亲，则肉软却；肉软却，故齿长而垢，发无泽；发无泽者，骨先死。戊笃己死，土胜水也。

足厥阴气绝，则筋绝。厥阴者，肝脉也；肝者，筋之合也；筋者，聚于阴器，而脉络于舌本也。故脉弗荣，则筋急；筋急，则引舌与卵。故唇青、舌卷、卵缩，则筋先死。庚笃辛死，金胜木也。

五阴气俱绝，则目系转，转则目运。目运者，为志先死。志先死，则远一日半死矣。六阳气绝，则阴与阳相离，离则腠理发泄，绝汗乃出。故旦占夕死，夕占旦死。

注释

① 丙笃丁死：逢丙日危重，逢丁日死亡。

② 唇反：口唇外翻。

这种病，逢丙日危重，逢丁日死亡，这是由于火胜金的缘故。

手少阴心经的脉气衰竭，则脉道不通。手少阴经是心脏的经脉；心与血脉相配合。如果脉道不通，血流就不畅；血流不畅，面色就无光润。所以面色暗黑无光泽是血脉先枯竭的征象。这种病，逢壬日危重，逢癸日死亡，这是由于水胜火的缘故。

足太阴脾经脉气衰竭，经脉就不能营养肌肉。唇舌是肌肉之本。经脉不能腧布营养，就会使肌肉松软；肌肉松软则舌体萎缩，人中肿满；人中肿满，口唇就外翻；口唇外翻，是肌肉先死的征象。这种病，逢甲日危重，逢乙日死亡，这是由于木胜土的缘故。

足少阴肾经脉气衰竭就会使骨枯槁。足少阴肾与冬天相应，其脉伏行在深部而濡养骨髓。如果骨髓得不到肾气濡养，肌肉就不能附着于骨；骨肉不能亲合而分离，肌肉就软弱萎缩；肌肉软缩，就显得齿长而多垢，头发失去光泽；头发不光泽，是骨气先死的征象。这种病证，逢戊日危重，逢己日死亡，这是由于土胜水的缘故。

足厥阴肝经脉气衰竭，筋的功能就断绝。足厥阴属于肝脏的经脉；肝脉的外合是筋；经筋聚合在阴器，向上联络舌根。如果肝脉不能养筋，则筋缩拘急；筋急牵引阴囊和舌根。所以出现口唇发青、舌卷、阴囊抽缩，是筋先死的征象。这种病，逢庚日危重，逢辛日死亡，这是由于金胜木的缘故。

五脏阴经的精气都衰竭会出现目系转动；目系转动则眼晕；眼晕为神志先死；神志既丧，最长一天半就要死亡。六腑阳经的精气衰败，阴气与阳气互相分离；阴阳分离则腠理开张，精气外泄，出现绝汗，汗出如珠不止。所以早晨出现这种危象，预计晚上必定死亡；夜间出现这种危象，预计明天早晨必定死亡。

阳盛	阴盛	阴阳两盛
阳虚	阴虚	阴阳两虚
阳脱	阴绝	阴阳离决
上实下虚	上虚下实	正常

阴阳表

原典

经脉十二者，伏行分肉之间，深而不见；其常见者，足太阴过于外踝之上，无所隐故也。诸脉之浮而常见者，皆络脉也。六经络手阳明少阳之大络，起于五指间，上合肘中。饮酒者，卫气先行皮肤，先充络脉，络脉先盛，故卫气已平，营气乃满，而经脉大盛。脉之卒然①动者，皆邪气居之，留于本末，不动则热。不坚则陷且空，不与众同，是以知其何脉之动也。

雷公曰：何以知经脉之与络脉异也？

黄帝曰：经脉者常

译文

十二经脉，隐伏在体内而行于分肉之间，其深不能看到；经常可以见到的只是手太阴肺经在经过手外踝之上气口分，这是由于该处骨露皮浅无所隐蔽的缘故。其他各脉在浅表而经常可见到的都是络脉。在手足六经络脉中，手阳明大肠经和手少阳三焦经的大络分别起于手五指之间，上合于肘中。饮酒的人，它的酒气随着卫气行于皮肤，充溢络脉，首先使络脉满盛。就会使卫气均平，营气满盛，那经脉也就很充盛了。人的经脉突然充盛，这都是邪气侵袭于内，留在脏腑经脉里，聚而不动，可以化热。如浮络不现坚实，就是病邪深入，经气虚空，与平时不同，这样便可知道哪条经脉发病了。

雷公问：怎样能够知道经脉和络脉的不同呢？

黄帝说：经脉在平常是看不到的，它的虚实从气口切脉可知。显露在外的脉都是络脉。

不可见也，其虚实也，以气口知之。脉之见者，皆络脉也。

雷公曰：细子^②无以明其然也。

黄帝曰：诸络脉皆不能经大节之间，必行绝道而出，入复合于皮中，其会皆见于外。故诸刺络脉者，必刺其结上。甚血者虽无结，急取之以泻其邪而出其血，留之发为痹也。凡诊络脉，脉色青则寒且痛，赤则有热。胃中寒，手鱼之络多青矣；胃中有热，鱼际络赤。其暴黑者，留久痹也；其有赤有黑有青者，寒热气也，其青短者，少气也。凡刺寒热者皆多血络。必间日而一取之，血尽而止，乃调其虚实。其小而短者少气，甚泻之则闷，闷甚则仆，不得言。闷则急坐之也。

雷公说：我不明白这种区别。

黄帝说：所有络脉都不能经过大关节之间，而行于经脉所不到之处，出入流注，再结合皮部的浮络，共同会合而显现在外面。所以针刺所有络脉的病变，必须刺其聚结之处。若血聚过多，虽然没有出现淤结之络，也应该急刺，泻去病邪，放出淤血。如果淤血留内，会发为痹证。凡是察看络脉，脉现青色，是寒邪凝滞并有疼痛；脉现赤色，是有热。胃里有寒，手鱼部的络脉多现青色；胃里有热，鱼际的络脉会出现赤色。鱼际络脉出现黑色的，是日久不愈的痹病。如兼有赤、黑、青三色出现的，是寒热错杂的病变。如青色而短，属于气弱。凡是针刺胃里或寒或热的病，都是多刺血络。必须间日一刺，把淤血泻完为止。然后察明病的虚实，如脉现青色而短，是气衰的病人，过用泻法，就会使病人感到心里烦乱，烦乱极了，就会跌倒，不能说话。对于这种烦乱的病人，赶快扶他坐下，施行急救。

注释

①卒然：突然；忽然。

②细子：谦称，犹小子。

原典

手太阴之别，名曰列缺^①。起于腕上分间，并太阴之经直入掌中，散入于鱼际。其病实，则手锐掌热；虚，则欠㰦^②，小便遗数。取之，去腕半寸。别走阳明也。

手少阴之别，名曰通里^③。去腕一寸半，别而上行，循经入于咽中，系舌本，属目系。其实则支膈，虚则不能言。取之掌后一寸。别走太阳也。

手心主之别，名曰内关^④。去腕二寸，出于两筋之间，别走少阳。循经以上，系于心，包络心系。实则心痛，虚则为烦心。取之两筋间也。

手太阳之别，名曰支正⑤。上腕五寸，内注少阴；其别者，上走肘，络肩髃。实则节弛肘废，虚则生肬⑥，小者如指痂疥。取之所别也。

手阳明之别，名曰偏历⑦。去腕三寸，别入太阴；其别者，上循臂，乘肩髃，上曲颊偏齿；其别者，入耳，合于宗脉。实则龋齿耳聋，虚则齿寒痹隔。取之所别也。

手少阳之别，名曰外关⑧。去腕二寸，外绕臂，注胸中，合心主。病实则肘挛，虚则不收。取之所别也。

注释

①列缺：即列缺穴，在前臂部，桡骨茎突上方，腕横纹上1.5寸处。它属于手太阴肺经穴位。

②欠款：张口呵欠。

③通里：在前臂掌侧，当尺侧腕屈肌腱的桡侧缘，腕横纹上1寸。

④内关：位于前臂掌侧，当曲泽与大陵的连线上，腕横纹上2寸，掌长肌腱与桡侧腕屈肌腱之间。

⑤支正：手太阳经上常用的腧穴之一，位于前臂背面尺侧，阳谷穴与小海穴的连线上，腕背横纹上5寸。

⑥肬：赘肉。

⑦偏历：位于前臂，腕背侧远端横纹上3寸，阳溪与曲池连线上。

⑧外关：位于前臂背侧，当阳池与肘尖的连线上，腕背侧远端横纹上2寸，尺骨与桡骨间隙中点。

译文

手太阴经的别出络脉叫列缺。起于腕上的分肉之间，与手太阴经经脉并行，直入手掌中，散布于鱼际处。本络脉发病，邪实的见腕后高骨及手掌发热；正虚的见张口呵欠，小便不禁或频数。治疗这些病，取腕后一寸半的列缺穴。本络由此别走手阳明经脉。

手少阴经的别出络脉名叫通里。它起于腕上一寸半处，别出上行，循本经入于咽中，联系舌根，联属目系。本络脉发病，邪实的出现胸膈间有支撑不舒之感；正虚的出现不能言语。治疗这些病，取掌后一寸的通里穴。本络由此别走手太阳经脉。

手厥阴心包经的别出络脉名叫内关。起于腕上二寸处的两筋之间，由此别走手少阳经。并循本经上行，系于心包，联络心系。本络脉发病，邪气实的见心痛；正气虚的见心中烦乱。治疗这些病，取腕上二寸两筋间的内关穴。

手太阳经的别出络脉名叫支正。起于腕上五寸，向内注于手少阴心经；其别出的向上过肘，向上络于肩髃穴。本络脉发病，邪实的见骨节弛缓，肘关节萎废不用；正虚的会长赘肉，小的赘肉多如指间痂疥那样。治疗这些病，取本经别出的络穴支正。

手阳明经的别出络脉名叫偏历。起于腕上三寸处，别行走入手太阴经；其别而上行的沿臂上肩髃，再上行过颈到曲颊，偏络于齿根；另一别出的络脉，上入耳中，合于该部的主脉。本络脉发病，邪实的见龋齿、耳聋；正虚的见齿寒，膈间闭塞不通。治疗这些病，取本经别出的络穴偏历。

手少阳经的别出络脉名叫外关。起始于腕上二寸处，向外绕行于臂部，注入胸中与手厥阴心包经相会合。本络脉发病，邪实的见肘关节拘挛；正虚的见肘弛缓不收。治疗这些病，取本经别出的络穴外关。

按揉内关穴可巧治胃病

内关穴是治疗胃肠疾病的主要穴位之一，对胃痛、恶心、呕吐等胃肠症状有确切的疗效，针刺时可以直刺0.5~1寸，用手按压同样有效。按时要用力，否则就难以达到治疗作用，同时还要揉，揉按如同针刺的行针，以加强刺激，增强效果。一旦感觉胃不舒服，可以轮流用左右手的拇指按揉另一只胳膊的内关穴，即使胃疼得厉害，通过按揉内关穴，也能起到很好的效果。

原典

足太阳之别，名曰飞阳①。去踝七寸，别走少阴。实则鼽窒，头背痛；虚则鼽衄。取之所别也。

足少阳之别，名曰光明②。去踝五寸，别走厥阴，下络足跗。实则厥，虚则痿躄，坐不能起。取之所别也。

足阳明之别，名曰丰隆③。去踝八寸，别走太阴；其别者，循胫骨外廉，上络头项，合诸经之气，下络喉嗌。其病气逆则喉痹瘁瘖。实则狂癫，虚则足不收，胫枯。取之所别也。

足太阴之别，名曰公孙④。去本节之后一寸，别走阳明；其别者，入络

注释

① 飞阳：位于小腿后外侧，外踝尖与跟腱水平连线之中点直上七寸，当腓骨后缘处。

② 光明：穴位名，属于足少阳胆经，位于人体的小腿外侧，当外踝尖上五寸，腓骨前缘。

③ 丰隆：穴位名，位于人体的小腿前外侧，外踝尖上八寸，条口穴外，距胫骨前缘二横指（中指）。

④ 公孙：十五络脉之一，亦是八脉交会穴，通冲脉，名曰公孙。位于人体的足内侧

肠胃。厥气上逆则霍乱。实则肠中切痛，虚则鼓胀。取之所别也。

足少阴之别，名曰大钟⑤。当踝后绕跟，别走太阳；其别者，并经上走于心包，下贯腰脊。其病气逆则烦闷，实则闭癃，虚则腰痛。取之所别者也。

足厥阴之别，名曰蠡沟⑥。去内踝五寸，别走少阳；其别者，经胫上睾，结于茎。其病气逆则睾肿卒疝。实则挺长，虚则暴痒。取之所别也。

任脉之别，名曰尾翳⑦。下鸠尾，散于腹。实则腹皮痛，虚则痒搔。取之所别也。

督脉之别，名曰长强⑧。挟膂上项，散头上，下当肩胛左右，别走太阳，入贯膂。实则脊强，虚则头重。高摇之，挟脊之有过者。取之所别也。

脾之大络，名曰大包⑨。出渊腋下三寸，布胸胁。实则身尽痛，虚则百节尽皆纵。此脉若罗络之血者，皆取之脾之大络脉也。

凡此十五络者，实则必见，虚则必下。视之不见。求之上下。人经不同，络脉异所别也。

缘，当第一跖骨基底部的前下方。

⑤ 大钟：足少阴之络穴。在足内侧，内踝后下方，当跟腱附着部的内侧前方凹陷处。

⑥ 蠡沟：是足厥阴肝经的穴位，是络穴，在小腿内侧，当足内踝尖上5寸，胫骨内侧面的中央。

⑦ 尾翳：别名鸠尾穴，位于脐上七寸，剑突下半寸。

⑧ 长强：是位于尾骨端与肛门之间的一个穴道，又名尾闾穴。

⑨ 大包：即大包穴，在侧胸部，腋中线上，当第6肋间隙处。

译文

太阳经的别出络脉名叫飞阳。起于外踝上七寸处，别行走入足少阴经。本络脉发病，邪实的出现鼻流清涕、阻塞不通，头背疼痛；正虚的出现鼻流清涕或出血。治疗这些病，取本经别出的络穴飞阳。

足少阳经的别出络脉名叫光明。起于外踝上五寸，别行走入足厥阴经，向下络于足背。本络脉发病，邪实的见四肢厥冷；正虚的见下肢痿软无力，不能行走，坐而不能起立。治疗这些病，取本经别出的络穴光明。

足阳明经的别出络脉名叫丰隆。它起于外踝上八寸，别行走入足太阴经；其别出而上行的，沿着胫骨的外缘，向上络于头项，与其他各经经气会合，向下绕络于喉咽。本络脉发病，其病气上逆，出现喉痹和突然失音。邪实则神志失常而癫狂；正虚则两足弛缓不收，小腿肌肉萎缩。治疗这些病证，取本经别出的络穴丰隆。

足太阴经的别出络脉名叫公孙。起于足大趾本节后1寸，别行走入足阳明经；别出而上行的，入腹络于肠胃。本络脉发病，厥气上逆则发为霍乱。邪气实则肠中痛如刀割；正气虚则腹胀如鼓。治疗这些病，取本经别出的络穴公孙。

足少阴经的别出络脉名叫大钟。起于足内踝的后面，环绕足跟，别行走入足太阳经；别出而行的络脉与本经经脉相并上行，走入心包络，向下贯腰脊。本络脉发病，病气上逆则心烦闷乱，邪气实则小便不通，正气虚则腰痛。治疗这些病，取本经别出的络穴大钟。

足厥阴经的别出络脉名叫蠡沟。起于内踝上5寸，别行走入

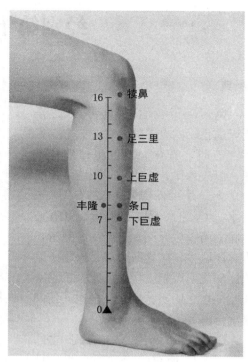

小腿穴位

足少阳经；别出而上行的络脉，沿小腿向上到达睾丸，聚于阴茎。本脉络发病病气上逆则睾丸肿大，突然疝气。邪气实则阳强不倒；正气虚则阴暴痒。治疗这些病，取本经别出的络穴蠡沟。

任脉经的别出络脉名叫尾翳。由此别出下行，散布于腹部。本络脉发病，邪气实则腹部皮肤痛；正气虚则腹部皮肤作痒。治疗这些病，取本经别出的络穴尾翳。

督脉经的别出络脉名叫长强。由此别出挟脊膂上行到项部，散布于头上，再向下行于肩胛两旁，别行走入足太阳膀胱经，深入贯穿脊膂内。本络脉发病，邪气实则脊柱强直，正气虚则头沉重。检查时，摇动患者的头项部，可以发现挟脊之脉有病变。取本经别出的络穴长强治疗。

足太阴脾经别出的最大络脉名叫大包。从渊腋下3寸，散布于胁部。本络脉发病，邪气实则全身疼痛；正气虚则周身骨节弛纵无力。因这一络脉包罗诸络之血，治疗这些病取本络脉的大包穴。

以上十五络脉，邪气实则血满脉中而明显可见，正气虚则脉络陷下而不易看见。如果在外表看不见，可在络脉的上下寻求。由于每个人的经脉不同，络脉也有差异。

515

经别第十一

原典

黄帝问于岐伯曰：余闻人之合于天道也，内有五脏，以应五音、五色、五时、五味、五位也；外有六腑，以应六律，六律建阴阳诸经，而合之十二月、十二辰、十二节、十二经水、十二时、十二经脉者，此五脏六腑之所以应天道。夫十二经脉者，人之所以生，病之所以成，人之所以治，病之所以起。学之所始，工之所止也。粗之所易，上之所难也。请问其离合出入，奈何？

岐伯稽首再拜曰：明乎哉问也！此粗之所过，上之所息也，请卒言之。

足太阳之正，别入于腘中；其一道，下尻①五寸，别入于肛，属于膀胱，散之肾，循膂，当心入散；直者，从膂，上出于项，复属于太阳。此为一经也。足少阴之正，至腘中，别走太阳而合，上至肾，当十四椎②，出属带脉；直者，系舌本，复出于项，合于太阳。此为一合。或以诸阴之别，皆为正也。

足少阳之正，绕髀入毛际，合于厥阴；别者，入季胁之间，循胸里属胆，散之肝，上贯心，以上挟咽，出颐颔中，散于面，系目系，合少阳于外眦也。足厥阴之正，别跗上，上至毛际，合于少阳，与别俱行。此为二合也。

注释

①尻：屁股，脊骨的末端。

②十四椎：为经外奇穴名。位于腰部正中线，第二腰椎棘突之高点。

译文

黄帝问岐伯说：我听说人与自然天道是相应合的，在内属阴的五脏与五音、五色、五时、五味、五位相应合；在外属阳的六腑与六律相应合，六律分六阴律六阳律，而与十二月、十二辰、十二节、十二经水、十二时、十二经脉相应合。这是五脏六腑与自然天道相应合的情况。十二经脉是人体之所以能生存，疾病之所以能形成，人体之所以能维持健康，疾病之所以能治愈的根源；是学习医学的起源，是医生应当终生全力用功学习的。但它却被粗工所轻视，而被高明的医生所掌握又是很困难的。请你谈谈经脉在人体中是怎样离合出入的呢？

岐伯恭敬地行礼回答说：问得很高明！这是粗工容易忽略的问题，只有高明的医生才会认真地钻研它。请让我详细地说明。

足太阳经脉别出而行的正经，分道而入腘窝中；另一道至尻下五寸处，别行入于肛门，向内属于膀胱本腑，再散行至肾脏，沿脊内上行，当心部而分散；其直行的经脉，从脊上出于项部，再入属于足太阳本经经脉。这是足太阳别行的一经。足少阴经脉别出而行的正经至腘窝中，别出一脉与太阳经相会合，上行至肾，当十四椎处，外出属于带脉；其直行的经脉，上行系于舌根，复出于项部，与足太阳经相合。这是足太阳与足少阴表里相配的第一合。或以诸阴经的经别与诸阳经的经别相互配合，都称为正经。

足少阳经脉别出而行的正经，上行绕于髀部而入阴毛处，与足厥阴经脉会合；别出一脉入季胁间，沿里，入内属于本经胆腑，散行于肝，向上贯心部，上行挟咽喉两旁，出于腮部及颔中，散于面部，系于目系，与足少阳本经会合于外眼角。足厥阴经脉别出而行的正经，从足背别行，上行至阴毛处，与足少阳别行的正经相合，向上偕行。这是阴阳表里相配的第二合。

原典

足阳明之正，上至髀，入于腹里，属胃，散之脾，上通于心，上循咽，出于口，上頞颅，还系目系，合于阳明也。足太阴之正，上至髀，合于阳明，与别俱行，上络于咽，贯舌中。此为三合也。

手太阳之正，指地①，别于肩解，入腋走心，系小肠也。手少阴之正，别入于渊腋两筋之间，属于心，上走喉咙，出于面，合目内眦。此为四合也。

手少阳之正，指天②，别于巅，入缺盆，下走三焦，散于胸中也。手心主之正，别下渊腋三寸，入胸中，别属三焦，出循喉咙，出耳后，合少阳完骨③之下，此为五合也。

手阳明之正，从手循膺乳，别于肩髃，入柱骨，下走大肠，属于肺，上循喉咙，出缺盆，合于阳明也。手太阴之正，别入渊腋少阴之前，入走肺，散之大肠，上出缺盆，循喉咙，复合阳明。此六合也。

注释

①指地：自下而上行。

②指天：从上到下行。

③完骨：经穴名，在头部，当耳后乳突的后下方凹陷处。

译文

足阳明经脉别出而行的正经，上行髀部，进入腹内，入内属于本经胃腑，散行至脾脏，上通于心，上行沿咽部，出于口，再上行至鼻梁及眼眶下方，联系目系，与足阳明本经会合。足太阴经脉别出而行的正经，别而上行至髀部，与足阳明经别行的正经会合而向上偕行，上络于咽部，贯入舌中。这是阴阳表里相配的第三合。

手太阳经脉别出而行的正

经，自下而上行，从肩后骨缝别行入于腋下，走入心脏，系于小肠本腑。手少阴经脉别出而行的正经，走入腋下三寸足少阳经渊腋穴处两筋之间，入内属于心脏，上走喉咙，出于面部，与手太阳经的一条支脉会合于眼内角。这是阴阳表里相配的第四合。

手少阳经脉别出而行的正经是从上而下的，从巅顶别行入于缺盆，下走三焦本腑，散于中。手厥阴心包经脉别出而行的正经别出渊腋下三寸处，入于中，别行联属三焦本腑，外出上行，沿喉咙，出耳后，与手少阳三焦经会合于完骨的下方。这是阴阳表里相配的第五合。

手阳明经脉别出而行的正经从手上行至侧胸、乳之间，别行出于肩髃穴，入于柱骨，而后向下走入大肠本腑，向上联属肺脏，再向上沿喉咙出缺盆，与手阳明本经会合。手太阴经脉别出而行的正经别出入于渊腋部手少阴经之前，入肺本脏，散行于大肠，上行出缺盆，沿喉咙，再与手阳明经相合。这是阴阳表里相配的第六合。

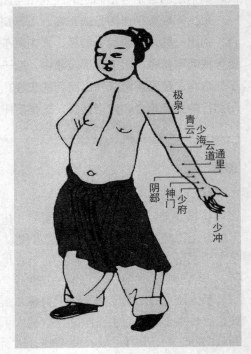

手少阴心经（午）

肩髃穴的功效

肩髃穴属手阳明大肠经，位于肩关节，并与阳跷脉相交会，所以其疏经活络、通利关节的作用甚强，是治疗上肢痛、麻、凉、瘫诸疾的要穴。此穴还具有祛风通络、清热止痒的作用，可用来治疗外感风邪或风与血分之热相搏于肌肤之间所致的风热瘾疹。此穴的通经理气、化痰散结的作用可用于治疗瘰疬、瘿气。现代研究还证明，针刺肩髃对食道癌手术有良好的镇痛作用，对血液循环系统也有较好的调整作用。在针麻手术中，肩髃穴还有稳定血压、促进血液循环的功效。

经水第十二

原典

黄帝问于岐伯曰：经脉十二者，外合于十二经水，而内属于五脏六腑。夫十二经水者，其有大小、深浅、广狭、远近各不同，五脏六腑之高下、大小、受谷①之多少，亦不等，相应奈何？夫经水者，受水而行之，五脏者，合神气魂魄而藏之；六腑者，受谷而行之，受气而扬之；经脉者，受血而营之。合而以治，奈何？刺之深浅，灸之壮数②，可得闻乎？

岐伯答曰：善哉问也！天至高，不可度；地至广，不可量。此之谓也。且夫人生于天地之间，六合之内，此天之高、地之广也，非人力之所能度量而至也。若夫八尺之士③，皮肉在此，外可度量切循而得之，其死可解剖而视之。其脏之坚脆，腑之大小，谷之多少，脉之长短，血之清浊，气之多少，十二经之多血少气，与其少血多气，与其皆多血气，与其皆少血气，皆有大数。其治以针艾，各调其经气，固其常有合乎。

黄帝曰：余闻之，快于耳④，不解于心，愿卒闻之。

注释

①受谷：指受纳饮食水谷精微。

②壮数：针灸学名词。施灸时所用艾炷的数目。每燃灸一个艾炷，就称一壮。

③八尺之士：此处指人的身体。

④快于耳：听起来很清楚。

译文

黄帝问岐伯说：人体的十二经脉，在外与地上的十二条河流相应合，在内则连属五脏六腑。十二条河流，有或大或小、或深或浅、或宽或窄、或远或近的不同；五脏六腑也有或在上或在下、或大或小和容纳饮食多少的不同，两者是怎样相应的呢？经水是受纳地上的水而流行到各地；五脏是聚合神、气、魂、魄而藏储于内；六腑是受纳运输水谷，并将分别出的水谷精气，输送布散到全身；经脉是受纳血液，营运于周身。把这些内容配合起来，运用于治疗，该怎样做呢？还有针刺的深浅，施灸壮数的多少，能说给我听吗？

岐伯回答说：你问得很好！天极高，不能测；地极广，不能量。说的就是这个道理。人生活在天地之间，六合之内，这天高地广，不是用人力所能测量的。但是人的身体，皮肉俱在，从外部可计算测量，用手指切按而获得各部的情况；死了以后，可以通过解剖来观察内在的情况。人体五脏的坚脆，六腑的大小，受谷的多少，脉道的长短，血液的清浊，气的多少，以及十二经是多血少气，少血多气，气血都多，还是气血都少等情况，都有一定的规律。运用针刺艾灸治病，调节各经的经气，也都有一定规律。

黄帝说：我听了你说的这些道理，听起来很清楚，但心里还不能深刻理解，希望你能详尽地讲给我听。

原典

岐伯答曰：此人之所以参天地①而应阴阳也，不可不察。足太阳外合于清水，内属于膀胱，而通水道焉；足少阳外合于渭水，内属于胆；足阳明外合于海水，内属于胃；足太阴外合于湖水，内属于脾；足少阴外合于汝水，内属于肾；足厥阴外合于渑水，内属于肝；手太阳外合于淮水，内属于小肠，而水道出焉；手少阳外合于漯水，内属于三焦；手阳明外合于江水，内属于大肠；手太阴外合于河水，内属于肺。手少阴外合于济水，内属于心；手心主外合于漳水，内属于心包。凡此五脏六腑十二经水者，外有源泉，而内有所禀，此皆内外相贯，如环无端，人经亦然。故天为阳，地为阴，腰以上为天，腰以下为地。故海以北者，为阴；湖以北者，为阴中之阴；漳以南者，为阳；河以北至漳者，为阳中之阴；漯以南至江者，为阳中之太阳。此一隅之阴阳也，所以人与天地相参也。

注释

① 参天地：与天地阴阳相参相合。

译文

岐伯回答说：这是人与天地阴阳相参相合的大道理，不可不详细体察。足太阳经在外与清水相合，在内联属膀胱腑，主要功能是通利水道；足少阳经在外与渭水相合，在内联属胆腑；足阳明经在外与海水相合，在内联属胃腑；足太阴经在外与湖水相合，在内联属脾脏；足少阴经在外与汝水相合，在内联属肾脏；足厥阴经在外与渑水相合，在内联属肝脏；手太阳经在外与淮水相合，在内联属小肠，水道由此而出；手少阳经在外与漯水相合，在内联属三焦；手阳明经在外与江水相合，在内联属大肠；手太阴经在外与河水相合，在内联属肺脏；手少阴经在外与济水相合，在内联属心脏；手厥阴经在外与漳水相合，在内联属心包络。以上所说的五脏六腑和十二经水，在外的十二经水各有源泉，在内的五脏六腑各有自然禀赋，这都是内外相互贯通，如圆环一样周而复始没有尽头，人的经脉循行也是如此。天气轻清属阳，地气重浊属阴；人体腰部以上像天属阳，腰部以下像地属阴。以十二经水分阴阳，海水以北属阴；湖水以北，属阴中之阴；漳水以南属阳；河水以北至漳水之间，属阳中之阴；漯水以南至江水之间，属阳中之太阳。这是举大地一分区域河流的阴阳属性，来说明人与天地阴阳的相应情况。

原典

黄帝曰：夫经水之应经脉也，其远近浅深，水血之多少，各不同，合而以刺之，奈何？

岐伯答曰：足阳明，五脏六腑之海也，其脉大血多，气盛热壮；刺此者，不深弗散，不留不泻也。足阳明，刺深六分，留十呼[1]；足太阳，深五分，留七呼。足少阳，深四分，留五呼；足太阴，深三分，留四呼；足少阴，深二分，留三呼。足厥阴，深一分，留二呼。手之阴阳，其受气之道近，其气之来疾，其刺深者，皆无过[2]二分；其留，皆无过一呼。其少长大小肥瘦，以心撩之[3]，命曰法天之常。灸之亦然。灸而过此者得恶火，则骨枯脉涩；刺而过此者，则脱气。

黄帝曰：夫经脉之小大，血之多少，肤之厚薄，肉之坚脆，及䐃之大小，可为量度乎？

岐伯答曰：其可为度量者，取其中度也，不甚脱肉而血气不衰也。若失度之人，瘠瘦[4]而形肉脱者，恶可以度量刺乎。审切循扪按，视其寒温盛衰而调之，是谓因适而为之真也。

注释

①留十呼：留针呼吸十次的时间。

②无过：不超过。

③其少长大小肥瘦，以心撩之：年龄老少、身材大小、身形胖瘦的不同，医者必须心中有数。

④瘠瘦：即消瘦，指肌体消减瘦弱。

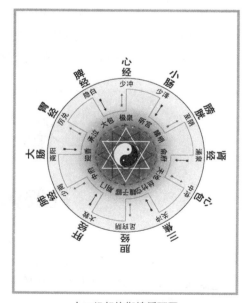

十二经起讫衔接循环图

黄帝问：十二经水与十二经脉相应合，它们的远近、深浅以及水血的多少各不相同，把两者结合起来，用于指导针刺是怎样的呢？

岐伯回答说：足阳明胃是五脏六腑的"海"，其经脉最大而气血最多，发病时出现大热；所以针刺这一经时，不深刺则邪不能散，不留针则邪不能泻。足阳明经，针刺六分深，留针呼吸十次的时间；足太阳经，针刺五分深，留针呼吸七次的时间；足少阳经，针刺四分深，留针呼吸五次的时间；足太阴经，针刺三分深，留针呼吸四次的时间；足少阴经，针刺二分深，留针呼吸三次的时间；足厥阴经，针刺一分深，留针呼吸两次的时间。手三阴三阳经脉，因其均循行于人体上半身，接受心肺气血的距离较近，气来得迅速，针刺深度一般不超过二分，留针时间一般不超过一次呼吸。至于年龄有老少，身材有大小，身形有胖瘦的不同，医者必须心中有数，因人施治，这叫作顺从天道的常规。灸法也是如此。如果施灸过度，变成"恶火"，就会骨髓枯槁，血脉凝涩；针刺过度，会发生正气虚脱。

黄帝问：经脉的大小，血的多少，皮肤的厚薄，肌肉的坚脆，以及腘肉的大小，都可以计量吗？

岐伯回答说：这是可以计量的，要选择中等身材以肌肉不甚消瘦，血气不甚衰弱的人为标准。如果失度的人形体消瘦，以致肌肉尽脱，怎么可以计量以作针刺的标准呢？所以必须通过切、循、扪、按等方法检查，根据寒热虚实来进行调治，这叫作各适其宜而慎重地运用针刺治疗。

卷　四

经筋第十三

原典

足太阳之筋，起于足小指，上结于踝，邪上结于膝，其下循足外踝，结于踵，上循跟，结于腘，其别者，结于踹外，上腘中内廉，与腘中并上结于臀，上挟脊，上项；其支者，别入结于舌本；其直者，结于枕骨①，上头下颜，结于鼻；其支者，为目上网②，下结于頄；其支者，从腋后外廉，结于肩髃；

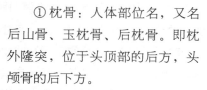

其支者，入腋下，上出缺盆，上结于完骨；其支者，出缺盆，邪上出于颅。其病小指支跟肿痛，腘挛，脊反折，项筋急，肩不举，腋支，缺盆中纽痛，不可左右摇。治在燔针劫刺，以知为数，以痛为腧③。各曰仲春痹④也。

足少阳之筋，起于小指次指，上结外踝，上循胫外廉，结于膝外廉；其支者，别起外辅骨⑤，上走髀，前者结于伏兔之上，后者结于尻；其直者，上乘䏚季胁，上走腋前廉，系于膺乳，结于缺盆；直者，上出腋，贯缺盆，出太阳之前，循耳后，上额角，交巅上，下走颔，上结于頄；支者，结于目眦，为外维。其病小指次指支转筋，引膝外转筋，膝不可屈伸，腘筋急，前引髀，后引尻，即上乘䏚季胁痛，上引缺盆膺乳颈，维筋急，从左之右，右目不开，上过右角，并跷脉而行，左络于右，故伤左角，右足不用，命曰维筋相交⑥。治在燔针劫刺，以知为数，以痛为腧。名曰孟春痹⑦也。

卷 四

注释

①枕骨：人体部位名，又名后山骨、玉枕骨、后枕骨。即枕外隆突，位于头顶部的后方，头颅骨的后下方。

②目上网：目上网又称目上纲，指足太阳经的分支，位于目上胞，指上眼睑。

③以痛为腧：以病处的痛点为腧穴。

④仲春痹：为足太阳经筋疾病名。这是以手足阴阳之筋应四时、十二月。足太阳痹证多发生于二月（仲春）。

⑤辅骨：为骨名，指挟膝两侧之骨。

⑥维筋相交：指维系筋的脉络互为牵连，互有影响的现象。

⑦孟春痹：病名，十二经筋病中的足少阳筋病。

译文

足太阳膀胱经的筋起于足小趾，上结于足外踝，斜上再结于膝，在下面的沿足外侧，结于踵部，由踵部沿足跟上行结于膝腘窝；别行的另一支，结于腿肚外侧，上行至膝腘内缘，与前在腘中的一支并行，上结于臀部，再向上挟脊柱两侧至项部；由此又分出一支，别行入内结于舌根；自项部直行的那支，结于枕骨，上行头顶，下至颜面，结于鼻部；由此分出一支是上眼皮的纲维，下行结于颧骨部；又分出一支，从腋窝后方外缘，结于肩髃穴；又有一分支，入腋下方，再上出于缺盆部，上行结于耳后的完骨部；又有一分支，自缺盆部斜上出于颧骨部。本经筋发生的症状为足小趾牵引着足跟部肿痛，膝腘拘挛，脊柱反张，项部拘急，肩臂不能上举，腋部引及缺盆部纠结作痛，不能左右摇动。治疗用火针，用快速的手法，以病见效为针刺次数的限度，以病处的痛点为腧穴。这种病叫仲春痹。

足少阳经的筋起于足的第四趾，上结于外踝，上沿胫骨外缘，结于膝外缘的阳陵泉；由此分出一支，自外辅骨处别行，上走髀部，前支结于伏兔部，分支结于尻部；直行的上行至季胁下空软处，再向上走腋部的前缘，系于侧胸与乳部，上结于缺盆部；又一支直行的上出于腋部，通过缺盆，出太阳经筋之前，沿耳后，绕上额角，交会于巅顶，再向下走下巴颏，上结于颧骨部；另一分支结于眼外角，为眼之外维。本经筋生的症状，为足第四趾抽筋，牵引膝外侧抽筋，膝关节屈伸不利，膝部筋拘急，前方牵引髀部，后方牵引尻部，并且上乘季胁下空软处与季胁部疼痛，向上牵引缺盆、侧胸、乳、颈等部所维系的筋都拘急，左右相交，向上至面部，从左向右的筋拘急则右目不能张开，上至右额角与矫脉并行，因阴阳矫脉在此互相交叉，左边的筋与右部相联络，如果左角处的筋受伤，会引起右足不能活动，这种情况，叫作维筋相交。治疗用火针，用快速的手法，以病见效为针刺次数的限度，以病处的痛点为腧穴。这种病叫孟春痹。

枕骨的中医保健作用

枕骨是中医养生保健的一个重要部位，常使用"鸣天鼓"的方式进行保健。其具体操作方法是，两手掌心紧按两耳外耳道，两手的食指、中指和无名指分别轻轻敲击脑后枕骨，共60下。然后掌心掩按外耳道，手指紧按脑后枕骨不动，再骤然抬离，这时耳中有放炮样声响，如此连续开闭放响9下。以上为全部动作。每次可作3个循环，每天可作3次。即可达到调补肾元、强本固肾之效，对头晕、健忘、耳鸣等肾虚症状均有一定的预防和康复作用。

原典

足阳明之筋，起于中三指，结于跗上，邪外上加于辅骨。上结于膝外廉，直上结于髀枢，上循胁，属脊；其直者，上循骭①，结于膝，其支者，结于外辅骨，合少阳，其直者，上循伏兔，上结于髀，聚于阴器，上腹而布，至缺盆而结，上颈，上挟口，合于頄，下结于鼻，上合于太阳，太阳为目上网，阳明为目下网；其支者，从颊结于耳前。其病足中指支，胫转筋，脚跳坚②，伏兔转筋，髀前肿，㿉疝，腹筋急，引缺盆及颊，卒口僻，急者目不合，热则筋纵，目不开。颊筋有寒，则急引颊移口，有热则筋弛纵缓，不胜收，故僻。治之以马膏，膏其急者，以白酒和桂，以涂其缓者，以桑钩钩之，即以生桑灰③置之坎中，高下以坐等，以膏熨急颊，且饮美酒，啖④美炙肉，不饮酒者，自强也，为之三拊而已。治在燔针劫刺，以知为数，以痛为腧。名曰季春痹也。

注释

①骭：此处指胫骨。

②脚跳坚：指脚步筋肉跳动而坚硬。

③桑灰：即桑柴灰，为桑科植物桑的木树所烧成的灰。有利水、止血、蚀恶肉的功效。

④啖：同啖，吃或给人吃。

译文

足阳明经的筋，起于足次趾与中趾，结于足背，斜行于外侧上方，加于辅骨。上结于膝外侧，直上结于髀枢部，上沿胁肋，入内联属于脊；其直行的，从足背向上沿胫骨，结于膝部；分出的一支，结于外辅骨，合足少阳经的筋；其直行的经脉，上沿大腿前肌肉隆起部，向上结于髀部，聚于阴器，再向上行而散布于腹部，到缺盆处集结，上颈部，挟口两旁，合于颧骨，在下的结于鼻，在上的合于太阳经的筋，太阳经的筋网维于上眼皮，阳明经的筋网维于下眼皮；分出一支，从颊部结于耳前。本经筋发生的症状为足中趾牵引到胫部抽筋，脚部筋肉跳动而坚硬，大腿前方伏兔部抽筋，髀前部肿，㿉疝，腹筋拘急，引及缺盆与颊部，突然口角歪斜，拘急的一方，眼不能闭合，如有热则筋弛纵，则眼睁不开；颊部的筋有寒则拘急，牵引颊部使口角移动，有热则筋弛纵而不能收束，所以口角就会歪斜。治疗方法是采用马膏，贴在拘急的一侧，用白酒调肉桂末，涂在松弛的一侧，并用桑钩钩于口角，另用桑柴的炭火，置于小壶中，高低位置以病人坐着可得到暖气为准。一面用马膏熨于拘急一侧的颊部，同时喝一些酒，多吃一些熏肉之类的美味，不能喝酒的人，也要勉强喝一些，并在患处再三抚摩，这样就能愈病。其他的疾患，可用火针，取快速的手法，以病愈为针刺次数的限度，以病部的痛点为腧穴。这种病叫季春痹。

原典

足太阴之筋，起于大指之端内侧，上结于内踝；其直者，络于膝内辅骨，上循阴股，结于髀，聚于阴器，上腹，结于脐，循腹里，结于肋，散于胸中；其内者，著于脊①。其病足大指支内踝痛，转筋痛，膝内辅骨痛，阴股引髀而痛，阴器纽痛，下引脐两胁痛，引膺中脊内痛。治在燔针劫刺，以知为数，以痛为腧。命曰孟秋痹也。

足少阴之筋，起于小指之下，并足太阴之筋，邪走内踝之下，结于踵，与太阳之筋合，而上结于内辅之下，并太阴之筋而上循阴股，结于阴器，循脊内挟膂，上至项，结于枕骨，与足太阳之筋合。其病足下转筋，及所过而结者皆痛及转筋。病在此者，主痫瘛及痉，在外者不能俯，在内者不能仰。故阳病者腰反折不能俯，阴病者不能仰。治在燔针劫刺，以知为数，以痛为腧，在内者熨引饮药②。发数甚者，死不治。名曰仲秋痹也。

注释

① 著于脊：附着于脊肉。

② 熨引饮药：即用药物熨贴患处，按摩导引，饮服汤药。

译文

足太阴经的筋起于足大趾的内侧，向上结于内踝；直行的络于膝内侧辅骨，上沿大腿内侧结于髀部，聚会于阴器，然后上行至腹，结于脐部，再沿腹里，结于肋部，散于胸中；在内部深层的，附着于脊内。本经筋发生的症状为足大趾牵引内踝作痛，转筋疼痛，膝内辅骨疼痛，大腿内侧引髀部作痛，阴器纽痛，由下向上牵引脐腹与两胁肋作痛，并牵引到胸部与脊内疼痛。治疗用火针，用快速的手法，以病见效为针刺次数的限度，以病部的痛点为腧穴。这种病叫孟秋痹。

足少阴经的筋起于足小趾的下方，与足太阳经筋并行，斜走内踝骨下方，结于足后跟，与足太阳经筋相合，而上结于内辅骨之下，再与足太阴经筋并行，而向上沿大腿内侧，结于阴器，沿脊内，挟脊肉上行至项，结于脑后的枕骨，与足太阳经筋相合。本经筋发生的症状，为足下抽筋，以及其经过的部位与结聚处，都疼痛及抽筋。在本经筋的症状，主要有癫痫、拘挛证、痉证，在背部外侧的不能前俯，在胸腹内侧的不能后仰。所以阳病的腰向后反折不能前俯，阴病的不能后仰。治疗用火针，用快速的手法，以病见效为针刺次数的限度，以病部的痛点为腧穴，病在内的并可用药物熨贴患处，按摩导引，饮服汤药。如多次发作而剧烈的，是不治的死症。这种病叫仲秋痹。

原典

足厥阴之筋，起于大指之上，上结于内踝之前，上循胫，上结内辅之下，上循阴股，结于阴器，络诸筋。其病足大指支内踝之前痛，内辅痛，阴股痛转筋，阴器不用，伤于内则不起，伤于寒则阴缩入，伤于热则纵挺不收。治在行水，清阴气。其病转筋者，治在燔针劫刺，以知为数，以痛为腧。命曰季秋痹也。

手太阳之筋，起于小指之上，结于腕，上循臂内廉，结于肘内锐骨之后，弹之应小指之上，入结于腋下；其支者，后走腋后廉，上绕肩胛，循颈，出走太阳之前，结于耳后完骨；其支者，入耳中；直者，出耳上，下结于颔，上属目外眦。其病小指支肘内锐骨后廉痛，循臂阴，入腋下，腋下痛，腋后廉痛，绕肩胛引颈而痛，应耳中鸣痛，引颔，目瞑良久，乃得视，颈筋急，则为筋瘘颈肿。寒热在颈者，治在燔针劫刺，以知为数，以痛为腧。其为肿者，复而锐之[①]。本支者，上曲牙，循耳前，属目外眦，上颔，结于角。其痛当所过者，支转筋。治在燔针劫刺，以知为数，以痛为腧。名曰仲夏痹也。

注释

① 其为肿者，复而锐之：如有肿大，当再用锐针刺之。

译文

足厥阴经的筋起于足大趾之上，上行结于内踝骨之前，再向上沿胫骨，结于膝内辅骨之下，向上沿大腿内侧，结于阴器，联络其他各经筋。本经筋发生的症状为足大趾牵引内踝骨前疼痛，膝内辅骨痛，大腿内侧疼痛抽筋，阳萎不用，如伤于房事过度，则阳萎不举，如伤于寒则阴器缩入，如伤于热则阴器弛纵挺长不收。治疗应疏通肾脏而清理本经的经气。对于转筋一类的病，治疗用火针，用快速的手法，以病见效为针刺次数的限度，以病部痛点为腧穴。这种病叫季秋痹。

手太阳经的筋起于手的小指上，上结于腕部，上沿前臂内缘，结于肘部内侧锐骨后方，医生用手指弹之，则酸麻感可传导到小指尖，向上行，入内侧结于腋下；其分支走

卷 四

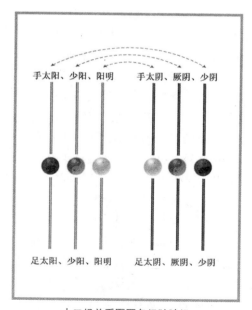

手太阳、少阳、阳明　　手太阴、厥阴、少阴

足太阳、少阳、阳明　　足太阴、厥阴、少阴

十二经关系图同名经脏腑经

腋窝后绛，上行绕于肩胛，沿颈部出走足太阳经筋的前方，结于耳后的完骨；另一分支走入耳中；直行的分支，出耳上，再下行结于颔部，又上行联属于眼外角。本经筋发生的症状为小指牵引肘内锐骨后缘疼痛，沿上臂内侧入腋下而见腋下疼痛，腋后缘疼痛，绕肩胛牵引颈部疼痛，并有耳鸣作痛，更牵及肩部疼痛，必须闭目很久才能睁眼看清东西，如果颈部的筋拘急，就可能形成鼠瘰颈肿，颈部有寒热。治疗用火针，用快速的手法，以病见效为针刺次数的限度，以病部痛点为腧穴。如有肿大，当再用锐针刺治。这种病叫仲夏痹。

原典

手少阳之筋，起于小指次指之端，结于腕，中循臂，结于肘，上绕臑外廉、上肩、走颈，合手太阳；其支者，当曲颊，入系舌本；其支者，上曲牙，循耳前，属目外眦，上乘颔，结于角。其病当所过者即支转筋，舌卷①。治在燔针劫刺，以知为数，以痛为腧，名曰季夏痹也。

手阳明之筋，起于大指次指之端，结于腕，上循臂，上结于肘外，上臑，结于髃；其支者，绕肩胛，挟脊；直者，从肩髃上颈；其支者，上颊，结于烦；直者，上出手太阳之前，上左角②，络头，下右颔。其病当所过者，支痛及转筋，肩不举，颈不可左右视。治在燔针劫刺，以知为数，以痛为腧，名曰孟夏痹也。

手太阴之筋，起于大指之上，循指上行，结于鱼后，行寸口外侧，上循臂，结肘中，上臑内廉，入腋下，出缺盆，结肩前髃，上结缺盆，下结胸里，散贯贲③，合贲下，抵季胁。其病当所过者，支转筋，痛甚成息贲，胁急吐血。治在燔针劫刺，以知为数，以痛为腧。名曰仲冬痹也。

注释

① 支转筋，舌卷：牵引抽筋，舌体卷缩。

② 左角：即左额角。

③ 贲：即贲门，是人或动物消化道的一部分，为食道和胃的接口部分，是胃上端的入口。

译文

手少阳经的经筋起始于无名指靠近小指的一侧，上行结聚在腕部，再沿着手臂上行结聚于肘部，向上绕着大臂的外侧，经过肩部行至颈部，与手太阳的经筋相合。从颈部分出的一支在下颌角的部位深入牙里，联系舌根；另一分支向下走至颊车穴，沿着耳向前行进，联属外眼角，向上经过额部，最终结聚在额角。手少阳经的经筋发病可见本经的经筋循行部位发生掣引、转筋和舌体卷曲的现象。治疗时，应用火针，采用速刺急出法，针刺的次数以病愈为度，以痛处为穴。这种病称为季夏痹。

手阳明经的经筋起始于食指靠近大指的侧端，结聚于腕部，沿着手臂上行，结聚在肘的外侧，沿大臂上行，进而结聚于肩髃。它的分支绕过肩胛，挟于脊柱的两侧；它的直行部分从肩髃上行至颈部；从这里分出的一支，上行至颊部，结聚在颧部；直行的分支从颈部向上，出于手太阳经筋的前方，上行至左额角，网络头部，再下行进入右腮部。手阳明经的经筋发病，可见该经筋所循行和结聚的部位掣引转筋及疼痛，肩部不能抬举，颈部不能左右转动、顾视。治疗这种病应采取火针，速刺急出法，针刺的次数以病愈为度，以疼痛处为针刺的穴位。这种病称为孟夏痹。

手太阴经的经筋起始于手大指的末端，沿大指上行，结聚在手小鱼际之后，继续上行于寸口部位的外侧，再沿手前臂上行，结聚在肘中，再上行至臂部的内侧，进入腋下，出于缺盆，结聚在肩髃之前，又返回，向上结于缺盆，自腋下行的一支进入胸中，结于胸内，散布于横膈部，与手厥阴经的经筋合于膈部，继而下行抵达季胁部位。手太阴经的经筋发病可见本经筋所循行结聚的部位掣引、转筋、疼痛，严重的，可发展为息贲病，呼吸急促，气逆喘息，或胁下拘急，吐血。治疗该病时，应采取火针速刺急出法，针刺次数以病愈为度，痛处为穴。这种病叫作仲冬痹。

卷　四

原典

手心主之筋，起于中指，与太阴之筋并行，结于肘内廉，上臂阴，结腋下，下散前后挟胁；其支者，入腋，散胸中，结于臂。其病当所过者，支转筋，前及胸痛，息贲。治在燔针劫刺，以知为数，以痛为腧，名曰孟冬痹也。

手少阴之筋，起于小指之内侧，结于锐骨，上结肘内廉，上入腋，交太阴，挟乳里，结于胸中，循贲下系于脐。其病内急心承伏梁①，下为肘网。其病当所过者，支转筋，筋痛。治在燔针劫刺，以知为数，以痛为腧。其成伏梁唾血脓者，死不治。经筋之病，寒则反折筋急，热则筋弛纵不收，阴痿不用。阳急则反折，阴急则俯不伸。焠刺者，刺寒急也，热则筋纵不收，无用燔针，名曰季冬痹也。

足之阳明，手之太阳，筋急则口目为僻，眦急不能卒视，治皆如右方也。

注释

① 伏梁：是秽浊之邪结伏肠道而阻滞气血运行，秽浊与气血搏结日久而成的疾病。是以腹痛、腹泻、右下腹包块为主要表现的积聚类疾病。

译文

手厥阴心包经的经筋起始于手中指端，沿指上行，通过掌后与手太阳经筋并行，结聚于肘的内侧，向上行经过肘的内侧而结聚于腋下，从腋下前后布散，挟两胁分布；它的分支入于腋下，散布于胸中，结聚于膈部。手厥阴心包经的经筋发病，可见本经筋所循行、结聚的部位掣引、转筋，以及胸痛或成息贲病，出现呼吸迫促、上逆喘息的病状。治疗时应采取燔针，用速刺急出法，针刺次数以病愈为度，以痛处为穴。这种病就叫孟冬痹。

手少阴心经的经筋起始于手小指的内侧，循小指上行，结聚于掌后小指侧高骨，再向上结聚于肘的内侧，继而上行入腋内，与手太阴经筋相交，走向胸部，伏行于乳内，结聚在胸中，沿膈下行联系脐部。手少阴经的经筋发病可见胸内拘急，心下有积块坚伏，名为伏梁病。上肢的经筋发病，肘部牵引拘急，屈伸不利。总的来说，手少阴经筋发病，可见本经筋所循行或结聚的部位掣引、转筋和疼痛。治疗时应采用燔针，用速刺急出法，针刺次数以病愈为度，以痛处为穴。若病已发展成伏梁而出现吐脓血的，为脏气已损、病情加剧的死症。大凡经筋发病，遇寒则筋脉拘急，遇热则筋脉松弛，甚至出现阳痿不举。背部的筋挛急，则脊背向后反张；腹部的筋挛急，则身体向前弯曲而不能伸直。蟀刺是烧针的刺法，它治疗因受寒造成的筋急之病，如果是因热而造成的筋脉弛缓的病，便不宜采用火针了。这类疾病称为季冬痹。

足阳明经筋和手太阳经筋拘急，会发生口眼㖞斜；眼角拘急时，不能正常地视物。治疗这些疾病，都应采用上述的燔针劫刺法。

骨度第十四

原典

黄帝问于伯高曰：《脉度》言经脉之长短，何以立之？

伯高曰：先度其骨节之大小、广狭、长短，而脉度定矣。

黄帝曰：愿闻众人之度①。人长七尺五寸者，其骨节之大小长短各几何？

伯高曰：头之大骨围，二尺六寸，胸围四尺五寸。腰围四尺二寸。发所覆者，颅至项，尺二寸。发以下至颐，长一尺，君子终折②。

结喉以下至缺盆中，长四寸。缺盆以下至𩩲骬③，长九寸，过则肺大，不满则肺小。𩩲骬以下至天枢，长八寸，过则胃大，不及则胃小。天枢以下至横骨，长六寸半，过则回肠广长，不满则狭短。横骨，长六寸半。横骨上廉以下至内辅之上廉，长一尺八寸。内辅之上廉以下至下廉，长三寸半。内辅下廉，下至内踝，长一尺三寸。内踝以下至地，长三寸。膝腘以下至跗属，长一尺六寸。跗属以下至地，长三寸。故骨围大则太过，小则不及。

译文

黄帝问伯高道：《脉度》章所说经脉的长短，是如何确定的呢？

伯高说：应当先测量骨节的大小、宽窄、长短，从而就可以测定经脉的长度。

黄帝道：想听听关于一般人的骨度情况，成人以七尺五寸的长度计算，那么他骨节的大小、长短各是多少？

伯高说：头颅大骨周围二尺六寸，胸围四尺五寸，腰围四尺二寸。头发所覆盖的部位，颅至项为一尺二寸，前发际以下至颐长一尺，后发际至颐共二尺二寸，君子则折中各一尺一寸。

喉结以下至缺盆中央长四寸，缺盆以下至剑骨突长九寸，如果超过九寸的是肺大，不满九寸的是肺小。剑骨突以下至天枢长八寸，超过八寸的是胃大，不满八寸的是胃小。天枢向下至耻骨长六寸半，超过六寸半的是回肠宽而长，不满六寸半的是回肠窄而短。耻骨横长为六寸半，横骨的上缘向下至膝内辅骨的上缘长一尺八寸，内辅骨上缘向下至内辅骨下缘长三寸半，内辅骨下缘向下至内踝骨尖长一尺三寸，内踝骨尖至足底长三寸。膝腘窝向下至足跗两踝之周围所属长一尺六寸，跗属向下至足底长三寸。以上这些骨的尺寸数字，粗大的会超过，细小的会不及。

原典

角以下至柱骨，长一尺。行腋中不见者，长四寸。腋以下至季胁，长一尺二寸。季胁以下至髀枢，长六寸，髀枢以下至膝中，长一尺九寸。膝以下至外踝，长一尺六寸。外踝以下至京骨，长三寸。京骨以下至地，长一寸。

耳后当完骨者，广九寸。耳前当耳门者，广一尺三寸。两颧之间，相去七寸。两乳之间，广九寸半。两髀之间，广六寸半。

足长一尺二寸，广四寸半。肩至肘，长一尺七寸；肘至腕，长一尺二寸半。腕至中指本节，长四寸。本节至其末，长四寸半。

项发以下至背骨，长二寸半，脊骨①以下至尾骶，二十一节，长三尺，上节长一寸四分之一，奇分在下，故上七节至于脊骨，九寸八分之七。此众人骨之度也，所以立经脉之长短也。是故视其经脉之在于身也，其见浮而坚，其见明而大者，多血，细而沉者，多气也。

注释

① 脊骨：指脊椎骨。

译文

两侧头角向下至柱骨长一尺，肩骨行至腋中尽处长四寸，腋部向下至软肋长一尺二寸，软肋向下至髀枢长六寸，髀枢向下至膝盖中央长一尺九寸，膝向下至外踝骨尖长一尺六寸，外踝骨尖向下至小趾侧后的京骨长三寸，京骨向下至足底长一寸。

耳后当完骨部之间宽九寸，耳前当两耳门之间宽一尺三寸，两颧骨之间宽七寸，两乳之间宽九寸半，两髀之间宽六寸半。

足长一尺二寸，宽四寸半。肩峰至肘关节长一尺七寸，肘至腕关节长一尺二寸半，腕至中指本节长四寸，中指本节至中指端长四寸半。

项后发际向下至背骨第一节的大椎处长二寸半，大椎骨向下至尾骶骨共二十一节，长三尺，上面的七节每节长一寸四分一厘，零数在下，所以上七节共长九寸八分七厘。以上所述是一般人骨的长度，根据这个标准，然后来确定经脉的长短。所以说经脉在人体中，其浮于表面坚实明显而粗大的多血，细小而隐于内的多气。

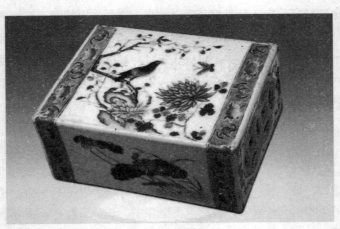

古代脉枕

五十营第十五

原典

黄帝曰：余愿闻五十营^①，奈何？

岐伯答曰：天周二十八宿，宿三十六分，人气行一周，千八分。日行二十八宿，人经脉上下、左右、前后二十八脉，周身十六丈二尺，以应二十八宿。

漏水下百刻，以分昼夜。故人一呼，脉再动，气行三寸；一吸，脉亦再动，气行三寸。呼吸定息，气行六寸；十息，气行六尺，日行二分；二百七十息，气行十六丈二尺，气行交通于中，一周于身，下水二刻，日行二十五分。五百四十息，气行再周于身，下水四刻，日行四十分。二千七百息，气行十周于身，下水二十刻，日行五宿二十分，一万三千五百息，气行五十营于身，水下百刻，日行二十八宿，漏水皆尽，脉终矣。所谓交通者，并行一数也。故五十营备，得尽天地之寿矣，凡行八百一十丈也。

注释

①五十营：生理学名词。指经脉之气在人体内按一定规律运行，一昼一夜间循行全身五十周，使五脏的精气得以畅行，保持正常的功能状态。

译文

黄帝说：我想听听五十营是如何计算的？

岐伯回答说：天空一周有恒星二十八宿，每宿距离三十六分，一昼夜运行五十周，共计一千零八分。在一昼夜中日行周历了二十八宿，人体的经脉分布在上下、左右、前后，共二十八脉，脉气在全身运转一周共十六丈二尺，恰好相应于二十八宿。

铜壶滴漏以一百刻计算，来分白天和黑夜。人一呼，脉搏动两次，营气在脉中运行三寸；一吸，脉又搏动两次，营气也运行三寸。一呼一吸，称为"息"，营气运行六寸；十息，营气行六尺，日行二分；二百七十息，营气运行十六丈二尺，气行交通于中，脉气行遍周身，此时漏水降下二刻，日在星宿之间移行二十五分。人呼吸五百四十息时，营气就再运行全身一周，此时漏水降下四刻，日在星宿之间移行四十分有零。人呼吸二千七百息时，营气已周行于全身十次，此时漏水降下二十刻，日在星宿之间移行五宿又二十分有零；人呼吸一万三千五百息的时间，脉气就营运周身五十次，此时漏水降下百刻，日遍行二十八宿，漏水已尽，而人体的经脉之气也运行周遍了。所谓"交通"，是营气并二十八脉通行一周之数。因此，每日营气运行五十周次，不失其常，共计八百一十丈，则能保持健康，尽其天年。

二十八宿值日占风雨阴晴歌诀

春季：
虚危室壁多风雨，若遇奎星天色晴，娄胃乌风天冷冻，昴毕温和天又明，
觜参井鬼天见日，柳星张翼阴还晴，轸角二星天少雨，或起风云傍岭行，
亢宿大风起沙石，氐房心尾雨风声，箕斗濛濛天少雨，牛女微微作雨声。

夏季：
虚危室壁天半阴，奎娄胃宿雨冥冥，昴毕二宿天有雨，觜参二宿天又阴，
井鬼柳星晴或雨，张星轸翼又晴明，角亢二星太阳见，氐房二宿大山风，
心尾依然宿作雨，箕斗牛女遇天晴。

秋季：
虚危室壁震雷惊，奎娄胃昴雨淋庭，毕觜参井晴又雨，鬼柳云开客便行，
星张翼轸天无雨，角亢二星风雨声，氐房心尾必有雨，箕斗牛女雨濛濛。

冬季：
虚危室壁多风雨，若遇奎星天色晴，娄胃雨声天冷冻，昴毕之期天又晴，
觜参二宿半时晴，井鬼二星天色黄，莫道柳星云雾起，天寒风雨有严霜，
张翼风雨又见日，轸角夜雨日还晴，亢宿大风起沙石，氐房心尾雨风声，
箕斗二星天有雨，牛女阴凝天又晴，占卜阴晴真妙诀，仙贤秘密不虚名，
掌上输星天上应，定就乾坤阴与晴。

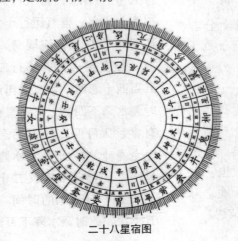

二十八星宿图

营气第十六

原典

黄帝曰：营气之道，内谷为宝。谷入于胃，乃传之肺，流溢于中，布散于外，精专者，行于经隧，常营无已[1]，终而复始，是谓天地之纪。故气从太阴出注手阳明，上行注足阳明，下行至跗上，注大趾间，与太阴合；上行抵脾，从脾注心中；循手少阴，出腋下臂，注小指，合手太阳；上行乘腋，出䪼内，注目内眦，上巅下项，合足太阳；循脊下尻，下行注小指之端，循足心，注足少阴；上行注肾，从肾注心，外散于胸中；循心主脉，出腋下臂，出两筋之间，入掌中，出中指之端，还注小指次指之端，合手少阳；上行注膻中，散于三焦，从三焦注胆，出胁，注足少阳；下行至跗上，复出跗，注大趾间，合足厥阴，上行至肝，从肝上注肺，上循喉咙，入颃颡[2]之窍，究于畜门[3]。其支别者，上额循巅下项中，循脊入骶，是督脉也；络阴器，上过毛中，入脐中，上循腹里，入缺盆，下注肺中，复出太阴。此营气之所行也，逆顺之常也。

注释

①常营无已：常常营运而不休止。

②颃颡：指鼻咽部，即咽的上部与鼻腔相通的部分，是人体与外界进行气体交换的必经通路。

③畜门：颃颡为内鼻孔；畜门为外鼻孔。

译文

黄帝说：营气能运行全身，以纳入食谷为最可贵。食谷入胃后，传输到肺，流溢于内营养脏腑，布散于外滋养形体。最精纯的部分，则行于脉道之中，经常营运不息，终而复始，这是自然的规律。营气的运行是从手太阴经脉出，注于手阳明经脉，上行传注足阳明经脉，下行达足跗，传注足大趾间，与足太阴经脉会合。上行股内入脾，从脾上传注心中，沿手少阴经脉，出腋窝，下臂，至手小指，会合于手太阳经脉。上行经过腋部，出眼下眶内，注于眼内角，再上行头顶中央，下走项后，与足太阳经脉会合。沿脊柱下行于尾骶部，再下行注于足小指尖，斜入足心，注于足少阴经脉。上行注入肾脏，由肾转注心脏，向外布散于胸中，沿手厥阴经脉，出腋窝、下臂，经腕后两筋之间，入掌中，出中指尖，回出注无名指尖，合手少阳经脉。上行于两乳之间，膈膜之上，散布于三焦，从三焦注胆，出胁肋，注入足少阳经脉。下行至足背，又从足背注入足大趾，合足厥阴经脉。上行至肝脏，从肝脏上注于肺脏，再上沿喉咙，入上颚之窍，深入于鼻内通脑之处。别行的分支，由额沿头顶，下项后中线，沿脊柱入骶内，这是督脉；再由此环绕阴器，从阴毛中部上行，过脐中，上沿腹内，入缺盆，下注肺脏，复出手太阴经脉。这就是营气运行的途径，无论上行下行，都循此常道而不变。

脉度第十七

原典

黄帝曰：愿闻脉度。

岐伯答曰：手之六阳，从手至头，长五尺，五六三丈。手之六阴，从手至胸中，三尺五寸，三六一丈八尺，五六三尺，合二丈一尺。足之六阳，从足上至头，八尺，六八四丈八尺。足之六阴，从足至胸中，六尺五寸，六六三丈六尺，五六三尺，合三丈九尺。跷脉从足至目，七尺五寸，二七一丈四尺，二五一尺，合一丈五尺。督脉任脉各四尺五寸，二四八尺，二五一尺，合九尺。凡都合一十六丈二尺，此气之大经隧也。经脉为里，支而横者为络，络之别者为孙。盛而血者，疾诛之。盛者泻之，虚者饮药以补之。

五脏常内阅①于上七窍也。故肺气通于鼻，肺和，则鼻能知臭香矣。心气通于舌，心和，则舌能知五味矣。肝气通于目，肝和，则目能辨五色矣。脾气通于口，脾和，则口能知五谷矣。肾气通于耳，肾和，则耳能闻五音矣。五脏不和，则七窍不通；六腑不和，则留为痈。故邪在腑，则阳脉不和，阳脉不和，则气留之，气留之，则阳气盛矣。阳气太盛，则阴脉不利，阴脉不利，则血留之，血留之，则阴气盛矣。阴气太盛，则阳气不能荣也，故曰关；阳气太盛，则阴气弗能荣也，故曰格；阴阳俱盛，不得相荣，故曰关格。关格者，不得尽期而死也。

黄帝内经

古法今观——中国古代科技名著新编

注释

① 内阅：诊断学名词。指通过七窍的望诊，可以内察五脏；盖因五脏的精气，上达于七窍。

译文

黄帝说：我希望听听经脉的长度。

岐伯回答说：手的六阳经脉，从手至头部，每脉长五尺，五六共三丈。手的六阴经脉，从手至胸中，每脉长三尺五寸，三六一丈八尺，五六三尺，合计二丈一尺。足的六阳经脉，从足上行至头部，每脉长八尺，六八共四丈八尺。足的六阴经脉，从足至胸中，每脉长六尺五寸，六六三丈六尺，五六三尺，合计三丈九尺。跷脉从足至眼部，每脉长七尺五寸，二七一丈四尺，二五一尺，左右合计一丈五尺。督脉和任脉，各长四尺五寸，二四八尺，二五一尺，合计九尺。以上二十八脉，共长十六丈二尺，这是营气运行的大经脉的情况。经脉循行体内，由经路分支而横向循行的是络脉，由络脉再分出的是支络。如果气盛而有淤血，应用速行针刺出血。总之，邪气盛的用泄法，正气虚的饮汤药来补益。

五脏的精气，经常从体内而上通于七窍。肺气通于鼻，肺气调和，则鼻能辨别香臭。心气通于舌，心气调和，则舌能辨别五味。肝气通于目，肝气调和，则目能辨别五色。脾气通于口，脾气调和，饮食就有滋味。肾气通于耳，肾气调和，则耳能听五音。如果五脏不调和，则七窍就不畅通。六腑不调和，则气滞血淤而外生痈疡。因此，邪气滞留六腑，则阳脉不和，阳脉不和，则气稽留，气稽留，则阳气偏盛。邪气滞留五脏，则阴脉不和，阴脉不和则血稽留，血稽留，则阴气偏盛。阴气太盛，则阳气不能营运于内，所以称为"关"；阳气太盛则阴气不能营运于外，所以称为"格"；阴阳之气都盛，不能互相营运，则叫作"关格"。出现"关格"的人，就不能寿终正寝了。

关格患者的食疗

杨柳树叶1两，煎一碗汤一次服下，一日两次，2~3天即可通尿无阻；玉米穗120克，加小茴香3克，用适量的水入锅中煮，沥出残渣，加适量砂糖调味，即可饮用；将桃李仁15克研烂，与薏米仁15克，水煎去渣，调白糖，一次服下。其他食疗如甘蔗粥：甘蔗榨汁100~150克备用；大米100克煮粥，煮至半熟时，倒入甘蔗汁一同煮熟食用。佛手粥：干佛手10~20克，水煎取汁，加入粳米100克同煮粥，用冰糖或香葱适量调味食用。蜜饯萝卜：鲜萝卜洗净，切成丁，放在沸水中煮沸后捞出滤干水分，晾晒半日，再放入锅内加蜂蜜150克，用小火煮沸，调匀即可，饭后食用。

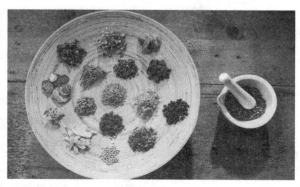

食 疗

原典

黄帝曰：跷脉安起安止①？何气荣也？

岐伯答曰：跷脉者，少阴之别，起于然骨②之后，上内踝之上，直上循阴股入阴，上循胸里入缺盆，上出人迎之前，入頄，属目内眦，合于太阳、阳跷而上行，气并相还，则为濡目，气不荣则目不合。

黄帝曰：气独行五脏，不荣六腑，何也？

岐伯答曰：气之不得无行也，如水之流行不休。故阴脉荣其脏，阳脉荣其腑，如环之无端，莫知其纪，终而复始。其流溢之气，内溉脏腑，外濡腠理。

黄帝曰：跷脉有阴阳，何脉当其数？

岐伯答曰：男子数其阳，女子数其阴，当数者为经，其不当数者为络也。

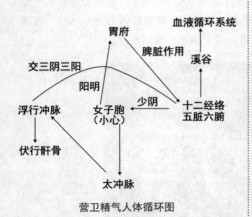

营卫精气人体循环图

注释

① 安起安止：从哪里起始，到哪里终止。

② 然骨：为古代骨骼部位名。相当于舟状骨部分。

译文

黄帝问：跷脉是从哪里起始，到哪里终止？是借助哪条经脉之气而运行的呢？

岐伯回答说：跷脉是从足少阴肾经分别而出，起于内踝前的然骨之后，向上经过内踝上部，直上沿股内侧进入前阴，上沿腹内部，进入缺盆，再上行至人迎之前，入頄骨部，至眼内角，与足太阳经脉、阳跷脉会合而上行，三经之气合并，还而下行，濡养两眼，如果阴跷脉气不能上营，眼睛就不能闭合。

黄帝问：阴跷经脉之气独运行于五脏而不营养六腑，为什么呢？

岐伯回答说：气的运行不能停止，就像水的流动不息一样。所以阴跷脉营养五脏，阳跷脉营养六腑。它们的运行如圆环一样没有开端，无法知道它的开始，只是终而复始地循环着。它们输送流溢的精气，在内灌溉脏腑，在外濡养腠理。

黄帝问：跷脉有阴跷、阳跷的不同，究竟要依据哪一条脉来计算呢？

岐伯回答说：男子以阳跷计算，女子以阴跷计算，凡作为计数的就是经脉，不作为计数的就是络脉。

营卫生会第十八

原典

黄帝问于岐伯曰：人焉受气？阴阳焉会？何气为营？何气为卫？营安从生？卫于焉会？老壮不同气，阴阳异位，愿闻其会。

岐伯答曰：人受气于谷，谷入于胃，以传与肺，五脏六腑，皆以受气，其清①者为营，浊者为卫，营在脉中，卫在脉外，营周不休，五十而复大会，阴阳相贯，如环无端，卫气行于阴二十五度，行于阳二十五度，分为昼夜，故气至阳而起，至阴而止。故曰日中而阳陇，为重阳，夜半而阴陇为重阴，故太阴主内，太阳主外，各行二十五度分为昼夜。夜半为阴陇，夜半后而为阴衰，平旦阴尽而阳受气矣。日中而阳陇，日西而阳衰，日入阳尽而阴受气矣。夜半而大会，万民皆卧，命曰合阴，平旦阴尽而阳受气，如是无已，与天地同纪②。

黄帝曰：老人之不夜瞑者，何气使然？少壮之人，不昼瞑者，何气使然？

岐伯答曰：壮者之气血盛，其肌肉滑，气道通，营卫之行不失其常，故昼精③而夜瞑。老者之气血衰，其肌肉枯，气道涩，五脏之气相搏，其营气衰少而卫气内伐，故昼不精，夜不瞑。

注释

① 清：指水谷精气中轻清且富于营养作用的一部分。

② 与天地同纪：指营卫两气日夜运行不停止，如同天地日月运转一样是有规律的。

③ 昼精：指白天精力充沛的意思。

译文

黄帝问岐伯说：人体的精气来自哪里？阴阳之气是怎样交会的？什么气叫"营"？什么气叫"卫"？营是怎样生成的？卫是怎样和营相会的？老年人与壮年人气的盛衰不同，日夜气行的位置各异，请你讲讲交会的情况。

岐伯答道：人体精气来源于饮食，饮食入胃，经过消化，再经脾吸收精微之气，然后向上传注到肺，从而五脏六腑都能得到精微之气的供养。这些精气中，精粹的部分叫"营"，剽悍的部分叫"卫"，营气运行于经脉之内，卫气运行于经脉之外，川流不息，各行五十周次后再会合，阴分和阳分互相贯通，终而复始，如圆环之无端始。卫气运行于阴分二十五周次，运行于阳分二十五周次，这是以白天和黑夜来划分的，所以气行到阳分为起始，行到阴分为终止。因此，当中午阳气隆盛时叫作"重阳"，到半夜阴气隆盛时叫作"重阴"。太阴主管人体内部，太阳主管人体外表，营卫各运行二十五周次，都以昼夜来划分。半夜是阴分之气最隆盛的时候，自半夜以后，行于阴分之气就逐渐衰减，到早晨时，则行于阴分之气已尽，而阳分开始受气。中午是阳分之气最隆盛的时候，从日西斜，行于阳分之气就逐渐衰减，到日落时，则行于阳分之气已尽，而阴分开始受气。并且在半夜的时候，阴阳之气相会合，此时人们均已入睡，称为"合阴"。到早晨则行于阴分之气已尽，而阳分开始受气。如此循环不息，和自然界昼夜阴阳的变化规律相一致。

黄帝说：老年人往往夜间不易熟睡，是什么气使他们这样的？壮年人在白天往往不用睡觉，这又是什么气使他们这样的？

岐伯答道：壮年人的气血旺盛，肌肉滑利，气道畅通，营卫的运行都很正常，所以白天的精神饱满，而且晚上睡得很熟。老年人的气血衰少，肌肉枯瘦，气道滞涩，五脏之气耗损，营气衰少，卫气内伐于阴，所以白天的精神不振，晚上也就不能熟睡了。

原典

黄帝曰：愿闻营卫之所行，皆何道从来？

岐伯答曰：营出中焦，卫出下焦。

黄帝曰：愿闻三焦之所出。

岐伯答曰：上焦出于胃上口，并咽以上，贯膈，而布胸中，走腋，循太阴之分而行，还至阳明，上至舌，下足阳明，常与营俱行于阳二十五度，行于阴亦二十五度，一周也。故五十度而复大会于手太阴矣。

黄帝曰：人有热，饮食下胃，其气未定①，汗则出，或出于面，或出于背，或出于身半，其不循卫气之道而出，何也？

岐伯曰：此外伤于风，内开腠理②，毛蒸理泄，卫气走之，固不得循其道，此气慓悍滑疾，见开而出，故不得从其道，故命曰漏泄③。

注释

① 其气未定：指精微之气尚未化生。

② 腠理：和皮毛同义。

③ 漏泄：古病名，由于感受风邪，腠理开疏，又因热食之气蒸泄所致。

译文

黄帝说：请问关于营气与卫气的运行，都是从哪里出发的？

岐伯答道：营气出于中焦，卫气出于下（上）焦。

黄帝说：请教三焦之气的出发处。

岐伯说：上焦出自胃的上

口贲门，与食道并行向上至咽喉，贯穿于膈膜而分布于胸中，再横走至腋下，沿着手太阴经的路线循行，回复至手阳明经，向上到舌，下循足阳明胃经，卫气与营气同样运行于阳分二十五周次，运行于阴分二十五周次，这就是昼夜一周，所以卫气五十周次行遍全身，再与营气会合于手太阴肺经。

黄帝说：人吃了热的饮食入胃，还没有化成精微的时候，就已出汗，有出于面部的，有出于背部的，有出于半身的，不沿着卫气通常的运行道路而出，这是什么缘故呢？

岐伯说：这是由于外表受了风邪的侵袭，腠理开发，毛窍疏泄，卫气趋向体表，就不能循常道而行，因为卫气的本性是剽悍滑疾的，见到何处疏张开来，就由此道而出行，所以不一定循行于脉道，这种出汗过多的情况，名叫"漏泄"。

原典

黄帝曰：愿闻中焦之所出。

岐伯答曰：中焦亦并胃中，出上焦之后，此所受气者，泌糟粕，蒸津液，化其精微，上注于肺脉，乃化而为血，以奉生身，莫贵于此，故独得行于经隧，命曰营气①。

黄帝曰：夫血之与气，异名同类。何谓也？

岐伯答曰：营卫者，精气也，血者，神气也，故血之与气，异名同类焉。故夺血者无汗，夺汗者无血，故人生有两死而无两生。

黄帝曰：愿闻下焦之所出。

岐伯答曰：下焦者，别回肠②，注于膀胱，而渗入焉；故水谷者，常并居于胃中，成糟粕，而俱下于大肠而成下焦，渗而俱下。济泌别汁③，循下焦而渗入膀胱焉。

黄帝曰：人饮酒，酒亦入胃，谷未熟，而小便独先下，何也？

岐伯答曰：酒者，熟谷之液也。其气悍以清，故后谷而入，先谷而液出焉。

黄帝曰：善。余闻上焦如雾，中焦如沤，下焦如渎，此之谓也。

注释

①营气：由水谷之气所化，运行于经络，是对全身起濡养作用的精微之气。

②回肠：为小肠的下段。

③济泌别汁：将水液经过过滤，分出清浊的意思。

译文

黄帝说：请你再谈谈中焦的出处。

岐伯答道：中焦的部位与胃相并列，在上焦之后，它的功能是吸收精气，通过泌去糟粕、蒸腾津液，而化成精微，然后向上传注于

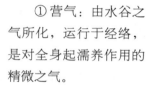

肺脉，再化为血液，奉养周身，这是人体内最宝贵的物质，所以能够独行于经脉之内，称为"营气"。

黄帝说：血与气，名虽不同而实是同类的物质，如何来理解呢？

岐伯答道：营和卫，都属于精气；而血是精气所化生的更高贵的物质，因此叫"神气"。所以说血与气名虽不同，而实质上是同类的物质。凡失血过多的人，其汗也少；出汗过多的人，其血亦少。所以说人体夺血或夺汗均可死亡，而血与汗缺一则不能生存。

黄帝说：请教关于下焦的出处。

岐伯答道：下焦分别经过清浊、糟粕从回肠而下行，水液注于膀胱而渗入其中。所以说，水谷同在脾胃之中，经过消化吸收后，糟粕传入大肠；水液渗入膀胱，这就是下焦的主要功能。总的来看，是分别经过清浊之后，循下焦而渗入于膀胱的。

黄帝说：人饮的酒也是入胃的，为什么五谷尚未消化，而小便独先下行呢？

岐伯答道：由于酒是已经蒸熟的谷类酿成的液体，剽悍而质清稀，因此，酒液虽在五谷之后入胃，但经过脾胃的迅速吸收，多余的水分反在五谷腐熟之前排出于体外。

黄帝说：很对。我听说上焦的作用能输布精气，像雾露蒸腾一样；中焦的作用主腐熟运水化谷，像沤渍东西一样；下焦的作用主排泄废料，像沟渠一样，就是这样的道理吧！

应对下焦湿热的日常保健

下焦湿热的日常保健应注意起居环境的改善和饮食调理，不宜暴饮暴食、酗酒；饮食宜清淡，少吃肥甘厚腻的食品、甜味品、辛辣刺激食物，以保持良好的消化功能，避免水湿内停或湿从外入，这是预防湿热的关键。多食绿豆、扁豆、冬瓜、丝瓜、西瓜、赤小豆、薏苡仁、绿茶、花茶等食物也可以达到祛湿的效果。

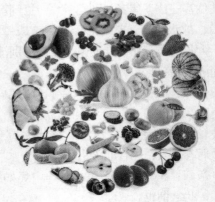

饮食保健

四时气第十九

原典

黄帝问于岐伯曰：夫四时之气，各不同形，百病之起，皆有所生，灸刺之道，何者为定？

岐伯答曰：四时之气，各有所在，灸刺之道，得气穴为定。故春取经、血脉、分肉之间，甚者，深刺之，间①者，浅刺之；夏取盛经孙络，取分间绝皮肤；秋取经腧，邪在腑，取之合；冬取井荥，必深以留之。

温疟汗不出，为五十九痏，风㽷肤胀，为五十痏②。取皮肤之血者，尽取之。飧泄补三阴之上，补阴陵泉，皆久留之，热行乃止。

转筋于阳，治其阳；转筋于阴，治其阴。皆卒刺③之。徒㽷，先取环谷④下三寸，以铍针针之，已刺而筩⑤之，而内之，入而复之，以尽其㽷，必坚。来缓则烦悗，来急则安静，间日一刺之，㽷尽乃止。饮闭药，方刺之时徒饮之，方饮无食，方食无饮，无食他食，百三十五日。

著痹不去，久寒不已，卒取其三里。肠中不便，取三里，盛泻之，虚补之。疠风者，素刺其肿上。已刺，以锐针针其处，按出其恶气，肿尽乃止。常食方食，无食他食。

注释

①间：与"甚"相对，轻的意思。
②痏：一般指伤疤，这里指腧穴。
③卒刺：卒同焠，指用火针治疗。
④环谷：穴位名，但现在无从考证具体位置。
⑤筩：指中空的针。

译文

黄帝问岐伯道：四时气候的变化，各有不同，而百病的产生，又与气候有一定的关系，怎样来决定针灸治疗的方法呢？

岐伯回答说：四时邪气，侵袭人体而使人发病，但各有一定的部位。灸刺的原则，也应当根据不同的发病季节来确定有关的穴位。所以在春天针刺，就取用络脉分肉的间隙，病重的深刺，病轻的浅刺；在夏天针刺，就取用阳经、孙络，或取分肉之间，以及透过皮肤浅刺；在秋天针刺，就取用各经的腧穴，如病邪在六腑的，可以取用合穴；在冬天针刺，就取用各经的井穴和荥穴，应深刺而且留针时间较长。

患温疟而不出汗的，可以取五十九个治疗热病的主要腧穴。患风水病，皮肤浮肿的，可以取五十个治疗水病的主要腧穴。如果皮肤有血络，就应用针刺放血。患飧泄症，应补三阴交穴，同时上刺阴陵泉，都应长时间留针，待针下有热感时才可止针。

患转筋在外侧部位的，取三阳经的腧穴；患转筋在内侧部位的，取三阴经的腧穴，都是用火针刺入。患水肿而不兼风邪的，首先用铍针刺脐下三寸的部位，然后再用中空如筒的针刺入，以吸出腹中的水。反复这样做，把水放尽。水去之后，则肌肉坚实。若排水时排泄缓慢，就会使病人烦躁满闷；若排泄得较快，则病人觉得舒适安静。用此法可隔天刺一次，直至水尽为止，并兼服利水的药物。一般在刚进行针刺时服药。服药时不可吃东西，吃东西时不可服药，开始禁食伤脾助湿的食物一百三十五天。

患各种痹证经久不愈的，是有寒湿久留在内，应用火针刺足三里；如腹中感觉不适，就取足三里穴针治。邪气盛的就用下泄法，正气虚的就用补溢法。患麻风病的，应经常用针刺其肿胀部位，然后再用锐利的针刺患处，并用手按压出毒气恶血，直到肿消为止。患者宜经常吃些适宜的食物，忌吃任何不利于调理的食物。

原典

腹中常鸣，气上冲胸，不能久立。邪在大肠，刺肓之原①，巨虚上廉、三里。小腹控睾，引腰脊，上冲心。邪在小肠者，连睾系，属于脊，贯肝肺，络心系。气盛则厥逆，上冲肠胃，熏肝，散于肓，结于脐，故取之肓原以散之，刺太阴以予之，取厥阴以下之，取巨虚下廉以去之，按其所过之经以调之。

善呕，呕有苦，长太息，心中憺憺，恐人将捕之；邪在胆，逆在胃，胆液泄则口苦，胃气逆则呕苦，故曰呕胆②。取三里以下。胃气逆，则刺少阳血络，以闭胆逆，却调其虚实，以去其邪。

饮食不下，膈塞不通，

译文

腹中时常鸣响，气上逆而冲向胸部，喘促，身体不能久立，说明邪在大肠，应用针刺气海、巨虚、上廉、足三里。小腹部牵引睾丸作痛，连及腰脊上冲心而痛，表明邪在小肠而为小肠疝病，小肠下连睾系，向后附属于脊椎，与肝肺相通，联络心系。因此邪气盛时，就会使厥气上逆，冲犯肠胃，干扰肝脏，散布于肓膜，结聚于脐。所以治小肠病时应当取脐下的气海穴，以散邪气。针刺手太阴经以补肺经之虚；取足厥阴经，以泄肝经之实；取下巨虚穴以去小肠的病邪，并且按邪气所过的经脉取穴调治。

病人时常呕吐，且呕吐物有苦味，常叹息，心里恐惧不安，如人将捕捉他一般，这是邪气在胆、胃气上逆所致。胆汁外泄，就会口感苦味，胃气上逆，就会呕出苦水来，所以叫呕胆。治疗时应取足三邪在胃脘，在上脘，则刺抑而下之，在下脘，则散而去之。小腹痛肿，不得小便，邪在三焦③，约取之太阳大络，视其络脉与厥阴小络结而血者，肿上及胃脘，取三里。

睹其色，察其目，知其散复者，视其目色，以知病之存亡也。一其形，听其动静者，持气口人迎以视其脉，坚且盛且滑者，病日进，脉软者，病将下，诸经实者，病三日已。气口候阴，人迎候阳也。

注释

① 肓之原：气海穴的别名。

② 呕胆：病状名，即呕吐苦水。

③ 三焦：此处应该为膀胱。

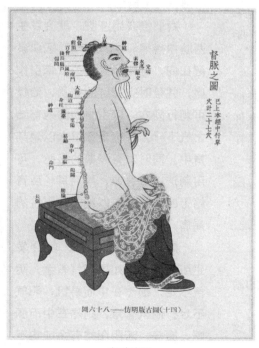

督脉古图

里穴以降胃气之逆，刺足少阳经的血络。以抑制胆气之逆，然后根据病的虚实用补虚泄实的方法，调虚实祛其邪。

饮食入咽后，如停滞不下，就会感觉胸膈闭塞不通，这是邪气在胃脘所致。如邪气在上脘，就用针刺上脘穴，使滞气下行；若用邪气在下脘，就用针刺下脘穴，用温而使其散行的方法，以散寒滞。小腹部肿痛，小便不通，这是邪在膀胱，下焦阻塞不通所致，应当取用足太阳经的大络委阳穴。如发现足太阳经的络脉与足厥阴经的孙络有淤血结聚，且肿势又向上延及胃脘，就应该取足三里穴刺治。

针刺时，应注意观察病人的气色和眼神，从而推知正气的散失或恢复。观察病人目色的变化，可推知病邪的存在或消失。诊病时，医生要形神专注，察看病人的神态举止，诊其气口脉和人迎脉。如果脉象坚硬并且洪大而滑，说明邪气正盛，是症状日渐加重的迹象；如果脉象软而和缓，表明正气正在恢复，是病势将退的征兆。如病在各经而且脉坚实有力，说明病再过三天左右就会痊愈，气口脉属手太阴肺脉，为五脏之主，故以候手足各脉之阴；人迎脉属足阳明胃脉，胃为六腑之源，故以候手足各脉之阳。

卷 五

五邪第二十

原典

邪在肺，则病皮肤痛，寒热，上气喘，汗出，咳动肩背。取之膺中外腧①，背三节五脏之傍，以手疾按之，快然，乃刺之。取之缺盆中以越之。

邪在肝，则两胁中痛，寒中，恶血在内，行善掣节，时脚肿。取之行间，以引胁下，补三里以温胃中，取血脉以散恶血；取耳间青脉，以去其掣。

邪在脾胃，则病肌肉痛，阳气有余，阴气不足，则热中善饥；阳气不足，阴气有余，则寒中肠鸣、腹痛；阴阳俱有余，若俱不足，则有寒有热，皆调于三里。

邪在肾，则病骨痛，阴痹。阴痹者，按之而不得，腹胀，腰痛，大便难，肩背颈项痛，时眩。取之涌泉、昆仑。视有血者，尽取之。

邪在心，则病心痛，喜悲，时眩仆；视有余不足②而调之其腧也。

注释

① 膺中外腧：胸部中、外侧的腧穴，理解为中府、云门穴。

② 有余不足：心脏靠阳气充养，这里理解为阳气的有余和不足。

译文

病邪侵袭到肺脏，就会发生皮肤疼痛，恶寒发热，气上逆而喘，汗出，咳嗽牵引到肩背作痛。治疗可取侧胸上部的中府、云门穴，以及背部第三椎骨旁的肺俞穴。针刺时，先以手迅速按住，病者觉得爽快一些，就在该处进针。同时可刺缺盆穴，使肺中邪气向上越出。

病邪侵袭到肝脏，就会发生两胁中疼痛、寒气在中，恶血淤留在内，走路时经常关节牵引作痛，并且时有脚肿的症状。治疗可刺行间穴，以引胁肋间的郁结之气下行，并刺足三里穴以温其胃中，同时对有淤血的络脉，可用刺法以散恶血，再刺耳轮后青络上的瘈脉穴，以减去牵引性的病痛。

病邪侵袭到脾胃，就会发生肌肉疼痛，如果阳气有余，阴气不足，则热在中而易饥；阳气不足，阴气有余，则寒在中而肠鸣、腹痛；若阴阳均有余或均不足，则有寒有热。这些病，都可刺三里穴来调治。

病邪侵袭到肾脏，就会发生骨痛、阴痹。所谓阴痹，是说在形体表面按摸不到，症见腹胀，腰痛，大便难，肩、背、颈、项等处疼痛，以及经常目眩诸症。治疗时可刺涌泉、昆仑穴；凡有淤血的，都刺出其血。

病邪侵袭到心脏，就会发生心痛，易于悲伤，时时目眩跌仆。诊疗时先要分析偏虚还是偏实，而后刺治于本经的腧穴。

寒热病第二十一

原典

皮寒热者，不可附席，毛发焦，鼻槁腊①，不得汗。取三阳之络，以补手太阴。

肌寒热者，肌痛，毛发焦而唇槁腊，不得汗。取三阳于下，以去其血者，补足太阴，以出其汗。

骨寒热者，病无所安，汗注不休。齿未槁，取其少阴于阴股之络；齿已槁，死不治。骨厥亦然。

骨痹②，举节不用而痛，汗注烦心。取三阴之经，补之。

身有所伤，血出多，及中风寒，若有所堕坠，四肢懈惰不收，名曰体惰。取其小腹脐下三结交。三结交者，阳明太阴也，脐下三寸关元也。

厥痹者，厥气上及腹。取阴阳之络，视主病也，泻阳补阴经也。

颈侧之动脉人迎。人迎，足阳明也，在婴筋③之前。婴筋之后，手阳明也，名曰扶突。次脉，足少阳脉也，名曰天牖。次脉，足太阳也，名曰天柱。腋下动脉，臂太阴也，名曰天府。

注释

①槁腊：腊，干燥的意思。槁腊意为非常干燥。

②骨痹：病名，一名痛痹，指寒邪偏重。

③婴筋：为人体部位名，指颈侧之大筋，即胸锁乳突肌的前面部分。

译文

体表寒热，疼痛不能着席而卧，毛发枯燥，鼻孔发干，不得出汗，治疗时应取足太阳经的络穴，以补手太阴经诸穴的不足。

肌肉寒热，则难免肌腱疼痛，毛发焦枯，唇舌干燥，汗不得出。应取足太阳经在下肢的络穴，散放出淤血，以补足太阴经，汗就出来了。

骨骼寒热，病人烦躁不安，大汗淋漓，若是牙齿还没出现枯槁的现象，当取足少阴大腿内侧的络穴大钟，如牙齿已现枯槁，便是不治的死症。至于骨厥病的诊治也是这样。

患骨痹的，全身骨节不能自由活动，疼痛异常，汗出如注，心中烦乱。治疗时可取三阴经的穴位，针刺用补法。

身体被金属利器所伤，血流很多，且又受风寒的侵袭，或者从高处跌落，以致肢体懈怠无力，这叫作体惰，治疗时可取小腹脐下的三结交。

厥痹，是厥逆之气上及腹部，治疗时可取阴经或阳经的络穴，但必须察明主病的所在，在阳经用泄法，在阴经用补法。

颈侧的动脉是人迎穴，人迎属足阳明胃经，在颈筋的前面。颈筋后面是手阳明经的腧穴，名叫扶突。再向后是手少阳经的天牖穴。天牖后面是足太阳经的天柱穴。腋下3寸处的动脉，是手太阴经的腧穴，名叫天府。

原典

阳迎头痛，胸满不得息，取之人迎。暴瘖气鞭①，取扶突与舌本出血。暴聋气蒙，耳目不明，取天牖。暴挛痫眩，足不任身，取天柱。暴瘅②内逆，肝肺相搏，血溢鼻口，取天府。此为天牖五部③。

臂阳明，有入烦遍齿者，名曰大迎。下齿龋取之。臂恶寒补之，不恶寒泻之。足太阳有入烦遍齿者，名曰角孙④。上齿龋取之，在鼻与烦前。方病之时，其脉盛，盛则泻之，虚则补之。一曰取之出鼻外。

足阳明有挟鼻入于面者，名曰悬颅⑤。属口，对入系目本，视有过者取之。损有余，益不足，反者益其。足太阳有通项入于脑者，正属目本，名曰眼系⑥。头目苦痛，取之在项中两筋间。入脑乃别，阴跷、阳跷，阴阳相交，阳入阴，阴出阳，交于目锐眦，阳气盛则瞋目，阴气盛则瞑目。

注释

① 气鞭：指咽喉及舌体僵硬。

② 瘅：因劳累导致的病。

③ 天牖五部：这里指人迎、扶突、天牖、天柱、天府五个穴位。因天牖居中，其他四个穴位在其周围而命名。

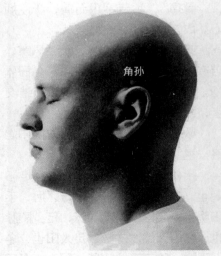

角孙

角孙穴

④角孙：在头部，折耳郭向前，当耳尖直上入发际处。布有耳颞神经分支和颞浅动、静脉的分支。

⑤悬颅：在头部鬓发上，头维与曲鬓弧形连线的中点处。

⑥眼系：即目系，指眼球后方通入颅腔的组织。

译文

阳邪上逆而头痛，胸中满闷，呼吸不利，当取人迎穴治之；突然失音，喉舌僵硬，当取扶突穴刺之，并针刺舌根出血；突然耳聋，经气蒙蔽，耳失聪，目不明，治疗时取天牖穴。突然发生拘挛、癫痫、眩晕、足软支撑不住身体，治疗时取天柱穴。突然热渴，腹气上逆，肝肺二经内蕴的火邪相互搏击，以致血逆妄行，上溢鼻口，治疗时取天府穴。以上五穴，即所谓的天牖五部。

手阳明大肠经入于颧部而遍及全齿的，叫作大迎，所以下齿龋痛应取大迎穴，恶寒的，用补法，不恶寒的，用泄法。足太阳膀胱经入于颧部而遍及全齿的，名叫角孙，所以治疗上齿龋痛，应取角孙穴及鼻和颧骨前面的穴，在刚发病的时候，如果脉气充盛，就要用泄法，反之则用补法。另有一说，可在鼻外侧取穴施治。

足阳明胃经有夹着鼻子循行而入于面部的，名叫悬颅。其经脉下行属于口，上行的由口入系于目本。应根据发病的部位取穴，泄有余，补不足；若取之不当，则可能泄不足，补有余，而适得其反了！足太阳膀胱经过颈入于脑部，直接连属于目本的叫作眼系。若头目疼痛，可在头项中两筋间取穴。此脉入脑后，分别联属于阴阳二跷脉，阴阳交会，阳入里，阴出外，交会于眼的内角。如果阳气偏盛，则两目张开；如果阴气偏盛，则两目闭合。

原典

热厥取足太阴、少阳，皆留之；寒厥取足阳明、少阴于足，皆留之。舌纵①涎下，烦悗，取足少阴。振寒洒洒，鼓颔，不得汗出，腹胀烦悗，取手太阴，刺虚者，刺其去也；刺实者，刺其来也。

春取络脉，夏取分腠，秋取气口，冬取经腧。凡此四时，各以时为齐②。络脉治皮肤，分腠治肌肉，气口治筋脉，经腧治骨髓、五脏。身有五部：伏兔一；腓二，腓者腨也；背三；五脏之腧四；项五；此五部有痈疽者，死。

病始手臂者，先取手阳明、太阴而汗出；病始头首者，先取项太阳而汗出；病始足胫者，先取足阳明而汗出。臂太阴可汗出，足阳明可汗出，故取阴而汗出甚者，止之于阳，取阳而汗出甚者，止之于阴。

凡刺之害，中而不去则精泄；不中而去则致气③。精泄则病甚而怯，致气则生为痈疽也。

注释

① 舌纵：指舌体收缩无力，纵缓不收。

② 以时为齐：齐，通"剂"，为方剂的意思。在这里指针刺的部位和深浅应与时令的特征相适应、相协调。

③ 致气：邪气凝聚不散的意思。

译文

热厥证，取足太阴脾经、足少阳肝经进行治疗。寒厥证，取足阳明胃经、足少阴肾经进行治疗，都应该留针。舌纵缓不收、口角流涎、胸中烦闷的，当取手太阴肺经穴。针刺正气虚的病，应顺着脉气的去向施以补法；针刺邪气实的病，应迎着脉气的来向施以泄法。

春季用针取穴于络脉；夏季用针取穴于肌肉与皮肤间；秋季用针取穴于气口，冬季用针取穴于经脉。凡此四时行针，应与时令的特征相适应、相协调。取络穴脉穴可治皮肤，取肌肤间穴可治肌肉，取气口穴可治筋脉，取各经脉之穴则可治骨髓和五脏诸病。五脏体现在身体五个重要部位：一是伏兔；二是小腿；三是背部；四是五脏腧穴；五是项部。此五部患痈疽者，为不治之症。

疾病始于手臂的，可先刺手阳明大肠经、手太阴肺经的穴位，使其出汗；疾病始于头部的，可先刺项部足太阳膀胱经的穴位，使其出汗；疾病开始发生

寒热证的鉴别

鉴别标准	寒 证	热 证
对寒热的喜恶	恶寒喜热为寒	恶热喜冷为热
口渴与不渴	口不渴为寒	口渴喜冷饮为热
面色	面白为寒	面红赤为热
四肢	手足厥冷多为寒	手足烦热多为热
二便	大便稀溏、小便清长为寒	大便干结、小便短赤为热
舌苔	舌淡、苔白腻为寒	舌红、苔黄为热
脉象	脉沉迟为寒	脉数为热

在足部胫部的，可先取足阳明胃经的穴位，使其出汗。针刺手太阴经的诸穴可令汗出，针刺足阳明经诸穴也可令汗出。针刺阴经而出汗过多的，可刺阳经穴来止汗；针刺阳经而出汗过多的，可刺阴经穴来止汗。

大凡错误用针造成的危害有：一是刺中病邪而留针不去，使病人精气耗泄；二是尚未刺中病邪就立即出针，使邪气凝聚不散。精气耗泄会使病情加重而身体孱弱，邪气凝聚不散则能引起痈疽之症。

癫狂第二十二

原典

目眦外决于面者，为锐眦。在内近鼻者，为内眦。上为外眦，下为内眦。

癫疾始生，先不乐，头重痛，视举目赤[①]，甚作极，已而烦心，候之于颜。取手太阳、阳明、太阴，血变而止。

癫疾始作，而引口啼呼者，候之手阳明、太阳。左强者，攻其右；右强者，攻其左，血变而止。癫疾始作，先反僵，因而脊痛，候之足太阳、阳明、太阴、手太阳，血变而止。

治癫疾者，常与之居，察其所当取之处。病至，视之有过者泻之，置其血于瓠壶[②]之中，至其发时，血独动矣；不

译文

眼角向外凹陷于面颊一侧的，叫目锐眦。在眼的内侧靠近鼻梁的，叫目内眦。上眼胞属目外眦，下眼胞属目内眦。

癫病开始发作，病人先闷闷不乐，头又重又痛，两眼上视而发红，严重时，出现心中烦乱，可通过颜面部的色泽、表情来候察。治疗可刺手太阳、手阳明、手太阴三经的一些腧穴，等到面部的血色转为正常时就停针。

癫病开始发作，口角抽搐喎斜，发出啼叫声，应诊察手阳明、手太阳两经。根据病情而施治，凡左侧正常的，应刺右侧；右侧正常的，应刺左侧。患者面部的血色转为正常时停针。癫病开始发作时，先见腰脊张僵硬，接着觉得脊柱作痛，候察病变所在，可刺足太阳、足阳明、足太阴、手太阳经的一些腧穴，等到患者面部的血色转为正常时停针。

治疗癫病时，医生应常和病者一起居住，观察所应刺的腧穴。病发时，根据其有病的经脉，使用泻法出血，将泻出的血放在葫芦内，等到再复发时，血就会动；如果不动，可灸穷骨二十壮，穷骨就是骶骨。

动，灸穷骨③二十壮。穷骨者，骶骨也。

骨癫疾者，顑齿诸腧、分肉皆满而骨居，汗出烦悗④；呕多沃沫，气下泄，不治。筋癫疾者，身倦挛急脉大，刺项大经之大杼脉；呕多沃沫，气下泄，不治。脉癫疾者，暴仆，四肢之脉皆胀而纵。脉满，尽刺之出血，不满，灸之挟项太阳，灸带脉于腰，相去三寸，诸分肉本腧。呕多沃沫，气下泄，不治。

癫疾者，疾发如狂者，死不治。

狂始生，先自悲也，喜忘、苦怒、善恐者，得之忧饥。治之取手太阴、阳明，血变而止，及取足太阴、阳明。狂始发，少卧不饥，自高贤也，自辩智也，自尊贵也，善骂詈，日夜不休。治之取手阳明、太阳、太阴、舌下、少阴。视之盛者，皆取之，不盛，释之也。

注释

① 视举目赤：两眼上视而发红。

② 瓠壶：由葫芦科葫芦属下的一种名为瓠子的植物晒干加工后制成的壶。

③ 穷骨：为骨骼名，指尾骨。

④ 烦悗：郁闷不畅。

病深入骨的骨癫疾，腮齿诸腧分肉皆胀满，而骨骼僵直，常出汗，心中烦闷；倘呕吐白沫，肾气下泄，就是死症。病深入筋的筋癫疾，身体蜷缩，筋脉拘急，脉大。宜刺项后足太阳膀胱经的大杼穴；倘呕吐白沫，肾气下泄，就是死症。病深入脉的脉癫疾，发病时突然扑倒，四肢的脉都胀满弛纵。在脉满处，都可以针刺出血；如脉不满，宜灸挟行于项后两侧的足太阳经的腧穴，并灸带脉穴于腰相距三寸许的地方，及诸经的分肉之间与四肢的腧穴；倘呕吐白沫，及气下泄的，就是死症。癫疾病，如发作时像狂证一样，就是不治的死症。

狂证开始发作，先有悲伤之情，健忘易怒，时常恐惧，这是因为过度忧愁与饥饿所致。治疗手太阴经、手阳明经的腧穴，等到面部的血色转为正常时停针，并刺足太阴经、足阳明经的一些腧穴。狂证开始发作，睡眠少，不饥饿，自以为最伟大，自以为最聪明，自以为最尊贵，好骂人，日夜吵闹不休。治疗刺手阳明、手太阳、手太阴、手少阴经的腧穴及舌下的廉泉穴。但要注意只有血脉盛的才可施针，血脉不盛的不能用。

癫病的预防护理和饮食保健

癫病除药物治疗外，调摄护理也很重要。如情志、起居、饮食、劳逸等的调摄；

黄帝内经

古法今观——中国古代科技名著新编

护理工作也要加强，防止意外。病人不宜从事高空作业及驾驶、操纵机械等危险性大的工作。更要防止恶言、讥讽扰乱其情志，并应给予关心照顾。在饮食保健方面则要忌烟、酒、咖啡、可可；忌辛辣、燥热动血的食物；忌霉变、油煎、肥腻等食物。

原典

狂言、惊、善笑、好歌乐，妄行不休者，得之大恐。治之取手阳明、太阳、太阴。狂，目妄见、耳妄闻①，善呼者，少气之所生也。治之取手太阳、太阴、阳明、足太阴、头、两颗。狂者多食，善见鬼神，善笑而不发于外者，得之有所大喜。治之取足太阴、太阳、阳明，后取手太阴、太阳、阳明。狂而新发，未应如此者，先取曲泉左右动脉，及盛者见血，有顷已；不已，以法取之，灸骨骶二十壮。

风逆暴四肢肿，身漯漯②，唏然时寒，饥则烦，饱则善变。取手太阴表里，足少阴、阳明之经。肉清③，取荥，骨清，取井、经也。

厥逆为病也，足暴清，胸若将裂，肠若将以刀切之，烦而不能食，脉大小皆涩。暖取足少阴，清取足阳明。清则补之，温则泻之。厥逆腹胀满，肠鸣，胸满不得息，取之下胸二胁，咳而动手者，与背腧，以手按之，立快者，是也。

内闭不得溲，刺足少阴、太阳与骶上，以长针。气逆则取其太阴、阳明、厥阴，甚取少阴、阳明动者之经也。

少气，身漯漯也，言吸吸④也，骨痠体重，懈惰不能动，补足少阴。短气，息短不属，动作气索，补足少阴，去血络也。

注释

① 目妄见、耳妄闻：目妄见，症状名，为患者自觉目视有各种异常所见者。耳妄闻，即今之幻听症。

② 漯漯：水湿寒栗的样子。身漯漯：即身体出汗。

③ 肉清：即肌肉寒冷。

④ 言吸吸：虚乏少气的样子。

译文

患者语言狂妄，易惊好笑，喜欢歌唱，行为反常不止，这是大恐所致。治疗手阳明、手太阳、手太阴经的腧穴。狂证发作时，幻视幻听，大喊大叫，这是神气衰少所致。治疗手太阳、手太阴、手阳明、足太阴经的腧穴，以及头部和两颗的腧穴。发狂的病人，多食而不饱，时常看到神鬼，窃笑而不表现于外，这是喜乐过度所致。治疗时先刺足太阴、足太阳、足阳明的腧穴，后再刺手太阴、手太阳、手阳明的腧穴。如狂初起，还没有出现以上严重症状时，先刺左右曲泉，以及血脉盛处，用针泻血，不久就可痊愈了；如果还没有治愈，再按上述治法治疗，并灸骨骶二十壮。

外感风邪，厥气内逆，突然四肢疼痛，身体出汗，时常因寒冷而发出唏嘘声，饥饿时心中烦乱，吃饱后又多动而不安。治疗手太阴与手阳明表里两经，以及足少阴、足阳明经的腧穴。如肌肉寒冷的，刺荥穴；骨骼寒冷的，刺井穴与经穴。

外感风邪，厥气内逆，突然四肢疼痛，身体出汗，时常因寒冷而发出唏嘘声，饥饿时心中烦乱，吃饱后又多动而不安。治疗可取手太阴与手阳明表里两经，以及足少阴、足阳明经的腧穴。如果肌肉寒冷的，取荥穴；骨骼寒冷的，取井穴与经穴。

厥逆病的症状，两足突然发冷，胸痛如裂，肠痛如刀割，心中烦乱而不能进食，脉无论大小都兼涩象。如身体温暖的，取足少阴经的腧穴；如身体发冷的，取足阳明经的腧穴。身体寒冷的用补法，身体温热的用泻法。厥逆病见腹胀肠鸣，胸中满闷，呼吸不利，取胸下两胁肋间，咳嗽则脉动应手的腧穴，再取背腧穴，用手按压感觉轻快，就是应刺的穴位。

内气闭阻而小便不通，取足少阴与足太阳两经的腧穴与骶骨的长强穴，用长针刺之。气机上逆，取足太阴、足阳明、足厥阴经的腧穴，严重的，取足少阴与足阳明经发生变动的腧穴。

少气的病人，身体出汗，言语断续，骨节发酸，身体沉重，身体懒惰无力而不能动作，取足少阴经的腧穴用补法。气息短促，呼吸不能连续，活动就感到气虚疲乏，补足少阴经的腧穴，脉有淤血时，应刺之出血。

热病第二十三

原典

偏枯，身偏不用而痛，言不变，志不乱，病在分腠之间，巨针①取之。益其不足，损其有余，乃可复也。痱之为病也，身无痛者，四肢不收，智乱不甚，其言微知，可治；甚则不能言，不可治也。病先起于阳，后入于阴者，先取其阳，

译文

偏枯病的症状，半身不遂而疼痛，但言语正常，神志清楚，这是病在分肉腠理之间，应当用大针治疗。补益正气祛除邪气，才能恢复正常。痱病的症状，身体不痛，但四肢弛缓而不收，意志错乱，讲话略微还能听明白的，尚可治疗；病重不能讲话的，就无法治愈了。这种病如果先从阳分开始，后转入阴分的，应当先治阳分，然后再治阴分，用浅刺的方法。

热病已经三天，气口脉象平静而人迎脉象躁动不宁，应治各阳经，治疗热病的五十九个

后取其阴，浮而取之。

热病三日，而气口静、人迎躁者，取之诸阳，五十九刺，以泻其热而出其汗，实其阴以补其不足者。身热甚，阴阳皆静者，勿刺也。其可刺者，急取之，不汗出则泄。所谓勿刺者，有死征也。

热病七日、八日，脉口动，喘而眩者，急刺之，汗且自出，浅刺手大指间。热病七日、八日，脉微小，病者溲血，口中干，一日半而死。脉代②者，一日死。热病已得汗出，而脉尚躁，喘且复热，勿刺肤，喘甚者，死。热病七日、八日，脉不躁，躁不散数，后三日中有汗。三日不汗，四日死，未曾汗者，勿腠刺之。

热病先肤痛，窒鼻充面，取之皮，以第一针，五十九③。苛轸鼻，索皮于肺，不得索之火。火者，心也。

热病先身涩，倚而热，烦悗，干唇，口嗌，取之皮，以第一针，五十九；肤胀，口干，寒汗出，索脉于心，不得索之水。水者，肾也。

注释

① 巨针：一种针灸用针具巨针。针身由直径为0.5～2.0毫米、长度为330～1000毫米的不锈钢丝制成，针柄以细铜丝螺旋缠绕针身一端，长度约100毫米左右，针尖呈圆而不钝、利而不锐。

② 脉代：即代脉，是指脉来缓慢而有规则的间歇，且间歇时间较长的脉象。

腧穴，以泻热邪，发汗，并充实三阴经，以补阴分的不足。如果身热很重，但人迎、气口的脉象却很平静，不可用针刺。如果还可针刺的，应立即施治，即使不出汗，邪气也会外泄。所以"勿刺"的特征，是有死亡的征象。

热病七八天，寸口脉象躁动，气喘头眩，应赶快针刺，汗将自出，浅刺手大指间的少商穴。热病七八天，脉象微小，病人尿血，口中干燥，一天半就可能死亡。再出现代脉，一天就会死亡。热病已出汗，而脉象仍然躁动，气喘，又见发热，不宜再浅刺皮肤以重伤正气，如气喘严重的就会死亡。热病七八天，脉象并不躁动，或虽有躁动而并无"散""数"之象，三天之内可能出汗。如果三天还不出汗，第四日就会死亡；未曾出汗的患者，不可再浅刺腠理以发汗解表。

热病先见皮肤疼痛，鼻孔阻塞，面肿胀，当刺治于皮，用九针中的第一针镵针，选用热病五十九腧。如鼻部有小疹，刺肺经腧穴，以治皮肤之病，不可刺治于"火"。所谓"火"，就是心经。

热病先见皮肤粗涩不爽，无力而热，烦闷，口唇咽喉干燥，治疗当刺治于肺，用九针的第一针镵针，选用热病五十九腧；如果肌肤胀满，口干，出冷汗，应刺心经腧穴治疗脉的病，不可刺治于"水"。所谓"水"，就是肾经。

③以第一针，五十九：指九针中的第一针镵针，选用热病五十九腧。

原典

热病，嗌干多饮，善惊，卧不能安，取之肤肉，以第六针，五十九；目眦青，索肉于脾，不得索之木。木者，肝也。

热病面青脑痛，手足躁，取之筋间，以第四针，于四逆；筋躄①，目浸②，索筋于肝，不得索之金。金者，肺也。

热病数惊，瘛疭而狂，取之脉，以第四针，急泻有余者。癫疾毛发去，索血于心，不得索之水。水者，肾也。

热病身重骨痛，耳聋而好瞑，取之骨，以第四针，五十九，刺骨；病不食，啮齿③，耳青，索骨于肾，不得索之土。土者，脾也。

热病不知所痛，耳聋，不能自收，口干，阳热甚，阴颇有寒者，热在髓，死不可治。

热病头痛，颞颥④目瘛脉痛，善衄，厥热病也。取之以第三针，视其有余不足。

热病体重，肠中热，取之以第四针，于其腧及下诸指间，索气于胃络，得气也。

热病挟脐急痛，胸胁满，取之涌泉与阴陵泉，取以第四针，针嗌里。

热病而汗且出，及脉顺可汗者，取之鱼际、太渊、大都、太白，泻之则热去，补之则汗出，汗出太甚，取内踝上横脉，以止之。

热病已得汗而脉尚躁盛，此阴脉之极也，死；其得汗而脉静者，生。热病者脉尚盛躁而不得汗者，此阳脉之极也，死；脉盛躁得汗静者，生。

注释

① 筋躄：病证名，指足不能行。

② 目浸：为症状名，指泪出不止的症状。

③ 啮齿：此处为咬牙。

④ 颞颥：为人体部位名。位于眉弓外侧，颧骨弓上方，为手、足少阳等经脉所过。

译文

热病见咽喉干燥，饮水多，易惊，卧床不起，应刺治肤肉，用九针中的第六针圆利针，选用热病五十九腧穴；如见眼角发青，应当刺脾经的腧穴以治疗肌肉的病，因为脾主肌肉，不可刺治于"木"。所谓"木"，就是肝经。

热病见面色青，脑疼痛，手足躁动不安，应当刺治于筋间，用九针中的第四针锋针，针刺四肢厥逆;如筋躄足不能行，泪流不止，应刺肝经腧穴治疗筋病，不可刺治于"金"。所谓"金"，就是肺经。

热病屡发惊痫，手足抽搐而狂躁，应取治于脉，用九针中的第四针锋针，急泻刺热邪。癫疾而毛发脱落的，应刺心经腧穴治疗血病，不可刺治于"水"。所谓"水"，就是肾经。

热病身体沉重，骨节疼痛，耳聋，嗜睡，应当刺治于骨，用九针中的第四针锋针，选用热病五十九腧穴；如患者不思饮食，咬牙，耳色青，应刺肾经腧穴治疗骨病，因为肾主骨，不可取治于"土"。所谓"土"，就是脾经。

热病不能自知其痛处，耳聋失聪，四肢懈惰不能自主运动，口干，阳热已极而阴分仅有寒意，这是热在骨髓的征象，为不治的死症。

热病见头痛，颞颥连及眼睛的脉络抽动作痛，鼻易出血，这是厥热病。用九针中的第三针镆针，根据疾病的虚实，用不同的手法进行补泻。

热病身体沉重，肠中有热，用九针中的第四针锋针，刺脾胃二经的腧穴太白、陷谷，以及诸足趾间之腧穴，并可刺胃经的络穴丰隆导引经气，而后才能得气。

热病见挟脐两侧拘急疼痛，胁胀满，刺涌泉与阴陵泉穴，用九针中的第四针锋针，针咽喉的廉泉穴。

热病，汗将出，脉象为顺，可以用针刺出汗时，当取鱼际、太渊、大都、太白穴，用泻法则热邪可去，用补法则能出汗，如果汗出太多的，可刺内踝上横脉处的三阴交穴来制止。

热病已出汗而脉尚躁动盛大的，这是阴脉衰极的征象，为死症；汗出后脉象平缓的，可生。热病脉象尚躁动盛大，不出汗的，是阳脉亢盛至极的征象，为死症；如脉象虽盛大躁动，汗出后而脉象平静的，可生。

脉　象

健康人的脉象称为正常脉象。一般是不浮不沉，不大不小，不强不弱，不快不慢，均匀和缓，节律整齐，又称为平脉或缓脉。平脉至数清楚，一息（即一呼一吸）之间四至五次，相当于72～80次，节律、强弱一致。脉象受体内外因素的影响而发生生理的或暂时的变化，也属正常。如年龄越小，脉跳越快，婴儿脉急数，每分钟120～140次；五、六岁儿童常为一息六至，每分钟90～110次；青壮年体强，脉多有力；老年人体弱，脉来较弱；成年女性较成年男性脉细弱而略快；瘦人脉较浮，胖人脉多沉；重体力劳动，剧烈运动长途步行，饮酒饱餐，情绪激动，脉多快而有力，饥饿时则脉较弱。

原典

热病不可刺者，有九：一曰：汗不出，大颧①发赤，哕者，死；二曰：泄而腹满甚者，死；三曰：目不明，热不已者，死；四曰：老人婴儿，热而腹满者，死；五曰：汗不出，呕下血者死；六曰：舌本烂，热不已者，死；七曰：咳而衄，汗不出，出不至足者，死；八曰：髓热②者，死；九曰：热而痉者，死。腰折，瘛疭，齿噤齘也。凡此九者，不可刺也。

所谓五十九刺者，两手外内侧各三，凡十二痏；五指间各一，凡八痏，足亦如是；头入发一寸傍三分各三，凡六痏；更入发三寸边五，凡十痏；耳前后口下者各一，项中一，凡六痏；巅上一，囟③会一，发际一，廉泉一，风池二，天柱二。

气满胸中喘息，取足太阴大指之端，去爪甲如薤叶。寒则留之，热则疾之，气下乃止。

心疝暴痛，取足太阴、厥阴，尽刺去其血络。

喉痹，舌卷，口中干，烦心心痛，臂内廉痛，不可及头，取手小指次指爪甲下，去端如韭叶。

目中赤痛，从内眦始，取之阴跷④。风痉身反折，先取足太阳及腘中及血络出血；中有寒，取三里。癃，取之阴跷及三毛上及血络出血。

男子如蛊，女子如怚⑤，身体腰脊如解，不欲饮食，先取涌泉见血，视跗上盛者，尽见血也。

注释

① 颧：即颧骨，眼睛下边两腮上面的颜面骨。

② 髓热：即热邪已深入骨髓。

③ 囟：即囟门，指婴幼儿颅骨接合不紧所形成的骨间隙。

④ 阴跷：此处应为经穴别名，即照海。

⑤ 男子如蛊，女子如怚：男子腹部肿大如有蛊病，女子腹部肿大如有身孕。蛊，腹大如鼓之类的病。怚，通"粗"。

译文

热病有九种死症，不可针刺：一是不出汗，两颧骨发红而呃逆的，是死症；二是泄泻而腹胀满严重的，是死症；三是目视不明，热势不退的，是死症；四是老年人与婴儿，发热而腹胀满的，是死症；五是不出汗，呕血便血的，是死症；六是舌根溃烂，热势不退的，是死症；七是咳嗽而鼻出血，不出汗，或虽汗出而不到脚的，是死症；八是热邪已深入骨髓的，是死症；九是热极而发痉的，是死症。所谓"热而痉"的症状是腰脊张、手足抽搐、口噤咬牙等。凡是以上九种征象，都不宜使用针刺。

所谓治疗热病的五十九穴，就是两手外侧与内侧各有三穴，共计十二穴；手五指间各一穴，共计八穴，足五趾间也是这样；头部入发际一寸，中行旁开有三处，每侧各三穴，左右共六穴；再从入发际的中行向后三寸，每侧各五穴，左右共十穴；耳前后各一穴，口下一穴，项中一穴，共计六穴；巅顶上一穴，囟会一穴，前发际一穴，后发际一穴，廉泉一穴，左右风池共两穴，左右天柱共两穴。

气逆壅满中，喘息急促，可刺足太阴经脉在足大趾端距离爪甲约薤叶宽处的隐白穴。寒证留针，热证快出针，待逆气下降而不喘，就停止。

心疝病，突然疼痛，可刺足太阴、足厥阴二经，针刺放尽络脉的淤血。

喉痹，舌卷，口干，心烦，心痛，臂部内侧疼痛，不能上举至头，可刺无名指爪甲端距离如韭菜叶宽处的关冲穴。

眼睛红肿疼痛，从内眼角开始的，刺阴跷脉的照海穴。因风而致痉挛，角弓张，先刺足太阳经及膝腘中的委中穴，以及浮浅的络脉，刺出其血；中焦有寒，刺足三里穴。小便不通，刺阴跷脉的照海穴和足大趾三毛处的大敦穴，以及浮或的络脉，刺出血。

男子腹胀如蛊，女子郁阻之病，身体腰脊如散解，不思饮食，先刺涌泉穴出血，再看足背上有血盛的络脉，同样刺出血。

风池穴的妙用

以食指、中指一起按摩风池穴，联合嘴唇正下方的凹窝承浆穴按压之，另刺手掌根部末端圆形小骨前方凹陷处神门穴，能够起到放松颈部肌肉、缓解头痛和紧张的功效。或以两手指螺纹面，紧按风池穴部位，用力旋转按揉几下，随后按揉脑后，做30次左右，以有酸胀感为宜。此法能对安神催眠起到较为有效的作用。

厥病第二十四

原典

厥头痛，面若肿起而烦心，取之足阳明、太阴。厥头痛，头脉痛，心悲善泣，视头动，脉反盛者，刺尽去血，后调足厥阴。厥头痛，贞贞[①]头重而痛，泻头上五行，行五，先取手少阴，后取足少阴。厥头痛，意善忘，按之不得，取头面左右动脉，后取足太阴。厥头痛，项先痛，腰脊为应，先取天柱，后取足太阳。厥头痛，头痛甚，耳前后脉涌有热，泻出其血，后取足少阳。

真头痛，头痛甚，脑尽痛，手足寒至节，死不治。头痛不可取于腧者，有所击堕，恶血在于内，若肉伤，痛未已，可则刺，不可远取也。头痛不可刺者，大痹为恶，日作者，可令少愈，不可已。头半寒痛，先取手少阳、阳明，后取足少阳、阳明。

厥心痛，与背相控，如从后触其心，伛偻者，肾心痛也，先取京骨、昆仑②，发针不已，取然谷。

注释

①贞贞：形容头痛很严重的样子。

②昆仑：即昆仑穴，膀胱经经穴，在外踝后方，当外踝尖与跟腱之间的凹陷处。

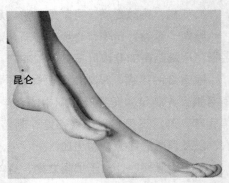

昆仑

昆仑穴

译文

厥头痛，面部浮肿，心中烦躁的，可刺足阳明与足太阴经的腧穴。厥头痛，头部脉络疼痛，心中悲伤好哭的，可以诊察到头部颤动，络脉充盛，用针刺出血，然后刺足厥阴经的腧穴。厥头痛，痛处固定，并有沉重感，治疗用泻法，刺头部正中督脉与两旁的足太阳、足少阳经，共计五行，每行五穴，合计二十五穴；先刺手少阴经，后刺足少阴经的腧穴。厥头痛，常叹气、健忘，触摸不到疼痛部位的，先刺在头面左右的动脉，然后再刺足太阴经的腧穴。厥头痛，从项部先痛，腰脊部也相应疼痛的，先刺天柱穴，后刺足太阳经的腧穴。厥头痛，痛得很厉害，耳前耳后的脉络都发热的，先泻出其血，后刺足少阳经的腧穴。

真头痛，疼痛剧烈，如果整头疼痛，手足发凉至关节的，这是不治的死证。头痛，有的不能刺腧穴治疗，如被击伤或从高处跌落，淤血留阻于内或肌肉受伤而疼痛不止，可在受伤的局部针刺，不能用远处的腧穴。头痛不能仅用针刺，是由大痹为患，每天发作，用针刺可使痛势减轻，但不能根治。头一侧发冷疼痛，先刺手少阳、手阳明经的腧穴，后刺足少阳、足阳明经的腧穴。

厥心痛，牵引至背部，好像从背后触动心脏一样，以致病人不敢伸直腰板，这是肾气厥逆的心痛，先刺京骨、昆仑穴，出针后疼痛立止，如不止，再刺然谷穴。

原典

厥心痛，腹胀胸满，心尤痛甚，胃心痛也，取之大都^①、太白。厥心痛，痛如以锥针刺其心，心痛甚者，脾心痛也，取之然谷，太溪。厥心痛，色苍苍如死状，终日不得休息，肝心痛也，取之行间^②、太冲。厥心痛，卧若从居，心痛间，动作痛益甚，色不变，肺心痛也，取之鱼际、太渊。

真心痛，手足清至节，心痛甚，旦发夕死，夕发旦死。

心痛不可刺者，中有盛聚，不可取于腧。肠中有虫瘕及蛟蛕^③，皆不可取以小针。腹中痛，发作肿聚，往来上下行，痛有休止，腹热，喜涎出者，是蛟蛕也。以手聚按而坚，持之，无令得移，以大针刺之，久持之，虫不动，乃出针也。耳聋无闻，取耳中。耳鸣，取耳前动脉。耳痛不可刺者，耳中有脓，若有干耵聍^④，耳无闻也。

耳聋，取手足小指次指爪甲上与肉交者，先取手，后取足。耳鸣，取手中指爪甲上，左取右，右取左，先取手，后取足。

髀不可举，侧而取之，在枢合中，以员利针，大针不可刺。

病注下血，取曲泉。

风痹淫病不可已者，足如履冰，时如入汤中。股胫淫泺，烦心头痛，时呕时悗，眩已汗出，久则目眩，悲以喜恐，短气不乐，不出三年，死也。

注释

①大都：指大都穴，在足内侧缘，当足大趾第一跖趾关节前下方赤白肉际凹陷处。

②行间：指行间穴，位于足背第一、二趾趾蹼缘后方赤白肉际处。

③蛟蛕：即蛔虫。

④耵聍：外耳道软骨部皮肤具有耵聍腺，其淡黄色黏稠的分泌物称耵聍，俗称耳屎。

译文

厥心痛，腹胀满，心口疼痛剧烈，这是胃气厥逆的心痛，可刺大都、太白穴。厥心痛，痛如以锥刺心，心口疼痛剧烈，这是脾气厥逆的心痛，可刺然谷、太溪穴。厥心痛，面色青苍如死人，整天疼痛不止，这是肝气厥逆的心痛，可刺行间、太冲穴。厥心痛，当安卧或从容闲居时，疼痛缓解，活动时加重，但面色不变，这是肺气厥逆的心痛，可刺鱼际、太渊穴。

邪气在心的真心痛，手足寒冷至肘膝关节，心胸痛势剧烈，早上发作到晚上就会死亡，晚上发作到次日早上就会死亡。

心痛不能用刺法治疗的，是因为内有积聚或淤血，所以不能刺穴治疗。肠内有虫积或细虫，都不适宜用小针治疗。腹疼痛，发作时有肿块聚起，上下游走不定，时痛时止，腹热，易流口涎，这是有蛔虫的征象。手指并拢，按紧肿块，不让它移动，然后用大针刺它，长时间按住，等虫不动，才出针。耳聋听不到声音，取耳中的听宫穴。耳鸣，刺耳前动脉处的耳门穴。耳内疼痛，不能针刺的是指耳中有脓，或有干耳垢，以致听觉失常。

治疗耳聋，先刺无名指爪甲上的关冲穴，后刺足第四趾的窍阴穴。治疗耳鸣，可刺手中指爪甲上端的中冲穴，左耳鸣刺右穴，右耳鸣刺左穴，先刺手上的腧穴，再刺足部的大敦穴。

大腿抬不起来，治疗时，让病人侧卧，在髀枢中的环跳穴，用圆利针刺之，大针不能用。

出血如水注，刺曲泉穴。

风痹病久不愈，两脚时常有如履薄冰之感，时常像入汤之热。大小腿因邪气蔓延而酸痛无力，并见心烦，头痛，时呕吐或饱闷，目眩稍停就出虚汗，停一会又目眩，悲伤过后又生恐惧，呼吸短促，闷闷不乐，有这些症状三年内可能死亡。

病本第二十五

原典

先病而后逆者，治其本①；先逆而后病者，治其本；先寒而后生病者，治其本；先病而后生寒者，治其本；先热而后生病者，治其本。先泄而后生他病者，治其本，必且调之，乃治其他病。先病而后中满者，治其标②；先病而后泄者，治其本；先中满而后烦心者，治其本。有客气③，有同气④。大小便不利，治其标，大小便利，治其本。

病发而有余，本而标之，先治其本，后治其标；病发而不足，标而本之，先治其标，后治其本，谨详察间甚，以意调之⑤，间者并行，甚者独行；先小大便不利而后生他病者，治其本也。

注释

①本：事物的根本。这里指疾病的根本、源头。

②标：由"本"引发出来的其他事物。

③客气：邪气的意思，这里也可以理解为实证。

④同气：正气的意思，这里可以理解为虚证。

⑤以意调之：意思是先治标还是先治本要根据不同的病情来定，原则是急则治其标，缓则治其本。

译文

病在先而后出现厥逆的，应先治本病；厥逆在先而后生病变的，应先治厥逆。先患寒性病，而后发生其他病变的，当先治疗寒病；先有某病，而后出现寒证的，当先治疗此病；先患热证，而后发生其他病变的，当先治疗热证；先有某病而后发生泄泻的，当治原病为本；先有泄泻而后发生其他疾病的，应以先治泄泻为本，必须先调治好泄泻，然后才可治其他病。如果先有了某种病后发生腹中满闷的，则应先治中满之标；如果先有中满，而后导致心烦不舒畅的，则应先治中满之本。病有忌外邪者，有忌内邪者，凡出现大小便不通利的症状时，先治大小便不利之标；大小便通利的，则先治本病。

疾病发作而实证有余，说明邪气变本为标，当先治邪气有余的，后治其他的症状。疾病发作而出现正气不足的现象，则说明正气不足变标为本，应当先扶人体的正气，再祛除病邪。总之，必须谨慎地详察病情，根据病情的轻重缓急而精心调治。病情轻缓的可以采取标本兼治，病情急重的，则需分步治疗，或先治标，或先治本。就像对先有大小便不通利而后发生其他疾病的，应分步先治致大小便不利的本病那样。

杂病第二十六

原典

厥，挟脊而痛者，至顶，头沉沉然①，目䀮䀮然，腰脊强，取足太阳腘中血络。厥，胸满面肿，唇累累然②，暴言难，甚则不能言，取足阳明。厥，气走喉而不能言，手足清，大便不利，取足少阴。厥，而腹响响然，多寒气，腹中榖榖③，便溲难，取足太阴。

嗌干，口中热如胶，取足少阴。

膝中痛，取犊鼻④，以员

译文

经气厥逆，挟脊两旁疼痛，放散至头顶，头昏沉重，视物不清，腰脊强直，刺足太阳经在腘中的委中穴处的络脉刺出血。经气厥逆，中气满，面目浮肿，口唇肿厚，突然语言难出，甚至不能言语，刺足阳明经的腧穴治疗。经气厥逆，上及喉部以致不能言语，手足寒冷，大便不利，刺足少阴经的腧穴治疗。经气厥逆，腹膨胀，弹之有声，寒气滞留，腹中有水声，二便不利，刺足太阴经的腧穴治疗。

咽喉干燥，口中热而唾液如胶，刺足少阴经的腧穴治疗。

利针，发而间之。针大如氂，刺膝无疑。

喉痹不能言，取足阳明；能言，取手阳明。

疟不渴，间日而作，取足阳明；渴而日作，取手阳明。

齿痛，不恶清饮，取足阳明；恶清饮，取手阳明。

聋而不痛者，取足少阳；聋而痛者，取手阳明。

衄而不止，衃血⑤流，取足太阳；衃血，取手太阳；不已，刺腕骨⑥下；不已，刺腘中出血。

腰痛，痛上寒，取足太阳、阳明；痛上热，取足厥阴；不可以俯仰，取足少阳；中热而喘，取足少阴、腘中血络。

喜怒而不欲食，言益少，刺足太阴；怒而多言，刺足少阳。

注释

①头沉沉然：头昏沉重。

②唇累累然：口唇肿厚的样子。

③腹中縠縠：指腹中有水声。

④犊鼻：即犊鼻穴，在髌韧带一侧，韧带形似小牛之鼻。

⑤衃血：凝固呈赤黑色的败血。

⑥腕骨：指腕骨下的腕骨穴，在手掌尺侧，当第五掌骨基底与钩骨之间，赤白肉际凹陷处。

膝关节疼痛，取犊鼻穴，用圆利针刺之，出针后隔些时候可再刺。这种针身大如牛尾的长毛，刺膝最为适宜。

喉痹肿痛，不能说话的，刺足阳明经的腧穴治疗；还能说话的，刺手阳明经的腧穴治疗。

疟疾口不渴，隔日发作一次的，可刺足阳明经的腧穴治疗；口渴，每日发作的，刺手阳明经的腧穴治疗。

牙齿疼痛，不怕冷饮的，刺足阳明经的腧穴治疗；怕冷饮的，刺手阳明经的腧穴治疗。

耳聋不疼的，刺足少阳经的腧穴治疗；耳聋兼见疼痛的，刺手阳明经的腧穴治疗。

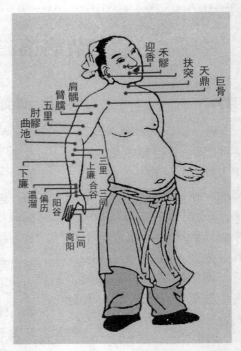

手阳明大肠经（卯）

鼻出血不止，且有黑血流出的，刺足太阳经的腧穴治疗；如淤血结滞，刺手太阳经的腧穴治疗；不愈，刺腕骨下的腕骨穴治疗；再不愈，可刺委中出血。

腰痛，痛处发凉的，刺足太阳、足阳明两经的腧穴治疗；痛处发热的，刺足厥阴经的腧穴治疗；腰痛不能俯仰的，刺足少阳经的腧穴治疗；内有热而气喘的，可刺足少阴经的腧穴与委中处络脉刺血。

易发怒，不思饮食，讲话少的，刺足太阴经的腧穴；易怒话多的，可刺足少阳经的腧穴。

卷　五

原典

颅痛，刺手阳明与颅之盛脉，出血。

项病，不可俯仰，刺足太阳；不可以顾，刺手太阳也。

小腹满大，上走胃至心，浙浙①身时寒热，小便不利，取足厥阴。腹满，大便不利，腹大，亦上走胸嗌，喘息喝喝然，取足少阴。腹满食不化，腹响响然，不能大便，取足太阴。

心痛引腰脊，欲呕，取足少阴。心痛，腹胀。啬啬②然，大便不利，取足太阴。心痛引背不得息，刺足少阴；不已，取手少阳。心痛引小腹满，上下无常处，便溲难，刺足厥阴。心痛，但短气，不足以息，刺手太阴。心痛，当九节刺之，按，已刺按之，立已；不已，上下求之，得之立已。

颅痛，刺足阳明曲周③动脉见血，立已；不已，按人迎于经，立已。

气逆上，刺膺中陷者与下胸动脉。

腹痛，刺脐左右动脉，已刺按之，立已；不已，刺气街，已刺按之，立已。

痿厥为四末束悗④，乃疾解之，日二，不仁者，十日而知，无休，病已，止。

哕，以草刺鼻，嚏，嚏而已；无息，而疾迎引之，立已；大惊之，亦可已。

注释

①浙浙：畏风貌，即恶寒战栗的样子。

②啬啬：原指肌体畏寒收缩貌。此处为肠中涩滞不通的样子。

③曲周：又称曲角，俗称鬓角。位于额角外下方，耳前上方的发际呈弯曲下垂的部分。

④束悗：是用手法按压使动脉暂时性阻断的一种古老的按摩术。

译文

下巴疼痛，刺手阳明经的腧穴与足阳明经的颊车穴泻血。

颈项疼痛，不能俯仰的，刺足太阳经的腧穴；不能左右盼顾的，刺手太阳经的腧穴。

小腹胀满膨大，向上

波及胃脘及心，恶寒战栗，时常寒热，小便不利，刺足厥阴经的腧穴治疗。腹胀满，大便不利，腹膨大，向上影响到胸部与喉咙，气喘有声，刺足少阴经的腧穴治疗。腹中胀满，食物积滞不化，腹中鸣响，大便不通，刺足太阴经的腧穴治疗。

心痛牵引腰脊疼痛，恶心欲吐，刺足少阴的腧穴治疗。心痛，腹中胀满。肠中涩滞不通，大便不利，刺足太阴经的腧穴治疗。心痛牵引背疼痛，呼吸不利，刺足少阴经的腧穴；不愈，刺手少阴经的腧穴治疗。心痛牵引小腹胀满，上下走窜，痛无定处，二便不利，刺足厥阴经的腧穴。心痛，只见气短，呼吸困难，刺手太阴经的腧穴。心痛，可在第九胸椎棘突下的筋缩穴针刺，先在穴位上按揉，刺后再继续按揉，可以立即止痛；痛不止的，再在该处上下寻求痛点刺治，就可立即止痛。

下巴痛，刺足阳明经在曲周部的颊车穴处出血，可以立即止痛；如果痛还不止，再按摩人迎部，就可立即止痛。

气逆上冲，可刺胸膺中凹陷处的膺窗穴及胸前下方的动脉处。

腹中疼痛，可刺脐左右动脉处的天枢穴，刺后再按摩该处，可以立即止痛；如痛还未止，可刺气冲穴，刺后再按摩，就可立即止痛。

痿与厥病，可将四肢束缚起来，待病者感觉气闷，就立即解开，每天两次，不知痛痒的，治疗十天就可恢复感觉，但不可中止，需继续至病愈为止。

呃逆症，可用草茎刺入鼻孔，使之打喷嚏，打了喷嚏就能好；或者屏住呼吸，很快地将上逆之气引而下行，呃逆即止；或者使他突然受到惊吓，也可以立愈。

呃逆症的食疗方法

（1）橘茹饮：橘皮30克，竹茹30克，柿饼30克，生姜3克，白糖适量。以上诸品，加水煎熬两次，加入白糖即成。本方有理气和胃、降逆、止呕的功效，尤其适于肝气不舒、嗳气频繁、心烦易怒者服用。

（2）芦根竹茹汤：芦根50克，竹茹30克。上两味水煎去渣，每日分2次饮服。本方有清热和止吐的功效，适用于胃热呕哕、反胃、口渴、心烦等症者服用。

（3）竹茹粳米粥：竹茹50克，粳米50克。将竹茹水煎15~20分钟，加入粳米，熬成粥即可。

周痹第二十七

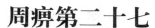

原典

黄帝问于岐伯曰：周痹①之在身也，上下移徙，随其脉上下左右相应，间不容空，愿闻此痛，在血脉之中邪？将在分肉之间乎？何以致是？其痛之移也，间不及下针，其憯痛②之时，不及定治，而痛已止矣。何道使然？愿闻其故！

岐伯答曰：此众痹也，非周痹也。

黄帝曰：愿闻众痹。

岐伯对曰：此各在其处，更发更止，更居更起，以右应左，以左应右，非能周也。更发更休也。

黄帝曰：善。刺之奈何？

岐伯对曰：刺此者，痛虽已止，必刺其处，勿令复起。

帝曰：善。愿闻周痹何如？

岐伯对曰：周痹者，在于血脉之中，随脉以上，随脉以下，不能左右，各当其所。

黄帝曰：刺之奈何？

岐伯对曰：痛从上下者，先刺其下以遏之，后刺其上以脱之。痛从下上者，先刺其上以遏之，后刺其下以脱之。

黄帝曰：善。此痛安生？何因而有名？

译文

黄帝问岐伯说：人得了周痹，病邪随血脉上下移动，疼痛在上下左右相应发作，浑身无处不痛。请说一下像这种情形，病邪是在血脉之中呢？还是在分肉之间？病又从何而来？疼痛部位移动得这样快，以致来不及在痛处下针，当某处疼痛比较集中的时候，还没有决定如何去治，而疼痛已经游走，这是什么道理？我很想知道其中的原因。

岐伯回答说：这是众痹，而不是周痹。

黄帝说：那就说众痹吧。

岐伯回答说：众痹，病邪分布在人体的各处，有时发作，有时又不发作，此起彼伏，左侧会影响到右侧，右侧也会影响到左侧，但不遍及全身，疼痛容易发作，也容易停止。

黄帝说：说得好。怎样进行针刺治疗呢？

岐伯回答说：这种病，在疼痛已停止时，仍应针刺原处，以免重复发作。

黄帝说：讲得好。我希望再听你说说周痹是怎么回事？

岐伯回答说：周痹，就是邪气在血脉之中，随着血脉或上或下，不能左右流动，邪气流窜到哪里，哪里就发生疼痛的疾病。

黄帝说：用什么方法来针治呢？

岐伯对曰：风寒湿气，客于外分肉之间，迫切而为沫，沫得寒则聚，聚则排分肉而分裂也，分裂则痛，痛则神③归之，神归之则热，热则痛解，痛解则厥，厥则他痹发，发则如是。此内不在脏，而外未发于皮，独居分肉之间，真气不能周，故名曰周痹。故刺痹者，必先切循其下之六经，视其虚实，及大络之血结而不通，及虚而脉陷空者而调之，熨而通之。其瘛坚转引而行之。

黄帝曰：善。余已得其意矣，亦得其事也。九者，经巽④之理，十二经脉阴阳之病也。

岐伯回答说：疼痛从上部发到下部的，先刺下部，以阻遏病邪的进一步发展，后刺上部以解除痛源；疼痛从下部发展到上部的，先刺上部，以阻遏病邪的进展，后刺下部以解除痛源。

黄帝说：对。那么这种疼痛是怎样产生的呢？为什么称它为周痹？

岐伯回答道：风、寒、湿三气侵入肌肉皮肤之间，将分肉间的津液压迫为涩沫，受寒后凝聚不散，进一步就会排挤分肉使它分裂。肉裂就会发生疼痛，则使精神集中在痛的部位，精神集中的地方就会发热，发热则寒散而疼痛缓解，疼痛缓解后，就会引起厥气上逆，厥逆就容易导致闭阻之处发生疼痛，周痹就是这样上下移行、反复发作的。此病在内未深入脏腑，在外没有散发到皮肤，而留滞在分肉之间，致使真气不能周流全身，所以叫作周痹。

注释

①周痹：病名，为风寒湿邪乘虚侵入全身血脉、肌肉所致。痹证之及于全身者。

②愊痛：愊，聚集的意思。愊痛，指疼痛聚集在某一部位。

③神：这里指人的注意力、精神。

④经巽：使经络通达的意思。

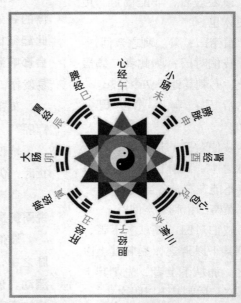

十二经起讫衔接循环图

因此，针刺痹证，必须首先按压并沿着足六经的分布部位，观察它的虚实，以及大络的血行有无郁结不通，以及因虚而脉络下陷于内的情况，然后再加以调治，并可用熨法温通经络，如果有筋脉拘急坚劲的现象，可转用按摩导引之法，以行其气血。

黄帝接着说：好，明白了这种病的机理，也就懂得了治疗的方法。九针可使经气顺达，从而治疗十二经脉虚实阴阳的各种疾病。

口问第二十八

原典

黄帝闲居，辟左右而问于岐伯，曰：余已闻九针之经，论阴阳逆顺，六经已毕，愿得口问。

岐伯避席再拜曰：善乎哉问也！此先师之所口传也。

黄帝曰：愿闻口传。

岐伯答曰：夫百病之始生也，皆生于风雨寒暑，阴阳喜怒，饮食居处，大惊卒恐。则血气分离，阴阳破败，经络厥绝，脉道不通，阴阳相逆，卫气稽留，经脉虚空，血气不次，乃失其常。论不在经者，请道其方。

黄帝曰：人之欠①者，何气使然？

岐伯答曰：卫气昼日行于阳，夜半则行于阴。阴者主夜，夜者卧。阳者主上，阴者主下。故阴气积于下，阳气未尽，阳引而上，阴引而下，阴阳相引，故数欠。阳气尽，阴气盛，则目瞑；阴气尽而阳气盛，则寤②矣。泻足少阴，补足太阳。

黄帝曰：人之哕者，何气使然？

岐伯曰：谷入于胃，胃气上注于肺。今有故寒气与新谷气俱还入于胃，新故相乱，真邪相攻，气并相逆，复出于胃，故为哕。补手太阴，泻足少阴。

注释

①欠：打呵欠。

②寤：睡醒。

译文

黄帝闲居，避开左右的人，对岐伯说：我已经知道九针在医经上所论述的阴阳经的逆顺走向和手足六经的道理，我还希望听听从问答口授中得到的医学知识。

岐伯离开座席，拜了两拜，说：您问得好啊！这些知识都是先师口传给我的。

黄帝说：我希望听听这些口传的医学知识。

岐伯回答说：大凡疾病的发生，都是因为风雨寒暑，房事过度，喜怒不节，饮食不调，居处不适，大惊猝恐等。导致了血气分离，阴阳衰败，经络闭绝，脉道不通，阴阳逆乱，卫气滞留，经脉空虚，气血紊乱，人体失去正常状态。这些内容在古代医经上没有记载，请让我说明这些方法。

黄帝问：人打呵欠，是什么气所致？

岐伯回答说：卫气白天循行阳分，夜间循行阴分。阴气主夜，入夜则睡眠。阳气升发而主上，阴气沉降而主下。所以人在夜间将睡之时，阴气聚集于下部，阳气还未全入阴分，阳仍有引气上升的作用；而同时，阴气开始引阳气向下降，阴阳上下相引，于是连连呵欠。等到阳气都入阴分，阴气大盛时，就能闭目安眠；等到阴气尽而阳气盛，就醒了。这样的症状，泻足少阴经，补足太阳膀胱经。

黄帝问：人发生呃逆，是什么气所致？

岐伯说：正常情况下，饮食物进入胃中，经过脾胃的腐熟运化，把精微上注到肺。如果中焦先感受寒邪，又新进饮食，寒邪与食物都存留胃中，新进的饮食与原有的寒邪互相扰乱，邪正相争，邪气与胃气相攻相逆，再从胃中出，而上入胸膈，所以发生呃逆。这样的症状，补手太阴肺经，泻足少阴肾经。

原典

黄帝曰：人之哕①者，何气使然？

岐伯曰：此阴气盛而阳气虚，阴气疾而阳气徐，阴气盛而阳气绝，故为哕。补足太阳，泻足少阴。

黄帝曰：人之振寒②者，何气使然？

岐伯曰：寒气客于皮肤，阴气盛，阳气虚，故为振寒寒栗。补诸阳。

黄帝曰：人之噫③者，何气使然？

岐伯曰：寒气客于胃，厥逆从下上散，复出于胃，故为噫。补足太阴、阳明。

黄帝曰：人之嚏者，何气使然？

岐伯曰：阳气和利，满于心，出于鼻，故为嚏。补足太阳荣、眉本。

黄帝曰：人之亸④者，何气使然？

岐伯曰：胃不实则诸脉虚，诸脉虚则筋脉懈惰，筋脉懈惰则行阴用力，气不能复，故为亸。因其所在，补分肉间。

注释

① 哕：哽咽。

② 振寒：指全身振战的同时感到有股寒气袭来。

③ 噫：即噫气，口反食气之病。又名嗳气，为胃中之浊气上逆，经食道而由口排出之气体。是脾胃疾病之一。

④ 亸：病证名，指肢体疲困、全身迟缓无力或瘫痪。

黄帝曰：人之哀而泣涕出者，何气使然？

岐伯曰：心者，五脏六腑之主也；目者，宗脉之所聚也，上液之道也；口鼻者，气之门户也。故悲哀愁忧则心动，心动则五脏六腑皆摇，摇则宗脉感，宗脉感则液道开，液道开故泣涕出焉。液者，所以灌精濡空窍者也，故上液之道开则泣，泣不止则液竭，液竭则精不灌，精不灌则目无所见矣，故命曰夺精。补天柱经侠颈。

译文

黄帝问：人发生哽咽，是什么气所致？

岐伯说：这是由于阴气盛而阳气虚，阴气运行快，阳气运行慢，甚至阴气过盛，阳气衰绝，所以造成哽咽。这样的症状，应补足太阳经，泻足少阴经。

黄帝问：人发冷打战，是什么气所致？

岐伯说：寒邪侵入皮肤，寒邪偏盛，体表阳气偏虚，所以出现发冷、颤抖的症状。这样的症状，应采用温补各阳经的方法。

黄帝问：人发生嗳气，是什么气所致？

岐伯回答说：寒邪侵入胃中，厥逆之气

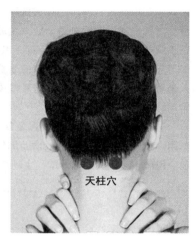

天柱穴

从下向上扩散，再从胃中出，所以出现嗳气。这样的症状，应该补足太阴脾经和足阳明胃经。

黄帝问：人打喷嚏，是什么气所致？

岐伯说：阳气和利，布满于心而上出于鼻，就会打喷嚏。这样，应补足太阳荥穴通谷，以及眉根部的攒竹穴。

黄帝问：人发生全身无力、疲困懒惰，是什么气所致？

岐伯说：胃气虚，以致各经脉皆虚；各经脉的虚衰就导致筋脉懒惰无力；筋脉懒惰无力，再勉强行房，则元气不能恢复，于是出现懒惰无力的病证。这样的症状，应根据病变发生部位，在分肉间施用补法。

黄帝问：人因哀伤而涕泪俱出，是什么气所致？

岐伯答道：心是五脏六腑的主宰；眼睛是诸多经脉汇聚的地方，也是津液在上外泄的道路；口鼻是气出入的门户。大凡悲哀忧愁等情志变化，就会扰动心神，心神扰动不安则五脏六腑受到影响，脏腑不安进而触动各经脉，经脉被触动，从而使眼及口鼻的液道开放，液道开放涕泪就由此出来了。人体之液是渗灌精气濡养孔窍的，所以上液之道开张就流泪，而流泪不止则精液耗竭，精液耗竭不能渗灌精气而濡养孔窍，所以眼目看不见东西，这叫作"夺精"。这样的症状，应补足太阳经在颈部的天柱穴。

制造喷嚏可以预防感冒

　　打喷嚏是感冒的常见症状之一，但你知道打喷嚏可以起到预防和治疗感冒的作用吗？在中医里，有种治疗方法叫"探鼻取嚏"，就是主动制造喷嚏来预防、治疗感冒。方法是通过药物刺激，让人主动打喷嚏。比如用皂荚、冰片研磨成末，取少量放在手掌或手帕上，捂鼻呼吸，稍后会连续喷嚏，继而周身微汗，精神振奋，每天1~2次即可起到预防感冒加重、缓解感冒症状的作用。在民间也有人将卫生纸搓成纸捻，放入鼻孔刺激鼻腔，从而通过打喷嚏来缓解感冒症状，这与取嚏法道理相同，但不可以常用，以免伤害鼻腔。

　　若取嚏法再配合一些增强免疫力的中药，对缓解鼻敏感或花粉症也能起到一定作用。此外，取嚏法还可以协助肺气宣降，补充大肠向前的推动力，因此能够缓解便秘。所以，在医生的指导下，主动打打喷嚏，能排除寒气，起到很好的保健作用。

原典

　　黄帝曰：人之太息①者，何气使然？

　　岐伯曰：忧思则心系急，心系急则气道约，约则不利，故太息以伸出之。补手少阴、心主、足少阳，留之也。

　　黄帝曰：人之涎下者，何气使然？

　　岐伯曰：饮食者皆入于胃，胃中有热则虫动，虫动则胃缓，胃缓则廉泉开，故涎下。补足少阴。

　　黄帝曰：人之耳中鸣者，何气使然？

　　岐伯曰：耳者，宗脉之

译文

　　黄帝问：人的叹气，是什么气所致？

　　岐伯说：忧愁思虑则心系急迫，心系急迫则约束气道，气道受约则呼吸不利，所以不时长出气，以伸展其气。这样的症状，应补手少阴经、手厥阴经、足少阳经，用留针的方法。

　　黄帝问：人流口涎，是什么气所致？

　　岐伯说：饮食都入胃中，若胃中有热，寄生虫因热而蠕动，虫动会使胃气弛缓，胃缓则舌下廉泉开张而流涎。这样的症状，应补足少阴肾经。

　　黄帝问：人发生耳鸣，是什么气所致？

　　岐伯答道：耳部是宗脉聚集的地方。若胃中空虚，水谷精气供给不足，则宗脉必虚，宗脉虚则阳气下陷不升，精微不能上入所聚也。故胃中空则宗脉虚，虚则下，溜脉^②有所竭者，故耳鸣。补客主人，手大指爪甲上与肉交者也。

黄帝曰：人之自啮舌者^③，何气使然？

岐伯曰：此厥逆走上，脉气辈至也。少阴气至则啮舌，少阳气至则啮颊，阳明气至则啮唇矣。视主病者，则补之。

注释

① 太息：症状名，又称叹气，指呼气为主的深呼吸，出声长叹的表现。

② 溜脉：流行过耳的经脉。

③ 自啮舌者：自己咬舌。

耳的经脉，致气血不充而耗竭，所以耳鸣。这样的症状，应在足少阳胆经的客主人穴以及位于手大指爪甲角的手太阴肺经的少商穴施以补法。

黄帝问：人有时自己咬舌，是什么气所致？

岐伯说：这是由于厥逆之气上行，影响到各经脉之气分别上逆而致。如少阴脉气上逆，就会咬舌；少阳脉气上逆，就会咬颊部；阳明脉气上逆，就会咬唇。这样的症状，应该根据发病部位，确定属于何经，而施以补法。

原典

凡此十二邪者，皆奇邪之走空窍者也。故邪之所在，皆为不足。故上气不足，脑^①为之不满，耳为之苦鸣，头为之苦倾，目为之眩；中气不足，溲便为之变，肠为之苦鸣；下气不足，则乃为痿厥心悗。补足外踝下，留之。

黄帝曰：治之奈何？

岐伯曰：肾主为欠^②，取足少阴；肺主为哕，取手太阴、足少阴；唏者，阴盛阳绝，故补足太阳，泻足少阴；振寒者，补诸阳；噫者，补足太阴、阳

译文

大凡这十二种病邪，都是奇邪侵入孔窍形成的。邪气侵害的部位，都是因为正气不足。所以上气不足，则脑髓不满，症见耳鸣、头倾、目眩；中气不足，症见二便失常、肠中鸣响；下气不足，两足痿弱无力、厥冷，心窒闷。治疗时，补足太阳经位于足外踝后部的昆仑穴，并用留针法。

黄帝问：以上各病，怎样治疗呢？

岐伯说：肾主呵欠，故呵欠应取足少阴肾经；肺主呃逆，故呃逆应取手太阴肺经以及足少阴肾经；哽咽是由于阴盛阳衰，所以要补足太阳膀胱经、泻足少阴肾经；发冷打战，要补各阳经；嗳气，应补足太阴脾经和足阳明胃经；喷嚏，当补足太阳膀胱经的攒竹穴；肢体懈惰无力，根据发病部位，补分肉间；哭泣流

明；嚏者，补足太阳、眉本③；嚲，因其所在，补分肉间；泣出，补天柱经侠颈，侠颈者，头中分也。太息，补手少阴、心主、足少阳，留之；涎下，补足少阴。耳鸣，补客主人，手大指爪甲上与肉交者；自啮舌，视主病者则补之；目眩头倾，补足外踝下留之；痿厥心悗，刺足大趾间上二寸留之，一曰足外踝下，留之。

注释

①脑：此指脑髓。

②肾主为欠：即肾主呵欠。

③眉本：为人体部位名，指眉毛内侧端。

泪不止，当补位于项后中行两旁的足太阳经的天柱穴；叹气，当补手少阴心经、手厥阴心包经和足少阳胆经，用留针法；流口涎，补足少阴肾经；耳鸣，补足少阳胆经的客主人穴，以及位于手大指爪甲角的手太阴肺经的少商穴；自咬舌颊等部位，应据发病部位的所属经脉分别施用补法；目眩、头倾，补足外踝后的昆仑穴，用留针法；肢痿无力而厥冷、心窒闷的，刺足大趾本节后二寸处，用贫针法，一说可针刺足外踝后的昆仑穴，并用留针法。

卷 六

师传第二十九

原典

黄帝曰：余闻先师，有所心藏①，弗著于方②。余愿闻而藏之，则而行之。上以治民，下以治身，使百姓无病。上下和亲，德泽下流。子孙无忧，传于后世。无有终时，可得闻乎？

岐伯曰：远乎哉问也！夫治民与自治，治彼与治此，治小与治大，治国与治家，未有逆而能治之也，夫惟顺而已矣。顺者，非独阴阳脉论气之逆顺也，百姓人民皆欲顺其志也。

黄帝曰：顺之奈何？

岐伯曰：入国问俗，入家问讳，上堂问礼，临病人问所便。

黄帝曰：便病人奈何？

岐伯曰：夫中热消瘅则便寒，寒中之属则便热。胃中热则消谷③，令人悬心善饥。脐以上皮热，肠中热，则出黄如糜。脐以下皮寒，肠中寒，则肠鸣飧泄。胃中寒，肠中热，则胀而且泄。胃中热，肠中寒，则疾饥，小腹痛胀。

黄帝曰：胃欲寒饮，肠欲热饮，两者相逆，便之奈何？且夫王公大人血食之君，骄恣从欲，轻人④，而无能禁之，禁之则逆其志，顺之则加其病，便之奈何？治之何先？

注释

①心藏：心得。

②方：古代记载文字的木板。

③消谷：消渴病，即现在所说的糖尿病。

④轻人：轻视别人。

译文

黄帝说：我听说先师有许多心得没记载在书籍中。我希望听听这些心得而珍藏起来，作为准则推行，上以治民，下以治身，使百姓无病。上下和美亲善，恩德教泽在民间流行。子孙无病可虑，传于后代，永无终止。所有这些，可以讲给我听吗？

岐伯说：您问得深远啊！治民和治己，治彼和治此，治小和治大，治国和治家，从来没有用逆行的方法而能治理好的，只有采取顺行的方法。但所说的顺，不仅是指阴阳经脉营卫的逆顺，对待人民百姓，也要顺着他们的意愿。

黄帝问：顺之怎样去做呢？

岐伯说：进入一个国家，要问明当地的风俗；进入人家，要问明他家的忌讳；登堂更要问明人家的礼节，医生临证也要问病人怎样觉得舒适。

黄帝问：怎样使病人觉得舒适呢？

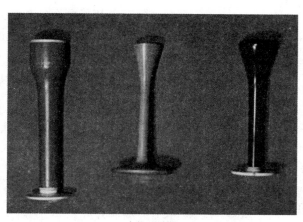

古代听诊器

岐伯说：人内热患了消瘅病，适宜于寒治法；寒中病适于热治法。胃中有热，谷物消化得就快，人心如悬，总有饿感。脐以上的皮肤发热，是肠中有热，排出的粪便黄如糜粥。脐以下的皮肤觉寒，是肠中有寒，会肠鸣飧泄。胃中有寒，肠中有热，会出现腹胀腹泻。胃中有热，肠中有寒，则会易饿，小腹胀痛。

黄帝问：胃热宜于寒饮，肠寒宜于热饮，二者寒热相，应该怎样治疗呢？尤其像王公大人，肉食之君，都骄傲纵欲，轻视别人，无法劝阻他们，劝阻就违背他们的意志，若顺着他们的意志，就会加重病情。像这样，如何治疗？先从哪里着手呢？

原典

岐伯曰：人之情，莫不恶死而乐生。告之以其败①，语之以其善，导之以其所便，开之以其所苦。虽有无道之人，恶有不听者乎？

黄帝曰：治之奈何？

岐伯曰：春夏先治其标，后治其本；秋冬先治其本，后治其标②。

黄帝曰：便其相逆者奈何？

岐伯曰：便此者，食饮衣服，亦欲适寒温。寒无凄怆③，暑无出汗。食饮者，热无灼灼④，寒无沧沧⑤，寒温中适。故气将持，乃不致邪僻也。

黄帝曰：《本脏》以身形肢节胭肉⑥，候五脏六腑之小大焉。今夫王公大人，临朝即位之君而问焉，谁可扪循之而后答乎？

岐伯曰：身形肢节者，脏腑之盖也，非面部之阅也。

黄帝曰：五脏之气，阅于面者，余已知之矣，以肢节而阅之奈何？

岐伯曰：五脏六腑者，肺为之盖，巨肩陷咽⑦，候见其外。

黄帝曰：善。

注释

① 败：指害处。

② 春夏先治其标，后治其本；秋冬先治其本，后治其标：因春夏之季，阳气充沛浮现于外，可以借助阳气在表的作用治疗在表的标证；秋冬正气内敛，此时可以借势扶住正气治疗在里的本证。

③ 凄怆：形容非常寒冷的样子。

④ 灼灼：灼，指烧灼，这里指食物很烫的意思。

⑤ 沧沧：苍凉、寒冷，这里借指食物很冷。

⑥ 胭肉：肌肉隆起的部分称为胭肉。

⑦ 巨肩陷咽：高突的肩骨及陷下的咽喉。

译文

岐伯说：人之常情，人没有不怕死的都喜爱活着。告诉他哪些对人有害处，哪些对人有好处，适宜的指导他，解开他心中的苦痛。就是不太懂道理的人，也不会不听劝告的。

黄帝问：怎样治疗呢？

岐伯说：春夏，先治在外的标病，后治在内的本病；秋冬，先治在内的本病，后治在外的标病。

黄帝问：怎样从病人的喜爱来适应病情呢？

岐伯说：顺应这样的病人，在饮食衣服方面，应注意使他寒温适中。天寒时，多加衣服，不要受凉；天热时，穿着要少，不要热得出汗。在饮食上不要过热过凉，应寒温合适。这样，真气就能内守，外邪就不能侵入体内。

黄帝说：《本藏》篇根据人体的外形与肢节肌肉情况，来测候五脏六腑的大小。现在见到王公大人和临朝即位的君主，如果他们问这个问题时，有谁敢在他们的身上抚摸探测，然后再作答复呢？

岐伯说：形体肢节，覆盖着脏腑，生理上与脏腑相通，因而五脏六腑之精气可以外显于形体肢节，故察其外，可知其内，而不只是依靠诊察面部。

黄命说：五脏之精气显现于面部，从面诊察五脏精气的方法，我已经懂得了，但根据肢节形体来了解内脏的变化，又是怎样的呢？

岐伯说：五脏六腑，肺的部位最高而称为"盖"，可从肩骨及咽喉的高突与陷下的外形来测候。

黄帝说：对。

原典

岐伯曰：五脏六腑，心为之主，缺盆为之道，骷骨①有余，以候髃骺。

黄带曰：善。

岐伯曰：肝主为将②，使之候外，欲知坚固，视目小大。

黄帝曰：善。

岐伯曰：脾主为卫③，使之迎粮，视唇舌好恶，以知吉凶。

译文

岐伯说：五脏六腑，以心为主宰，缺盆作为通路，肩骨两端距离较大，可以测候缺盆骨的部位，从而了解心脏的大小。

黄帝说：对。

岐伯说：肝的功能像将军，有勇有谋，有防御外侮的能力，要了解它坚固与否，可从眼睛的大小来测候。

黄帝说：对。

黄帝曰：善。

岐伯曰：肾主为外④，使之远听，视耳好恶，以知其性。

黄帝曰：善。愿闻六腑之候。

岐伯曰：六腑者，胃为之海，广骸①、大颈、张胸，五谷乃容；鼻隧⑤以长，以候大肠；唇厚、人中长，以候小肠；目下果大，其胆乃横；鼻孔在外，膀胱漏泄，鼻柱中央起，三焦乃约。此所以候六腑者也。上下三等，脏安且良矣。

注释

①骸骨：胸骨上方锁骨内侧端的部位。

②将：《素问·兰秘典》称肝为"将军之官"，指有谋虑。

③卫：脾主肌肉，运化水谷精微，有充养人体卫外的作用。

④外：肾主骨，决定人的形体大小。

⑤鼻隧：鼻孔内的鼻前庭部分及鼻腔内通道。

岐伯说：脾是主捍卫全身的，用它来接受水谷精微，运输周身，观察唇舌色泽及对食物的嗜好，可以测候脾病的吉凶。

黄帝说：对。

岐伯说：肾气通于耳而主外，用它远听声音，从听力的好坏，可以测候肾的功能。

黄帝说：对。请问怎么从外在形体以测候六腑情况呢？

岐伯说：六腑以胃为水谷之海，骸骨宽阔、颈围粗壮、胸廓舒张的人，容纳五谷就多；鼻窍的隧道长短，可以测候大肠的情况；唇厚，人中沟长，可以测候小肠的情况；下眼泡大，则胆姿横；鼻孔外翻，是膀胱不固而小便滴漏，鼻柱中央隆起，三焦固密。这就是测候六腑的方法。总之，外形的上、中、下三部相称，内脏一定安定而健康。

如何调理肝脏

肝脏不好怎么调理？肝病专家认为，肝病病人尤其是慢性肝病病人应充分注意饮食中的营养平衡，每日必须摄入以下四类食物以帮助肝脏康复：

（1）米饭、谷类等碳水化合物以及糖、油等食物，这类食物可以补充人体热量，提供人体生命活动的基本能量。

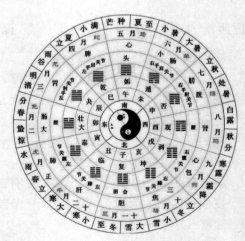

五行与节气、脏腑关系图

（2）牛奶、奶制品、鸡蛋等富含蛋白质、矿物质、维生素、脂肪的食物，这类食物以营养丰富见长。

（3）鱼、肉、豆制品等食物，这类食物被人体吸收后有助于人体血液、肌肉组织的生长。

（4）蔬菜、瓜果、芋类、菌菇类、海带等富含维生素和矿物质的食物，这类食物有助于人体的营养平衡。

决气第三十

原典

黄帝曰：余闻人有精、气、津、液、血、脉，余意以为一气耳，乃辨为六名，余不知其所以然。

岐伯曰：两神相搏，合而成形，常先身生①，是谓精。

何谓气？

岐伯曰：上焦开发，宣五谷味，熏肤、充身、泽毛，若雾露之溉，是谓气。

何谓津？

岐伯曰：腠理发泄，汗出溱溱②，是谓津。

何谓液？

岐伯曰：谷入气满，淖泽③注于骨，骨属屈伸。泄泽，补益脑髓，皮肤润泽，是谓液。

何谓血？

岐伯曰：中焦受气取汁，变化而赤，是谓血。

何谓脉？

译文

黄帝问：我听说人身有精、气、津、液、血、脉，我本来以为它是一气，现在却分为六种名称，我不知道为什么要这样分？

岐伯说：男女交媾，合和而结成新的形体，这种产生形体的物质在形体之先，叫精。

什么叫作气呢？

岐伯说：从上焦开发，发散五谷精微，温和皮肤，充实形体，润泽毛发，像雾露滋润草木一样，叫气。

什么叫作津呢？

岐伯说：腠理发泄，出的汗很多，叫津。

什么叫作液呢？

岐伯说：谷物入胃，气充满全身，湿润的汁液渗到骨髓，使骨骼关节屈伸自如。渗出的部分，在内补益脑髓，在外润泽皮肤，叫液。

什么叫血呢？

岐伯说：中焦脾胃纳受食物，吸收汁液的精微，经过变化而成红色的液质，叫血。

什么叫脉呢？

岐伯说：像设堤防一样限制着气血，使

岐伯曰：雍遏④营气，令无所避，是谓脉。

黄帝曰：六气者，有余不足，气之多少，脑髓之虚实，血脉之清浊，何以知之？

岐伯曰：精脱者，耳聋；气脱者，目不明；津脱者，腠理开，汗大泄；液脱者，骨属屈伸不利，色夭，脑髓消，胫酸，耳数鸣；血脱者，色白，夭然不泽⑤；脉脱者，其脉空虚。此其候也。

黄帝曰：六气者，贵贱何如？

岐伯曰：六气者，各有部主也，其贵贱善恶，可为常主，然五谷与胃为大海也。

注释

①常先身生：产生形体的物质在形体之先。

②溱溱：形容汗出很多的样子。

③淖泽：湿润的汁液。

④雍遏：阻塞，壅塞。雍，通"壅"。

⑤夭然不泽：指面色枯槁无华，见于慢性病的重病容。是气血亏损、胃气衰败之象。

它无所回避和妄行，叫脉。

黄帝问：六气在人体的有余不足，如精气的多少，津液的虚实，血脉的清浊，怎样才知道呢？

岐伯说：精虚的，会耳聋；气虚的，会目不明；津虚的，会腠理开，大量出汗；液虚的，会骨节屈伸不利，面色无华，脑髓不充，小腿发酸，常耳鸣；血虚的，肌色苍白，晦暗无光；脉虚的，脉象空虚无神。这就是六气有余不足的主要表现。

黄帝问道：六气的主次是怎样的呢？

岐伯说：六气各有它所主的脏器，其主次主要是从它们发挥的作用来划分的，但六气的来源都是以五谷和胃作为资生的源泉。

肠胃第三十一

原典

黄帝问于伯高曰：余愿闻六腑传谷者，肠胃之小大长短，受谷之多少奈何？

伯高曰：请尽言之。谷所从出入浅深远近长短之度①：唇至齿长九分，口广二寸半。齿以后至会厌②，深三寸半，大容五合。舌重十两，长七寸，广二寸半。咽门重十两，广一寸半，至胃长一尺六寸。胃纡曲屈，伸之，长二尺六寸，大一尺五寸，径五寸，大容三斗五升。小肠后附脊，左环回周迭积，其注于回肠者，外附于脐上，回运环十六曲，大二寸半，径八分分之少半，长三丈二尺。回肠当脐，左环，回周叶积而下，回运环反十六曲，大四寸，径一寸寸之少半，长二丈一尺。广肠傅脊，以受回肠，左环叶积，上下辟，大八寸，径二寸寸之大半，长二尺八寸。肠胃所入至所出，长六丈四寸四分，回曲环反，三十二曲也。

注释

①度：度数。

②会厌：为人体部位名，亦称吸门。位于舌部舌骨之后，形如树叶，柄在下。能张能收，呼吸发音时会厌开启，饮食吞咽或呕吐时会厌关闭，以防误入气道，为声音之门户。

译文

黄帝问伯高说：我希望听听消化谷物的六腑的状况，肠胃的大小长短，受纳水谷的多少，情况是怎样的？

伯高说：我全讲给您听。水谷的出入以及浅深、远近、长短的度数是：口唇到牙齿距离九分，两口角之间宽度是二寸半。牙齿向后到会厌部，深三寸半，大小能容水谷五合。舌重十两，长七寸，宽二寸半。咽门重十两，宽一寸半，由咽门到胃的长度是一尺六寸。胃的形态是迂回曲折的，伸直长二尺六寸，周长一尺五寸，直径是五寸，大小能容水谷三斗五升。小肠在腹腔，后系附于脊柱之前，从左向右环行，而后周回重叠于腹内，下口注于回肠，在外侧附着于脐上，回行环转共有十六个弯曲，周长二寸半，直径八分又三分之一，长三丈二尺。回肠当脐处向左回环，叠积向下，回行环绕也有十六个弯曲，周长四寸，直径一寸又三分之一，共长二丈一尺。广肠附着于脊前，接受回肠所传下的糟粕，向左回环叠积在脊椎之前，由上向下而逐渐宽大，最宽处周长八寸，直径二寸又三分之二，长二尺八寸。肠胃运化水谷的过程，从口唇至肛门总长六丈零四寸四分，共有三十二个回环弯曲。

平人绝谷第三十二

原典

黄帝曰：愿闻人之不食，七日而死，何也？

伯高曰：臣请言其故。胃大一尺五寸，径五寸，长二尺六寸，横屈①受水谷三斗五升。其中之谷常留二斗，水一斗五升而满。上焦泄气，出其精微，慓悍滑疾，下焦下溉诸肠。小肠大二寸半，径八分分之少半，长三丈二尺，受谷二斗四升，水六升三合合之大半。回肠大四寸，径一寸寸之少半，长二丈一尺。受谷一斗[2]，水七升半。广肠大八寸，径二寸寸之大半，长二尺八寸，受谷九升三合八分合之一。肠胃之长，凡五丈八尺四寸，受水谷九斗二升一合合之大半，此肠胃所受水谷之数也。

平人则不然，胃满则肠虚，肠满则胃虚。更虚更满，故气得上下，五脏安定，血脉和利，精神乃居。故神者，水谷之精气也。故肠胃之中，当留谷二斗，水一斗五升[3]。故平人日再后，后二升半，一日中五升，七日五七三斗五升，而留水谷尽矣。故平人不食饮七日而死者，水谷精气津液皆尽故也。

注释

① 横屈：纡曲屈伸的容量。

② 斗：此处为量词。计算容量的单位。十升为一斗，十斗为一石。

③ 升：量词，十合为一升，十升为一斗。公制一升为1000毫升，合一市升。

译文

黄帝说：希望听听人不饮食七天而死的道理？

伯高说：让我说明它的缘故。胃的周长一尺五寸，直径五寸，长二尺六寸，迂曲屈伸的容量，可以受纳水谷三斗五升，经常留着食物二斗，水液一斗五升，而充满胃中。通过上焦的宣发作用，输出食物的精微，随着慓悍滑疾之气营养全身，在下焦下面，起着清涤作用，泄于小肠。小肠大二寸半，直径八分又一分的三分之一，长三丈二尺，它的容量能受纳食物二斗四升，水液六升三合又一合的三分之二。回肠周长四寸，直径一寸又三分之一，长二丈一尺。它的容量能受纳食物一斗，水液七升半。广肠周长八寸，直径二寸又三分之二，长二尺八寸，受纳水谷的糟粕九升三合八分又一合的八分之一。肠胃的长度，总共五丈八尺四寸，可以受纳水谷九斗二升一合又一合的三分之二，这是肠胃装满水谷容量的总数。

平人就不这样，因为胃里充满食物，肠中是空的；肠中充满来自胃中的食物，胃里就已空虚。肠胃只有更虚更满，体内气机才能升降正常，五脏安定，血脉和利，精神安宁。所以说人的神气，主要由水谷精气所化生。因此肠胃里，经常存留谷物二斗，水液一斗五升。所以平人每天排便两次，每次排便二升半，一天里排便五升，七天五七三斗五升，所有留存于肠胃中的水谷就会竭尽。所以平人不吃不喝七天而死，是因为水谷津液都已竭尽。

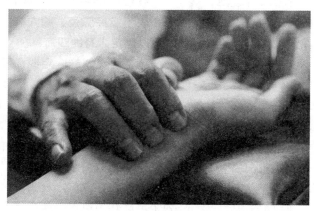

把脉图

海论第三十三

原典

黄帝问于岐伯曰：余闻刺法于夫子，夫子之所言，不离于营卫血气。夫十二经脉者，内属于腑脏，外络于肢节，夫子乃合之于四海①乎。

岐伯答曰：人亦有四海，十二经水。经水者，皆注于海，海有东西南北，命曰四海。

黄帝曰：以人应之奈何？

岐伯曰：人有髓海，有血海，有气海，有水谷之海，凡此四者，以应四海也。

黄帝曰：远乎者，夫子之合人天地四海也，愿闻应之奈何？

岐伯曰：必先明知阴阳表里

译文

黄帝问岐伯道：你讲刺法时，总是离不开营卫气血。人体中运行营卫气血的十二经脉，在内联属于五脏六腑，在外联络于肢体关节，你能把它们与四海联系起来吗？

岐伯回答说：人体也有四海和与十二经脉相应的十二经水，经水都留注于海中，自然界有东、南、西、北四个海，因此将此称为四海。

黄帝说：人体是怎样与四海相应的呢？

岐伯说：人体有髓海、血海、气海、水谷之海，这四海与自然界的四海相应。

黄帝说：这实在是一个很精深的

583

荣腧[2]所在，四海定矣。

黄帝曰：定之奈何？

岐伯曰：胃者水谷之海，其输上在气街，下至三里；冲脉者，为十二经之海，其输上在于大杼，下出于巨虚之上下廉；膻中者，为气之海，其输上在于柱骨之上下，前在于人迎，脑为髓之海，其输上在于其盖，下在风府。

黄帝曰：凡此四海者，何利何害？何生何败？

岐伯曰：得顺者生，得逆者败；知调者利，不知调者害。

黄帝曰：四海之逆顺奈何？

岐伯曰：气海有余者，气满胸中，悗息[3]面赤；气海不足，则气少不足以言。血海有余，则常想其身大，怫然[4]不知其所病；血海不足，亦常想其身小，狭然[5]不知其所病。水谷之海有余，则腹满；水谷之海不足，则饥不受谷食。髓海有余，则轻劲多力，自过其度[6]；髓海不足，则脑转耳鸣，胫酸眩冒，目无所见，懈怠安卧。

黄帝曰：余已闻逆顺[7]，调之奈何？

岐伯曰：审守其输，而调其虚实，无犯其害，顺者得复，逆者必败。

黄帝曰：善。

问题，你把人身的四海与自然界的四海联系在一起，它们是怎样相应的呢？

岐伯回答说：必须先明确人身的阴阳、表里及经脉荥、腧穴等的分布情况，才可以确定人身的四海。

黄帝说：怎样确定四海及经脉重要穴位的位置呢？

岐伯说：胃受纳水谷，故为水谷之海。胃的气血所输注的重要穴位，在上为气冲穴，在下为足三里穴；冲脉与十二经联系密切，故为十二经之海。冲脉的气血所输注的重要穴位，在上为大杼穴，在下为上巨虚和下巨虚；膻中是宗气会聚的地方，所以称为气海。膻中的气血所输注的重要穴位，在上部为天柱骨上的哑门穴和天柱骨下的大椎穴，在前面的有人迎穴；脑中充满髓液，所以脑为髓，脑的气血所输注的重要穴位，在上部脑盖中央的百会穴，在下为风府穴。

黄帝说：这四海，怎样滋养和损害人体呢？又是怎样促进和耗败生命活动的呢？

岐伯说：如人身四海功能正常，生命力就旺盛；若四海功能失常，人的生命活动就会减弱。调养四海，就有利于身体健康，不善于调养四海，身体就会遭受损害。

黄帝说：四海的正常和反常情况是怎样的呢？

岐伯说：如人的气海邪气有余，就会出现胸中满闷、呼吸急促，面色红赤的症状；如气海正气不足，就会出现气少而说话无力。如人的血海邪气有余，就会常常感到自己身体庞大，郁闷不舒，但又不知道有什么病。若人的水谷之海邪气有余，

注释

①四海：指自然界东南西北四海。

②荥腧：指十二经脉的荥穴和腧穴，这里专指四海所流注的穴位。

③悗息：胸中满闷，是气海穴有实证的主要症状之一。

④怫然：形容郁闷不舒的样子。

⑤狭然：形容自觉身体狭小的样子。

⑥轻劲多力，自过其度：轻快有力，行动无度，有精力过于旺盛、狂躁的感觉。

⑦逆顺：指异常和正常。

就会得腹胀的病；如水谷之海正气不足，就会出现饥饿却不欲进食的症状。如髓海邪气有余，动作就会表现为过于轻快有力，行动无度；髓海正气不足，就会出现头晕眩、耳鸣、目眩、腿酸软无力、目盲、周身懈怠懒动、常欲安卧等症状。

黄帝说：又怎样治疗四海的疾病呢？

岐伯说：应诊察四海输注的各个要穴，并调节它们的虚实，但不要违反虚补、实泄的治疗原则，以免造成严重的后果。按照这条原则去治疗，就能使身体康复，否则，就会有死亡的危险。

黄帝说：讲得真好！

五乱第三十四

原典

黄帝曰：经脉十二者，别为五行，分为四时，何失而乱？何得而治？

岐伯曰：五行有序，四时有分，相顺则治，相逆则乱。

黄帝曰：何谓相顺？

岐伯曰：经脉十二者，以应十二月。十二月者，分为四时。四时者，春秋冬夏，其气各异，营卫相随，阴阳已知，清浊不相干，如是则顺之而治。

译文

黄帝说：人身的十二经脉，其属性分别与五行相合，又与四时相应，但不知因何失调而引起脉气运行的逆乱？又是什么缘故保证了它的正常运行？

岐伯说：五行的内在联系是有一定顺序的，四时气候的变化是有季节之分别的，大凡经脉的运行，与四时五行的规律相适应，就可保持正常的活动，违反了这个规律，就会引起运行的逆乱。

黄帝说：什么才是相互顺应的呢？

岐伯说：十二经脉，与十二个月相应。十二个月分为四时，四时就是春、黄帝曰：何为逆而乱？

岐伯曰：清气在阴，浊气在阳，营气顺脉，卫气逆行①，清浊相干，乱于胸中，是谓大悗。故气乱于心，则烦心密嘿，俯首静伏；乱于肺，则俯仰喘喝，接手以呼；乱于肠胃，是为霍乱；乱于臂胫，则为四厥；乱于头，则为厥逆，头重眩仆。

黄帝曰：五乱者，刺之有道乎？

岐伯曰：有道以来，有道以去，审知其道，是谓身宝。

黄帝曰：善。愿闻其道。

岐伯曰：气在于心者，取之手少阴心主之腧；气在于肺者，取之手太阴荥，足少阴腧，气在于肠胃者，取之足太阴阳明，不下者，取之三里，气在于头者，取之天柱、大杼，不知，取足太阳荥腧；气在于臂足，取之先去血脉，后取其阳明少阳之荥腧。

黄帝曰：补泻奈何？

岐伯曰：徐入徐出，谓之导气②。补泻无形，谓之同精。是非有余不足也，乱气之相逆也。

黄帝曰：允乎哉道，明乎哉论，请著之玉版，命曰治乱也。

夏、秋、冬，气候各不相同。人体营气与卫气，是内外相随、阴阳互相协调的，清气与浊气不致互相干扰，这样就能顺应四时而保持健康。

黄帝说：什么是逆乱的反常情况呢？

岐伯说：清之营气本在阴分，浊之卫气本在阳分，营气在脉内顺脉而行，卫气在脉外与脉逆行。如果清浊之气受邪干扰而乱于胸中的，就叫作"大悗"。乱于心，可见心中烦扰，沉默不言，低头静伏而不欲动；乱于肺，可见俯仰不安，喘息喝喝有声，两手按于胸前而呼吸；乱于肠胃，则发为霍乱；乱于手臂与足胫，就会见四肢厥冷；乱于头，就会见厥气上逆，头重眩晕，甚至扑倒。

黄帝说：上述五种逆乱的疾病，刺治时有一定的原则吗？

岐伯说：营卫之气的往来运行，都有一定的规律，能掌握这种规律，实是养生的要点。

黄帝道：对。请你讲讲治疗的原则。

岐伯说：气乱于心，取治手少阴心经与手厥阴心包络经的"腧"穴神门、大陵。气乱于肺，取手太阴经的"荥"穴鱼际和足少阴经的"腧"穴太溪。气乱于肠胃，取足太阴、足阳明的经穴太白、陷谷；如果不能见效的，可以取用足三里穴。气乱于头，取天柱、大杼两穴；如果病仍不减，再取足太阳经的"荥"穴通谷与"腧"穴束骨。气乱于手臂与足胫，应先刺瘀结不通的血脉，以后再取阳明、少阳两经的"荥"穴与"腧"穴。

黄帝说：补泄的手法怎样呢？

岐伯说：慢进针，慢出针，以导引逆乱的经气，使它恢复正常，这叫作"导气"。

这种补和泄，手法轻巧无形，其总的目的都在调和精气。因为这些病，并不属于有余的实证和不足的虚证，而仅是气机一时的混乱所致的违逆。

黄帝说：这是很恰当的道理！论证也很明白！让我把它著在珍贵的玉版上，命名为"治乱"。

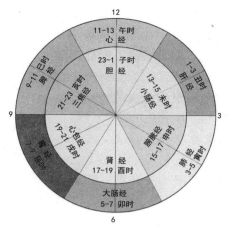

十二经脉循行时辰图

注释

① 逆行：卫气属阳，正常是日行于阳，夜行于阴。逆行即白天行于阴分，晚上行于阳分，不按常规。

② 徐入徐出，谓之导气：进针和出针都应用缓慢的针刺方法，即平补平泻法。

太溪穴的主治疾病

太溪穴主治头痛、目眩、咽喉肿痛、齿痛、耳聋、耳鸣等肾虚性五官疾病；月经不调、遗精、阳痿、小便频数等泌尿生殖系疾患；腰脊痛及下肢厥冷、内踝肿痛；气喘、胸痛、咯血等肺部疾患；消渴、小便频数、便秘；失眠、健忘等肾精不足等疾病。

胀论第三十五

原典

黄帝曰：脉之应于寸口，如何而胀？

岐伯曰：其脉大坚以涩者，胀也。

黄帝曰：何以知脏腑之胀也。

岐伯曰：阴为脏，阳为腑。

黄帝曰：夫气之令人胀也，在于血脉之中耶，脏腑之内乎？

岐伯曰：三者皆存焉，然非胀之舍也。

黄帝曰：愿闻胀之舍。

岐伯曰：夫胀者，皆在于脏腑之外，排脏腑而郭①胸胁，胀皮肤，故命曰胀。

黄帝曰：脏腑之在胸胁腹里之内也，若匣匮之藏禁器②也，各有次舍，异名而同处，一域之中，其气各异，愿闻其故。

岐伯曰：夫胸腹，脏腑之郭也。膻中者，心主之宫城也；胃者，太仓也；咽喉、小肠者，传送也；胃之五窍者，闾里③门户也；廉泉、玉英者，津液之道也。故五脏六腑者，各有畔界，其病各有形状。营气循脉，卫气逆为脉胀；卫气并脉循分为肤胀。三里而泻，近者一下，远者三下，无问虚实，工在疾泻。

黄帝曰：愿闻胀形。

岐伯曰：夫心胀者烦心短气，卧不安；肺胀者，虚满而喘咳；肝胀者，胁下满而痛引小腹；脾胀者，善哕，四肢烦悗，体重不能胜衣，卧不安；肾胀者，腹满引背央央然，腰髀痛。六腑胀，胃胀者，腹满，胃脘痛，鼻闻焦臭，妨于食，大便难；大肠胀者，肠鸣而痛濯濯，冬日重感于寒，则飧泄不化；小肠胀者，少腹䐜胀，引腰而痛；膀胱胀者，少腹满而气癃④；三焦胀者，气满于皮肤中，轻轻然而不坚；胆胀者，胁下痛胀，口中苦，善太息。

注释

① 郭：通"廓"，扩张的意思。

② 禁器：禁止随意观看的秘密文件。

③ 闾里：古代称二十五户为一闾，五十户为一里。闾里，在这里比喻胃肠中积聚的食物。

④ 气癃：指膀胱气闭，小便难下。

译文

黄帝说：寸口脉出现什么样的脉象就表明为胀病呢？

岐伯说：脉洪盛坚实而滞涩的，就说明患有胀病。

黄帝说：五脏六腑胀病的区别在哪里？

岐伯说：阴脉胀在脏，阳脉胀在腑。

黄帝说：气机异常可使人患胀病，那么胀病是在血脉之中呢，还是在脏腑之内呢？

岐伯说：血脉、脏、腑三者都有不正常的气，但并不是胀病产生的部位。

黄帝说：我想了解胀病产生的部位。

岐伯说：胀病都在脏腑的外面产生，向内压迫脏腑，向外扩张胸胁，使皮肤发胀，所以叫作胀病。

黄帝说：五脏六腑深居在胸腔、腹腔之内，就像是珍品被深藏在匣柜中一样，并各自按照一定的次序居守。虽然名字不同，但共同居守于一定的领域。

我想知道它们的功能不相同的原因。

岐伯说：胸廓、腹廓是脏腑的外卫；膻中是心脏的宫城；胃是容纳水谷的仓库；咽喉和小肠，是传送饮食的道路；消化道的咽门、贲门、幽门、阑门、魄门五个窍门，就像闾巷邻里的门户一样；廉泉、玉英，是津液运行的通路。所以说五脏六腑都有固定的位置界线，并且它们所表现出的症状也各不相同。如营气在脉中正常循行，而卫气运行紊乱，就会引起脉胀；如卫气并入脉中，循行于分肉之间，就会引起肤胀。用针刺治疗时就应取足阳明胃经的足三里穴，且用泻泄法。若胀的部位离足三里穴较近，针泄一次就可以了；若胀的部位离足三里穴较远，就应针泄三次。不论虚实，胀病初起时都应赶快施行泄法，以治其标。

黄帝说：我想听你讲一下胀病所表现的症状。

岐伯说：五脏中心患胀病的表现为：心烦短气，睡卧不安；肺患胀病表现为：胸中虚满，喘息咳嗽；肝患胀病表现为胁下胀满疼痛牵引小腹；脾患胀病表现为：呃逆呕吐，四肢闷胀不舒，肢体沉重，不能胜衣，而且睡卧不安；肾患胀病表现为：腹胀满，牵引背部闭闷不畅，腰髀部疼痛。六腑中胃患胀病表现为：腹部胀满，胃脘疼痛，鼻中常常可闻到焦臭的气味，不思饮食，大便困难；大肠患胀病表现为肠中濯濯鸣响而作痛，若冬季再受寒邪侵犯，就会导致顽固不化的飧泄；小肠患胀病表现为：小腹胀满，牵引腰部疼痛；膀胱患胀病表现为：小腹胀满，小便不通；三焦患胀病，表现为：气充塞皮肤，轻浮空虚，松弛；胆患胀病，表现为：胁下疼痛胀满，口中发苦，经常叹息。

原典

凡此诸胀者，其道在一，明知逆顺，针数不失，泻虚补实，神去其室，致邪失正，真不可定，粗之所败，谓之夭命；补虚泻实，神归其室，久塞其空，谓之良工。

黄帝曰：胀者焉生？何因而有？

岐伯曰：卫气之在身也，常并脉，循分肉，行有逆顺，阴阳相随，乃得天和，五脏更始，四时循序，五谷乃化。然后厥气在下，营卫留止，寒气逆上，真邪相攻，两气相搏，乃合为胀也。

黄帝曰：善。何以解惑？

岐伯曰：合之于真，三合而得①。

帝曰：善。

黄帝问于岐伯曰：胀论言无问虚实，工在疾泻，近者一下，远者三下，今有其三而不下者，其过焉在？

岐伯对曰：此言陷于肉肓，而中气穴者也。不中气穴，则气内闭，针不陷肓，则气不行，上越中肉，则卫气相乱，阴阳相逐。其于胀也，当泻不泻，气故不下，三而不下②，必更其道，气下乃止，不下复始，可以万全，乌有殆者乎？其于胀也，必审其诊，当泻则泻，当补则补，如鼓应桴，恶有不下者乎？

注释

① 三合而得：血脉、脏、腑三者所反应的症状相互对照，从而了解病变的情况。

② 三而不下：针刺三次仍不治愈的意思。三，也可以理解为多次的意思。

译文

以上这些脏腑的胀病，在产生和治疗的原则上都有相同的规律，只有明确营卫气血运行逆顺的情况，从而运用恰当的针刺方法，才能治愈疾病。如果患虚证用泻法，患实证用补法，就会使神气不能内守，正气不能安定，真气动摇，易致人夭折。如果患虚证用补法，患实证用泄法，就能使神气内守，经脉、肌腠充实，这样做的人才可以被称为高明的医生。

黄帝说：胀病的产生和根源是什么？

岐伯说：人体内的卫气，在正常情况下，常常伴随着血脉循行于分肉之间，循行有逆顺的不同，且昼行于阳，夜行于阴，与脉中的营气相随而行，与自然界的规律相适应。营气行于脏腑的经脉，周而复始，也顺应自然界四季的次第变化，使水谷得以正常地化生精微。如果阴阳不相随，气厥于下，使营卫不能正常循行而凝滞，寒气上逆，邪气与正气相搏集结，就会形成胀病。

黄帝说：很好！如何才能将这个问题讲述得更清楚浅显呢？

岐伯说：邪气趁营卫循行紊乱时侵入，与真气相合便互相搏结，以致有的存在于血脉，有的存在于五脏，有的存在于六腑，从而形成胀病。

黄帝说：讲得真好！

黄帝问岐伯道：前面讲过，胀病初起之时，不论虚实，一律应用泻法针刺，离病位较近的针刺一次，离病位较远的针刺三次。而有的针刺三次后胀病仍不见减轻，是什么原因呢？

岐伯回答说：这是指针刺时深入到肌肉的空隙，刺中了气血输注的穴位，故针刺一次或三次胀病即愈。如果针刺时没有深入到肌肉的空隙并刺中穴位，就会使经脉之气不能畅行，邪气闭留在内。如果针刺皮肉，则使卫气更加逆乱，阴阳营卫之气相互排斥。对于胀病而言，当用针刺泻法而不用，所以上逆之气不能下行。针刺三次后气仍不下行的，就必须调换其他的穴位，使上逆之气得以下行，这样胀病就可消除。如果胀病还没消除，可再换穴位针刺，直至治愈疾病，不再有什么危险。对那些慢性胀病，一定要认真审查症状，当泻的就用泻法，当补的就用补法，如同以槌击鼓必有响声，胀病怎能不消退呢？

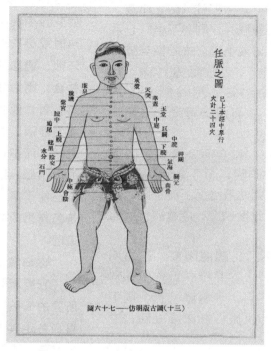

图六十七——仿明版古图（十三）

任脉古图

五癃津液别第三十六

原典

　　黄帝问于岐伯曰：水谷入于口，输于肠胃，其液别为五[1]，天寒衣薄，则为溺与气，天热衣厚则为汗，悲哀气并则为泣，中热胃缓则为唾。邪气内逆，则气为之闭塞而不行，不行则为水胀，余知其然也，不知其何由生？愿闻其道。

　　岐伯曰：水谷皆入于口，其味有五，各注其海。津液各走其道，故三焦出气，以温肌肉，充皮肤，为其津，其流而不行者为液。

天暑衣厚则腠理开，故汗出，寒留于分肉之间，聚沫则为痛。天寒则腠理闭，气湿不行，水下流于膀胱，则为溺与气。

五脏六腑，心为之主，耳为之听，目为之候②，肺为之相③，肝为之将④，脾为之卫⑤，肾为之主外⑥。故五脏六腑之津液，尽上渗于目，心悲气并，则心系急。心系急则肺举，肺举则液上溢。夫心系与肺，不能常举，乍上乍下，故咳而泣出矣。

中热则胃中消谷，消谷则虫上下作。肠胃充郭，故胃缓，胃缓则气逆，故唾出。

五谷之津液，和合而为膏者，内渗入于骨空，补益脑髓，而下流于阴股⑦。

阴阳不和，则使液溢而下流于阴，髓液皆减而下，下过度则虚，虚故腰背痛而胫酸。

阴阳气道不通，四海闭塞，三焦不泻，津液不化，水谷并行肠胃之中，别于回肠，留于下焦，不得渗膀胱，则下焦胀，水溢则为水胀，此津液五别之逆顺也。

注释

① 五：即后面所说的尿、气、汗、泪、唾液五种液体排泄物。

②候：视觉的意思。

③相：辅佐的意思。

④将：将才，有谋虑、决断之意。

⑤脾为之卫：脾主肌肉，可以护卫在内的脏腑。

⑥外：肾主骨而形成人的形体骨骼，所以说肾主外。

⑦阴股：阴，阴器；股，大腿、下肢。

译文

黄帝问岐伯道：水谷自口纳入，输送到肠胃，它化生的津液分为五种：当天气寒冷时或穿衣过薄时，就变为小便与气；当天气炎热时或穿衣过厚时，就成为汗液；遇悲感哀痛时，气机并合，则为眼泪；当中焦有热，胃功能弛缓时，就上泛而为唾液；当邪气内犯，气机闭塞而不行，则水气滞留而为水胀。这许多现象，我虽已能了解，但还不知五液是怎样生成的，请教其中的道理。

岐伯说：水谷都从口入，它有五种味道，各归其所喜的五脏，津液亦随其所喜而各走其道，故由三焦输出其气，来温养肌肉，充实皮肤，这就叫作"津"；留而不行的叫作"液"。

炎暑之时，穿的衣服过厚，则腠理开张，故而汗出，如果寒邪羁留于分肉之间，将津液凝聚为沫汁而发生疼痛；天寒时腠理闭密，气湿不能从汗窍排泄，向下流于膀胱，就为小便与气。

五脏六腑以心为主宰，耳主听觉，眼主占候，肺像宰相，肝像将军，脾像护卫，肾脏主骨而成形体。所以五脏六腑的津液，向上渗灌于眼睛，当心有悲哀时，心系就会引急，心系引急则肺叶上举，肺叶上举使津液向上泛溢。但心系急，肺叶不能经常上举，而是忽上忽下，故发生咳嗽与泪出。

中焦有热，胃中消化谷物过快，肠中寄生虫上下蠕动。若水谷使肠胃充廓，则胃的活动弛缓，胃弛缓则气上逆，而为唾液出。

五谷的津液，和合而成为脂膏，向内渗灌于骨孔，上行补益脑髓，向下流于生殖器。

如果阴阳不能调和，则使液下流于阴窍，髓液也同时减少，流泄过度使真阴虚，虚则发生腰背疼痛、胫部酸软。

如果阴阳气道不通，则四海闭塞，三焦不能输泻，津液不能化生，所受的水谷并聚于肠胃之中，最后别出于大肠，停留在下焦，不能将水分渗入膀胱，则下焦作胀，水液泛溢于外则为水胀。以上所说就是津液分别为五而后运行的正常与反常情况。

五阅五使第三十七

原典

黄帝问于岐伯曰：余闻刺有五官[①]五阅，以观五气。五气者，五脏之使[②]也，五时之副也。愿闻其五使当安出？

岐伯曰：五官者，五脏之阅也。

黄帝曰：愿闻其所出，令可为常。

岐伯曰：脉出于气口，色见于明堂，五色更出，以应五时，各如其常，经气入脏，必当治理。

帝曰：善。五色独决于明堂[③]乎？

岐伯曰：五官已辨，

译文

黄帝问岐伯说：我听说针刺法有五官五阅（就是五脏的内在变化在五官方面的表象）法，可用来观察五种气色。五种气色，是五脏的外在表现，并与五时气候相配合。我想知道五脏是怎样表现在外的。

岐伯回答说：五官是五脏的外部表现。

黄帝说：我想了解五脏所表现出的征象，并将它作为诊病的常理。

岐伯回答说：脉象反应在气口，气色表现在鼻部，五色的交替显现，与五时相对应，且各有一定的规律。由经脉传入内脏的，必当调治于里。

黄帝说：好。那么五色的表现仅反

阙庭必张，乃立明堂，明堂广大，蕃蔽见外，方壁高基，引垂居外，五色乃治，平博广大，寿中百岁，见此者，刺之必已，如是之人者，血气有余，肌肉坚致，故可苦以针。

黄帝曰：愿闻五官。

岐伯曰：鼻者，肺之官也；目者，肝之官也；口唇者，脾之官也；舌者，心之官也；耳者，肾之官也。

黄帝曰：以官何候？

岐伯曰：以候五脏。故肺病者，喘息鼻张；肝病者，眦青；脾病者，唇黄；心病者，舌卷短，颧赤；肾病者，颧与颜黑。

黄帝曰：五脉安出，五色安见，其常色殆者如何？

岐伯曰：五官不辨，阙庭不张，小其明堂，蕃蔽不见，又埤④其墙，墙下无基，垂角去外。如是者，虽平常殆，况加疾哉。

黄帝曰：五色之见于明堂，以观五脏之气，左右高下，各有形乎？

岐伯曰：脏腑之在中也，各以次舍，左右上下，各如其度也。

注释

① 五官：指眼、耳、鼻、舌、唇。

② 五脏之使：奉令出行叫作"使"。五脏之使，说明面部的气色是五脏的外在表现。

③ 明堂：位于四维正中，而鼻在面部正中，古文称为明堂。

④ 埤：卑鄙、低小的意思。

映在鼻吗？

岐伯回答说：五官之色，已经分明，天庭部位必须开阔饱满，才可由明堂（鼻）测五色。若明堂宽阔，颊部和耳门部显露于外，肌肉高厚隆满，耳垂向下向外，明显开豁，五色正常，五官位置平阔，就可享得百年高寿。这样的人患有疾病时，使用针刺一定能治愈，因为气血充足，肌肉坚实，腠理致密。

黄帝说：五官与五脏的关系怎样？

岐伯说：鼻是肺脏的官窍；眼睛是肝脏的官窍；口唇为脾脏的官窍；舌为心脏的官窍；耳为肾脏的官窍。

黄帝说：由五官可以测知什么症状呢？

岐伯回答说：可以测候五脏的病变。肺脏有病时喘息急促，鼻翼扇动；肝脏有病时，眼角发青；脾脏有病时，口唇发黄；心脏有病时，则舌卷而短缩，两颧红赤；肾脏有病时，两颧及额部发黑。

黄帝说：五脏的脉象正常时，五色的表现也就正常，有的人气色和正常人一样，但一旦有病则会较严重，这是为什么？

岐伯回答说：五官功能失常，天庭不开阔，明堂狭小，颊部和耳门部狭窄不显，肌肉瘦削，耳垂和耳上角向外反出。即使平时色脉正常，也是很衰弱的，何况患有疾病呢！

黄帝说：五色显现于明堂，通过观察可推知五脏之气的变化，那么在明堂的左右上下各有一定的显像吗？

岐伯说：脏腑在胸腹的里面，且各有一定的位置，所以反映在明堂的五色，也有左右上下一定的长度。

脾脏排毒法

脾脏的最佳排毒时间为餐后，这一时间段是最容易产生毒素的时刻。如果食物不能及时消化或吸收，毒素就会积累很多。因此要想脾脏排毒好，就可以在饭后走一走，或是在饭后1小时吃点水果，帮助健脾、排毒。再者，吃酸也能帮助脾脏排毒。例如乌梅、醋等，是用来化解食物中毒素的最佳食品，不仅可以增强肠胃的消化功能，还可使食物中的毒素在最短的时间内排出体外。同时酸味食物还具有健脾的功效，可以很好地起到"抗毒食品"的功效。最后，按压商丘穴也可使脾脏排毒。其位置在内踝前下方的凹陷中，用手指按揉该穴位，保持酸重感即可，每次3分钟左右，两脚交替做。

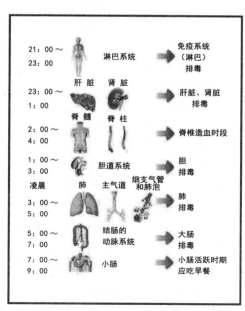

人体器官排毒时间表

逆顺肥瘦第三十八

原典

黄帝问于岐伯曰：余闻针道于夫子，众多毕悉矣。夫子之道应若失，而据未有坚然者①也。夫子之问学熟乎，将审察于物而心生之乎？

岐伯曰：圣人之为道者，上合于天，下合于地，中合于人事。必有明法，以起度数、法式检押，乃后可传焉。故匠人不能释尺寸而意短长②，废绳墨③而起平木也；工人不能置规而为圆，去矩而为方。知用此者，固自然之物，易用之教，逆顺之常也。

黄帝曰：愿闻自然奈何。

岐伯曰：临深决水，不用功力，而水可竭也；循掘决冲，而经可通也。此言气之滑涩，血之清浊，行之逆顺也。

黄帝曰：愿闻人之白黑肥瘦少长，各有数乎？

岐伯曰：年质壮大，血气充盈，肤革坚固，因加以邪。刺此者，深而留之，此肥人也。广肩腋项，肉薄厚皮而黑色，唇临临④然，其血黑以浊，其气涩以迟。其为人也，贪于取与。刺此者，深而留之，多益其数也。

黄帝曰：刺瘦人奈何？

岐伯曰：瘦人者，皮薄色少，肉廉廉然⑤，薄唇轻言。其血清气滑，易脱于气，易损于血。刺此者，浅而疾之。

注释

① 坚然者：指坚不可除的疾病。

② 释尺寸而意短长：丢掉尺寸而妄自揣测长短。

③ 绳墨：指木工打直线用的墨线。

④ 临临：指唇厚。

⑤ 廉廉然：消瘦的样子。

译文

黄帝问岐伯说：我听夫子讲针道，知道很多了。根据夫子的理论针刺，常常手到病除，从没有坚不可除的疾病。先生是向前辈的先生询问继承的呢？还是从审察事物中而发明的呢？

岐伯说：圣人所作针刺的道理，对上合于天文，对下合于地理，对中合于社会人事。一定有明确的法则，以立尺度长短，模式规矩，然后才可传于后世。所以匠人不能丢掉尺寸而妄揣短长，放弃绳墨而求平直；工人不能丢开规而去画圆，去了矩而去画方。知道运用这一法则的，是顺应了自然的物理，是便于应用的教法，也就是衡量逆顺的常规。

黄帝问：希望听听自然之道是怎样的。

岐伯说：到深河那里放水，不用多大功力，就可以把水放完；从洞穴里开地道，则直行的大道很容易通开。这是说人身的气有滑有涩，血有清有浊，气血的运行有逆有顺。治疗时应该顺其自然。

黄帝说：我希望听听人的白黑肥瘦少长不同的人在针刺时，是否有不同呢？

岐伯说：壮年而体质强壮的人，血气充足旺盛，皮肤紧密，在感受病邪时，针刺这种人，应该深刺、留针，这是刺肥壮人的标准。另有一种人，肩腋很开阔，颈项肉薄、皮厚、色黑，唇厚，血色黑浊，气行涩迟。这种人，贪图便宜，追求利益。针刺时应该深刺，留针，多增加针刺的次数。

黄帝问：针刺瘦人用什么针法呢？

岐伯说：瘦人皮薄颜色淡，肌肉消瘦，唇薄，语声低。他的血清稀而气滑利，这样的人，气、血都容易虚脱、损耗。针刺时应该浅刺、急速出针。

原典

黄帝曰：刺常人奈何？

岐伯曰：视其白黑，各为调之。其端正敦厚者，其血气和调，刺此者，无失常数也。

黄帝曰：刺壮士真骨者奈何？

岐伯曰：刺壮士真骨①，坚肉缓节监监然②。此人重则气涩血浊，刺此者，深而留之，多益其数。劲则气滑血清，刺此者，浅而疾之。

黄帝曰：刺婴儿奈何？

岐伯曰：婴儿者，其肉脆血少气弱，刺此者，以毫针，浅刺而疾发针，日再③可也。

黄帝曰：临深决水，奈何？

岐伯曰：血清气滑，疾泻之，则气竭焉。

黄帝曰：循掘决冲，奈何？

岐伯曰：血浊气涩，疾泻之，则经可通也。

黄帝曰：脉行之逆顺，奈何？

岐伯曰：手之三阴，从脏走手；手之三阳，从手走头；足之三阳，从头走足；足之三阴，从足走腹。

黄帝曰：少阴之脉独下行，何也？

岐伯曰：不然。夫冲脉④者，五脏六腑之海也，

注释

①真骨：即健壮坚固的骨骼。

②监监然：卓立不倚的样子。监，通"鉴"。

③日再：一天刺两次。

④冲脉：人体奇经八脉之一，冲脉能调节十二经气血，故称为十二经脉之海。与生殖机能关系密切，冲、任脉盛，月经才能正常排泄，故又称血海。

五脏六腑皆禀焉。其上者，出于颃颡，渗诸阳，灌诸精；其下者，注少阴之大络，出于气街，循阴股内廉，入腘中，伏行骭骨内，下至内踝之后属而别；其下者，并于少阴之经，渗三阴；其前者，伏行出跗属，下循跗入大趾间，渗诸络而温肌肉。故别络结则跗上不动，不动则厥，厥则寒矣。

黄帝曰：何以明之？

岐伯曰：以言导之，切而验之，其非必动，然后乃可明逆顺之行也。

黄帝曰：窘乎哉！圣人之为道也，明于日月，微于毫厘，其非夫子，孰能道之也。

译文

黄帝问：针刺普通人用什么针法呢？

岐伯说：观察他的肤色白黑，分别配合针刺深浅的标准。属于端正纯厚的人，他的血气和调，针刺时依据正常的针法标准。

黄帝问：针刺壮士用什么针法呢？

岐伯说：壮士骨骼坚硬，肌肉丰厚，关节坚大。这样的人，性情稳重，气涩血浊，针刺就当深刺、留针，并且增加针刺次数。而性情好动的，气滑血清，针刺就当浅刺而急速出针。

黄帝问：针刺婴儿用什么针法呢？

岐伯说：婴儿肉软、血少、气弱，针刺时用毫针，浅刺，进针要快，一天针刺两次就够了。

黄帝问：临深决水，运用于针刺上是怎样的？

岐伯说：血清气滑的人，用疾泻的针法，就会使真气衰竭。

黄帝问：循掘决冲，运用于针刺上是怎样的？

岐伯答说：血浊气涩的人，用疾泻的针法，会使真气通畅。

黄帝问：经泳循行的逆顺情况怎样？

岐伯说：手三阴经脉，从内脏走向手部；手三阳经脉，从手走向头部；足三阳经脉，从头走向足部；足三阴经脉，从足走向腹部。

黄帝问：只有足少阴经脉下行，为什么？

岐伯说：不是这样的。冲脉是五脏六腑气血汇聚之处，五脏六腑都从它那里禀受气血以濡养。它上行的分，出于鼻道上窍，渗入阳经，灌注精气；下行的分，输注到足少阴经的大络，从气街出行，沿大腿内侧，下入膝腘窝中，伏行于胫骨之内，再下至内踝后跟骨上缘而别行；下行的又一支脉，与足少阴经相并而行，渗入三阴经；行于其前面的，从内踝后的深部出于跟骨结节上缘，下沿足背走入足大趾内，渗入诸络脉而温养肌肉。所以该脉的别络淤结时，在足背上的脉就不跳动，不跳动则经气厥逆，经气厥逆则下肢寒冷。

　　黄帝问：用什么方法查明冲脉和少阴经气的逆顺呢？

　　岐伯说：开导病人，问明症状，用手切足背动脉，验是否跳动，如果不是厥逆，必定有脉跳动，然后就可辨明经脉循行的逆顺情况。

　　黄帝说：这个问题真重要呀！圣人所作的针道，比日月还光明，比毫厘还细微，若不是夫子，有谁能讲明白呢！

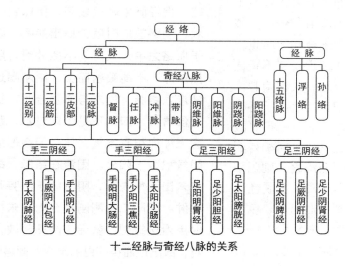

十二经脉与奇经八脉的关系

血络论第三十九

原典

　　黄帝曰：愿闻其奇邪①，而不在经者。

　　岐伯曰：血络是也。

　　黄帝曰：刺血络而仆者，何也？血出而射者，何也？血出黑而浊者，何也？血出清而半为汁者，何也？发针而肿者，何也？血出若多若少而面色苍苍者，何

译文

　　黄帝说：请你讲解一下由奇邪所导致的，又不在经脉中的病变情况。

　　岐伯说：这是病邪滞于络脉导致的病变。

　　黄帝说：刺血络放血时病人昏倒，是什么原因？针刺后血液喷射而出，是什么原因？放出的血色黑浓厚，又是什么原因？放出的血清稀，有一半像水

也？发针而面色不变而烦悗者，何也？多出血而不动摇者，何也？愿闻其故。

岐伯曰：脉气盛而血虚者，刺之则脱气②，脱气则仆。血气俱盛而阴气多者，其血滑，刺之则射；阳气蓄积，久留而不泻者，其血黑以浊，故不能射。新饮而液渗于络，而未合和于血也，故血出而汗别焉；其不新饮者，身中有水，久则为肿。阴气积于阳，其气因于络，故刺之血未出而气先行，故肿。阴阳之气，其新相得而未和合，因而泻之，则阴阳俱脱，表里相离，故脱色而苍苍然。刺之血出多，色不变而烦悗者，刺络而虚经，虚经之属于阴者，阴脱，故烦悗。阴阳相得而合为痹者，此为内溢于经，外注于络。如是者，阴阳俱有余，虽多出血而弗能虚也。

黄帝曰：相之奈何？

岐伯曰：血脉③者，盛坚横以赤，上下无常处，小者如针，大者如筋。刺而泻之万全也，故无失数矣。失数而反，各如其度。

黄帝曰：针入而肉著者，何也？

岐伯曰：热气因于针，则针热，热则肉著于针，故坚焉。

汁，是什么原因？出针后局部皮肤肿起，是什么原因？放出的血或多或少，面色苍白，是什么原因？面色无变化，但心胸烦闷，是什么原因？出血虽多，但无痛苦，是什么原因？

岐伯说：脉气盛但血虚的人，针刺时就会脱气，气脱人就会昏倒。血气虽然俱盛，但经脉中阴气较多，所以它的血行滑利，刺络放血时就会血出如喷；阳气蓄积于血络之中，长时间不能外泄，所以血色黑浓厚，不能喷射而出。刚刚喝过水，水液渗入络脉，尚未与血混合时，针刺出的血便清稀；如果不是刚饮过水，那就说明病人体内积有水气，日久便会形成水肿。阴气积蓄于阳分，困滞在络脉，故针刺时血未出而气先行，阴气闭于肉腠则使皮肤发肿。阴阳二气刚刚相合而尚未协调，此时用泄法针刺，就会使阴阳耗散，表里相离，故出现面色苍白的现象。刺络时血出较多，但面色不变而心胸烦闷的，是由于刺络使经脉变虚，而虚的经脉连属于五脏之阴，脏虚则阴虚，所以心胸烦闷。阴邪阳邪相合而形成痹证，使邪气内溢于经，外注于络。这样阴分阳分的邪气都有余，所以针刺时虽出血较多，经脉也不会变虚。

黄帝说：怎样观察血络呢？

岐伯说：血脉盛的，络脉坚硬胀满而发赤，或上或下，无固定的部位，小的像针，大的像筷子。在这种情况下，用刺络放血的方法会万无一失。但施治时，切不可违反针刺的原则，否则，就会导致上述不良后果。

黄帝说：针刺入肌体后，被肌肉裹住

针身，是什么原因？

岐伯回答说：这是因为机体的热气使针发热，针身发热，就会使肌肉和针裹在一起了，所以坚实不易转动。

注释

①奇邪：这里指因络脉不通，外来邪气壅滞不能深入经脉，而发生异常的病变，称这种外来邪气为奇邪。

②脱气：针刺放血，气随血脱，名脱气。

③血脉：这里指血脉盛，即邪气亢盛的意思。

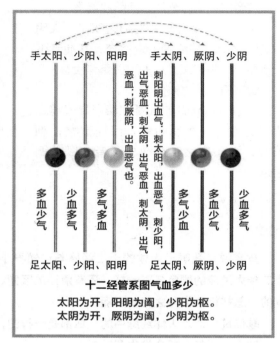

手太阳、少阳、阳明　　手太阴、厥阴、少阴

刺阳明出血气，刺太阳，出血恶气，刺少阳，出气恶血；刺太阴，出气恶血，刺厥阴，出血恶气也。

多血少气　少血多气　多气多血　　多气少血　多血少气　少血多气

足太阳、少阳、阳明　　足太阴、厥阴、少阴

十二经管系图气血多少

太阳为开，阳明为阖，少阳为枢。
太阴为开，厥阴为阖，少阴为枢。

十二经络气血图

阴阳清浊第四十

原典

黄帝曰：余闻十二经脉，以应十二经水者，其五色各异，清浊不同，人之血气若一，应之奈何？

岐伯曰：人之血气，苟能若一，则天下为一矣，恶有乱者乎？

黄帝曰：余问一人，非问天下之众。

岐伯曰：夫一人者，亦有乱气，天下之众，亦有乱人，其合为一耳。

黄帝曰：愿闻人气之清浊。

岐伯曰：受谷者浊，受气者清①。清者注阴，浊者注阳。浊而清者，上出于咽，清而浊者，则下行②。清浊相干，命曰乱气。

黄帝曰：夫阴清而阳浊，浊者有清，清者有浊，清浊别之奈何？

岐伯曰：气之大别，清者上注于肺，浊者下走于胃。胃之清气，上出于

口；肺之浊气，下注于经，内积于海③。

黄帝曰：诸阳皆浊，何阳浊甚乎？

岐伯曰：手太阳独受阳之浊，手太阴独受阴之清。其清者上走空窍，其浊者下行诸经。诸阴皆清，足太阴独受其浊。

黄帝曰：治之奈何？

岐伯曰：清者其气滑，浊者其气涩，此气之常也。故刺阴者，深而留之；刺阳者，浅而疾之；清浊相干者，以数调之也。

注释

① 受谷者浊，受气者清：指饮食谷物所化生的稠厚精气为"浊"；稀薄精气为"清"。

② 则下行：《甲乙经》作"下行于胃"，可参。

③ 海：此处指的是胸中气海。

译文

黄帝说：我听说人体的十二经脉与自然界十二条大河流相对应，自然界十二条大河流的颜色各不一样，还有清浊的区别，而人体经脉中的气血都是一样的，怎样把它们与之相对应呢？

岐伯说：假若人体经脉中的气血都是一样的，那么推及整个社会的人们就都一致了，那怎么还会发生紊乱呢？

黄帝说：我问的是表现在一个人身上的情况，并不是询问整个社会所有的人啊。

岐伯说：一个人体内有逆乱之气，就跟整个社会上众多人之内也总有作乱之人一样，总体看来都是一个道理。

黄帝说：请你讲一讲人身之气的清浊情况。

岐伯说：人体受纳的饮食谷物所化生的气是浊的，与自然界之空气所化生的是清的。清气注于阴分入脏，浊气输布于阳分入腑，饮食谷物所化生的浊气中的清气，向上出于咽部；而清气中的浊气则可以下行。如果清气和浊气相互干扰而不能正常的升降，就叫作乱气。

黄帝说：清气注于阴，浊气输布于阳，浊中有清，清中有浊，这些情况是怎样辨别呢？

岐伯说：辨别以上情况大致是这样，清气先向上输注到肺脏，浊气向下行先入于胃腑。而胃内水谷浊气中的清气部分，可向上出于口；肺中清气的重浊部分，也可向下输注到经脉之中，并且在内积聚于胸中而成为气海。

黄帝说：所有的阳经都接受浊气的渗注，其中哪一经接受浊气最多呢？

岐伯说：手太阳小肠接受的浊气最多，手太阴肺接受的清气最多。清气上走于孔窍，浊气下行于各经脉。五脏收纳的都是清气，只有足太阴脾接受胃中之浊气。

黄帝说：人体的清气、浊气异常，应当怎样治疗呢？

岐伯说：清气滑利，浊气涩滞，这是气的正常情况。因此，针刺阴脏的病，深刺而留针；针刺阳腑的病，浅刺而快出针；如果清浊之气互相干扰，根据情况进行调治。

卷 七

阴阳系日月第四十一

原典

黄帝曰：余闻天为阳，地为阴，日为阳，月为阴，其合之于人，奈何？

岐伯曰：腰以上为天，腰以下为地，故天为阳，地为阴。故足之十二经脉，以应十二月。月生于水，故在下者为阴；手之十指，以应十日，日主火，故在上者为阳。

黄帝曰：合之于脉①，奈何？

岐伯曰：寅者，正月之生阳也，主左足之少阳；未者，六月，主右足之少阳；卯者，二月，主左足之太阳；午者，五月，主右足之太阳；辰者，三月，主左足之阳明；巳者，四月，主右足之阳明。此两阳合明，故曰阳明；申者，七月之生阴也，主右足之少阴；丑者，十二月，主左足之少阴；酉者，八月，主右足之太阴；子者，十一月，主左足之太阴；戌者，九月，主右足之厥阴；亥者，十月，主左足之厥阴。此两阴交尽，故曰厥阴。

甲主左手之少阳，己主右手之少阳。乙主左手之太阳，戊主右手之太阳。丙主左手之阳明，丁主右手之阳明。此两火并合，故为阳明。庚主右手之少阴。癸主左手之少阴。辛主右手之太阴，壬主左手之太阴。

注释

① 合之于脉：指上文提到的十二月、十日与经脉相配合。

译文

黄帝问：我听说天属阳，地属阴，日属阳，月属阴，它们与人体是怎样相应合的？

岐伯说：人体的腰以上属天，腰以下属地，所以腰以上属天为阳，腰以下属地为阴。在下的足部的十二条经脉，与十二个月份相应。因为月生于水，属阴，所以在下的属阴；在上的手十指，与十日相应，日主于火，属阳，所以在上的属阳。

黄帝问：十二月、十日与经脉相配合是怎样的？

岐伯说：正月配寅，称为正月建寅，阳气初生的时候，主左足的少阳经；六月建未，主右足的少阳经；二月建卯，主左足的太阳经；五月建午，主右足的太阳经；三月建辰，主左足的阳明经；四月建巳，主右足的阳明经。因三、四两个月夹在两阳的中间，而为两阳合明，所以叫作阳明；七月建申，是阴气渐生之时，主右足的少阴经；十二月建丑，主左足的少阴经；八月建酉，主右足的太阴经；十一月建子，主左足的太阴经；九月建戌，主右足的厥阴经；十月建亥，主左足的厥阴经。因九、十两个月夹在两阴的中间，为阴气交会的时间，所以称为厥阴。

甲日主左手的少阳经，己日主右手的少阳经。乙日主左手的太阳经，戊日主右手的太阳经。丙日主左手的阳明经，丁日主右手的阳明经。丙、丁都属火，丙、丁日是两火合并，称为阳明。庚日主右手的少阴经，癸日主左手的少阴经。辛日主右手的太阴经，壬日主左手的太阴经。

原典

故足之阳者，阴中之少阳也；足之阴者，阴中之太阴[①]也。手之阳者，阳中之太阳也；手之阴者，阳中之少阴也。腰以上者为阳，腰以下者为阴。

其于五藏也，心为阳中之太阳，肺为阳中之少阴[②]，肝为阴中之少阳[③]，脾为阴中之至阴，肾为阴中之太阴。

黄帝曰：以治之，奈何？

岐伯曰：正月、二月、三月，人气在左，无刺左足之阳；四月、五月、六月，人气在右，无刺右足之阳；七月、八月、九月，人气在右，无刺右足之阴；十月、十一月、十二月，人气在

译文

足在下属阴，所以足的阳经，为阴中的少阳；足的阴经，为阴中的太阴。手在上属阳，所以手的阳经，为阳中的太阳；手的阴经，为阳中的少阴。总之，腰以上属于阳，腰以下属于阴。

至于五脏方面，心为阳中的太阳，肺为阳中的少阴，肝为阴中的少阳，脾为阴中的至阴，肾为阴中的太阴。

黄帝问：在治疗上如何运用这些道理呢？

岐伯说：正月、二月、三月，分主左足的少阳、太阳、阳明经，此时的人气偏重在左，所以不宜针刺左足的三阳经；四月、五月、六月，分主右足的阳明、太阳、少阳经，此时的人气偏重在

左，无刺左足之阴。

黄帝曰：五行以东方为甲乙木王④春，春者，苍色，主肝。肝者，足厥阴也。今乃以甲为左手之少阳，不合于数，何也？

岐伯曰：此天地之阴阳也，非四时五行之以次行也。且夫阴阳者，有名而无形，故数之可十，离之可百，散之可千，推之可万，此之谓也。

注释

①太阴：为经络名。

②少阴：中医学经脉名。分手少阴经和足少阴经。手少阴经为心经，足少阴经为肾经。中医运气学说中亦以"手少阴"指君火，"足少阴"指相火。

③少阳：中医学经脉名。分手少阳经和足少阳经。手少阳经为三焦经，足少阳经为胆经。

④王：通"旺"，旺于春。

右，所以不宜针刺右足的三阳经；七月、八月、九月，分主右足的少阴、太阴、厥阴经，此时的人气偏重在右，所以不宜针刺右足的三阴经；十月、十一月、十二月，分主左足的厥阴、太阴、少阴经，此时的人气偏重在左，所以不宜针刺左足的三阴经。

黄帝问：从五行来说，东方为天干中的甲、乙，同属于木气，旺于春季，春季的颜色，为苍色，主肝脏。肝的经脉，是足厥阴。现在把甲配属左手的少阳，与五行配天干的规则不同，为什么呢？

岐伯说：这是根据天地阴阳的规律来说明手足经脉的阴阳属性的，不是按四时配合五行的次序来分阴阳的。而且阴阳是有名无形的抽象概念，所以用阴阳对立统一来说明事物，可以由一推到十，进一步分析，可以由百推到千，还可推演至万，就是这个意思。

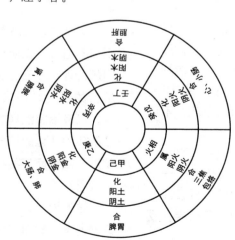

五运合脏腑十二经络图

病传第四十二

原典

黄帝曰：余受九针于夫子，而私览于诸方，或有导引行气，乔摩、灸、熨、刺、焫、饮药之一者，可独守耶，将尽行之乎？

岐伯曰：诸方者，众人之方也，非一人之所尽行也。

黄帝曰：此乃所谓守一勿失，万物毕者也。今余已闻阴阳之要，虚实之理，倾移①之过，可治之属，愿闻病之变化，淫传绝败②而不可治者，可得闻乎？

岐伯曰：要乎哉问也，道，昭乎其如日醒，窘乎其如夜瞑，能被而服之，神与俱成，毕将服之，神自得之，生神之理，可著于竹帛，不可传于子孙。

黄帝曰：何谓日醒？

岐伯曰：明于阴阳，如惑之解，如醉之醒。

黄帝曰：何谓夜瞑？

岐伯曰：瘖乎其无声，漠乎其无形，折毛发理，正气横倾，淫邪泮衍，血脉传溜，大气③入脏，腹痛下淫，可以致死，不可以致生。

黄帝曰：大气入脏，奈何？

岐伯曰：病先发于心，一日而之肺，三日而之肝，五日而之脾，三日不已，死。冬夜半，夏日中。

注释

① 倾移：由阴阳气血盛衰导致疾病的机理。

② 淫传绝败：邪气传变，正气败绝的意思。

③ 大气：这里指弥漫的邪气。

译文

黄帝说：我从先生这里学习了九针的知识，自己又阅读了一些经书，其中有导引行气，按摩、灸、熨、针刺、火针及服药等疗法，在应用时，是只采取其中的一种疗法呢，还是同时采用多种疗法呢？

岐伯说：书上所谈到的各种疗法，是为适应治疗许多人的不同疾病的，并不是对一个病人将多种疗法都使用上的。

黄帝说：这就是掌握了一个总的原则而不遗忘，就能解决各种事物复杂的问题。现在我已经懂得了阴阳的要点，虚实的理论，因失于调护而造成的疾病，以及治愈疾病的各种方法，我希望了解疾病变化的情况，以及病邪传变致使脏气败绝而不易救治的道理，你能告诉我吗？

岐伯说：这个问题至关重要。这些医学道理，明白了它就像在白天头脑清醒一样，如不明白就像在黑夜中闭上眼睛，什么都难以察觉，所以不但要接受和掌握这些道理，还要按照它去实际运用，聚精会神地体验和探索，就能达到全部理解的境地，而在实际应用的过程中，也就会抓住要领，出神入化，得心应手，对这些理论，应当写在竹帛上传于后世，不应据为私有而只传给自己的子孙。

黄帝说：什么是日醒？

岐伯说：明白了阴阳的道理，就好像迷惑的难题得到明确的解答，又像在酒醉后清醒过来一样。

黄帝说：什么是夜瞑？

岐伯说：病邪侵入人体后所引起的内部变化，既没有声音，也没有形象，看不见、摸不着，就像在黑夜闭上眼睛一样，什么都看不见，常在不知不觉之中出现了毛发毁折、腠理开泄多汗，若正气大伤，而邪气弥漫，可经过血脉传到内脏，就会引起腹痛，脏腑功能逆乱，到了邪盛正虚的严重阶段，就不易救治了。

黄帝说：邪气侵入内脏后，会发生什么样的病变？

岐伯说：邪气入脏，若疾病先发生在心，过一天就传到肺，三天就传到肝，五天就传到脾，如再过三天不愈，就会死亡。冬天死于半夜，夏天死于中午。

原典

病先发于肺，三日而之肝，一日而之脾，五日而之胃，十日不已，死。冬日入，夏日出。

病先发于肝，三日而之脾，五日而之胃，三日而之肾，三日不已，死。冬日入，夏早食。

病先发于脾，一日而之胃，二日而之肾，三日而之膀胱，十日不已，死。冬人定，夏晏食①。

病先发于胃，五日而之

译文

若疾病先发生在肺，过三天就传到肝，再过一天就传到脾，再过五天就传到胃，如再过十天不愈，就会死亡。冬天死在日落的时候，夏天死在日出的时候。

若疾病先发生在肝，过三天就传到脾，再过五天就传到胃，再过三天就传到肾，如再过三天不愈，就会死亡。冬天死在日落的时候，夏天死在吃早餐的时候。

若疾病先发生在脾，过一天就传到胃，再过两天就传到肾，再过三天就传到脊背和膀胱，如再过十天不愈，就会死亡。冬天死在夜晚人们刚入睡的时候，夏肾，三日而之膀胱，五日而上之心，二日不已，死。冬夜半，夏日昳^②。

病先发于肾，三日而之膀胱，三日而上之心，三日而之小肠，三日不已，死。冬大晨，夏晏晡。

病先发于膀胱，五日而之肾，一日而之小肠，一日而之心，二日不已，死。冬鸡鸣，夏下晡。

诸病以次相传，如是者，皆有死期，不可刺也；间一脏及二、三、四脏者，乃可刺也。

注释

①冬入定，夏晏食：入定，古代的戌时，即晚上七点到九点的时候，此时正是人们夜晚刚入睡的时间；晏食，指吃晚饭，时辰为酉时，即下午五点到七点之间。

②昳：午后未时，即下午一点到三点之间。

天死在吃晚饭的时候。

若疾病先发生在胃，过五天就传到肝，再过三天就传到脊背和膀胱，再过五天就上传到心，如再过两天不愈，就会死亡。冬天死在半夜，夏天死在午后。

若疾病先发生在肾，过三天就传到脊背和膀胱，再过三天就上传到心，再过三天就传到小肠，如再过三天不愈，就会死亡。冬天死在天亮的时候，夏天死在黄昏的时候。

若疾病先发生在膀胱，过五天就传到肾，再过一天就传到小肠，再过一天就传到心，如再过两天不愈，就会死亡。冬天死在鸡鸣的时候，夏天死在午后。

上述各脏发生疾病，都依相克的次序相传，这样就都有一定的死亡时间，所以不可用针刺；如果疾病传变次序是间隔一脏相传的，或传至第二、三、四脏的，就可以用针刺治疗。

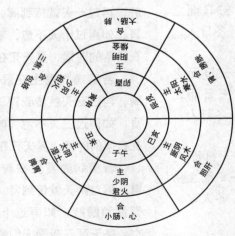

六气合脏腑十二经络图

淫邪发梦第四十三

原典

黄帝曰：愿闻淫邪泮衍①，奈何？

岐伯曰：正邪从外袭内，而未有定舍，反淫于脏，不得定处，与营卫俱行，而与魂魄飞扬，使人卧不安而喜梦。气淫于府，则有余于外，不足于内；气淫于脏则有余于内，不足于外。

黄帝曰：有余不足，有形乎？

岐伯曰：阴气盛，则梦涉②大水而恐惧；阳气盛，则梦大火而燔焫；阴阳俱盛则梦相杀。上盛，则梦飞；下盛，则梦堕；甚饥，则梦取；甚饱，则梦予。肝气盛，则梦怒；肺气盛，则梦恐惧、哭泣；心气盛，则梦善笑；脾气盛，则梦歌乐，身体重不举；肾气盛，则梦腰脊两解不属③。凡此十二盛者，至而泻之，立已。

厥气客于心，则梦见丘山烟火；客于肺，则梦飞扬，见金铁之奇物；客于肝，则梦山林树木；客于脾，则梦见丘陵大泽，坏屋风雨；客于肾，则梦临渊，没居水中；客于膀胱，则梦游行；客于胃，则梦饮食；客于大肠，则梦田野；客于小肠，则梦聚邑冲衢④；客于胆，则梦斗讼⑤自刭；客于阴器，则梦接内；客于项，则梦斩首；客于胫，则梦行走而不能前，及居深地窌⑥苑中；客于股肱，则梦礼节拜起；客于胞䐈，则梦溲便。凡此十五不足者，至而补之，立已也。

注释

①泮衍：扩散蔓延。

②涉：涉渡，趟渡。

③两解不属：腰脊相互分离而不相连属。

④冲衢：交通大道。

⑤斗讼：争讼。

⑥窌：小山包。

译文

黄帝说：我想听听邪气在体内弥散而引起梦境的情况是怎样的？

岐伯说：正邪从外侵袭体内，没有固定的部位，却流窜到内脏，也没有固定处所，与营卫之气一起流行，而随着魂魄一起飞扬，使人睡眠不安而多梦。若邪气扰乱六腑，在外的阳气就有余，在里的阴气就不足；若邪气干扰五脏，在里的阴气就有余，在外的阳气就不足。

黄帝问：有余与不足，都有什么表现呢？

岐伯说：阴气盛，就会梦见自己趟渡大水而感到恐惧；阳气盛，就会梦见大火燃烧而感到灼热；阴阳都盛，就会梦见互相击杀。上部邪盛，就会梦见向上飞腾；下部邪盛，就会梦见向下坠堕，过度饥饿，就会梦见向人索要东西；过饱，就会梦见给别人东西。肝气盛，就会梦见愤怒；肺气盛，就会梦见恐惧、哭泣；心气盛，就会梦见喜笑；脾气盛，就会梦见歌唱娱乐，身体沉重难以抬举；肾气盛，就会梦见腰脊相互分离而不相连属。以上这十二种气盛所致的梦境发生时，针刺时可在相应腧穴使用泻法，就能消除梦境。

邪气侵犯心脏，就会梦见山丘烟火弥漫；侵犯肺脏，就会梦见飞扬腾越，或看到金铁制成的奇物；侵犯肝脏，就会梦见山林树木；侵犯脾脏，就会梦见丘陵和大湖，风雨损毁房屋；侵犯肾脏，就会梦见面临深渊，或浸没水中；侵犯膀胱，就会梦见到处游荡；侵犯到胃，就会梦见饮食；侵犯到大肠，就会梦见身处广阔的原野；侵犯到小肠，就会梦见身居人群熙攘的交通要道；侵犯到胆，就会梦见与人打架斗殴、打官司或剖腹自杀；侵犯到生殖器，就会梦见性交；侵犯到项部，就会梦见被杀头；侵犯到足胫，就会梦见不能行走，以及被困于地窖、苑囿之中；侵犯到大腿和上臂，就会在梦中行跪拜之礼；侵犯到膀胱和直肠，就会梦到小便和大便。以上这十五种正气不足所致的梦境，可根据梦境辨别邪气所居之处，针刺相应的腧穴，施以补法，就能使梦境很快疾愈。

做"白日梦"有利身心健康

人在清醒状态下出现的带有幻想情节的心理活动，在心理学上叫"白日梦"，也称"遐思"。从心理学观点来说，做"白日梦"是一种有效的松弛心理神经的方法。而且研究人体心理卫生的专家们称，虽然目前尚未搞清楚"白日梦"对影响人体身心健康的确切机制，但可以肯定，这种大脑活动对免疫系统起着良性的促进作用。另一方面，"白日梦"能让大脑的左侧从语言活动中解脱并处于休息状态，让右脑充分发挥直观的形象思维能力，从而使善于语言思维和用右手劳动者的疲劳得以消除。

顺气一日分为四时第四十四

原典

黄帝曰：夫百病之所始生者，必起于燥温、寒暑、风雨、阴阳、喜怒[①]、饮食、居处，气合而有形，得脏而有名[②]，余知其然也。夫百病者，多以旦慧昼安，夕加夜甚，何也？

岐伯曰：四时之气使然。

黄帝曰：愿闻四时之气。

岐伯曰：春生，夏长，秋收，冬藏，是气之常也，人亦应之，以一日分为四时，朝则为春，日中为夏，日入为秋，夜半为冬。朝则人气始生，病气衰，故旦慧；日中人气长，长则胜邪，故安；夕则人气始衰，邪气始生，故加；夜半人气入脏，邪气独居于身，故甚也。

黄帝曰：有时有反者③何也？

岐伯曰：是不应四时之气，脏独主其病者，是必以脏气之所不胜时者甚，以其所胜时者起也。

黄帝曰：治之奈何？

岐伯曰：顺天之时，而病可与期。顺者为工，逆者为粗。

黄帝曰：善。余闻刺有五变，以主五腧。愿闻其数。

岐伯曰：人有五脏，五脏有五变。五变有五腧，故五五二十五腧，以应五时。

注释

① 喜怒：泛指七情过度。

② 气合而有形，得脏而有名：气，指邪气；形，指脉症之病形；名，指病症。

③ 时有反者：指病情的轻重变化与前面所说的旦慧、昼安、夕加、夜甚不相符。

译文

黄帝说：各种疾病在发生时，都由于燥湿寒暑风雨等外邪侵犯，房劳过度、喜怒不节等情志刺激，以及饮食起居失常所致。邪气侵犯之后，与正气相搏就会出现各种病态，邪气入脏都有一定的病名，这些情况我已经知道了。许多病人多在早晨病情减轻而神志清爽，白昼较安静，傍晚病势渐渐增重，夜间病势最甚，这是什么道理呢？

岐伯说：这是由于四时气候的不同变化而造成的。

黄帝说：我想听听你讲关于四时之气的问题。

岐伯说：春天阳气生发，夏天阳气隆盛，秋天阳气收敛，冬天阳气闭藏，这是一年中四时之气变化的一般规律，人体的阳气变化也与此相应。以一昼夜来分为四时，早晨就像春天，中午就像夏天，傍晚就像秋天，半夜就像冬天。早上人的阳气生发，邪气衰退，所以病人感到神志清爽；中午人的阳气逐渐隆盛，正气能胜邪气，所以病人较安静；傍晚人的阳气开始收敛，邪气就会逐渐嚣张，所以病情加重；半夜人的阳气闭藏于内，只有邪气处于身形，所以疾病就甚重。

黄帝说：疾病在一天中的轻重变化，有时没有旦慧、昼安、夕加、夜甚的情况，这是为什么呢？

岐伯说：这是疾病变化不和四时之气相应，而由内脏单独对疾病发生决定性的影响，这样的疾病，必定在受病内脏被时日所克的时候病就加重，受病内脏能克制时日的时候病就减轻。

黄帝说：怎样进行治疗呢？

岐伯说：治疗时，根据时日与受病脏气的五行关系施以补泄，使病脏不被时日克伐太过，疾病就可以预期治愈。能这样做，就是高明的医生，相反，就是粗率的医生。

黄帝说：好。我听说刺法中有根据五变以决定井、荥、腧、经、合五腧穴的，请讲一讲其中的规律。

岐伯说：人有五脏，五脏各有相应的色、时、日、音、味的五种变化，每种变化都有井、荥、腧、经、合五种腧穴分别与之相应，五五相乘，所以就有二十五个腧穴，又分别与五季相应。

原典

黄帝曰：愿闻五变。

岐伯曰：肝为牡脏①，其色青，其时春，其日甲乙，其音角，其味酸；心为牡脏，其色赤，其时夏，其日丙丁，其音徵②，其味苦；脾为牝脏，其色黄，其时长夏，其日戊己，其音宫，其味甘；肺为牡脏，其色白，其时秋，其日庚辛，其音商，其味辛；肾为牝脏，其色黑，其时冬，其日壬癸，其音羽，其味咸。是为五变。

黄帝曰：以主五腧奈何？

岐伯曰：脏主冬，冬刺井；色主春，春刺荥；时主夏，夏刺腧；音主长夏，长夏刺经；味主秋，秋刺合。是谓五变，以主五腧。

黄帝曰：诸原③安和，以致六腧？

岐伯曰：原独不应五时，以经合之，以应其数，故六六三十六腧。

黄帝曰：何谓脏主冬，时主夏，音主长夏，味主秋，色主春？愿闻其故。

岐伯曰：病在脏者，取之井；病变于色者，取之荥；病时间时甚者，取之腧；病变于音者，取之经；经满而血者，病在胃；及以饮食不节得病者，取之于合，故命曰味主合。是谓五变也。

注释

① 牡脏：即阳脏。牡，雄性的意思。

② 徵：是中国五声音阶中五个不同音的名称之一，其他四个分别是宫、商、角、羽。类似现在简谱中的1、2、3、5、6。即宫等于1（Do），商等于2（Re），角等于3（Mi），徵等于5（Sol），羽等于6（La）。

③ 原：即原穴，为经穴分类名。是脏腑元气经过和留止于四肢部的腧穴。

译文

黄帝说：想听你讲讲什么叫五变？

岐伯说：肝属木，为阴中之少阳，所以称为牡脏，在色为青，在时为春，在日为甲乙，在音为角，在味为酸；心属火，为阳中之太阳，所以称为牡脏，在色为赤，在时为夏，在日为丙丁，在音为徵，在味为苦；脾属土，为阴中之至阴，所以称为牝脏，在色为黄，在时为长夏，在日为戊己，在音为宫，在味为甘；肺属金，为阳中之少阴，所以称为牝脏，在色为白，在时为秋，在日为庚辛，在音为商，在味为辛；肾属水，为阴中之太阴，所以称为牝脏，在色为黑，在时为冬，在日为壬癸，在音为羽，在味为咸。这就是五变。

黄帝说：以五变分主五腧穴是什么情况？

岐伯说：五脏主冬，冬季刺井穴；五色主春，春季刺荥穴；五时主夏，夏季刺腧穴；五音主长夏，长夏刺经穴；五味主秋，秋季刺合穴。这是五变分主五腧的情况。

黄帝说：六腑的原穴是怎样配合成六腧的呢？

岐伯说：只有原穴不与五时相配合，而把它归在经穴之中，以应五时六腧之数，所以六六三十六个腧穴。

黄帝问：什么叫作脏主冬，时主夏，音主长夏，味主秋，色主春？我想知道其中的道理。

岐伯说：病在脏的邪气深，治疗时应刺井穴；疾病变化显现于面色的，治疗时应刺荥穴；病情时轻时重的，治疗时应刺腧穴；疾病影响到声音发生变化的，应刺经穴；经脉盛满而有淤血，病在阳明胃；以及因饮食不节引起的疾病，治疗时都应刺合穴，所以说味主合。这就是五变所表现的不同特征以及与五腧相应的针治方法。

外揣第四十五

原典

黄帝曰：余闻九针九篇，余亲受其调，颇得其意。夫九针者，始于一而终于九，然未得其要道也。夫九针者，小之则无内[1]，大之则无外[2]，深不可为下，高不可为盖，恍惚无穷，

译文

黄帝说：我读过关于九针的九篇文章，并亲自验证了它的规律，也大致领会了其中的道理。九针从第一针开始，到第九针终止，都隐藏了许多深刻的道理，

流溢无极，余知其合于天道、人事、四时之变也，然余愿杂之毫毛，浑束为一，可乎？

岐伯曰：明乎哉问也，非独针道焉，夫治国亦然。

黄帝曰：余愿闻针道，非国事也。

岐伯曰：夫治国者，夫惟道焉，非道，何可小大深浅，杂合而为一乎。

黄帝曰：愿卒闻之。

岐伯曰：日与月焉，水与镜焉，鼓与响焉。夫日月之明，不失其影；水镜之察，不失其形；鼓响之应，不后其声，动摇则应和，尽得其情。

黄帝曰：窘③乎哉！昭昭之明不可蔽，其不可蔽，不失阴阳④也。合而察之，切而验之，见而得之，若清水明镜之不失其形也。五音不彰，五色不明，五脏波荡，若是则内外相袭，若鼓之应桴，响之应声，影之似形。故远者，司外揣内，近者，司内揣外，是谓阴阳之极，天地之盖，请藏之灵兰之室，弗敢使泄也。

注释

①小之则无内：形容精妙得不能再精妙了。

②大之则无外：意思是大得不能再大了。

③窘：深奥难测的意思。

④阴阳：这里的阴阳指自然界的规律。

我还没能真正掌握它的要领。九针的道理，精微宏大，高深玄妙，应用无穷。我知道它符合天道、人事以及四时的变化，想把这复杂如牛毛的论述归纳成一个纲要，不知是否可以？

岐伯说：你问得真高明啊！不但针刺的道理如此，就是治理国家，也应如此。

黄帝说：我想听的是针刺的道理，不是谈论国事。

岐伯说：治理国家，应该有个总的纲领，如果没有总的纲领，怎么能将大、小、深、浅各种复杂的事物统一在一起呢？

黄帝说：希望您详尽地讲一下。

岐伯说：这可用日和月、水和镜、鼓和响来作比喻。日月照耀物体，必定会有物体的影子出现；水和镜可以清楚地反映物体的形态；击鼓时会发出响声，声音和击鼓的动作几乎是同时发生的。凡形影、声响是相应和的，懂得了这些，也就能完全理解针刺的道理了。

黄帝说：这是个使我发窘的问题。日月的光明不可遮蔽，是因为不失阴阳的道理。临床上要把各种情况结合起来观察，并通过切脉来验证，以望诊来获知外部的病象，就像清水、明镜不失真一样。若人的五音不响亮，五色不鲜明，就说明五脏的功能有了异常变动，这就是内外相互影响的道理，就如同以桴击鼓，响声随之而发生，也像影子跟随形体而又与形体相似一样。所以通过观察病人体表的变化，就可测知内脏的变化；检查出内脏的变化，也可以推测显现于外表的症状。这就是阴阳理论的重点。天地之大，无不包括在阴阳的范围之内。请让我把它珍藏在灵兰之室，不要让它流失。

妙用五音养生

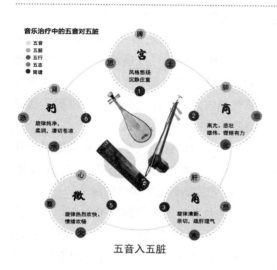

音乐治疗中的五音对五脏

- 五音
- 五脏
- 五行
- 五志
- 简谱

宫 土
风格悠扬
沉静庄重
①

羽 水
旋律纯净，
柔润，凄切苍凉
6

商 金
高亢、悲壮
雄伟、铿锵有力
2

徵 火
旋律热烈欢快、
情绪欢畅
5

角 木
旋律清新、
亲切、疏肝理气
3

五音入五脏

音乐疗法在我国有着悠久的历史。五音的产生源自于生活，例如："商音出西方"，即西部地区流行高亢的商音，那里的人普遍肺功能比较好。根据阴阳五行学说，通过对生活的质朴观察，人们总结出古代五声音阶"宫、商、角、徵、羽"，认为其分属"土、金、木、火、水"，分别对应人体的五脏"脾、肺、肝、心、肾"，并逐渐形成以五音来调节人体机能的音乐疗法。

音乐疗法包括两大体系，一是主动治疗，即亲身弹奏乐器和吟唱。临床上使用这类方式治疗躁狂型精神病、抑郁症、老年痴呆症等疾病。二是被动治疗，即音乐欣赏。选取整体风格舒缓的音乐，情节性不能太强，并保证一首乐曲的时间在20分钟左右。例如，临床上常用大提琴独奏曲《天鹅》来辅助降血压。研究团队曾在音乐治疗的演示大会上进行测试，高血压患者在现场接受20多分钟的音乐治疗后，血压平均下降了20毫米汞柱。

五变第四十六

原典

黄帝问于少俞曰：余闻百疾之始期也，必生于风雨寒暑，循毫毛而入腠理，或复还，或留止，或为风肿汗出①，或为

译文

黄帝问于少俞说：我听说许多疾病开始的时候，必定由风、雨、寒、暑而引起，邪气

消瘅②，或为寒热，或为留瘅③，或为积聚。奇邪淫溢，不可胜数，愿闻其故。夫同时得病，或病此，或病彼，意者天之为人生风乎，何其异也？

少俞曰：夫天之生风者，非以私百姓也，其行公平正直，犯者得之，避者得无殆，非求人而人自犯之。

黄帝曰：一时遇风，同时得病，其病各异，愿闻其故。

少俞曰：善乎哉问！请论以比匠人。匠人磨斧斤，砺刀削，斫材木。木之阴阳，尚有坚脆，坚者不入，脆者皮弛，至其交节，而缺斤斧焉。夫一木之中，坚脆不同，坚者则刚，脆者易伤，况其材木之不同，皮之厚薄，汁之多少，而各异耶。夫木之早花先生叶者，遇春霜烈风，则花落而叶萎；久曝大旱，则脆木薄皮者，枝条汁少而叶萎；久阴淫雨，则薄皮多汁者，皮溃而漉；卒风暴起，则刚脆之木枝折杌伤；秋霜疾风，则刚脆之木，根摇而叶落。凡此五者，各有所伤，况于人乎！

注释

① 风肿汗出：这里指以水肿、汗出为主要表现的风水病。

② 消瘅：指消渴病。

③ 留瘅：指长期不愈的瘅证。

沿着毫毛而侵入到腠理，有的能够由表复出，有的停留在体内，或发为风肿汗出，或发为消瘅，或发为寒热，或留而为瘅，或成为积聚。因时令反常而浸淫泛溢于人体的病邪，其引起的疾病甚至数不尽，希望听你讲讲其中的缘故。至于有些人同时得病，有的患这种病，有的患另一种病，我以为自然气候对人的影响是不同的，否则，何以病变有种种区别呢？

少俞说：大凡自然界的邪气，并不偏私于哪一种人，凡是冒犯了它的就会得病，避开了它的就不会发生危险，这不是邪气来伤人，而是人们自己去触犯了邪气而发病的。

黄帝说：有些人在同一时候遭遇到邪气，又同样地患了病，可是他们的症状各不相同，希望听你讲讲其中的缘故。

少俞说：这个问题提得很好！请让我借匠人伐木作个比喻吧。匠人磨砺刀斧用来砍削木材，因为木的阴阳面有坚脆的不同，坚实处刀斧就不容易砍入，脆弱处因外皮松弛而容易砍入，遇到有节的地方，甚至会把刀斧都砍缺了锋口。在同一种木材中，有坚脆的不同，坚硬处就难砍，脆弱处就易砍，何况不同的木材，它们皮有厚薄，汁有多少，性质坚脆各异。大凡树木花开得早而先生叶子的，遇到春霜或大风，就会使花落而叶萎；假使长期的烈日干旱，就会使性脆皮薄的树木，枝条少汁而叶萎；假使长期的天阴下雨，就会使皮薄汁多的树木，外皮溃烂而渗水；假使突然起了暴风，就会使木质刚脆的树木，干枝折伤；假使秋天下霜而又有剧烈的风，就会使木质刚脆的树木根部摇动而叶子坠落。上述五种不同的情况，各有损伤的原因，程度均有不同，何况人呢？

原典

黄帝曰：以人应木，奈何？

少俞答曰：木之所伤也，皆伤其枝。枝之刚脆而坚，未成伤也。人之有常病也，亦因其骨节皮肤腠理之不坚固者，邪之所舍也，故常为病也。

黄帝曰：人之善病风厥①漉汗者，何以候之？

少俞答曰：肉不坚，腠理疏，则善病风。

黄帝曰：何以候肉之不坚也？

少俞答曰：䐃肉不坚，而无分理。理者粗理，粗理而皮不致者，腠理疏。此言其浑然者。

黄帝曰：人之善病消瘅者，何以候之？

少俞答曰：五脏皆柔弱者，善病消瘅。

黄帝曰：何以知五脏之柔弱也？

少俞答曰：夫柔弱者，必有刚强，刚强多怒，柔者易伤也。

黄帝曰：何以候柔弱之与刚强？

少俞答曰：此人薄皮肤，而目坚固以深者，长冲直肠，其心刚，刚则多怒，怒则气上逆，胸中蓄积，血气逆留，臗皮充肌，血脉不行，转而为热，热则消肌肤，故为消瘅。此言其人暴刚而肌肉弱者也。

注释

①风厥：以汗出不止为主要表现的症状。

译文

黄帝说：以人与树木的变化相应来比喻，是怎样的呢？

少俞答道：树木受伤，都是伤其树枝。凡树枝刚脆而坚实的，就不会受伤了。人体容易患病，也是因为骨节、皮肤、腠理的不坚固，容易为邪气所侵犯而羁留，所以容易发病。

黄帝说：有些人容易患风气厥逆而漉漉汗出的疾病，应该怎样候察呢？

少俞答道：凡肌肉脆弱，腠理疏松，就容易为风邪侵袭而致病。

黄帝说：怎样看出肌肉脆弱呢？

少俞答道：凡䐃部的肌肉不坚实，并且没有分理。即使有分理也比较粗疏，分理粗疏皮肤不致密的，腠理疏松。这说的是大致的情形。

黄帝说：有些人容易患消瘅病，应该怎样候察呢？

少俞答道：五脏都很柔弱的人，就容易发生消瘅病。

黄帝说：怎样知道五脏是柔弱的呢？

少俞答道：大凡五脏柔弱的人，必定心性刚强，心性刚强则多怒，故五脏柔弱的人就容易受到损伤。

黄帝说：怎样候察五脏柔弱与心性刚强呢？

少俞答道：这种人皮肤脆薄，但是眼睛生得很坚固深入，眉毛竖起，心性刚暴，心性刚暴就容易发怒，怒则使气上逆，而积蓄在胸中，血与气交阻而停留，充廓于肌肉皮肤之间，使血脉不得畅流而生郁热，热则销铄肌肉皮肤，而成为消瘅。这就是指性情刚暴而肌肉脆弱的人而言的。

原典

黄帝曰：人之善病寒热者，何以候之？

少俞答曰：小骨弱肉者，善病寒热。

黄帝曰：何以候骨之小大，肉之坚脆，色之不一也？

少俞答曰：颧骨者，骨之本也。颧大则骨大，颧小则骨小。皮肤薄而其肉无䐃，其臂懦懦然①，其地色怡然，不与其天同色，污然独异，此其候也。然臂薄者，其髓不满，故善病寒热也。

黄帝曰：何以候人之善病痹者？

少俞答曰：粗理而肉不坚者，善病痹。

黄帝曰：痹之高下有处乎？

少俞答曰：欲知其高下者，各视其部。

黄帝曰：人之善病肠中积聚者，何以候之？

少俞答曰：皮肤薄而不泽，肉不坚而淖泽②。如此，则肠胃恶，恶则邪气留止，积聚乃伤。脾胃之间，寒温不次，邪气稍至。稽积留止，大聚乃起。

黄帝曰：余闻病形，已知之矣！愿闻其时。

少俞答曰：先立其年，以知其时。时高则起，时下则殆，虽不陷下，当年有冲道，其病必起，是谓因形而生病，五变之纪也。

注释

①懦懦然：形容柔弱无力的样子。

②淖泽：形容湿润的样子。

译文

黄帝说：有些人容易患寒热病，应该怎样候察呢？

少俞答道：凡是骨骼细小、肌肉脆弱的人，就容易患寒热病。

黄帝说：应该怎样候察骨骼的大小，肌肉的坚脆，气色的不同呢？

少俞答道：面部颧骨是骨骼的基本标志。颧骨大则周身的骨骼也大，颧骨小则周身的骨骼也小。皮肤肌肉薄弱也不能隆起，膊弱而无力，面部下巴的气色晦浊无神，与天庭的气色不一致，像蒙有一层污垢为其特点，这就是诊候骨、肉、色的方法。同时，臂部肌肉薄弱，其骨髓必不充实，所以容易患寒热病。

黄帝说：怎样候察容易患痹病的呢？

少俞答道：腠理粗疏而肌肉不坚实，则容易患痹病。

黄帝说：痹病的部位上下有一定的处所吗？

少俞答道：要知道痹病部位的高下，必须观察各个部位的虚弱情况。

黄帝说：有些人容易患肠中积聚，应该怎样候察呢？

少俞答道：皮肤薄弱缺乏润泽，肌肉不结实而缺乏滑泽，这样，就可知他的肠胃功能不健，故邪气容易停留积聚，致伤及脾胃的正常功能。如果在脾胃之间因寒温不调，即使邪气轻微，也会蕴蓄停留，而形成积聚病。

黄帝说：关于病形的情况，我已经知道了，想再听听疾病与时令的关系。

少俞答道：首先要确定整个一年的气候概况，然后再掌握各个时令的气候。凡在气候对疾病有利之时，病就会好转；气候对疾病不利之时，病就会恶化，有时虽然某一时令的气候变化并不剧烈，但因该年气候对人体不适应，也可以引起发病。这就是由于形体素质不同而发生各种疾病的，是为五变的纲要。

本脏第四十七

原典

黄帝问于岐伯曰：人之血气精神者，所以奉生而周于性命者也；经脉者，所以行血气而营阴阳、濡筋骨，利关节者也；卫气者，所以温分肉，充皮肤，肥腠理，司开阖者也；志意者，所以御精神，收魂魄，适寒温和喜怒者也。是故血和则经脉流行，营复阴阳，筋骨劲强，关节清利矣；卫气和则分肉解利①，皮肤调柔，腠理致密矣；志意和则精神专直，魂魄不散，悔怒不起，五脏不受邪矣；寒温和则六腑化谷，风痹不作，经脉通利，肢节得安矣，此人之常平也。五脏者，所以藏精神血气魂魄者也；六腑者，所以化水谷而行津液者也。此人之所以具受于天也，无愚智贤不肖，无以相倚也。然有其独尽天寿，而无邪僻之病，百年不衰，虽犯风雨卒寒大暑，犹有弗能害也；有其不离屏蔽室内，无怵惕之恐，然犹不免于病，何也？愿闻其故。

岐伯对曰：窘乎哉问也。五脏者，所以参天地，副阴阳，而连四时，化五节②者也；五脏者，固有小大、高下、坚脆、端正、偏倾者，六腑亦有小大、长短、厚薄、结直、缓急。凡此二十五者，各不同，或善或恶，或吉或凶，请言其方。

注释

①解利：润滑的意思。

②五节：五个季节，除春、夏、秋、冬外，还有长夏一季。

译文

黄帝问岐伯说：人的气血精神，是用来奉养生命以维持正常生理机能的物质，经脉是气血运行的通道，能使气血运行于机体内外，濡润筋骨，滑利关节；卫气能温煦肌肉，充养皮肤，滋润腠理，主导汗孔的开合；人的意志，能够统驭精神，收摄魂魄，适应气候寒温的变化，调节情绪。血脉通调和顺，则气血畅行，流于周身，营养肌体，从而强劲筋骨，滑利关节；卫气的功能正常，则使肌肉滑润，皮肤柔和润泽，腠理致密；志意专注，则精神集中，思维敏捷，魂魄安定，不产生懊悔愤怒的情绪变化，五脏就不会遭受邪气的侵扰，如寒热调和，六腑就能运化五谷，使风病、痹病等无从产生，经脉通利，肢体关节灵活。以上就是人体正常的生理状态。五脏贮藏精神气血魂魄；六腑传化水谷而输送津液。这些功能，都是先天所赋，与人的愚笨、聪明、贤能、浅薄无关。但有的人能享尽天年，不受邪气侵扰，老而不衰，即使是风雨、骤寒暴暑，也不能伤害他；有的人虽然足不出户，也没有受到忧伤、惊恐的刺激，仍免不了生病，这是为什么？请讲解一下好吗？

岐伯回答说：这个问题很难解答！五脏的生理功能，是与自然界相适应的，符合阴阳变化的规律，并与四时的变化相联系，与五个季节的五行相适应，五脏本身就有大小、高低、坚脆、端正及偏斜的不同，六腑也有大小、长短、厚薄、曲直、缓急的差异。这二十五种情况各不相同，分别显示着善恶吉凶，请允许我详加说明。

原典

心小则安，邪弗能伤，易伤以忧；心大则忧，不能伤，易伤于邪。心高则满于肺中，悗而善忘，难开以言；心下，则脏外，易伤于寒，易恐以言。心坚，则脏安守固；心脆则善病消瘅热中。心端正，则和利难伤；心偏倾则操持不一，无守司也。

肺小，则少饮，不病喘喝①；肺大则多饮，善病胸痹、喉痹②、逆气。肺高，则上气，肩息咳；肺下则居贲迫肺，善胁下痛。肺坚则不病，咳上气；肺脆，则苦病消瘅易伤。肺端正，则和利难伤；肺偏倾，则胸偏痛也。

肺小则脏安，无胁下之病；肝大则逼胃迫咽，迫咽则苦膈中③，且胁下痛。肝高，则上支贲切，胁悗为息贲；肝下则逼胃胁下空，胁下空则易受邪。肝坚则脏安难伤；肝脆则善病消瘅，易伤。肝端正，则和利难伤；肝偏倾，则胁下痛也。

脾小，则脏安，难伤于邪也；脾大，则苦凑肶而痛，不能疾行。脾高，则肶引季胁而痛；脾下则下加于大肠，下加于大肠，则脏苦受邪。脾坚，则脏安难伤；脾脆，则善病消瘅易伤。脾端正，则和利难伤；脾偏倾，则善满善胀也。

注释

①喘喝：形容喘息声粗、呼吸困难的样子。

②喉痹：喉中如有阻隔，呼吸不畅的一种疾病。

③膈中：一种以饮食难下为主要表现的疾病。

译文

心脏小，则神气敛藏安定，邪气不易侵害人，但人易忧愁；心脏大，则人不易忧愁，而易被邪气所伤。心位偏高，则向上压迫肺使肺气壅滞，令人烦闷不舒而健忘，固执己见；心位偏低，则心神之脏气外散，令人易受寒邪，易被言语恐吓。心脏坚实，则脏气安定，守卫固密；心脏脆弱，则人容易患消瘅病及热中。心脏端正，则神气血脉和利，邪气难以侵害人；心脏偏斜不正，则操守不坚，使人无主见。

肺脏小，则饮邪很少停留，不会使人喘息；肺脏大，则多有饮邪停滞，易使人患胸痹、喉痹及气逆的病。肺位偏高，则气机上逆，使人抬肩喘咳；肺位偏低，则居处接近横膈，以致胃脘上迫于肺，使人易患胁下疼痛的病。肺脏坚实的，则人不易患咳逆上气；肺脏脆弱的，则易患消瘅。肺脏端正的，则肺气调和宣通，使人不易被邪气所伤；肺脏偏斜的，则使人胸中偏痛。

肝脏小，则脏气安宁，令人不患胁下痛；肝脏大，则压迫胃脘，上迫咽部而令人患膈中，且胁下疼痛。肝位偏高，则向上支撑膈部，并紧贴着胁部使其满闷，成为息贲病；肝位偏低，则逼迫胃脘，令胁下空虚，使人易被邪气侵袭。肝脏坚实，则脏气安宁不易被邪气所伤；肝脏脆弱，则易患消瘅病。肝脏端正，则肝气条达，人不易受邪；肝脏偏斜，则人易患胁下疼痛。

脾脏小，则脏气安和，人很难被邪气伤害；脾脏大，则胁下空软处充聚而痛，使人不能快行。脾位偏高，则胁下空软处牵引季胁作痛；脾位偏低，则向下迫临大肠，人易被邪气所伤。脾脏坚实，则脏气安定，人不易被邪气所伤；脾脏脆弱，人则易患消瘅病。脾位端正，则脾气健旺，不易受邪；脾位偏斜，则人易生胀满。

原典

肾小，则脏安难伤；肾大，则善病腰痛，不可以俯仰，易伤以邪。肾高，则苦背膂痛，不可以俯仰；肾下则腰尻痛，不可以俯仰，为狐疝。肾坚，则不病腰背痛；肾脆，则善病消瘅，易伤。肾端正，则和利难伤；肾偏倾，则苦腰尻痛也。凡此二十五变者，人之所苦常病。

黄帝曰：何以知其然也？

岐伯曰：赤色小理者，心小；粗理者，心大。无𩩲𩨗者，心高；𩩲𩨗小、短、举者，心下。𩩲𩨗长者，心下坚；𩩲𩨗弱小以薄者，心脆。

译文

肾脏小，则脏气安和，人很难被邪气伤害；肾脏大，则易患腰痛，不能前后俯仰，人易被邪气所伤。肾位高，则人常患背部、脊梁骨疼痛，不能前俯后仰的病；肾位低，则人会腰尻部疼痛，不能俯仰，甚至患狐疝病。肾脏坚实，则人不易患腰背痛；肾脏脆弱，则易患消瘅病，易被外邪所伤。肾脏端正，则肾气充盛，人不易受邪；肾位偏斜，则易患腰尻部疼痛。以上是常见的二十五种病变。

黄帝说：怎样了解五脏大小、高下、坚脆、端正、偏斜的情况呢？

岐伯说：肤色红、纹理细密的人，心脏小；皮肤纹理粗疏的人，心脏大。胸骨剑突不明显的人，心脏位高；胸骨剑突短髑直下不举者，心端正；髑骼倚一方者，心偏倾也。

白色小理者，肺小；粗理者，肺大。巨肩反膺陷喉者，肺高；合腋张胁者，肺下。好肩[1]背厚者，肺坚；肩背薄者，肺脆。背膺厚者，肺端正；胁偏疏者，肺偏倾也。

青色小理者，肝小；粗理者，肝大。广胸反骹者，肝高；合胁兔骹者，肝下。胸胁好者，肝坚；胁骨弱者，肝脆。膺腹好相得者，肝端正；胁骨偏举者，肝偏倾也。

黄色小理者，脾小；粗理者，脾大。揭唇[2]者，脾高；唇下纵者，脾下。唇坚者，脾坚；唇大而不坚者，脾脆。唇上下好者，脾端正；唇偏举者，脾偏倾也。

注释

① 好肩：这里指肩部肌肉丰满。

② 揭唇：指口唇上翘的样子。

小、高突如鸡胸的人，心位偏低。胸骨剑突长的人，心脏坚实；胸骨剑突软小薄弱的人，心脏脆弱。胸骨剑突直向下而不突起的人，心脏端正；胸骨剑突偏向一边的人，心脏倾斜不端正。

肤色白、纹理细密的人，肺脏小；皮肤纹理粗疏的人，肺脏大。两肩高耸，胸膺突出而咽喉内陷的人，肺脏位置高；两腋内敛，胁部外开的人，肺脏位置低。肩背部肌肉厚实的人，肺脏坚实；肩背部肌肉薄弱的人，肺脏脆弱。胸背部肌肉匀称坚厚的人，肺脏端正；胁部肋骨偏斜而稀疏的人，肺脏偏斜不正。

肤色青、纹理细密的人，肝脏小；皮肤纹理粗疏的人，肝脏大。胸部宽阔、肋骨高突外张的人，肝脏位高；肋骨低而内收的人，肝脏位低。胸胁发育匀称健壮的人，肝脏坚实；胁部肋骨软弱的人，肝脏脆弱。胸腹部发育良好、比例匀称的人，肝脏端正；胁部肋骨偏斜外突的人，肝脏偏斜不端正。

肤色黄、纹理细密的人，脾脏小；皮肤纹理粗疏的人，脾脏大。口唇上翘外翻的人，脾脏位高；口唇低垂弛缓的人，脾脏位低。口唇坚实的人，脾脏坚实；口唇大而不坚实的人，脾脏脆弱。口唇上下匀称端正的人，脾脏端正；口唇不匀，一侧偏高的人，脾脏偏斜不正。

原典

黑色小理者，肾小；粗理者，肾大。高耳者，肾高；耳后陷者，肾下。耳坚者，肾坚；耳薄而不坚者，肾脆。耳好前居牙车[1]者，肾端正；耳偏高者，肾偏倾也。凡此诸变者，持则安，减则病也。

黄帝曰：善。然非余之所问也，愿闻人之有不可病者，至尽天寿，虽有深忧大恐，怵惕②之志，犹不能感也，甚寒大热，不能伤也；其有不离屏蔽室内，又无怵惕之恐，然不免于病者，何也？愿闻其故。

岐伯曰：五脏六腑，邪之舍也，请言其故。五脏皆小者，少病，苦燋心，大愁忧；五脏皆大者，缓于事，难使以忧。五脏皆高者，好高举措③；五脏皆下者，好出人下。五脏皆坚者，无病；五脏皆脆者，不离于病。五脏皆端正者，和利得人心；五脏皆偏倾者，邪心而善盗，不可以为人，卒反复言语也。

黄帝曰：愿闻六腑之应。

岐伯答曰：肺合大肠，大肠者，皮其应；心合小肠，小肠者，脉其应；肝合胆，胆者，筋其应；脾合胃，胃者，肉其应；肾合三焦膀胱，三焦膀胱者，腠理毫毛其应。

注释

①牙车：为解剖名称，又名牙床。即口腔内载牙之骨，分上、下两部分。即今之牙槽骨。

②怵惕：病证名，恐惧惊骇之病。怵，恐惧之意。惕，惊骇之状。因七情内伤所致。

③好高举措：好高骛远而不切实际。

译文

肤色黑、纹理细密的人，肾脏小；皮肤纹理粗疏的人，肾脏大。双耳位置高的人，肾脏位置高；耳向后陷下的人，肾脏位置低。耳坚实的人，肾脏坚实；两耳瘦薄不坚实的人，肾脏脆弱。两耳完好端正，接近牙床的人，肾脏端正；两耳偏斜、高低不对称的人，肾脏偏斜不正。以上情况各不相同，只要掌握这些规律，注意调摄，就会安然无恙，若再受到损害，就会导致各种疾病产生。

黄帝说：讲得好。但不是我想要问的，我想知道的是：有的人很少患病，能享尽天年，即使受到忧恐、惊悸等巨大的精神刺激以及严寒酷热等外邪的侵袭，身体也不会有所伤害；有的人虽然足不出户，又没有受到惊悸等刺激，仍避免不了要生病，这是为什么？我想听听其中的道理。

岐伯说：五脏六腑，是内外邪气避栖的地方，请让我说说其中的缘由。五脏都小的人，很少受外邪侵袭而发病，但却经常焦心思虑，多愁善忧；五脏都大的人，做事和缓，很难使他忧虑。五脏位置都偏高的人，处事多好高骛远；五脏位置都偏低的人，多甘居人下。五脏都坚实的人，不易生病；五脏都脆弱的人，经常病不离身。五脏都端正的人，性情和顺，为人正直，很得人心；五脏位置都偏斜不正的人，多有私心杂念，贪心好盗，不能与人和平相处，言语反复无常。

黄帝说：我想了解一下六腑与身体其他部位的相应关系。

岐伯回答说：肺与大肠相合，大肠相应于皮；心与小肠相合，小肠相应于脉；肝与胆相合，胆相应于筋；脾与胃相合，胃相应于肉；肾与三焦、膀胱相合，三焦、膀胱相应于腠理毫毛。

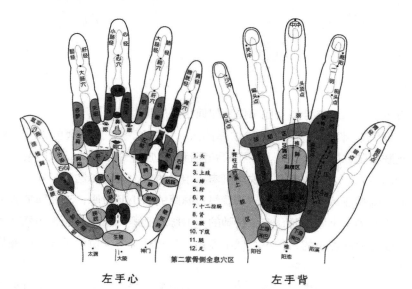

第二掌骨侧全息穴区

左手心　　　　　　　左手背

手阳明大肠经

原典

黄帝曰：应之奈何？

岐伯曰：肺应皮。皮厚者，大肠厚，皮薄者，大肠薄；皮缓，腹裹大者，大肠大而长；皮急者，大肠急而短；皮滑者，大肠直；皮肉不相离者，大肠结。

心应脉，皮厚者，脉厚，脉厚者，小肠厚；皮薄者，脉薄，脉薄者，小肠薄；皮缓者，脉缓，脉缓者，小肠大而长；皮薄而脉冲小①者，小肠小而短。诸阳经脉皆多纡屈者小肠结。

脾应肉，肉䐃坚大者，胃厚；肉䐃幺者，胃薄。肉䐃小而幺者，胃不坚；肉䐃不称身者，胃下，胃下者，下管约不利。肉䐃不坚者，胃缓；肉䐃无小裹累者，胃急。肉䐃多少裹累者，胃结，胃结者，上管约不利也。

胆应爪，爪厚色黄者，胆厚；爪薄色红者，胆薄；爪坚色青者，胆急；爪濡色赤者，胆缓；爪直色白无约者，胆直；爪恶色黑多纹者，胆结也。

肾应骨，密理厚皮者，三焦膀胱厚；粗理薄皮者，三焦膀胱薄。疏腠理者，三焦膀胱缓；皮急而无毫毛者，三焦膀胱急。毫毛美而粗者，三焦膀胱直，稀毫毛者，三焦膀胱结也。

黄帝曰：厚薄美恶，皆有形，愿闻其所病。

岐伯答曰：视其外应②，以知其内脏，则知所病矣。

黄帝内经

古法今观——中国古代科技名著新编

注释

①脉冲小：指脉搏虚弱短小的意思。

②外应：即能看到的体表组织。

译文

黄帝说：六腑与身体其他部位是如何相应的呢？

岐伯说：肺与皮肤相应。皮肤厚的人，大肠就厚；皮肤薄的人，大肠就薄；皮肤松弛，肚腹大的人，大肠松弛而且长；皮肤紧绷的人，大肠紧而短；皮肤滑润的人，大肠通顺；皮肤与肌肉不相附的人，大肠多结涩不畅。

心与脉相应。皮肤厚的人，脉就厚，脉厚的人小肠就厚；皮肤薄的人，脉就薄，脉薄的人小肠就薄；皮肤松弛的人，脉就弛缓，脉弛缓的人小肠就大而长；皮肤薄而脉虚小的人，小肠就小而短。三阳经脉的部位多见弯弯曲曲的血脉的人，小肠就结涩不畅。

脾与肉相应。肉䐃坚实粗大的人，胃体就厚；肉䐃细薄的人，胃体就薄。肉䐃细小而薄弱的人，胃体就不坚实；肉䐃瘦薄与身体不相称的人，胃就下垂，胃下垂，则胃下口约束不利。肉䐃不坚实的人则胃弛缓；肉无小颗粒的人，胃体紧敛。肉䐃多有小颗粒累累的人，胃气结涩，胃气郁结，则胃上口约束不利。

胆与爪相应。爪甲厚实色黄的人，胆厚；爪甲薄弱色红的人，胆薄。爪甲坚硬色青的人，胆紧敛；爪甲濡软而色赤的人，胆弛缓。爪甲正常色白无纹理的人，胆气舒畅；爪甲异常色黑多纹理的人，胆气郁结不畅。

肾与骨相应。皮肤纹理致密厚实的人，三焦与膀胱都厚实；皮肤纹理粗疏薄弱的人，三焦与膀胱都薄弱。皮肤纹理疏松的人，三焦与膀胱弛缓；皮肤紧张而无毫毛的人，三焦与膀胱都紧敛，毫毛美泽而粗的人，三焦与膀胱之气疏畅；毫毛稀疏的人，三焦与膀胱之气都郁结不畅。

黄帝说：脏腑的厚薄、好坏都有一定迹象，而它们所发生的病变是怎样的呢？

岐伯回答说：脏腑与体表组织是内外相应的，观察外在的体表组织，就可知道脏腑的情况，从而可以了解到内脏所发生的病变。

卷 八

禁服第四十八

原典

雷公问于黄帝曰：细子得受业，通于《九针》六十篇，且暮勤服之，近者编绝，久者简垢，然尚讽诵弗置，未尽解于意矣。《外揣》言浑束为一，未知所谓也。夫大则无外，小则无内，大小无极，高下无度，束之奈何？士之才力，或有厚薄，智虑褊浅①，不能博大深奥，自强于学若细子，细子恐其散于后世，绝于子孙，敢问约之奈何？

黄帝曰：善乎哉问也！此先师之所禁，坐私传之也，割臂歃血之盟也，子若欲得之，何不斋乎？

雷公再拜而起曰：请闻命。于是也，乃斋宿三日，而请曰：敢问今日正阳，细子愿以受盟。黄帝乃与俱入斋室，割臂歃血②。黄帝亲祝曰：今日正阳，歃血传方，有敢背此言者，反受其殃。

雷公再拜曰：细子受之。黄帝乃左握其手，右授之书，曰：慎之慎之，吾为子言之。

凡刺之理，经脉为始，营其所行，知其度量；内刺五脏，外刺六腑；审察卫气，为百病母③；调其虚实，虚实乃止；泻其血络，血尽不殆矣。

注释

① 褊浅：心地、见识等狭隘短浅。

② 歃血：古代举行盟会时，微饮牲血，或含于口中，或涂于口旁，以示信守誓言的诚意。

③ 为百病母：百病由此而生。

译文

雷公问黄帝说：我自从跟随您接受学业，通读《九针》六十篇，从早到晚勤奋学习，尽管编绝简垢，还不停地阅读背诵，但还不能完全了解其中的精义。如《外揣》篇里说的"浑束为一"，不知是什么意思。既然说九针的道理，大到不可再大，细到不可再精，大到无限大，小到无限小，既然大小高下都是无限的，又怎样将其约束总结呢？况且，人们的智力有高低的不同，有的人浅见薄识，不能领会博大高深的道理，又不能像我一样的勤奋努力，我担心学术会在后世流散失传，子孙后代不能继承下去，请问怎样由博返约呢？

黄帝说：你问得很好！这正是

先师再三告诫，不能传给那种妄想不劳而获、专谋私利的人，所以要通过割臂歃血的盟誓，才能秘密地传授。你要想得到它，为什么不斋戒呢？

雷公拜了两拜，说：我愿遵照您说的去做。于是雷公很诚恳地斋戒独宿三天，又来请求说：今天正午时分，我愿受盟传方。黄帝和他一同进入斋室，举行割臂歃血的盟誓。黄帝亲自祝告说：今天正午时分，歃血为盟，传授医方，有敢违背今天誓言的，必遭受祸殃。

雷公再拜说：我愿接受盟戒。黄帝左手握住雷公的手，右手将书授予雷公，并说：慎重啊慎重！我现在给你讲解其中的道理。

大凡针刺的道理，以掌握经脉为开始，要知道经脉循行的走向，并知道它的长短大小；病在内的，针刺五脏所属的经脉，病在外的，针刺六腑所属的经脉；同时要审察卫气的变化，因为卫气是人体的护卫，卫气失常则外邪易入，百病由此而生；实则泻之，虚则补之，如能调治其虚实，补泻得宜，则虚实病变就会停止；病在血络的，刺络泻血，淤血消除，病情就会好转。

原典

雷公曰：此皆细子之所以通，未知其所约①也。

黄帝曰：夫约方者，犹约囊也，囊满而弗约，则输泄；方成弗约，则神与弗俱。

雷公曰：愿为下材者，弗满而约之。

黄帝曰：未满而约之以为工，不可为天下师。

雷公曰：愿闻为工。

黄帝曰：寸口主中，人迎主外，两者相应，俱往俱来，若引绳大小齐等。春夏人迎微大，秋冬寸口微大，如是者，名曰平人。

人迎大一倍于寸口，病在足少阳，一倍而躁，在手

译文

雷公说：这些道理我是知道的，但还不知如何把它们归纳起来，以掌握要领。

黄帝说：药方，就像把袋口扎住一样，袋子满了，如果不扎袋口，则装的东西就会倒出来；学了许多医方，如果不能提纲挈领加以总结归纳，则杂而不精，就不能出神入化，运用自如。

雷公说：愿做下等人才的人，不求学识渊博，就想要归纳精简、提纲挈领。

黄帝说：这样的人只能做个一般的医生，而不能做天下医师的导师。

雷公说：我希望听听如何做个一般医生。

黄帝说：寸口脉是诊察内在的五脏病变，人迎脉是诊察外在的六腑病变，这两个部位的脉象搏动往来不息，大小均等。春夏时节，人迎脉略大一些，秋冬时节，寸口脉略大一些，像这样的就是正常人。

少阳；人迎二倍，病在足太阳，二倍而躁，病在手太阳；人迎三倍，病在足阳明，三倍而躁，病在手阳明。盛则为热，虚则为寒，紧则为痛痹，代则乍甚乍间②。盛则泻之，虚则补之；紧痛则取之分肉，代则取血络，且饮药；陷下则灸之；不盛不虚，以经取之，名曰经刺。人迎四倍者，且大且数，名曰溢阳③，溢阳为格，死不治。必审按其本末，察其寒热，以验其脏腑之病。

人迎脉比寸口大一倍的，病在足少阳经，大一倍而躁疾的，病在手少阳经；人迎脉比寸口大两倍的，病在足太阳经，大二倍而躁疾的，病在手太阳经；人迎脉比寸口大三倍的，病在足阳明经，大三倍而躁疾的，病在手阳明经。人迎脉盛大的为热；虚小的为寒；脉紧的为痛痹；脉结代的病情时轻时重。治疗时，脉盛的实证用泻法，脉虚的虚证用补法；脉紧的痛证，针刺分肉间的腧穴，脉代的取血络放血，并配合服用汤药；经脉陷下的用灸法；不盛不虚的，根据发病经脉取穴，叫作“经刺”。人迎脉比寸口大四倍的，大而且数，名叫“溢阳脉”，溢阳是阴气格阳于外的死症。必须详细研究发病的终始本末，辨清寒热属性，以察验脏腑的病变。

注释

①约：归纳总结，约束。

②乍甚乍间：指病情时轻时重。

③溢阳：脉学名词，指阳气亢盛之极而泛溢的脉象。

原典

寸口大于人迎一倍，病在足厥阴；一倍而躁，在手心主；寸口二倍，病在足少阴；二倍而躁，在手少阴；寸口三倍，病在足太阴；三倍而躁，在手太阴。盛则胀满、寒中、食不化；虚则热中、出糜①、少气、溺色变；紧则痛痹；代则乍痛乍止②。盛则泻之，虚则补之。紧则先刺而后灸之，代则取血络而后调之。陷下则徒灸之。陷下者，脉血结于中③，中有著血，血寒，故宜灸之。不盛不虚，以经取之。寸口四倍者，名曰内关④，内关者，且大且数，死不治。必审察其本末之寒温，以验其脏腑之病。

通其营输，乃可传于大数⑤。大数曰：盛则徒泻之，虚则徒补之。紧则灸刺且饮药。陷下则徒灸之。不盛不虚，以经取之。所谓经治者，饮药，亦曰灸刺⑥。脉急则引，脉大以弱，则欲安静，用力无劳也。

注释

①出糜：指大便如糜。

②乍痛乍止：或痛或止。

③中：指脉中。

④内关：即内关穴，是手厥阴心包经的常用腧穴之一，位于前臂掌侧，当曲泽与大陵的连线上，腕横纹上2寸，掌长肌腱与桡侧腕屈肌腱之间。

⑤大数：指针灸治病的大法。

⑥灸刺：指灸法和刺法，古书中常把灸法和刺法简称为"灸刺"。

译文

寸口脉大于人迎一倍的，病在足厥阴经；大一倍而躁急的，病在手厥阴经；寸口脉大于人迎二倍的，病在足少阴经；大两倍而躁急的，病在手少阴经；寸口脉大于人迎三倍的，病在足太阴经；大三倍而躁急的，病在手太阴经。寸口脉盛大的，可见胀满、内寒、食不消化等症；寸口脉虚弱的，可见内热、大便如糜、少气、小便色变；寸口脉紧的，出现痛痹；脉代的是血脉不调，或痛或止。脉盛的用泻法，脉虚的用补法。脉紧的先针刺而后用灸，脉代的刺血络泄淤血，然后用药物调治。脉虚陷不起的，用灸法。脉虚陷不起的是因脉中血行凝结，并有淤血附着脉中，血因寒凝，所以宜用灸法。不盛不虚的，刺本经腧穴位治疗。寸口脉大于人迎四倍的，叫作"内关"，内关的脉象大而且数，是不治的死症。总之，必须详细研究发病的终始本末，辨清寒热属性，以察验脏腑的病变。

必须通晓经脉的循行和输注的生理，才能进一步传授针灸治病的大法。大法是：脉象盛大的用泻法，脉象虚小的用补法。脉象紧的可灸、刺、药并用，脉虚陷不起的用灸法。脉不盛不虚的本经自病，刺本经腧穴治疗。所谓经治，就是或服药，或灸刺，随经脉所宜而选用治疗方法。脉急的是邪盛，可兼用导引法，脉大而弱的，宜安心静养，不要过劳或勉强用力。

内关穴可治疗婴儿呃逆

婴儿吃奶后呃逆的发生率高达40%左右，严重者伴有吐奶。若未及时发现和处理，婴儿可因呛奶阻塞上呼吸道而窒息，故不能忽视。现代研究发现，按揉婴儿的内关穴可有效抑制呃逆。具体方法是：取婴儿内关穴（掌后距腕2厘米的两筋间），用大拇指

放在穴位部位，呈螺旋形顺时针方向重复按摩，用力均匀。按摩次数和力度应根据呃逆轻重而定，轻者按摩婴儿单手内关穴10~15次即愈，未愈者换另一只手继续按摩10~15次即愈。轮换按摩双手不愈为重症，须加大力度按摩，让婴儿啼哭并哺乳少许。

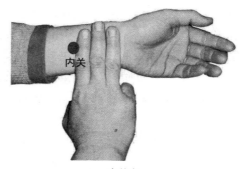

内关穴

五色第四十九

原典

雷公问于黄帝曰：五色①独决于明堂乎？小子②未知其所谓也。

黄帝曰：明堂者，鼻也；阙者，眉间也；庭者，颜也；蕃者，颊侧也；蔽者，耳门也。其间欲方大，去之十步，皆见于外。如是者寿，必中百岁。

雷公曰：五官之辨奈何？

黄帝曰：明堂骨高以起，平以直。五脏次于中央，六腑挟其两侧。首面上于阙庭③，王宫在于下极。五脏安于胸中，真色以致，病色不见。明堂润泽以清。五官恶得无辨乎？

雷公曰：其不辨者，可得闻乎？

黄帝曰：五色之见也，各出其色部。部骨陷者，必不免

注释

① 五色：指面部五色。

② 小子：谦称，指自己，即"我"。

③ 阙庭：人体部位名。即"阙"与"庭"两个部位的合称，即眉之间和额部。

译文

雷公问黄帝道：观察面部的五色，仅是取决于明堂吗？我还不太了解。

黄帝说：明堂，就是鼻；阙，就是两眉之间；天庭，就是额部；蕃，就是两颊之侧；蔽，就是耳门。这些部位之间，端正丰厚，在十步之外，一望而见。这样的人，一定会享百岁高寿。

雷公问：五官各部的病色应怎样辨别呢？

黄帝说：鼻骨高而隆起，正而且直。五脏部位，依次排列在鼻部的中

于病矣。其色部乘袭者，虽病甚，不死矣。

雷公曰：官五色奈何？

黄帝曰：青黑为痛，黄赤为热，白为寒。是谓五官。

雷公曰：病之益甚，与其方衰，如何？

黄帝曰：外内皆在焉。切其脉口滑小紧以沉者，病益甚，在中；人迎气大紧以浮者，其病益甚，在外。其脉口浮滑者，病日进；人迎沉而滑者，病日损。其脉口滑以沉者，病日进，在内；其人迎脉滑盛以浮者，其病日进，在外。脉之浮沉及人迎与寸口气小大等者，病易已。病之在脏，沉而大者，易已，小为逆；病在腑，浮而大者，其病易已。人迎盛坚者，伤于寒；气口盛坚者，伤于食。

央，六腑挟附在它的两旁，在上面的阙中和天庭，主头面；在两目之间的下极，主心之王宫。当中五脏安和，相应部位就会出现正常色泽，看不到病色。鼻部的色泽，显得清润。这样，五官的病色，哪会辨别不出来呢？

雷公问：还有不是这样辨别的方法，可以听听吗？

黄帝说：五脏病色都有一定的显现部位，如该部的不正气色，有深陷入骨的征象，必然要患病。如它的色，有彼此相生的征象，就是病情严重，也不会死亡。

雷公问：五色所主的是什么？

黄帝说：青黑主痛，黄赤主热，白主虚寒。这就是五色所主。

雷公问：疾病加重和病邪将衰，怎样去辨识呢？

黄帝说：应该色脉结合，全面诊察。按切病人的脉口，出现滑、小、紧、沉的，病情会日趋严重，这是病在五脏；人迎脉气出现大、紧、浮的，病情也会日趋严重，这是病在六腑。若脉口部脉象现浮滑的，病就日渐加重；人迎脉现沉而滑的，病就日渐轻减。如脉口部脉现滑而沉的，病就日渐严

脉 诊

脉诊在我国有悠久的历史，它是我国古代医学家长期医疗实践的经验总结。《史记》中记载的春秋战国时期的名医扁鹊，便是以精于望、闻、问、切的方法，特别是脉诊而闻名。要有效地治疗疾病，首先必须有正确的诊断。现代医学利用科学技术的有关成就，诊断疾病的手段越来越多了。但在古代，医生诊病主要靠眼望、口问、耳听、鼻闻、手摸等方法。这在古代许多国家的诊病史上都存在过，而且各国都有自己丰富的经验。我国古代医学在诊断疾病方面采用的脉诊，是一项独特诊法。脉诊又叫切脉，是中医"四诊"（望、闻、问、切）之一，也是辨证论治的一种不可少的客观依据。

重，属于五脏病；如人迎部脉现滑盛而浮的，病也会日加严重，属于六腑病。至于脉象或沉或浮及人迎脉和脉口部的大小相等的，病就容易好。病在五脏，脉现沉而大的，病就容易好；脉现沉而小的，就是逆象；病在六腑，脉现浮而大的，病就容易好。人迎脉主表，脉现盛而坚的，是伤于寒；脉口主里，脉现盛而坚的，是伤于食。

原典

雷公曰：以色言病之间甚，奈何？

黄帝曰：其色粗以明，沉夭者①为甚。其色上行者，病益甚，其色下行，如云彻散者，病方已。五色各有脏部，有外部，有内部也。色从外部走内部者，其病从外走内；其色从内走外者，其病从内走外。病生于内者，先治其阴，后治其阳。反者益甚。其病生于阳者，先治其外，后治其内。反者益甚。其脉滑大以代而长者，病从外来。目有所见，志有所恶②，此阳气之并也，可变而已。

雷公曰：小子闻风者，百病之始也；厥逆者，寒湿之起也。别之奈何？

黄帝曰：常候阙中，薄泽③为风，冲浊④为痹，在地为厥。此其常也。各以其色言其病。

雷公曰：人不病卒死，何以知之？

黄帝曰：大气入于脏腑者，不病而卒死矣。

雷公曰：病小愈而卒死者，何以知之？

黄帝曰：赤色出两颧，大如母指者，病虽小愈，必卒死。黑色出于庭，大如母指，必不病而卒死。

注释

①沉夭者：沉滞晦暗的。

②志有所恶：神志反常。

③薄泽：诊断学名词，为望诊内容之一。指色泽浮薄明亮，多主病在表属阳。

④冲浊：诊断学术语。冲，深重，指色泽深沉晦浊。

译文

雷公问：从面部病色来判断病情轻重，怎样呢？

黄帝说：如病人面部色泽微亮的是病轻，沉滞晦暗的是病重。如病色向上走的，病就加重；如病色向下走，像浮云散去的，病就要好了。五脏的病色，各有脏腑的部位，有属于外部的六腑，有属于内部的五脏。病色从外走向内部的，是病邪从表入里；病色从内走向外部的，是病邪从里出表。病生于里的，先治其脏，后治其腑。治了，病就更加严重。病生于外的，先治其表，后治其里。治了，病就更加严重。脉象滑大或代或长，是病邪从外而来。目有妄见，神志反常，这是阳盛之病，可以泻阳补阴，病就会好的。

雷公问：我听说风邪是百病的起因；厥痹是由于寒湿之气所致。从色泽怎样辨别呢？

黄帝说：这应该观察眉间的气色，色现浮薄光泽的是风病，色现沉滞晦浊的是痹病，病色出现在面的下部是厥病。这是一般规律。总的说来，要分别根据色泽说明病变。

雷公问：有的人没有病象而突然死亡，怎样才能预知呢？

黄帝说：大邪之气侵入脏腑，虽然没有病象，也会突然死亡的。

雷公问：病稍微见好，而突然死亡的，怎样才能预知呢？

黄帝说：赤色出现在两颧上，如拇指大，病虽稍微好转，还会突然死亡；黑色出现在天庭，如拇指大，虽没有显著病象，也会突然死亡。

原典

雷公再拜曰：善哉！其死有期乎？

黄帝曰：察色以言其时。

雷公曰：善乎！愿卒闻之。

黄帝曰：庭者，首面也；阙上者，咽喉也；阙中者，肺也；下极者，心也；直下者，肝也；肝左者，胆也；下者，脾也；方上者，胃也；中央者，大肠也；挟大肠者，肾也；当肾者，脐也；面王①以上者，小肠也；面王以下者，膀胱、子处也；颧者，肩也；颧后者，臂也；臂下者，手也；目内眦上者，膺乳也；挟绳而上者，背也；循牙车以下者，股也；中央者，膝也；膝以下者，胫也；当胫以下者，足也；巨分②者，股里也；巨屈③者，膝膑也。此五脏六腑肢节之部也，各有部分。有

译文

雷公再拜问道：说得好！那将死的人，能预知死期吗？

黄帝说：观察面部色泽的变化，可以断定死亡的时日。

雷公说：好呀！我希望全面地了解如何观察。

黄帝说：天庭，主头面病；眉心之上，主咽喉病；眉心，主肺脏病；两目之间，主心脏病；由两目之间直下的鼻柱的部位，主肝脏病；在这部位的左面，主胆病；从鼻柱以下的鼻准之端，主脾脏病；挟鼻准之端而略上，主胃病；面之中央，主大肠病；挟两颊部，主肾脏病；当肾脏所属颊部的下方，主脐部病；在鼻准的上方两侧，主小肠病；在鼻准以下的人中部，主膀胱和子宫病；至于各部所主的四肢疾病，就是颧骨主肩；颧骨的后方主臂；在此之下主手；眼内角的上方，主胸部和乳部；

部分，用阴和阳，用阳和阴。当明部分，万举万当。能别左右，是谓大道。男女异位，故曰阴阳。审察泽夭，谓之良工。

沉浊为内，浮泽为外。黄赤为风，青黑为痛，白为寒。黄而膏润为脓，赤甚者为血。痛甚为挛，寒甚为皮不仁④。五色各见其部，察其浮沉，以知浅深。察其泽夭，以观成败。察其散抟⑤，以知远近。视色上下，以知病处。积神于心，以知往今。故相气不微，不知是非。属意勿去，乃知新故。色明不粗，沉夭为甚，不明不泽，其病不甚。其色散，驹驹然⑥，未有聚；其病散而气痛，聚未成也。

注释

①面王：人体部位名。即鼻准，俗称鼻尖。

②巨分：人体部位名。口角两侧大纹处。

③巨屈：人体部位名。指颊下曲骨处。

④皮不仁：皮肤麻木不仁的病证。

⑤散抟：诊断学名词，系相气十法之一。诊察病人面部颜色的散漫与抟聚，以辨别疾病的新久和邪气的进退。

⑥驹驹然：分散的样子。

颊的外部以上应背；沿牙床以下之处，主大腿部；两牙床的中央部位，主膝部；膝以下的部位，主胫部；由胫以下，主足部；口角大纹处，主大腿内侧；颊下曲骨的部位，主膝盖骨。以上是五脏六腑肢体分布在面部的情况，各有一定的部位。在治疗时，用阴和阳，用阳和阴。只要审明各部分所表现的色泽，就会诊治不失。能够辨别阳左阴右，就了解了阴阳的变化规律。男女病色的顺逆，位置是不同的，所以说必须了解阴阳的规律。再观察面色的润泽和晦滞，从而诊断出疾病的好坏，这就是高明的医生。

面色沉滞晦浊的是在里在脏的病，浅浮光亮的是在表在腑的病。色见黄赤属于热，色见青黑属于痛，色见白属于寒。黄而油亮的是疮疡将要化脓，深红的是有淤血。痛极就会拘挛，受寒重就出现皮肤麻木。五色表现在各部位上，观察它的或浮或沉，可以知道疾病的浅深。观察它的光润和枯滞，可以看出病情的或好或坏。观察它的散开和聚结，可以知道病程的或远或近。观察病色的在上在下，可以知道病变部位。全神贯注，心中明了，可以知道病的过去和现在。因此观察病色，如不仔细，就不知道病的虚实。专心致志，毫不走神，才能了解病情的过去和目前情况。面色光亮而不粗糙，病就不会太重。面色既不明亮，又不润泽，而显得沉滞晦暗的，病就比较严重；若色散而不聚在固定的地方，则病势也要消散，仅有气痛，还没成为积聚。

妇科疾病可由脸上看出

脸上长了斑，除了妊娠期和口服避孕药的情况，更多时候，能反映出一些女性内分泌失调性疾病，诸如月经不调、痛经、子宫附件炎、不孕症等。中医将成年女性面部色斑称为"肝斑"，并认为肝郁气滞的人易出现面部色斑，也就是说，情绪异常与面部色斑的形成和加重有着直接的关系。因此，调畅情志才是预防和治疗面部色斑的关键。

原典

肾乘心，心先病，肾为应。色皆如是。

男子色在于面王，为小腹痛，下为卵痛。其圜直①为茎痛。高为本，下为首。狐疝癀阴之属也。

女子在于面王，为膀胱、子处②之病。散为痛，抟为聚。方员左右，各如其色形。其随而下至胲，为淫。有润如膏状，为暴食不洁。

左为左，右为右。其色有邪，聚散而不端。面色所指者也。色者，青、黑、赤、白、黄，皆端满有别乡③。别乡赤者，其色赤，大如榆荚，在面王为不日。其色上锐，首空上向，下锐下向，在左右如法。以五色命藏，青为肝，赤为心，白为肺，黄为脾，黑为肾。肝合筋，心合脉，肺合皮，脾合肉，肾合骨也。

注释

①圜直：人体部位名，指人中沟部位。

②子处：即子宫。

③别乡：中医里指其他部位。

译文

肾的邪气侵犯心脏，是因为心脏先有了病，肾的黑色，相应出现在心所属的部位上。一般来说，病色的出现，都像这样。

男子病色出现在鼻准的上方，主小腹疼痛，下引睾丸作痛。若病色出现在人中沟部位上，就会发生阴茎作痛。在人中沟的上半部，主茎根作痛；在人中沟下半部，主茎头作痛。这是属于狐病、癀阴一类的病。

女子病色出现在鼻准的上方，主膀胱与子宫病。病色散在的主痛，病色集结的主积聚。积聚或方或圆、或左或右，分别像病色在外面所显现的形状。如其色随着下行至唇部，就会有淫浊疾患。如面色光润如脂的，那就是暴食，或是吃了不洁食物的现象。

病色见于左，是左侧有病；病色见于右，是右侧有病。如面有病色，或聚或散而不正的，一如面色所指，就可知道发病的脏腑。所谓五色，就是青、黑、赤、白、黄，它的色泽都是端正充润，表现在所属部位。有时也会出现在其他部位上，如心的赤色不出现在心所属的部位，而出现在面部位上，色深的，大如榆荚，不过几天内，病情就会有变化。如果它的病色形状，在上的边缘尖锐，是因为头部气虚，病邪就会向上发展；在下的边缘尖锐，病邪就会向下发展；尖端的在左在右，都可以根据这个原则去测候病邪的发展趋向。以五色与五脏相应的关系来说：青色属肝，赤色属心，白色属肺，黄色属脾，黑色属肾。肝与筋相配合，心与脉相配合，肺与皮相配合，脾与肉相配合，肾与骨相配合。

论勇第五十

原典

黄帝问于少俞曰：有人于此，并行并立，其年之长少等[①]也，衣之厚薄均也，卒然遇烈风暴雨，或病或不病，或皆病，或皆不病，其故何也？

少俞曰：帝问何急？

黄帝曰：愿尽闻之。

少俞曰：春温风，夏阳风，秋凉风，冬寒风。凡此四时之风者，其所病各不同形。

黄帝曰：四时之风，病人如何？

译文

黄帝问少俞道：假使有几个人在这里，同行同立，年龄大小相同，穿的衣服厚薄也相同，突然遭到狂风暴雨，有的生病，有的不生病，或者都生病，或者都不生病，这是什么缘故？

少俞说：您先问哪一个问题呢？

黄帝说：我都想听一听。

少俞说：春季当令的是温风，夏季是热风，秋季是凉风，冬季是寒风。大凡四季之风，性质不同，影响到人体发病的情况也不一样。

黄帝问：四季之风，使人发病情况如何呢？

少俞曰：黄色薄皮②弱肉者，不胜春之虚风；白色薄皮弱肉者，不胜夏之虚风；青色薄皮弱肉者，不胜秋之虚风；赤色薄皮弱肉者，不胜冬之虚风也。

黄帝曰：黑色不病乎？

少俞曰：黑色而皮厚肉坚，固不伤于四时之风。其皮薄而肉不坚，色不一者，长夏至而有虚风者，病矣。其皮厚而肌肉坚者，长夏至而有虚风，不病矣。其皮厚而肌肉坚者，必重感于寒，外内皆然，乃病。

黄帝曰：善。

黄帝曰：夫人之忍痛与不忍痛者，非勇怯③之分也。夫勇士之不忍痛者，见难则前，见病则止；夫怯士之忍痛者，闻难则恐，遇痛不动。夫勇士之忍痛者见难不恐，遇痛不动；夫怯士之不忍痛者，见难与痛，目转而盼④，恐不能言，失气惊，颜色变化，乍死乍生。余见其然也，不知其何由，愿闻其故。

少俞说：黄皮薄而肌肉柔弱的人，经不住春天的虚邪贼风；白皮薄肌肉柔弱的人，经不住夏天的虚邪贼风；青皮薄肌肉柔弱的人，经不住秋天的虚邪贼风；赤皮薄肌肉柔弱的人，经不住冬天的虚邪贼风。

黄帝问：色黑的人不生病吗？

少俞说：色黑皮厚、肉坚的人，就不会被四季虚邪贼风所伤。如果这人肌肉不坚实，肤色不一定，到了长夏的季节，遇到了虚邪贼风就会生病。如果这人色黑皮厚，肌肉坚实，虽遇到长夏季节的虚风，也不会发病。皮厚，肌肉坚实的人必须既感于风，又感于寒，内外都受伤，就不免生病了。

黄帝说：讲得好。

黄帝说：人能够忍受疼痛与否，并不是单从性格的勇敢和怯弱来分的。有些勇敢的人而不能耐受疼痛，但遇到危难却能勇往直前，而当遭到疼痛时，则退缩不前；有些怯弱的人能耐受疼痛，听到有危难的事就恐惧不安，而遇到疼痛时，却能忍受坚持不动。有些勇敢且能忍受疼痛的人，见到危难不恐惧，遭到疼痛能忍受；有些怯弱而又不能忍受疼痛的人，见到危难与疼痛，眼珠转动，怒目而视，但吓得不敢说话，心惊气促，吓得变了面色，疑死疑生。我看到这种情况，不知是什么原因，想听听其中的道理。

注释

①等：相同。

②黄色薄皮：指肌肤颜色为黄色且皮薄的人。

③勇怯：指性格上的勇敢和怯弱。

④盼：指怒目而视。

原典

少俞曰：夫忍痛与不忍痛者，皮肤之薄厚，肌肉之坚脆缓急之分也，非勇怯之谓也。

黄帝曰：愿闻勇怯之所由然。

少俞曰：勇士者，目深以固，长衡直扬①，三焦理横，其心端直，其肝大以坚，其胆满以傍，怒则气盛而胸张，肝举而胆横，眦裂而目扬，毛起而面苍，此勇士之由然者也。

黄帝曰：愿闻怯士之所由然。

少俞曰：怯士者，目大而不减，阴阳相失，三焦理纵，䯏骬短而小，肝系缓，其胆不满而纵，肠胃挺，胁下空。虽方大怒，气不能满其胸，肝肺虽举，气衰复下，故不能久怒，此怯士之所由然者也。

黄帝曰：怯士之得酒，怒不避勇士者，何脏使然？

少俞曰：酒者，水谷之精，熟谷之液也，其气慓悍，其入于胃中，则胃胀，气上逆，满于胸中，肝浮胆横。当是之时，固比于勇士，气衰则悔。与勇士同类，不知避之，名曰酒悖②也。

注释

①长衡直扬：指长眉竖起。

②酒悖：病状名，指饮酒之后的一种胆大妄为的反常状态。

译文

少俞说：能忍痛与不能忍痛，与皮肤的厚薄、肌肉的坚实、脆弱、或松或紧的不同有关，并不是勇敢、怯弱能说明的。

黄帝说：我希望听听人为什么会有勇敢和怯懦的不同性格。

少俞说：勇敢的人，目光深邃而凝视不动，长眉竖起，肌肉纹理粗横，心脏端正，肝脏大而坚实，胆囊盛满，在发怒时，会气盛而胸张，肝叶上举而胆横，眼眶欲裂，目光四射，毛发竖起，面现青色，这些是勇士性格的内在因素和外在表现。

黄帝说：我希望听听怯懦的人性格是怎样产生的。

少俞说：怯懦的人两目虽大，但不深固，阴阳不协调，肌肉纹理纵而不横，胸骨突短而小，肝脏缓纵，胆汁不满，胆囊松弛，肠胃不强健，少弯曲而挺直，胁下空虚而肝气不能充满。虽正大怒，怒气也不能充满中，肝肺之叶虽能上举，但不能持久，怒气消失，又垂下了，所以不能长时间发怒。这些是怯士性格的内在因素和外在表现。

黄帝问：怯懦的人酒后发怒，也和勇士差不多，这是哪一脏的功能使他这样的呢？

少俞说：酒是水谷的精华，熟谷的液汁。其气迅利猛急，酒入胃中，使胃胀满，气机上逆，充满于中，使肝气浮动，胆气恣横。在酒醉时，他的言谈举止，固然和勇士差不多，但酒劲一过，则怯态如故，而后悔自己的冲动行为。这种酒醉后的言谈举止，看上去好像勇士一样，但不知怎样去做，所以称为酒悖。

背腧第五十一

原典

黄帝问于岐伯曰：愿闻五脏之腧，出于背者。

岐伯曰：背中大腧，在杼骨①之端，肺腧在三焦之间，心腧在五焦之间，膈腧在七焦之间，肝腧在九焦之间，脾腧在十一焦之间，肾腧在十四焦之间。皆挟脊相去②三寸所，则欲得而验之，按其处，应在中而痛解，乃其腧也。灸之则可，刺之则不可。气盛则泻之，虚则补之。以火补者，毋吹其火，须自灭也；以火泻之，疾吹其火，传其艾，须其火灭也。

注释

①杼骨：即第一椎骨。

②相去：前面各穴在椎骨旁都各有一个，同名两个穴位之间的距离就叫相去。

译文

黄帝问岐伯道：我想知道五脏腧穴在背部的部位。

岐伯说：背中的大腧在项后第一椎骨下的两旁，肺腧在第三椎骨下的两旁，心腧在第五椎下的两旁，膈腧在第七椎骨下的两旁，肝腧在第九椎骨下的两旁，脾腧在第十一椎骨的两旁，肾腧在第十四椎骨的两旁。五脏腧穴都在脊柱的两旁，左右相距为三寸。要确定、检验这些穴位时，可用手按压腧穴处，如病人有酸、麻、胀、痛的感觉，或病人原有疼痛得到缓解，就说明正是腧穴的所在部位。对这些腧穴，宜用灸法，不可妄用针刺。邪气盛的用泻法，正气虚的用补法。用艾火补的时候，不要吹艾火，要等它自己慢慢熄灭。用艾火泻的时候，应快速地吹旺火，再用手拍艾条，使之急燃而迅速熄灭。

卫气第五十二

原典

黄帝曰：五脏者，所以藏精神魂魄者也；六腑者，所以受水谷而行化物者也。其气①内于五脏，而外络肢节。其浮气之不循经者，为卫气；其精气之行于经者，为营气。阴阳相随，外内相贯，如环之无端。亭亭淳淳乎，孰能穷②之。然其分别阴阳，皆有标本虚实所离之处。能别阴阳十二经者，知病之所生；候虚实之所在者，能得病之高下；知六腑之气街者，能知解结绍于门户；能知虚石之坚软者，知补泻之所在；能知六经标本者，可以无惑于天下。

岐伯曰：博哉圣帝之论！臣请尽意悉言之。足太阳之本，在跟以上五寸中，标在两络命门。命门者，目也。足少阳之本，在窍阴③之间，标在窗笼之前。窗笼者，耳也。足少阴之本，在内踝下上三寸中，标在背腧与舌下两脉也。足厥阴之本，在行间上五寸所，标在背腧也。足阳明之本，在厉兑，标在人迎，颊挟颃颡也。足太阴之本，在中封前上四寸之中，标在背腧与舌本也。

注释

① 气：这里的气指的是饮食化生的精微之气。

② 穷：这里是彻底弄明白的意思。

③ 窍阴：即第四足趾外侧的窍阴穴。

译文

黄帝说：五脏是贮藏精神魂魄的，六腑是受纳和传化水谷的。由饮食所化生的精微之气，在内则入于五脏，在外则行于分肉、经络、肢节。浮而在外之气，不循行于经脉之中的，叫卫气；精气之行于经脉之中的，叫营气。卫行脉外属阳，营行脉中属阴，阴阳相随而行，内外贯通，有如环之无端，如水之源远远流长，无有穷尽。但在分别阴阳属性时，都有标本、虚实、所离之处。因此，能分辨三阴三阳十二经的就可以知道病是怎样产生的；能判断虚实所在，便能找出疾病的上下部位；能知道六腑之气往来的通道，在诊断和治疗上，就像会解开绳结，开达门户一样，方便自如；能知虚者软——经气空虚，实者硬——邪气结聚，就能知道补虚泄实的关键所在；能知手足六经的标部和本部，对复杂的疾病在治疗时就能应付自如而无所疑惑。

岐伯说：多么高深博大的理论啊！现就我知道的尽量地说出来。足太阳膀胱经的本部，在足跟以上五寸中的附阳穴；标部，在两目的睛明穴。命门，是指眼睛。足少阳胆经的本部，在足第四趾外侧端的窍阴穴之间；标部，在窗笼之前，即在耳珠前陷中的听宫穴。足少阴肾经的本部，在内踝上下三二寸的复溜、交信穴；标部，在背部的肾腧穴与舌下两脉的廉泉穴。足厥阴经的本部，在行间穴上五寸处的中封穴；标部，在背部的肝腧穴。足阳明胃经的本部，在足次趾端的厉兑穴；标部，在颊下结喉两旁的人迎穴。足太阴脾经的本部，在中封穴前上四寸中的三阴交穴；标部，在背部的脾腧穴与舌根部。

原典

手太阳之本，在外踝之后，标在命门之上一寸也。手少阳之本，在小指次指之间上二寸，标在耳后上角下外眦也。手阳明之本，在肘骨中，上至别阳，标在颜下合钳上也。手太阴之本，在寸口之中，标在腋内动也。手少阴之本，在锐骨之端，标在背腧也。手心主之本，在掌后两筋之间二寸中，标在腋下三寸也。

凡候此者，下虚则厥，下盛则热；上虚则眩，上盛则热痛。故实者，绝而止之，虚者，引而起之。

请言气街，胸气有街，腹气有街，头气有街，胫气有街。故气在头者，止之于脑；气在胸者，止之膺①与背腧；气在腹者，止之背腧，与冲脉于脐左右之动脉者；气在胫者，止之于气街，与承山踝上以下。取此者，用毫针，必先按而在久应于手，乃刺而予之。所治者，头痛眩仆，腹痛中满暴胀，及有新积。痛可移者，易已也；积不痛，难已也。

注释

①膺：指胸部两侧肌肉隆起处。

译文

手太阳小肠经的本部，在手外踝之后的养老穴；标部，在命门睛明穴上一寸处。手少阳三焦经的本部，在手无名指之间的液门穴；标部，在耳后上角的角孙穴与下外眦的丝竹空穴。手阳明大肠经的本部，在肘骨中的曲池穴，上至臂臑穴处；标部，在颊下一寸，人迎之后，扶突之上。手太阴肺经的本部，在寸口中的太渊穴；标部，在腋内动脉，就是腋下三寸的天府穴处。手少阴心经的本部，在掌后锐骨之端的神门穴；标部，在背部的心腧穴。手厥阴心包经的本部，在掌后两筋之间二寸内的内关穴；标部，在腋下三寸的天池穴处。

凡要测候十二经标本上下所主的疾病，一般在下的为本，下虚则元阳衰于下而为厥逆，下盛则阳气盛于下而为热；在上者为标，上虚则清阳不升而为眩晕，上盛则阳盛于上而为热痛。属实证的当泄，以绝其根而使疾病停止发作；属虚证的当补，助其气而振其不足。

让我再谈谈各部位的气街：胸、腹、头、胫之气，各有所聚所行的道路。气在头部的，聚之于脑；气在胸之前部的，聚于胸之两旁的膺部，气在胸之后部的，聚于背腧，即自十一椎骨膈膜之上，足太阳经诸脏之腧；气在腹部的，聚于背腧，即自十一椎骨膈膜以下，足太阳经诸脏之腧穴，并聚于腹前冲脉及在脐左右经脉处的穴位（盲腧、天枢等穴）；气在胫部的，则于足阳明经的气街穴（又名气冲穴）及承山穴（足太阳经）和足踝部上下等处。凡刺这些穴位

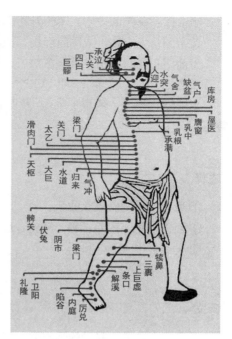

足阳明胃经古图（辰）

都要用毫针，操作时，必须用手先在穴位上做较长时间的按压，待其气至，然后针刺与之补泄。刺各部气街的穴位能治疗头痛、眩晕、中风跌仆、腹痛、中满、腹部突然胀满及新得的积聚。疼痛按之移动的，治之易愈；积聚不疼痛的，难愈。

论痛第五十三

原典

黄帝问于少俞曰：筋骨之强弱，肌肉之坚脆，皮肤之厚薄，腠理之疏密，各不同，其于针石火焫之痛何如？肠胃之厚薄坚脆亦不等，其于毒药何如？愿尽闻之。

少俞曰：人之骨强、筋弱、肉缓、皮肤厚者，耐痛，其于针石之痛火焫亦然。

黄帝曰：其耐火焫者，何以知之？

少俞答曰：加以黑色而美骨①者，耐火焫。

黄帝曰：其不耐针石之痛者，何以知之？

少俞曰：坚肉薄皮者，不耐针石之痛，于火焫亦然。

黄帝曰：人之病，或同时而伤，或易已，或难已，其故何如？

少俞曰：同时而伤，其身多热者，易已；多寒者，难已。

黄帝曰：人之胜毒②，何以知之？

少俞曰：胃厚、色黑、大骨③及肥者，皆胜毒；故其瘦而薄胃者，皆不胜毒也。

注释

①美骨：指骨骼强壮的人。

②胜毒：胜，耐受；毒，药物；胜毒，耐受药物的意思。

③大骨：指骨骼强壮。

译文

黄帝问少俞道：筋骨的强与弱，肌肉的坚与脆，皮肤的厚与薄，腠理的疏与密，都各不相同的人，他们对针刺和灸灼所致疼痛的耐受力如何？另外，肠胃的厚薄、坚脆不一样的人，他们对药物的耐受力又是怎样的呢？请你详细地讲一讲。

少俞说：骨骼强健、筋柔肉缓、皮肤厚实的人，对疼痛的耐受力强，所以对针刺和艾火灸灼所致的疼痛也一样能忍受。

黄帝说：哪些人能耐受火灼引起的疼痛呢？

少俞回答说：除以上所说的人以外，还有肤色黑而且骨骼强壮的人。

黄帝说：哪些人不能耐受针刺所致的疼痛呢？

少俞说：肌肉坚实而皮肤薄脆的人，不能耐受针刺的疼痛，同样也不能耐受灸灼引起的疼痛。

黄帝说：同时患病的人，有的容易痊愈，有的则难以痊愈，这是什么原因呢？

少俞说：身体多热、阳气素盛的人，容易痊愈；身体多寒、阳气素虚的人，难以痊愈。

黄帝说：怎样判断人对药物耐受力的强弱呢？

少俞说：胃功能强壮、皮肤色黑、骨骼粗壮、肌肉肥厚的人，对药物的耐受力强；形体消瘦而胃功能薄弱的人，对药物的耐受力就弱。

天年第五十四

原典

黄帝问于岐伯曰：愿闻人之始生，何气筑为基，何立而为楯，何失而死，何得而生？

岐伯曰：以母①为基，以父为楯；失神②者死，得神者生也。

黄帝曰：何者为神？

岐伯曰：血气已和，营卫已通，五脏已成，神气舍心，魂魄毕具，乃成为人。

黄帝曰：人之寿夭各不同，或夭或寿，或卒死，或病久，愿闻其道。

岐伯曰：五脏坚固，血脉和调，肌肉解利，皮肤致密，营卫之行，不失其常，呼吸微徐，气以度行，六腑化谷，津液布扬，各如其常，故能长久。

黄帝曰：人之寿百岁而死，何以致之？

岐伯曰：使道隧以长，基墙高以方，通调营卫，三部三里③起，骨高肉满，百岁乃得终。

黄帝曰：其气之盛衰，以至其死，可得闻乎？

岐伯曰：人生十岁，五脏始定，血气已通，其气在

译文

黄帝问岐伯道：我想了解一下人在生命开始时，是以什么作为基础？以什么作为捍卫呢？损失了什么就要死亡？得到了什么才能生存？

岐伯说：以母亲的血为基础，以父亲的精为卫外功能，由父精母血结合而产生神气，失神气的就会死亡，有了神气才能维持生命。

黄帝问：什么是神呢？

岐伯说：当人体的血气和调，营卫的运行通畅，五脏形成之后，神气藏之于心中，魂魄也都具备了，才能成为一个健全的人体。

黄帝说：人的寿命长短各不相同，有中途夭亡的，有年老长寿的，有猝然死亡的，有的患病很久，我希望听听它的道理。

岐伯说：如果五脏强健，血脉调顺，肌肉之间通利无滞，皮肤固密，营卫的运行不失常度，呼吸均匀舒缓，全身之气有规律地运行，六腑也能正常地消化饮食，使精微、津液能敷布周身，以营养人体，各脏腑功能正常，所以能够使生命维持长久而多寿。

黄帝说：有些人可活到百岁而死，怎么会达到这样的长寿呢？

岐伯说：长寿的人，他的鼻孔和人中深邃又长，面部的骨骼高厚而方正，营卫的循行通调无阻，面部的三庭耸起而不平陷，肌肉丰满，骨骼高起，这种健壮的形

下④，故好走；二十岁，血气始盛肌肉方长，故好趋；三十岁，五脏大定，肌肉坚固，血脉盛满，故好步；四十岁，五脏六腑十二经脉，皆大盛以平定，腠理始疏，荣华颓落，发颇斑白，平盛不摇，故好坐；五十岁，肝气始衰，肝叶始薄，胆汁始减，目始不明；六十岁，心气始衰，苦忧悲，血气懈惰，故好卧；七十岁，脾气虚，皮肤枯；八十岁，肺气衰，魄离，故言善误；九十岁，肾气焦，四脏经脉空虚；百岁，五脏皆虚，神气皆去，形骸独居而终矣。

黄帝曰：其不能终寿而死者，何如？

岐伯曰：其五脏皆不坚，使道不长，空外以张，喘息暴疾；又卑基墙，薄脉少血，其肉不石，数中风寒，血气虚，脉不通，真邪相攻，乱而相引⑤，故中寿而尽也。

注释

①母：人胚胎的生成需父母两精相和，这里的母是指母亲的阴血。

②神：这里的神是指一切生物其生命力的综合表现。

③三部三里：指面部的额头、鼻梁、下颔三处隆起的地方。

④其气在下：气，指人体生长的气，藏于肾，自下而升。人至十岁，此气刚开始兴盛，是生长发育的开始，所以说其气在下。

⑤真邪相攻，乱而相引：意思是正邪相互斗争，使气血紊乱，不能祛邪外出，反而引邪内入。

体，是能活到百岁而终老天年的象征。

黄帝说：人的血气盛衰，以及从生到死这一过程的情况，可以讲给我听吗？

岐伯说：人生长到十岁的时候，五脏开始发育到一定的健全程度，血气的运行畅通，其气在下，所以喜动而好走。人到二十岁，血气开始充盛，肌肉也正在发达，所以行动更为敏捷，走路也快。人到三十岁，五脏已经发育强健，全身的肌肉坚固，血气充盛，所以步履稳重，爱好从容不迫地行走。人到四十岁，五脏六腑十二经脉，都很健全已到了不能再继续生长的程度，从此腠理开始疏松，颜面的荣华逐渐衰落，鬓发开始花白，精气由平定盛满已到了不能再向上发展的阶段，精力已不十分充沛，所以好坐。人到五十岁，肝气开始衰退，肝叶薄弱，胆汁也减少，所以两眼开始昏花。人到六十岁，心气开始衰弱，会经常忧愁悲伤，血气已衰，运行不利，形体惰懒，所以好卧。人到七十岁，脾气虚弱，皮肤干枯。人到八十岁时肺气衰弱，不能藏魄，言语也时常发生错误。人到九十岁，肾气也要枯竭了，其他四脏经脉的血气也都空虚了。到了百岁，五脏的经脉都已空虚，五脏所藏的神气都消失了，只有形骸存在而死亡。

黄帝说：有人不能活到应该活到的岁数而死亡的，这是为什么呢？

岐伯说：不能长寿的人，是他的五脏不坚固，鼻孔和人中沟不深邃，鼻孔向外开张着，呼吸急促疾速，或者面部之骨骼瘦小，脉管薄弱，脉中血少而不充盈，肌肉不坚实，肌腠松弛，再屡被风寒侵袭，血气更虚，血脉不通利，外邪就易于侵入，与真气相攻，真气败乱，促使他中年而死。

逆顺第五十五

原典

黄帝问于伯高曰：余闻气有逆顺，脉有盛衰，刺有大约①，可得闻乎？

伯高曰：气之逆顺者，所以应天地阴阳、四时、五行也，脉之盛衰者，所以候血气之虚实有余不足也。刺之大约者，必明知病之可刺，与其未可刺，与其已不可刺也。

黄帝曰：候之奈何？

伯高曰：《兵法》曰：无迎逢逢②之气，无击堂堂③之阵。《刺法》曰：无刺熇熇④之热；无刺漉漉之汗；无刺浑浑⑤之脉；无刺病与脉相逆者。

黄帝曰：候其可刺，奈何？

伯高曰：上工，刺其未生者也；其次，刺其未盛者也；其次，刺其已衰者也。下工，刺其方袭者也，与其形之盛者也，与其病之与脉相逆者也。故曰："方其盛也，勿敢毁伤，刺其已衰，事必大昌。"故曰："上工治未病，不治已病。"此之谓也。

注释

①大约：即大法，方法。

②逢逢：气势宏大、蓬勃。"逢"通"蓬"。

③堂堂：形容盛大、有志气或有气魄。

④熇熇：火热炽盛。

⑤浑浑：指脉象混乱、纷乱。

译文

黄帝问伯高说：我听说气的运行有逆有顺，血脉有盛有衰，针刺有大法，能听听吗？

伯高说：气的命行的逆与顺，是和自然界的阴阳、四时、五行相适应的；脉象的盛衰是用以诊察气血的虚实有余不足的。针刺的大法是必须明确掌握疾病可以刺、是否可以刺或已经到了不可针刺的程度这三种情况。

黄帝问：怎样诊察可刺与不

可刺呢？

伯高说：《兵法》上曾说：作战时当敌方来势凶猛，气焰正盛时，不可迎击其锐势，面对敌军盛大整齐的阵容，不可贸然出击。《刺法》上说：热势炽盛的，不可刺；大汗淋漓的，不可刺；脉象模糊浊乱时，不可刺；脉象和病情不符的，不可刺。

黄帝说：怎样诊察可刺的时机呢？

伯高说：高明的医生在疾病未发作之前针刺；其次，在病发，但邪气未盛时针刺；再次，在邪气已衰，正气欲复时针刺。技术低劣的医生，却在邪气正旺时针刺，或刺外形貌似强盛而实则内虚的人，或刺病情与脉象不符的人。所以《医经》上说："在邪气盛的时候不能针刺，在邪气衰退时针刺，就会取得很好的疗效。"所以《四气调神大论》中说："高明的医生是在未病之前预先防治，并不是已经发病才去治疗的。"就是这个道理。

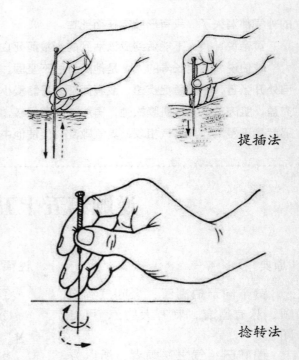

提插法

捻转法

行针手法

五味第五十六

原典

黄帝曰：愿闻谷气有五味，其入五脏，分别奈何？

伯高曰：胃者，五脏六腑之海也。水谷皆入于胃，五脏六腑皆禀气于胃。五味各走其所喜。谷味酸，先走肝；谷味苦，先走心；谷味甘，先走脾；谷味辛，先走肺；谷味咸，先走肾。谷气津液已行，营卫大通，乃化糟粕，以次传下。

黄帝曰：营卫之行奈何？

伯高曰：谷始入于胃，其精微者，先出于胃之两焦，以溉五脏。别出两行，营卫之道。其大气之抟而不行者，积于胸中，命曰气海[1]。出于肺，循喉咽，故呼则出，吸则入。天地之精气，其大数常出三入一。故谷不入，半日则气衰，一日则气少矣。

黄帝曰：谷之五味，可得闻乎？

伯高曰：请尽言之。

注释

[1]气海：人体部位名，有上下之分。膻中为上气海，是宗气所聚之处。

译文

黄帝问：希望听一下，谷气五味进入五脏后，是怎样转输的呢？

伯高说：胃像是五脏六腑营养汇聚的大海。水谷都要进入胃中，因此，五脏六腑都从胃接受水谷的精微之气。饮食谷物的五味，分别进入它所喜爱之脏。味酸的，先进入肝；味苦的，先进入心；味甘的，先进入脾；味辛的，先进入肺；味咸的，先进入肾。谷气化生的津液，已在体内运行，因而营卫通畅，其中废物就化为糟粕，随着二便由上而下地排出体外。

黄帝问：营卫的运行是怎样呢？

伯高说：水谷入胃后，所化生的精微分，从胃出后至中上二焦，经肺灌溉五脏。它在输布于全身时，分别为两条途径，清纯分化为营气，浊厚分化为卫气，分别从脉内外的两条道路运行于周身。同时所产生的大气，则聚于中，称为气海。这种气自肺沿咽喉而出，呼则出，吸则入，保证人体正常呼吸运动。天地的精气，它在体内代谢的大概情况，是宗气、营卫和糟粕三方面输出，但另一方面又要从天地间吸入空气与食入饮食，以补给全身营养的需要。所以半日不吃饭，就会感到气衰，一天不进饮食，就会感到气少了。

黄帝说：谷物的五味，可以听听吗？

伯高说：我愿意详尽地说一下。

原典

五谷：秔米[1]甘，麻酸，大豆咸，麦苦，黄黍[2]辛。

五果：枣甘，李酸，栗咸，杏苦，桃辛。

五畜：牛甘，犬酸，猪咸，羊苦，鸡辛。

五菜：葵③甘，韭酸，藿④咸，薤苦，葱辛。

五色：黄色宜甘，青色宜酸，黑色宜咸，赤色宜苦，白色宜辛。凡此五者，各有所宜。

五宜：所言五宜者，脾病者，宜食粳米饭，牛肉枣葵；心病者，宜食麦，羊肉杏薤；肾病者，宜食大豆黄卷，猪肉栗藿；肝病者，宜食麻，犬肉李韭；肺病者，宜食黄黍，鸡肉桃葱。

五禁：肝病禁辛，心病禁咸，脾病禁酸，肾病禁甘，肺病禁苦。

肝色青，宜食甘，粳米饭、牛肉、枣、葵，皆甘。

心色赤，宜食酸，犬肉、麻、李、韭，皆酸。

脾色黄，宜食咸，大豆、豕肉、栗、藿，皆咸。

肺色白，宜食苦，麦、羊肉、杏、薤，皆苦。

肾色黑，宜食辛，黄黍、鸡肉、桃、葱，皆辛。

注释

①杭米：即粳米，是稻米中谷粒较短圆、黏性较强、胀性小的品种。

②黄黍：黍的一种。

③葵：即冬葵，其幼苗或嫩茎叶可供食用，营养丰富。

④藿：豆类植物的叶子。

译文

在五谷里：杭米味甘，芝麻味酸，大豆味咸，小麦味苦，黄黍味辛。

在五果里：枣味甘，李味酸，栗味咸，杏味苦，桃味辛。

在五畜里：牛肉味甘，犬肉味酸，猪肉味咸，羊肉味苦，鸡肉味辛。

在五菜里：葵菜味甘，韭菜味酸，豆叶味咸，薤白味苦，葱味辛。

五种病色所宜之味：黄色适宜甜味，青色适宜酸味，黑色适宜咸味，红色适宜苦味，白色适宜辣味。大凡这五种病色各有适宜之味。

五脏病所宜之食：所说的五宜是指脾病宜食粳米饭、大枣和冬葵；心病宜食麦食、羊肉、杏子和薤白；肾病宜食大豆黄卷、猪肉、栗子和藿叶；肝病宜食芝麻、狗肉、李子、韭菜；肺病宜食黄黍、鸡肉、桃子、葱。

五脏病禁忌：肝病禁忌辣味，心病禁忌咸味，脾病禁忌酸味，肾病禁忌甜味，肺病禁忌苦味。

肝主青色，宜食甜味，粳米饭、牛肉、大枣、冬葵，都是甜味。

心主红色，宜食酸味，狗肉、芝麻、李子、韭菜，都是酸味。

脾主黄色，宜食咸味，大豆、猪肉、栗子、藿叶，都是咸味。

肺主白色，宜食苦味，麦子、羊肉、杏子、薤白，都是苦味。

肾主黑色，宜食辣味，黄黍、鸡肉、桃子、大葱，都是辣味。

卷 九

水胀第五十七

原典

黄帝问于岐伯曰：水与肤胀、鼓胀、肠覃、石瘕、石水，何以别之？

岐伯曰：水始起也，目窠[①]上微肿，如新卧起之状，其颈脉动[②]，时咳，阴股间寒，足胫瘇，腹乃大，其水已成矣。以手按其腹，随手而起，如裹水之状，此其候也。

黄帝曰：肤胀何以候之？

岐伯曰：肤胀者，寒气客于皮肤之间，𩙥𩙥然不坚，腹大，身尽肿，皮厚，按其腹，窅而不起，腹色不变，此其候也。

黄帝曰：鼓胀何如？

岐伯曰：腹胀身皆大，大与肤胀等也，色苍黄，腹筋起[③]，此其候也。

黄帝曰：肠覃[④]何如？

岐伯曰：寒气客于肠外，与卫气相搏，气不得荣，因有所

译文

黄帝问岐伯道：对水胀与肤胀、鼓胀、肠覃、石瘕、石水，应当怎样进行区别呢？

岐伯回答说：病人的下眼睑微肿，就像刚刚睡醒的样子，颈部动脉搏动明显，时时咳嗽，两大腿内侧感到寒冷，足胫部肿胀，腹部胀大，若出现上述症状，说明水胀病已经形成了。若以手按压病人的腹部，放手后即随手而起，不留凹陷，就像按压充水的皮袋子一样，就是水胀病的症状。

黄帝说：肤胀病应如何诊断呢？

岐伯说：所谓肤胀病，是由寒邪之气侵入皮肤之间形成的。病人腹部胀大，叩击时发出鼓音，按压时感觉空而不坚硬，病人全身浮肿，皮肤较厚，按压病人腹部，放手后不能随手而起，留有凹陷，腹部的皮色无异常变化，这就是肤胀的症状。

黄帝问：鼓胀病的表现是怎样的呢？

古法今观——中国古代科技名著新编

系，瘕而内著，恶气乃起，瘜肉乃生。其始生也，大如鸡卵，稍以益大，至其成，如怀子之状，久者离岁，按之则坚，推之则移，月事以时下，此其候也。

石瘕⑤何如？

岐伯曰：石瘕生于胞中，寒气客于子门，子门闭塞，气不得通，恶血当泻不泻，衃以留止，日以益大，状如怀子，月事不以时下，皆生于女子，可导而下。

黄帝曰：肤胀鼓胀，可刺邪？

岐伯曰：先泻其胀之血络，后调其经，刺去其血络也。

注释

①目窠：指眼睑。

②颈脉动：颈脉，指喉结旁的人迎脉。颈脉动，是因水温内停，内犯血脉，脉中水气涌动，所以可见颈脉异常明显的搏动。

③腹筋起：筋，作"脉"。指腹壁有脉络显现。

④肠覃：生长于肠外，形状类似菌类的肿瘤。

⑤石瘕：因寒邪侵袭，使淤血停留于子宫的一种疾病。

岐伯说：鼓胀病人的腹部与全身都肿胀，这与肤胀病一样，但患鼓胀病的人皮肤青黄，腹部青筋高起暴露，这就是鼓胀病的症状特点。

肠覃病的表现是怎样的呢？

岐伯说：寒邪侵犯人体后，邪气滞留在肠外，与卫气相搏，卫气被阻而不能正常运行，因此邪气留滞，积久不去附着于肠外，并日渐滋长，使息肉得以形成，刚开始时，就像鸡蛋一样大小，此后逐渐长大，疾病一旦形成，病人就像怀孕一样，病程长的历经数年，用手按压则很坚硬，推动时可移动，但月经仍然按时到潮，这就是肠覃的症状。

黄帝说：石瘕病的表现是怎样的呢？

岐伯说：石瘕病生在胞宫内，寒邪之气侵犯，留滞在子宫颈口，使宫颈闭塞，气血

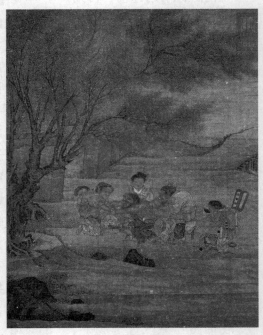

李唐·艾灸图（局部）

凝滞不通。经血不能正常排泄，便凝结成块而留滞于宫内，并日益增大，使腹部胀大，像怀孕一样，月经不能按时来潮。石瘕病都发生在妇女，治疗时应活血化淤，通导攻下，引淤血下行。

黄帝说：可用针刺治疗肤胀与鼓胀吗？

岐伯说：治疗时先用针刺泄有淤血的脉络，然后根据病情虚实的不同来调理经脉，刺去淤滞的血络。

贼风第五十八

原典

黄帝曰：夫子言贼风邪气之伤人也，令人病焉。今有其不离屏蔽①，不出空穴之中，卒然病者，非不离贼风邪气，其故何也？

岐伯曰：此皆尝有所伤于湿气，藏于血脉之中，分肉之间，久留而不去；若有所堕坠，恶血在内而不去。卒然喜怒不节，饮食不适，寒温不时，腠理闭而不通。其开而遇风寒，则血气凝结，与故邪相袭②，则为寒痹。其有热则汗出，汗出则受风。虽不遇贼风邪气，必有因加而发焉。

黄帝曰：今夫子之所言者，皆病人之所自知也。其毋所遇邪气，又毋怵惕之所志，卒然而病者，其故何也？唯有因鬼神之事乎？

岐伯曰：此亦有故邪留而未发，因而志有所恶，及有所慕，血气内乱，两气相搏。其所从来者微，视之不见，听而不闻，故似鬼神。

黄帝曰：其祝③而已者，其故何也？

岐伯曰：先巫者，因知百病之胜，先知其病之所从生者，可祝而已也。

注释

①屏蔽：指遮挡的屏风。

②与故邪相袭：指以前的湿邪和新感的风寒相合。

③祝：指祝由术。即借画符等形式改变影响病人的心理和气场，对某些疾病有良好的效果。

译文

黄帝问：您说过四时不正之气伤害人体，使人生病。可是有人不离开屏风，亦不出屋中，忽然生病，并不是没有避开贼风邪气，这是什么缘故呢？

岐伯说：这都是曾经为湿邪所伤，湿邪蕴藏在血脉和分肉之内，长久留止而不能排除；或者有因堕落，淤血在内未散。忽然喜怒过度，饮食不适宜，寒温不调，致使腠理闭塞，壅滞不通。或在腠理开张之时，遭遇风寒，就会使血气凝聚，以前的湿邪和新感的风寒相合，就成为寒痹。或有因热出汗，出汗时受了风。以上这些，虽然没有遇到贼风邪气，也会因为原有宿邪加上新感之邪而发病。

黄帝问：像夫子您所说的这些，都是病人自己所知道的。那些没有遭到四时不正之气，也没有恐惧等情志刺激，忽然就发病了，是什么缘故？是真有鬼神作祟吗？

岐伯说：这也是先有宿邪留在体内，还没发作，由于思想上有厌烦的事，或向往的事，不能遂心，以致血气不和，新病与宿邪相搏，所以突然发病。它的病因极为微妙，既看不见，也听不见，所以像有鬼神作祟一样。

黄帝问：那些用祝由术而治好的病，道理何在？

岐伯说：前代的巫师，因为懂得各种疾病之间相互制约的关系，首先掌握疾病发生的由来，所以能用祝由术把病治好。

卫气失常第五十九

原典

黄帝曰：卫气之留于腹中，稽积不行，菀蕴不得常所①，使人支胁胃中满，喘呼逆息者，何以去之？

伯高曰：其气积于胸中者，上取之，积于腹中者，下取之，上下皆满者，傍取之。

黄帝曰：取之奈何？

伯高对曰：积于上②，泻人迎、天突、喉中；积于下者，泻三里与气街；上下皆满者，上下取之，与季胁之下一寸；重者，鸡足取③之。诊视其脉大而弦急，及绝不至者，及腹皮急甚者，不可刺也。

译文

黄帝说：卫气留滞于胸腹之中，运行受到阻碍，违背正常的循行规律，积聚不畅，郁结而不能运行到正确的部位，使人产生胸胁、胃脘胀满，喘息气逆等症状，用什么方法来治疗这些疾病呢？

伯高说：气郁不行，积聚在胸中的，就取上部的腧穴治疗；积聚在腹中的，就取下部的腧穴治疗；积聚在胸腹部，使胸胁脘腹都胀满的，则取上下部及附近的穴位治疗。

黄帝说：取哪些穴位呢？

伯高回答说：卫气郁积在胸中，当泻足阳明胃经的人迎穴、任脉的天突穴和廉泉穴；卫气郁积在腹中，当泻足阳明胃经黄帝曰：善。

黄帝问于伯高曰：何以知皮肉、气血、筋、骨之病也？

伯高曰：色起两眉薄泽者，病在皮；唇色青黄赤白黑者，病在肌肉；营气濡然④者，病在血气；目色青黄赤白黑者，病在筋；耳焦枯受尘垢者，病在骨。

黄帝曰：病形何如，取之奈何？

伯高曰：夫百病变化，不可胜数，然皮有部⑤，肉有柱⑥，血气有输，骨有属⑦。

黄帝曰：愿闻其故。

伯高曰：皮之部，输于四末；肉之柱，在臂胫诸阳分肉之间，与足少阴分间；血气之输，输于诸络，气血留居，则盛而起；筋部无阴无阳，无左无右，候病所在；骨之属者，骨空之所以受液而益脑髓者也。

注释

①苑蕴：郁结不通的意思。常：正常、平常的意思。

②上：相对于腹而言，胸为上。

③鸡足取：一种针刺手法。

④濡然：濡，湿润的意思；濡然，形容皮肤多汗而非常湿润。

⑤皮有部：指皮有一定的部署。

⑥肉有柱：上下肢肌肉坚厚隆起，有支柱作用，所以称为肉有柱。

⑦骨有属：属，指关节部位。因为两骨相接的部位都是关节，所以称为骨有属。

的三里穴和气街穴；卫气积在胸胁脘腹，上下都觉得胀满，当上取人迎、天突、廉泉等穴，下取三里、气街穴，以及季肋下一寸的章门穴以泻；病情严重的，采取鸡足刺法。如果病人的脉大而弦急，或脉绝不至以及腹皮绷急紧张，就不能用针刺治疗。

黄帝说：讲得好！

黄帝问伯高说：应该如何诊察皮、肉、气、血、筋、骨的病变呢？

伯高说：病色表现在两眉之间，并且缺少光泽的，则病变发生在皮；口唇呈青、黄、赤、白、黑颜色的，病变发生在肌肉；皮肤多汗而湿润，则病在血气；目色呈现青、黄、赤、白、黑色的，则病发生在筋；耳轮焦枯，阴暗不泽，而且有尘垢的，则病变在骨。

黄帝说：病情的表现及变化是怎样的呢，应当如何治疗？

伯高说：很多疾病的变化，是多种多样的。但皮有部，肉有柱，血气有输，骨有属。

黄帝说：我想知道其中的道理。

伯高说：皮之部，在肢末端的浅表部位；肉之柱，在上肢的臂、下肢的胫，手足六阳经肌肉隆起之处，以及足少阴经循行路线上的肌肉丰厚之处；血气之输，在诸经的络穴，当血气留滞时，则络脉壅盛而高起；筋的病变无阴无阳，无左无右，治疗时应随病变的部位而取之；骨病的所属部位，在关节处，骨穴是输注精液的，且能补益脑髓。

- -

原典

黄帝曰：取之奈何？

伯高曰：夫病变化，浮沉深浅，不可胜穷，各在其处，病间①者浅之，甚者深之，间者小②之，甚者众之，随变而调气，故曰上工。

黄帝问于伯高曰：人之肥③瘦大小寒温，有老壮少小，别之奈何？

伯高对曰：人年五十已上为老，三十已上为壮，十八已下为少，六岁已上为小。

黄帝曰：何以度知其肥瘦？

伯高曰：人有肥、有膏④、有肉。

黄帝曰：别此奈何？

伯高曰：䐃肉⑤坚，皮满者，肥。䐃肉不坚，皮缓者，膏。皮肉不相离者，肉。

黄帝曰：身之寒温⑥何如？

伯高曰：膏者，其肉淖而粗理者身寒，细理者身热。脂者，其肉坚，细理者热，粗理者寒。

译文

黄帝说：应当如何进行治疗呢？

伯高说：由于疾病产生的原因是千变万化的，针刺治疗或深或浅，或浮或沉，不可胜数。主要的原则应根据发病的部位和病情进行针刺，病轻的浅刺，病重的深刺，病轻的用针要少，病重的用针要多。能随着病情的变化而调治经气，且治疗得当，才是高明的医生。

黄帝问伯高道：人体的肥瘦，身形的大小，体表的寒温，以及年龄的老、壮、少、小，是怎样区别的呢？

伯高回答说：年龄在五十岁以上的称为老，三十岁以上的称为壮，十八岁以下的称为少，六岁以上的称为小。

黄帝说：以什么标准来评定人体的肥与瘦呢？

伯高说：人体有脂、膏、肉三种不同的类型。

黄帝说：应当如何区别人的脂、膏、肉三种类型呢？

伯高说：肉丰厚坚实皮肤丰满的为脂；肉不丰厚坚实、皮肤松弛的为膏；皮肉紧紧相连在一起的为肉。

黄帝说：人的身体有寒温的不同，如何加以区别呢？

伯高说：膏类型的人肌肉濡润，如果皮肤腠理粗糙，卫气就易外泄，故身体多寒；若皮肤腠理细腻，卫气就易收藏，故身体多黄帝曰：其肥瘦大小奈何？

伯高曰：膏者，多气而皮纵缓，故能纵腹垂腴。肉者，身体容大。脂者，其身收小。

黄帝曰：三者之气血多少何如？

伯高曰：膏者多气，多气者热，热者耐寒。肉者多血则充形，充形则平。脂者，其血清，气滑少，故不能大。此别于众人者也。

黄帝曰：众人奈何？

伯高曰：众人皮肉脂膏不相加⑦也，血与气不能相多，故其形不小不大，各自称其身，命曰众人。

黄帝曰：善。治之奈何？

伯高曰：必先别其三形，血之多少，气之清浊，而后调之，治无失常经。是故膏人，纵腹垂腴；肉人者，上下容大；脂人者，虽脂不能大者。

注释

① 间：清浅的意思。

② 小：这里是取穴少的意思。

③ 肥：指肌肉肥厚、健壮的人。

④ 膏：指肌肉松懈的一类人。

⑤ 肉：指脂肪肥厚的胖人。

⑥ 寒温：指两种不同的体质。

⑦ 不相加：匀称的意思。

热。脂类型的人肌肉坚实，皮肤腠理紧密的，身体多热；皮肤腠理粗疏的，身体多寒。

黄帝说：身体的肥瘦大小是如何区别的呢？

伯高说：身体为膏类型的人，大多阳气充盛，皮肤宽纵弛缓，腹部肌肉松软下垂；肉类型的人，身体则宽大；脂类型的人，肌肉则坚实而身形较小。

黄帝说：这三种类型的人的气血情况又各是怎样的呢？

伯高说：膏类型的人，阳气充盛，身体多热，就能耐寒；肉类型的人，阴血偏盛，能充养肌肉形体，气质平和；脂类型的人，其血清稀，气滑利而且少，所以身形不大。这就是脂、膏、肉三种人气血多少的大概情况，与普通的人有所区别。

黄帝说：一般人的情况是如何的呢？

伯高说：一般人的皮、肉、脂、膏都比较均匀，血与气也能保持平衡，没有偏多的情况，所以他们的身形不大不小，身体各部位都非常匀称，这就是一般人的情况。

黄帝说：讲得好。对于这三种人所出现的疾病，应当如何进行治疗呢？

伯高说：必须先分清这三种不同类型的人的气血多少以及气的清浊，然后再进行调治，根据具体情况用常法治疗。所以说，膏类型的人形体宽肥腹肉下垂；肉类型的人身体上下都很宽大；脂类型的人的脂虽然很多，但体型不大。

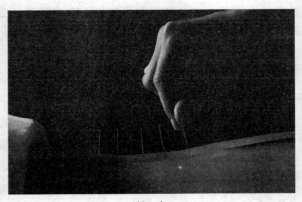

针 灸

玉版第六十

原典

黄帝曰：余以小针为细物也，夫子乃言上合之于天，下合之于地，中合之于人，余以为过针之意矣，愿闻其故。

岐伯曰：何物大于针乎？夫大于针者，唯五兵①者焉，五兵者，死之备也，非生之具也。且夫人者，天地之镇②也，其可不参乎？夫治民者，亦唯针焉。夫针之与五兵，其孰小乎？

黄帝曰：病之生时，有喜怒不测，饮食不节，阴气不足，阳气有余，营气不行，乃发为痈疽。阴阳不通，两热相搏，乃化为脓，小针能取之乎？

译文

黄帝说：我认为小针是一种极其细小的东西，你却说它上合于天，下合于地，中合于人，你是否夸大了针的作用？请你讲一讲其中的道理。

岐伯说：有什么东西能比针大呢？比针大的，有刀、剑、矛、矢、戟这五种兵器。但这五种兵器，是为杀人所准备的，并不是说用来治病救人的。人是天地万物中最宝贵最重要的，与天地相参！治疗民众的疾病，针是最重要的工具之一。针和五种兵器的作用谁大谁小，不是显而易见了吗？

黄帝说：疾病初发时，是由于喜怒无常、饮食不节引起的，导致阴气不足，阳气有余，营气运行不畅，营气淤滞不行与阳热互结而发为痈疽。再进一步发展，则由于阴阳不调，营气淤滞所生的

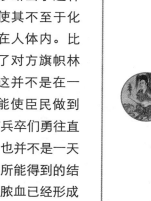

岐伯曰：圣人不能使化者为之，邪不可留也。故两军相当③，旗帜相望，白刃陈于中野者，此非一日之谋也。能使其民，令行禁止，卒无白刃之难者，非一日之教也，须臾之得也。夫至使身被痈疽之病，脓血之聚者，不亦离道远乎？夫痈疽之生，脓血之成也，不从天下，不从地出，积微之所生也，故圣人自治于未有形也，愚者遭其已成也。

注释

①五兵：指五种兵器。

②天地之镇：镇，是最重要的意思。这句话的意思是天地间最重要的。

③两军相当：当，是敌对的意思。

邪热与体内有余的阳热相互搏结，令肌肉腐败，化为脓液，这样的病能用小针来治疗吗？

岐伯说：高明的医生诊断出了这种病，就会及早进行治疗并使其不至于化脓，不让邪气长久地滞留在人体内。比如两军交战，双方都看到了对方旗帜林立，刀光剑影遍布原野，这并不是在一天之内就能策划而成的。能使臣民做到有令必行，有禁必止；能使兵卒们勇往直前，冲锋陷阵，不怕牺牲，也并不是一天就能教导出来和一会儿工夫所能得到的结果。等到身体已患有痈疽，脓血已经形成时才想到用针治疗，这不是远离养生防病之道了吗？冰冻三尺，非一日之寒。痈疽的发生，脓血的形成，不是从天上掉下来的，也不是从地里冒出来的，是由微小的病邪逐渐发展而形成的。所以高明的人，在痈疽没有形成之前，就进行预防；愚笨的人不知道养生防病，就只有遭受疾病带来的痛苦了。

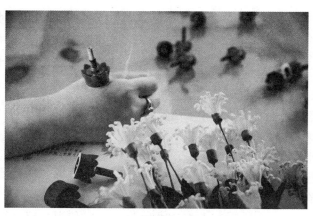

热 熨

原典

黄帝曰：其已形，不予遭，脓已成，不予见，为之奈何？

岐伯曰：脓已成，十死一生，故圣人弗使已成，而明为良方，著之竹帛，使能者踵^①而传之后世，无有终时者，为其不予遭也。

黄帝曰：其已有脓血，不以小针治乎？

岐伯曰：以小治小者，其功小，以大治大者，其功大；以小治大者，多害，故其已成脓血者，其唯砭石铍锋之所取也。

黄帝曰：多害者其不可全乎？

岐伯曰：其在逆顺焉。

黄帝曰：愿闻逆顺。

岐伯曰：以为伤者，其白眼青，黑眼小，是一逆也；内药而呕者，是二逆也；腹痛渴甚，是三逆也；肩项中不便^②，是四逆也；音嘶色脱^③，是五逆也。除此五者，为顺矣。

黄帝曰：诸病皆有逆顺，可得闻乎？

岐伯曰：腹胀，身热、脉大，是一逆也；腹鸣而满，四肢清泄，其脉大，是二逆也；衄^④而不止，脉大，是三逆也；咳且溲血，脱形，其脉小劲，是四逆也；咳，脱形，身热，脉小以疾，是谓五逆也。如是者，不过十五日而死矣。

其腹大胀，四末清，脱形，泄甚，是一逆也；腹胀便血，其脉大，时绝，是二逆也；咳，溲血，形肉脱，脉搏，是三逆也；呕血，胸满引背，脉小而疾，是四逆也；咳呕，腹胀，且飧泄，其脉绝，是五逆也。如是者，不及一时而死矣。工不察此者而刺之，是谓逆治。

注释

① 踵：继承的意思。

② 肩项中不便：手三阳经过肩，手足三阳及督脉经过项，现在肩项活动不便，说明阳经受损。

③ 音嘶色脱：有两种说法，一种认为心主言，心合脉，其容为色，音嘶色脱是心伤的表现。另一种说法认为音嘶是肺衰的表现，色脱为五脏衰的表现。

④ 衄：衄血、出血的意思。

译文

黄帝说：痈疽已经形成，而事先又没有预见到，脓已经形成，事先也没有观察出来，应该怎么办呢？

岐伯说：痈疽已形成脓的，九死一生。所以高明的医生能早期诊断，及时治疗，不使痈疽形成化脓，并且将有效的治疗方法记载在竹帛上，使后人能够学习继承弘扬光大，并将其世代相传下去，不至于失传，为的是使人们不再遭受痈疽的痛苦。

黄帝说：痈疽已经化脓之后，可以用小针导流放脓吗？

岐伯说：用小针治疗痈疽效果显著，用大针治疗恐产生不良后果，所以痈疽脓血已经形成的，只有用砭石或铍针，挑破痈疽，排出脓液，才能取得好的疗效。

黄帝说：如果痈疽化脓恶化，还能治好吗？

岐伯说：这主要是由痈疽的顺逆来决定。

黄帝说：我想听听顺逆的情况。

岐伯说：患痈疽病的人，眼白青黑，瞳仁变小，是逆证之一；服药即呕吐的，是逆证之二；腹痛而且口渴严重的，是逆证之三；肩项转动不灵便的，是逆症之四；声音嘶哑，面无血色的，是逆证之五。除了这五种情况，其他的便是顺证了。

黄帝说：所有疾病都有逆顺的情况，你能说给我听听吗？

岐伯说：腹胀满，身热、脉小，是逆症之一；腹胀满而肠鸣，四肢逆冷，泄泻，脉大，是逆症之二；衄血不止，脉大，是逆证之三；咳喘而尿血，形体消瘦，脉小而强劲，是逆证之四；咳嗽、形体消瘦，身发热，脉小而疾数，是逆证之五。如果出现以上五种逆证情况，那么不超过十五天人就会死亡。

病人腹部胀大，四肢逆冷，形体瘦削，泄泻严重，是一逆；腹部胀大，大便下血，脉大而时有间歇，是二逆；咳嗽而尿血，形肉瘦脱，脉坚搏指有力，真脏脉见，是三逆；呕血，胸部胀满，牵引后背，脉小而且疾数，真元大亏，是四逆；咳嗽，呕吐，腹部胀满，而泄泻不止，完谷不化，脉不至，这是五逆。凡出现以上五种逆证的，不到一昼夜人就会死亡。如果医生不仔细审察，认真钻研这些危急症状，而轻易地用针刺治疗，就叫作逆治。

原典

黄帝曰：夫子之言针甚骏①，以配天地，上数天文，下度地纪②，内别五脏，外次六腑，经脉二十八会③，尽有周纪④。能杀生人，不能起死者，子能反之乎？

岐伯曰：能杀生人，不能起死者也。

黄帝曰：余闻之，则为不仁，然愿闻其道，弗行于人。

岐伯曰：是明道也，其必然也，其如刀剑之可以杀人，如饮酒

译文

黄帝说：先生曾经说针的作用很大，能与天地相参，上合天文，下应地理，与自然界变化的规律也相适应。在人体方面，内则分别与五脏相关联，外则依次与六腑相贯通，并能疏通十二经脉，宣导气血，使经脉循行畅通。但有的人用针能刺死活人，却不能使死人回生，你能告诉我针术可使人起死回生而又不伤害人的道理吗？

使人醉也，虽勿诊，犹可知矣。

黄帝曰：愿卒闻之。

岐伯曰：人之所受气者，谷也。谷之所注者，胃也，胃者，水谷气血之海也。海之所行云气者，天下也。胃之所出气血者，经隧也。经隧者，五脏六腑之大络也，迎而夺之而已矣。

黄帝曰：上下有数乎？

岐伯曰：迎之五里[5]，中道而止，五至而已，五往而脏之气尽矣，故五五二十五，而竭其输矣，此所谓夺其天气者也，非能绝其命而倾其寿者也。

黄帝曰：愿卒闻之。

岐伯曰：阙门而刺[6]之者，死于家中；入门而刺[7]之者，死于堂上。

黄帝曰：善乎方，明哉道，请著之玉版，以为重宝，传之后世，以为刺禁，令民勿敢犯也。

注释

①骏：这里是大的意思。

②地纪：地理的意思。

③经脉二十八会：指手足十二经脉，左右共二十四脉，加阴跷、阳跷、任督二脉共二十八条。

④周纪：指经脉运行都有一定的循行走向交会的地方。

⑤里：手阳明大肠经穴位，在肘上三寸，是古今医家公认禁刺的部位。

⑥阙门而刺：门，是气血出入的门户；阙，浅的意思。

⑦入门而刺：指深刺的意思。

岐伯说：不会用针的人，能用针刺死活人，却不能使死人复活。

黄帝说：我认为这太不仁德了，但是想听听其中的道理，不要再妄施于人。

岐伯说：这是很清楚的道理，也是很明显的结果，就像刀剑可以杀人，饮酒可以醉人一样，这个道理不用细究，就可以明白。

黄帝说：我愿听你详细地讲一讲。

岐伯说：人所禀受的精气，来源于水谷，水谷注入胃，所以把胃称为水谷气血之海。由于天气的作用，使海水上升为云，下降为雨，胃所化生的气血，要随着十二经的经脉流动，如果在这些经络的要害部位，迎其经气针刺而泄，则会劫夺真气，误治杀人。

黄帝说：上下手足各条经脉，有一定的禁刺范围吗？

岐伯说：若误用迎而夺之的泄法，针刺手阳明大肠经的五里穴，就会使脏气运行到中途而止。每脏的真气，大约是五至而已，所以如果是连续迎夺五次，则一脏的真气即泄尽；连续迎夺二十五次，则五脏输注的真气都会泄尽而竭绝。这里所谓劫夺人的真气，绝其性命，使其短寿，并不是针本身的罪过，而是由于不知道禁刺的人误刺的结果。

黄帝说：我愿听你更详细地讲讲其中的道理。

岐伯说：如果在气血出入门户的要害部位妄行针刺，刺得浅则使病人回到家中才死亡；刺得深则会使病人当即死在医者的堂上。

黄帝说：你讲得很完善，道理也很清楚，请把这些刻录在玉版上，作为珍宝收藏，以留传后世，作为针刺治疗的禁戒，使人们提高警惕，不再违犯。

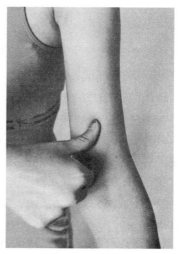

手五里穴

针刺前应做的消毒准备

针刺前必须做好的消毒工作包括针具消毒、腧穴部位消毒和医者手指消毒。具体消毒方法如下。

（1）针具消毒。有条件的，可用汽锅消毒，或用75％酒精消毒。后者将针具置于75％酒精内，浸泡30分钟，取出拭干即可。置针的用具和镊子等，可用2％来苏溶液与1:1000的汞溶液浸泡1～2小时后应用。对某些传染病患者用过的针具，必须另行放置，严格消毒后再用。

（2）腧穴消毒。在需要针刺的腧穴部位消毒时，可用75％酒精棉球拭擦即可。在拭擦时应由腧穴部位的中心向四周绕圈擦拭。或先用25％碘酒棉球擦拭，然后再用75％酒精棉球涂擦消毒。当腧穴消毒后，切忌接触污物，以免重新污染。

（3）医者手指的消毒。在施术前，医者应先用肥皂水将手洗刷干净，待晾干后再用75％酒精棉球擦拭即可。施术时医者应尽量避免手指直接接触针体，如必须接触针体时，可用消毒干棉球作间隔物，以保持针身无菌。

五禁第六十一

原典

黄帝问于岐伯曰：余闻刺有五禁。

岐伯曰：禁其不可刺①也。

黄帝曰：余闻刺有五夺②。

岐伯曰：无泻其不可夺者也。

黄帝曰：余闻刺有五过。

岐伯曰：补泻无过其度。

黄帝曰：余闻刺有五逆。

岐伯曰：病与脉相逆，命曰五逆。

黄帝曰：余闻刺有九宜。

岐伯曰：明知九针之论，是谓九宜。

黄帝曰：何谓五禁？愿闻其不可刺之时。

岐伯曰：甲乙日自乘，无刺头，无发蒙于耳内③。丙丁日自乘，无振埃④于肩喉廉泉。戊己日自乘四季，无刺腹去爪⑤泻水。庚辛日自乘，无刺关节于股膝。壬癸日自乘，无刺足胫。是谓五禁。

黄帝曰：何谓五夺？

岐伯曰：形肉已夺，是一夺也；大夺血之后，是二夺也；大汗出之后，是三夺也；大泄之后，是四夺也；新产及大血之后，是五夺也。此皆不可泻。

黄帝曰：何谓五逆？

岐伯曰：热病脉静，汗已出，脉盛躁，是一逆也；病泄，脉洪大，是二逆也；著痹不移，䐃肉破，身热，脉偏绝，是三逆也；淫而夺形，身热，色夭然白，及后下血衃，血衃笃重，是谓四逆也；寒热夺形，脉坚搏，是谓五逆也。

注释

① 禁其不可刺：有五个禁日，某些部位是不能针刺的。

② 五夺：病理学名词。夺，耗损。指气血津液严重耗损，元气不支，禁用泻法的五种情况。

③ 无发蒙于耳内：不要用发蒙的针法去刺耳内。

④ 振埃：古刺法名，五节刺之一。以刺而愈病，犹如振落尘埃命名。

⑤ 去爪：即去爪法，是指针刺去病，如同除掉多余的指甲一样。以治疗阴囊积液。

译文

黄帝问岐伯说：我听说刺有五禁。

岐伯说：是指遇到五个禁日，某些部位不可针刺。

黄帝说：我听说针刺的禁忌有五夺。

岐伯说：是指气血衰弱的人，不可用泻法。

黄帝说：我听说针刺的禁忌还有五过。

岐伯说：五过就是针刺补泻不能过其常度。

黄帝说：我听说针刺有五逆之证。

岐伯说：五种病证与脉象相逆，就叫五逆。

黄帝说：我听说针刺有九宜。

岐伯说：明确知道九针的理论，就是九宜。

黄帝说：什么叫五禁？我希望听听不可针刺的忌曰。

岐伯说：天干应于人身，甲乙应头，所以逢甲乙日，不要刺头部，也不要用发蒙的针法去刺耳内。丙丁应肩喉，逢丙丁日，不要用振埃法刺肩、喉及廉泉穴。戊己应手足四肢，逢到戊己日，不可刺腹部和用去爪法泻水。庚辛应于股膝，逢庚辛日，不可刺股膝的穴位。壬癸应足胫，逢壬癸日，不可刺足辱的穴位。这就叫五禁。

黄帝问：什么叫五夺？

岐伯说：久病形肉瘦削至极，是一夺；大失血之后，是二夺；大汗出之后，是三夺；大泄利之后，是四夺；新产大失血之后，是五夺。五夺证都不可用泻法。

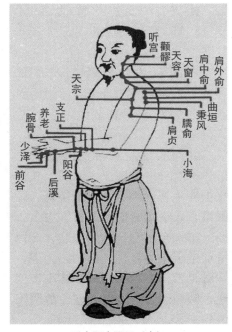

手太阳小肠经（未）

黄帝问：什么叫五逆？

岐伯说：热性病，而脉反沉静，汗出后，而脉见躁动的，是为逆证之一；泄泻，而脉洪大，是为逆证之二；肢体麻木沉重，肘、膝等处高起的肌肉破溃，身体发热，而脉现偏绝，是为逆证之三；久病遗、泄、淋、浊、汗等阴血受损之病，致使形体消瘦，若见发热，肤色苍白，或见大便中夹杂紫黑血块，病情极重，是为逆证之四；久患寒热，形体消瘦，脉见坚硬搏指的，是逆证之五。

动输第六十二

原典

黄帝曰：经脉十二，而手太阴、足少阴、阳明独动不休，何也？

岐伯曰：是明胃脉也。胃为五脏六腑之海，其清气上注于肺，肺气从太阴而行之。其行也，以息往来，故人一呼脉再动，一吸脉亦再动，呼吸不已，故动而不止。

黄帝曰：气之过于寸口也，上十焉息，下八焉伏①？何道从还？不知其极。

岐伯曰：气之离藏也，卒然如弓弩之发，如水之下岸，上于鱼②以反衰，其余气衰散以逆上，故其行微。

黄帝曰：足之阳明，何因而动？

岐伯曰：胃气上注于肺，其悍气上冲头者，循咽，上走空窍，循眼系，入络脑，出颇，下客主人，循牙车，合阳明，并下人迎，此胃气别走于阳明者也。故阴阳上下，其动也若一。故阳病而阳脉小者为逆，阴病而阴脉大者为逆。故阴阳俱静，俱动，若引绳相倾者病。

黄帝曰：足少阴，何因而动？

岐伯曰：冲脉者，十二经之海也，与少阴之大络，起于肾下，出于气街，循阴股内廉，邪入腘中，循胫骨内廉，并少阴之经，下入内踝之后，入足下，其别者，邪入踝，出属跗上，入大指之间，注诸络，以温足胫。此脉之常动者也。

黄帝曰：营卫之行也，上下相贯，如环之无端，今有其卒然遇邪气，及逢大寒，手足懈惰，其脉阴阳之道，相输之会，行相失也，气何由还？

岐伯曰：夫四末③阴阳之会者，此气之大络也。四街者，气之径路也。故络绝则径通，四末解则气从合，相输如环。

黄帝曰：善。此所谓如环无端，莫知其纪，终而复始，此之谓也。

译文

黄帝问：十二经脉中，为什么只有手太阴肺经、足少阴肾经和足阳明胃经三经的经脉搏动不已呢？

岐伯说：这就是足阳明胃脉与脉搏跳动的关系。胃是五脏六腑的营养来源，胃中水谷化生的清气，向上流注肺中，肺气从手太阴肺经开始，运行周身十二经脉。肺气上下运行，呼吸往来，故人一呼脉跳动两次，一吸脉亦跳动两次，呼吸不停，所以寸口经脉搏动不止。

黄帝说：脉气通过寸口，脉来时其气较盛，脉去时其气较衰，脉气从哪里回到本脉？不知道其所以然。

岐伯说：脉气从内脏向外输注到经脉时，快如离弦之箭，如离岸之洪水，当脉气上达鱼际后，却呈现由盛而转衰的现象，但其衰散之余力还能逆而上行，所以脉气就微弱了。

黄帝问：足阳明胃脉是因为什么而搏动的？

岐伯说：胃气上注于肺，其上冲于头的慓悍之气，循咽喉向上走行孔窍，循着眼系，入络于脑，从脑出颇部，向下会于客主人穴，沿着牙车，合于足阳明本经，并向下行到人迎穴，这就是胃气别走而又合于阳明的过程。因此，手太阴寸口脉和足阳明人迎脉搏动一致。所以阳病而阳脉小的为逆；阴病而阴脉大的为逆。在正常情况下，寸口和人迎脉是平衡的，静则俱静，动则俱动，像牵引绳索一样均匀，如果上下之脉若引绳不匀而一方偏盛，就是病态。

黄帝问：足少阴肾脉是因为什么而搏动呢？

岐伯说：冲脉为十二经脉之海，它和足少阴的络脉，同起源于肾下，出于足阳明胃经的气街，沿大腿内侧，向下斜行入腘中，沿着胫骨内侧，与足少阴经相合而下行入于足内踝之后，入于脚下。它分出的支脉，斜入内踝，出而入于足背上，进入小趾之间，注入诸络脉，来温养足胫部。这就是足少阴经脉常动不休的原因。

黄帝问：营气和卫气的循行，上下互相贯通，如圆环一样没有开端，现在突然遭遇邪气侵袭，以及遇到了严寒天气，手足懈惰无力，经脉阴阳之道，气血相输之会，将运行失常，在这样的情况下，营卫之气是怎样往返循环的呢？

岐伯说：四肢是阴阳会合的地方，也是营卫之气通行的大络。四街是营卫之气运行的必经之路。所以络脉被邪气阻塞后，则四街这些径路开通，当四肢的邪气解除后，则络脉又复沟通，气又从这里输运会合，如环无端，周而复始。

黄帝说：说得好！经气运行，如环无端，莫知其纪，周而复始，就是这个道理。

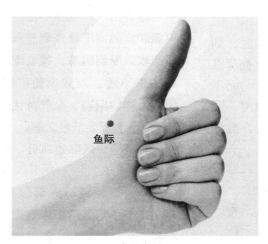

鱼际

鱼际穴

注释

①上十焉息，下八焉伏：指脉来时其气较盛，去时其气较衰。

②鱼：指鱼际穴。

③四末：指四肢。

五味论第六十三

原典

黄帝问于少俞曰：五味入于口也，各有所走，各有所病。酸走筋，多食之，令人癃①；咸走血，多食之，令人渴；辛走气，多食之，令人洞心②；苦走骨，多食之，令人变呕；甘走肉，多食之，令人悗心③。余知其然也，不知其何由，愿闻其故。

少俞答曰：酸入于胃，其气涩以收，上之两焦，弗能出入也。不出即留于胃中，胃中和温，则下注膀胱。膀胱之胞薄以懦，得酸则缩绻，约而不通，水道不行，故癃。阴者，积筋之所终也，故酸入而走筋矣。

黄帝曰：咸走血，多食之，令人渴，何也？

少俞曰：咸入于胃，其气上走中焦，注于脉，则血气走之。血与咸相得则凝，凝则胃中汁注之。注之则胃中竭，竭则咽路焦，故舌本干而善渴。血脉者，中焦之道也，故咸入而走矣。

黄帝曰：辛走气，多

译文

黄帝问少俞说：五味进入口中，各进入其所喜的脏器，各有所发生的病变。酸味走筋，多食酸味，会使人小便不通；咸味走血，多食咸味，会使人发渴；辛味走气，多食辛味，会使人心中空洞；苦味走骨，多食苦味，会使人呕吐；甘味走肉，多食甘味，会使人心闷。我已知道五味食之过度，能发生这些病情，但不理解其中的道理，希望您讲讲原因。

少俞回答说：酸味入胃以后，因气味涩滞，而有收敛作用，只能行于上、中二焦，不能遂行出入。既然不出，就流于胃里，胃里温和，就向下渗注到膀胱。由于膀胱之皮薄而软，受到酸味，就会缩屈，使膀胱出口处约束不通，以致小便不畅，因此发生癃闭。人体的阴器，是周身诸筋终聚之处，所以酸味入胃而走肝经之筋。

黄帝问：咸味走血分，多食咸味，使人口渴，为什么？

少俞说：咸味入胃以后，它所化之气向上走于中焦，再由中焦流注到血脉，与血相和。咸与血相和，脉就要凝理，脉凝涩则胃的水液也要凝涩，胃的水液凝涩则胃里干竭，由于胃液干竭，咽路感到焦躁，因而舌干多渴。血脉是输送中焦精微于周身的道路，血亦出于中焦，咸味上行于中焦，所以咸入胃后，就走入血分。

黄帝问：辛味走气分，多食辛味，使人

食之，令人洞心，何也？

少俞曰：辛入于胃，其气走于上焦，上焦者，受气而营诸阳者也。姜韭之气熏之，营卫之气不时受之，久留心下，故洞心。辛与气俱行，故辛入而与汗俱出。

黄帝曰：苦走骨，多食之，令人变呕，何也？

少俞曰：苦入于胃，五谷之气，皆不能胜苦。苦入下脘④，三焦之道皆闭而不通，故变呕。齿者，骨之所终也，故苦入而走骨，故入而复出，知其走骨也。

黄帝曰：甘走肉，多食之，令人悗心，何也？

少俞曰：甘入于胃，其气弱小，不能上至于上焦，而与谷留于胃中者，令人柔润者也。胃柔则缓，缓则虫动⑤，虫动则令人悗心。其气外通于肉，故甘走肉。

感觉如烟熏心，为什么？

少俞说：辛味入胃以后，其气走向上焦，上焦有受纳饮食精气以运行腠理而卫外的功能。姜韭之气，熏至营卫，不时受到辛味的刺激，如久留在胃中，所以有如烟熏心的感觉。辛走卫气，与卫气同行，所以辛味入胃以后，就会和汗液发散出来。

黄帝问：苦味善走骨，多食令人呕吐，为什么？

少俞说：苦入胃后，五谷之气味都不能胜过苦味。当苦味进入下脘后，三焦的气机阻闭不通，三焦不通，则入胃之水谷，不得通调而散，胃阳受到苦味的影响而功能失常，胃气上逆而变为呕吐。牙齿是属骨的分，称骨之所终，苦味入胃后，走骨也走齿。因此，如已入胃的苦味而重复吐出，就可知已经走骨了。

黄帝问：甘味善走肌肉，多食则令人心中烦闷，为什么？

少俞说：甘味入胃后，甘气柔弱而小，不能上达上焦，与饮食物一同留于胃中，所以胃气也柔润。胃柔则胃功能减弱，胃的功能减弱则肠中寄生虫乘机而动，虫动则使人心中闷乱。另外，由于甘味入脾，脾主肌肉，所以甘味外通于肌肉。

注释

①癃：中医上指小便不通或淋漓点滴而出。

②洞心：心中悬吊如空洞。

③悗心：病状名，指心中烦闷。

④下脘：别名幽门，属任脉。在上腹部，前正中线上，当脐中上2寸。

⑤虫动：指肠中寄生虫趁机而动。

阴阳二十五人第六十四

原典

黄帝曰：余闻阴阳之人，何如？

伯高曰：天地之间，六合之内①，不离于五，人亦应之。故五五二十五人之形，而阴阳之人不与焉。其态又不合于众者五，余已知之矣。愿闻二十五人之形，血气之所生，别而以候，从外知内，何如？

岐伯曰：悉乎哉问也，此先师之秘也，虽伯高犹不能明之也。

黄帝避席，遵循而却②曰：余闻之，得其人弗教，是谓重失③，得而泄之，天将厌之。余愿得而明之，金柜藏之，不敢扬之。

岐伯曰：先立五形，金、木、水、火、土，别其五色，异其五形之人，而二十五人具矣。

黄帝曰：愿卒闻之。

岐伯曰：慎之慎之，臣请言之。

木形之人，比于上角④，似于苍帝⑤。其为人，苍色，小头，长面，大肩，背直，身小，手足好。有才，劳心，少力，多忧，劳于事。能春夏，不能秋冬，感而病生。足厥阴，佗佗⑥然。大角之人，比于左足少阳，少阳之上，遗遗然。左角之人，比于右足少阳，少阳之下，随随然。钛角之人，比于右足少阳，少阳之上，推推然。判角之人⑦，比于左足少阳，少阳之下，栝栝然。

注释

①六合之内：六合指东南西北四方和上下。六合之内的意思是宇宙间。

②遵循而却：不敢前进和后退的意思。

③重失：失而又失，两次损失的意思。

④上角：是五音之一，属木，是以木音作为分类的符号。

⑤苍帝：神话中的上天五帝之一。东方色青为苍帝，所以是形容木形的人皮肤呈现苍色。

⑥佗佗：形容佳丽美艳的样子，也说雍容自得的样子。

⑦判角之人：判角，即大角之下，比于左足少阳。

译文

黄帝说：听说人有阴阳类型的不同，是如何区别的呢？

伯高说：天地之间，宇宙之内，一切事物的变化，都离不开木、火、土、金、水五行，人也是这样。所以五五二十五种类型的人，各有不同，但并不包括阴阳两类人。这二十五种类型的人与阴阳之人的五种形态不一样，我已知道阴阳之人的五种形态，还想听听二十五种人的形态，以及由于血气不同所产生的不同特点，如何从人体外在的表现得知内部的情况呢？

岐伯说：您问得真详细啊！这是先师秘藏的心得，就是伯高也不能彻底讲清楚其中的道理。

黄帝离开座位，后退几步，很恭敬地说：我听说遇到可以传授宝贵经验的人而不传，是严重的损失，而得到了一种秘术，轻易泄漏出去，更是为人们所厌恶的。我愿听你讲明其中的道理，并将其藏在金柜里，不敢随便传扬出去。

岐伯说：首先应当明确金、木、水、火、土五种类型，然后再根据五种颜色的不同，辨别上述五种人的差异，这样就很容易知道二十五种人的形态了。

黄帝说：请详细地讲解一下。

岐伯说：一定要非常谨慎，就让我讲一讲吧。

木形的人，属于木音中的上角，就像东方的苍帝一样。这样的人，皮肤呈现苍色，头小面长，肩背宽大，身直，手足小。多有才能，多劳心思虑，体力不强，多忧愁事物。这样的人对于时令，能耐受春夏的温热，不能耐受秋冬的寒凉，在秋冬季节容易感邪而生病。属于足厥阴肝经。具有柔美而稳重的特征，是禀受木气最完全的人。禀木气之偏者有四，分为左右上下：左之上方属于木音中大角一类的人，类属于左侧足少阳经之上的，特征是美长而逶迤。右之下方，在木音中属于左角一类的人，类属于右足少阳经之下的，特征是处事随和而又顺从。右之上方，在木音中属于钛角类型的人，类属于右足少阳经之上的，特征是积极、向上、进取。左之下方，在木音中属于判角的人，类属于左足少阳经之下的，特征是举止大方，刚正不阿。

原典

火形之人，比于上徵①，似于赤帝。其为人，赤色，广䏖②，锐面，小头，好肩背髀腹，小手足，行安地，疾心，行摇，肩背肉满。有气，轻财；少信，多虑，见事明，好颜，急心，不寿暴死。能春夏，不能秋冬，秋冬感而病生。手少阴核核然③。质徵之人，比于左手太阳，太阳之上，肌肌然④。少徵之人，比于右手太阳，太阳之下，慆慆然⑤。右徵之人，比于右手太阳，太阳之上，鲛鲛然⑥。质判之人，比于左手太阳，太阳之下，支支颐颐然⑦。

土形之人，比于上宫，似于上古黄帝。其为人，黄色，圆面，大头，美肩背，大腹，美股胫，小手足，多肉，上下相称，行安地，举足浮，安心，好利人，不喜权势，善附人也。能秋冬，不能春夏，春夏感而病生。足太阴，敦敦⑧然。太宫之人，比于左足阳明，阳明之上，婉婉⑨然。加宫之人，比于左足阳明，阳明之下，坎坎⑩然。少宫之人，比于右足阳明，阳明之上，枢枢⑪然。左宫之人，比于右足阳明，阳明之下，兀兀⑫然。

译文

火形的人，属于火音中的上徵，就像南方的赤帝一样。这样的人，皮肤呈赤色，脊背宽广，颜面瘦小，头小，肩背髀腹各部的发育均匀美好，手足小，步履稳健，心性急躁，走路时身体摇晃，肩背部肌肉丰满，办事时有气魄，轻钱财，但又少守信用，多思虑，分析问题明快、透彻，面部颜色红润健康，性情急躁，不能长寿，多暴病而死。能耐受春夏的温热，不能耐受秋冬的寒凉，秋冬季节易感受邪气而生病。这一类型的人，属于手少阴心经，是禀火气最俱全的一类人，特征是认识事物深刻，讲求实效。禀火气之偏的有上下左右四类：左之上方，在火音中属于质徵类型的人，类属于左手太阳经之上，特征是为人比较轻浮，见识肤浅。右之下方，在火音中属于少徵类型的人，类属于右手太阳经之下，其特征是善动而多疑。右之上方，在火音中属于右徵类型的人，类属于右手太阳经之上，特征是踊跃而不甘落后。左之下方，在火音中属于质判类型的人，类属于左手太阳经之下，特征是无忧无愁、乐观、怡然自得。

土形的人，属于土音中的上宫，就像上古的黄帝一样。这样的人，皮肤呈现黄色，面圆，头大，肩背部发育匀称美好，腹大，下肢股胫修长健美，手足小，肌肉丰满，全身上下都很匀称，步履稳健而行走时脚步落地也很轻，人也安静，做事慎重，乐意帮助别人，不喜欢权势，善于团结人。能耐受秋冬的寒凉而不能耐受春夏的温热，在春夏季节易感邪而生病。这一类型的人属于足太阴脾经，是禀土气最完全的人，特征是诚实忠厚。禀土气之偏的有左右上下四类：左之上方，在土音中属于太宫类型的人，类属于左足阳明经之上，特征是平和、柔顺。左之下方，在土音中属于加宫类型的人，类属于左足阳明经之下，特征是端庄持重、乐观无忧。右之上方，在土音中属于少宫类型的人，类属于右足阳明经之上，特征是言语圆润婉转。右之下方，在土音中属于左宫类型的人，类属于右足阳明经之下，特征是独立奋进。

原典

金形之人，比于上商，似于白帝。其为人，方面，白色，小头，小肩背，小腹，小手足，如骨发踵外，骨轻。身清廉，急心静悍，善为吏。能秋冬，不能春夏，春夏感而病生。手太阴，敦敦然。钛商之人，比于左手阳明，阳明之上，廉廉①然。右商之人，比于左手阳明，阳明之下，脱脱②然。左商之人，比于右手阳明，阳明之上，监监③然。少商之人，比于右手阳明，阳明之下，严严④然。

水形之人，比于上羽，似于黑帝。其为人，黑色，面不平，大头廉颐⑤，小肩，大腹，大手足，发行摇身，下尻长背，延延⑥然。不敬畏，善欺绐人，戮死。能秋冬，不能春夏，春夏感而病生。足少阴，汗汗⑦然。大羽之人，比于右足太阳，太阳之上，颊颊⑧然。少羽之人，比于左足太阳，太阳之下，纡纡⑨然。众之为人，比于右足太阳，太阳之下，洁洁⑩然。桎之为人，比于左足太阳，太阳之上，安安⑪然。是故五形之人二十五变者，众之所以相异者是也。

注释

①廉廉：廉洁的意思。

②脱脱：潇洒的意思。

③监监：明察是非的意思。

④严严：严肃庄重的样子。

⑤廉颐：廉，是菱形；颐，是口角后腮之下的部位。

⑥延延：形容很长的样子。

⑦汗汗：形容水面广大无际的样子。

⑧颊颊：得意的意思。

⑨纡纡：迂曲的意思，这里形容性情不直爽。

⑩洁洁：安静的样子。

⑪安安：形容泰然自若的样子。

译文

　　金形的人，属于金音中的上商，就像白帝一样。这样的人，皮肤呈白色，面部呈方形，头小，肩背瘦小，腹小，手足小，足跟坚硬，行动轻快。禀性廉洁，情性急躁，静则安，动则悍猛，适合于做官吏。能耐受秋冬的寒凉，不能耐受春夏的温热，在春夏季节易感邪生病。这一类型的人，属于手太阴肺经，是禀金气最全的人，特征是坚强不屈。禀金气之偏的有上下左右四类：左之上方，在金音中属于钛商类型的人，类属于左手阳明经之上，特征是廉洁自好。左之下方，在金音中属于右商类型的人，类属于左手阳明经之下，其特点是美俊而潇洒。右之上方，在金音中属于左商类型的人，类属于右手阳明经之上，这类人的特点是善于明察是非。右之下方，在金音中属于少商类型的人，类属于右手阳明经之下，这类人的特点是严肃庄重。

　　水形的人，属于水音中的上羽，就像黑帝一样。这类人皮肤呈现黑色，面不平，头大，颊部较宽广，肩部瘦小，腹大，手足大，行走时身体摇晃，尻尾部较长，脊背部也较长。对人不敬重也不会惧怕，善于欺骗别人，容易被人戮杀。能耐受秋冬的寒凉，不能耐受春夏的温热，在春夏季节易感邪生病。这类人属于足少阴肾经，是禀水气最全的人，特征是心胸狭窄，为人卑下。禀水气之偏有左右上下四类：右之上方，在水形中属于大羽类型的人，类属于右足太阳经之上，特征是神情多扬扬自得。右之下方，在水形中属于少羽类型的人，类属于左足太阳经之下，这类人的特征是经常心情郁闷不舒。左之下方，在水音中属于左羽一类的人，类属于右足太阳经之下，这类人的特征是文静坦白，洁身不贪。左之上方，在水音中属于右羽类型的，类属于左足太阳经之上，这类人的特征是泰然自若。以上木、火、土、金、水五种形态的人，因各自的禀赋不同，特征也各不相同，所以有二十五种不同的变化。

原典

　　黄帝曰：得其形，不得其色，何如？

　　岐伯曰：形胜色，色胜形者，至其胜时年加[①]，感则病行，失则忧矣。形色相得者，富贵大乐。

　　黄帝曰：其形色相胜之时，年加可知乎？

　　岐伯曰：凡人之大忌常加九岁。七岁，十六岁，二十五岁，三十四岁，四十三岁，五十二岁，六十一岁，皆人之大忌，不可不自安也，感则病行，失则忧矣，当此之时，无为奸事，是谓年忌。

黄帝曰：夫子之言，脉之上下，血气之候，以知形气，奈何？

岐伯曰：足阳明之上，血气盛则髯[2]美长；血少气多则髯短；故气少血多则髯少；血气皆少则无髯，两吻多画[3]。足阳明之下，血气盛则下毛美长至胸；血多气少则下毛美短至脐，行则善高举足，足趾少肉，足善寒；血少气多，则肉而善瘃[4]；血气皆少，则无毛，有则稀枯悴，善痿厥足痹。

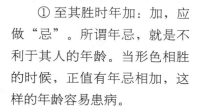

注释

① 至其胜时年加：加，应做"忌"。所谓年忌，就是不利于其人的年龄。当形色相胜的时候，正值有年忌相加，这样的年龄容易患病。

② 髯：面颊部位的胡须叫髯。

③ 两吻多画：吻，即口角；画，即口角的纹理。

④ 瘃：冻疮的意思。

译文

黄帝说：人若是有以上二十五种类型的某一形体特征，却没有相应的皮肤颜色，又是怎么一回事呢？

岐伯说：按照五行生克的规律，若是出现了形体的五行属性克制皮肤颜色的五行属性，或皮肤颜色的五行属性克制形体的五行属性的反常现象，每逢遇到年忌相加，如果再感受了邪气则会生病，生病若有失治、误治，或稍一疏忽，而未重视调养，则有生命危险。如果形体与皮肤颜色相称，则是富贵健康的象征。

黄帝说：在形体和肤色相互克制的时候，能够知道年龄的禁忌吗？

岐伯说：凡人的年忌，从七岁这一大忌算起，以后每加九岁为一大忌，七岁，十六岁，二十五岁，三十四岁，四十三岁，五十二岁，六十一岁，在这些年忌里，人要十分注意对自己身体和精神的调养，不然就很容易感受邪气而产生疾病，若再稍有疏失，则会危及生命。所以人每逢遇到这些年忌的年龄时，就要特别注意调养，绝对不能做奸邪事情。

黄帝说：先生曾经说过，手足的十二经脉在人体的上部和下部循行，根据经脉气血盛衰的变化，怎样才能知道形体的表现呢？

岐伯说：足阳明经脉气血盛衰的变化，体现在人体的上部。若血、气充足旺盛，则两颊的胡须长而美观；如果血少而气多，则胡须较短；如果气少血多，胡须则稀少；如果气血都不旺盛，则会完全没有胡须，口角两旁的纹理较多。足阳明经气血盛衰的变化，表现在人体的下部，若血气旺盛，则下部的毛

卷 九

较长而美，并可延长到胸部；如果血多气少，则阴毛短而美，可延长到脐部，行走时喜好高举两足，足趾的肌肉较少，足部常常感到寒冷；如果血少气多，则容易长冻疮；如果血气都少，则没有阴毛，即便有，也稀少枯焦，容易患痿、厥、痹等病。

饮食调养气血小方法

（1）平时调养。应多吃富含优质蛋白质、微量元素(铁、铜等)、叶酸和维生素B12的营养食物，如红枣、莲子、龙眼肉、核桃、山楂、猪肝、猪血、黄鳝、海参、乌鸡、鸡蛋、菠菜、胡萝卜、黑木耳、黑芝麻、虾仁、红糖等，富含营养的同时，又具有补血活血的功效。

（2）中药调养。常用的补血中药有当归、川芎、红花、熟地、桃仁、党参、黄芪、何首乌、枸杞子、山药、阿胶、丹参、玫瑰花等天然中药，用这些中药和补血的食物一起做成可口的药膳，均有很好的调节内分泌、养血效果。

（3）运动养生。运动也是调养必不可少的一个环节。平时可练习瑜伽、太极拳、保健气功等舒缓运动。另外，传统中医学认为"久视伤血"，所以长时间坐在电脑前工作的职业女性，应该特别注意眼睛的休息和保养，防止因为过度用眼而耗伤身体的气血。

原典

　　足少阳之上，气血盛则通髯①美长；血多气少则通髯美短；血少气多则少髯，血气皆少则无须，感于寒湿则善痹、骨痛、爪枯也。足少阳之下，血气盛则胫毛美长，外踝肥；血多气少则胫毛美短，外踝皮坚而厚；血少气多则䯊毛②少，外踝皮薄而软；血气皆少则无毛，外踝瘦无肉。

　　足太阳之上，血气盛则美眉，眉有毫毛③；血多气少则恶眉④，面多小理；血少气多则面多肉；血气和则美色。足太阳之下，血气盛则跟肉满，踵坚；气少血多则瘦，跟空⑤；血气皆少则喜转筋，踵下痛。

　　手阳明之上，血气盛则髭⑥美；血少气多则髭恶；血气皆少则无髭。手阳明之下，血气盛则腋下毛美，手鱼肉以温；气血皆少则手瘦以寒。

注释

　　①通髯：两颊的胡须向上连接耳旁的鬓角。

　　②䯊毛：即胫毛。指小腿部的毫毛。

　　③毫毛：指眉毛处的长毛。

　　④恶眉：指眉毛粗疏不齐。

　　⑤跟空：足跟部肌肉瘦弱。

　　⑥髭：指口唇上边的胡须。

手少阳之上，血气盛则眉美以长，耳色美；血气皆少则耳焦恶色。手少阳之下，血气盛则手拳多肉以温；血气皆少则寒以瘦；气少血多则瘦以多脉。

手太阳之上，血气盛则多须，面多肉以平，血气皆少则面瘦恶色。手太阳之下，血气盛则掌肉充满；血气皆少则掌瘦以寒。

译文

足少阳经脉气血盛衰的变化，体现在人体的上部。气血均旺盛的，则两颊连鬓的胡须美好而长；血多气少的，则两颊连鬓的胡须美好而短；如果血少气多，则胡须少；血、气都不旺盛的，则没有胡须，感受寒湿之邪后，则容易患痹证、骨节疼痛、爪甲枯干等病。足少阳经脉气血盛衰的变化，显现在人体的下部，气血均旺盛的，则腿胫部的毛美而长，足外踝部肌肉肥厚；血多气少的，则腿胫部的毛美而短，足外踝部的皮肤坚硬且厚；血少气多的，则腿胫部的毛就会比较少，外踝部皮肤薄弱而软；血、气都少的，则腿胫部无毛，足外踝部瘦弱而没有肌肉。

足太阳经脉气血盛衰的变化，体现在人体的上部。如果气血旺盛，则眉毛清秀美好，且有较长的毫毛；如果血多气少，则眉毛粗疏不齐，面部多有细小的纹理；血少气多的，则面部肉多；气血调和则面色润泽柔美。足太阳经脉气血盛衰的变化，反映在人体的下部。如果血气旺盛，则足跟部肌肉丰满、

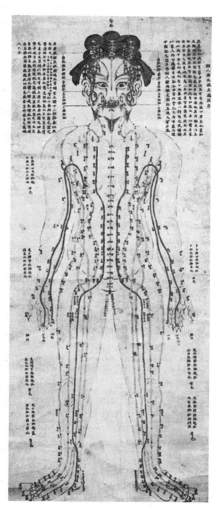

古代穴位图

677

坚实；如果气少血多，则足跟部肌肉瘦弱、空软无力；如果气血都不充足的就会容易发生痉挛转筋、足跟骨疼痛之病。

手阳明经脉气血盛衰的变化，体现在人体的上部。若血气旺盛，则口唇上边的胡须美；如果血少气多，则口唇上边的胡须粗疏无华。手阳明经脉气血盛衰的变化，体现在人体的下部。若血气旺盛，则腋毛美好，手掌鱼际部的肌肉温暖；气血都虚弱的，则手部的肌肉消瘦而寒凉。

手少阳经脉气血盛衰的变化，体现在人体的上部。若血气都旺盛，则眉毛美好而且长，耳轮颜色红润；如果血气都虚少，则耳轮焦干，颜色暗而无华。手少阳经脉气血盛衰的变化，体现在人体的下部，如果气血旺盛，则手部的肌肉丰厚、温暖；如果气血都虚弱，则手部的肌肉瘦削、寒凉；气少血多的，则手部肌肉消削，而且脉络多浮现于外。

手太阳经脉气血盛衰的变化，体现在人体上部。如果血气旺盛，胡须就较多，面部多肉且平展；如果血气都不充足，则面部肌肉消瘦，面黑暗淡无光。手太阳经脉气血盛衰的变化，体现在人体的下部。若气血旺盛，则手掌部肌肉丰满；如果气血不充足，则手掌部的肌肉消瘦、寒凉。

原典

黄帝曰：二十五人者，刺之有约①乎？

岐伯曰：美眉者，足太阳之脉，气血多；恶眉者，血气少；其肥而泽者，血气有余；肥而不泽者，气有余，血不足；瘦而无泽者，气血俱不足。审察其形气有余不足而调之，可以知逆顺矣。

黄帝曰：刺其阴阳，奈何？

岐伯曰：按其寸口人迎，以调阴阳，切循其经络之凝涩，结而不通者，

译文

黄帝说：对于这二十五种不同类型的人，在针刺治疗时有一定的原则吗？

岐伯说：眉毛美好，说明足太阳经脉气血旺盛；眉毛稀疏，则表明气血虚少；肌肉肥满而且润泽，说明血气有余；肌肉肥满而无光泽，为气有余，血不足；肌肉消瘦而无光泽，说明气血均不足。仔细观察人体外在与内在气血的盈亏，再进行调治，不可不知道病势的顺逆，从而避免误治。

黄帝说：怎样针刺治疗三阴三阳经的病变？

岐伯说：切按寸口、人迎脉，以分辨阴阳气血的盛衰情况。循按经脉络道，以察有无气血凝涩不通的现象。气血结聚不通可使机体多有痛痹，严重时气血不能运行，以致脉道涩滞。遇到这种情况，应当采用针刺温补的

在于身皆为痛痹，甚则不行，故凝涩。凝涩者，致气以温之，血和乃止。其结者，脉结血不行，决[2]之乃行。故曰：气有余于上者，导而下之，气不足于上者，推而休之，其稽留不至者，因而迎之，必明于经隧，乃能持之。寒与热争者，导而行之，其宛陈血不结者，则而予之。必先明知二十五人，则血气之所在，左右上下，刺约毕矣。

注释

① 有约：指有原则的意思。
② 决：开泄的意思。

方法，使气血通调，而后止针。气血结聚于络道，血脉结滞不通的，宜针刺放血，消除淤血。所以说，邪气郁结在上的，应导邪下行；正气不足表现在上的，应揉按肌肤，留针候气；气滞留而不至的，用针刺以迎气使气至。上述治疗方法，必须在明确经脉循行路线的基础上，才能够施行。如果有寒热交争的现象，就应宣泄其中偏盛的一方，以行其气。如脉中气机淤滞，但血没有凝结，就应审察不同的情况给予相应的治疗。总之，必须先了解二十五种不同类型的人，以及气血盛衰变化在体表的表现部位、机体上下左右各部的特征和针刺的原则，治病时才能手到病除。

卷 十

五音五味[1] 第六十五

原典

右徵与少徵[2]，调右手太阳上。左商与左徵，调左手阳明上。少徵与大宫，调左手阳明上。右角与大角，调右足少阳下。大徵与少徵，调左手太阳上。众羽与少羽，调右足太阳下。少商与右商，调右手太阳下。桎羽[3]与众

注释

① 五音五味：即以五音代表的二十五类人应调治的部位和分区，以及五味调养五脏的方法。五音，代表五音所属的各种类型的人。五味，指饮食五味。

② 少徵：为运气学说术语，按五音健运理论，徵代表火运，故不及之火运称为少徵。

③ 桎羽：人的体质类型名称。属于水型的五种之一。这类人一般心境安定，行动舒缓。

羽，调右足太阳下。少宫与大宫，调右足阳明下。判角与少角，调右足少阳下。钛商与上商，调右足阳明下。钛商与上角，调左足太阳下。

上徵与右徵同，谷麦，畜羊，果杏，手少阴，脏心，色赤，味苦，时夏。上羽与大羽同，谷大豆，畜彘，果栗，足少阴，脏肾，色黑，味咸，时冬。上宫与大宫同。谷稷，畜牛，果枣，足太阴，脏脾，色黄，味甘，时季夏。上商与右商同，谷黍，畜鸡，果桃，手太阴，脏肺，色白，味辛，时秋。上角与大角同，谷麻，畜犬，果李，足厥阴，脏肝，色青，味酸，时春。

大宫与上角，同右足阳明上。左角与大角，同左足阳明上。少羽与大羽，同右足太阳下。左商与右商，同左手阳明上。加宫与大宫，同左足少阳上。质判与大宫，同左手太阳下。判角与大角，同左足少阳下。大羽与大角，同右足太阳上。大角与大宫，同右足少阳上。

译文

属于火音中的右徵和少徵之类的人，应当调治右侧手太阳小肠经的上部。属于金音中的左商和火音中左徵之类的人，应当调治左侧手阳明大肠经的上部。属于火音中的少徵和土音中大宫之类的人，应当调治左侧手阳明大肠经的上部。属于木音中的右角和大角之类的人，应当调治右侧足少阳胆经的下初。属于火音中的大徵和少徵之类的人，应当调治左侧手太阳小肠经的上部。属于水音中的众羽和少羽之类的人，应当调治右侧足太阳膀胱经的下部。属于金音中的少商和右商之类的人，应当调治右侧手太阳小肠经的下部。属于水音中的桎羽和众羽一类的人，应当调治右侧足太阳膀胱经的下部。属于土音中的少宫和大宫一类的人，应当调治右侧足阳明胃经的下部。属于木音中的判角和少角一类的人，应当调治右侧足少阳胆经的下部。属于金音中的钛商和上商一类的人，应当调治右侧足阳明胃经的下部。属于金音中的钛商和木音中的上角之类的人，应当调治左侧足太阳膀胱经的下部。

属火音中的上徵与右徵的人，在五谷为麦，五畜为羊，五果为杏，在经脉为手少阴，在脏为心，在色为赤，在五味为苦，在时属夏。属水音中的上羽与大羽的人，在五谷为大豆，五畜为猪，五果为栗，在经脉为足少阴，在脏为肾，在色为黑，在五味为咸，在时属冬。属土音中的上宫与大宫的人，在五谷为稷，五畜为牛，五果为冬，在经脉为足太阴，在脏为脾，在色为黄，在五味为甜，在时属长夏。属金音中的上商与右商的人，在五谷为黍，五畜为鸡，五果为桃，在经脉为手太阴，在脏为肺，在色为白，在味为辛，在时属秋。属木音中的上角与大角的人，在五谷为芝麻，五畜为犬，五果为李，在经脉为足厥阴，在脏为肝，在色为青，在五味为酸，在时属春。

　　属土音中的大宫和木音中的上角之类的人，都可以调治右侧足阳明胃经的上部。属木音中的左角与大角之类的人，都可以调治左侧足阳明胃经的上部。属水音中的少羽与大羽之类的人，都可以调治右侧足太阳膀胱经的下部。属金音中的左商与右商之类的人，都可以调治左侧手阳明大肠经的上部。属土音中的加宫与大宫之类的人，都可以调治左侧足少阳胆经的上部。属火音中的质判与土音中的大宫之类的人，都可以调治左侧手太阳小肠经的下部。属木音中的判角与大角之类的人，都可以调治左侧足少阳胆经的下部。属水音中的大羽与属木音中的大角之类的人，都可以调治右侧足太阳膀胱经的上部。属木音中的大角与属土音中的大宫之类的人，都可以调治右侧足少阳胆经的上部。

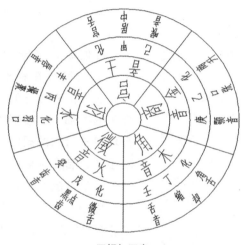

五行与五音

原典

　　右徵、少徵、质徵、上徵、判徵。右角、鈦角、上角、大角、判角。右商、少商、鈦商、上商、左商。少宫、上宫、大宫、加宫、左宫。众羽、桎羽、上羽、大羽、少羽。

　　黄帝曰：妇人无须①者，无血气乎？

　　岐伯曰：冲脉、任脉，皆起于胞中，上循脊里，为经络之海。其浮而外者，循腹上行，会于咽喉，别而络唇口。气盛则充肤热肉，血独盛则澹渗皮肤，生毫毛。今妇人之生，有余于气，不足于血，以其数脱血②也，冲任之脉，不荣口唇，故须不生焉。

　　黄帝曰：士人有伤于阴，阴气绝而不起，阴不用，然其须不去，其故何也？宦者独去，何也？愿闻其故。

岐伯曰：宦者，去其宗筋，伤其冲脉，血泻不复，皮肤内结，唇口不荣，故须不生。

黄帝曰：其有天宦③者，未尝被伤，不脱于血，然其须不生，其故何也？

岐伯曰：此天之所不足也，其任冲不盛，宗筋④不成，有气无血，唇口不荣，故须不生。

黄帝曰：善乎哉！圣人之通万物也，若日月之光影，音声鼓响，闻其声而知其形，其非夫子，孰能明万物之精。是故圣人视其颜色，黄赤者多热气，青白者少热气，黑色者多血少气。美眉者太阳多血，通髯极须者少阳多血，美须者阳明多血。此其时然也。夫人之常数，太阳常多血少气，少阳常多气少血，阳明常多血多气，厥阴常多气少血，少阴常多血少气，太阴常多血少气。此天之常数也。

注释

① 须：胡须。

② 数脱血：即妇女月月行经。

③ 天宦：即先天生殖器发育不全的人。

④ 宗筋：三阴三阳的经筋会合于前阴部，称宗筋，也指男子生殖器。

译文

右徵、少徵、质徵、上徵、判徵五种人，都是属火音中的类型。右角、钛角、上角、大角、判角五种人，都是属木音中的类型。右商、少商、钛商、上商、左商五种人，都是属金音中的类型。少宫、上宫、大宫、加宫、左宫五种人，都是属土音中的类型。众羽、桎羽、上羽、大羽、少羽五种人，都是属水音中的类型。

黄帝问：妇女不长胡须，是没有血气吗？

岐伯说：冲脉和任脉都从胞中起始，向上循行在脊椎里面，是经脉之海。那在体表循行的，沿腹部上行，交会于咽喉部，从咽喉别出一个分支，循行环绕于口唇的周围。气充盛的人则皮肤温热，若血独盛则渗灌到皮肤，生长毫毛。妇女的生理特点是气有余而血不足，原因是每月排出月经，冲任之脉，不能营养口唇，所以妇女不长胡须。

黄帝说：有人损伤了阴器，阴器萎废，不能勃起，丧失了性功能，但他的胡须仍然生长，这是什么原因呢？而太监却没有胡须，又是什么原因呢？希望听听其中的道理。

岐伯说：宦官是被割掉阴茎和睾丸后，冲脉受伤，血泻出后不能恢复正常，皮肤被伤后，伤口干结，唇口得不到冲、任脉气血的营养，所以胡须就不能生长了。

黄帝问：有一种人是天宦，宗筋没有受伤，也不像妇女那样因排月经而伤血，但他不长胡须，是什么原因呢？

岐伯说：这是先天发育不足，他的任、冲二脉不充盛，阴茎和睾丸发育不完全，虽然有气，但血不足，不能营养唇口，所以不长胡须。

黄帝说：说得好极了！圣人能够通晓万事万物的道理，就像日月有光和影，鼓响有音和声一样，如果不是夫子您，谁能明白万物的精微道理呢？所以圣人看到面现黄赤色，就知体内气血热，出现青白色，就知气血寒，面现黑色，就知多血少气。眉毛秀美的，太阳经多血；通髯和胡须相连的，少阳经多血；胡须华美的，阳明经多血。这是一般的规律。人体经脉中气血多少的规律：太阳经常多血少气，少阳经常多气少血，阳明经常气血均多，厥阴经常多气少血，少阴经常多血少气，太阴经常多血少气。这是先天获得的生理的正常规律。

百病始生第六十六

原典

黄帝问于岐伯曰：夫百病之始生也，皆于风雨寒暑，清湿喜怒，喜怒不节则伤脏，风雨则伤上，清湿则伤下。三部之气所伤异类，愿闻其会。

岐伯曰：三部之气各不同，或起于阴，或起于阳，请言其方，喜怒不节则伤脏，脏伤则病起于阴也，清湿袭虚，则病起于下，风雨袭虚，则病起于上，是谓三部，至其淫泆，不可胜数。

黄帝曰：余固不能数，故问先师，愿卒闻其道。

岐伯曰：风雨寒热不得虚，邪不能独伤人。卒然逢疾风暴雨而不病者，盖无虚，故邪不能独伤人。此必因虚邪之风，与其身形，两虚相得，乃客其形①。两实相逢，众人肉坚，其中于虚邪也因于天时，与其身形，参以虚实，大病乃成，气有定舍，因处为名，上下中外，分为三员。

注释

① 两虚相得，乃客其形：得，合的意思；两虚，一方面指邪气之虚，一方面指正气之虚。正是虚邪遇到虚气才能作用于人体而发病。

译文

黄帝问岐伯道：关于许多疾病的发生，都与风、雨、寒、暑、清、湿等外邪的侵袭，以及喜、怒等情志内伤有关。若喜、怒不加节制，则使内脏受伤；风雨之邪，则伤人体的上部；清湿之邪，则伤人体的下部。上、中、下三部所伤之邪气不同，我想知道这些道理。

岐伯说：喜怒、风雨、清湿三种邪气的性质不同，或病先生于阴分，或病先发生于阳分，请让我讲一讲它的大概情况。凡喜怒过度的，则内伤五脏，五脏为阴，所以说脏伤则病起于阴；清湿之邪善于侵袭人体下部虚弱之处，所以说病起于下；风雨之邪善于侵袭人体上部的虚弱之处，所以说病起于上。这就是所说的邪易犯的三部。至于邪气在人体浸淫后的发展变化，复杂的情况难以计数的。

黄帝说：我本来对千变万化的病变不能尽数了解，所以请教你，希望你把其中的道理全部告诉我。

岐伯说：正常的风雨寒热，未形成致病邪气，一般是不会伤害人体而致病的。突然遭遇到疾风暴雨而不生病的，是因为人的身体健壮，正气不虚，故单方面的邪气也是不能致病的。凡疾病的发生，必然要身体虚弱，又受到了贼风邪气的侵袭，两虚相合，才能发生疾病；如果身体壮实，又遇到四时正常气候，大多数人肌肉坚实而不发生疾病。所以说凡是疾病的发生，决定于四时之气是否正常，以及身体是否虚弱，若正虚邪实，就会发生疾病。邪气一般都根据其性质不同而侵袭人体的一定部位，随其处所的不同，而命以不同的名称，总的来说从纵向分为上、中、下三部，从横向分为表、里、半表半里三部。

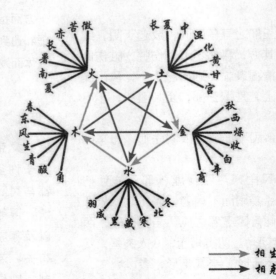

五行与自然界的对应关系

原典

是故虚邪之中人也，始于皮肤，皮肤缓则腠理开，开则邪从毛发入，入则抵深，深则毛发立，毛发立则淅然①，故皮肤痛。留而不去，则传舍于络脉，在络之时，痛于肌肉，其痛之时息，大经乃代，留而不去，传舍于经，在经之时，洒淅喜惊。留而不去，传舍于腧，在腧之时，六经不通四肢，则肢节痛，腰脊乃强，留而不去，传舍于伏冲之脉，在伏冲之时体重身痛，留而不去，传舍于肠胃，在肠胃之时，贲响腹胀，多寒则肠鸣飧泄，食不化，多热则溏出麋。留而不去，传舍于肠胃之外，募原之间，留著于脉，稽留而不去，息而成积，或著孙脉，或著络脉，或著经脉，或著腧脉，或著于伏冲之脉，或著于膂筋，或著于肠胃之募原，上连于缓筋②，邪气淫泆，不可胜论。

黄帝曰：愿尽闻其所由然。

岐伯曰：其著孙络之脉而成积者，其积往来上下，臂手孙络之居也，络浮而缓，不能拘积而止之，故往来移行肠胃之间，水湊渗注灌，濯濯有音，有寒则腹膜满雷引，故时切痛，其著于阳明之经则挟脐而居，饱食则益大，饥则益小。其著于缓筋也，似阳明之积，饱食则痛，饥则安。其著于肠胃之募原也，痛而外连于缓筋，饱食则安，饥则痛。其著于伏冲之脉者，揣之应手而动，发手则热气下于两股，如汤沃之状。其著于膂筋，在肠后者饥则积见，饱则积不见，按之不得。其著于腧之脉者，闭塞不通，津液不下，孔窍干壅，此邪气之从外入内，从上下也。

注释

① 淅然：形容怕冷的样子。
② 缓筋：指足阳明之经。

卷 十

译文

所以虚邪贼风侵害人体，首先侵犯皮肤，是由于皮肤的松弛而致腠理开泄，腠理开则邪气从毛孔而入侵，侵入后则逐渐向深处侵犯，这时会出现寒栗，毛发竖起，皮肤疼痛。邪气滞留不散，则渐渐传入到络脉，邪气在络脉的时候，肌肉可出现疼痛，若疼痛时作时止，是邪气将由络脉传到经脉；邪气滞留在经脉之时，就会出现恶寒，并经常出现惊恐的现象；邪气滞留不散，可传入并伏藏在腧脉，当邪气留滞在腧脉的时候，因六经之腧穴均在足太阳经，故六经之气因被邪气阻滞而不能通达四肢，因而四肢关节疼痛，腰脊亦强硬不适；邪气滞留不能祛除，则传入脊里的冲脉，邪气侵犯到伏冲之脉时，则出现体重身痛的症状；邪气滞留不能祛除，进一步传入并伏藏在肠胃，邪气在肠胃时，则出现肠鸣腹胀，寒邪盛则肠鸣而泄下不消化食物，食不消化，热邪盛则可发生泻痢等病，邪气滞留而不能祛除，则传到肠胃外面的膜原之间，留着于血脉之中，

685

滞留不去，邪气就与气血相互凝结，日久生成积块。总之，邪气侵犯到人体后，或留着于孙脉，或留着于络脉，或留着于经脉，或留着于腧脉，或留着于伏冲之脉，或留着于膂筋，或留着于肠胃的膜原，或留着于缓筋，邪气浸淫泛滥，是说不完的。

黄帝说：我希望你将缘由始末都讲给我听听。

岐伯说：邪气留着在孙络而成的积病，能够上下往来活动，这是积聚着于孙络之处，因其孙络浮浅而松弛，不能使其固定不动，所以可在肠胃间往来活动，若有水出现，则发生濯濯的水声，有寒则出现腹部胀满、雷鸣、相互牵引，所以不时有刀割样的疼痛。邪气留着在阳明经脉而成的积病，则位于脐的两旁，饱食时则积块显大，饥时则显得小些。邪气留着在缓筋而成的积病，其形状表现与阳明经脉之积病相似，饱食则疼痛，饥时则不疼。邪气留着在肠胃之膜原而成的积病，其疼痛时向外牵连到缓筋处，饱食时则不疼，饥饿时则疼痛。邪气留着在伏冲之脉而成的积病，以手按其积块则手心中有跳动的感觉，举手时则觉有一股热气下行于两股之间，好似用热汤浇灌一样的难以忍受。邪气留著在膂筋而成的积病，在肠胃后方，饥饿时积形可以见到，饱食后就见不到，也摸不着。邪气留著在腧脉而成的积病，就会在脉道闭塞不通，津液不能上下流行，致使毛窍干涩壅塞。这些都是邪气从外部侵犯到内部，从上部而传变到下部的临床表现。

原典

黄帝曰：积之始生，至其已成，奈何？

岐伯曰：积之始生，得寒乃生，厥乃成积①也。

黄帝曰：其成积奈何？

岐伯曰：厥气生足悗②，悗生胫寒，胫寒则血脉凝涩，血脉凝涩则寒气上入于肠胃，入于肠胃则膜胀，膜

译文

黄帝说：积病从开始发生到形成，原因是什么？

岐伯说：积病的开始，是受到寒邪的侵犯而产生的，寒邪逆而上行，于是产生积病。

黄帝说：寒邪之气造成积病的病理过程是怎样的呢？

岐伯说：寒邪造成的厥逆之气，首先便是足部痛滞不利，继而由足部的痛滞发展到胫部寒凉，足胫发生寒凉后，就使得其脉凝涩，血脉凝涩不通则寒气进而向上侵犯到肠胃，肠胃受寒则发生胀满，肠胃胀满就迫使肠胃之外的汁沫聚留不能消散，这样日复一日，就逐渐发

胀则肠外之汁沫迫聚不得散，日以成积。卒然多食饮，则肠满，起居不节，用力过度，则络脉伤，阳络伤则血外溢，血外溢则衄血，阴络伤则血内溢，血内溢则后血。肠胃之络伤则血溢于肠外，肠外有寒，汁沫与血相搏，则并合凝聚不得散，而成积矣。卒然外中于寒，若内伤于忧怒，则气上逆，气上逆则六输不通，温气不行，凝血蕴裹而不散，津液涩渗，著而不去，而积皆成矣。

黄帝曰：其生于阴者，奈何？

岐伯曰：忧思伤心，重寒伤肺，忿怒伤肝，醉以入房，汗出当风伤脾，用力过度，若入房汗出浴，则伤肾，此内外三部之所生病者也。

黄帝曰：善。治之奈何？

岐伯答曰：察其所痛，以知其应，有余不足，当补则补，当泻则泻，毋逆天时，是谓至治。

展形成积病。又因突然的暴饮暴食，使肠胃过于充满，或因生活起居不能节慎，或因用力过度，均可使络脉损伤。如果上部的络脉受到损伤，则血随伤处外溢，而出现衄血；若下部的络脉受到损伤，则血随伤处内溢，而出现便血；若肠外之络脉受到损伤，则血流散到肠外，适逢肠外有寒邪，则肠外的汁沫与外溢之血相凝聚，则两者合在一起，凝聚不能消散而发展成积病。如果突然外感寒邪，内伤忧思、郁怒，则气机上逆，气机上逆致使六经的气血运行不畅，阳气温煦的作用受到影响，血液得不到阳气的温煦而形成凝血，凝血蕴里不得消散，津液亦干涩不能渗灌，留著而不得消散，于是积病就形成了。

黄帝说：病发生在内脏，又是怎样形成的呢？

岐伯说：忧愁思虑过度，则心脏受伤，外感寒邪再加饮食寒冷，会使肺脏受伤；忿恨恼怒过度，则肝脏受伤；酒醉后行房，汗出而受风，则脾脏受伤；用力过度，或行房后汗出浴于水中，则肾脏受伤。以上就是内外三部发生疾病的一般情况。

黄帝说：你说得好。这些疾病怎样治疗呢？

岐伯答道：审察其疼痛的部位，就可以知道病变所在，根据其症状虚实，运用补虚泄实的方法治疗，同时也不要违背四时气候规律，这就是最好的治疗原则。

注释

①厥乃成积：寒气上逆，气机不畅，逐渐形成积。

②足悗：指足部出现酸疼，活动不利的一种症状。

行针第六十七

原典

黄帝问于岐伯曰：余闻九针于夫子，而行之于百姓，百姓之血气，各不同形，或神动而气先针行；或气与针相逢；或针已出，气独行；或数刺乃知；或发针而气逆；或数刺病益剧。凡此六者，各不同形，愿闻其方。

岐伯曰：重阳之人，其神易动，其气易往也。

黄帝曰：何谓重阳之人？

岐伯曰：重阳之人，熇熇①高高，言语善疾，举足善高，心肺之脏气有余，阳气滑盛而扬，故神动而气先行。

黄帝曰：重阳之人而神不先行者，何也？

岐伯曰：此人颇有阴者也。

黄帝曰：何以知其颇有阴也。

岐伯曰：多阳者，多喜；多阴者，多怒，数怒者，易解，故曰颇有阴。其阴阳之离合难，故其神不能先行也。

黄帝曰：其气与针相逢，奈何？

岐伯曰：阴阳和调，而血气淖泽滑利，故针入而气出，疾而相逢也。

黄帝曰：针已出而气独行者，何气使然？

岐伯曰：其阴气多而阳气少，阴气沉而阳气浮，其气沉者内藏，故针已出，气乃随其后，故独行也。

黄帝曰：数刺乃知，何气使然？

岐伯曰：此人之多阴而少阳，其气沉而气往难，故数刺乃知也。

黄帝曰：针入而气逆者，何气使然？

岐伯曰：其气逆与其数刺病益甚者，非阴阳之气，浮沉之势也。此皆粗之所败，上②之所失，其形气无过焉。

注释

① 熇熇：火热炽盛的意思。

② 上：这里是针刺的医生。

译文

黄帝向岐伯问道：我从你这里熟悉了九针，而施行于百姓，百姓的气血，各不相同。有的神气激昂，气行在针前；有的针和气同时相逢；有的在针拔出之后，气才独自行至；有的经过数次针刺后，才觉有气来；有的在针刺后，产生晕针等不良反应；有的针刺数次后，病情反而加重。以上这六种情况，在针刺时的表现各不相同，我想听听其中的道理。

岐伯说：阳气重的人，神易激动，气也就容易引发。

黄帝说：怎样才

能判断人是否阳气重？

岐伯说：阳气重的人，火一样炽热，说话利索，趾高气扬，心肺的脏气有余，阳气滑盛激扬，所以神骚动而气先行。

黄帝说：一些阳气重的人，神气却并不见先行，这是为什么？

岐伯说：这人有些阴气罢了！

黄帝说：怎么知道这人有些阴气呢？

岐伯说：多阳的人多乐观；多阴的人多恼怒，常发怒而又消解得快，所以说他很有"阴"的色彩，要他阴阳离合难，所以神气不能先行。

黄帝说：那些气与针相逢的，又怎么样？

岐伯说：阴阳和调，则气血润泽滑利，所以针入而气出，迅速地相逢。

黄帝说：针拔出后气才独至的人，这是什么气的作用呢？

岐伯说：这类人阴气多而阳气少，阴气深沉而阳气肤浅的人内藏不露，所以在针拔出后，阳气才慢慢出来，独自成行。

黄帝说：针刺数次才有气感，这是什么气在作用呢？

岐伯说：这样的人多阴而少阳，神气沉潜很难被激动，所以数次针刺后才有所感觉。

黄帝说：针刺后出现晕针等现象，是什么气的作用呢？

岐伯说：针刺后出现晕针以及针刺数次后病情加重的，与人体阴阳二气或沉或浮之状无关，而是由于疏忽造成的，是医生的失误，病人的形质神气并没有毛病。

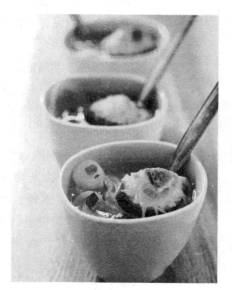

五行汤

神奇的五行汤

在日本、韩国、中国台湾等国家和地区风行一种"神奇的蔬菜汤"疗法，该汤被誉为21世纪"神奇的五行汤"。其烹饪方法是将东洋参（牛蒡）、白萝卜、白萝卜叶、红萝卜、香菇按一定比例配合煮汤饮用即可。五行汤可补充人体细胞所需的天然、全面、均衡的营养素。用五种高碱性蔬菜所熬成的汤汁能有效地将百病之源的酸性体质调节成弱碱性体质。其中所含的多种植物营养素作为抗氧化剂可消除体内产生的多种氧自由基，为细胞创造良好的生存环境，极为有效地增强人体的免疫系统和抗氧化能力。每天饮用五行蔬菜汤，能够调和体质、改造细胞、养颜美容，并能预防及辅助治疗慢性疾病。

蔬菜汤	五行	五色	五脏	主导系统
萝卜叶	木	青	肝	肝胆系统
胡萝卜	火	红	心	心脏血管系统
牛 蒡	土	黄	脾	脾脏消化系统
白萝卜	金	白	肺	肺脏呼吸系统
香 菇	水	黑	肾	肾脏生殖泌尿系统

上膈第六十八

原典

黄帝曰：气为上膈①，上膈者，食入而还出，余已知之矣。虫为下膈②，下膈者，食晬③时乃出，余未得其意，愿卒闻之。

岐伯曰：喜怒不适，食饮不节，寒温不时，则寒汁流于肠中，流于肠中则虫寒，虫寒则积聚，守于下管，则肠胃充郭，卫气不营，邪气居之。人食则虫上食，虫上食则下管虚，下管虚则邪气胜之，积聚以留，留则痈成，痈成则下管约。其痈在管内者，则沉而痛深；其痈在外者，则外而痛浮，痈上皮热。

黄帝曰：刺之奈何？

岐伯曰：微按其痈，视气所行，先浅刺其傍，稍内益深，还而刺之，毋过三行。察其沉浮，以为深浅。已刺必熨，令热入中，日使热内，邪气益衰，大痈乃溃。参伍④以禁，以除其内，恬惔无为，乃能行气，后以咸苦，化谷乃下矣。

注释

①上膈：主要论述了膈食证的病因、病理、证候表现和治疗方法。上，是逆而上行，膈，为饮食不下。

②下膈：为病症名，即噎膈症的一种，与上膈相对，指进食后过一段时间食物才吐出。

③晬：一昼夜。

④参伍：诊断学术语，相互参照比较。指在诊断和治疗时应全面考虑，综合分析，参照比较，然后明确诊断并制定治疗方案。

译文

黄帝说：由于气机郁结而形成上膈症，上膈症饮食入胃马上就吐出，我已知道了。因虫积而形成下膈症，进食后一昼夜才吐出，我还不了解其中的道理，希望详尽听听。

岐伯说：由于喜怒等情绪不畅，饮食不节制，寒温不按时调适，损伤胃气，寒湿流注于肠中，肠中寒湿流注，肠寄生虫觉得寒冷，虫得寒则积聚一团，盘踞在下脘，这样肠胃形成壅塞充胀，脾胃阳气不得温通，邪气羁留在此。人饮食时，虫也向上求食，虫上行求食时下方空虚，邪气乘虚侵入，积聚停留在内，羁留日久，就形成内痈，内痈既成，会使身体拘束不利。痈在下脘之内的，沉而痛深；痈在下脘外面的，浅而痛浮，在痛的部位上，皮肤发热。

黄帝问：怎样针刺治疗呢？

岐伯说：刺治之前，用手轻按患部，以观察病气的走向，先浅刺痛肿周围，进针后稍有感觉，再逐渐深刺，然后照样反复进行刺治，但不能超过三次。观察病位的深浅，来决定针刺的深浅。针刺以后，必须施以热熨法，使热气进入内部，只要阳气日渐温通，邪气就会日趋衰退，内痈自然溃散。再配合适当的调理，不要触犯禁忌，以消除体内的致病因素，清虚恬淡，无欲无求，元气才能畅达，然后再服用咸苦之味，饮食就能消化而传下，病也就好了。

忧恚无言第六十九

原典

黄帝问于少师曰：人之卒然忧恚①而言无音者，何道之塞，何气不行，使音不彰？愿闻其方。

少师答曰：咽者，水谷之道也。喉咙者，气之所以上下者也。会厌者，音声之户也，口唇者，音声之扇也。舌者，音声之机也。悬雍垂②者，音声之关也。颃颡③者，分气之所泄也。横骨④者，神气之所使，主发舌者也。故人之鼻洞涕出不收者，颃颡不开，分气失也。是故厌小而薄，则发气疾，其开阖利，其出气易；其厌大而厚，则开阖难，其气出迟，故重言也。人卒然无音者，寒气客于厌，则

注释

①忧恚：忧愁愤恨。

②悬雍垂：俗称"小舌"，在口腔中软腭后缘正中悬垂的小圆锥体，肌质结构，表面覆盖黏膜，平时稍向下垂，进食时随同软腭向上收缩，防止食物由口腔

厌不能发，发不能下至，其开阖不致，故无音。

黄帝曰：刺之奈何？

岐伯曰：足之少阴，上系于舌，络于横骨，终于会厌。两泻其血脉，浊气乃辟。会厌之脉，上络任脉，取之天突，其厌乃发也。

蹿入鼻腔。

③ 颃颡：为咽上上腭与鼻相通的部位，此处有足厥阴肝经通过。

④ 横骨：为人体部位名，指耻骨。

译文

黄帝问少师说：有的人因突然忧郁或愤怒而失音，是体内哪条气血的道路阻塞？是什么气机不通畅，以致失去声音呢？希望听听其中的道理。

少师回答说：咽部是胃受纳水谷的必经通路。喉咙是呼吸之气上下出入的要道。会厌好比是音声的门户，口唇好比是音声的门扇。舌好比是音声的机关。悬雍垂好比是音声的关隘。颃颡是气从此分出到口鼻，鼻涕和唾液从此而出。横骨受神气支配，为控制舌体运动的枢机。所以人患鼻渊，流涕不止，这是颃颡开阖不利、分气失职的原因。所以会厌薄小的人，呼气畅快，开阖流利，他出气容易，所以音声爽利；会厌厚大的，就开阖不利，出气迟缓，所以说话口吃，声音不清。人突然失音的，是因为风寒侵入会厌，以致会厌不能开，或开而不能阖，开阖失利，就形成了失音症。

黄帝问：怎样来针刺治疗呢？

岐伯说：足少阴肾的经脉，向上走行，联系到舌根，联络横骨，终止于会厌。针刺治时，两刺泻足少阴经上联于会厌的血脉，浊气才能除去。会厌的脉络向上与任脉相联，再针刺任脉的天突穴，会厌就可以恢复开阖而能正常发音了。

会厌发炎的症状

会厌是位于喉头入口处的软骨，感染会厌炎时会厌会肿胀，阻塞呼吸道，因此会厌炎是一种严重的潜在致命性感染。它好发于2~6岁的儿童，常由流感嗜血杆菌引起，所以可以利用免疫接种来防止感染流感嗜血杆菌达到预防会厌炎的目的。会厌发炎时的症状主要有：吞咽异常困难并伴有疼痛、流涎、发烧、喘鸣，当病情恶化时，喘鸣可变小，呼吸进行性加重，患者可能想要坐起来，以便呼吸容易些。舌头发青，皮肤有时也会发青。

寒热第七十

原典

黄帝问于岐伯曰：寒热瘰疬①在于颈腋者，皆何气使生？

岐伯曰：此皆鼠瘘②寒热之毒气也，留于脉而不去者也。

黄帝曰：去之奈何？

岐伯曰：鼠瘘之本，皆在于脏，其末上出于颈腋之间，其浮于脉中，而未内著于肌肉，而外为脓血者，易去也。

黄帝曰：去之奈何？

岐伯曰：请从其本引其末③，可使衰去，而绝其寒热。审按其道以予之，徐往徐来以去之，其小如麦者，一刺知，三刺而已。

黄帝曰：决其生死奈何？

岐伯曰：反其目视之，其中有赤脉，上下贯瞳子，见一脉，一岁死；见一脉半，一岁半死；见二脉，二岁死；见二脉半，二岁半死；见三脉，三岁而死。见赤脉不下贯瞳子，可治也。

注释

① 瘰疬：一种顽固的外科疾病，多生于颈部或者腋下，形状如硬核，推之不动，小者为瘰，大的叫疬，可由少到多，由小到大。目前认为属于淋巴结核的一类病。

② 鼠瘘：瘰疬破溃后，流出清稀的脓液，久不收口，就称为鼠瘘。

③ 从其本引其末：本，发病的根源；末，外在症状。

译文

黄帝问岐伯说：时发寒热的瘰病，多生在颈项和腋下，这是什么原因造成的？

岐伯说：这都是鼠瘘症，是寒热的毒气，羁留在经脉中不能消除的结果。

黄帝说：怎样消除它呢？

岐伯说：鼠瘘的病根，都在内脏，它所表现的症状，却上出于颈腋之间，如果毒气仅是浅浮在脉中，还没有内伤肌肉腐化为脓血的，较容易治愈。

黄帝说：怎样治疗呢？

岐伯说：应从致病的根源着手来治疗瘰，可以使毒气衰退，停止寒热的发作。要查明主病的脏腑经脉，以便循经取穴，给予刺治，用针缓入缓出，使补泄得当，以达到扶正祛邪的目的。若瘰初起，形小如麦粒的，针一次就能见效，针三次就可以痊愈。

黄帝说：诊断这种病，怎样判断他的生死呢？

岐伯说：诊断的方法，可以翻开眼皮进行观察，如果眼中有赤脉，从上下贯瞳子的，是病情恶化的征兆。出现一条赤脉的，死期当在一年；出现一条半赤脉的，死期当在一年半；出现两条赤脉的，死期当在两年；出现两条半赤脉的，死期当在两年半。如果出现三条赤脉的，死期当在三年。如果出现赤脉并没有下贯瞳子，还可以医治。

鼠瘘患者的预防护理

鼠瘘患者平时饮食方面应注意摄取优质蛋白质和含钙丰富的食品，如肉类、家禽、鱼类、蛋类、豆制品及奶类，不宜食用过多的脂肪，且脂肪来源应以植物油为佳。其次要多吃富含维生素A、维生素B、维生素C、维生素D的新鲜果蔬。如有贫血发生，应注意补充肝类、动物血、蘑菇、绿叶蔬菜、红枣、木耳等食物。避免辛辣食品，禁烟戒酒。

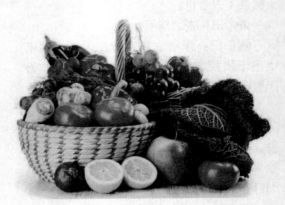

果 蔬

邪客第七十一

原典

黄帝问于伯高曰：夫邪气之客人也，或令人目不瞑不卧出者，何气使然？

伯高曰：五谷入于胃也，其糟粕、津液、宗气，分为三隧①。故宗气积于胸中，出于喉咙，以贯心脉，而行呼吸焉。营气者，泌其津液，注之于脉，化以为血，以荣四末，内注五脏六腑，以应刻数②焉。卫气者，出其悍气之慓疾，而先行于四末、

注释

① 三隧：隧，地下暗道，这里指通道。糟粕、津液、宗气分行于下焦、中焦、上焦三隧。

② 以应刻数：古代用铜壶滴漏计时，一昼夜分为一百刻。营气一昼夜运行人身五十周，每周用时两刻。

分肉、皮肤之间，而不休者也。昼行于阳，夜行于阴，常从足少阴之分③间，行于五脏六腑，今厥气④客于五脏六腑，则卫气独卫其外，行于阳，不得入于阴。行于阳则阳气盛，阳气盛则阳跷满，不得入于阴，阴虚，故目不瞑。

黄帝曰：善。治之奈何？

伯高曰：补其不足，泻其有余，调其虚实，以通其道⑤，而去其邪。饮以半夏汤一剂，阴阳已通，其卧立至。

黄帝曰：善。此所谓决渎壅塞，经络大通，阴阳和得者也。愿闻其方。

伯高曰：其汤方以流水千里以外者八升，扬之万遍⑥，取其清五升，煮之，炊以苇薪，火沸置秫米⑦一升，治半夏⑧五合，徐炊，令竭为一升半，去其滓，饮汁一小杯，日三稍益，以知为度。故其病新发者，覆杯则卧，汗出则已矣。久者，三饮而已也。

③ 常从足少阴之分：卫气昼行于阳，夜行于阴各五十周，每周均交会于足少阴肾经，所以说常从足少阴之分。

④ 厥气：逆气。

⑤ 以通其道：沟通阴阳交会的意思。

⑥ 扬之万遍：又称甘澜水，指江水多次上扬，搅动。

⑦ 秫米：指黄黏米。

⑧ 治半夏：即制半夏。

译文

黄帝问伯高道：邪气侵犯人体，有时使人眼睁睁而不能入睡，是什么气造成的呢？

伯高说：食物入胃消化后，其糟粕、津液、宗气分为三路。宗气积聚在胸中，出于喉咙，贯通心脉，推动肺的呼吸；它所化生的营气，分泌津液，灌注于脉中，变化为血，在外则营养四肢，在内而灌注脏腑，循脉流行，与昼夜刻数相应；卫气是一种比较滑利剽悍的水谷之气，首先运行在四肢的末端，分肉、皮肤之间，而没有休止。白天行于阳分之属，夜间行于阴分之属，常以足少阴肾经为起点，循行于五脏六腑。有厥逆之气留于五脏六腑时，则卫气仅能捍卫体表，行于阳分而不能入于阴分。仅止行于阳分，就造成阳气偏盛，阳气偏盛则阳跷脉气充塞，卫气不得通过而入于阴分，导致阴虚，所以人就不能闭目入睡了。

黄帝说：讲得好！怎样治疗呢？

伯高说：补其不足，泄其有余，调和虚实，沟通阴阳，从而消除厥逆的邪气，再服半夏汤一剂，使内外阴阳之气通利无阻，这样人便能够安然入睡了。

黄帝说：讲得对。用这种方法就像疏通管道一样，使经络大大相通，阴阳之气当然能够得到调和！再讲讲那个方子。

伯高说：这个方子的制作如下：用源于千里之外的长流水八升，置于器皿中，长时间搅动，然后澄清取上面的五升，用苇薪燃火煮，水沸后，放入秫米一升，炮制过的半夏五合，慢慢续煎，使之浓缩成一升半，去渣，每次服一小杯，每日两次或多次，以见效为度。若病是刚刚起的，服药后立刻静卧，汗一出就好了。若病程较久，服三剂后也可痊愈。

原典

黄帝问于伯高曰：愿闻人之肢节以应天地奈何？

伯高答曰：天圆地方，人头圆足方以应之。天有日月，人有两目；地有九州①，人有九窍；天有风雨，人有喜怒；天有雷电，人有音声；天有四时，人有四肢；天有五音，人有五脏；天有六律②，人有六腑；天有冬夏，人有寒热；天有十日③，人有手十指；辰有十二，人有足十指，茎垂以应之，女子不足二节，以抱人形④；天有阴阳，人有夫妻；岁有三百六十五日，人有三百六十节；地有高山，人有肩膝；地有深谷，人有腋腘；地有十二经水，人有十二经脉；地有泉脉，人有卫气；地有草蒺⑤，人有毫毛；天有昼夜，人有卧起；天有列星，人有牙齿；地有小山，人有小节；地有山石，人有高骨；地有林木，人有募筋；地有聚邑⑥，人有䐃肉；岁有十二月，人有十二节⑦；地有四时不生草，人有无子。此人与天地相应者也。

黄帝问于岐伯曰：余愿闻持针之数，内针之理，纵舍⑧之意，扦皮⑨开腠理，奈何？脉之屈折，出入之处，焉至而出，焉至而止，焉至而徐，焉至而疾，焉至而入？六腑之腧于身者，余愿尽闻其序。别离之处，离而入阴，别而入阳，此何道而从行，愿尽闻其方。

岐伯曰：帝之所问，针道毕矣。

译文

黄帝问伯高说：人的四肢百节，怎样和天地相应呢？

伯高回答说：天圆地方，人则头圆足方；天有日月，人则有双眼；地有九州，人则有九窍；天有风雨，人则有喜怒；天有雷电，人则有声音；天有四季，人则有四肢；天有五音，人则有五脏；天有六律，人则有六腑；天有冬夏，人则有冷热；天有十日，人则有十指；天有十二个时辰，人则有两足十趾，加上男子的双睾以对应，女子虽只有两节不足，但其需怀孕生子；天有阴阳，人则有夫妻；一年有三百六十五日，人身则有三百六十五个主要穴位。地有高山，人则有两肩和双膝；地有深谷，人则有腋窝和腘窝；地有

注释

①九州：古代划分地域的总称。

②六律：古代六种属阳声的音阶。

③十日：指十天干。

④以抱人形：怀胎的意思。

⑤草蒉：杂草的意思。

⑥聚邑：人群聚集的地方，古代繁华的都市。

⑦十二节：左右关节的总称。

⑧纵舍：针刺手法的一种。

⑨扞皮：指用手舒展皮肤的纹理。

十二条大河，人则有十二条主要的经脉；地有泉水细流，人则有卫气；地有丛草，人则有毫毛。天有昼夜，人则有起卧；天有列星，人则有牙齿。地有小山，人则有小节；地有山石，人则有高骨；地有林木，人则有筋膜；地有都市，人则有隆起的肌肉。一年有十二月，人体四肢则有十二节；有些地方四季草木不生，人则有终身不育的。以上这些情况都是人体与天地相应的情况。

黄帝问岐伯说：我希望了解持针的法则，进针的原理，缓用针和舍针的意趣，以及扞皮肤、开腠理究竟怎么处理？再有对经脉的曲折和出入之处，经气流注止，慢快，归宿，以及六腑输注于全身的情况，我还希望听你说明一下？另外在经脉的离合之处，阳经怎样别出走入阴经，阴经又怎样别出走入阳经？它们是通过哪条道路而沟通的？希望你能全面说说这些道理。

岐伯说：针刺的道理已尽在你所提的问题中了。

原典

黄帝曰：愿卒闻之。

岐伯曰：手太阴之脉，出于大指之端，内屈，循白肉际，至本节之后太渊，留以澹，外屈，上于本节下，内屈，与阴诸络会于鱼际，数脉并注，其气滑利，伏行雍骨①之下，外屈，出于寸口而行，上至于肘内廉，入于大筋之下，内屈，上行臑

译文

黄帝说：请你全部讲给我听。

岐伯说：手太阴经脉，出于手大拇指的尖端，向内曲折，沿内侧赤白肉际，抵达大拇指根节之后部的太渊穴处，形成动脉搏动的现象，然后屈折向外，上行至根节之下，又屈向内行，和诸阴络会合在鱼际部。由于几条阴脉都输注于此，其脉气流动滑利，伏行于雍骨之下，由此再向外曲折，浮出于寸口部循经上行，到达肘内侧的大筋之下，又向内弯曲上行，通过肘部的内侧进入腋下，向内屈行走入肺中。这就是手太阴肺经从胸至手的顺行径

阴②，入腋下，内屈，走肺。此顺行逆数之屈折也。心主之脉③，出于中指之端，内屈，循中指内廉以上，留于掌中，伏行两骨之间，外屈，出两筋之间，骨肉之际，其气滑利，上二寸，外屈，出行两筋之间，上至肘内廉，入于小筋之下，留两骨之会，上入于胸中，内络于心脉。

黄帝曰：手少阴之脉，独无腧，何也？

岐伯曰：少阴，心脉也。心者，五脏六腑之大主也，精神之所舍也，其脏坚固，邪弗能容也。容之则心伤，心伤则神去，神去则死矣。故诸邪之在于心者，皆在于心之包络。包络者，心主之脉也，故独无腧焉。

黄帝曰：少阴独无腧者，不病乎？

岐伯曰：其外经病而脏不病，故独取其经于掌后锐骨之端④。其余脉出入屈折，其行之徐疾，皆如手太阴心主之脉行也。故本腧者，皆因其气之虚实疾徐以取之，是谓因冲而泻，因衰而补，如是者，邪气得去，真气坚固，是谓因天之序。

注释

①壅骨：指大指本节之后的起骨。

②臑阴：肩部以下肘部以上的部分，即上臂。

③心主之脉：包络为心的外卫，受心的主宰，所以说心包络为心主之脉。

④掌后锐骨之端：是手少阴心经的神门穴部位。

路。心主手厥阴经，出于手的中指尖端，屈而向内，沿中指内侧上行，留于掌中，伏行在两骨之间，然后外屈出于两筋的中间、腕关节骨肉交界处，它的脉气流动滑利，在腕部上行二寸后，又屈而向外行于两筋之间，上抵肘内侧，进入到小筋之下，流注于两骨的会合处再向上行于胸中，向内归结于心脉。

黄帝说：为什么唯独手少阴经脉没有腧穴呢？

岐伯说：手少阴，是内连心脏的经脉。心是五脏六腑的主宰，又是蕴藏精神的中枢，其器质坚固，外邪不能盘踞于内。如果盘踞，则心脏受伤神气散失，神气散失，生命活动就会终止。因此，凡是各种病邪侵犯心脏的，其邪气均留滞在心脏的外围心包络上。包络，是心主之脉，能够代心受邪，取其腧穴，可以针刺治疗心病。所以唯独手少阴心经是没有腧穴的。

黄帝说：手少阴心经没有腧穴，难道它不受病吗？

岐伯说：在外的经脉有病，而心脏是没有病的，所以当心经有病时，可单独取用心经在掌后锐骨之端的穴位。其余经脉的曲折，运行的缓急，都与手太阴心主之脉的循行情况相似。所以当手少阴心经有病时，可取本经的腧穴神门，根据经气的虚实缓急，分别进行调治。邪气盛的用泻法，正气虚的用补法，这样就会使邪气得以消除，真气得以坚固，这种治疗方法，是符合自然规律的。

原典

黄帝曰：持针纵舍奈何？

岐伯曰：必先明知十二经脉之本末，皮肤之寒热，脉之盛衰滑涩。其脉滑而盛者，病日进；虚而细者，久以持；大以涩者，为痛痹。阴阳如一①者，病难治。其本末尚热者，病尚在；其热已衰者，其病亦去矣。持其尺，察其肉之坚脆、大小、滑涩、寒温、燥湿。因视目之五色，以知五脏，而决死生。视其血脉，察其色，以知其寒热痛痹。

黄帝曰：持针纵舍，余未得其意也。

岐伯曰：持针之道，欲端以正，安以静。先知虚实，而行疾徐。左手执骨，右手循之。无与肉果②。泻欲端以正，补必闭肤。辅针导气，邪气淫泆③，真气得居。

黄帝曰：扦皮开腠理奈何？

岐伯曰：因其分肉，左别其肤，微内而徐端之，适神不散，邪气得去。

黄帝问于岐伯曰：人有八虚④，各何以候？

岐伯答曰：以候五脏。

黄帝曰：候之奈何？

岐伯曰：肺心有邪，其气留于两肘；肝有邪，其气流于两腋；脾有邪，其气留于两髀；肾有邪，其气留于两腘。凡此八虚者，皆机关之室⑤，真气之所过，血络之所游。邪气恶血，固不得住留。住留则伤筋络骨节，机关不得屈伸，故病挛也。

注释

① 阴阳如一：表里都损伤，阴阳都衰败的意思。

② 肉果：指针被肉裹住，即滞针的意思。

③ 淫泆：水满而泛滥外流叫淫泆，这里指邪气泛滥浸淫。

④ 八虚：邪气留在两肘、两腋、两髀、两腘之间叫八虚。

⑤ 机关之室：指运动的枢纽，气血运行要会所在地。

译文

黄帝说：持针纵舍是怎样的呢？

岐伯说：首先必须明确十二经的本末，皮肤的寒热，脉象的盛衰、滑涩。如果脉象滑而盛，表明病情日渐严重。脉象虚而细，是长期勉强支撑的表现。脉大而涩的，患有痛痹证；表里俱伤，气血皆败，病难治；胸腹和四肢还在发热的，是病邪未除的缘故；热势已退，则为病邪已除。同时还要观察病人的皮肤，从而察知肌肉的坚实和脆薄，脉象的大小、滑涩，皮肤的寒温、燥湿。并观察显现于眼睛的五色，以分辨五脏的病变，判断或生或死；再看他的血络，看反映于外部的色泽，以知寒热痛痹等症。

黄帝说：对于持针纵舍，我还没弄懂它的含义哪。

岐伯说：操针的原则，必须要端正态度，安静心清。首先了解病情的虚实，然后再进行缓急补泄的手法，用左手把握骨骼的位置，右手循按经脉穴位，要防止肌肉过度紧张，以免突然收缩而裹针，用泄法时必须垂直下针，用补法出针时必须闭其针孔，同时又当采用辅助行针的手法，以导引其气，使邪气不得浸淫以内守。

黄帝说：扞皮肤，开腠理的刺法，是怎样进行操作的呢？

岐伯说：根据分肉的部位，左手循别肌肤，右手轻微缓慢地进针，针尖要与皮肤垂直，这样做神气就不会散乱，邪气又得以祛除。

黄帝问：人身有八虚，可分别诊察哪些疾病呢？

岐伯回答说：可诊察五脏病变。

黄帝说：怎样诊察呢？

岐伯说：如果肺与心有邪，则邪气居留在两肘；肝有邪，则邪气居留在两腋窝；脾有邪，则邪气居留在两髀；肾有邪，则邪气居留在两腘。以上"八虚"，都是关节屈伸的枢纽，也是真气和血络通行的要处。邪气和恶血，不能令其盘踞或停留，如有停留，就会损伤筋脉骨节，使关节屈伸不利，以致发生拘挛的症状。

针刺的主要手法

（1）持针进针法。左手按压所刺部位或辅助针身，故称左手为"押手"；右手持针操作，主要是以拇、食、中三指挟持针柄，状如持毛笔，故右手称为"刺手"。刺手的作用，是掌握针具，施行手法操作。进针时，运指力于针尖，而使针刺入皮肤；行针时便于左右捻转、上下提插或弹震刮搓以及出针时的手法。

（2）夹持进针法（又称骈指进针法）。夹持进针法是指用左手拇、食二指持捏消毒干棉球，夹住针身下端，将针尖固定在所刺腧穴的皮肤表面位置；右手捻动针柄，将针刺入腧穴。

（3）舒张进针法。舒张进针法是指用左手拇、食二指将所刺腧穴部位的皮肤向两侧撑开，使皮肤绷紧；右手持针，使针从左手拇、食二指的中间刺入。

（4）提捏进针法。提捏进针法是指用左手拇、食二指将针刺腧穴部位的皮肤捏起，右手持针，从捏起的上端将针刺入。

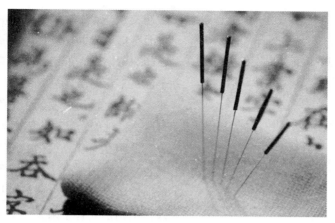

刺 针

通天第七十二

原典

黄帝问于少师曰：余尝闻人有阴阳，何谓阴人？何谓阳人？

少师曰：天地之间，六合之内，不离于五，人亦应之，非徒一阴一阳而已也，而略言耳，口弗能遍明也。

黄帝曰：愿略闻其意，有贤人圣人，心能备而行之乎？

少师曰：盖有太阴之人，少阴之人，太阳之人，少阳之人，阴阳和平之人。凡五人者，其态不同，其筋骨气血各不等。

黄帝曰：其不等者，

译文

黄帝问少师说：我听说人有阴与阳的类别，什么叫作阴性的人？什么叫作阳性的人？

少师答道：在自然界里，四方上下之内，一切事物都离不开"五"数，人也与它相应，而不仅仅局限于是一阴一阳。言阴性阳性人，只是从大概方面说的，对于生理禀赋的情况，是很难用语言把它完全说清楚的。

黄帝说：希望你把它的意义、扼要都讲给我听，比方说贤人和圣人，他们的禀赋是否阴阳兼备，而行无所偏呢？

少师说：人大致可分为太阴、少阴、太阳、少阳、阴阳和平五种类型。这五种类型的人，他们的形态不同，筋骨的强弱、气血的盛衰，也各不一样。

黄帝说：五种类型人的不同点，可以告诉我吗？

可得闻乎？

少师曰：太阴之人，贪而不仁，下齐湛湛，好内而恶出，心和而不发，不务于时，动而后之，此太阴之人也。

少阴之人，小贪而贼心，见人有亡，常若有得，好伤好害，见人有荣，乃反愠怒，心疾而无恩①，此少阴之人也。

太阳之人，居处于于，好言大事，无能而虚说，志发于四野②，举措不顾是非，为事如常自用，事虽败，而常无悔，此太阳之人也。

少阳之人，谛谛好自贵，有小小官，则高自宜，好为外交，而不内附，此少阳之人也。

注释

① 心疾而无恩：指因为心怀妒忌而忘记了恩惠，有忘恩负义的意思。

② 志发于四野：这里是形容好高骛远。

少师说：太阴型的人，性情是贪而不仁。表面谦虚，假装正经，内心却深藏阴险，好得恶失，喜怒不形于色，不识时务，只知利己，看风使舵，行动上惯用后发制人的手段。具有这些特性的，就是太阴之人。

少阴型的人，喜贪小利而暗藏贼心，见到别人有了损失，他就幸灾乐祸，自己很得意，好搞破坏来伤害人，见到别人有了荣誉，他反感到气愤，心怀嫉妒，对人毫无恩情。具有这些特性的，就是少阴之人。

太阳型的人，处处喜欢表现自己而扬扬自得，好说大话，但并没有能力，言过其实，好高骛远，作风草率，不顾是非，常常意气用事，过于自信，虽屡遭失败，也不知悔改。具有这些特性的，就是太阳之人。

少阳型的人，做事精细，很有自尊心，稍有小小地位，就高傲自得，喜欢出头露面，善于对外交际，不愿默默无闻地埋头工作。具有这些特性的，就是少阳之人。

原典

阴阳和平之人，居处安静，无为惧惧，无为欣欣，婉然从物，或与不争，与时变化，尊则谦谦，谭而不治①是谓至治。古人善用针艾者，视人五态，乃治之。盛者泻之，虚者补之。

黄帝曰：治人之五态奈何？

少师曰：太阴之人，多阴而无阳，其阴血浊，其卫气涩，阴阳不和，缓筋而厚皮，不之疾泻，不能移之。

少阴之人，多阴少阳，小胃而大肠②，六腑不调，其阳明脉小，而太阳脉大，必审调之，其血易脱，其气易败也。

太阳之人，多阳而少阴，必谨调之，无脱其阴，而泻其阳。阳重脱者易狂，阴阳皆脱者，暴死③，不知人也。

少阳之人，多阳少阴，经小而络大，血在中而气外，实阴而虚阳。独泻其络脉，则强气脱而疾，中气不足，病不起也。

阴阳和平之人，其阴阳之气和，血脉调，谨诊其阴阳，视其邪正，安容仪，审有余不足，盛则泻之，虚则补之，不盛不虚，以经取之，此所以调阴阳，别五态之人者也。

注释

① 谭而不治：谭，即"谈"。指用说服的方法以德服人。

② 肠：这里的肠应该指小肠而言。

③ 暴死：有两种含义，一种是突然的死亡，一种是突然不省人事的假死。

译文

阴阳和平的人，生活安静自处，不介意个人名利，心安而无所畏惧，寡欲而无过分之喜，顺从事物发展的自然规律，遇事不与人争，善于适应形势的变化，地位虽高却很谦虚，以理服人，而不是用压服的手段来治人，具有极好的治理才能。具有这些特性的，就是阴阳和平之人。古代高明的针灸家，就是根据人的五种形态分别施治，邪气盛的就用泻法，正气虚的就用补法。

黄帝说：对待五种形态的人，怎样分别治疗呢？

少师说：太阴型的人，体质多阴而无阳，他的阴血浓浊，而卫气滞涩，阴阳不能调和，所以形成筋缓而皮厚，刺治这种体质的病人，若不急泻其阴，就不可能使病情好转。

少阴型的人，体质是多阴少阳，胃小而大小肠大而不调，所以足阳明胃经的脉气就微小，手太阴小肠经的脉气就偏大，因气少不能摄血，容易造成血脱、气败的局面，因此，必须详察阴阳盛衰的情况，进行调治。

太阳型的人，体质是多阳少阴，对这种病人必须谨慎调治，不能泻其阴，以防阴气虚脱，只能泻其阳，但要避免泻之太过，如果阳气过度损伤，就容易导致阳气外脱而发狂，若阴阳都脱，就会暴死或突然不省人事。

少阳型的人，体质是多阳少阴，经脉小而络脉大，血深在里，气浅在表，即是多阳少阴，所以在治疗时就当充实其阴经，而泻其阳络，如果单独泻其络脉太过，又会迫使阳气很快地耗散，而形成中气不足，病就难治了。

阴阳和平之人，体质阴阳之气协调，血脉和顺，在治疗时，应当谨慎地诊察阴阳的盛衰、邪正的虚实，并端详其面容的表现，以推断脏腑、经脉、气血有余或不足，然后进行调治，邪气盛的，就用泻法；正气虚的，就用补法，一般虚实不明显的病，就从本经刺治。以上是说明调治阴阳时，要根据五种类型人的不同特性分别施治。

原典

黄帝曰：夫五态之人者，相与毋故，卒然新会，未知其行也，何以别之？

少师答曰：众人之属，不知五态之人者，故五五二十五人，而五态之人不与焉。五态之人，尤不合于众者也。

黄帝曰：别五态之人，奈何？

少师曰：太阴之人，其状黮黮然①黑色，念然下意②，临临然长大，腘然未偻，此太阴之人也。

少阴之人，其状清然窃然，固以阴贼，立而躁崄，行而似伏，此少阴之人也。

太阳之人，其状轩轩储储，反身折腘，此太阳之人也。

少阳之人，其状立则好仰，行则好摇，其两臂两肘，则常出于背，此少阳之人也。

阴阳和平之人，其状委委然，随随然，颙颙然，愉愉然，暶暶然，豆豆然，众人皆曰君子，此阴阳和平之人也。

注释

①黮黮然：色黑不明的意思。

②念然下意：指故作姿态，谦虚下气。

译文

黄帝说：与五种形态的人，素不相识，乍一见面很难知道他们的作风和性格是属于哪一类型的人，应怎样来辨别呢？

少师回答说：一般人不具备这五种人的特性，所以"阴阳二十五人"，不包括在五态人之内。因为五态之人是具有代表性的五种类型，他们和一般人是不相同的。

黄帝说：怎样辨别五种形态的人呢？

少师说：太阴型的人，面色阴沉黑暗，而假意谦虚，身体本来是长大，可是卑躬屈膝，故作姿态，而并非真有佝偻之病，这就是太阴之人的形态。

少阴型的人，外貌好像清高，但是行动鬼祟，偷偷摸摸，深怀阴险害人之贼心，站立时躁动不安，显示出邪恶之相，走路时状似伏身向前。这是少阴之人的形态。

太阳型的人，外貌表现出高傲自满，仰腰挺胸，好像身躯向后反张和两腘曲折那样。这是太阳之人的形态。

少阳型的人，在站立时惯于

把头仰得很高，行走时惯于摇摆身体，常常反挽其手于背后，这是少阳之人的形态。

　　阴阳和平的人，外貌从容稳重，举止大方，性格和顺，善于适应环境，态度严肃，品行端正，待人和蔼，目光慈祥，作风光明磊落，举止有度，处事条理分明，众人都说有德行的人。这是阴阳和平之人的形态。

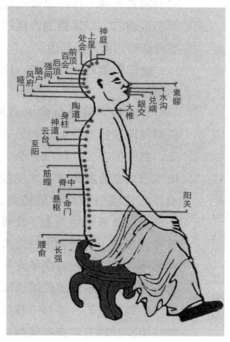

督脉经

卷十一

官能第七十三

原典

　　黄帝问于岐伯曰：余闻九针于夫子，众多矣不可胜数，余推而论之，以为一纪①。余司诵之，子听其理，非则语余，请其正道，令可久传后世无患，得其人乃传，非其人勿言。

岐伯稽首再拜曰：请听圣王之道。

黄帝曰：用针之理，必知形气之所在，左右上下，阴阳表里，血气多少，行之逆顺，出入之合，谋伐有过。知解结，知补虚泻实，上下气门，明通于四海。审其所在，寒热淋露以输异处，审于调气，明于经隧，左右肢络，尽知其会。寒与热争，能合而调之，虚与实邻，知决而通之，左右不调，把而行之，明于逆顺，乃知可治，阴阳不奇，故知起时。审于本末，察其寒热，得邪所在，万刺不殆。知官九针，刺道毕矣。

注释

① 以为一纪：古人以理清使之不乱叫作纪；以为一纪，就是通过整理，使之系统。

黄帝对岐伯道：我听你讲解九针的学问已经很多了，是难以计数的，这些内容经过我详细的推究和考证，已经把它概括为一个系统的纲要。我现在亲自读一下，你听了其中的理论后，有不对的就告诉我，并加以修正，使它得以流传后世而不被遗忘，如果遇到合适的人，就传授给他，不合适的人就不必和他说。

岐伯恭敬地一拜后说：让我来恭听这些高深的道理吧。

黄帝说：针刺治病的原理在于必须知道病证邪气所在的部位，辨别分清左右上下、阴阳表里、血气的多少、脉气在全身运行的逆顺情况，血气出入交会的腧穴，才能根据病情做出适当的治疗。应懂得如何排解结聚，了解补虚泄实的手法，以及各经经气上下交通的腧穴，更要明确气海、血海、髓海和水谷之海这四海的路线。观察寒热、羸弱疲困等病的虚实情况。治疗时要针对各经荥输的不同部位而选取相应的穴位，并要谨慎地调理气机，确知经脉循行的线路以及左右支络相交的地方。患有寒热交争的病，就要调和阴阳；患有虚实难辨的病，就要诊断明确使其通调平定；如患左右不协调的病，就要用缪刺的方法，左病刺右，右病刺左；要明确经脉循行的顺逆，一般来说，顺的易治，逆的难治；阴阳调和之时，也就是病愈之时。审察清楚了疾病的标本、寒热，确定了邪气所在的部位，每次针刺治疗时就不会发生错误。再掌握了九针的不同性能，那么针刺这门学问就掌握得较全面了。

原典

明于五腧徐疾所在，屈伸出入，皆有条理。言阴与阳，合于五行，五脏六

黄帝内经

古法今观——中国古代科技名著新编

腑，亦有所藏，四时八风，尽有阴阳。各得其位，合于明堂，各处色部，五脏六腑。察其所痛，左右上下，知其寒温，何经所在。审皮肤之寒温滑涩，知其所苦，膈有上下，知其气所在①。先得其道，稀而疏之，稍深以留，故能徐入之。大热在上，推而下之；从上下者，引而去之；视前痛者，常先取之。大寒在外，留而补之；入于中者，从合泻之。针所不为，灸之所宜。上气不足，推而扬之；下气不足，积而从之；阴阳皆虚，火自当之。厥而寒甚，骨廉陷下，寒过于膝，下陵三里。阴络所过，得之留止，寒入于中，推而行之；经陷下者，火则当之；结络坚紧，火所治之。不知所苦，两跷之下，男阳女阴，良工所禁，针论毕矣。

注释

① 膈有上下，知其气所在：膈的上下有不同的脏器，应该知道病气所在，以进一步知晓具体什么脏器的病变。

译文

明白了井、荥、输、经、合五腧穴的主治功能，在这些穴位上施以除疾补泻的针法及行针时体位的屈伸出入和针的出入，都是有规律可循的。人体的阴阳两个方面，是与五行相合的。五脏六腑，配属于阴阳五行，也各有其所藏的功能。而四时八节的风，都有阴阳之分，各自侵犯人体的一定部位和脏腑，都会表现在面部的一定部位，显现出不同的色泽。五脏六腑的病变，可通过观察疼痛的部位，再结合面部左右上下所显现的颜色，就可知道疾病的寒湿属性和病在何经。审察皮肤的寒温滑涩，就能了解被何邪所苦。膈以上为心肺所居处，膈以下为肝脾肾所居处，所以审察膈的上下，就可知道病气的所在。首先要掌握经脉运行的道路，再选择针刺的几个穴位。用针宜少，进针要慢，刺入到一定深度后。应作长时间留针，使正气徐徐入内。如果高热在人体上部，就当推热下行，使下和于阴，热邪由下而上，就引导邪气排出体外，同时又要注意，先病者应当先治，寒邪在外的，应当留针而用补法；寒邪入于中的，应当取合穴以泻之；有的寒邪不适宜用针，应改用灸法加以治疗；上气不足的，应当用导引推补的方法，引举其气以补其上；下气不足的，应当用留针随气的方法，以充实其下；阴阳都虚的，当用灸法治疗；寒气厥而上逆，阳气大虚，或骨侧的肌肉陷下，或寒冷已过两膝，就应当灸足阳明胃经的三里穴；阴络所过之处，寒邪侵入而留滞在里面的，或寒邪由络脉深入到内脏的，当用针推散寒

卷十一

707

邪；如果经脉下陷，就应当用灸法治疗；若脉络坚实凝聚，也要用艾灸治疗；如果不知道病痛的确切部位，就灸阳跷脉的中脉穴和阴跷脉的照海穴，男子取阳跷，女子取阴跷；如果男子取阴跷，女子取阳跷，这就犯了治疗上的错误。知道了上述道理，针灸的理论就学完备了。

按压照海穴可治疗嗓子疼

教师或者一些说话多的人，容易嗓子疼，甚至引起咽炎。喝点水固然管用，但若是配合一些按摩可能效果更好。按压照海穴就可以在一定程度上缓解嗓子疼的症状。

照海穴属足少阴肾经穴位，肾经经水在此大量蒸发，因而其具有吸热生气的作用，正好能缓解引发嗓子疼的热证。照海穴位于足内侧，内踝尖下方凹陷处。按压时，

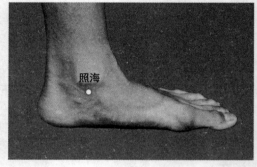

照海穴

以感到酸、麻、胀时就可以，时间也不宜太长，5~10分钟即可。为了增强清咽利喉的效果，还可以配合按压列缺穴、太溪穴和天突穴等几个穴位，可以避免因按压过量而造成皮肤、软组织的损伤。

原典

用针之服，必有法则，上视天光，下司八正，以辟奇邪，而观百姓，审于虚实，无犯其邪。是得天之露，遇岁之虚[①]，救而不胜，反受其殃，故曰：必知天忌，乃言针意。法于往古，验于来今，观于窈冥，通于无穷。粗之所不见，良工之所贵。莫知其形，若神仿佛。

邪气之中人也，洒淅动形；正邪之中人也，微先见于色，不知于其身，若有若无，若亡若存，有形无形，莫知其情。是故上工之取气，乃救其萌芽；下工守其已成，因败其形。

是故工之用针也，知气之所在，而守其门户，明于调气，补泻所在，徐疾之意，所取之处。泻必用员，切而转之，其气乃行，疾而徐出，邪气乃出，伸而迎之，遥大其穴，气出乃疾。补必用方，外引其皮，令当其门，左引其枢，右推其肤，微旋而徐推之，必端以正，安以静，坚心无解，欲微以留，气下而疾出之，推其皮，盖其外门，真气乃存。用针之要，无忘其神[②]。

注释

　　①岁之虚：指岁气不足出现的反常气候，如春天不温暖，冬天不寒冷等。

　　②用针之要，无忘其神：指用针的关键在于调养神气、推动生机，以扶正祛邪。

译文

　　学习用针治病，必须掌握方法和准则。上要观察天气阴晴的变化，下要注意四时、节气的变化，以避免四时不正的邪气侵入人体。要告诫广大民众：虚风实风都可伤人，平时应注意观察，加强预防，才不致被邪气所侵袭。遇到风雨灾害，或遭受不正常气候的伤害时，假如医生不懂得这些知识，救治又不得力，就会使病情加重。所以只有了解了天时的宜忌，才能谈论针治的意义，要继承古人的成就，并在现代的医疗实践中加以检验，只有仔细观察微妙难见的变化，才可以通达变化无穷的疾病。平庸的医生是不会注意这些方面的，而精良的医生却很珍视它。如果诊察不到细微的形迹变化，那么疾病就显得神秘莫测，难以把握了。

　　邪气伤害了人体，便会出现恶寒战栗、形体振动的症状；正邪侵入人体，先只是在气色上稍微有一些变化，身体上并没有什么特殊感觉，此时邪气似有似无，若存若亡，症状也不明显，病人的确切病情也不易知道。所以高明的医生能根据脉气的变化，在疾病的初期就进行治疗；医术低下的医生，则往往要等到疾病已经形成，才知道如何进行治疗，这样就容易造成病人的形体衰败。

　　所以医生在用针时，必须要知道脉气运行的所在部位，再守候其出入的门户，并应知道怎样来调理气机，哪里该补，哪里该泻，手法上是应快还是应慢及应当取的穴位。如用泻法，则须采用圆活痢罩的手法，直刺病处而转针，使正气得以运行。操作时进针要快，出针要慢，以引邪气外出，进针时，针尖的方向要迎着经气的运行方向，出针时要摇大针孔，邪气才会很快地外泻。如用补法，则需采用端正从容的手法，首先在皮肤上导引揉按，令病人舒缓，看准穴位，然后用左手按引其穴位，使周围平展，右手推循着皮肤，轻轻地捻转，慢慢地将针刺入，刺入时针身必须端正，刺针的人要安心静神，坚持不懈地等候气至，气至后要稍微留针，待经气通畅后则应快速出针，随即在穴位的皮肤上揉按，使针孔迅速闭合，这样真气就能存于内而不外泻了。总之，用针的关键，在于不要忘记调养精气。

原典

雷公问于黄帝曰：《针论》曰"得其人乃传，非其人勿言"，何以知其可传？

黄帝曰：各得其人，任之其能，故能明其事。

雷公曰：愿闻官能奈何？

黄帝曰：明目者，可使视色；聪耳者，可使听音；捷疾辞语者①，可使传论；语徐而安静，手巧而心审谛者，可使行针艾，理血气而调诸逆顺，察阴阳而兼诸方。缓节柔筋而心和调者，可使导引行气；疾毒言语轻人者，可使唾痈咒病；爪苦手毒，为事善伤者，可使按积抑痹②。各得其能，方乃可行，其名乃彰。不得其人，其功不成，其师无名。故曰："得其人乃言，非其人勿传"，此之谓也。手毒者，可使试按龟，置龟于器下而按其上，五十日而死矣；手甘者，复生如故也。

译文

雷公问黄帝道：《针论》说"如遇到合适的人就传授给他，不是合适的人就不必跟他说。"那么，你怎样来判断谁是适当的人选呢？

黄帝说：根据每一个人的特点，在实际工作中观察他的品德和能力，就可知道他是不是合适的人选。

雷公说：我想知道怎样根据每个人的不同才能而分别使用呢？

黄帝说：眼睛明亮的人，可以让他分辨各种色泽；听觉敏锐的人，可以让他辨别声音；口齿伶俐善于讲话的人，可以让他传达言论；语言徐缓，行动安静，心细手巧的人，可以让他使用针灸，调理气血的顺逆，观察阴阳的盛衰，以及兼理各种治疗工作；手势轻缓，举止柔和，性情平和的人，可以让他做按摩导引，用运行气血的方法来治病；生性嫉妒，口舌恶毒而且语言轻薄的人，可以让他唾痈肿，咒邪病。若是爪甲粗恶，手势狠毒，做事常常损坏器具的人，可以让他揉按积聚，抑制痹痛。这样依据每个人的才能，发挥他们的特长，各种治疗方法才能得以施行，他们才能声名远扬。否则，传人不当，就不会成功，老师的声名也会被埋没。所以说，遇到合适的人才能教他，不合适的人就不能教，也就是这个道理。试人的手是否狠毒，可叫他按乌龟，把乌龟放在器具下面，将他的手按在器具上面，手毒的人按五十天，乌龟就会死；而手柔顺的人，即使过了五十天乌龟也还是活着的。

注释

①捷疾辞语者：指口齿伶俐，善于言辞的人。
②按积抑痹：按揉积聚，以治疗痹证。

论疾诊尺第七十四

原典

黄帝问岐伯曰：余欲无视色持脉，独调其尺，以言其病，从外知内，为之奈何？

岐伯曰：审其尺之缓急、小大、滑涩，肉之坚脆，而病形定矣。

视人之目窠上微痈，如新卧起状，其颈脉动，时咳，按其手足上，窅而不起者，风水肤胀也。

尺肤滑，其淖泽者，风也。尺肉弱者，解㑊。安卧脱肉者，寒热，不治。尺肤滑而泽脂者，风也。尺肤涩者，风痹也。尺肤粗如枯鱼之鳞者，水泆饮也。尺肤热甚，脉盛躁者，病温也。其脉盛而滑者，病且出也。尺肤寒，其脉小者，泄、少气。尺肤炬然①，先热后寒者，寒热也。尺肤先寒，久持之而热者，亦寒热也。

肘所独热者，腰以上热；手所独热者，腰以下热。肘前独热者，膺前热；肘后独热者，肩背热。臂中独热者，腰腹热；肘后廉以下三四寸热者，肠中有虫。掌中热者，腹中热；掌中寒者，腹中寒。鱼上白肉有青血脉者，胃中有寒。尺炬然热，人迎大者，当夺血；尺紧，人迎脉小甚，少气，悗有加，立死。

注释

①炬然：高热灼手的意思。

译文

黄帝问岐伯说：我想不用望色、切脉的方法，而单独依靠诊查尺肤，就能说出所患之病，从外在的表现推测内在的变化，诊尺肤应该使用什么方法呢？

岐伯说：诊察尺肤的紧急或弛缓、高起或瘦削、滑润或涩滞表现，以及肌肉的坚实或脆弱，即可确定属于哪种疾病了。

看到病人眼眶下凹陷处，有轻微浮肿，好像刚刚睡醒起床的样子，颈部人迎脉搏动，时时作咳，若用手按压患者手足，被按之处深陷不起的，这是风水肤胀的症状。

尺之肌肤滑而不涩有光泽的，是风病；尺部肌肉松软柔弱的，是身体困倦、四肢懈怠的"解㑊"病；喜好睡眠、肌肉瘦削的，是寒热时发，不易治愈；尺之肌肤滑润如膏脂的，是风病；尺之肌肤涩滞不滑的，为血少营虚的风痹病；尺之肌肤粗糙不润像干枯鱼鳞的，是脾土虚衰、水饮不化的"痰饮"病；尺之肌肤灼热、脉盛大而躁动的，是温病；若脉显盛大但不躁动而显滑利的，是病邪将被驱出，正气渐复，为病将痊愈之象；尺之肌肤寒冷而脉小的，是泄泻与气虚的病；尺之肌肤高热灼手，先发热后发冷的，属寒热往来一类的疾病；尺之肌肤先觉寒冷、久按之后感觉发热的，也是寒热往来一类的疾病。

肘部皮肤单独发热的，候腰以上部位发热；手腕部皮肤单独发热的，候腰以下部位发热；肘前部单独发热的，候肩背部发热；肘后部单独发热的，候肩背发热；臂之中部单独发热的，候腰腹部发热；肘后缘以下三四寸的部位发热的，肠中有虫；手掌发热的，候腹中发热；手掌发凉的，候腹中发凉；手鱼际白肉有青色血脉的，是胃中有寒。尺之肌肤高热炙手，颈部人迎脉大的，属热盛，当主失血；尺肤坚大，而脉小甚的，则见于气虚，若加有烦闷现象，会立即死亡。

原典

目赤色者病在心，白在肺，青在肝，黄在脾，黑在肾。黄色不可名者，病在胸中。

诊目痛，赤脉从上下者，太阳病；从下上者，阳明病；从外走内者，少阳病。诊寒热瘰病，赤脉上下至瞳子，见一脉[①]，一岁死；见一脉半，一岁半死；见二脉，二岁死；见二脉半，二岁半死；见三脉，三岁死。诊龋齿痛，按其阳明之来，有过者独热，在左左热，在右右热，在上上热，在下下热。诊血脉者，多赤多热，多青多痛，多黑为久痹，多赤、多黑、多青皆见者，寒热。身痛而色微黄，齿垢黄，爪甲上黄，黄疸也。安卧，小便黄赤，脉小而涩者不嗜食。

译文

目见赤色的病在心，见白色的病在肺，见青色的病在肝，见黄色的病在脾，见黑色的病在肾，黄色而兼见其他色而不能辨明的，主病在胸中。

诊察目痛，有赤色的络脉从上向下的，属于太阳经的病；从下向上行的，属于阳明经的病；从目外向内行走的，属于少阳经的病。诊察有寒热往来的病时，如果目中有赤脉从上向下贯瞳子，见一条赤脉的，一年死；见一条半赤脉的，一年半死；见两条赤脉的，两年死；见两条半赤脉的，两年半死；见三条赤脉的，三年死。诊察龋齿痛时，按压阳明之脉，有病变的部位必单独发热，病在左侧的左侧热，在右侧的右侧热，在上的上热，在下的下热。诊察络脉时，若皮肤多赤色络脉的多属热证，多青色的多属痛证，多黑色的是久痹，若赤、黑、青皆多而兼见的，为寒热病。身体疼痛，面色微黄，牙齿垢黄，指甲上也现黄色的，是黄疸病。若嗜睡，小便黄赤，脉小而有涩象人病，其寸口之脉，与人迎之脉小大等，及其浮沉等者，病难已也。女子手少阴脉动甚者，妊子。婴儿病，其头毛皆逆上者，必死。耳间青脉起者，掣痛。大便青瓣飧泄[2]，脉小者，手足寒，难已；飧泄，脉小，手足温，泄易已。

四时之变，寒暑之胜，重阴必阳，重阳必阴；故阴主寒，阳主热，故寒甚则热，热甚则寒，故曰寒生热，热生寒，此阴阳之变也。

故曰：冬伤于寒，春生瘅热；春伤于风，夏生飧泄肠澼；夏伤于暑，秋生痎疟；秋伤于湿，冬生咳嗽。是谓四时之序也。

注释

① 脉：这里指赤脉。

② 赤瓣飧泄：赤，做"青"讲。指大便如瓣状，色青，为消化不良的表现。

的，不嗜饮食。

患病之人，在手桡骨部位的寸口脉和颈部的人迎脉小大以及浮沉相等的，为难治之病。女子手少阴心脉动甚的，为怀孕的征象。婴儿有病时，其头发都向上竖起的，必定死亡。若耳部络脉色青而隆起的，主抽搐腹痛。大便青绿色有如瓣状，泄下完谷不化，再加之脉小弱，手足寒冷的，其病难治；若泄泻脉大，手足温暖的，易治。

一年四季的气候变化，寒暑往复，其规律是阴盛至极则转变为阳，阳盛至极则转变为阴。阴性主寒，阳性主热。所以寒到一定程度就会变热，热到一定程度就会变寒。寒能生热，热能生寒。这是阴阳变化的道理。

冬天感受了寒邪不立即发病，到了春天就会发生温热病；春天感受了风邪不立即发病，到了夏天就发生泄泻、痢疾病；夏天感受暑邪不立即发病，到了秋天就容易发生疟疾；秋天感受了湿邪不立即发病，到了冬天就发生咳嗽病。这是由于四季气候不同，依春、夏、秋、冬的顺序而发生的各种疾病。

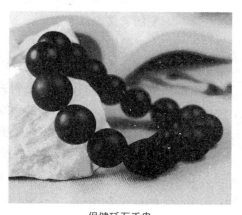

保健砭石手串

黄疸病人的饮食保健

黄疸病人应吃营养价值高的牛奶、蛋、果汁、冰淇淋等食品。食疗方面有鸡骨草煲红枣：鸡骨草60克，红枣8枚，水煎代茶饮；溪黄草煲猪肝：溪黄草60克，猪肝50克，水煎服。此二方适用于阳黄、急黄证；丹参灵芝煲田鸡：丹参30克，灵芝15克，田鸡（青蛙）250克。将田鸡去皮洗净同煲汤，盐调味饮汤食肉。适用于阴黄证。

忌食辣椒、榨菜、大蒜、肉桂、丁香、茴香、葱、韭、生姜等辛辣之品；忌食糯米、大枣、荔枝等黏糯滋腻之物；忌食马铃薯、豆瓣等易致胀气的食物；忌食动物油、肥肉、狗肉、海鱼、虾子以及黄芪、紫河车、黄精等补益之品。其中阴黄之人还应忌食螃蟹、螺蛳、蚌肉、柿子、香蕉、莼菜、生地瓜、生菜瓜、苦瓜等生冷性凉的食物。

刺节真邪第七十五

原典

黄帝问于岐伯曰：余闻刺有五节，奈何？

岐伯曰：固有五节：一曰振埃，二曰发蒙，三曰去爪，四曰彻衣①，五曰解惑。

黄帝曰：夫子言五节，余未知其意。

岐伯曰：振埃者，刺外经，去阳病也。发蒙者，刺腑腧，去腑病也。去爪者，刺关节之支络也。彻衣者，尽刺诸阳之奇腧也。解惑者，尽知调阴阳，补泻有余不足，相倾移也。

黄帝曰：刺节言振埃，夫子乃言刺外经，去阳病，余不知其所谓也，愿卒闻之。

译文

黄帝问岐伯说：我听说刺法有五节之说，具体是怎样的呢？

岐伯说：刺法确实有五节：一是振埃，二是发蒙，三是去爪，四是彻衣，五是解惑。

黄帝说：夫子您说的五节，我还不知道它的意义。

岐伯说：振埃的刺法，是刺外经，治疗阳病。发蒙的刺法，是针六腑的腧穴，治疗腑病。去爪的刺法，是刺关节的支络。彻衣的刺法，是遍刺六腑的别络。解惑的刺法，是完全知道阴阳的变化，据之以补不足，泻有余，相互之间反复发生变化。

黄帝说：刺节中的振埃，夫子说是刺外经，治阳病，我不理解其中的道理，希望详尽地听听。

岐伯曰：振埃者，阳气大逆，上满于胸中，愤膹肩息，大气逆上，喘喝坐伏[2]，病恶埃烟，噎不得息，请言振埃，尚疾于振埃。

黄帝曰：善。取之何如?

岐伯曰：取之天容[3]。

黄帝曰：其咳上气，穷诎[4]胸痛者，取之奈何?

岐伯曰：取之廉泉。

黄帝曰：取之有数乎?

岐伯曰：取天容者，无过一里，取廉泉者，血变而止。

帝曰：善哉。

黄帝曰：刺节言发蒙，余不得其意。夫发蒙者，耳无所闻，目无所见。夫子乃言刺腑腧，去腑病，何腧使然? 愿闻其故。

岐伯说：振埃的针法，是治疗阳气逆上，充满胸中，胸部胀满，呼吸抬肩，或胸中大气上逆而致喝喝气喘，坐伏不安，害怕尘埃和烟熏，咽部噎塞，呼吸不畅，所谓的振埃，是比喻针刺治疗这类病，疗效比振落尘埃还要快。

黄帝说：很好。取什么腧穴呢?

岐伯说：取天容穴。

黄帝问：如果咳嗽气逆，气机不伸，而胸痛的，取什么穴呢?

岐伯说：取廉泉穴。

黄帝问：取穴时针刺深浅有规律吗?

岐伯说：取天容穴时，下针不要超过一寸，取廉泉穴时，血络通了就止针。

黄帝说：很好。

黄帝说：刺节中所说的发蒙针法，我还不理解其中的意义。本来发蒙的针法，是治疗两耳无闻、两眼不见之病的，夫子却说针刺腑腧，除去腑病，哪个腧穴能有这种作用呢? 我希望听听其中的道理。

注释

①彻衣：为古刺法名，五节刺之一。即针灸退热如脱掉衣服那样快捷。

②喘喝坐伏：喝喝气喘而坐伏不安。

③天容：即天容穴，是手太阳小肠经上常用的腧穴之一，在下颌角的后方，胸锁乳突肌的前缘凹陷中。

④诎：指气机不能伸展。

原典

岐伯曰：妙呼哉问也! 此刺之大约，针之极也[1]，神明之类也，口说书卷，犹不能及也，请言发蒙耳，尚疾于发蒙也。

黄帝曰：善。愿卒闻之。

岐伯曰：刺此者，必于日中，刺其听宫[2]，中其眸子，声闻于耳，此其腧也。

黄帝曰：善。何谓声闻于耳？

岐伯曰：刺邪以手坚按其两鼻窍而疾偃，其声必应于针也。

黄帝曰：善。此所谓弗见为之，而无目视，见而取之，神明相得者也。

黄帝曰：刺节言去爪，夫子乃言刺关节之支络，愿卒闻之。

岐伯曰：腰脊者，身之大关节也。肢胫者，人之所以趋翔也。茎垂者，身中之机，阴精之候，津液之道也。故饮食不节，喜怒不时，津液内溢，乃下留于睾，水道不通，日大不休[3]，俯仰不便，趋翔[4]不能，此病荥然有水，不上不下，铍石[5]所取，形不可匿，裳不得蔽，故命曰去爪。

帝曰：善。

黄帝曰：刺节言彻衣，夫子乃言尽刺诸阳之奇腧，未有常处也，愿卒闻之。

岐伯曰：是阳气有余而阴气不足。阴气不足则内热，阳气有余则外热，两热相搏，热于怀炭，外畏绵帛[6]，衣不可近身，又不可近席。腠理闭塞，则汗不出，舌焦唇槁，腊干嗌燥，饮食不让美恶。

黄帝曰：善。取之奈何？

注释

①针之极也：针法奥妙的极致。

②听宫：手太阳小肠经的穴位之一。位于耳屏前、下颌骨髁状突的后方，张口时呈凹陷状。

③日大不休：指阴囊日渐肿大。

④趋翔：疾行及腾跃。

⑤铍石：古针具名，指形如铍针的砭石。

⑥外畏绵帛：外怕靠近棉帛之物。

译文

岐伯说：问得太好了！这是针刺的关键要领，也是针法奥妙的极致，属于神明之类，口中说的和书上记载的，还不能完全表达出来。所谓的发蒙，是说

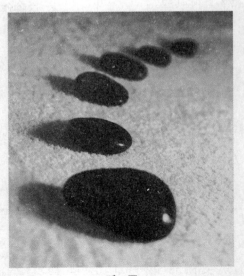

砭 石

其奏效比开发蒙睛还要快。

黄帝说：好。希望详细听听。

岐伯说：针刺这种病，必须在中午时分，刺听宫穴，针刺感应达到瞳子，并使耳中听到声响，这就是针刺的腧穴。

黄帝说：好。什么叫"声闻于耳"呢？

岐伯说：就是在针刺听宫时，让病人用手紧捏住两鼻孔，赶快仰卧，必然有声音应针而响。

黄帝说：好。这真是所谓的用眼睛看不见内里怎样的作为，可见医生取穴针刺，得心应手，出神入化。

黄帝说：刺节所说的去爪针法，夫子说是刺关节的支络，希望详尽听听。

岐伯说：腰脊是身体最大的关节。肢和胫是行走的器官。阴茎、睾丸为身中机，阴精由此排泄，小便由此排出。如果饮食不节制，喜怒过度，使津液内溢，下行聚集于睾丸，水道不通，阴囊日渐肿大，俯仰困难，行走受限。这种病是由于水液蓄积，上下水道不通，取用铍石放水，阴囊水肿之形不能藏匿，下裳不能遮蔽，治疗这种病，就好像修剪掉多余的指甲一样，所以叫去爪。

黄帝说：好！

黄帝说：刺节中所说的彻衣针法，夫子却说遍刺诸阳经之奇穴，没有固定部位，希望详尽听听。

岐伯说：这种刺法是治疗阳气有余而阴气不足的病。阴气不足则生内热，阳气有余则生外热，两热相搏结，则热甚于怀抱炭火，外怕靠近绵帛之物，衣服也不能贴近身体，身热不敢靠近座席。腠理闭塞，不得出汗、舌焦、唇槁、肌肉枯瘦、咽喉干燥、饮食无味、不分好坏。

黄帝说：好。怎样治疗呢？

原典

岐伯曰：取之于其天府、大杼①三痏，又刺中膂，以去其热，补足手太阴以去其汗，热去汗稀，疾于彻衣。

黄帝曰：善。

黄帝曰：刺节言解惑，夫子乃言尽知调阴阳，补泻有余不足，相倾移也，惑何以解之？

岐伯曰：大风在身，血脉偏虚，虚者不足，实者有余，轻重不得，倾侧宛伏②，不知东西，不知南北，乍上乍下，乍反乍复，颠倒无常，甚于迷惑。

黄帝曰：善。取之奈何？

岐伯曰：泻其有余，补其不足，阴阳平复，用针若此，疾于解惑。

黄帝曰：善。请藏之灵兰之室，不敢妄出也。

黄帝曰：余闻刺有五邪，何谓五邪？

岐伯曰：病有持痈者，有容大者，有狭小者，有热者，有寒者，是谓五邪。

黄帝曰：刺五邪，奈何？

岐伯曰：凡刺五邪之方，不过五章③。痹热消灭；肿聚散亡；寒痹益温；小者益阳，大者必去。请道其方。

凡刺痈邪无迎陇，易俗移性不得脓。诡道更行去其乡，不安处所乃散亡。诸阴阳过痈者，取之其腧泻之。

凡刺大邪日以小，泄其有余乃益虚。剽其通，针去其邪肌肉亲，视之毋有反其真。刺诸阳分肉间。

注释

①大杼：即杼穴，在背部当第一胸椎脊突下，旁开1.5寸。

②倾侧宛伏：指身体不能倾斜反侧，也不能宛转俯伏。

③五章：即五条。

译文

岐伯说：治疗这种病时在天府、大杼穴各刺三次，再刺中膂腧，以泻热，再刺补手、足太阴经，使发汗，待热退汗少时，病就痊愈了，效果比脱掉衣服还要快。

黄帝说：好。

黄帝问：刺节中所说的解惑针法，夫子却说要完全懂得调整阴阳和运用补泻，使虚实相互改变，怎样解除迷惑呢？

岐伯说：大风侵入人体，血气必有偏虚之处，虚是正气不足，实是邪气有余，这样身体左右轻重不相称，身体不能倾斜侧，也不能宛转俯伏，甚至不能辨别东西南北，症状忽上忽下，反复多变，颠倒无常，比一般神志迷惑的病要严重。

黄帝说：好。怎样治疗呢？

岐伯说：泻除有余的邪气，补益不足的正气，使阴阳平衡。像这样用针，取效就比突然解除迷惑、豁然开朗还快。

黄帝说：很好。请让我把这些针刺理论知识，储藏在灵兰之室，不敢随便拿出示人。

黄帝问：我听说有刺五邪的方法，什么叫五邪呢？

岐伯说：有痈邪，有实邪，有虚邪，有热邪，有寒邪，这叫五邪。

黄帝说：怎样刺治五邪之病呢？

岐伯说：大凡刺治五邪的方法，不过五条。对瘅热的病应消灭热邪；肿聚不散的应当使其消散；寒邪痹病应益气温阳；虚弱者补益阳气，邪实有余的必须驱除邪气。请让我说明具体的针刺方法。

大凡刺痈邪，不可迎着痈邪的锐势妄用针刺或排脓，应和缓地像移风易俗，移情易性一样，耐心地进行调治，这样痈疽就不会化脓而治愈。若已化脓就采用其他方法治疗，离开脓之所在，使脓毒不能留聚，脓液排出，邪毒就消亡了。所以不论是阳经或阴经生痈者，都要循本经取穴以泻之。

大凡针刺大邪之病，是使邪气减小。用泄法，泄去有余的邪气，则邪气日渐虚衰。用砭刺使正气运行的道路开通。用针刺祛除其邪气，则肌肉自然亲附致密。观察邪气已经祛除，真气恢复乃停针。盛大的实邪，多在三阳，故宜针刺诸阳经分肉间的穴位。

原典

凡刺小邪日以大，补其不足乃无害。视其所在迎之界①，远近尽至，其不得外，侵而行之乃自费②。刺分肉间。

凡刺热邪越而沧，出游不归乃无病。为开道乎辟门户，使邪得出病乃已。

凡刺寒邪日以温，徐往疾去致其神。门户已闭气不分，虚实得调真气存。

黄帝曰：官针奈何？

岐伯曰：刺痈者用铍针，刺大者用锋针，刺小者用员利针，刺热者用镵针，

译文

大凡针刺虚邪致病的方法，是使正气日渐盛大，补正气的不足，邪气就不能为害了。审察邪气所在，迎而夺之，使远近的正气尽至而不外泄，若外邪入侵在体内泛滥流行，正气就会损耗。刺虚邪之法，当取分肉间的穴位。

大凡针刺热邪，将邪气发散于外，使其外出不再回返，身体不发热就没病了。在针刺时应当为邪气疏通道路，开辟门户，使邪热得以外泄，病就痊愈了。

大凡针刺寒邪，应逐日温养正气，用徐进疾出的补法，使神气恢复正常。出针后揉按闭合针孔，正气不散，虚实调和，真气就密固内存了。

刺寒者用毫针也。

请言解论。与天地相应，与四时相副，人参天地，故可为解。下有渐洳③，上生荸蒲，此所以知形气之多少也。阴阳者，寒暑也。热则滋而在上，根荄④少汁。人气在外，皮肤缓，腠理开，血气减，汗大泄，肉淖泽。寒则地冻水冰，人气在中，皮肤致，腠理闭，汗不出，血气强，肉坚涩。当是之时，善行水者，不能往冰；善穿地者，不能凿冻；善用针者，亦不能取四厥，血脉凝结，坚搏不往来者，亦未可即柔。故行水者，必待天温冰释冻解而水可行，地可穿也。人脉犹是也。治厥者，必先熨调和其经，掌与腋、肘与脚、项与脊以调之，火气已通，血脉乃行，然后视其病，脉淖泽者，刺而平之；坚紧者，破而散之，气下乃止，此所以解结者也。

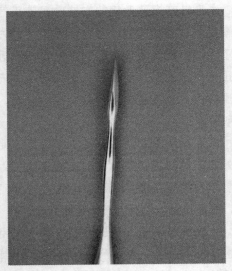

锋针的针形

黄帝说：用什么针刺治五邪呢？

岐伯说：刺痈疡用铍针，刺实邪用锋针，刺虚邪用圆利针，刺热邪用镵针，刺寒邪用毫针。

请让我谈谈解结的理论。人与天地相适应，与四季相符合，因为人与天地相参，所以才可以谈到解结。比如在下面有水湿的地方，在上面才能生长蒲苇，根据这个道理，从人体外形的变化，就可以测知内在气血的多少了。阴阳的变化，可以用寒暑的变化来比喻。炎热时，地面的水分被蒸发成云，草木根荄就缺少水分。人体受热气熏蒸，阳气浮越在外，所以皮肤弛缓，腠理开张，血气衰减，汗液大泄，肌肉润泽。寒冷时，土地上冻，流水结冰，人的阳气也潜藏在内，所以皮肤致密，腠理闭合，汗不出，血气强，肌肉坚涩。这个时候，善于行水的人不能在冰上行船；善于穿地的人，也不能凿开冻土；善于用针的人，也不能治疗四肢厥逆的病。血脉因寒凝结，坚聚不能流畅往来，是不能立即使它柔软的。所以行水的人，必须等到气候转暖，冰冻化解后才能在水上行舟；穿地的人，也必须等到大地解冻才能穿地。人体的血脉，也是如此。治疗厥逆病，必先用温熨，以调和经脉，在两掌、两腋、两肘、两脚，以及项、脊等关节交会之处，实行温熨，待温热之气通达，血脉就恢复正常运行了。然后再观察病情，如脉气滑润流畅的，用针刺使它平复；如脉象坚紧的，用破坚散结法，使厥逆之气下行而止针。这些都是用来解结的具体方法。

注释

① 界：畔际也。

② 费：损耗。

③ 渐洳：低湿；泥泞。

④ 根荄：植物的根。

原典

用针之类，在于调气。气积于胃，以通营卫，各行其道。宗气①留于海，其下者注于气街，其上者走于息道。故厥在于足，宗气不下，脉中之血，凝而留止，弗之火调，弗能取之。

用针者，必先察其经络之实虚，切而循之，按而弹之，视其应动者，乃后取之而下之。六经调者，谓之不病，虽病，谓之自已也。一经上实下虚而不通者，此必有横络盛加于大经，令之不通，视而泻之。此所谓解结也。

上寒下热，先刺其项太阳，久留之，已刺则熨项与肩胛，令热下合乃止。此所谓推而上之者也。

上热下寒，视其虚脉而陷之于经络者取之，气下乃止。此所谓引而下之者也。

大热遍身，狂而妄见、妄闻、妄言，视足阳明及大络取之，虚者补之，血而实者泻之。因其偃卧，居其头前，以两手四指挟按颈动脉，久持之，卷而切推，下至缺盆中，而复止如前，热去乃止。此所谓推而散之者也。

黄帝曰：有一脉生数十病者，或痛、或痈、或热、或寒、或痒、或痹、或不仁、变化无穷，其故何也？

岐伯曰：此皆邪气之所生也。

黄帝曰：余闻气者，有真气，有正气，有邪气，何谓真气？

岐伯曰：真气者，所受于天，与谷气并而充身也。正气者，正风也。从一方来，非实风也，又非虚风也。邪气者，虚风之贼伤人也，其中人②也深，不能自去。正风者，其中人也浅，合而自去，其气来柔弱，不能胜真气，故自去。

注释

①宗气：中医学指由水谷精微化生，聚积胸中，与呼吸之气相合发挥作用的气。宗气聚于两乳之间的膻中。

②中人：指侵犯人体。

译文

大凡用针刺治病的法则，主要在于调整经气。水谷精气先积于胃中，化生的营气和卫气，各循行于自己的道路。宗气，积聚胸中而为气海，下行的灌注于气街穴处；上行的走向呼吸之道。所以足部发生厥逆时，宗气就不能下行，脉中之血也凝滞留止，若不先用火灸温熨来通调气血，就不能取穴针刺。

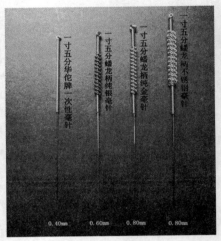

一寸五分蟠龙柄不锈钢毫针
一寸五分蟠龙柄纯金毫针
一寸五分蟠龙柄纯银毫针
一寸五分华佗牌一次性毫针

0.40mm　0.60mm　0.80mm　0.80mm

毫针的分类

用针刺治病，必须首先察看经络的虚实，用手切循经脉，按揉并弹动经脉，看到应指而动的部位，然后取穴，下针。手足六经经脉调和的，是无病的征象，就是有轻微的病，也可以不治自愈。如果一经出现上实下虚而不通的情况，这必定是横络的亢盛之气加于正经，使其不通，根据疾病的所在而用泻法。这也就是所说的解结的方法。

腰以上寒冷，腰以下发热的，当先刺项间足太阳经的穴位，长时间留针，针刺以后，还要温熨项部及肩胛部，使热气上下相合，才可止针。这就是所谓推而上之的方法。

腰以上发热，腰以下发冷，察看哪条虚脉陷于经络，取适当的穴位，使阳气下行后止针。这就是所谓引而下之的方法。

周身高热，热极发狂，且有妄见、妄闻、妄言的，察看足阳明经及大的络脉，取穴刺治，虚的用补法，有血淤而属实的用泻法。让病人仰卧，医者在病人头前，用两手拇指、食指，挟按患者颈部的动脉，要长时间挟持，并用卷而按切的手法，向下推按至缺盆，再重复上述动作，身热退去才休止。这就是所谓推而散之的方法。

黄帝问：在一脉中发生几十种症状的，或疼痛，或成痈，或发热，或恶寒，或作痒，或为痹痛，或麻木不仁，变化无穷，是什么原因呢？

岐伯说：这都是邪气所造成的。

黄帝说：我听说气有真气，有正气，有邪气，它们有什么不同呢？

岐伯说：所谓真气，由先天的元气与后天的谷气合并而成，并充养全身。所谓正气，即正风，它是从与四季相符合的方位而来，不是实风，也不是虚风。所谓邪气，就是能够伤害人体的虚邪贼风，它侵入人体，部位比较深，不能自行消散。正风，侵入人体，部位表浅，与体内真气接触后，能自行散去，因为正风来势柔弱，不能战胜体内真气，所以能自行离去。

原典

虚邪之中人也，洒淅①动形，起毫毛而发腠理。其入深，内搏于骨，则为骨痹。搏于筋，则为筋挛。搏于脉中，则为血闭不通，则为痈。搏于肉，与卫气相搏。阳胜者则为热；阴胜者，则为寒。寒则真气去，去则虚，虚则寒。搏于皮肤之间，其气外发，腠理开，毫毛摇，气往来行，则为痒。留而不去，则痹。卫气不行，则为不仁。

虚邪偏客于身半，其入深，内居荣卫，荣卫稍衰，则真气去，邪气独留，发为偏枯。其邪气浅者，脉偏痛。

虚邪之入于身也深，寒与热相搏，久留而内著，寒胜其热，则骨疼肉枯；热胜其寒，则烂肉腐肌为脓，内伤骨，内伤骨为骨蚀②。有所结，筋屈不得伸，邪气居其间而不反，发为筋溜。有所结，气归之，卫气留之，不得反，津液久留，

译文

虚邪贼风侵入人体，扰动形体，出现寒栗怕冷，毫毛竖起，腠理开泄。若邪气深入而搏结于骨的，就发为骨痹。搏结于筋的，就出现筋挛。搏结于脉中，就出现血脉闭塞不通或成为痈。搏结于肌肉的，与卫气相搏。如果阳邪偏胜，就为热证；阴邪偏胜，就为寒证。寒邪偏盛，则真气离去，真气离去则虚衰，虚衰则畏寒。邪气搏结于皮肤之间，会向外发泄，腠理开疏，毫毛动摇脱落，致邪气在皮腠间轻微地往来流行，所以皮肤发痒。若邪气留滞不去，则痹阻不通。如果卫气不能畅行，则为麻木不仁。

虚邪贼风侵犯半侧身体，入犯深部，在体内居留于荣卫之中，使荣卫的功能渐渐减弱，所以真气离去，邪气单独存留，就发生半身不遂。如果邪气留在表浅部位，会发生半身经脉偏痛。

虚邪侵入人体，部位较深，寒与热相互搏结，久留不去而停着于内，如果寒胜过热，会引起骨节疼痛，肌

合而为肠溜，久者数岁乃成，以手按之，柔。已有所结，气归之，津液留之，邪气中之，凝结日以益甚，连以聚居，为昔瘤，以手按之，坚。有所结，深中骨，气因于骨，骨与气并，日以益大，则为骨疽。有所结，中于肉，宗气归之，邪留而不去，有热则化而为脓，无热则为肉疽[3]。凡此数气者，其发无常处，而有常名也。

注释

① 洒淅：寒颤怕冷。

② 骨蚀：病症名，痈疽内陷而侵蚀于骨之病证。

③ 肉疽：病名，阴疽之泛称。

肉枯萎；如果热胜过寒，会发生肌肉腐烂化脓，进一步向内伤到骨，伤骨便成为"骨蚀"。邪气结聚，中于筋，筋屈而不伸，邪气久留其间而不消，可发为筋瘤。邪气结聚于内，气郁于内，因而卫气也停留而不能正常循行，以致津液久留肠胃与邪气相合成为肠瘤，发展缓慢的要数年才能形成，用手按摸感到柔软。邪气结聚而气郁于内，津液停留不行，又感受邪气，凝结不散，日益加重，接连积聚起来，便成为昔瘤，用手按摸感到坚硬。邪气结聚，伤及深层的骨部，骨与邪气并合，一天天地增大，则形成骨疽。邪气结聚，伤及肌肉而宗气归于内，邪气留着不去，如有内热可化为脓，如无热可成为肉疽。上述这几种邪气，发病没有固定的部位，但都有一定的名称。

骨疽患者的饮食调理

（1）绿豆粥。绿豆适量，洗净后浸泡半天，同粳米200克同煮为稀粥。每日服食2~3次，每次1~2碗。适用于初期，其他阴疽初期均适用。

（2）苡仁二豆汤。薏苡仁100克，绿豆100克，赤小豆100克，生甘草20克，水煮熟烂，加盐调味，食豆饮汤。适用于阴疽湿重患者。

（3）五神咖啡。茯苓20克，金银花60克，牛膝20克，车前草30克，紫花地丁30克，同煎去渣取汁，加入咖啡、白糖，频服。适用于附骨疽湿热凝结者。

（4）银甲蛋。金银花30克，鸭蛋3只，炙穿山甲6克（研末）。先将金银花水煎取汁，再将鸭蛋头打一小孔，装入炙穿山甲粉，放入金银花汁中煮熟服食。适用于阴疽成脓期。

（5）猪蹄羹。猪蹄4只，葱白30克，当归15克，微火炖至蹄烂熟，调盐少许，随量食。适用于溃后期。

（6）牛奶大枣粥。牛奶500克，大枣25克，粳米100克，共煮成粥，随量食。适用于溃后久不收口者。

黄帝内经

古法今观——中国古代科技名著新编

卫气行第七十六

原典

黄帝问于岐伯曰：愿闻卫气之行，出入之合，何如？

岐伯曰：岁有十二月，日有十二辰，子午为经，卯酉为纬。天周①二十八宿，而一面七星，四七二十八星。房昴为纬②，虚张为经。是故房至毕③为阳，昴至心为阴。阳主昼，阴主夜，故卫气之行，一日一夜五十周于身，昼日行于阳二十五周，夜行于阴二十五周，周于五脏。

是故平旦阴气尽，阳气出于目，目张，则气上行于头，循项下足太阳，循背下至小指之端。其散者，别于目锐眦，下手太阳，下至手小指外侧。其散者，别于目锐眦，下足少阳，注小指次指之间。以上循手少阳之分，下至小指之间。别者以上至耳前，合于颔脉，注足阳明，以下行至跗上，入五指之间。其散者，从耳下下手阳明，入大指之间，入掌中。其至于足也，入足心，出内踝下，行阴分，复合于目，故为一周。

注释

①天周：天体运行一周。

②房昴为纬：即东西为纬线，因房宿为东方七曜星的中心，昴宿为西方七曜星的中心，东西为横线，故名。

③毕：即毕宿星，在十二星座中，毕宿属牛宫四足，此星座是金牛座。毕宿，汉族神话中的二十八宿之一。

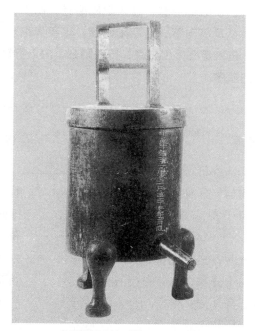

古代高精度计时器——西汉漏壶

译文

黄帝问岐伯说：希望听听卫气是怎样运行，出入于阴阳表里，又是怎样会合的？

岐伯说：一年有十二个月，一天有十二个时辰，子午位居南北，为经；卯酉位居东西，为纬。天体循行一周有二十八个星宿，每一方各有七个星宿，东南西北四方共有二十八个星宿。房宿居东方，昴宿居西方，所以房昴为纬；虚宿居北方，张宿居南方，所以虚张为经。从东方的房宿到西方的毕宿属阳，从西方的昴宿到东方的心宿属阴。阳主白天，阴主夜间，卫气的运行，在一日一夜之中，要循行于全身五十周次，白天行于阳二十五周次，夜间行于阴二十五周次，环周行于五脏之间。

卫气昼行于阳，夜行于阴，所以到黎明时分，阴气已尽，阳气浮出于目，眼睛张开，卫气上行于头，沿项后下行足太阳经，再沿着背向下到足小趾外侧端。其散行的，从目锐眦别出，向下沿手太阳经，下行至手小指外侧端。另一条散行的，也从目锐眦别出，沿着足少阳经下行，注入足小趾、第四趾之间。再向上循手少阳经之分，下行到小指、无名指之间。从手少阳别行的上行至耳前，合于颔部经脉，注入足阳明经，向下行至足背，入五趾间。又一条散行的，从耳下向下，沿手阳明经，入手大指次指端，再络入掌中。卫气抵达足部，进入足心，出内踝，行于阴分，向上行复合于目内眦，这就是卫气运行一周的顺序。

原典

是故日行一舍[①]，人气行于身一周与十分身之八；日行二舍，人气行于身三周与十分身之六；日行三舍，人气行于身五周与十分身之四；日行四舍，人气行于身七周与十分身之二；日行五舍，人气行于身九周；日行六舍，人气行于身十周与十分身之八；日行七舍，人气行于身十二周与十分身之六；日行十四舍，人气行二十五周于身有奇分与十分身之二，阳尽而阴

译文

因此，在白昼当太阳运行一宿时，卫气行身一又十分之八周；运行两宿时，卫气行身三又十分之六周；运行三宿时，卫气行身五又十分之四周；运行四宿时，卫气行身七又十分之二周；运行五宿时，卫气行身九周；运行六宿时，卫气行身十又十分之八周；运行七宿时，卫气行身十二又十分之六周；运行十四宿时，卫气行身二十五又十分之二周，这时卫气在白昼行于阳的

受气矣。其始入于阴，常从足少阴注于肾，肾注于心，心注于肺，肺注于肝，肝注于脾，脾复注于肾为一周。是故夜行一舍，人气行于阴脏一周与十分脏之八，亦如阳行之二十五周，而复合于目。阴阳一日一夜，合有奇分十分身之二，与十分藏之二，是故人之所以卧起之时有早晏者，奇分不尽故也。

黄帝曰：卫气之在于身也，上下往来不以期，候气而刺之，奈何？

伯高曰：分有多少，至有长短，春秋冬夏，各有分理，然后常以平旦为纪，以夜尽为始。是故一日一夜，水下百刻，二十五刻者，半日之度也，常如是毋已，日入而止，随日之长短，各以为纪②而刺之。谨候其时，病可与期；失时反候者，百病不治。故曰：刺实者，刺其来也；刺虚者，刺其去也。此言气存亡之时，以候虚实而刺之。是故谨候其气之所在而刺之，是谓逢时。病在于三阳，必候其气在于阳而刺之；病在于三阴，必候其气在于阴分而刺之。

注释

①一舍：即一宿。

②纪：标准。

过程就结束了，而阴分开始承受卫气。卫气开始进入阴分时，通常是由足少阴肾经传注于肾脏，由肾脏注入心脏，由心脏注入肺脏，由肺脏注入肝脏，由肝脏注入脾脏，由脾脏再传到肾脏，为一周。因此，夜间运行一宿的时间，卫气行于阴分也是一又十分之八周，也和行于阳分的二十五周一样，在眼部会合。阴分阳分一日一夜本应运行五十周，可是按每宿卫气运行一又十分之八周来计算，行于阳分的多出十分之二周，行于阴分的也多出十分之二周，所以入睡和醒的时间，有或早或晚的不同，就是这些余数造成的。

黄帝问：卫气在人体内的循行，或上

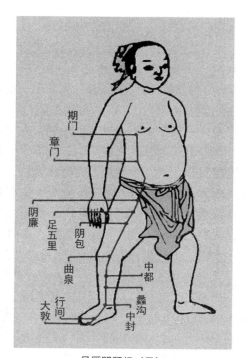

足厥阴肝经（五）

或下或往或来，时间不固定，怎样候气而针刺呢？

伯高说：昼夜阴阳的多少不同，就有天长天短差异，春夏秋冬四季，各有不同的节气，因而昼夜长短都有一定规律，一般根据太阳初出时为准，以夜尽为卫气行于阳分的开始。因此，一昼夜中，计时的水漏下百刻，二十五刻正好是半天的度数，总是这样环周不已，到日入时白昼结束，随着日出日入的长短，分别作为标准进行针刺。针刺时，要候其气至再下针，疾病才可痊愈；若失去时机，违了候气的原则，则任何疾病都不能治愈。所以说：针刺实证，是迎其气之来而刺；针刺虚证，是随其气之去而刺。这是说根据邪气的盛衰留去，诊候虚实而针刺。所以，谨慎地候察邪气的所在而针刺，就叫作逢时。病在三阳经，必候气在阳分时针刺；病在三阴经，必候气在阴分时针刺。

原典

水下一刻，人气在太阳；水下二刻，人气在少阳；水下三刻，人气在阳明；水下四刻，人气在阴分。水下五刻，人气在太阳；水下六刻，人气在少阳；水下七刻，人气在阳明；水下八刻，人气在阴分。水下九刻，人气在太阳；水下十刻，人气在少阳；水下十一刻，人气在阳明；水下十二刻，人气在阴分。水下十三刻，人气在太阳；水下十四刻，人气在少阳，水下十五刻，人气在阳明；水下十六刻，人气在阴分。水下十七刻，人气在太阳；水下十八刻，人气在少阳；水下十九刻，人气在阳明；水下二十刻，人气在阴分。水下二十一刻，人气在太阳；水下二十二刻，人气在少阳；水下二十三刻，人气在阳明；水下二十四刻，人气在阴分。水下二十五刻，人气在太阳，此半日之度也。从房至毕一十四舍，水下五十刻，日行半度①，回行一舍，水下三刻与七分刻之四②。《大要》曰：常以日之加于宿上也，人气在太阳。是故日行一舍，人气行三阳行与阴分，常如是无已，与天地同纪，纷纷盼盼，终而复始，一日一夜，水下百刻而尽矣。

注释

① 半度：即半个周天。

② 三刻与七分刻之四：指漏水下注三刻又七分之四刻。

译文

漏水下注一刻，卫气行于手足太阳经；漏水下注两刻，卫气行于手足少阳经；漏水下注三刻，卫气行于手足阳明经；漏水下注四刻，卫气行于足少阴肾经。漏水下注五刻，卫气行于手足太阳经；漏水下注六刻，卫气行于手足少阳经；漏水下注七刻，卫气行于手足阳明经；漏水下注八刻，卫气行于足少阴肾经。漏水下注九刻，卫气行于手足太阳经；漏水下注十刻，卫气行于手足少阳经；漏水下注十一刻，卫气行于手足阳明经；漏水下注十二刻，卫气行于足少阴肾经。漏水下注十三刻，卫气行于手足太阳经；漏水下注十四刻，卫气行于手足少阳经；漏水下注十五刻，卫气行于手足阳明经；漏水下注十六刻，卫气行于足少阴肾经。漏水下注十七刻，卫气行于手足太阳经；漏水下注十八刻，卫气行于手足少阳经；漏水下注十九刻，卫气行于手足阳明经；漏水下注二十刻，卫气行于足少阴肾经。漏水下注二十一刻，卫气行于手足太阳经；漏水下注二十二刻，卫气行于手足少阳经；漏水下注二十三刻，卫气行于手足阳明经；漏水下注二十四刻，卫气行于足少阴肾经。漏水下注二十五刻，卫气行于手足太阳经，这是半日中卫气运行的度数。从房宿到毕宿运转一十四舍，经过整个白昼，漏水下注五十刻，日行半个周天，每当日行周列一宿，需时漏水下注三刻又七分之四刻。《大要》说：通常是以日行环周二十八宿的每一宿之时，卫气也恰恰运行在手足太阳经。所以日行一宿的过程，卫气也恰恰运行过三阳经与阴分，经常这样周行不已，与天地的变化规律相同，卫气在体内的运行，虽然纷繁，却有条不紊，终而复始，一日一夜，漏水下注百刻，卫气在体内完成了五十周的运行。

古代计时工具

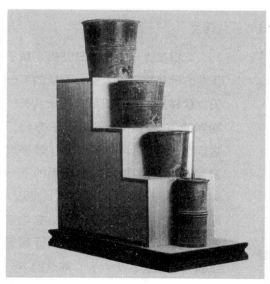

元代四级式漏刻

漏刻是我国最古老的测时工具。漏，是漏水的壶，借助漏出水的多少来计量时间的流逝，是守时工具；刻，是带有刻度的标尺，用来标明漏水所反映的具体时间，是报时工具。将漏和刻结合起来，就产生了计时工具——漏刻。据梁代的《漏刻经》称，漏刻起源于传说中的黄帝时代。先有漏后有刻，即起初以漏多少壶来计量时间，这样十分麻烦且计时难以准确，于是节制漏水速度并在壶壁上刻有标志的漏壶就出现了。

729

九宫八风① 第七十七

原典

太一②常以冬至之日，居叶蛰之宫四十六日，明日居天留四十六日，明日居仓门四十六日，明日居阴洛四十五日，明日居天宫四十六日，明日居玄委四十六日，明日居仓果四十六日，明日居新洛四十五日，明日复居叶蛰之宫，曰冬至矣。

太一日游，以冬至之日，居叶蛰之宫，数所在，日从一处，至九日，复反于一，常如是无已，终而复始。

太一移日，天必应之以风雨。以其日风雨则吉，岁美民安少病矣。先之则多雨，后之则多旱。

太一在冬至之日有变，占在君；太一在春分之日有变，占在相；太一在中宫之日有变，占在吏；太一在秋分之日有变，占在将；太一在夏至之日有变，占在百姓。所谓有变者，太一居五宫之日，病风折树木，扬沙石。各以其所主占贵贱③。

因视风所从来而占之。风从其所居之乡来为实风④，主生长，养万物；从其冲后来为虚风⑤，伤人者也，主杀主害者。谨候虚风而避之，故圣人曰：避虚邪之道，如避矢石然，邪弗能害，此之谓也。

注释

① 九宫：指四方、四隅、中央九个方位。八风：指八方之风。

② 太一：星名，即帝星，又名北极星。

③ 贵贱：指上文君、相、吏、将、百姓而言。

④ 风从其所居之乡来为实风：风所居之乡，是指太一所据之所。在每一季节所出现当令的风雨为实风，如春生东风，夏为南风，主生主长。

⑤ 从其冲后来为虚风：凡是从节气所居方位的对方刮来的风叫作虚风，如冬至刮南风，夏至刮北风，主杀。

译文

北极星太一从冬至日开始，居于正北方叶蛰宫四十六天；期满的下一天，就移居东北方天留宫四十六天；期满的下一天，就移居正东方仓门宫四十六天;期满的下一天，就移居东南方阴洛宫四十五天;期满的下一天，就移居正南方上天宫四十六天；期满的下一天，就移居西南方玄委宫四十六天；期满的下一天，就移居正西方仓果宫四十六天；期满的下一天，就移居西北方新洛宫四十五天;期满后的下一天，重居叶蛰宫，就又到了冬至日。

太一游宫的日子，开始于冬至日，居于正北叶蛰宫，以此为起点，来推算其所在之处，到第九天，重又回到坎位，经常这样循环不休，终而复始地运转着。

太一每逢交节的日子，必有风雨出现。如果当天风调雨顺，则年景好，民众安居，很少生病。假若交节之前有风雨，这一年就会多雨；交节之后出现风雨，这一年就会多旱。

太一在冬至那一天，气候剧变，预测应在君；太一在春分那一天，气候剧变，预测应在相；太一在中宫那一天，气候剧变，预测应在吏；太一在秋分那一天，气候剧变，预测应在将；太一在夏至那一天，气候剧变，预测应在百姓。所谓气候剧变，是指太一分别居于五宫的那一天，气候突变，折断树木，飞沙走石。分别从太一所主的方位来占验病者的贵贱。

观察风所来的方向，作为预测气象的依据。风来自其所当令的方位与季节相适应的，是实风，主生长，养育万物；若风来自于其所当令相对的方位与季节相抵触的，是虚风，能够伤人致病，主残害万物。人体谨慎候察虚风的到来而躲避，所以圣人说：防避虚邪贼风的方法，就像躲避箭矢飞石，外邪就不能侵害，说的就是这个道理。

原典

是故太一徙，立于中宫，乃朝八风，以占吉凶也。

风从南方来，名曰大弱风①。其伤人也，内舍于心，外在于脉，其气主为热。风从西南方来，名曰谋风②。其伤人也，内舍于脾，外在于肌，其气主为弱。风从西方来，名曰刚风③。其伤人也，内舍于肺，外在于皮肤，其气主为燥。风从西北方来，名曰折风④。其伤人也，内舍于小肠，外在于手太阳脉，脉绝则溢，脉闭则结不通，善暴死。风从北方来，名曰大刚风⑤。其伤人也，内舍于肾，外在于骨与肩背之膂筋，其气主为寒也。风从东北方

注释

①大弱风：病因学名词，系八风中之一种。其在人以火脏应之，内应心，外在脉。

②谋风：八风之一。来自西南方的风邪，可内伤脾脏，外侵肌肉，导致人体虚弱。

③刚风：八风之一。指从西方来的风，其在人以金脏应之。

④折风：指西北风，为对人不利的风。

⑤大刚风：病因学名词，

来，名曰凶风⑥。其伤人也，内舍于大肠，外在于两胁腋下及肢节。风从东方来，名曰婴儿风⑦。其伤人也，内舍于肝，外在于筋纽，其气主为湿。风从东南方来，名曰弱风⑧。其伤人也，内舍于胃，外在肌肉，其气主体重。

此八风皆从其虚之乡来，乃能病人。三虚相搏，则为暴病卒死。两实一虚，病则为淋露寒热。犯其雨湿之地，则为痿。故圣人避风，如避矢石焉。其有三虚而偏中于邪风，则为击仆偏枯矣。

系八风中之一。指从北方来的风邪。

⑥ 凶风：为病因学名词，系八风之一。指从东北方来的风邪。

⑦ 婴儿风：东方震木宫之风，东应春，万物始生，故称婴儿风，其在人以木脏应之。

⑧ 弱风：东南巽木宫之风，气暖而风柔，故称弱风，东南湿盛，湿气侮土，故其在人内伤于胃腑，外主肌肉身重。

译文

所以北极星太一迁移，位居中宫，才能朝向八风，来推测气象的吉凶。

从南方来的风，名叫大弱风。它伤害到人体，内可侵入于心，外在于血脉，其气主热性病。从西南方来的风，名叫谋风。它伤害到人体，内可侵入于脾，外在于肌肉，其气主虚弱病。从西方来的风，名叫刚风。它伤害到人体，内可侵入于肺，外则留于皮

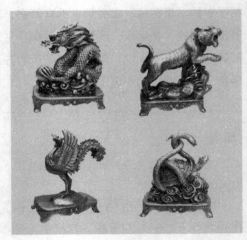

古时四象铜雕

肤之间，其气主燥病。从西北方来的风，名叫折风。它伤害到人体，内可侵入小肠，外在于手太阳经脉，若其脉气竭绝，则邪气充满流溢；若其脉气闭塞，则结聚不通，会突然死亡。从北方来的风，名叫大刚风。它伤害到人体，内可侵入于肾，外在于骨骼和肩背的膂筋，其气主寒性病。从东北方来的风，名叫凶风。它伤害到人体，内可侵入大肠，外在于两胁腋骨下及上肢关节部。从东方来的风，名叫婴儿风。它伤害到人体，内可侵入于肝，外在于筋的联结之处，其气主为湿病。从东南方来的风，名叫弱风。它伤害到人

体，内可侵入于胃，外在肌肉，其气主身体沉重的病证。

以上这八风，都是从虚乡来的，才能使人生病。人与自然界是息息相通的，如果是虚人，又遇到年、月、时之三虚，就会暴发疾病，突然死亡。如果三虚之中为两实一虚，则能发生疲困，寒热相杂之证。或在雨湿之地，感受湿气，会发生痿病。所以圣人，避免虚邪贼风如同躲避箭矢飞石。如果逢到三虚，就可能偏中邪风，突然昏迷倒地，以致引起半身不遂一类的病证。

卷十二

九针论第七十八

原典

黄帝曰：余闻九针于夫子，众多博大矣，余犹不能寤，敢问九针焉生，何因而有名？

岐伯曰：九针者，天地之大数也，始于一而终于九①。故曰：一以法天，二以法地，三以法人，四以法时，五以法音，六以法律，七以法星，八以法风，九以法野②。

黄帝曰：以针应九之数，奈何？

岐伯曰：夫圣人之起天地之数也，一而九之，故以立九野。九而九之，九九八十一，以起黄钟③数焉，以针应数也。

一者，天也。天者，阳也，五脏之应天者肺，肺者，五脏六腑之盖④也，皮者，肺之合也，人之阳也。故为之治针，必以大其头而锐其末，令无得深入而阳气出。

译文

黄帝说：听你讲解九针方面的学问后，觉得内容真是丰富多彩、博大精深，但其中有些地方我还不能彻底领悟，请问九针的原理是如何产生的？为什么叫这个名字？

岐伯说：九针是根据天地的大数而定的，它从一开始，到九终止。所以一数取法于天，二数取法于地，三数取法于人，四数取法于四时，五数取法于五音，六数取法于六律，七数取法于七星，八数取法于八风，九数取法于九州的分野。

黄帝说：针和九个数字是怎样相对应的呢？

岐伯说：古代圣人发明了天地的数理，从一到九为基本数，所以据此建立了九州的分野。若将九与九相乘，九九八十一，便创立了黄钟之二者，地也。人之所以应土者，肉也。故为之治针，必箭其身而员其末，令无得伤肉分，伤则气竭。

三者，人也。人之所以成生者，血脉也。故为之治针，必大其身而员其末，令可以按脉勿陷，以致其气，令邪气独出。

四者，时也。时者，四时八风之客于经络之中，为瘤病者也。故为之治针，必箭其身而锋其末，令可以泻热出血，而瘤病竭。

注释

① 始于一而终于九：从一开始，到九终止。指一切事物由少到多的自然发展规律。

② 九以法野：野，是分野的意思。古代九州区域的划分叫作九野。

③ 黄钟：六律之一，古代矫正音律的一种乐器。

④ 盖：又叫华盖，指封建帝王专用的车盖或者伞。五脏中肺脏的部位最高，覆盖其他脏腑之上，形状如伞盖，所以说肺为五脏六腑之盖。

数，九针正与此数相应。

一数应于天，天属阳。五脏中与天相应的是肺脏，因肺在脏腑中的位置最高，覆盖着五脏六腑，犹如天覆盖万物一样。人体在外的皮肤，也是属于阳分的浅表部，针对这种浅表的病症，制造了九针，其针头大，针尖锐利如箭头，利于浅刺而不致深入肌肉，仅取其通调肌表的阳气，排出邪气。

二数应于地，在人体与脾相应。脾属土而外主肌肉，为治疗肌肉的病症，制造了圆针，其针身硬直如圆柱，针尖椭圆如卵，用以治疗邪侵肌肉的病，而不致损伤肌肉，如果肌肉受伤过度，就会使脾气竭绝。

三数应于人。由于人的成长和生存依赖血脉的不断运行，所以为了治疗血脉的病症，制造了九针，其针身大，针尖圆面微尖，可用来按摩脉络，而不致刺入皮肤、陷入肌肉，能使气血流通，充实正气，排出邪气。

四数应于四时。四时八方的风邪，侵入人体的经脉中，会导致顽固的病症。为了治疗这种顽固的疾病，制造了锋针，其针身长直似圆柱，针尖锋利，可用来泄除热邪，刺络放血，从而消除固疾。

原典

五者，音也。音者，冬夏之分，分于子午①，阴与阳别，寒与热争，两气相搏，合为痈脓者也。故为之治针，必令其末如剑锋，可以取大脓。

六者，律也。律者，调阴阳四时而合十二经脉，虚邪客于经络而为暴痹者也。故为之治针，必令尖如氂②，且员且锐，中身微大，以取暴气。

七者，星也。星者，人之七窍③，邪之所客于经，而为痛痹，合于经络者也。故为之治针，令尖如蚊虻喙，静以徐往，微以久留，正气因之，真邪俱往，出针而养者也。

八者，风也。风者，人之股肱八节④也。八正之虚风⑤，八风伤人，内舍于骨解腰脊节腠理之间，为深痹也。故为之治针，必长其身，锋其末，可以取深邪远痹。

九者，野也。野者，人之节解皮肤之间也。淫邪⑥流溢于身，如风水之状，而溜不能过于机关大节者也。故为之治针，令尖如梃，其锋微员，以取大气之不能过于关节者也。

卷十二

注释

① 音者，冬夏之分，分于子午：音，指五音。冬至阴极阳生，月建在子；夏至阳极阴生，月建在午。

② 氂：马尾长而有韧性的毛。

③ 星者，人之七窍：北斗有七星，多以此为典例。天有七星，比拟人有七窍，可以引申为天空星辰密布，人身空窍也很多。

④ 八节：概括通身关节的意思。

⑤ 八正：指立春、立夏、立秋、立冬、春分、夏至、秋分、冬至。虚风：贼风，指四时反常的气候。

⑥ 淫邪：指邪气过盛，蔓延为害。

译文

五数应于五音。五音的五数，位于一和九两个数之间，在九宫数中，一代表冬至一阳初生之时，月建在子。九代表夏至阳气极盛之时，月建在午，五在二者中间。如果人体阴阳相离，寒热相争，两气搏聚，就会使气血滞而不散，发为痈脓。正是为了治疗这类病，制造了铍针，其针尖扁而锋锐如剑，可用来刺破痈疽，排除脓血。

六数应于六律。六律高低有节，协调阴阳四时，与人体的十二经脉相配合。当虚邪贼风侵袭人体的经络时，就会引起突发性的痹证。为治疗这类病，制成了圆利针，其针尖如长毛，圆而且锐，针身略粗，用以治疗急性病。

七数应于七星，与人体的七窍相应。若外邪侵入经脉，就会产生痛痹，使邪气潜藏于经络中。为治疗这类病，制成了毫针。其针尖纤细如蚊虻的嘴，针刺时要静候其气，慢慢地进针，轻微地提插，留针时间要长，使正气得以充实，邪气得以消散。出针后还要注意调养身体。

八数应于八风，与人体上下肢的八节相应。如四时八节的虚邪贼风侵袭人体，并侵入人体的骨缝、腰脊关节及腠理之间，就会造成邪气深着的痹证，为治疗这类病，制成了长针，这种针针身较长，针尖锋利，用来治疗邪深日久的痹证。

九数应于九野，人体的关节骨缝和皮肤之间相应，当邪气浸淫深入，流注充溢于人体时，就会出现风水浮肿、水液留滞、关节肿大的病。为治疗这类病，制成了大针，其针形如杖，针身粗大，针锋微圆，以通利关节、运转大气，排泄关节内积滞的水汽。

中西医结合治疗的圆利针疗法

圆利针疗法不同于以往任何一种中医针灸疗法。它运用西医运动学原理，首先确定疼痛是什么动作或什么姿势状态下产生的，其次分析该动作的参与肌群或维持该姿势稳定性的参与肌群，结合解剖学结构和力学平衡结构确定其中最易损伤的肌肉，最后对该肌肉的起点、中点和止点采用特制的圆利针，用"合谷刺"手法进行治疗，以达到

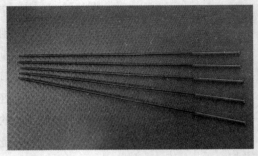

圆利针

调整肌肉的痉挛状态来治疗疾病的一种方法。其治疗点不是传统针灸疗法的穴位点，而是肌肉的起点、中点、止点。

原典

黄帝曰：针之长短有数乎？

岐伯曰：一曰镵针者，取法于巾针，去末寸半，卒锐之，长一寸六分，主热在头身也。二曰圆针，取法于絮针，筒其身而卵其锋，长一寸六分，主治分间气。三曰鍉针，取法于黍粟之锐，长三寸半，主按脉取气，令邪出。四曰锋针，取法于絮针，筒其身，锋其末，长一寸六分，主痈热出血。五曰铍针，取法于剑锋，广二分半，长四寸，主大痈脓，两热争者也。六曰圆利针，取法于氂针，微大其末，反小其身，令可深内也，长一寸六分。主取痈痹者也。七曰毫针，取法于毫毛，长一寸六分，主寒热痛痹在络者也。八曰长针，取法于綦针[1]，长七寸，主取深邪远痹者也。九曰大针，取法于锋针，其锋微员，长四寸，主取大气不出关节者也。针形毕矣，此九针大小长短之法也。

黄帝曰：愿闻身形，应九野[2]，奈何？

译文

黄帝说：针的长短，有一定的划分标准吗？

岐伯说：镵针模仿巾针制成，其针头大，在距离针的末端半寸左右，尖锐突出，状如箭头，针长一寸六分，主治热在头、身的疾病，用来浅刺皮肤泻去热邪；圆针，模仿絮针制成，其针身硬直且为圆形，针头椭圆如卵，长一寸六分，主治邪在分肉之间的疾病，可作按摩之用；鍉针，模仿黍粟制成，其针头圆而微尖，针长三寸半，主要用来按摩经脉，使气血流通，排出邪气；锋针，也是模仿絮针制成的，针身硬直为圆柱形，针尖锐利，长一寸六分，用于泻热、放血；铍针，模仿宝剑的剑锋制成，宽二分半，长四寸，主治较大的痈脓，寒热相争的病，用来切开痈排脓；圆利针，针形细长如毛，针尖稍大，针身稍小，用于深刺，长一寸六分，主治痈证和痹证；毫针，针形纤细如毫毛，长一寸六分，主治邪在络的寒热痛痹等病；长针，模仿綦针制成，长七寸，主治邪深病久的痹证；大针，模仿锋针制成，但针锋微圆，针身粗大，长四寸，主治因关节间积水而浮肿的病。以上所述，就是九针的形状及大小长短的法度。

黄帝说：请你详细讲解一下人的形体是怎样与自然界的九野相应的呢？

注释

①綦针：指缝纫用的长针。

②九野：指九宫的位置。

原典

岐伯曰：请言身形之应九野也，左足应立春，其日戊寅己丑。左胁应春分，其日乙卯。左手应立夏，其日戊辰己巳。膺喉首头应夏至，其日丙午。右手应立秋，其日戊申己未。右胁应秋分，其日辛酉。右足应立冬，其日戊戌己亥。腰尻下窍应冬至，其日壬子。六腑膈下三脏应中州，其大禁①，大禁太一所在之

译文

岐伯说：请让我说明身形与九野相应的情况。左足应于立春艮宫即东北方，在日辰正当戊寅、己丑；左胁应于春分震宫即正东方，在日辰正当乙卯；左手应于立夏巽宫即东南方，在日辰正当戊辰、己巳；前胸、咽喉、头面应于夏至离宫即正南方，在日辰正当丙午；右手应于立秋坤宫即西南方，在日辰正当戊申、己未；右胁应于秋分兑宫即正西方，在日辰正当辛酉；右足应于立冬

日，及诸戊己。凡此九者，善候八正所在之处。所主左右上下，身体有痛肿者，欲治之，无以其所直之日溃治之，是谓天忌日也。

形乐志苦，病生于脉，治之于灸刺。形苦志乐，病生于筋，治之以熨引②。形乐志乐，病生于肉，治之以针石③。形苦志苦，病生于咽喝，治之以甘药。形数惊恐，筋脉不通，病生于不仁，治之以按摩醪药④。是谓形。

五脏气，心主噫，肺主咳，肝主语，脾主吞，肾主欠。

六腑气，胆为怒，胃为气逆、哕，大肠小肠为泄，膀胱不约为遗溺，下焦溢为水。

五味：酸入肝，辛入肺，苦入心，甘入脾，咸入肾，淡入胃⑤，是谓五味。

五并：精气并肝则忧，并于心则喜，并于肺则悲，并于肾则恐，并于脾则畏，是谓五精之气，并于脏也。

五恶：肝恶风，心恶热，肺恶寒，肾恶燥，脾恶湿，此五脏气所恶也。

注释

①大禁：大，普遍；禁，指禁忌针刺的日期。

②熨引：指用药温熨导引。

③针石：石针，通常称砭。为古代切刺皮肤，排脓放血的手术工具。

④醪药：即药酒。

⑤淡入胃：甘及薄为淡，属土。五谷都具淡味，而受纳于胃。

至乾宫即西北方，在日辰正当戊戌、己亥；腰、尻、下窍应于冬至坎宫即正北方，在日辰正当壬子；六腑和肝、脾、肾三脏，都在膈下腹中的部位，应于中宫，其大禁的日期，为太一移居中宫所在之日，以及各戊己日。掌握了人体的九个部位与九个方位的相应关系，就可以测知八方当令节气的所在，及其与人体上下左右相应的各个部位。身体某处患有痛肿的，若要进行治疗，切不可在与其相应的时日里切破排脓，这就叫作天忌日。

形体安逸而精神苦闷的人，其病大多发在经脉，治疗时宜用艾灸和针刺；形体劳苦，但精神快乐的人，其病大多发于筋，应当用温熨和导引的治法；形体安逸、精神愉快的人，其病大多发在肌肉，治疗时要用针刺和砭石；形体劳苦，精神也苦闷的人，其病多发在咽喉，宜用味甘的药物调治；屡受惊恐，但筋脉气血通畅的，其病多发为肌肉麻痹不仁，治疗时要按摩和用药酒的方法。这就是五种形志之人生病时各自所具有的特点和治法。

五脏之气失调，各有其所发生的病：心主噫气，肺主咳嗽，肝主多语，脾主吞酸，肾主呵欠。

六腑之气失调，也各有其主的病：胆为怒，胃为呃逆，大肠小肠为泄泻，膀胱为遗尿，下焦为水肿。

五味入胃，各有其归属的脏

腑：酸入肝，辛入肺，苦入心，甘入脾，咸入肾，淡入胃，称为五入。

五脏的精气相并，各有其所发生的病：精气并于肝则肝气抑郁而生忧虑，并于心则喜笑，并于肺则悲泣，并于肾则善恐，并于脾则畏惧。

五脏之气所恶：肝恶风，心恶热，肺恶寒，肾恶燥，脾恶湿。

原典

五液：心主汗，肝主泣，肺主涕，肾主唾，脾主涎，此五液所出也。

五劳①：久视伤血，久卧伤气，久坐伤肉，久立伤骨，久行伤筋，此五久劳所病也。

五走：酸走筋，辛走气，苦走血，咸走骨，甘走肉，是谓五走也。

五裁②：病在筋，无食酸；病在气，无食辛；病在骨，无食咸；病在血，无食苦；病在肉，无食甘。口嗜而欲食之，不可多矣，必自裁也，命曰五裁。

五发：阴病发于骨，阳病发于血，以味发于气，阳病发于冬，阴病发于夏。命曰五发。

五邪：邪入于阳，则为狂；邪入于阴，则为血痹；邪入于阳，搏则为癫疾③；邪入于阴，搏则为瘖；阳入于阴，病静；阴出于阳，病喜怒。

五藏：心藏神，肺藏魄，肝藏魂，脾藏意，肾藏精志也。

五主：心主脉，肺主皮，肝主筋，脾主肌，肾主骨。

阳明多血多气，太阳多血少气，少阳多气少血，太阴多血少气，厥阴多血少气，少阴多气少血。故曰刺阳明出血气，刺太阳出血恶气；刺少阳出气恶血，刺太阴出血恶气，刺厥阴出血恶气，刺少阴出气恶血也。

足阳明太阴为表里④，少阳厥阴为表里，太阳少阴为表里，是谓足之阴阳也。手阳明太阴为表里，少阳心主为表里，太阳少阴为表里，是谓手之阴阳也。

注释

①五劳：指劳逸过度，积久形成的五种劳伤。

②裁：节制的意思。

③癫疾：指头部疾患，如头痛、眩晕等。

④表里：指内外阴阳的相互联系。阳经行于身体外侧，主表；阴经行于身体内侧，主里。

译文

五脏化生五液：心主汗液，肝主目液，肺主涕液，肾主唾液，脾主涎液。

五种由于劳作过度而造成的损伤有：久视伤血，久卧伤气，久坐伤肉，久立伤骨，久行则伤筋。

五味也各有所走向：酸走筋，辛走气，苦走血，咸走骨，甘走肉，称为五走。

饮食的五裁：病在筋的，不能多食酸味；

病在气的，不能多食辛味；病在骨的，不能多食咸味；病在血的，不能多食苦味；病在肉的，不宜多食甘味。即使素有嗜好而想多吃，也不可吃得过多，必须自己注意加以节制。

五脏之发病：阴之为病，发骨疼等；阳之为病，多发血痹等；五味为痹，发于气不调；阳虚之病发于冬，阴虚之病发于夏。这就是所谓的五发。

邪扰五脏所致的病变：邪气进入阳分，阳热炽盛则病狂；邪气进入阴分，阴寒过盛则为血痹；邪入阳分，抟而气上逆不下，就会引起头痛、眩晕之类病症。病邪进入阴分，搏聚不去而为哑，病邪由阳进入阴，则病势趋于静；病邪由阴出于阳，则易发怒。

五脏各有所藏：心藏神，肺藏魄，肝藏魂，脾藏意，肾藏志和精。

五脏的功能各有所主：心主血脉，肺主皮毛，肝主筋，脾主肌肉，肾主骨。

阳明经多血多气，太阳经多血少气，少阳经多气少血，厥阴经多血少气。所以说在针刺治疗时，阳明经宜出气出血；太阳经宜出血，不宜出气；少阳经宜出气不宜出血；太阴经宜出血不宜出气；厥阴经只可出血，不可出气；少阴经只可以出气而不适合出血。

足三阳经与足三阴经之间的关系为：足阳明胃经与足太阴脾经互为表里，足少阳胆经与足厥阴肝经互为表里，足太阳膀胱经与足少阴肾经互为表里。手三阴经与手三阳经之间的关系为：手阳明大肠经与手太阴肺经互为表里，手少阳三焦经与手厥阴心包经互为表里，手太阳小肠经与手少阴心经互为表里。

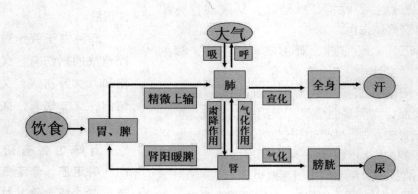

五脏与五液转化图

岁露论第七十九

原典

黄帝问于岐伯曰：经言夏日伤暑，秋病疟。疟之发以时，其故何也？

岐伯对曰：邪客于风府①，循膂而下。卫气一日一夜，大会于风府，其明日下一节，故其日作尚晏。此其先客于脊背也。故每至于风府则腠理开，腠理开则邪气入，邪气入则病作，此所以日作尚晏也。卫气之行风府，日下一节，二十一日，下至尾底，二十二日，入脊内，注于伏冲之脉，其行九日，出于缺盆之中，其气上行，故其病稍益早。其内搏于五脏，横连募原②，其道远，其气深，其行迟，不能日作，故次日乃稸积而作焉。

黄帝曰：卫气每至于风府，腠理乃发，发则邪入焉。其卫气日下一节，则不当风府，奈何？

岐伯曰：风无常府，卫气之所应，必开其腠理，气之所舍，则其府也。

黄帝曰：善。夫风之与疟也，相与同类，而风常在，而疟特以时休，何也？

岐伯曰：风气留其处，疟气随经络，沉以内搏，故卫气应乃作也。

注释

① 风府：经穴名，别名本穴、鬼穴。属督脉。在项部，当后发际正中直上1寸，枕外隆凸直下，两侧斜方肌之间凹陷处。

② 募原：解剖组织名，又称"膜原"，泛指膈膜或肠胃之外的脂膜。

译文

黄帝问岐伯说：医经中说夏天伤了暑邪，到秋天会发生疟疾。疟疾的发作有一定时间，是什么原因呢？

岐伯回答说：邪气侵入风府，沿着脊椎下行。人体卫气循行的规律，是一日一夜在风府穴会合，然后循着脊椎逐日下行一节，这样卫气与邪气相遇，就一天比一天晚了，所以，疟疾的发作时间也就一天天向后推迟。这是邪气先侵入脊背的原因。每当卫气运行到风府时，则腠理开张，腠理开张则邪气便乘隙侵入，邪气侵入与卫气相搏，病就发作，这就是疟疾发作的时间常常逐渐推迟的原因。卫气运行至风府，每日下行一节，经二十一日，下行到尾骶骨，至二十二日，又入于脊内，流注于伏冲之脉，再沿经脉上行，到第九日，上出于两缺盆的中间，由于气上行逐日升高，因此发病的时间就一天比一天早了。如果邪气内迫于五脏，横连于膜原，邪气的道路距离体表已远，深藏体内，运行也较迟缓，不能每天发病，所以要积累到第二天才会发作。

黄帝问：卫气每到风府时，腠理就开张，开张则邪气乘隙而入，致人发病。但卫气逐日下移一节，有时不在风府处，疟疾为什么也发作呢？

岐伯说：风邪侵入体内并没有固定位置，只是卫气与邪气相搏，就有所应，必定使腠理开张而发病，所以邪气留滞之处就是发病的所在。

黄帝说：讲得好。风邪致病和疟疾，相互之间属于同类，但是，风邪为病，常常持续存在，而疟疾的发作却按时休止，为什么呢？

岐伯说：因为风邪常停留在发病部位，而疟邪之气却能随着经络深入而搏结于内，所以与卫气相遇，则发生搏击，引起抗邪病就发作了。

● ●

原典

帝曰：善。

黄帝问于少师曰：余闻四时八风之中人也，故有寒暑，寒则皮肤急而腠理闭，暑则皮肤缓而腠理开。贼风邪气，因得以入乎？将必须八正虚邪，乃能伤人乎？

少师答曰：不然。贼风邪气之中人也，不得以时，然必因其开也，其入深。其内极也疾，其病人也卒暴。因其闭也，其入浅以留，其病人也徐以迟。

黄帝曰：有寒温和适①，腠理不开，然有卒病者，其故何也？

少师答曰：帝弗知邪入乎？虽平居，其腠理开闭缓急，其故常有时也。

黄帝曰：可得闻乎？

少师曰：人与天地相参也，与日月相应也。故月满则海水西盛，人血气积，肌

译文

黄帝说：讲得好。

黄帝问少师说：我听说四时八风伤害人体，与寒暑气候的不同有关。寒冷时人的皮肤紧急，腠理闭合；暑热时人的皮肤舒缓，腠理开张。贼风邪气是乘人体皮腠开泄而侵入的呢？还是必须遇到八节虚邪，才会伤人的呢？

少师回答说：不是这样。贼风邪气伤人，没有固定时期，必须趁人体皮腠开张时，才能侵入。邪气侵入部位深的，病就严重，所以发病也急暴。如果在皮腠闭合时，邪气即使侵入，也只能停留在浅表部位，发病也比较迟缓。

黄帝问：有的人能够调和适应气温变化，腠理也不开张，但突然发病了，是什么缘故？

少师回答说：您不知道邪气侵入吗？即使在人们平时的生活中，腠理的开闭缓急，也都有一定的时间规律。

黄帝问：可以让我听听吗？

少师说：人与天地自然相参，与日月运行相应。所以在满月时，海水西盛。这

肉充，皮肤致，毛发坚，腠理郄，烟垢②著。当是之时，虽遇贼风，其入浅不深。至其月郭空，则海水东盛，人血气虚，其卫气去，形独居，肌肉减，皮肤纵，腠理开，毛发残，腠理薄，烟垢落。当是之时，遇贼风则其入深，其病人也卒暴。

黄帝曰：其有卒然暴死暴病者，何也？

少师答曰：得三虚者，其死暴疾也；得三实者，邪不能伤人也。

黄帝曰：愿闻三虚。

少师曰：乘年之衰③，逢月之空，失时之和，因为贼风所伤，是谓三虚。故论不知三虚，工反为粗。

帝曰：愿闻三实。

少师曰：逢年之盛，遇月之满，得时之和，虽有贼风邪气，不能危之也，命曰三实。

时人的血气清和，肌肉充实，皮肤致密，毛发坚竖，腠理闭合，皮脂多而表固。在这个时候，即使遇到贼风侵入，也浅不能深。如果到了月缺时，海水东盛，这时人的气血较虚，卫气离开体表，深入于里，外形虽然如常，但肌肉消减，皮肤弛缓，腠理开张，毛发残损，腠理疏薄，皮脂剥落。在这个时候，若遇到贼风，它就能深入内里，使人发病急暴。

黄帝问：有的人突然死亡，或突然生病，这是什么原因？

少师回答说：遇到三虚的症状，会出现暴病暴死的情况；遇到三实的症状，就不会为邪气所伤害了。

黄帝说：希望听听三虚的道理。

少师说：在岁气不及的衰年，又遇到月缺无光的黑夜，四时节令又反常，因而被贼风所伤，这就叫三虚。所以讨论医道，如果不懂得三虚致病的理论，就是学识浅陋的粗工。

黄帝说：希望听听三实。

少师说：逢上岁气旺盛之年，又遇到月光圆满，再有调和的气候，即使有贼风邪气，也不能危害人体，这就叫三实。

注释

① 有寒温和适：有的人能够调和适应寒温变化。

② 烟垢：指皮脂。

③ 乘年之衰：指岁气不及的衰年。

原典

黄帝曰：善乎哉论！明乎哉道！请藏之金匮，然此一夫①之论也。

黄帝曰：愿闻岁之所以皆同病者，何因而然？

少师曰：此八正之候也。

黄帝曰：候之奈何？

少师曰：候此者，常以冬至之日，太一立于叶蛰之宫，其至也，天必应之以风者矣。风从南方来者，为虚风，贼伤人者也。其以夜半至也，万民皆卧而弗犯也，故其岁民少病。其以昼至者，万民懈惰，而皆中于虚风，故万民多病。虚邪入客于骨，而不发于外，至其立春，阳气大盛，腠理开，因立春之日，风从西方来，万民又皆中于虚风，此两邪相搏，经气结代②者矣。故诸逢其风而遇其雨者，命曰遇岁露③焉。因岁之和，而少贼风者，民少病而少死；岁多贼风邪气，寒温不和，则民多病而死矣。

黄帝曰：虚邪之风，其所伤贵贱何如？候之奈何？

注释

① 一夫：指个人，一个人。

② 结代：经脉之气结止不行。代，止也。

③ 岁露：是指一年之内风雨的情况。

译文

黄帝说：说得好极了！道理也讲得很明白！请把它保存在金匮里，命名为"三实"，不过，这只是指个人发病而说的。

黄帝问：在一年之内，人们都患同样的病，是什么原因造成的呢？

少师说：这要候察八方气候的变化。

黄帝问：怎样候察呢？

少师说：确定这种情况，通常是在冬日这一天，太一北斗星立于叶蛰之宫时去观察，因为太一移行到这一天，必有风出现。风从南方来的，叫作虚风，能够伤害人体。如果风在半夜来，这时人们都已入睡，邪气不能侵犯，所以当年人们很少生病。若风在白天来，由于人们防护松懈，容易被虚风所伤，因此多数人会生病。如果冬季虚邪侵入骨髓，没有发泄于外，到了立春，阳气逐渐旺盛，腠理开张，在立春这天，刮来了西风，人们又会被这种虚风所伤，此时潜伏在体内的伏邪与新感之邪合并，留结在经脉之中，两邪交替而发病。所以凡是遇到风或雨而使人发生疾病，就命名做遇"岁露"。由于一年中气候调和，很少有贼风，人们患病和死亡的就少；如果一年中多有贼风邪气，气候寒温不调，人们患病和死亡的就多。

黄帝问：虚邪这种风，它伤人轻重的情况怎样呢？怎么候察呢？

神奇的五豆

五豆是黑豆、白芸豆、红豆、绿豆、黄豆五种豆子的总称。据《本草纲目》记载：豆有五色，各养五脏；绿豆益肝、红豆养心、黄豆健脾、白芸豆润肺、黑豆补肾。

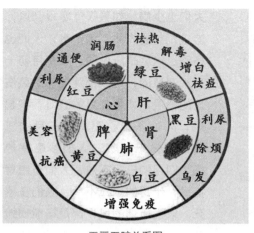

五豆五脏关系图

黑豆性平、味甘；归脾、肾经；具有消肿下气、润肺燥热、活血利水、祛风除痹、补血安神、明目健脾、补肾益阴、解毒的作用；用于水肿胀满、风毒脚气、黄疸浮肿、风痹痉挛、产后风疼、口噤、痈肿疮毒，可解药毒，风热而止盗汗，乌发黑发以及延年益寿的功能。白豆味甘平，具有温中下气、利肠胃、止呃逆、益肾补元等功用，是一种滋补食疗佳品。红豆除含蛋白质、脂肪外，还含有维生素A、B、C和植物皂素以及铝、铜等微量元素。绿豆性味甘凉，有清热解毒之功，蛋白质的含量几乎是粳米的3倍，富含多种维生素、钙、磷、铁等。黄豆不含胆固醇，并可以降低人体胆固醇，减少动脉硬化的发生，预防心脏病，所含的软磷脂是大脑细胞组成的重要部分，常吃黄豆对增加和改善大脑技能有重要的效能。

原典

少师答曰：正月朔日，太一居天留之宫，其日西北风不雨，人多死矣。正月朔日，平旦北风，春，民多死。正月朔日，平旦北风行，民病多者，十有三也。正月朔日，日中北风，夏，民多死。正月塑日，夕时北风，秋，民多死。终日北风，大病死者十有六。正月朔日，风从南方来，命曰旱乡；从西方来，命曰白骨将将①，国有殃，人多死亡。正月朔日，风从东方来，发屋②，扬沙石，国有大灾也。正月朔日，风从东南方行，春有死亡。正月朔日，天和温不风，籴③贱，民不病；天寒而风，籴贵，民多病。此所谓候岁之风，

译文

少师回答说：正月初一日，太一移居天留宫，这一天刮西北风而不下雨，人多病死。正月初一日，早晨刮北风，到了春季，患病的人多死。正月初一日，早晨刮北风，患病的人多，约有十分之三。正月初一日。中午刮北风，到了夏季，人多病死。正月初一日，傍晚刮北风，秋天人多病死。整天刮北风，人患大病而死的约有十分之六。正月初一日，风从南方来，叫旱乡；风从西方来，叫白骨堆积，全国会有祸殃流行，人多死亡。正月初一日，风从东方刮来，掀翻房屋，飞沙走石，国家将有大灾发生。正月初一日，风从东南方来，春天人多病死。正月初一日，天气温和，不刮风，是丰年的先兆，粮价贱，

贼伤人者也。二月丑不风④，民多心腹病；三月戌不温，民多寒热；四月巳不暑，民多瘅病；十月申不寒，民多暴死。诸所谓风者，皆发屋，折树木，扬沙石，起毫毛，发腠理者也。

注释

①将将：聚集众多的样子。指白骨堆积。

②发屋：掀翻、吹翻房屋。

③籴：米，此处指粮食。

④丑不风：即丑日不起风。

人们也少病；如果天气寒冷刮风，这是荒年的先兆，粮价贵，人们也多病。这就是所说的，在正月初一日观察风向，可以预测虚邪贼风伤人的情况。如果二月的丑日，不起风，人们多患心腹病；三月的戌日，气候不温暖，人们多患寒热病；四月的巳日不热，人们多患黄疸病；十月的申日不冷，人们多暴死。以上所谓的风，都是指能损毁房屋，折断树木，飞沙走石，吹得使人毫毛竖起，腠理开张的大风。

大惑论第八十

原典

黄帝问于岐伯曰：余尝上于清泠之台①，中阶而顾，葡匐而前，则惑。余私异之，窃内怪之，独瞑独视②，安心定气，久而不解，独博独眩③，披发长跪，俯而视之，后久之不已也。卒然自止，何气使然？

岐伯对曰：五脏六腑之精气，皆上注于目而为之精。精之窠为眼；骨之精为瞳子；筋之精为黑眼；血之精为其络窠；气之精为白眼；肌肉之精为约束。裹撷筋骨血气之精而与脉并为系，上属于脑，后出于项中。故邪中于项，因逢其身之虚，其入深，则随眼系

译文

黄帝问岐伯说：我曾经在登上清泠台时，走到中间的台阶，回头看了一下，然后匍匐前行，感到神魂迷惑。我心里觉得奇怪，内心感到很诧异。于是就一会儿闭眼，一会儿又睁眼，让自己平心静气，好久还是没有消除。而看得越远眩得越厉害，于是披散开头发，久跪在台上，低头向下看，之后很久不能平复。后来突然就自动停止了，这是什么气造成的？

岐伯回答说：五脏六腑的精气都向上输送而汇聚到两眼，形成视觉功能。这些精气汇集合并，成为眼目，其中骨之精注入瞳子；筋之精注入黑眼，血之精注入血络；气之精注入白眼；肌肉之

以入于脑，入于脑则脑转，脑转则引目系④急，目系急则目眩以转矣。邪中其精，其精所中不相比也，则精散，精散则视歧，视歧见两物。

目者五脏六腑之精也，营卫魂魄之所常营也，神气之所生也。故神劳则魂魄散，志意乱。是故瞳子黑眼法于阴，白眼赤脉法于阳也，故阴阳合传，而精明也。目者，心使也。心者，神之舍也。故神精乱而不转，卒然见非常处，精神魂魄，散不相得，故曰惑也。

黄帝曰：余疑其然。余每之东苑，未曾不惑，去之则复⑤，余唯独为东苑劳神乎？何其异也？

岐伯曰：不然也。心有所喜，神有所恶，卒然相感，则精气乱，视误，故惑，神移，乃复。是故间者为迷，甚者为惑。

黄帝曰：人之善忘者，何气使然？

岐伯曰：上气不足，下气有余，肠胃实而心肺虚。虚则营卫留于下，久之不以时上，故善忘也。

精注入眼胞。包裹了筋骨血气等的精气，与脉合并，成为目系，向上行内属于脑，向后出于项中。所以邪气侵入项部，因逢身体虚弱，邪气深入，随着眼系侵入脑部，侵入脑部，就发生脑转，脑转又会牵引目系紧急，目系紧急则两目眩晕而脑转。邪气伤害了精气，精气为邪气所伤则相互之间不能紧密联系，而致精气涣散，精气涣散则视物分歧，视物分歧就是视一为二。

眼目是五脏六腑的精气和营、卫、魂、魄经常营运的地方，也是产生神气的部位。所以当精神劳累时，会使魂魄分散，志意混乱。所以瞳孔、黑眼取法于阴气，白眼、赤脉取法于阳气，所以阴阳之精气相互聚合，就能产生眼睛的视觉。眼睛为心所指使。心是神气所居之所，所以神气混乱而使精气不能传聚于目时，突然看到非常的事物，精神魂魄散乱而不相安和，就发生眩惑。

黄帝说：我怀疑你讲的这些道理。我每次去东苑，总是眩惑，离开那里就恢复正常，难道我只因为去东苑才消耗神气吗？为什么会出现这种特殊的现象呢？

岐伯说：不是这样。心里虽是喜爱的，但是精神上又厌恶，这样爱憎两种情绪，突然相感，则精气紊乱，视觉产生错误，使人感到眩惑，等精神转移，就恢复正常。所以这种情况，轻的称为“迷”，重的称为“惑”。

黄帝问：有的人常常健忘，是什么气形成的？

岐伯说：由于上部之气不足，下部之气有余，也就是肠胃之气充实而心肺之气虚弱。心肺气虚则营卫之气稽留在下部，久而不能按时上行，所以容易健忘。

注释

　　①清泠之台：在今商丘市西北九公里处的清泠寺村。台高6.6米，台上筑有楼台亭榭，乃西汉时梁孝王刘武所建。

　　②独瞑独视：一会儿睁眼，一会儿闭眼。

　　③独博独眩：越远反而越晕眩。

　　④目系：也称为眼系，属中医学术语，指眼球后方与脑相联系的组织。

　　⑤复：恢复，指离开那里就恢复正常。

注意饮食，调理健忘

　　健忘症能不能治愈，目前还没有答案，但是以下食品都是健脑的食品，如果能经常食用则可以补充脑力，增强记忆。

　　核桃。核桃果仁内含丰富的不饱和脂肪酸、蛋白质、维生素等成分，可营养大脑，促进细胞的生长，延缓脑细胞的衰弱进程，提高思维能力。

　　海带。海带含有丰富的亚油酸、卵磷脂等营养成分，有健脑的功能。海带等藻类食物中的磺类物质，更是大脑细胞中不可缺少的。

　　黄豆和沙丁鱼。被称为植物蛋白之王的大豆中所含的谷酰胺和沙丁鱼中的牛黄素是大脑必需的蛋白质。

　　南瓜。南瓜味甘性平，有清心醒脑的功能，可治疗头晕、心烦、口渴等阴虚火旺症状。

　　葵花子。常食葵花子有一定的补脑健脑的作用。

　　胡萝卜。胡萝卜中所含的蛋白质、氨基酸、糖、维生素B_2、钙、磷、铜、镁等营养成分，是强身健脑的佳品。

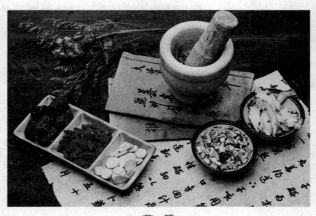

药　膳

原典

黄帝曰：人之善饥而不嗜食者，何气使然？

岐伯曰：精气并于脾，热气留于胃，胃热则消谷，谷消故善饥。胃气逆上，则胃脘塞，故不嗜食也。

黄帝曰：病而不得卧者，何气使然？

岐伯曰：卫气不得入于阴，常留于阳。留于阳，则阳气满，阳气满，则阳跷盛；不得入于阴，则阴气虚，故目不瞑矣。

黄帝曰：病目而不得视者，何气使然？

岐伯曰：卫气留于阴，不得行于阳。留于阴，则阴气盛，阴气盛，则阴跷满；不得入于阳，则阳气虚，故目闭也。

黄帝曰：人之多卧者，何气使然？

岐伯曰：此人肠胃大而皮肤涩，而分肉不解焉。肠胃大则卫气留久，皮肤涩则分肉不解，其行迟。夫卫气者，昼日常行于阳，夜行于阴。故阳气尽则卧，阴气尽则寤。故肠胃大，则卫气行留久；皮肤涩，分肉不解，则行迟。留于阴也久，其气不精，则欲瞑，故多卧矣。其肠胃小，皮肤滑以缓，分肉解利，卫气之留于阳也久，故少瞑焉。

黄帝曰：其非常经①也，卒然多卧者，何气使然？

岐伯曰：邪气留于上焦，上焦闭而不通，已食若饮汤，卫气留久于阴而不行，故卒然多卧焉。

黄帝曰：善。治此诸邪，奈何？

岐伯曰：先其脏腑，诛其小过，后调其气，盛者泻之，虚者补之。必先明知其形志之苦乐，定乃取之。

注释

① 非常经：不是经常好睡。

译文

黄帝问：有的人容易饥饿但又不想吃东西，这是什么气形成的？

岐伯说：精气积并于脾，热气蕴留于胃，胃热太甚易于消化水谷，所以容易饥饿。由于胃气上逆，胃脘壅塞不通，所以又不想吃东西。

黄帝问：人患病不能入睡，是什么气形成的？

岐伯说：这是卫气不能入于阴分而经常滞留于阳分的缘故。稽留在阳分则阳气盛满，阳气盛满，使阳跷脉的脉气偏盛；不得入阴则阴分偏虚，所以不能闭目入睡。

黄帝问：有的人患两目紧闭而不能视物的病，是什么气造成的？

岐伯说：这是卫气稽留在阴分，而不能运行到阳分的缘故。稽留在阴分则阴气偏盛，阴气偏盛，使阴跷脉盈满；不行于阳分，则阳分气虚，所以闭目而不张。

黄帝问：有人时常嗜睡，是什么气造成的？

岐伯说：这种人肠胃宽大，皮肤涩滞，肌肉不滑利。肠胃宽大则使卫气停留的时间长，皮肤涩滞则肌肉不滑利，卫气运行迟缓。卫气白天行于阳分，夜晚行于阴分。所以卫气在阳分行尽就入睡，在阴分行尽就起床。所以肠胃大，卫气运行过久；皮肤涩滞，分肉不滑利而卫气运行缓慢。停留在阴分的时间长，其气不精，则使人欲闭目，所以这种人嗜睡。如果肠胃狭小，皮肤滑利而弛缓，分肉也解利，卫气停留在阳分的时间较长，两眼少闭而不想睡觉。

黄帝问：有的人不是经常好睡，而是突然发生嗜睡，这是什么气造成的？

岐伯说：邪气留滞在上焦，上焦闭塞不通，如果已吃过饭或喝了汤水，使卫气久留在阴分而不能外行，所以会出现突然嗜睡。

黄帝说：好。怎么治疗这些疾病呢？

岐伯说：首先明确疾病所属的脏腑，祛除轻微的邪气，然后再调理营卫之气，实证用泻法，虚证用补法。必须先清除形体和情志的苦乐，决定以后才能治疗。

痈疽第八十一

原典

黄帝曰：余闻肠胃受谷，上焦出气，以温分肉，而养骨节，通腠理。中焦出气如露，上注谿谷，而渗孙脉，津液和调，变化而赤为血。血和则孙脉先满溢，乃注于络脉，皆盈注于经脉。阴阳已张，因息乃行，行有经纪[①]，周有道理，与天合同，不得休止。切而调之，从虚去实，泻则不

译文

黄帝说：我听说肠胃受纳水谷，至上焦化为卫气来温煦肌肉，营养骨节，通利腠理。在中焦化为营气，像雾露一样，注入谿谷，渗入孙脉，与津液调和后，变成红色的血液。血和则先把孙脉充满，充满则溢入络脉，络脉充满后，再传注到经脉。这样阴经阳经都得到补给，随着呼吸运行于全身的经脉，经脉的运行有规律，环周有其道理。与天地自然的规律相同，运动不休。应专心诊察调治，用泻法驱除实邪，但过泻会伤正气而为不足。针刺时，快速出针，就可以削减邪气，如用留针法就不能泻而病情先后如

足。疾则气减，留则先后。从实去虚，补则有余。血气已调，形气乃持。余已知血气之平与不平，未知痈疽之所从生，成败之时②，死生之期，有远近，何以度之，可得闻乎？

岐伯曰：经脉流行不止，与天同度，与地合纪。故天宿失度，日月薄蚀③，地经失纪，水道流溢，草薴④不成，五谷不殖，径路不通，民不往来，巷聚邑居，则别离异处，血气犹然，请言其故。夫血脉营卫，周流不休，上应星宿，下应经数。寒邪客于经络之中则血泣，血泣则不通，不通则卫气归之，不得复反，故痈肿。寒气化为热，热胜则腐肉，肉腐则为脓，脓不泻则烂筋，筋烂则伤骨，骨伤则髓消，不当骨空，不得泄泻，血枯空虚，则筋骨肌肉不相荣，经脉败漏，熏于五脏，脏伤故死矣。

一，没有变化。用补法可以驱除虚证，但过补会助长余邪。治疗的目的在于达到血气调和，形气之间的机能恢复正常。我已经懂得了血气的平与不平的道理，但不知道痈疽是怎样发生的，以及形成和消散的日期，痊愈或死亡的日期，时间的远近，这些怎样预测呢？可以听听吗？

岐伯说：经脉运行不止，与天地自然有一样的规则。所以天上的星宿运行失去常度，则有日蚀或月蚀，地上的十二经水流行失去常规，则会漫出水道，泛滥为灾，而致草木涝死不成，五谷不能成长，甚至道路被淹，不能沟通，人们不相往来，或聚集街巷或居住小邑，隔离在不同的地方。血气的运行也是如此，让我谈谈其中的道理。人体的血脉和营卫是循环周流，永不停息的，与在上的二十八宿和在下的十二经水相参相应。如果寒邪侵入经络，血行就会凝涩，凝涩以致不通，不通则卫气运行受到阻碍而停在不通之处，影响它的循环往来，因而形成痈肿。寒邪之气化热，热盛就会腐蚀肌肉，肌肉腐蚀了就会化脓。脓不得排泄就会烂筋，筋烂了就会伤骨，骨伤则骨髓消减，如脓汁不在骨节的缝隙处，就无从排泄，就会引起营血虚亏，这样筋骨肌肉都得不到营养，经脉因之衰败损伤，毒气蔓延五脏，五脏受到严重伤害就会死亡。

注释

①经纪：规律。此处指经脉运行有规律。

②成败之时：指形成和消散的日期。

③日月薄蚀：指日蚀或月蚀。

④薴：是古代汉族传说中尧时的一种瑞草，亦称"历荚"。

古法今观——中国古代科技名著新编

原典

黄帝曰：愿尽闻痈疽之形，与忌、日、名①。

岐伯曰：痈发于嗌中，名曰猛疽②。猛疽不治，化为脓，脓不泻，塞咽，半日死，其化为脓者，泻则合豕膏③，冷食，三日而已。

发于颈，名曰夭疽④。其痈大以赤黑，不急治，则热气下入渊腋⑤，前伤任脉，内熏肝肺，熏肝肺，十余日而死矣。

阳气大发，消脑留项，名曰脑烁⑥。其色不乐，项痛而如刺以针。烦心者，死，不可治。

发于肩及臑，名曰疵痈⑦。其状赤黑，急治之，此令人汗出至足，不害五脏，痈发四五日，逞焫之。

发于腋下赤坚者，名曰米疽⑧。治之以砭石，欲细而长，疏砭之，涂以豕膏，六日已，勿裹之。其痈坚而不溃者，为马刀挟瘿，急治之。

发于胸，名曰井疽⑨。色青，其状如大豆，三四日起，不早治，下入腹，不治，七日，死矣。

发于膺，名曰甘疽⑩。色青，其状如谷实瓜蒌，常苦寒热，急治之，去其寒热，十日，死，死后出脓。

发于胁，名曰败疵⑪。败疵者，女子之病也。久之，其病大痈脓。治之，其中乃有生肉，大如赤小豆，剉陵翘草⑫根各一升，以水一斗六升，煮之，竭为取三升，则强饮厚衣，坐于釜上，令汗出至足，已。

发于股胫，名曰股胫疽⑬。其状不甚变，而痈脓搏骨，不急治，三十日，

注释

①忌、日、名：禁忌、预后、名称。

②猛疽：病名。系指咽喉焮红，浸肿疼痛甚则化脓塞咽的疾病。

③豕膏：即猪油。

④夭疽：指痈疽生于颈项耳后乳突后的部位，左名夭疽，右名锐毒。均属足少阳胆经的病，是由胆经郁火凝结所致。

⑤渊腋：为经穴名，属足少阳胆经。渊：深潭；腋：腋部。腋深如渊，穴在其下，故名。位于胸外侧区，第四肋间隙中，在腋中线上。

⑥脑烁：病证名，本病属于脑疽之虚证，色暗不溃，硬不见脓，溃破不敛。

⑦疵痈：病名，指发生于肩部之痈疽。

⑧米疽：痈疽之发于腋下者。症见初起皮下有核，漫肿坚硬，但皮色正常，不热不痛，日久脓已成而将溃时始转红赤，微热疼痛。

⑨井疽：发于胸部鸠尾穴、中庭穴部位之痈疽。

⑩甘疽：生于胸部中府穴下。

⑪败疵：又名胁痈，多由肝胆郁火而成，常发于妇女及体虚者，症见软胁部初起如梅如

死矣。

发于尻，名曰锐疽⑭。其状赤坚大，急治之，不治，三十日，死矣。

发于股阴，名曰赤施⑮。不急治，六十日，死。在两股之内，不治，十日而当死。

李，色红锹痛，易脓易溃。

⑫陵翘草：菱草和连翘。

⑬股胫疽：疽之生于股部（大腿）或胫部（小腿）的统称。

⑭锐疽：病名，疽发于尾骶骨尖端，即尻的部位者。

⑮赤施：发于大腿内侧之痈疽。

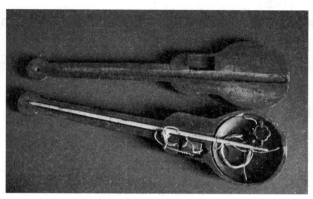

古代中医药工具——戥子

译文

黄帝说：我想全面听听痈疽的形状以及禁忌、预后、名称。

岐伯说：痈发生在咽喉的，叫猛疽。不及时治疗则化脓，脓液不能排出，堵塞咽喉，半天即死。已经化脓的，排出脓液，可配合猪油膏冷服，三天可以痊愈。

发生在颈部的痈，叫天疽。范围大而颜色紫黑，不及时治疗，热毒之气下移至渊腋部，前伤任脉，向内熏灼肝肺，熏灼肝肺，在十几天内，就会死亡。

阳邪亢甚，消烁脑髓，而毒邪留结在项部，形成的痈疽叫脑烁。神色惨淡，项痛有如针刺。如果出现心烦，便是死症，不能治。

发生在肩、臂部的，叫疵痈。颜色紫黑，要赶紧治疗，否则，会使病人汗出至足，但不致伤及五脏，在痈发四五天内，赶快用灸法。

发生在腋下，红肿坚硬的，叫米疽。用砭石治疗，选用细长的砭石，用稀疏的砭刺法，再涂上猪油膏，六天能痊愈，不需要包扎。如果痈疽坚硬不溃时，是马刀挟瘿，要赶紧治疗。

卷十二

发生在胸部的痈疽叫井疽。颜色发青，形状如大豆，三四天内，不及时治疗，邪毒向下内陷入腹，成为不治之症，到七天就会死。

发生在膺部的痈疽，叫甘疽。皮色发青，形状如谷粒或瓜蒌，常发寒热，赶快治疗，除去寒热，如不及时治疗，十天后会死亡，死的时候才流出脓液。

发生于胁部的痈疽，名叫败疵。败疵多发于妇女。迁延日久，可变成大痈脓。治疗后，长出新肉，有赤小豆大小，捣碎菱草和连翘的根，各一升，加水一斗六升，煮取三升，乘热勉强喝下，饮后穿厚衣服，坐在热釜上熏蒸，使从头到脚出汗，便会痊愈。

发生在股胫部的痈疽，名叫股胫疽。它的外形没有太大变化，但脓液贴附骨上，不赶紧治疗，三十天内会死。

发生在尾骶骨部的痈疽，名叫锐疽。颜色赤，坚硬而肿大，应急时治疗，如果不治，三十天内便致死。

发生在大腿内侧的痈痕，叫赤施。不赶紧治疗，六十天内会死。假使两股同时发生，不及时治疗，当在十天内死亡。

猪油的禁忌与副作用

由于猪油味甘、性凉、无毒，有补虚、润燥、解毒的作用，因而可用来治疗脏腑枯涩、大便不利、燥咳、皮肤皲裂等症，或外用作膏油涂敷患部。但值得注意的是，猪油也有禁忌与副作用，如猪油不宜用于凉拌和炸食。用它调味的食品要趁热食用，放凉后会有一种油腥味，影响人的食欲。因为是动物油，热量高、胆固醇高，故老年人、肥胖和心脑血管病患者都不宜食用。一般人食用动物油也不要过量。

原典

发于膝，名曰疵痈。其状大痈，色不变，寒热，如坚石。勿石[1]，石之者，死；须其柔，乃石之者，生。

诸痈疽之发于节而相应者，不可治也。发于阳者，百日死；发于阴者，三十日死。

发于胫，名曰兔啮[2]。其状赤至骨，急治之，不治害人也。

发于内踝，名曰走缓。其状痈也，色不变，数石其腧，而止其寒热，不死。

发于足上下，名曰四淫[3]。其状大痈，急治之，百日死。

发于足傍，名曰厉痈[4]。其状不大，初如小指发，急治之，去其黑者，不消辄益，不治，百日死。

发于足趾，名脱痈⑤。其状赤黑，死不治；不赤黑，不死。不衰，急斩之；不，则死矣。

黄帝曰：夫子言痈疽，何以别之？

岐伯曰：营气稽留于经脉之中，则血泣而不行，不行则卫气从之而不通，壅遏而不得行，故热。大热不止，热胜则肉腐，肉腐则为脓。然不能陷，骨髓不为燋枯，五脏不为伤，故命曰痈⑥。

黄帝曰：何谓疽⑦?

岐伯曰：热气淳盛，下陷肌肤，筋髓枯，内连五脏，血气竭，当其痈下，筋骨良肉皆无余，故命曰疽。疽者，上之皮夭以坚，上如牛领之皮；痈者，其皮上薄以泽。此其候也。

注释

①石：此处指砭刺。

②兔啮：病名，系指胫骨生疽，状似兔啮的病证。

③四淫：中医的一种病名。肿疡之发于足部者。

④厉痈：病名，发于足小趾之严重感染。

⑤脱痈：即脱疽，是指四肢末端坏死，严重时趾（指）节坏疽脱落的一种慢性周围血管疾病。

⑥痈：一种皮肤和皮下组织的化脓性炎症，易生于颈、背部，常伴有畏寒、发热等全身症状。

⑦疽：局部皮肤下发生的疮肿。中医指局部皮肤肿胀坚硬而皮色不变的毒疮。中医按疽病早期有头和无头而分为有头疽和无头疽两大类。

译文

发生在膝部的叫疵痈。痈的外形肿大，患处皮色不变，恶寒发热，坚硬如石。此时不可用砭刺法，如果误用砭刺，会致死亡；必须等它柔软时，再用砭刺，可以复生。

凡痈疽生在关节上下左右相对的，都是不治之症。生在阳分的一百天死亡；生在阴分的三十天死亡。

发生在足胫的，叫作兔啮。外形色红而深至骨，赶紧治疗，不抓紧治疗要危及生命。

发生在内踝部的痈疽，名叫走缓。形状像痈而皮色不变，多次用砭石刺其肿处，除去寒热，可以不死。

发生在足部上下的痈痕，名叫四淫。外形如大痈，应赶紧治疗，否则一百天内会死。

发生在足旁的痈疽，名叫厉痈。外形不大，初发如小指大，要赶紧治疗，把已发黑的部分消除，如果不能消散，很快会加重，如不治疗，一百日内可致死亡。

发生在足趾上的痈疽，名叫脱痈。外现紫黑色的，为不治之死症；不见赤黑色的，不死。如病情没有衰退之象，赶快截除，否则，难免死亡。

黄帝说：夫子说的痈和疽，怎样区别呢？

岐伯说：营气稽留在经脉之中，则血液凝涩而不行，不行则卫气因之而不能通畅，壅阻而不能运行，所以蕴郁生热。大热不能休止，热毒偏盛则使肌肉腐烂，肌肉腐烂则化为脓。但不会内陷入里，不会使骨髓焦枯，五脏不会被损伤，所以命名为痈。

黄帝说：什么叫疽呢？

岐伯说：热毒之气亢盛，陷入肌肤，使筋髓枯萎，向内连及五脏，气血耗竭，在痈肿部位，筋骨和肌肉全都败坏无余，所以命名为疽。疽证，患部皮色枯暗而且硬如牛颈项的皮；痈证，患部皮薄而且颜色光泽。这就是疽证和痈证的候察要点。

黄帝为经

古法今观——中国古代科技名著新编